AF611574

TRAITÉ

DES

MALADIES DU TESTICULE

ET DE SES ANNEXES

PAR

Ch. MONOD
PROFESSEUR AGRÉGÉ A LA FACULTÉ DE MÉDECINE
DE PARIS
CHIRURGIEN DE L'HOPITAL SAINT-ANTOINE
MEMBRE DE LA SOCIÉTÉ DE CHIRURGIE

O. TERRILLON
PROFESSEUR AGRÉGÉ A LA FACULTÉ DE MÉDECINE
DE PARIS
CHIRURGIEN DE LA SALPÊTRIÈRE
MEMBRE DE LA SOCIÉTÉ DE CHIRURGIE

Avec 92 figures dans le texte.

PARIS
G. MASSON, ÉDITEUR
LIBRAIRE DE L'ACADÉMIE DE MÉDECINE
120, Boulevard Saint-Germain, en face de l'École de Médecine

1889

TRAITÉ

DES

MALADIES DU TESTICULE

ET DE SES ANNEXES

7985-87. Corbeil. Imprimerie Crété.

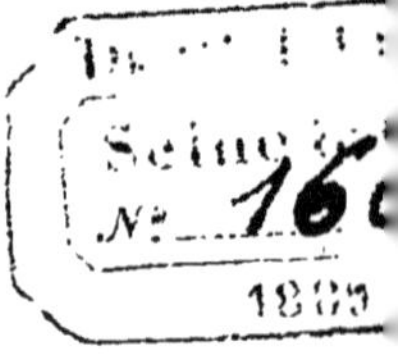

TRAITÉ

DES

MALADIES DU TESTICULE

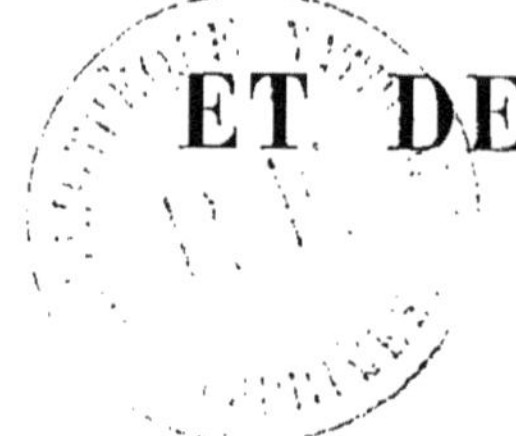

ET DE SES ANNEXES

PAR

Ch. MONOD

PROFESSEUR AGRÉGÉ A LA FACULTÉ DE MÉDECINE
DE PARIS
CHIRURGIEN DE L'HOPITAL SAINT-ANTOINE
MEMBRE DE LA SOCIÉTÉ DE CHIRURGIE

O. TERRILLON

PROFESSEUR AGRÉGÉ A LA FACULTÉ DE MÉDECINE
DE PARIS
CHIRURGIEN DE LA SALPÊTRIÈRE
MEMBRE DE LA SOCIÉTÉ DE CHIRURGIE

Avec 92 figures dans le texte.

PARIS

G. MASSON, ÉDITEUR

LIBRAIRE DE L'ACADÉMIE DE MÉDECINE

120, Boulevard Saint-Germain, en face de l'École de Médecine

—

1889

PRÉFACE

Il y a plus de trente ans paraissait la traduction française du Traité de Curling sur les maladies du testicule. Ce livre excellent eut un grand et légitime succès. Il le devait en partie à l'autorité du professeur Gosselin, le maître éminent et regretté qui l'introduisait dans notre pays, et aux notes dont il avait enrichi le texte original.

Depuis lors, de nombreux travaux, publiés en France et à l'étranger, ont augmenté la somme de nos connaissances relatives à la pathologie de la glande séminale.

Le moment semblait venu de disposer ces matériaux en une œuvre d'ensemble.

Des recherches personnelles, faites en vue d'élucider certains points obscurs de l'histoire des maladies du testicule, nous préparaient à cette tâche.

Nous ne nous en sommes pas dissimulé les difficultés. Nous savions que certaines questions posées demeureraient sans solution satisfaisante ; que l'étude si ardue des tumeurs du testicule, en particulier, ne pourrait, faute de documents suffisants, être entièrement menée à bien.

Malgré ces imperfections inévitables, nous nous sommes efforcés de faire un traité à la fois élémentaire et complet, utile aux élèves et aux praticiens. Peut-être, au moins sur quelques points, sera-t-il digne d'attirer aussi l'attention des hommes de science pure.

Ce travail est limité à l'étude des maladies du testicule et de ses annexes les plus proches, *épididyme*, *vaginale*, *canal déférent;* il ne traite pas des affections du *scrotum* ni de celles des *vésicules séminales.* Les premières forment un tout complet, dont la description ne peut être scindée; les secondes constituent dans l'histoire des maladies des organes génitaux de l'homme deux groupes distincts, qui veulent être étudiés à part.

Quant aux troubles purement fonctionnels de la glande séminale, *spermatorrhée, azoospermie, dyspermatisme*, etc., etc., on ne devra pas non plus chercher, dans les pages qui suivent, aucun document qui s'y rapporte. Les questions que soulève leur étude sont complexes; elles ne nous ont pas paru devoir trouver place dans un ouvrage tel que celui-ci. Bien souvent d'ailleurs ces désordres ne se rattachent pas d'une façon évidente à une lésion du testicule.

Nous ne terminerons pas ces quelques lignes d'introduction sans remercier notre éditeur, M. Masson, du concours qu'il nous a si largement prêté. Si notre livre a quelque bonne apparence, c'est à lui qu'en revient le mérite.

INDEX GÉNÉRAL[1]

Heister (Laurent), *De sarcocele, castratione, hydrocele*, etc., in *Instit. Chirurg.*, Amstelod. 1739, t. II, p. 837-859.

Monro (Alex.), *On the tumors in the scrotum commonly called falsæ herniæ*, in *Edinb. med. Essays*, 1742, t. V, p. 299. — Trad. franç. Paris, 1743, t. V, p. 376, et in his : *Whole Works*, Edinb., 1781, p. 789.

Petit (J.-L.), *Des opérations qui se pratiquent aux bourses et aux testicules*, in *Traité des mal. chir.*, (rédigé avant 1750) Paris, 1774, t. II, p. 480-532.

Pott (P.), *Practical remarks on hydrocele or watery rupture, and other diseases of the testicles*. London, in-8°, 1762.

Portal (A.),*Du sarcocèle, de l'hydrocèle, du cirsocèle ou varicocèle et du spermatocèle*, in *Précis de chir. prat.* Paris, 1768, in-8°, 2e part., p. 673.

Warner (J.), *An account of the testicle and the diseases to which they are liable.* Londres, in-8°, 1774.

Bell (Benj.), *On the diseases of the testis and its coverings*, in *A treatise on the theory and practice of surgery*, London, 1772, t. I, p. 379-527. — Trad. franç., Paris, 1796, t. I, p. 211-302.

— *Treatise on the hydrocele, on sarcocele, on cancer and other diseases of the testis.* Edinburgh, 1794, in-8°.

Dease (Wm.), *Obs. on the different methods made use of for the radical cure of hydrocele and other diseases of the testis.* Dublin, 1782.

Texier (J.), *Exposé sur quelques maladies qui affectent le testicule et ses enveloppes.* Th. de doct. Paris, 1804, n° 167, in-4°.

Richerand (Anthelme), *Maladies des organes sexuels de l'homme*, in *Nosographie chirurgicale*, Paris, 1806, t. III, p. 223. — 5e édit. Paris, 1821, t. IV, p. 1-49.

(1) M. le Dr L.-H. Petit, bibliothécaire-adjoint de la Faculté de médecine, a bien voulu nous aider pour la rédaction de cet Index, où nous avons essayé de réunir les principales publications faites, en France et à l'étranger, sur les maladies du testicule.

Bon nombre de traités de pathologie chirurgicale ne sont point mentionnés ici parce que les chapitres consacrés aux maladies du testicule sont séparés et disséminés dans les différents volumes de l ouvrage. Il faut, pour retrouver ce qui a trait au testicule, se reporter aux articles : *Plaies*, *Inflammations*, *Hydropisies*, *Hernies*, *Tumeurs*, etc. de ces traités.

COOPER (S.), art. TESTICLE (Diseases of), in *Dict. of pract. surg.* London, 1809. — Trad. franç. Paris, 1826.
— *Maladies du testicule*, in *Pathol. chir.*, trad. franç., Paris, 1855, p. 598. Éd. angl. en 1807.
RAMSDEN (Thos.), *Pract. obs. on the sclerocele and other morbid enlargements of the testicle.* London, 1811.
ROBERTON (J.), *On diseases of the generative system.* London, 1811, in-8°.
WILSON (J.), *Lect. on the structure and physiology of the male urinary and genital organs of the human body and on the nature and treatment of their diseases.* London, 1814.
WADD (Wm.), *Cases of diseased bladder and testis.* London, 1815, in 4°.
HOWSHIP (John), *Diseases of the testicle*, in *Pract. observ. in surgery*, London, 1816.
BINGHAM (Robert), *Pract. essay... on diseases of the testicles.* London, 1820.
MONFALCON, art. TESTICULES du *Dict. des sc. méd. en 60 vol.*, t. LIV, p. 566. Paris, 1821.
ZIMMERMANN (O.-H.), *De testiculorum morbis dignoscendis.* Berol, 1824.
LALLEMAND (J.), *Observ. sur les maladies des organes génito-urinaires.* Paris, 1825.
BOYER (Le baron A.), *Maladies des organes génitaux de l'homme*, in *Traité des maladies chir.*, t. X, p. 170. Paris, 1825. — 5e édit. par Ph. Boyer fils, t. VI, p. 640-766. Paris, 1849.
X., art. TESTICULE du *Dict. abrégé des sciences méd.* en 15 vol., t. XV, p. 84. Paris, 1826.
BRODIE (B.-C.), *Remarks and observations on the diseases of testicle*, in *Lond. med. and phys. Journ.*, oct. 1826. Extr. dans *Arch. gén. de méd.* Paris, 1831, t. XVI et XVII.
OLLIVIER, art. TESTICULE, in *Dict. de méd.* en 21 vol., t. XX, p. 327. Paris, 1828.
COOPER (A.), *Observ. on the structure and diseases of the testis*, 1re édit. London, 1830, 2e édit., 1841. Trad. franç. dans *Œuvres chir. complètes*, par Chassaignac et Richelot. Paris, 1837, p. 409.
CRUVEILHIER (J.), *Maladies du testicule*, in *Anatomie pathologique du corps humain*, 5e et 9e livrais. in-f°, plan. col. (1831 ?)
MACFARLANE (J.), *Diseases of testis* — in *Clin. Rep. of the surg. pract.* Glascow, 1832.
RUSSELL (JAMES), *Observ. on the testicles.* Édinburgh, 1833, in 12°.
BÉGIN (L.-J.), art. TESTICULE du *Dict. de méd. et de chir. prat.* en 15 vol. Paris, 1836, t. XV, p. 289.
GRÆFE (E.), art. HODENENTZUNDUNG, etc. in *Encycl. Wörterb. der med. Wissens.* t. XVI, p. 603. Berlin, 1837.
GAMA, *Mém. sur quelques maladies des parties génitales de l'homme.* (*Rec. de mém. de méd. mil.* Paris, 1838, t. XLV, p. 17 à 143.)
GERDY (P.), *Considérations pratiques sur les maladies chir. des organes génitaux*, in *Arch. gén. de méd.* Paris, 1838, 3e s., t. I et II).
MOULINIÉ (J.), *Maladies des organes génitaux et urinaires* (*Clin. chirurg. de l'hôp. de Bordeaux*). Paris, 1839.
VIDAL (de Cassis), *Mal. du testicule*, in *Traité de path. externe.* Paris, 1841, t. V, p. 654, 5e édit., 1861, t. V, p. 125.

MERCIER, *Recherches anatomiques, patholog. et thérapeutiques sur les maladies des organes urinaires et génitaux, considérés chez les hommes âgés*. Paris, 1841.

GŒURY-DUVIVIER (M.), *Manuel prat. des mal. des voies urin. et de celles des organes de la génération chez l'homme et chez la femme*. Paris et Londres, 1843.

CURLING (T. B.), *A practical treatise on the disease of the testis*, etc. London, 1843. Trad. franç. par L. Gosselin. Paris, 1857.

FABRE, *Mal. de l'appareil urinaire; mal. des organes génitaux chez l'homme*, in *Bibliot. du med. prat.* Paris, 1844-5, t. II, p. 257 à 643; t. III, p. IV.

ROUX et VELPEAU, art. TESTICULE du *Dict. de méd.* en 30 vol., t. XXIX, p. 423 à 531. Paris, 1844.

FABRE, *Maladies du testicule*, in *Dict. des dict. de méd.*, t. VII, p. 448-472. Paris, 1850.

ACTON (William), *A practical treatise on diseases of the urinary and genital organs in both sexes*. London, 1851, 3e édit., 1860.

HARVEY (Ludlow), *On diseases of the testis*, in-4°. Ms de la bibl. du Coll. des chir. de Londres, 1853.

SCHLESINGER, art. HODEN et HODENSACK de la *Med. chir. Encycl. für prakt. Ærzte*. Bd. II, p. 199-218. Leipzig, 1855.

GOLDSMITH (A.), *Diseases of the genito-urinary organs*. New-York, 1857, 8°.

BARDELEBEN (Adolp.), *Krankheiten der Hoden, des Samenstranges, und ihre Umhüllungen*, in *Lehrbuch der Chir. und Operationslehre*, Bd. IV, p. 257-327, 8e édit. Berlin, 1882. (La 1re édit. du t. IV, qui n'est qu'une traduction libre de Vidal (de Cassis) est de 1857).

ACTON (W.), *The functions and disorders of the reproductive organs*, 1re édit. London, 1858, in-8°, 6e édit. Philad., 1883, in-8°.

ERICHSEN (John Eric), *Diseases of the scrotum, testis and cord*, in *Science and art of surgery*, 2e édit., 1858; 6e édit., t. II, p. 761. London, 1872.

NÉLATON (A.), *Maladies du testicule*, in *Éléments de pathol. chir.*, t. V, p. 516, Paris, 1859. 2e édit., par A. Desprès, t. VI, p. 444-593. Paris, 1884.

GROSS (S.-D.), *Affections of the testicle*, in *System of surgery*, 3e édit., 1864, t. II, p. 785; 1re édit., 1859.

DITTEL, *Beitr. zur Path. und Ther. der männlichen Geschlechtstheile*, in *Allg. Wiener med. Zeitg.*, 1859 et 1860.

LEBERT (H.), *Maladies du testicule*, in *Traité d'anat. path.*, 1861, t. II, p. 398.

COSTELLO, art. TESTICLE, in *The cyclopædia of practical surgery*, vol. IV, p. 203. London, 1862.

PITHA (F. R. von), *Krankh. d. männl. Geschlechtsorg.*, in *Handb. d. spec. Path. u. Therap. v.* VIRCHOW, 2e édit. Erlangen, 1869, Bd VI, p. 1-242.

KOCHER (Th.), *Verletz. und Krankh. des Hodens und seiner Hüllen*, etc., in *Handb. der allg. und spec. Chir.* von Pitha u. Billroth. Stuttgart, 1874, Bd. III, Abth. II, B.

BRUC (C. de), *Trattato pratico delle malattie degli organi generatiori dell' uomo e della donna*. Napoli, 1864, in-8°.

HUMPHRY (G.-M.), *Diseases of the male organs of generation*, in *Holmes's System of surgery*. Londres, 1864, t. IV, p. 539-622, et 2e éd., 1872, t. V, p. 71.

ARNOULD (J.), *Maladies de la prostate et des testicules*. Paris, 1866, in-8°.

BRYANT (Th.), *Clinical surgery on diseases of the testicle*. London, 1866.

JAMAIN (A.), *Maladies des testicules*, in *Manuel de path. chir.*, 2e édit., t. II, p. 848. Paris, 1870.

FANO, *Maladies du testicule*, in *Traité élém. de chirurgie*, t. II, p. 958. Paris, 1870.

EMMERT (Carl.), *Hoden und Hodenscheidenhaut*, in *Lehrbuch der speciellen Chirurgie*, 3e édit., t. II. Leipzig, 1871, p. 261-284. *Samenstrang*, in *Ibid.*, p. 284-296.

GOSSELIN (L.), *Maladies des organes génitaux de l'homme*, in *Clinique chirurgicale*, 3e édit., t. II, p. 607. Paris, 1879, 1re édit., 1873.

KLEBS (E.), *Geschlechtsorgane*, in *Handbuch d. path. Anat.* Lief. I. Berlin, 1873.

VAN BUREN (W. H) and KEYES (E. L.) *A practical treatise on the surgical diseases of the genito-urinary organs*, etc. New-York, 1874.

CURSCHMANN (H.), *Die functionellen Störungen der männlichen Genitalien*, in *Handb. d. spec. Path.* de Ziemssen. Leipzig, 1875, Bd IX, Heft 2, p. 357-451.

VALETTE (A.-D.), *Leçons sur diverses maladies du testicule*, in *Clin. chir. de l'Hôtel-Dieu de Lyon.* Paris, 1875, p. 238-298.

BARNES (J.) et OTIS (G.-A.), *Testes*, in *Med and surg. History of the war of the rebellion.* Shot wounds, t. II (1876), p. 405, 418, 423 et t. III (1883), p. 689. — Excisions for shot injury, II, 479 ; III, 154 ; — excision of both, II, 414 ; — suicidal tendency after loss of t. II, 416 ; — traumatic displacement of t. II, 418 (note) ; — suture in removal of t. II, 337, 410, 416 ; — miscellaneous injuries of t. I, 39 ; III, 643, 684.

BRYANT (Th.), *Diseases of the scrotum and of the testicle*, in *The practice of surgery.* London, 1876, t. II, p. 176-224. — 2e édit., t. II, p. 181-225, 1879.

FLEMING (C.), *Clin. records of injuries and diseases of the genito-urinary organs.* Dublin, 1877, in-8°.

BOKAI (J.), *Krankheiten der männlichen Sexualorgan*, in *Handb. d. Kinderkr.* de GERHARDT. Tubingen, 1878, Bd. IV, Lief. 3, p. 89 à 159.

CURLING (T. B.), *A practical treatise on the diseases of the testis*, etc., 4e édit. London, 1878.

HENNIG (C.) et autres, *Die Krankheiten der Urogenital Organs*, in *Handb. der Kinderkr.* de GERHARDT. Tubingen, 1878, Bd IV, Lief. 3, p. 1 à 632.

ALBERT (Edouard), *Krankh. der Scrotalhöhle und der Organe derselben*, in *Lehrbuch der Chirurgie*, 3e édit. Wien, 1885, Bd. III, p. 551 ; 1re édit., 1879.

KŒNIG (Fr.), *Die Krankheiten der Hodens und seiner Umhüllungen*, in *Lehrbuch der spec. Chirurgie*, Bd. II, p. 420-474. Berlin, 1879.

OSBORNE (Samuel), *Diseases of the testis.* London, 1879.

DELFAU (Gérard), *Manuel complet des maladies des voies urinaires et des organes génitaux.* — *Appareil séminal*, 2e fasc., Paris, 1880, p. 904-968.

ENGLISCH, art. HODEN, in *Real Encycl. der Gesam. Heilk.*, VI Bd, p. 540, Wien, 1881.

GROSS (S.-W.), *A practical treatise on impotence, sterility, and disorders of the male sexual organs.* Philad., 1881, in-8°.

BELL (A.-R.), *Abstracts of the Lettsomian lectures on diseases of the testicles and their coverings*, in *Lancet.* London, 1882, t. I, pp. 49, 94, 133.

ZEISSL (M.), *Kasuistische Beiträge zur Erkrankung des Urogenitalapparates*, in *Wien. med. Presse*, 1882, t. XXIII, pp. 1125, 1141, 1226.

BROSSEAU, *Maladies du testicule ; diagnostic et traitement*, in *Union méd. du Canada.* Montreal, 1883, t. XII, p. 545-549.

Gosselin (L.) et Walther (Ch.), art. Testicule du *Nouv. dict. de méd. et de chir. prat.*, t. XXXV, p. 240 à 360. Paris, 1883.

Otis (J.-N.), *Practical clinical lessons on syphilis and the genito-urinary diseases.* New-York, 1883, in-8°.

Warren (J.-H.), *Clinical report of interesting cases in private practice. Spermatic cord, testis and scrotum.* Boston, 1883, in-8°.

Langlebert, *Traité pratique des maladies des organes sexuels.* Paris, 1885.

Quain (R.), *Some diseases of testis*, in *Clin. lectures.* London, 1884.

Poulet et Bousquet, *Maladies du testicule et de ses annexes*, in *Traité de pathologie externe*, t. III, p. 376 à 427. Paris, 1885.

Augagneur (V.), Mollière (D.) et Reclus (P.), art. Testicule du *Dict. encyc. des sciences med.*, 3e sér., t. XVI, p. 564 à 679. Paris, 1886.

Bouilly (G.), *Affections des organes génitaux de l'homme*, in *Manuel de pathologie externe*, par Reclus, Kirmisson, Peyrot, Bouilly, t. IV, p. 203 (225). Paris, 1886.

Desnos (E.), *Recherches sur l'appareil génital des vieillards.* (*Ann. d. mal. d. org. génito-urin.* Par., 1886, t. IV, p. 72-108.)

Maffucci (A.), *Sulla fisico-patologia del testicolo. Nota preventiva.* Pise, 1885, in-8°.

Pearce Gould (A.), art. Testis (diseases of the), in Christ. Heath's *Dictionary of pract. surgery*, vol. II, p. 578. London, 1886.

Kocher (Th.), *Die Krankh. der männl. Geschlechtsorgane*, in *Deutsche Chirurgie* von Billroth und Lücke, Lief. 50 b. Stuttgard, 1887.

Borck (E.), *Diseases of and operations on the testicles*, in *Med. Record.* New-York, 1888, t. XXXIII, p. 547.

Follin et Duplay, *Maladies du testicule et de ses enveloppes*, in *Traité élément. de path. externe*, t. VII, p. 206. Paris, 1888.

Keyes (E.-L.), *The surgical diseases of the genito-urinary organs including syphilis* (A revision of van Buren and Keyes Text-book upon the same subject). N.-Y., 1888.

Schwartz (Ed.), *Maladies chirurgicales du testicule et de ses enveloppes* (*Encycl. internat. de chir.*, t. VII, p. 436. Paris, 1888).

TRAITÉ

DES

MALADIES DU TESTICULE

ET DE SES ANNEXES

CHAPITRE PREMIER

ANOMALIES DU TESTICULE

L'histoire de l'évolution complète du testicule comprend, comme on le sait, une double étude, celle du *développement* proprement dit de la glande et celle de sa *migration*. A ces deux phénomènes d'ordre différent se rattache toute une série d'*anomalies*, qui se rangent naturellement en deux groupes distincts, les unes pouvant être considérées comme des vices de *développement*, les autres comme des vices de *migration* du testicule.

On a remarqué avec raison que cette distinction n'est pas en réalité aussi tranchée qu'elle semble l'être au premier abord. De même qu'en anatomie normale il est impossible de séparer absolument l'étude du développement de celle de la migration du testicule, de même, au point de vue des anomalies qui leur correspondent, on est obligé de reconnaître une réelle connexité entre ces deux modes d'évolution de la glande. Un défaut dans le développement du testicule pourra troubler sa migration normale; et, inversement, une migration défectueuse entravera nécessairement son développement régulier.

Nous aurons soin, chemin faisant, de tenir compte de ces relations nécessaires.

Nous n'en devrons pas moins étudier séparément les anomalies testiculaires par *vice de développement* et les anomalies par *vice de migration*.

Les anomalies du premier groupe sont : le défaut de développement, ou absence du testicule ou de son canal excréteur (*anorchidie*) ; l'arrêt de développement (*atrophie* congénitale) ; l'excès de développement, portant sur le volume (*hypertrophie* congénitale), ou sur le nombre (*polyorchidie*, testicules surnuméraires). La *synorchidie*, anomalie très rare, peut être considérée comme un défaut de développement apparent, résultat de la fusion des deux glandes en une seule.

Aux anomalies du second groupe appartiennent tout d'abord les diverses variétés d'*ectopie*, qui devront nous arrêter assez longuement, tant à cause de leur fréquence relative, que des conséquences d'ordre physiologique et pathologique qu'elles peuvent entraîner.

Nous y rattacherons immédiatement l'étude de l'*inversion* du testicule, qui reconnait probablement pour cause une déviation dans le phénomène de la migration.

Ces diverses variétés peuvent être classées de la façon suivante (1) :

Anomalies du testicule.

Anomalies par vice de *développement.*	Anomalies de *nombre*	*par excès*		*Polyorchidie.*
		par défaut	réel (*absence*)	*Anorchidie.*
			apparent (*fusion ?*)	*Synorchidie.*
	Anomalies de *volume.*	*par excès*		*Hypertrophie.*
		par défaut		*Atrophie.*
Anomalies par vice de *migration.*	Testicule *non descendu.* — *Ectopie*	dans un point du parcours normal.		
		en dehors du parcours normal.		
	Testicule *descendu.* — *Inversion.*			

Nous avons dû laisser de côté tout ce qui a trait aux rapports des anomalies du testicule avec l'hermaphrodisme. L'intéressante question

(1) Ce tableau est la reproduction presque textuelle de celui dressé par M. Le Dentu (Thèse citée à l'*Index bibl.*). Nous aurons de nombreux emprunts à faire à cette thèse, premier travail d'ensemble qui ait paru sur les *anomalies du testicule*, ainsi qu'aux divers mémoires de Godard, dont les recherches exactes et consciencieuses ont singulièrement facilité la tâche de ceux qui, après lui, ont abordé le sujet qui nous occupe.

de l'hermaphrodisme, de ses variétés, de son mode de production, appartient aussi bien à l'histoire des vices du développement de l'ovaire, de l'utérus et du vagin, qu'à celle des anomalies du testicule; l'exposer avec les développements qu'elle comporte nous aurait nécessairement entraînés hors des limites de notre sujet.

§ 1. — Polyorchidie. — Testicules surnuméraires.

Le cas toujours cité de Blasius est le seul où l'existence d'un testicule surnuméraire paraît avoir été constatée avec certitude. Cet auteur raconte avoir découvert à l'autopsie d'un homme de trente ans, bien constitué d'ailleurs, deux testicules du côté droit en tout semblables à celui du côté gauche; on trouva de même à droite deux artères et deux veines spermatiques, ces vaisseaux étant uniques à gauche. Il n'est pas fait mention des canaux déférents (1).

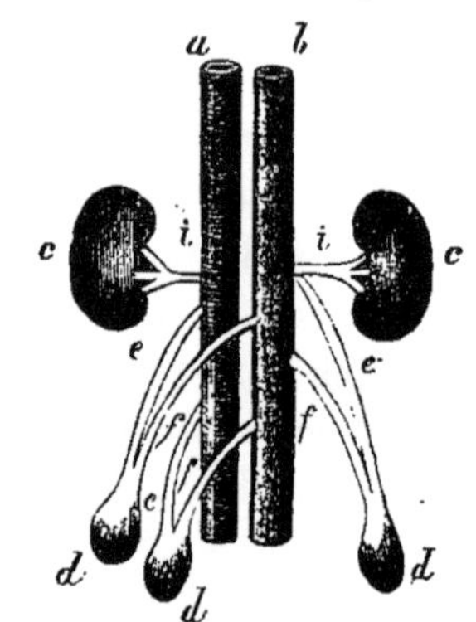

Fig. 1 (d'après Blasius). — *a*, vena cava ; *b*, arteria aorta ; *c*, *c*, renes ; *d*, *d*, *d*, testiculi tres ; *e*, *e*, *e*, venæ spermaticæ; *f*, *f*, *f*, arteriæ spermaticæ; *i*, *i*, vena et arteria emulgens.

Tous les autres faits cités par les auteurs n'ont été observés que sur le vivant; et l'on sait avec quelle facilité un kyste du cordon peut en imposer pour un testicule surnuméraire, si l'on ne tient compte que de l'apparence extérieure des parties. La transparence constatée a permis souvent de reconnaître l'erreur commise. M. Le Dentu, qui a recherché la plupart des observations de ce genre, croit cependant que l'on peut accorder un certain crédit à celle de Blümener (2) et surtout à celle de Macann et Prankerd « qui se présente avec une précision de diagnostic qui dispose en sa faveur (3) ».

(1) Gerardi Blasii, Prof., Amst., *Observata anatomico practica in homine brutisque variis*, in-18. Lugd. Batav. et Amstalod.[1] 1674. Obs. XX, p. 60; Tab. VI, fig. 8. L'observation est assez courte pour pouvoir être rapportée ici *in extenso : « Testis triplex.* In viro 30 annorum, bene alias constituto, X August 1670 inveniebamus, « prœter alia leviora, in latere dextro geminum testiculum, ejusdem cum sinistro « magnitudinis et conformationis. Utrique vasa spermatica, similia omnino, infe- « rebantur; originem hœc ducebant ex arteria aorta et vena cava, distinctis locis. « Libidinosus valde defunctus dum in vivis erat fuerat, in cœlibatu alias vivens. » — Nous reproduisons ci-dessus le dessin schématique et la légende qui accompagnent cette description.

(2) Blümener, *Rust's Magazin f. die gesammte Heilkunde*. Berlin, 1824.

(3) Un homme de vingt ans portait dans la partie droite du scrotum deux corps de même volume, de même forme, également sensibles à la pression; on sentait distinctement à travers la peau que le canal déférent, unique au haut du cordon,

Plus récemment, F. Hewett (1) a rapporté un cas de testicule surnuméraire qui, bien qu'observé aussi sur le vivant, semble pouvoir être pris en considération. La glande surnuméraire était située à un pouce au-dessus du testicule gauche; elle avait le volume d'une noix muscade. Au niveau du cordon unique, correspondant aux deux testicules, on sentait distinctement deux canaux déférents. Cette anomalie, découverte chez un soldat bien portant, datait de l'enfance et n'avait jamais causé ni gène ni souffrance.

§ 2. — **Anorchidie.**

En parcourant les observations qui se rapportent à cette forme d'anomalie, on est frappé des nombreuses confusions commises par les auteurs. Elles résultent de ce fait que d'autres dispositions défectueuses de l'appareil testiculaire peuvent simuler l'anorchidie.

Il suffira de signaler, pour permettre de l'éviter, la faute qui consiste à ranger parmi les absences les cas où le testicule, arrêté dans sa migration, n'est pas parvenu jusque dans le scrotum. Il est trop évident qu'il ne s'agit pas là d'un défaut de développement, mais d'une simple position vicieuse de l'organe déplacé. Cette mauvaise interprétation des faits, assez fréquente autrefois, est plus rare aujourd'hui. L'histoire des ectopies vraies ou fausses est, en effet, mieux connue, et l'on sait les points divers où doit être recherché le testicule absent.

Cependant il est des cas où le doute est permis. Que l'on suppose en effet un testicule retenu dans l'abdomen et maintenu dans une situation assez élevée pour qu'il échappe sur le vivant à toute exploration, il est clair qu'il sera impossible de décider si l'on a affaire à une ectopie intra-abdominale ou à une véritable absence.

De pareilles circonstances sont rares, le plus souvent le testicule ectopié est accessible et peut être reconnu. S'il en était autrement, l'autopsie seule permettrait de trancher le litige.

Il n'importe pas moins de séparer des anorchidies les *atrophies* congénitales, anomalies bien plus fréquentes, et souvent confondues avec les absences du testicule. L'atrophie de la glande peut, en effet, être telle, que, réduite à un volume presque inappréciable, elle semble manquer absolument. Ce serait une erreur cependant que de vouloir

se bifurquait, et fournissait une branche à chaque testicule (*Notes de la Gazette médicale*, 1863).

(1) F. Creswell Hewett, *British medical Journal*, 6 mai 1876.

ranger ces faits au nombre des absences vraies. Quelque petit que soit le volume d'un organe, quelque difficulté qu'il y ait à reconnaître, dans les parties incomplètement formées que l'on a sous les yeux, les traces des tissus normaux, on ne pourra, si ces vestiges existent, parler d'*absence* au sens strict du mot. L'atrophie sera portée à son dernier degré, il y aura, si l'on veut, arrêt presque complet d'évolution, mais, dès qu'une première ébauche d'organisation se sera produite, il ne saurait être question de manque absolu de développement, d'anorchidie proprement dite.

L'absence vraie du testicule (anorchidie), ne doit donc comprendre que les cas où la glande fait absolument défaut, ceux où il n'existe aucune trace de l'organe ni dans le scrotum ni ailleurs.

Il est évident qu'en envisageant la question de la sorte, on restreint singulièrement le cadre des anorchidies; et que le plus souvent l'examen *post mortem* permettra seul de décider si l'on a eu affaire à une absence véritable ou seulement apparente de la glande.

On est, au reste, en parcourant les observations, frappé de ce fait, que les cas bien démontrés d'anorchidie ont été recueillis sur le cadavre, que ceux constatés sur le vivant sans le contrôle de l'autopsie sont, pour la plupart, plus ou moins sujets à caution.

Quoi qu'il en soit, il nous paraît de toute nécessité de s'en tenir rigoureusement à la ligne de démarcation que nous avons posée, si l'on veut éviter les confusions dont nous parlions plus haut.

Nous avons encore, avant d'aborder l'étude des diverses variétés d'anorchidie, une dernière remarque à présenter. Elle concerne ce que l'on peut décrire sous le nom d'*anorchidie partielle*.

Nous avons jusqu'ici considéré le testicule et son conduit excréteur (épididyme et canal déférent) comme formant un seul organe, et nous avons supposé que, la glande étant absente, le canal excréteur faisait aussi défaut.

Or, il n'en est pas toujours ainsi.

Si l'on se souvient, en effet, que, pendant une certaine période de la vie embryonnaire, l'épididyme et la glande séminale, développés isolément, restent séparés pour ne former que plus tard un organe unique, l'on comprendra que l'absence puisse ne frapper que l'une ou l'autre de ces deux parties. Et, de fait, il peut arriver que la glande testiculaire manque seule, l'épididyme et le canal déférent étant intacts et inversement.

Des cas de ce genre constituent-ils encore des anorchidies dans le sens où nous avons pris ce mot?

Nous n'hésitons pas, à l'exemple de la plupart des auteurs qui ont traité ce sujet, à répondre par l'affirmative.

L'absence, en effet, est réelle, bien que ne portant que sur une des parties de l'appareil séminal, et il n'est pas douteux pour nous que ces faits appartiennent à la classe des anomalies dont nous avons à faire l'histoire.

Variétés anatomiques de l'anorchidie. — Les variétés d'anorchidie que l'on peut rencontrer chez l'homme sont multiples. Elles se rapportent cependant à des types assez simples.

Dans quelques cas rares, l'absence de développement se limite, comme nous venons de le voir, à la glande séminale seule, sans intéresser même l'épididyme. Beaucoup plus souvent, la glande et une plus ou moins grande partie de son appareil excréteur (épididyme et canal déférent) sont en même temps frappés. Parfois enfin l'anomalie porte à la fois sur l'appareil générateur tout entier, y compris la vésicule séminale.

Dans une autre série de faits, bien différents en apparence des précédents, la glande est intacte, c'est l'appareil excréteur qui est défectueux. Rarement l'épididyme est seul absent. Plus souvent, en même temps que lui, le canal déférent est atteint. On cite aussi quelques cas où la vésicule séminale manquait seule, toutes les autres parties de l'appareil s'étant normalement développées.

Il ne s'agit évidemment pas, dans ces deux dernières circonstances, d'*anorchidies*, au sens étymologique du mot. La description de ces faits aurait pu être renvoyée ailleurs. Il nous a paru préférable, pour les raisons que nous avons dites, d'en rapprocher l'étude de celle des anomalies par défaut de développement portant sur le testicule proprement dit.

Ajoutons enfin que la plupart des variétés que nous venons de mentionner peuvent exister soit d'un seul côté (*anorchidie unilatérale*), soit des deux (*anorchidie bilatérale*). L'indication des principales formes d'anorchidie bilatérale devra donc former un dernier paragraphe de ce chapitre.

On voit, en résumé, que nous aurons à passer successivement en revue :

1° L'absence du testicule seul ;

2° L'absence du testicule, de l'épididyme et d'une portion plus ou moins étendue du canal déférent ;

3° L'absence de tout l'appareil ;

4° L'absence de tout ou partie de l'appareil excréteur ;

5° L'anorchidie bilatérale.

1. Absence du testicule seul. — Cette variété est rare. On n'en possède que quatre ou cinq exemples suffisamment démonstratifs. Ce sont les cas de Legendre, de Gosselin, de Follin, de Godard, de Deville, ce dernier seul discutable. Une courte analyse de ces observations donnera une bonne idée de cette anomalie.

Elle est caractérisée par ce fait que le testicule manque complètement, alors que l'épididyme et le canal déférent ont pu se développer. L'épididyme occupe la racine ou la partie moyenne de la bourse. Il peut ou bien être parfaitement reconnaissable, différant à peine par son volume et son aspect de celui du côté opposé ; ou bien, au contraire, ne se présenter, comme dans le cas de Legendre (1), que sous forme d'un petit corps « qui le rappelait vaguement ». Dans les observations de Gosselin (2) et de Follin (3), on trouva dans le scrotum, faisant suite au canal déférent, un petit amas globuleux, qu'après injection fine et dissection on reconnut être l'épididyme. Il n'y avait, dans le premier cas, aucune trace du testicule. Dans le second, l'épididyme aboutissait à un peloton cellulo-adipeux, dans lequel aucune parcelle de l'injection n'avait pénétré, et où l'examen, à l'œil nu et au microscope, montra que la substance propre du testicule manquait complètement.

Dans tous ces faits, le canal déférent suivait son trajet ordinaire et aboutissait à une vésicule normale, contenant un liquide muqueux sans spermatozoïdes.

L'observation de Godard (4) présente cette particularité intéressante, qu'elle a été recueillie sur un fœtus de quatre mois. Des deux côtés les testicules étaient encore dans l'abdomen et reposaient dans la fosse iliaque. Du côté gauche la glande manquait absolument ; l'épididyme existait seul et était en tout semblable à celui du côté opposé. Ce cas est représenté dans la figure ci-après.

Un dernier fait, celui de Deville (5), a été rangé par les auteurs tan-

(1) Legendre, *Absence complète du testicule gauche chez un fœtus* (*enfant de trois mois*). *Anorchidie simple.* (*Comptes rendus de la Société de Biologie*. 1859, p. 145 et *Gaz. médic. de Paris*, 1859, p. 650.)

(2) Gosselin, *Arrêt de développement d'un testicule* (*Bullet. de l'Acad. de méd.* 1850-51, t. XVI, p. 463).

(3) Follin, *Pièce et observ. présent. à la Soc. anat.* (*Bullet. de la Soc. anat.* 1850, p. 205). L'observation est reproduite avec plus de détails dans le mémoire de Follin sur « *les Anomalies de position et les atrophies du testicule* » (Trav. cité à l'*Index bibl.*, p. 279).

(4) Godard, *Note sur l'absence congéniale du testicule* (*Mém. de la Société de Biologie*. 1859, p. 311, 314).

(5) Deville, *Pièce prés. à la Soc. anat.* (*Bullet. de la Soc. anat.* 1848, t. XXIII, p. 32).

tôt dans la même catégorie que les précédents, tantôt dans la suivante, celle où, en même temps que la glande, l'épididyme fait défaut. La description de ce cas prête, en effet, à confusion ; il est dit « que le

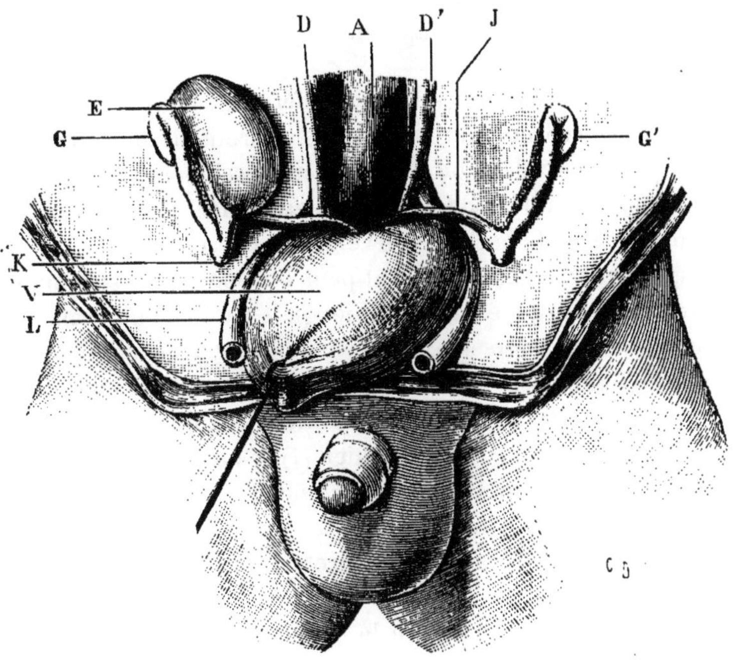

Fig. 2. — Absence du testicule seul (d'après Godard). — A, rectum; D, uretère droit; D', uretère gauche; E, testicule droit. Du côté gauche, le testicule fait complètement défaut ; à sa place se voyait, le long du bord interne de l'épididyme, un corps rougeâtre formé par les vaisseaux. G, épididyme droit dont la tête est recourbée en crochet ; G', épididyme gauche, même disposition de la tête ; J, canal déférent gauche (le canal déférent droit occupe une position symétrique du côté opposé) ; K, gubernaculum testis droit (le gubernaculum testis gauche se voit en position symétrique du côté opposé) ; L, artère ombilicale droite (l'artère ombilicale gauche en position symétrique du côté opposé) ; V, vessie.

testicule droit manque complètement, qu'en effet une injection poussée dans le canal déférent a pénétré jusqu'à l'épididyme (*sic*) sans pouvoir aller plus loin, le canal cessant brusquement. »

2. Absence du testicule, de l'épididyme et d'une portion plus ou moins étendue du canal déférent. — Cette variété, beaucoup plus fréquente que la précédente, comprend la plupart des faits décrits sous le nom d'anorchidie unilatérale.

On en a observé tous les degrés, depuis l'absence du testicule, de l'épididyme et de la portion initiale du canal déférent, jusqu'à la disparition de ce dernier dans presque toute son étendue.

La portion conservée du canal déférent se présente sous forme d'un cordon qui, suivi à partir de la vésicule séminale, va se perdre par une extrémité effilée dans le tissu cellulaire voisin, à une plus ou moins grande distance de la vésicule. Au delà et jusque dans le scrotum, on ne retrouve plus rien qui rappelle la présence du testicule, épididyme ou glande.

Dans les cas extrêmes, le canal déférent, réduit à un tronçon très court, sorte de cordon fibreux plein, se terminait presque immédiatement après s'être détaché de la vésicule; celle-ci était elle-même singulièrement diminuée de volume et atrophiée. Cruveilhier (1) et Denonvilliers (2) ont chacun observé un cas de ce genre.

Plus souvent le canal déférent peut être poursuivi sur une longueur plus ou moins grande dans le trajet qu'il parcourt normalement de la vésicule vers les bourses. On l'a vu s'arrêter : au point où il croise l'uretère (Pallington) (3), vers la fossette inguinale externe du péritoine (Gruber) (4), au niveau de l'anneau inguinal externe (Bastien et Legendre (5), Paget (6), Cruveilhier (7)); ou bien enfin franchir l'anneau et « s'épanouir dans les téguments, comme chez la femme le ligament rond dans l'aine » (Ripault) (8).

Dans tous ces cas, la portion scrotale de l'appareil testiculaire était absente.

Le canal déférent conserve le plus souvent son calibre normal et reste creusé d'une cavité perméable aux injections.

La vésicule séminale ne fait ordinairement pas défaut et n'est même pas habituellement diminuée de volume. Godard remarque, en effet, que cet organe, qui peut n'être considéré que comme un renflement du canal déférent, ne manque que si la portion terminale de ce conduit est elle-même absente.

(1) J. Cruveilhier, *Essai sur l'Anatomie pathologique*. Paris, 1816, in-8, t. II, p. 402. — *Traité d'Anatomie path. générale*. Paris, 1849-1864, in-8, t. III, p. 247. — *Traité d'Anatomie descriptive*. 5e édit. Paris, 1865-1868, t. II, p. 358.

(2) Denonvilliers, cité par Godard (*Recherches tératologiques sur l'appareil séminal de l'homme*. Paris, 1860, in-8, p. 35 et *Étude sur l'absence congéniale du testicule*. Thèse de Paris, 1858, in-4, p. 39).

(3) Pallington, cité par J. Fr. Meckel (*Handb. der path. Anat*. Leipzig, 1812, t. I, p. 685).

(4) W. Gruber, trav. cité à l'*Index bibl.* Nous attirons spécialement l'attention sur ce mémoire, où l'on trouvera, outre un fait personnel rapporté dans les plus minutieux détails, un résumé et une discussion raisonnée de toutes les observations connues d'anorchidie.

(5) Bastien et Legendre, *Absence du testicule du côté gauche; anorchidie simple observée sur un fœtus (à terme)*. (*Comptes rendus de la Soc. de Biologie* pour 1859, p. 143 et *Gaz. médic. de Paris*. 1859, n° 41, p. 649).

(6) Paget, *London medical Gazette*, 1841, t. XXVIII, p. 817.

(7) J. Cruveilhier, 2e fait, *loc. cit.*

(8) Ripault, *Bulletins de la Société anatomique*. Paris, 1833, in-8, t. VIII, p. 221.

Elle manquait, en effet, dans une observation recueillie par cet auteur, où l'appareil séminal tout entier (testicule, épididyme, vésicule séminale, canal déférent) faisait défaut, à l'exception de la portion scrotale et inguinale de ce dernier (1).

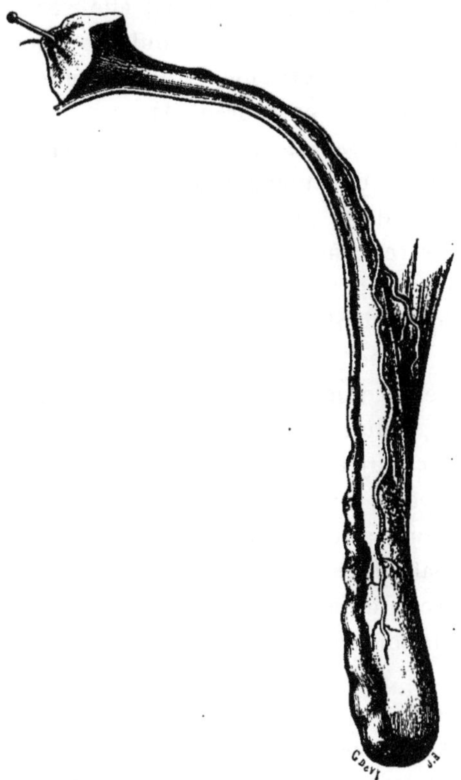

Fig. 3 (d'après Godard). — Absence du testicule, de l'épididyme et de la portion terminale du canal déférent (cas du nommé Patrin). La figure montre le canal déférent appliqué sur la poche vaginale (sac vagino-péritonéal) insufflée. Il n'y avait pas d'épididyme ni de testicule. Le canal déférent pouvait être suivi jusque dans le trajet inguinal; au delà il manquait. La vésicule séminale faisait également défaut de ce côté.

Nous reproduisons ci-contre le dessin que Godard avait fait exécuter de ce cas intéressant.

3. **Absence de tout l'appareil.** — Les observations de Cruveilhier et de Denonvilliers, dans lesquelles la vésicule séminale avec une petite portion attenante au canal déférent persistait seule, celle de Godard que nous venons de citer, conduisent aux cas où l'absence porte sur l'appareil séminal tout entier.

Les faits de ce genre sont très rares. Blandin et Velpeau, qui cependant étaient portés à nier l'existence de l'anorchidie vraie, ont l'un et l'autre rapporté un cas où le testicule, l'épididyme, le canal déférent et la vésicule séminale manquaient absolument d'un côté (2).

Dans l'observation de Velpeau, l'artère et la veine spermatique ne purent être retrouvées du côté correspondant à l'anomalie.

(1) Godard, *Études sur la Monorchidie et la Cryptorchidie chez l'homme*. [*Mém. de la Soc. de Biologie* pour 1856, p. 359, pl. VI, etc. — *Recherches tératologiques*, p. 28, pl. IV, fig. 1-3 (cas du nommé Patrin)]. L'observation est reproduite par Godard dans sa *Thèse*, p. 33.

(2) Blandin, *Anatomie topographique*. Paris, 1834, in-8, 2e édit., p. 442. — Velpeau, *Traité complet d'Anatomie chirurgicale*. Paris, 1837, in-8, 3e édit., t. II, p. 192. Velpeau ajoute que le Dr Terreux lui a communiqué une observation analogue.

Cette dernière circonstance est remarquable. En effet, dans tous les cas d'absence du testicule, où la recherche des vaisseaux propres de la glande a été faite, l'artère spermatique existait; elle venait, se terminer dans une petite masse graisseuse ou celluleuse contenue dans les bourses, ou se perdre dans les enveloppes du scrotum en s'anastomosant avec les vaisseaux qui les parcourent (1).

4. **Absence de l'appareil excréteur en totalité ou en partie, le testicule existant.** — Cette variété d'anomalie de l'appareil séminal est assurément, au point de vue de la physiologie générale, une des plus curieuses que l'on puisse rencontrer.

Contrairement, en effet, à la règle applicable aux glandes en général, pour lesquelles le fonctionnement régulier est la condition nécessaire d'un développement normal, la glande testiculaire, privée de ses moyens d'excrétion, n'en acquiert pas moins son volume habituel et continue à fournir son produit de sécrétion, les spermatozoïdes.

Godard, dans une note sur ce sujet, lue à la Société de Biologie (2), rapproche avec raison ces formes d'anomalie testiculaire, dans lesquelles les voies d'excrétion sont atteintes à l'exclusion de la partie secrétante, de certains cas pathologiques, où les voies spermatiques sont oblitérées soit par des produits inflammatoires (épididymite plastique), soit par une accumulation de phosphate de chaux au niveau de la queue de l'épididyme.

Dans l'une et l'autre circonstance, le testicule ne cesse pas de secréter la semence. Il n'en résulte cependant aucun accident sérieux de rétention. La dilatation des canaux séminifères observée dans les deux cas est la seule trace appréciable de l'accumulation des produits sécrétés; il faut admettre que ceux-ci sont résorbés sur place lorsqu'ils sont formés en trop grande abondance

Les expériences de A. Cooper, de Curling, de Gosselin, de Godard, consistant en excisions ou ligatures du canal déférent faites sur les animaux, à différents âges, parlent dans le même sens. Elles montrent que le testicule, privé artificiellement de ses moyens d'excrétion, n'en continue pas moins à sécréter et à se développer normalement.

Les diverses *formes* que cette anomalie peut revêtir chez l'homme sont les suivantes :

(1) Voir les *observ. déjà citées* de Legendre (*Soc. de Biologie.* 1859, p. 145), de Bastien et Legendre (*ibid.*, p. 143), de Paget (*loc. cit.*) et celle de Thurnam, *Case of congenital malformation of urinary apparatus* (*London medical Gaz.* 1836-1837, t. XX, p. 717), citée par Godard (*Recherches tératolog.*, p. 19, 37).

(2) Godard, *Note sur l'absence congéniale du canal excréteur et du réservoir de la semence, le testicule existant* (*Mém. de la Soc. de Biologie* pour 1859, p. 341).

Tantôt l'épididyme manque seul; c'est le cas le plus rare; tantôt une portion de l'épididyme et une partie plus ou moins étendue du canal déférent sont frappées en même temps; ou bien enfin l'anomalie porte sur le canal déférent seul.

Quant à la vésicule séminale, nous avons vu que, d'après la remarque faite par Godard, elle manque ou existe suivant que la portion uréthrale du canal déférent fait ou non défaut. Les cas où la vésicule séminale est seule absente sont, pour la plupart, discutables. Nous y reviendrons.

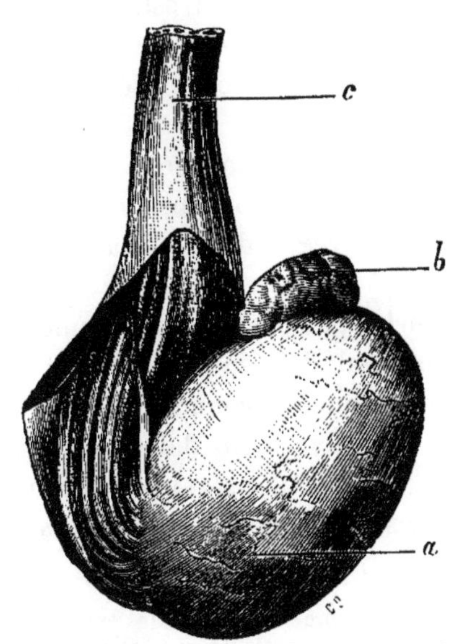

Fig. 4 (d'après Godard). — Absence de la plus grande partie de l'épididyme (la tête seule existe) et du canal déférent (cas du nommé Pellard). — *a*, testicule ; *b*, tête de l'épididyme (le corps et la queue font défaut) ; *c*, cordon spermatique.

Nous avons dit que l'absence de l'épididyme seul constitue la forme la plus rare de l'anomalie que nous étudions. Godard (1) n'a pu trouver dans la science qu'un seul fait de ce genre, rapporté d'une façon bien incomplète par Jean Rhodius. Il en a lui-même recueilli un second, dans l'espèce animale, chez un porc. Curling (2) dit que l'on conserve au musée de l'hôpital Saint-Barthélemy une pièce dans laquelle le canal déférent se termine en cul-de-sac près du testicule; il n'y a pas trace d'épididyme.

Les cas où un fragment plus ou moins considérable de l'épididyme manque en même temps qu'une partie du canal déférent sont plus nombreux et mieux étudiés. Ce sont les observations de Brugnone (3), de J. Hunter (4), de Godard (5) (fig. 4) et celles plus

(1) Godard, *Note sur l'absence congéniale du canal excréteur*, etc., p. 335.

(2) Curling, *Traité*, édit. française, p. 7.

(3) Brugnone, *Observations sur les vésicules séminales* (*Mémoires de l'Académie royale des sciences de Turin*, années 1786-87. Turin, 1788, in-4, p. 625). (Absence de l'épididyme, moins la tête de cet organe qui existait, et de la plus grande partie du canal déférent; la vésicule et le conduit éjaculateur étaient intacts).

(4) Hunter, *The Works of J. Hunter, edited by Palmer*. London, 1837, in-8, t. IV, p. 23 (l'épididyme manquait sur une longueur de près d'un pouce, le canal déférent ne pouvait être suivi qu'à une faible distance au delà de l'anneau inguinal externe; les deux vésicules existaient, mais formaient une poche unique).

(5) Godard, *Note sur l'absence congéniale du canal excréteur*, etc., p. 333 ou *Recherches tératologiques*, etc... p. 87 (cas du nommé Pellard communiqué par Simon). —

récentes de Münchmeyer (1), de J. Reverdin (2) et de Mayor (3).

Enfin le canal déférent peut être seul atteint. Les observations de cette forme de l'anomalie des voies d'excrétion ne sont pas absolument rares. Bosscha (4), Parise (5), Cusco (6), Godard (7) en ont rapporté des exemples. Dans tous ces cas la vésicule manquait, en même temps que la portion terminale du canal déférent. C'est, du reste, en s'appuyant sur ces faits et sur ceux que nous avons cités dans le précédent paragraphe, que Godard a posé la loi dont il a été fait mention plus haut.

Une curieuse observation due à Gosselin (8), dans laquelle le vice de développement se bornait à une absence des portions funiculaire et inguinale du canal déférent, confirme la règle; dans ce cas, en effet, la vésicule existait.

L'observation de Turner (9), rapportée par Curling, mérite une place à part dans cette série de faits : le canal déférent était fermé à ses deux extrémités; d'un côté, il n'avait aucune connexion avec l'épididyme et le testicule; de l'autre, il ne s'ouvrait pas dans l'urèthre.

Les observations de Martin-Magron (10), de Dufour (11), de Godard (12), dans lesquelles les vésicules séminales seules ne se seraient pas for-

(Absence de la plus grande partie de l'épididyme (la tête seule existe), de la totalité du canal déférent du côté gauche et de la vésicule séminale correspondante). Ce cas est celui qui est représenté dans la figure 4.

(1) Münchmeyer, *Hemmungsbildung des Urogenitalsystems* in *Zeitschrift f. ration. Medicin*, t. XXXIII, 1869. Obs. trad. *in* Le Dentu, *Thèse citée*, p. 62.

(2) J. Reverdin, *Bulletin de la Soc. anat.*, 1870, p. 325.

(3) Mayor, *ibid.*, 1876, p. 592. — Ces trois derniers cas sont presque identiques. Le rein gauche était absent; avec lui, faisaient défaut la vésicule, le canal déférent et l'épididyme en partie; le testicule était intact.

(4) Bosscha, *Dissertatio sistens observationem de vesiculæ seminalis sinistræ defectu, integris testibus, vase vero deferente sinistro clauso*. Leidæ, 1813, in-4, p. 5 (Absence de la vésicule séminale et de la plus grande partie du canal déférent gauches).

(5) Parise, *Bulletins de la Soc. anat.* Paris, 1837, in-8, t. XII, p. 38 (Absence du canal déférent et de la vésicule séminale à gauche).

(6) Cusco, *in* Godard, (*Note sur l'absence congéniale du canal excréteur*, etc., p. 330 ou *Rech. térat.*, p. 77) (Le canal déférent réduit à un cordon fibro-celluleux ne remontait pas au delà du canal inguinal; la vésicule et le canal éjaculateur manquaient).

(7) Godard, *Note sur l'absence*, etc., p. 331 et *Rech. térat.*, p. 79. [Absence de la vésicule séminale et de la plus grande partie du canal déférent (cas du nommé Henri Thiv.]

(8) Gosselin, *Mém. sur les oblitérations des voies spermatiques* (*Mém. lu à l'Acad. de méd.*, le 29 juin 1847. — *Arch. gén. de méd.*, 1847, 4e sér., t. XIV, p. 408).

(9) Turner, *Edimb. medic. Journ.*, janvier 1865, et Curling, *Traité*, 4e édit. angl., p. 7.

(10) Martin-Magron *in* Godard, *Recherches tératologiques*, etc., p. 91.

(11) Ch. Dufour, *ibid.*, p. 91, pl. XIV, fig. 2.

(12) Godard, *ibid.*, p. 92, pl. XIV, fig. 1.

mées, toutes les autres parties de l'appareil testiculaire étant intactes, ne sont pas suffisamment démonstratives. Godard, qui les avait d'abord considérées comme telles (1), les rejeta plus tard, après plus ample examen, et reconnut qu'il s'agissait probablement, dans les deux premières, d'un arrêt de développement de ces organes; dans la troisième, d'une atrophie de cause pathologique (2).

Seul, le fait qui lui a été communiqué par Béraud lui paraît de nature à établir la possibilité de l'absence isolée des vésicules séminales. Sur un enfant né à terme, les canaux déférents s'anastomosaient entre eux et s'ouvraient dans l'urèthre par un orifice unique; les testicules étaient réguliers, descendus dans le scrotum (3). Cornelli (4) a observé une disposition analogue chez un nouveau-né dont les testicules étaient inclus dans l'abdomen.

5. **Anorchidie bilatérale.** — Toutes les variétés d'anorchidie, à l'exception de l'absence de la glande testiculaire seule avec conservation de l'épididyme, ont été observées des deux côtés à la fois; l'anorchidie est dite alors double ou bilatérale.

On a constaté par exemple l'absence simultanée des deux testicules et des deux épididymes, les canaux déférents et les vésicules séminales étant intacts [Fisher (de Boston) (5), Legendre et Bastien (6)]; l'absence des testicules, des épididymes, et de la portion extra-abdominale du canal déférent, la partie profonde de ce conduit et la vésicule existant (Godard) (7); l'absence de l'appareil entier, y compris la vésicule séminale [Kretschmar (8), Friese (9)].

Enfin il peut se faire également que, des deux côtés à la fois, l'appareil excréteur soit frappé, le testicule étant intact.

(1) Godard, *Thèse citée*, p. 20.

(2) Godard, *Recherches tératologiques*, etc., p. 91-92.

(3) Béraud *in* Godard, *Recherches tératologiques*, etc., p. 92, pl. XIV, fig. 3.

(4) Cornelli, *Wien. med. Wochenschr.*, 1879, n° 37.

(5) Fisher, *The American Journal of the medical sciences*. Philadelphia, 1838, in-8, t. XXIII, p. 352, et *London medical Gazette*, t. XXVIII, p. 817 (Absence congéniale des deux testicules chez un adulte).

(6) Legendre et Bastien (Absence complète des deux testicules; anorchidie double observée sur un fœtus) in *Comptes rendus de la Société de biologie*, 1859, p. 144.

(7) Godard, *Recherches tératologiques*, etc., p. 54 (Absence des testicules, des épididymes et de la plus grande partie des canaux déférents) (cas du nommé Morillon).

(8) Kretschmar, *Beobachtung eines widernatürlichen Afters und eines Mangels der Samenwerkzeuge bei einem Neugebornen, oder eines natürlichen Kastraten* (*Archiv f. mediz. Erfahrung*, v. E. Horn. Leipzig, 1801, t. I, p. 349).

(9) Friese, *Merkwürdige Missgeburt* (*Casper's Wochenschrift f. die gesammte Heilkunde*. Berlin, 1841, in-8, n° 52, p. 848, 25 décembre 1841 et *British and Foreign medical Review*. London, 1842, in-8, t. XIII, p. 527). — Cette observation, ainsi que celle de Fisher, est reproduite *in extenso* dans le mémoire de Godard (*Recherches tératologiques*, etc., p. 57 et 51).

Dans les observations de Ténon (1), Mayer (de Bonn) (2), et Parisot (3), les canaux déférents manquaient des deux côtés dans leur portion terminale, les vésicules séminales étaient aussi absentes; les autres parties de l'appareil existaient.

Godard range encore parmi les anorchidies bilatérales les observations de Itard de Riez (4) et d'Ansiaux (5), ainsi que quatre faits qui lui sont personnels (6), bien que dans tous ces cas, observés sur des sujets vivants, le contrôle que l'autopsie peut seule donner d'une façon certaine ait fait défaut.

Il lui suffit que ces individus, chez lesquels les deux testicules manquaient à la fois dans les bourses, aient été absolument impuissants, dépourvus de tous désirs vénériens et incapables d'éjaculer une goutte de sperme, pour affirmer que l'absence devait être réelle, et qu'il ne s'agissait pas chez eux d'une simple ectopie abdominale double.

Nous aurons occasion de discuter la valeur de cette opinion. Ajoutons seulement ici qu'elle n'est pas universellement admise. Gruber (7), par exemple, qui rapporte un fait semblable, le met ainsi que les observations de Godard au nombre des cas *douteux* d'anorchidie bilatérale.

Il nous reste, pour compléter cette étude, à présenter quelques considérations générales s'appliquant aux diverses variétés d'anorchidie que nous venons de passer en revue.

Fréquence de l'anorchidie. — Côté atteint. — La fréquence de l'anorchidie est loin d'être grande.

D'après un relevé de W. Gruber portant sur tous les faits publiés depuis plus de trois cents ans, le total des cas connus, et vérifiés à l'autopsie, d'anorchidie unilatérale s'élevait en 1868 à 23.

(1) Ténon, *Mémoire sur quelques vices des voies urinaires et des parties de la génération dans trois sujets du sexe masculin* (*Histoire de l'Académie royale des sciences de Paris*, année 1761. Paris, 1763, in-4, p. 116).

(2) Mayer (de Bonn) *Journal des progrès des sciences et institutions médicales*. Paris, 1827, in-8, t. IV, p. 281.

(3) Parisot, *Gazette des hôpitaux*, 5 juillet 1856, p. 313. Cette observation, ainsi que les deux précédentes, est reproduite *in extenso* dans le mémoire de Godard (*Recherches tératologiques*, etc., p. 75 et suiv.).

(4) Itard de Riez, *Observation sur un jeune homme sans testicules* (*Mém. de la Soc. médicale d'émulation*. Paris, an VIII, in-8, 3e année, p. 293).

(5) Ansiaux, *Quelques cas rares observés en l'an XIII sur des conscrits du département de l'Ourthe* (*Journal de médecine, chirurgie et pharmacie de Corvisart*. Paris, 1807, in-8, t. XIV, p. 262).

(6) Godard, *Recherches tératologiques*, etc., p. 62-64. On trouvera dans le même mémoire (p. 48-49) les deux observations précédentes reproduites *in extenso*.

(7) Gruber, *Mém. cité*, p. 57.

L'anorchidie bilatérale est plus rare encore, puisque le même auteur n'en compte que 7, offrant le même caractère de certitude. Ce total s'élèverait à 13 si, avec Godard, on range parmi les anorchidies vraies les faits d'absence de testicules observés seulement sur le vivant, et même à 14 si l'on admet que l'observation de Urdy (1) appartient à la même catégorie.

Il n'est pas tenu compte dans cette statistique des malformations atteignant le canal déférent seul ou ce conduit et l'épididyme, le testicule étant intact.

Les faits de ce genre sont au nombre de 13 : 4 fois l'anomalie siégeait des deux côtés; 9 fois elle était simple.

Enfin on a vu qu'il n'existe que deux exemples probants d'absence des vésicules séminales seules.

L'anorchidie unilatérale est plus fréquente à gauche qu'à droite. Sur le total des 24 cas indiqués plus haut, 6 fois l'anomalie existait à droite, 10 fois à gauche; 8 fois le côté atteint n'est pas signalé dans l'observation.

Une proportion analogue se retrouve dans les cas où la malformation est limitée aux voies d'excrétion de l'appareil. Quatre fois elle siège à gauche, 2 fois à droite, 3 fois le côté atteint n'est pas indiqué.

Malformations concomitantes. — Il est remarquable que l'anorchidie ne s'accompagne guère de malformations concomitantes portant sur d'autres viscères de l'économie.

Une exception à cette règle générale doit cependant être faite en faveur des vices de conformation de l'appareil urinaire, qu'il n'est pas absolument rare de voir atteint en même temps que le testicule.

Ce fait trouve peut-être son explication dans l'étroite solidarité qui relie à leur première période de développement, par l'intermédiaire du corps de Wolff, organe commun à l'un et à l'autre, les deux appareils urinaire et séminal (2).

Dans une observation due à Thurnam (3), il y avait, en même temps qu'une absence du testicule gauche, une atrophie du rein droit, et un vice de conformation remarquable des deux uretères.

Godard (4) rapporte un fait, dans lequel le rein manquait complètement du côté correspondant à l'anomalie testiculaire.

Il en était de même dans les cas de Münchmeyer, de Reverdin et

(1) Voir p. 19.

(2) Voir à ce sujet les remarques et recherches de Kuppfer rapportées par Le Dentu dans sa thèse, (p. 58.)

(3) Thurnam, *obs. citée*, p. 11.

(4) Godard, *obs. citée*, p. 10. (cas du nommé Patrin).

de Mayor (1) que nous avons cités plus haut. L'uretère manquait en même temps que le rein, ce qui éloigne toute idée de fusion des deux reins en un seul; hypothèse qui a été émise pour le fait de Godard, dans lequel le rein unique possédait deux uretères (Gruber) (2). Enfin on a constaté également l'absence du rein et de l'uretère dans trois cas où la malformation était limitée au canal déférent; la partie terminale de ce conduit et la vésicule séminale étaient absentes [Cusco (3), Parise (4) Godard (5)].

Dans tous ces faits l'anorchidie était unilatérale. Il est intéressant de noter qu'elle était double dans les quelques observations, où l'anomalie testiculaire était accompagnée de vices de conformation considérables et souvent incompatibles avec la vie. Dans l'observation de Kretschmar (6) l'anus était imperforé, le rectum s'ouvrait dans l'urèthre. Dans celle de Friese (7), les parties génitales externes faisaient complètement défaut, l'urèthre était oblitéré sauf dans sa portion initiale, la prostate manquait, ainsi que l'appareil testiculaire tout entier de l'un et de l'autre côté; il y avait de plus une malformation du membre supérieur droit. Nous avons rapporté plus haut trois cas d'absence congénitale des deux canaux déférents et des vésicules séminales; dans ces trois faits il y avait, outre l'anomalie des voies d'excrétion du sperme, diverses autres malformations: exstrophie de la vessie, dans celui de Ténon (8); imperforation du rectum et communication de cet intestin avec la vessie, dans celui de Parisot (9); vices de conformation multiples dans celui de Mayer (de Bonn) (absence des parties génitales externes, pas trace d'anus, nul vestige de la vésicule biliaire, des reins, des uretères et de la vessie) (10).

Le testicule du côté opposé ne présente ordinairement, dans l'anorchidie unilatérale, aucune anomalie de forme ou de situation. Il était en ectopie inguinale dans l'observation de Deville (11), en ectopie abdominale dans celles de Thurnam (12) et de Godard (13) : ces faits

(1) Münchmeyer, Reverdin, Mayor, *obs. citées à la p.* 13.
(2) Gruber, *Mém. cité*, p. 41.
(3) Cusco, *obs. citée à la p.* 13.
(4) Parise, *obs. citée à la p.* 13.
(5) Godard, *obs. citée à la p.* 13 (cas du nommé Henri Thiv., communiqué par M. Siredey).
(6) Kretschmar, *obs. citée à la p.* 14.
(7) Friese, *obs. citée à la p.* 14.
(8) Ténon, *obs. citée à la p.* 15.
(9) Parisot, *obs. citée à la p.* 15.
(10) Mayer (de Bonn), *obs. citée à la p.* 15.
(11) Deville, *obs. citée à la p.* 7.
(12) Thurnam, *obs. citée à la p.* 11.
(13) Godard, *obs. citée à la p.* 13 (cas du nommé Henri Thiv.)

sont exceptionnels. Ailleurs, il a paru d'un volume dépassant un peu la normale, peut-être en raison d'une sorte d'hypertrophie compensatrice [obs. de Gosselin (1) et de Gruber (2)].

État des parties génitales externes. — Les parties génitales externes ne présentent ordinairement que des modifications peu importantes. On peut regarder comme étant en dehors de la règle, le fait de Friese que nous citions il y a un instant, où les organes génitaux externes manquaient absolument (3), et celui de Godard (4), dans laquelle le scrotum seul faisait défaut. Le sujet d'une autre observation du même auteur était hermaphrodite; l'anomalie dans ce cas ne portait que sur l'épididyme et le canal déférent, le testicule était intact (5).

Le plus souvent tout se borne, même dans l'anorchidie double, à une diminution de volume des bourses, qui sont rudimentaires. La verge est aussi plus petite et semble arrêtée dans son développement.

Lorsque l'anomalie est unilatérale, on constate ordinairement une inégalité de volume des deux moitiés du scrotum. Celle qui correspond au testicule absent est moins saillante et comme aplatie; et cela d'autant plus que le défaut de développement porte sur une portion plus étendue de l'appareil séminal. Il arrive à ne former qu'un sac unique enveloppant le testicule restant, lorsque, en même temps que la glande, la portion scrotale du canal déférent fait défaut; « le scrotum sans raphé pendait à gauche sous le pénis » dans l'observation personnelle de Gruber (absence du testicule, de l'épididyme, et de la portion scrotale du canal déférent du côté droit).

Influence de l'anorchidie sur l'état général et fonctionnel. — Il est à peine besoin de dire que ce vice de conformation est parfaitement compatible avec l'existence. Il suffirait, pour le prouver, de rappeler que parmi les observations que nous avons citées, il en est qui ont été recueillies chez des vieillards de soixante et un ans (anorchidie double) (6), et de soixante et onze ans (anorchidie unilatérale) (7). Lorsque les sujets porteurs de cette malformation ont succombé de bonne heure, la mort était due à quelque cause accidentelle ou bien à la présence d'un autre vice de conformation.

L'influence de cette anomalie sur le développement de l'individu et

(1) Gosselin, *obs. citée à la p.* 7.
(2) Gruber, *obs. citée à la p.* 9.
(3) Friese, *obs. citée à la p.* 14.
(4) Godard, *obs. citée à la p.* 14 (cas du nommé Morillon; anorchidie double).
(5) Godard, *obs. citée à la p.* 13 (cas du nommé Henri Thiv., communiqué par M. Siredey).
(6) Obs. de Godard, *obs. citée à la p.* 14 (cas du nommé Morillon).
(7) Obs. de Paget, *obs. citée à la p.* 9.

sur la fonction génératrice est insignifiante lorsqu'elle est unilatérale. Si la glande du côté opposé est bien développée et saine, les troubles physiologiques que pourrait entraîner l'absence d'un des testicules sont masqués et passent nécessairement inaperçus.

Aussi avons-nous eu soin, dans notre étude de l'anorchidie unilatérale, de ne tenir compte que des faits recueillis sur le cadavre.

Dans l'anorchidie bilatérale, il en est autrement. Tous les individus atteints de cette anomalie se sont trouvés être des eunuques naturels, présentant tous les attributs du féminisme, non seulement inféconds, mais véritablement impuissants.

Nous avons vu que Godard pensait que cette seule considération permettait de décider si, chez un homme n'ayant pas de testicules dans le scrotum ni dans aucun point accessible au toucher, les glandes séminales sont simplement retenues dans le ventre, dans une position telle qu'elles échappent à l'exploration (ectopie intra-abdominale), ou si elles font réellement défaut (anorchidie). Dans le premier cas, disait-il, l'individu sera puissant et pourra avoir des rapports sexuels, dans lesquels il perdra une semence inféconde ; dans le second cas, il sera impuissant et n'éjaculera pas une goutte de sperme (1).

C'est aller certainement trop loin. Certains sujets dont les testicules ne sont que retenus dans l'abdomen (cryptorchides) ont pu se montrer tout aussi impuissants, tout aussi féminins d'aspect que les anorchides dont nous parlons.

La question de diagnostic avec la cryptorchidie reste donc la plupart du temps insoluble pendant la vie, et, nous le répétons, les seuls cas qui puissent être considérés comme indiscutables sont ceux qui ont été vérifiés à l'autopsie (2).

§ 3. — **Synorchidie.**

On entend sous le nom de synorchidie la fusion de deux testicules en un seul. Cette anomalie est fort rare. On n'en connait qu'un seul exemple qui paraisse authentique.

Elle pourrait, a-t-on dit, se présenter sous deux formes ; la fusion s'opérant tantôt dans l'abdomen, tantôt dans les bourses.

(1) Godard, *Rech. tératolog.*, p. 58.

(2) C'est pour cette raison que nous avons laissé de côté dans l'étude qui précède le cas de Urdy (*Gazette des hôpitaux*, 1874, n° 8), considéré par l'auteur comme étant un exemple d'anorchidie unilatérale. On pourrait aussi bien soutenir que chez le sujet de cette observation, qui n'a été examiné que de son vivant, le testicule absent était inclus dans le ventre, et qu'il ne s'agissait dès lors dans ce fait que d'une cryptorchidie abdominale, et non d'une anorchidie.

La première de ces deux variétés, qui rappelle au reste une disposition normale chez certains animaux (batraciens) (1), peut seule être admise. Avec Cruveilhier, nous considérons l'existence de la seconde, dont on a peine à comprendre le mécanisme, comme trop peu démontrée, pour qu'il y ait lieu de nous y arrêter davantage.

« On comprend, dit cet auteur, la possibilité de l'adhésion des testicules, lorsqu'ils sont encore contenus dans la cavité abdominale; on ne saurait nullement admettre leur adhésion dans le scrotum, car les testicules ne descendent dans les bourses qu'à la fin de la vie intra-utérine, et ce n'est pas à cette période que se font les adhésions ou fusions d'organes. Je pourrais encore moins concevoir la descente dans les bourses de testicules adhérents dans l'abdomen. Comment ce double testicule pourrait-il parvenir jusque dans les bourses? Je suis donc forcé de révoquer en doute l'authenticité des quelques faits sans détails, sans preuves, que possède la science à cet égard (2). » Tout au plus pourrait-on admettre une fusion apparente entre deux testicules descendus dans un scrotum dont la cloison dartoïque ferait défaut.

Il existe par contre un exemple incontestable de réunion des testicules encore contenus dans l'abdomen. Il a été communiqué à Is. Geoffroy-Saint-Hilaire par les docteurs Breton et Chauvet (de Grenoble). Cruveilhier le résume en ces termes : « Un enfant naquit à Vizille en 1842. Plusieurs médecins de Grenoble, consultés sur le sexe de l'enfant, furent d'avis différents. Il fut inscrit comme fille sur les registres de l'état civil et mourut à dix-huit mois. A l'autopsie, les docteurs Breton et Chauvet reconnurent un hypospadias. Le scrotum bifide était vide; les deux reins, les deux capsules sus-rénales et les deux testicules étaient réunis sur la ligne médiane. Les veines et artères spermatiques, les vésicules séminales et les canaux déférents étaient doubles, chaque moitié du double testicule recevait ses vaisseaux particuliers. »

§ 4. — Hypertrophie.

Les auteurs s'accordent à reconnaître qu'il n'existe pas d'exemple d'hypertrophie congénitale des testicules. Les différences de poids

(1) Chez les batraciens (sauf le triton et la salamandre), les deux testicules forment une masse unique, contenue dans le ventre (Milne-Edwards).

(2) Cruveilhier, *Traité d'Anatomie pathologique générale*. Paris, 1849-1854, in-8°, t. I, p. 301.

que peuvent présenter les glandes séminales à l'état normal sont considérables, et il faut, pour qu'il puisse être question d'hypertrophie véritable, qu'un excès notable de volume ait été constaté (1)

Or pareille augmentation, portant à la fois sur les deux testicules, survenant sans cause appréciable, et pouvant, par conséquent, être considérée comme un simple vice de conformation, n'a jamais été observée.

Seul Velpeau, dans son article du *Dictionnaire* en 30 volumes, dit avoir vu plus de vingt fois, mais toujours, à deux exceptions près, chez des étrangers originaires des pays chauds (Brésiliens, Américains du Sud, Égyptiens) une véritable hypertrophie des deux glandes séminales; celles-ci pouvant acquérir le double, le triple ou même le quadruple de leur volume naturel, sans offrir la moindre trace d'inflammation ou de dégénérescence. Cette disposition, qui serait très fréquente au Brésil, en Amérique et dans l'Inde, est considérée par les médecins de ces pays comme d'origine éléphantiasique ou parasitaire. Nous aurons occasion de revenir sur ce point, en traitant de l'hydrocèle dite laiteuse ou graisseuse.

Par contre, on a souvent constaté une véritable hypertrophie *compensatrice* de l'un des testicules, lorsque l'autre est atrophié ou absent.

Il faut remarquer cependant que cet excès de volume de l'une des glandes n'accompagne pas toutes les variétés d'atrophie ou d'absence testiculaires.

Il est exceptionnel, par exemple, qu'il se produise lorsque le testicule opposé a été perdu à la suite d'une affection d'origine inflammatoire, ou qu'il a été supprimé par une opération chirurgicale (2); tandis qu'il est de règle dans les atrophies congénitales, dans les anorchidies et dans les ectopies, c'est-à-dire dans toutes les anoma-

(1) D'après Meckel, le poids moyen du testicule est de 16 grammes; suivant Curling il serait de 32 grammes; pour Henle il varie de 16 à 26 grammes. Pour Sappey le poids du testicule peut être, suivant les individus, de 13 à 30 grammes; il est en moyenne de 21 grammes. On voit d'après ces chiffres qu'un testicule dont le poids excéderait 30 grammes peut être considéré comme hypertrophié.

(2) Curling * dit cependant avoir été consulté par un homme de vingt-six ans, dont le testicule gauche s'était atrophié à l'âge de dix-sept ans, à la suite d'une orchite varioleuse, le droit était *manifestement hypertrophié*. Salleron ** rapporte un cas analogue; la destruction du testicule gauche s'était produite à l'âge de vingt-cinq ans, à la suite d'une ponction faite au cours d'une orchite blennorrhagique; vingt-cinq ans plus tard on constatait une « *hypertrophie réelle et très notable* » du testicule droit.

* Curling, *Traité*, 4e édition anglaise, p. 64.

** Salleron, *Observ. d'orchite blennorrhagique traitée par le débridement du testicule*, etc. (*Arch. gén. de médecine*. 1870, 6e série, t. XV, p. 168).

lies congénitales par défaut de l'appareil testiculaire. Il n'est pas un chirurgien qui n'ait conservé le souvenir de cas de ce genre. Gosselin, Curling, Gruber en rapportent des exemples.

On s'explique facilement qu'il en soit ainsi. L'hypertrophie compensatrice ne peut se produire qu'à une époque où la glande est encore jeune et en voie d'évolution. Cette période se poursuivrait assez tard, puisque, dans le cas de Salleron, que nous citions en note, l'individu, chez lequel une hypertrophie de l'un des testicules fut constatée, était âgé de vingt-cinq ans lorsque la perte de la glande du côté opposé s'était produite.

§ 5. — **Atrophie.**

L'atrophie du testicule est *acquise* ou *congénitale*. L'atrophie congénitale, qui seule est ici en question, est celle qui se produit, d'une façon spontanée en apparence, chez l'enfant ou chez l'adulte; la glande séminale n'acquérant pas, chez ce dernier, à l'époque de la puberté, les dimensions qu'elle atteint habituellement à cette époque de la vie; ou présentant déjà, chez l'enfant, un volume manifestement au-dessous de la normale. Le testicule subit en ce cas un véritable *arrêt de développement*.

L'atrophie se rencontre d'une façon à peu près constante dans toutes les formes d'ectopie testiculaire. Le développement parfait de la glande ne paraît en effet possible que si le mouvement de migration qui l'amène de l'abdomen dans les bourses s'est lui-même effectué dans son intégrité. Nous aurons occasion d'insister à nouveau sur ce fait lorsque nous étudierons les ectopies du testicule.

Relativement plus rares sont les cas où le testicule déjà parvenu dans les bourses demeure petit et atrophié.

Nous avons vu, en faisant l'histoire de l'*anorchidie*, que la diminution de volume peut être telle, qu'il est parfois difficile, en se bornant à l'observation sur le vivant, de savoir si l'on a affaire à une simple atrophie ou à une véritable absence de l'organe.

Nous rappellerons simplement ici que nous rangerons parmi les atrophies et non, à l'exemple de certains auteurs, parmi les anorchidies les cas où, en dépit d'une absence en apparence absolue, il est possible de retrouver à l'examen anatomique, dans le petit corps d'aspect fibreux ou graisseux qui représente le testicule, quelques traces du tissu glandulaire.

En réalité, cette distinction n'a pas très grande importance, et la classification que nous proposons a nécessairement quelque chose d'artificiel ou d'arbitraire.

L'anorchidie ou absence de la glande peut, en effet, comme l'a très bien fait remarquer M. Le Dentu, être considérée comme un désordre de même nature que l'atrophie congénitale. Dans l'un et l'autre cas, le développement de la glande a été entravé; mais dans le premier, la cause qui a amené ce résultat a agi à une période où les premiers rudiments de la glande n'existaient pas encore; dans le second, le testicule a été frappé à une période plus avancée de son évolution embryonnaire.

On comprend, si l'on entend les choses de la sorte, qu'entre l'absence complète et cet état d'atrophie où il n'existe que quelques vestiges d'une glande qui commençait à se développer, il n'y ait pas lieu d'établir une ligne de démarcation bien tranchée.

L'atrophie congénitale du testicule n'est pas, au reste, dans la plupart des observations que nous avons sous les yeux, poussée à un tel degré. Le testicule atrophié, tout en étant considérablement réduit de volume, n'est altéré ni dans sa forme ni dans sa structure; on dirait d'un testicule d'enfant conservant chez l'adulte les dimensions qu'il avait à la naissance.

Cette anomalie retentit à la fois sur les parties génitales externes qui demeurent imparfaitement développées et sur l'habitus extérieur de l'individu qui en est porteur.

Une observation, rapportée par Curling, dans la 4e édition anglaise de son traité, donne une bonne idée de ce que sont la plupart des cas de ce genre. Il s'agit d'un homme de quarante-six ans, mesurant 6 pieds de haut, mais d'aspect féminin; gras, à formes arrondies; épaules étroites, bassin au contraire remarquablement large; absence complète de barbe; les organes externes de la génération, pénis et scrotum, très petits, semblables à ceux d'un enfant de quatre à cinq ans. Les deux testicules étaient dans le scrotum, atrophiés, du volume d'un haricot. On put faire l'autopsie de cet individu. Les deux glandes étaient intactes, contenues, comme à l'état normal, dans un sac vaginal. Le testicule gauche, un peu plus gros que le droit, ne mesurait qu'un demi-pouce de long. Aucune trace de lésion récente ou ancienne de l'organe ou de ses enveloppes. On constata au reste que la glande n'était pas altérée dans sa structure. Elle était seulement imparfaitement développée, car, comme chez l'enfant, les tubes ne se laissaient pas isoler et étirer. Les spermatozoïdes faisaient absolument défaut.

Il n'est pas question dans l'observation des facultés viriles de cet homme. Il est manifeste, d'après le résultat de l'autopsie, qu'il devait être infécond. Était-il complètement impuissant? le fait est probable, et cependant, dans quelques cas, les individus porteurs de cette anomalie, affirment avoir des désirs vénériens et pouvoir les satisfaire. Il en était ainsi dans l'un des deux cas rapportés par Le Dentu. Mais il est toujours permis de se demander jusqu'à quel point on peut ajouter foi au dire de gens, supportant leur infirmité avec peine et désireux de se dissimuler à eux-mêmes comme de cacher aux autres les conséquences qu'elle peut entraîner.

Dans la description qui précède, nous avons supposé que l'atrophie était bilatérale. C'est le cas habituel. Parfois, comme dans un autre fait, également rapporté par Curling, elle ne porte que sur un testicule. La virilité est alors complète. Tout se borne à une diminution de volume de l'une des deux glandes séminales.

§ 6. — Ectopie.

Définition. Synonymie. — La descente du testicule de la cavité abdominale dans les bourses ne se fait pas toujours de la façon normale et régulière que l'on sait. Le testicule peut être arrêté en un point quelconque du trajet qu'il parcourt (abdomen, fosse iliaque, canal inguinal), ou bien, dévié de sa route, il est retrouvé dans une situation qui ne répond à aucune de celles qu'il occupe pendant la vie intra-utérine (partie supérieure de la cuisse, périnée).

La migration, *incomplète* dans le premier cas, sera *défectueuse* dans le second.

Nous étudierons sous le nom d'*ectopies congénitales* ces deux variétés de vice de migration.

On a proposé (Kocher) de réserver le nom d'*ectopie* aux cas de migration *défectueuse*, à ceux où le testicule, véritablement déplacé, se porte au périnée ou à la cuisse, et de désigner sous celui de *rétention* ceux où, arrêté dans son mouvement de descente, il demeure dans l'abdomen ou ne franchit pas le canal inguinal.

Cette distinction, dont nous aurons soin de tenir compte dans l'histoire des diverses variétés d'ectopie, n'a pas cependant une importance telle qu'elle nécessite une séparation aussi tranchée des faits auxquels elle correspond. Les déductions pathologiques ou thérapeutiques qui se rapportent à l'un ou l'autre de ces cas sont en effet de même ordre et gagneront à être présentées d'ensemble.

L'expression *ectopie*, prise dans l'acception que nous lui donnons, est au reste d'usage habituel en France. On ne détourne pas ainsi, comme on l'a dit, le mot de son sens étymologique ; puisque l'on peut considérer comme étant *hors* de sa *situation* normale (ἐκ τόπος) tout testicule qui, à la naissance, n'est pas dans les bourses.

Nous ne nous sommes pas davantage arrêtés au terme d'*inclusion* proposé par H. Larrey, et adopté par Lecomte dans sa thèse (1) ; non seulement parce que ce mot prête à une certaine confusion avec les *inclusions* dites *fœtales*, mais parce qu'il ne nous paraît pas répondre aussi bien à toutes les formes de l'anomalie que nous étudions.

Si l'on peut, en effet, regarder comme *inclus* le testicule arrêté dans l'abdomen ou dans la fosse iliaque, il est manifeste que cette expression convient moins aux cas où, siégeant à l'aine, à la cuisse, au périnée, il demeure accessible à l'œil ou au toucher.

C'est pour une raison analogue que nous rejetons le nom de *cryptorchidie* employé par Goubaux et Follin (2) pour désigner les cas où le testicule occupe une position anomale. Ici encore, si ce terme s'applique justement au testicule abdominal, qui en effet se dérobe à la vue, il ne peut guère être employé pour les autres variétés d'ectopie, dans lesquelles la glande absente peut être reconnue et explorée.

Godard désigne sous le nom de *monorchide* tout individu chez lequel le testicule manque dans les bourses d'un seul côté. L'expression est évidemment vicieuse, puisqu'elle s'applique aussi bien aux cas où la glande fait absolument défaut qu'à ceux où elle est simplement dans une situation anomale.

Divisions. Fréquence. — Les diverses formes d'ectopie testiculaire peuvent, d'après ce qui a été dit plus haut, être réparties en deux groupes, suivant que cette anomalie résulte d'un *arrêt* ou d'un *vice* de migration de la glande.

Dans le premier cas, l'ectopie sera *abdomino-lombaire*, *iliaque*, *inguinale* ou *cruro-scrotale ;* ces mots indiquant suffisamment que le testicule peut s'arrêter à l'une quelconque des étapes qu'il franchit en descendant de la région des reins au fond des bourses.

Dans le second cas, le siège de l'ectopie ne semble devoir être soumis à aucune règle. L'observation a établi cependant qu'on ne le rencontre qu'en trois points : sous la peau de l'abdomen (ectopie *abdominale*), à la racine de la cuisse (ectopie *crurale*), au périnée (ectopie *périnéale*).

(1) Lecomte, Thèse citée à l'*Index bibl.*
(2) Goubaux et Follin, trav. cité à l'*Index bibl.*

Toutes ces variétés ont été rencontrées, soit d'un seul, soit en même temps des deux côtés du corps. L'ectopie est dite, dans le premier cas, *simple* ou mieux *unilatérale* (*monorchidie*) ; dans le second, *double* ou *bilatérale* (*cryptorchidie*).

Les ectopies testiculaires sont, de toutes les anomalies de la glande séminale, celles que l'on observe le plus fréquemment.

Rennes (1) en France, Marshall (2) en Angleterre, en faisant le relevé des cas d'exemption constatés chez les jeunes gens appelés au service militaire qu'ils avaient eu à examiner, ont trouvé le premier 6 ectopies sur 3,600 individus, le second 11 cas semblables sur un total de 10,800.

Cette dernière proportion, bien que moins forte que celle de Rennes, est encore, comme le font remarquer Trélat et Peyrot (3), très considérable. Il résulterait en effet de là, que dans une ville de 2 millions d'habitants, comme Paris, mille individus seraient atteints d'ectopie. Aussi les observations sont-elles nombreuses; il n'est pas un médecin qui n'ait vu un ou plusieurs cas d'ectopie.

La statistique de Wrisberg citée par Godard ne peut entrer en ligne de compte, presque tous les faits cités par cet auteur se rapportant à des descentes simplement retardées. Il arrive, en effet, au chiffre relativement énorme de 23 cas sur 93. Mais toutes ses observations ont été faites sur des enfants nouveau-nés; or, à cet âge, le testicule n'a pas toujours achevé sa migration ; l'ectopie peut n'être que passagère.

L'ectopie double est incomparablement plus rare que l'ectopie unilatérale. Godard n'est parvenu qu'à grand'peine à en réunir quelques cas. Marshall n'en a observé qu'un seul. Rennes n'en a point rencontré.

Les chiffres que nous citions il y a un instant se rapportent donc presque exclusivement à l'ectopie unilatérale.

Les diverses formes que celle-ci peut revêtir ne sont pas elles-mêmes toutes également fréquentes. En première ligne, et à une grande distance des autres, il faut placer l'ectopie *inguinale*. D'après le relevé de Godard, qui porte sur 58 cas d'ectopie unilatérale, 39 fois le testicule était dans l'aine (67 p. 100). L'ectopie *iliaque* vient

(1) Rennes, *Observat. médicales sur quelques maladies rares ou peu connues et particulièrement sur les affections des organes génitaux faites à l'occasion des examens des jeunes gens des classes de* 1828 *et* 1829 *par le Conseil de révision de la Dordogne.* (*Arch. gén. de médec.*, 1831, 1re série, t. XXVI, p. 360 et t. XXVII, p. 24.)

(2) Marshall, *Hints to young medical Officers in the Army on the Examination of Recruits etc....* London. 1828, analyse in *The Edinburgh med. and surg. Journal*, 1828, t. XXX, p. 172.

(3) Trélat et Peyrot, trav. cité à l'*Index bibl.*

ensuite, mais infiniment moins nombreuse (7 fois dans le tableau de Godard). Les autres variétés doivent être regardées comme exceptionnelles.

Pour en finir immédiatement avec cette question de chiffres et de statistiques, mentionnons encore les résultats auxquels sont parvenus les auteurs qui ont cherché de quel côté se rencontrait le plus souvent l'ectopie unilatérale.

D'après Godard (1), elle serait un peu plus fréquente à gauche. Marshall (2) était arrivé à la même conclusion.

Elle serait au contraire plus fréquente à droite pour Pétrequin (3) et Oustalet (4).

Wrisberg et Camper, dans leurs recherches sur les descentes tardives du testicule sont également arrivés à des résultats contradictoires. Chez les enfants nouveau-nés, ce retard est constaté plus souvent à gauche dans le relevé de Wrisberg (5), à droite dans celui de Camper (6).

Les différences sont au reste peu sensibles, et la question est sans importance.

On comprend, d'après ce qui précède, que c'est à l'étude de l'ectopie inguinale que nous devrons surtout nous attacher, c'est à elle que s'appliqueront plus particulièrement la plupart des considérations générales que nous aurons à exposer plus loin.

Nous passerons cependant en revue toutes les variétés que nous avons énumérées, en indiquant avec plus de précision le siège occupé par le testicule, ses connexions anatomiques, les signes propres à chacune d'elles.

Variétés. — 1. Ectopies résultant d'un arrêt de migration. — *a.* Ectopie abdominale. — Nous réunissons sous ce titre tous les cas où le testicule, retenu dans l'abdomen, n'a pas franchi l'orifice interne du canal inguinal.

Il peut n'avoir pas quitté le siège qu'il occupait au moment où il

(1) Godard, 58 cas : 24 fois à droite, 27 fois à gauche, 7 fois le côté n'est pas indiqué.

(2) Marshall, 11 cas : 5 fois à droite, 6 fois à gauche.

(3) Pétrequin, *Traité d'Anatomie topographique médico-chirurgicale*, 2e édit. Paris, 1857, 5 cas : 4 fois à droite, 1 fois à gauche.

(4) Oustalet, trav. cité à l'*Index bibl.*, 20 cas : 15 fois à droite, 5 fois à gauche.

(5) Wrisberg, 18 cas : 7 fois à droite, 11 fois à gauche.

(6) Camper *in* Richter, *Traité des hernies*, trad. par J.-C. Rougemont. Cologne an VII, in-8. 2e vol., p. 105. — (53 nouveau-nés, 3 fois le testicule fut trouvé dans l'abdomen *à droite*).

commence à se développer. Il est alors retrouvé au voisinage de la colonne vertébrale, au-dessous du rein, en rapport plus ou moins intime avec l'extrémité inférieure de cet organe (*ectopie pelvienne sous-rénale*). Les exemples de cette variété sont très rares; on n'en connait guère que deux, dus à Olivier d'Angers (1) et à Cruveilhier (2). On pourrait y joindre l'observation de Geoffroy Saint-Hilaire, dont il a été fait mention à propos de la synorchidie; le testicule unique, résultant de la fusion des deux glandes, était resté inclus dans l'abdomen.

Il est plus fréquent de trouver le testicule dans la fosse iliaque, soit immédiatement au-dessus de l'orifice inguinal interne, soit un peu plus haut (*ectopie pelvienne iliaque*). La plupart des observations d'ectopie abdominale se rapportent à cette forme. Nous citerons seulement celle de Pétrequin (3), qui présente cette particularité intéressante que le testicule, collé à la paroi abdominale par son bord convexe, était en partie engagé dans l'orifice interne du canal inguinal.

On sait que le testicule, dès qu'il commence sa migration, se coiffe du péritoine qu'il entraine avec lui en descendant vers les bourses, déterminant ainsi la formation d'une sorte de poche séreuse d'autant plus étendue que le mouvement de descente est plus prononcé. Il est facile d'après cela de prévoir quelle sera la disposition de la séreuse péri-testiculaire dans les diverses variétés d'ectopie. Dans toutes, le péritoine est retrouvé enveloppant la glande, mais présentant avec elle et avec la grande cavité péritonéale des connexions, variant suivant les cas, et qu'il est d'un grand intérêt pratique de bien connaitre.

Dans l'ectopie abdominale, les deux feuillets du péritoine, après avoir entouré le testicule, se réunissent en arrière de lui, formant une sorte de *mesorchis*, qui le fixe dans le point qu'il occupe et ne lui laisse qu'un faible degré de mobilité.

On comprend qu'il soit habituellement difficile de reconnaitre sur le vivant l'existence de l'ectopie intra-abdominale. On ne pourra que la soupçonner, lorsque le testicule, manquant dans les bourses, ne sera retrouvé ni à l'aine, ni à la cuisse, ni au périnée. Il n'est pas impossible cependant que l'on parvienne, en déprimant fortement la paroi abdominale, à découvrir la glande, retenue dans ce cas au voisinage de l'anneau inguinal interne, et reconnaissable à sa forme, à sa consistance, à la douleur spéciale et caractéristique produite par la pression.

(1) Olivier d'Angers, *Dict.* en 30 vol., t. XXIX, p. 432.
(2) Cruveilhier, *Traité d'Anat. pathologique*, t. I. p. 301.
(3) Pétrequin, *loc. cit.*

b. Ectopie inguinale. — C'est, nous l'avons dit, la plus fréquente et la plus importante à bien connaître.

On en a distingué un grand nombre de variétés secondaires, en tenant compte du siège exact occupé par la glande et de diverses autres circonstances anatomiques d'ordre secondaire. La classification suivante, proposée par Lecomte, répond à la majorité des cas, et suffit à la description : *ectopie inguinale interne*, le testicule est engagé dans l'anneau interne; *ectopie inguinale interstitielle*, le testicule est arrêté

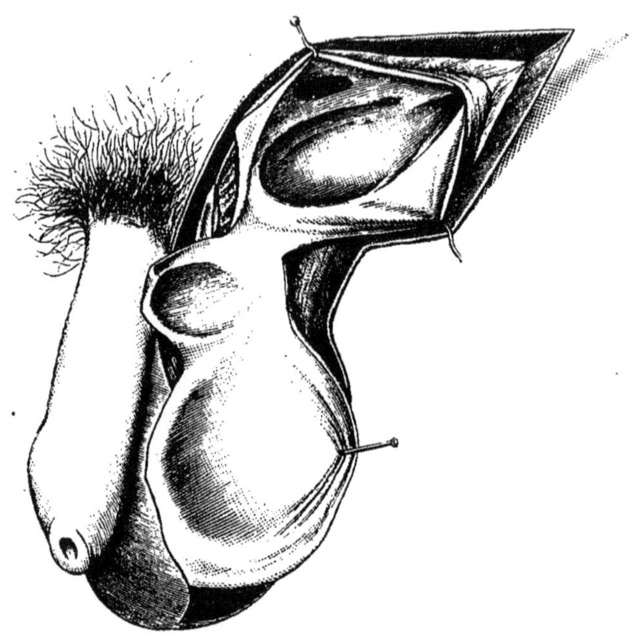

Fig. 5 (d'après Godard). Ectopie inguinale. — Le testicule inguinal s'est creusé une loge derrière l'arcade crurale. Au-dessous : sac herniaire inguino-scrotal, formé par une hernie de l'intestin qui a repoussé, de bas en haut, la vaginale testiculaire. A la partie supérieure de la figure se voit un orifice, communiquant avec le péritoine abdominal, par où l'intestin est sorti du ventre.

dans le canal même; *ectopie inguinale externe*, le testicule fait saillie à l'anneau du grand oblique.

Dans ces diverses positions la glande peut être ou bien fixe ou remarquablement mobile. La mobilité du testicule est un des caractères particuliers de l'ectopie inguinale. Elle est due, comme nous le verrons, à la disposition du péritoine à son niveau; aussi existe-t-elle surtout chez les enfants et les jeunes sujets. Plus tard, chez l'adulte, la glande, exposée à des froissements divers, contracte souvent des adhérences inflammatoires avec la séreuse, et acquiert une fixité relative. Dans ce cas, d'après une remarque de Godard, elle adhère toujours davantage à la partie postérieure du canal qu'à l'antérieure.

On comprend l'importance de ce fait, qui malheureusement, comme nous le montrerons plus loin, n'est pas constant.

Le testicule arrêté dans le canal est habituellement dirigé suivant l'axe de ce conduit, l'extrémité supérieure dirigée en dehors et en haut, la face externe regardant en avant et le bord antérieur en haut. Il se crée par tassement des parties voisines une véritable loge dans l'intérieur du canal.

Parfois, sous l'influence de la pression d'un bandage ou de toute autre cause agissant dans le même sens, il est repoussé en arrière, déprime la paroi postérieure du canal et se place dans une poche qui pend derrière l'arcade crurale (1). Plus souvent il est comme chassé en dehors du canal à travers l'orifice inguinal externe et pénètre, en avant et en dehors de l'anneau, entre l'aponévrose superficielle et l'aponévrose du grand oblique ; il se creuse en ce point une cavité de réception où il peut demeurer fixé (2). Ce sont des faits de ce genre qui ont fait admettre la variété d'ectopie dite sous-abdominale, dont nous nous occuperons plus loin.

Le testicule inguinal affecte avec le péritoine les mêmes rapports que le testicule descendu dans les bourses. La séreuse l'enveloppe de tous côtés, le bord postérieur excepté ; et forme, entre ce dernier et l'épididyme qui le longe, un cul-de-sac semblable à celui qui existe normalement à ce niveau.

Par un point cependant, la disposition de la séreuse diffère souvent de ce qui existe communément chez l'adulte bien conformé. Elle ne forme pas toujours à la glande, comme chez ce dernier, une enveloppe close de toutes parts semblable à la vaginale, et reste souvent en libre communication avec la grande cavité péritonéale. Il est à peine besoin de faire ressortir l'importance de ce fait, qui rend compte et de la facile propagation des inflammations de la glande ectopiée au péritoine abdominal, et de la fréquence des hernies coïncidant avec l'ectopie inguinale.

L'oblitération peut se faire cependant, et se fait en réalité plus souvent qu'on n'est porté à le croire. Elle ne se produit pas toujours au même point. Tantôt le péritoine se prolonge jusqu'au testicule, dont il reste cependant absolument séparé, c'est au niveau de l'ex-

(1) Obs. de M. Depaul *in* Godard. *Mém. de la Soc. de biologie.* 1856, p. 360. Ce fait est celui représenté dans la fig. 5.

(2) Obs. de M. Marrotte, *ibidem*, p. 371.

trémité supérieure de la glande que la séparation a eu lieu; l'anneau inguinal interne reste ouvert et peut donner accès à l'intestin. Tantôt il n'y a pas trace de conduit vagino-péritonéal, la fermeture de celui-ci s'étant faite à la hauteur de l'orifice abdominal du canal inguinal; cette disposition est, on le conçoit, moins favorable que la précédente à la production des hernies.

Une dernière particularité doit être signalée. Il peut se faire que le péritoine descende plus bas que le testicule, et atteigne même les bourses, la glande restant dans le canal. Le plus souvent cette disposition résulte de la présence d'une hernie concomitante (fig. 5). Nous verrons en effet que l'intestin hernié tend souvent à déborder le testicule ectopié, et à le précéder dans ses essais de migration vers le scrotum; il entraîne avec lui la séreuse, qui forme alors au delà de la glande une dépression en cul-de-sac.

D'autres fois l'existence de ce prolongement péritonéal tient à une autre cause. Nous aurons occasion de signaler plus loin certains cas curieux où une séparation se fait entre la glande et ses annexes; l'épididyme et le canal déférent s'engagent seuls à travers l'anneau externe et peuvent même gagner le fond des bourses, le testicule demeurant en ectopie inguinale. En pareille circonstance, l'épididyme est contenu dans une poche séreuse qui est en continuïté avec celle qui entoure le testicule, et se prolonge plus ou moins bas dans les bourses. On trouvera plus loin une figure qui donne une idée de cette disposition (fig. 7).

Les *caractères cliniques* de l'ectopie inguinale varient un peu avec les diverses dispositions anatomiques que nous venons d'indiquer.

Il est cependant quelques traits communs auxquels il est ordinairement facile de reconnaître l'affection. Présence dans l'aine, au niveau du canal inguinal, d'une tumeur habituellement plus petite que le testicule normal, mais ayant de ce dernier la forme caractéristique, et surtout la sensibilité spéciale que réveille aisément la pression. Tumeur fixe, ou très mobile; et dans ce dernier cas, pouvant subir sous l'impulsion de la main des déplacements assez étendus : tantôt, en effet, le testicule siégeant près de l'anneau interne, on parvient à le refouler momentanément dans l'abdomen; tantôt plus rapproché de l'anneau externe, il peut, sous l'influence de pressions, franchir cet orifice pour reprendre presqu'aussitôt sa place habituelle. D'autres fois enfin on le trouve flottant pour ainsi dire dans le canal inguinal qu'il parcourt alternativement dans un sens et dans l'autre (*testicule flottant*).

Dans un cas curieux, observé par Dumoulin (1), cette locomotion de la glande se produisait par simple changement de position du sujet : pendant la station, le testicule franchissait l'anneau externe; dans le décubitus dorsal, il rentrait de lui-même dans le canal. Il en est souvent de même lorsque le testicule est situé près de l'anneau interne, il disparaît dans l'abdomen, quand le sujet est couché sur le dos, pour ressortir au moindre effort, à la première secousse de toux, par exemple.

La mobilité du testicule inguinal est habituellement considérée comme une circonstance heureuse, puisqu'elle lui permet de fuir devant les chocs et les froissements.

Elle pourrait être la cause d'erreurs de *diagnostic*. Lorsqu'en effet la glande peut être refoulée dans le ventre, on pourrait croire à une hernie ; mais le doute ne pourra pas être de longue durée, car, le testicule revenu à sa position première, on constatera la forme de la tumeur, les limites bien définies de ses contours, sa sensibilité à la pression, l'absence de tout pédicule se prolongeant vers l'abdomen ; enfin et surtout on s'assurera que le testicule manque dans le scrotum du côté malade.

Ce dernier caractère ne pourra être trompeur que si, comme nous l'avons dit possible, les annexes du testicule sont descendues, la glande demeurant à l'aine. La bourse correspondante n'est pas en effet, dans ce cas, absolument vide. Mais il suffira d'un peu d'attention pour reconnaître, d'une part que les parties qu'elle contient ne représentent pas tous les éléments de l'appareil testiculaire, d'autre part, que la tumeur inguinale offre quelques-uns des caractères qui sont le propre du testicule en ectopie.

c. Ectopie cruro-scrotale. — Souvent confondue avec l'ectopie inguinale, cette variété n'a été admise et décrite que par Godard (2). Nous empruntons à cet auteur la plupart des détails qui suivent.

Le testicule, complètement en dehors du canal inguinal, s'est arrêté à la racine des bourses, ou plus exactement dans le pli qui sépare la cuisse du scrotum, au niveau de l'anneau inguinal externe. Souvent mobile, il peut ordinairement être repoussé dans le canal, mais reprend immédiatement sa position première ; bien plus rarement, il pourra être abaissé du côté du scrotum. Il est entouré par la séreuse, formant une poche qui se continue dans le canal inguinal.

(1) Dumoulin, *Annales de chirurgie*, mai 1844.
(2) Godard, *Mém. cité* (*Mém. de la Soc. de Biologie*, pour 1856, p. 347, 350, 372).

La figure ci-jointe donnera une idée de la disposition des parties (fig. 6).

Une autopsie faite par Godard lui permit de reconnaître qu'une insertion vicieuse du gubernaculum pouvait expliquer l'arrêt du testicule dans cette situation anomale. Le faisceau moyen du gubernaculum, au lieu de descendre au fond des bourses, venait s'insérer un peu au-dessous de la racine de la verge, à la face profonde de la peau du pli cruro-scrotal. Cette insertion se faisait de telle façon qu'elle permettait le refoulement du testicule en haut, mais s'opposait manifestement à sa descente. Du côté opposé, le faisceau moyen du gubernaculum s'insérait au fond du scrotum.

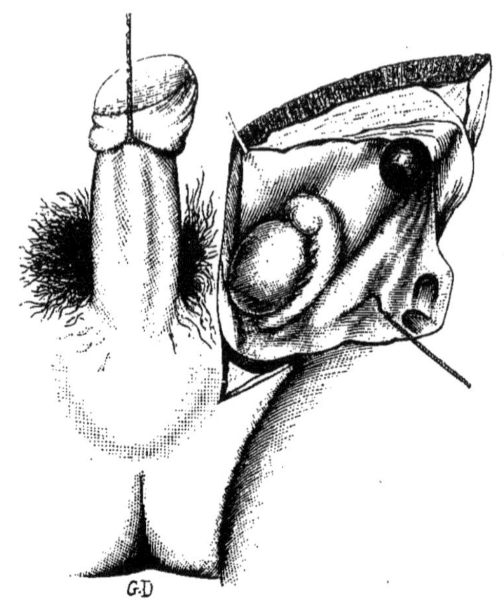

Fig. 6 (d'après Godard). Ectopie cruro-scrotale. — Le testicule situé dans le pli cruro-scrotal est tout à fait en dehors du canal inguinal. Celui-ci est ouvert; sur la paroi postérieure on voit le relief formé par le cordon. En haut et en dehors, petite anse intestinale étranglée dans l'orifice abdominal du canal.

L'ectopie cruro-scrotale est très rare. Godard ne l'a rencontrée que trois fois dans son relevé de 58 cas de monorchidie. Il rapporte en outre deux cas où l'anomalie était double. Le Dentu, dans sa thèse, en cite un troisième.

2. Ectopies résultant d'un vice de migration. — Nous avons déjà indiqué en quoi ces variétés d'ectopie diffèrent des précédentes. Elles sont beaucoup plus rares, et présentent, pour la plupart, un intérêt purement anatomique.

a. Ectopie sous-abdominale. — L'ectopie que l'on a décrite sous ce nom mérite à peine d'être séparée de l'ectopie inguinale, dont elle n'est qu'un dérivé. Le testicule est situé sous la peau de la paroi abdominale, à une distance variable de l'anneau inguinal externe. On admet que, primitivement située dans le canal, la glande, le plus souvent sous l'influence d'une pression, telle que celle d'un bandage, a été peu à peu refoulée hors du canal, et de là dans le tissu cellulaire sous-cutané. Nous avons rapporté plus haut une observation de Marrotte (1), où les choses paraissent s'être passées de cette façon. Dans le cas de Salzmann (2), l'individu, à l'autopsie duquel on trouva cette variété d'ectopie, avait dès l'enfance porté un bandage pour maintenir la tumeur prise pour une hernie.

W. Gruber (3) a tout récemment publié un nouvel exemple de cette forme d'ectopie, dont il ne s'explique pas bien le mécanisme.

b. Ectopie crurale. — L'ectopie crurale, en raison de sa très grande rareté, peut être rangée au nombre des curiosités pathologiques. Godard, dans sa statistique déjà citée, n'en compte qu'un seul cas. Förster (4), dans un relevé postérieur au précédent, en rapporte six observations. Curling, dans la dernière édition de son traité, en mentionne deux nouvelles, dont une observée en 1870 sur le vivant.

Le testicule en ectopie crurale siège à la racine de la cuisse; il occupe ordinairement la même situation que l'intestin dans la hernie du même nom. D'abord sous-aponévrotique, il peut, comme l'intestin, devenir sons-cutané, et même, ainsi que paraît l'avoir observé Vidal (de Cassis), remonter jusque sous la peau de l'abdomen. Il pourrait, d'après quelques faits, gagner le tissu cellulaire sous-cutané sans avoir franchi l'anneau crural.

On admet en effet que l'ectopie crurale peut se produire de deux façons.

Dans une première hypothèse, elle ne serait qu'une forme dérivée de l'ectopie inguinale, soit que le testicule se fasse jour à travers la paroi antérieure du canal inguinal, soit plutôt qu'après avoir franchi l'orifice externe de ce conduit, il ait été refoulé par pression du côté de la racine de la cuisse.

Dans une autre forme, assurément plus fréquente, le testicule passe sous l'arcade de Fallope, et s'échappe du ventre, comme l'intestin hernié, à travers l'anneau crural. Il s'agit en somme, dans ce cas, comme le fait remarquer M. Le Dentu, de la hernie d'un testicule retenu dans l'abdomen, qui, ne pouvant passer par son trajet normal, a trouvé un autre orifice à travers lequel il s'est engagé.

Deux observations dont l'une est due à Scarpa (5), et l'autre à Eckhardt (6), viennent à l'appui de cette opinion. Dans ces deux cas, le testicule, après avoir effectué sa descente normale, était rentré dans

(1) Marrotte, *obs. citée à la p.* 30.
(2) Salzmann, *Med. corresp. Blatt.* 1864, n° 44.
(3) W. Gruber, *Virchow's Archiv*, t. LXXIII, 3e livr.
(4) Förster, *Jahrb. f. Kinderheilkunde*, 1863.
(5) Scarpa, *Traité pratique des hernies*. Paris, 1812, in-8, p. 200.
(6) Eckhardt, cité par Kocher, *Traité*, p. 411.

le ventre, sous l'influence d'une cause accidentelle; plus tard, il avait reparu au dehors, traversant cette fois non le canal inguinal, mais l'anneau crural, et avait été retrouvé à la racine de la cuisse.

Englisch, dans un travail important consacré à l'étude des hernies de l'ovaire (1), établit avec raison un rapprochement entre l'ectopie testiculaire crurale, et les hernies de l'ovaire se faisant dans la même région. Les unes et les autres constituent des accidents pathologiques exactement de même ordre.

Il est bien rare, comme nous le verrons, si tant est que le fait ait été jamais constaté, que l'ectopie crurale se complique, comme l'inguinale, de la présence d'une hernie; circonstance qui pourrait obscurcir le diagnostic.

Celui-ci est le plus souvent facile. L'absence de la glande dans la bourse correspondante, les caractères propres au testicule ectopié, analogues à ceux que nous avons assignés au testicule inguinal, et qui ne diffèrent pas, quel que soit le siège de l'ectopie, permettront d'éviter une confusion possible avec un ganglion tuméfié, une varice, une épiplocèle irréductible.

c. ECTOPIE PÉRINÉALE. — Moins rare que la précédente, cette variété doit être cependant rangée au nombre des formes exceptionnelles des ectopies testiculaires.

Nous avons pu néanmoins en réunir jusqu'à trente exemples empruntés à divers auteurs. Ce chiffre relativement élevé trouve sans doute son explication dans cette circonstance que les observateurs n'ont pas manqué de livrer à la publicité tous les cas de ce genre qu'ils ont pu rencontrer, précisément à cause de l'intérêt que présentent les faits rares et curieux.

Le testicule périnéal est ordinairement situé sur le côté et un peu en avant de l'anus, en dedans de la branche ascendante de l'ischion; très superficiellement placé, on le rencontre presque immédiatement sous la peau, dans le tissu cellulaire sous-cutané.

Dans l'immense majorité des cas, l'anomalie est unilatérale, à tel point que Le Dentu faisait remarquer qu'un de ses caractères particuliers était de n'être jamais double. Curling, dans la dernière édition de son Traité (1878), mentionne cependant un cas qui lui a été communiqué par Hutchinson, dans lequel les deux testicules étaient au périnée.

On a cherché quelle pouvait être la cause de cette déviation du

(1) Englisch, *Ueber Ovarialhernien* (*Œsterr. medic. Jahrb.*, 1871. Heft. 3, p. 335).

testicule, se produisant au moment où il a presque achevé sa migration : le canal inguinal est franchi, la glande est au delà de l'orifice externe, mais au lieu de gagner les bourses, elle se détourne et va s'égarer au périnée. Comment expliquer ce fait ?

Deux hypothèses peuvent en rendre compte.

La première, celle qui réunit le plus grand nombre de partisans admet que ce vice de migration résulte d'une insertion défectueuse du faisceau moyen du gubernaculum. Nous avons vu la même idée formulée, et vérifiée à l'autopsie, pour l'ectopie cruro-scrotale ; le faisceau moyen du gubernaculum s'insérait, dans une observation de Godard, au niveau de la racine de la verge, au lieu d'aller s'attacher au fond des bourses. Il en serait de même pour le testicule périnéal : ce faisceau, venant se fixer à la peau du périnée, attirerait vers lui le testicule, au sortir du canal.

Il est vrai que dans le seul cas où l'on ait pu examiner sur le cadavre la disposition des parties (obs. de Ledwich) (1), on ne vit rien qui fût de nature à confirmer cette manière de voir. Curling ne la tient pas moins pour bien fondée, et s'appuie, pour la soutenir, sur l'examen qu'il put faire des connexions anatomiques de la glande ectopiée, dans une opération qu'il entreprit pour la replacer dans sa situation normale ; il reconnut, en essayant de dégager le testicule, qu'il était fixé en bas et en arrière par une bride, qui ne pouvait être autre chose que le gubernaculum. Il en fut de même dans une opération de J. Adams, à laquelle il assistait.

On remarquera d'ailleurs que cette anomalie ne fait que reproduire une disposition qui s'observe, à l'état normal, chez certains animaux. Permanente chez quelques-uns (cochon, civette), elle n'est que transitoire chez d'autres ; les testicules, habituellement cachés dans l'abdomen, ne descendant sous la peau du périnée qu'à l'époque du rut.

Il semble résulter d'une curieuse observation de Godard, que l'ectopie périnéale pourrait se produire par un autre mécanisme. Il raconte l'histoire d'un homme, atteint d'une ectopie inguinale prise pour une hernie, qui reçut le conseil de porter un bandage ; à dater de ce jour, la tumeur se déplaça lentement. Le scrotum faisant absolument défaut de ce côté, le testicule, après avoir traversé l'orifice inguinal externe et le pli cruro-scrotal, n'avait pu pénétrer dans les bourses, et était allé se loger au périnée.

Il est manifeste que le défaut de développement du scrotum devait

(1) Ledwich, *On perineal testicle* (*Dublin Quarterly Journal of medic. Sc.*, 1855, t. XIX, p. 76).

être dans ce cas mis en cause pour expliquer la descente du testicule jusque dans la région périnéale.

On sait au reste que la hernie inguinale vaginale peut, dans les mêmes circonstances, se comporter de la même façon. Malgaigne, dans son mémoire sur l'inflammation dans les hernies, rapporte un cas où, par suite du non-développement de la bourse correspondante, résultant lui-même d'un arrêt du testicule à l'aine, l'intestin hernié, ne pouvant pénétrer dans le scrotum, avait glissé sous la peau du périnée et « arrivait jusqu'à un centimètre en avant du niveau de l'anus (1). »

Les *signes* qui permettent de reconnaître l'existence d'un testicule périnéal ne diffèrent pas de ceux que nous avons indiqués pour les autres variétés d'ectopie : absence de la glande dans l'une des moitiés du scrotum ; présence au périnée d'une tumeur qui a la forme, la consistance et surtout la sensibilité caractéristique du testicule.

L'exploration est facilitée par la position superficielle de la tumeur, qui forme quelquefois sous la peau un relief appréciable.

On peut habituellement au toucher reconnaître les divers éléments de l'appareil. La glande et l'épididyme sont distingués l'un de l'autre, et l'on suit le canal déférent, qui remonte de la tumeur périnéale vers le pli de l'aine, circonstance qui achève de fixer le diagnostic.

Le testicule périnéal est ordinairement assez mobile, il peut être refoulé vers le pli cruro-scrotal, mais reprend immédiatement sa position première. Plus rarement, il est absolument fixe (2).

Cette mobilité explique que, malgré la situation défavorable de la tumeur, la gêne fonctionnelle ne soit pas, chez beaucoup de sujets, considérable. Chez d'autres, au contraire, la station assise, certains exercices, tels que l'équitation, deviennent la source de vives douleurs, ou même de complications inflammatoires, que l'on peut attribuer aux froissements répétés subis par la glande.

En dépit de cet ensemble de caractères physiques et fonctionnels, l'ectopie périnéale peut être et a été méconnue, soit que la tumeur fût moins superficiellement placée et que l'exploration en fût plus difficile, soit plutôt que l'attention n'ait pas été attirée de ce côté. On cite partout l'observation de Zeis, qui, au moment de pratiquer une taille, découvrit un testicule périnéal, dont il ne soupçonnait pas l'existence (3).

(1) Malgaigne, *Arch. gén. de méd.*, 1841, 3e sér., t. XII, p. 224.
(2) Obs. du Dr Baudry (de Lille), *Bulletins de la Soc. anatomique*, 1881, p. 721.
(3) Zeis, *Archiv f. klinische Chirurgie*, 1861.

Causes des ectopies. — **1. Causes efficientes, mécanisme.** — Les données que l'on possède sur les causes des ectopies sont loin d'avoir toutes une égale valeur. En dehors de quelques faits certains, on se trouve, dans la plupart des cas, en présence de simples hypothèses plus ou moins plausibles.

Nous indiquerons tout d'abord les premières, sans cependant passer les secondes sous silence.

Il est par exemple incontestable que souvent l'application intempestive d'un bandage doit être considérée comme la véritable cause de l'ectopie. La tumeur formée par le testicule arrêté à l'aine est prise pour une hernie et traitée comme telle.

Dans les cas les plus heureux, la pression du bandage cause des douleurs telles qu'il ne peut être supporté. Il est enlevé et le testicule, reprenant son mouvement de descente, gagne les bourses.

Mais il arrive souvent que la prétendue hernie peut être réduite; le testicule est refoulé dans le ventre et y demeure. Ou bien, si la mobilité de la glande dans le canal est moindre, et que la réduction en soit impossible, elle reste cachée sous le bandage; l'action de l'appareil se borne à provoquer la formation d'adhérences, qui la fixent définitivement dans sa position vicieuse.

Telle serait, d'après Godard, l'origine d'un grand nombre d'ectopies abdominales et inguinales.

Dans d'autres circonstances, le testicule n'a pas franchi l'orifice interne du canal inguinal, il est resté dans l'abdomen, et l'examen cadavérique révèle l'existence de certaines conditions anatomiques, qui rendent bien compte de la rétention de la glande.

Ce sont le plus souvent des adhérences péritonéales qui maintiennent ainsi le testicule, soit fixé à un point de la paroi abdominale postérieure, soit uni à un organe voisin (cæcum, S iliaque, épiploon). Curling a réuni plusieurs cas de ce genre empruntés à divers auteurs (1). Ces faits s'expliquent facilement si l'on veut bien admettre

(1) Obs. de Simpson, testicule enveloppé d'une couche abondante de lymphe plastique, le fixant fortement à la surface péritonéale de la fosse iliaque (*in* Curling, *Traité*, trad. franç., p. 23). — Obs. de J. Cloquet, épididyme fixé à l'S iliaque par une forte bande fibreuse blanchâtre (*Recherches sur les causes et l'anatomie des hernies abdominales*. Paris, 1819, in-4, p. 24). — Obs. de Jobert, testicule adhérent au cæcum (*Traité théorique et pratique des maladies chirurgicales du canal intestinal*. Paris, 1829, in-8, t. II, p. 332). — Obs. de J. Wood, testicule retenu par trois brides allant se perdre sur l'S iliaque (*Transactions of the Pathological Society*, t. VIII, p. 265). — Obs. de Wrisberg, testicule fixé à l'épiploon par trois filaments ténus (*in* Curling, *Traité*, trad. franç., p. 23). — Obs. de Curling, testicule adhérent intimement à une portion de l'épiploon (*ibidem*). — Kocher dit que l'on conserve, au musée de Wurzbourg, une pièce dans laquelle on voit le testicule retenu au

l'existence, pendant la vie intra-utérine, soit d'une péritonite primitive partielle, soit plus probablement d'une inflammation de la glande, ayant atteint par propagation le péritoine voisin.

D'autres dispositions plus rares ont encore été rencontrées, faisant obstacle à la descente du testicule.

Godard rapporte que Legendre a vu, chez un enfant, le testicule arrêté au niveau de l'orifice abdominal du canal inguinal, en travers duquel il était placé; l'épididyme était seul engagé dans le canal. L'arrêt de migration, dans ce cas, paraissait donc dû simplement à la position fâcheuse que le testicule avait prise.

Hunter supposait que l'excès de volume du testicule pouvait l'empêcher de franchir le canal inguinal. On a fait justement remarquer que l'atrophie de la glande était la règle dans les ectopies. Un fait rapporté par Kocher, d'après Retzius, permet cependant d'admettre que les dimensions exceptionnelles de l'épididyme peuvent être une cause de rétention.

Enfin le même auteur cite un cas où une disposition anormale du mésorchis s'opposait absolument à l'engagement de la glande dans le canal.

Dans tous les cas que nous venons de passer en revue, l'observation clinique et l'investigation anatomique ont permis d'assigner à l'ectopie testiculaire une cause expliquant suffisamment sa production.

Mais il s'en faut qu'il en soit toujours ainsi. On aura remarqué d'ailleurs que, dans l'énumération qui précède, il n'est guère question que des rétentions du testicule dans l'abdomen; or l'on sait que les ectopies inguinales l'emportent de beaucoup en nombre sur toutes les autres variétés.

N'existe-t-il donc pas certaines conditions anatomiques ou physiologiques pouvant rendre compte des vices de migration de la glande séminale, et en particulier de son arrêt dans le canal inguinal?

La réponse à cette question ne présente pour certains auteurs aucune difficulté, et réside tout entière dans l'étude attentive du mode suivant lequel s'effectue, à l'état physiologique, la descente du testicule, et plus spécialement dans une analyse exacte du rôle que joue dans ce phénomène le *gubernaculum testis*.

Nous ne signalons en effet que pour mémoire la théorie qui admet que, dans certains cas, l'étroitesse des orifices du canal inguinal, et en particulier celle de l'orifice externe, peut être la seule cause de l'ec-

niveau de l'orifice inguinal interne, et maintenu dans cette situation par quelques adhérences assez fermes qui l'unissent au péritoine du petit bassin (*Traité*, p. 417).

topie. Rien n'est moins démontré. Il est vrai qu'à l'autopsie d'individus atteints d'ectopie les anneaux inguinaux ont été trouvés rétrécis et comme effacés. Mais il parait rationnel d'admettre, jusqu'à preuve du contraire, qu'il s'agit là non d'une disposition native, mais bien plutôt d'une des conséquences possibles de l'ectopie; fait conforme d'ailleurs à une loi de physiologie générale, d'après laquelle les organes qui ne remplissent plus le rôle auquel ils étaient destinés tendent à s'atrophier et à disparaitre.

Bien plus satisfaisante, en apparence, est l'hypothèse qui veut que la paralysie ou l'absence du *gubernaculum* ou de l'un des faisceaux de cet appareil musculaire joue un rôle capital dans la pathogénie des ectopies.

On admet tout d'abord que le gubernaculum est le véritable et seul agent de la descente du testicule ; le faisceau externe, celui qui s'insère au ligament de Poupart, dirige la glande dans l'intérieur du canal inguinal ; le faisceau interne, celui qui se termine au pubis, l'amène en dehors de l'anneau cutané ; enfin les fibres qui vont au fond des bourses le conduisent jusque dans le scrotum (Curling).

Ces dispositions anatomiques et leurs conséquences physiologiques étant considérées comme démontrées, rien n'est plus aisé, d'après Godard, que d'expliquer les diverses variétés d'ectopie.

Si le gubernaculum manque complètement, est paralysé ou atrophié, le testicule demeure inclus dans l'abdomen.

Si le faisceau scrotal et le faisceau pubien manquent, le faisceau externe existant, la glande pourra pénétrer dans le canal, mais n'ira pas plus loin; l'ectopie sera inguinale.

Enfin si le faisceau moyen au lieu de s'insérer au fond du scrotum, va se terminer à la peau, soit au niveau du pli cruro-scrotal, soit dans la région périnéale, on aura une ectopie cruro-scrotale ou périnéale.

On interprétera tout aussi facilement les cas où l'épididyme arrive seul dans les bourses, la glande proprement dite restant à l'aine. Pour cela, il suffit d'admettre que le gubernaculum, au lieu de s'attacher à la fois, comme normalement, à l'extrémité inférieure du testicule et à l'épididyme, s'insère uniquement sur ce dernier.

Pour nous, nous n'hésitons pas à dire que ces déductions ingénieuses, en apparence rigoureusement établies, ne sont que vues de l'esprit, auxquelles manque, jusqu'ici du moins, l'appui des faits.

Parmi les observations recueillies par Godard, il n'en est que deux dans lesquelles il pouvait se croire autorisé à expliquer l'ectopie par une anomalie du gubernaculum. Nous avons déjà mentionné l'une d'entre elles. Il s'agit d'un testicule cruro-scrotal; le faisceau moyen du gouvernail s'insérait à la peau du pli cruro-scrotal, et paraissait retenir la glande dans la situation anomale qu'elle occupait; du côté opposé, ce même faisceau descendait jusqu'au fond des bourses. Le fait paraît donc bien observé et conforme à la théorie. Il en est tout autrement du second : le faisceau moyen du gubernaculum manquait seul; le testicule, s'il ne pouvait descendre dans les bourses, aurait dû au moins être amené hors du canal par le faisceau interne ou pubien. Or il était resté dans l'intérieur du canal; l'ectopie était inguinale. Godard se contente au reste de dire qu'il lui a semblé que l'ectopie résultait en ce cas de l'absence du faisceau moyen du gubernaculum.

On nous accordera qu'il ne suffit pas d'un seul fait, et d'un fait qui a trait à l'une des variétés d'ectopie la moins commune, pour édifier toute une théorie pathogénique des arrêts de migration du testicule. Si l'on veut bien de plus se souvenir que, pour de bons auteurs, le rôle actif que l'on veut faire jouer au gubernaculum dans la descente du testicule n'est nullement démontré, on reconnaîtra que, en dehors des cas mentionnés plus haut, dans lesquels une action mécanique ou une disposition d'origine pathologique paraît avoir produit l'anomalie, le mécanisme des ectopies reste encore très obscur.

Nous avons eu surtout en vue, dans les lignes qui précèdent, les ectopies *abdominale, inguinale* et *cruro-scrotale*, celles qui correspondent à un arrêt de migration du testicule, dont la production pourrait par conséquent, à la rigueur, être expliquée par un simple trouble survenu dans l'évolution normale de la glande.

Pour celles où le testicule est, de plus, dévié de son parcours (ectopie sous-abdominale, périnéale et crurale), il faut sans doute que quelque cause accidentelle intervienne pour entraîner la glande hors du trajet qu'elle suit à l'état normal.

Nous avons vu à propos des ectopies *sous-abdominale* (Marrotte, Salzmann) et *périnéale* (Godard) le rôle que peut jouer la pression d'un bandage pour pousser au périnée ou sous la peau de l'abdomen un testicule primitivement inguinal ou cruro-scrotal.

Souvent aussi, ces explications faisant défaut, on demeure dans le doute sur le mode de formation de la lésion.

Quant à l'ectopie *crurale*, tout à fait assimilable, comme nous avons eu aussi occasion de le dire, à la hernie de l'ovaire, c'est apparemment sous l'influence d'un effort que le testicule arrêté tout d'abord dans l'abdomen franchit l'anneau crural. L'ectopie crurale ne serait donc qu'une transformation de l'ectopie abdominale.

Exceptionnellement, elle succèderait à l'ectopie inguinale dans les conditions qui ont été précédemment exposées.

2. Causes prédisposantes. Hérédité. — Il paraît établi que les conditions, quelles qu'elles soient, nécessaires à la production de l'ectopie peuvent être transmises par hérédité..

On trouve dans les auteurs quelques faits favorables à cette opinion. Le plus démonstratif est celui de Gosselin, rapporté par Lecomte : il s'agit d'un homme « présentant un arrêt congénital du testicule dans l'anneau inguinal, disposition qui existait chez son père et qui existe aussi chez son fils. »

L'anomalie frappait donc ici trois générations, père, fils, petit-fils. Ordinairement deux seulement sont intéressées : père et fils (cas de Lochner (1), de Godard (2), de Houzelot (3)); ou encore une seule : deux frères (cas de Ruland (4), de Vidal (5)).

Goubaux et Follin ont établi que, chez les animaux aussi, l'hérédité jouait un rôle dans la production des ectopies.

Anatomie pathologique. — Nous avons déjà, en étudiant les *variétés* de l'ectopie, indiqué tout ce qui a trait à la situation anatomique du testicule et aux rapports qu'il affecte dans les diverses positions qu'il peut occuper.

Il nous reste à rechercher quel est l'état de la glande elle-même et de ses annexes, son apparence extérieure et les modifications qu'elle peut avoir subies dans sa structure.

Nous ferons également ici une étude spéciale des hernies, qui accompagnent si souvent les ectopies, et en particulier l'ectopie inguinale.

1. État anatomique du testicule et des parties génitales externes. — Lorsque l'on procède à l'examen anatomique d'une ectopie testiculaire, on trouve habituellement la glande séminale formée de ses deux parties constituantes, testicule et épididyme, affectant entre elles des rapports normaux; le canal déférent, se détachant de l'épididyme, gagne la vésicule séminale correspondante par le plus court chemin.

Dans certains cas cependant, sur lesquels Follin (6) a appelé l'atten-

(1) Lochner, *in* Trélat et Peyrot, *Trav. cité*, p. 30.
(2) Godard, *Mém. Soc. biologie*, 1856, p. 326.
(3) Houzelot, *Bullet. de la Soc. de ch.*, 1860, 2e série, t. I, p. 126.
(4) Ruland, trav. cité à l'*Index bibl.*
(5) Vidal (de Cassis), *Path. ext.*, 4e édit., p. 432.
(6) Follin, Mém. cité à l'*Index bibl.*, p. 270.

tion, et qui appartiennent tous à l'ectopie inguinale, l'épididyme et le canal déférent poursuivent seuls leur mouvement de migration et descendent plus ou moins bas dans le scrotum.

Follin avait observé plusieurs fois cette disposition. Les pièces qui la démontrent ont été déposées par lui au musée Dupuytren. Nous avons fait reproduire l'une d'entre elles sur la figure ci-jointe (fig. 7).

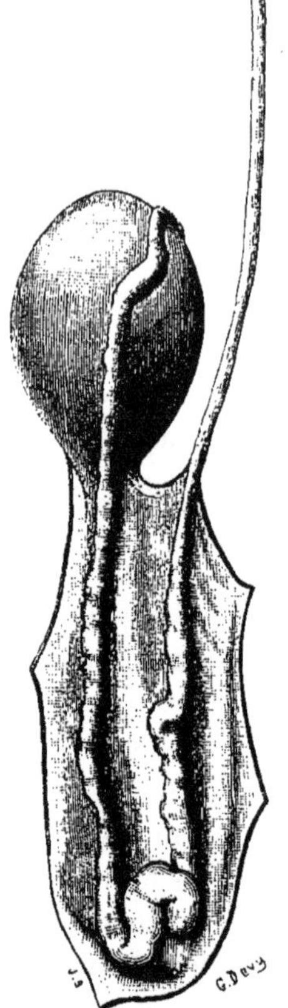

Fig. 7. — Pièce déposée par Follin au musée Dupuytren, n° 494. Elle est décrite par lui dans son Mémoire des Archives (*loc. cit.*, p. 270). — Le *testicule* est dans le canal ; il s'en détache un *épididyme* qui s'allonge pour descendre jusque dans le scrotum et auquel fait suite le *canal déférent*. L'épididyme est contenu dans le prolongement de la *séreuse* qui l'accompagne jusque dans les bourses.

Cette singulière anomalie présente deux variétés. Tantôt l'épididyme s'engage dans l'anneau externe et le franchit, sur une plus ou moins grande longueur, tout en restant en continuité avec le testicule ; c'est le cas représenté sur notre figure. Tantôt il est complètement séparé de ce dernier, et on le retrouve isolé dans les bourses ; les deux organes naissant séparément n'ont jamais opéré leur fusion en un tout commun.

Il peut arriver enfin, comme dans l'observation de Deville (1), que, le testicule et l'épididyme demeurant dans le canal inguinal, le canal déférent descende seul à travers l'anneau jusqu'au fond du scrotum, pour remonter ensuite dans le canal et suivre son trajet habituel, formant ainsi une anse extrêmement allongée placée dans le scrotum.

L'un de nous a eu occasion d'observer sur le vivant, au cours d'une opération de hernie congénitale étranglée, une disposition semblable à celle décrite par Deville. Nous avons fait représenter sur la figure ci-après l'état des parties dans ce cas curieux.

Ces diverses dispositions sont exceptionnelles et ne méritent pas de nous arrêter plus longtemps.

Plus intéressante et surtout plus discutée est la question de savoir si la glande ectopiée est ou non altérée dans sa *structure*.

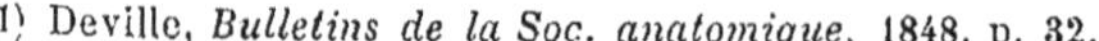

(1) Deville, *Bulletins de la Soc. anatomique*. 1848, p. 32.

Il est hors de doute aujourd'hui que le testicule qui n'a pas effectué sa migration complète ne fonctionne plus comme à l'état normal. A une seule exception près (1), en effet, l'absence de spermatozoïdes dans le liquide éjaculé a été constatée chez tous les individus atteints d'ectopie bilatérale. L'examen post-mortem soit des canaux spermatiques, soit de la vésicule séminale correspondante, chez l'homme et chez les animaux monorchides, a toujours donné un résultat semblable (Godard, Goubaux et Follin).

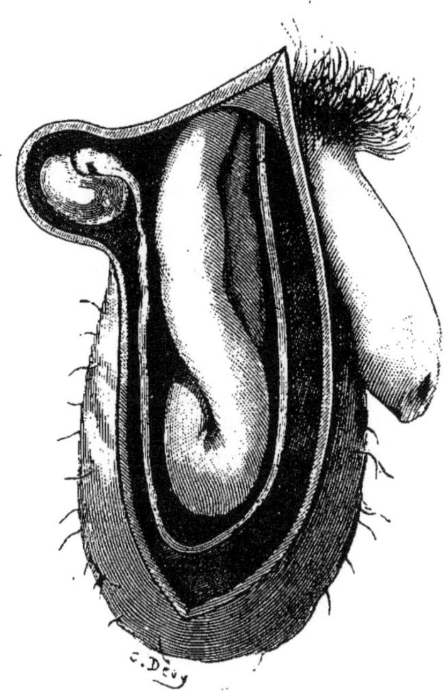

Fig. 8 (obs. personnelle, Terrillon). — Hernie congénitale vaginale, testicule en ectopie inguinale ; canal déférent se détachant de l'épididyme et descendant jusqu'au fond du sac herniaire (vaginal).

A ce trouble physiologique correspondrait seulement, pour Godard, une certaine diminution du volume de l'organe et un état anémique de la substance testiculaire, mais aucune modification de structure. « Le parenchyme de la glande est absolument identique à celui du testicule normal ; les canalicules s'effilent parfaitement, ils ont le même aspect à l'œil nu et au microscope. » Ces conclusions s'appuient sur l'examen anatomique de huit cas d'ectopie ; elles sont confirmées par les observations de Cloquet (2), Lorey (3), Bright (4), Curling (5), Beigel (6), Valette (7), etc.

Godard était ainsi amené à soutenir que l'absence de spermatozoïdes dans le testicule non descendu, ne tenant à aucune lésion anatomique, devait s'expliquer par ce fait que, dans tous les cas d'ectopie, l'organe est maintenu absolument fixe dans le point qu'il

(1) Cas de Beigel, *Archiv de Virchow*, t. XXXVIII, p. 144.

(2) Cloquet, *Recherches sur les causes et l'anatomie des hernies abdominales* (*Thèse de concours*. Paris, 1819, p. 24).

(3) Lorey, Mém. cité à l'*Index bibl.*

(4) Bright, *Guy's Hospital Reports*, t. II, p. 250.

(5) Curling, *Traité*, trad. franç., p. 28.

(6) Beigel, *loc. cit.*

(7) Valette, trav. cité à l'*Index bibl.*

occupe; la mobilité dont il jouit dans le scrotum, où il est à chaque instant soumis aux contractions du crémaster, étant une condition nécessaire à son fonctionnement régulier.

Follin, à diverses reprises (1), et notamment dans l'important travail qu'il publiait en 1855 en collaboration avec Goubaux, professeur à Alfort, défendait une opinion bien différente. Il concluait, de ses recherches personnelles, que le testicule ectopié n'était pas seulement diminué de volume, mais qu'il subissait à la longue, soit une sorte de transformation fibreuse résultant du retrait et de la résorption de la substance séminifère, soit une véritable transformation graisseuse, ne laissant plus trace des éléments caractéristiques de l'organe.

Nos recherches personnelles nous conduisent à une conclusion semblable.

L'erreur de Godard provient sans doute, de ce que la plupart de ses observations ont été faites sur des sujets encore jeunes.

Nous avons pu en effet, sur un testicule ectopique, recueilli sur un homme âgé de vingt ans environ, constater, comme Godard, l'intégrité presque absolue du parenchyme glandulaire. Bien plus, contrairement àce qu'il avait avancé, les spermatozoïdes, dans ce cas, ne faisaient nullement défaut; on en trouvait dans presque tous les tubes séminifères.

Le travail de spermatogenèse paraissait n'être pas sensiblement ralenti; il était possible de suivre, dans une même préparation, les diverses phases du travail karyokinétique spécial à la glande génitale.

Nous devons ajouter que l'absence de spermatozoïdes dans certains conduits, un état granuleux anormal du protoplasma des cellules épithéliales de quelques autres, un épaississement très net, bien que peu prononcé, de l'albuginée et du corps d'Highmore, un léger degré d'endopériartérite des vaisseaux nourriciers marquaient cependant le début du travail de régression et d'atrophie dont la glande ectopiée, si elle avait été laissée en place, serait devenue le siège.

Très différente, en effet, était l'apparence des parties sur deux autres pièces provenant de sujets ayant dépassé la quarantaine.

Il était facile de constater ici, à un examen histologique même superficiel, que la glande avait subi des modifications importantes portant sur tous ses éléments constitutifs (2).

(1) Follin, *Bulletin de la Soc. de chirurgie*, 8 sept. 1852.

(2) Pour plus de détails nous renvoyons au travail publié par l'un de nous, en collaboration avec le Dr Arthaud, dans les *Archives générales de médecine* (1887).

Outre l'épaississement de l'albuginée, la sclérose des vaisseaux, l'induration fibreuse du corps d'Highmore, lésions dont nous avions surpris le premier stade dans le cas précédent, et qui se montraient dans celui-ci plus accentuées, on découvrait des altérations évidentes du parenchyme testiculaire. Les parois des tubes séminifères sont épaissies; elles apparaissent cinq fois au moins plus grosses qu'à l'état normal, et subissent en même temps la rétraction fibreuse qui est la conséquence nécessaire d'un pareil état; véritable sclérose péri-canaliculaire par conséquent, qui se fait par îlots distincts, spécialement au voisinage des ramifications vasculaires.

L'élément épithélial se trouve aussi frappé. Étouffées par la prolifération des parois, resserrées dans un espace trop étroit, les cellules de revêtement deviennent granuleuses, subissent une sorte de dégénérescence, tantôt hyaline, tantôt graisseuse; le travail de spermatogenèse s'arrête, puis disparait complètement. Ce processus aboutit à la disparition totale de l'épithélium et à la transformation fibreuse du conduit.

On peut donc conclure de ces faits et de ceux observés par Follin, que le testicule ectopique primitivement sain, comme l'avait vu Godard, ou ne présentant d'autre altération apparente qu'une légère diminution de volume, subit peu à peu par suite des progrès de l'âge, peut-être aussi sous l'influence des froissements auxquels le testicule inguinal est exposé (1), une atrophie lente, graduelle et uniforme.

L'atrophie porte essentiellement sur l'élément épithélial; elle paraît résulter de la rétraction fibreuse de l'élément conjonctif de la glande. Cette sclérose péri-canaliculaire rappelle le type du testicule sénile (2).

Dès que ce travail est parvenu à un certain degré, la spermatogenèse se ralentit pour se suspendre plus tard complètement.

Il est important de noter que la rétraction fibreuse débute comme nous l'avons vu par l'albuginée et le corps d'Highmore. Il suffit donc d'un léger degré d'atrophie pour mettre obstacle à l'excrétion du sperme, et empêcher le libre passage du produit de sécrétion dans la vésicule séminale.

(1) Les lésions que nous venons de décrire étaient particulièrement avancées sur l'une de nos pièces, bien que le sujet qui en était porteur fût peu avancé en âge (41 ans). Mais contrairement à ce qui est ordinairement observé, la glande, dans ce cas, était accolée à la paroi antérieure du canal, et par suite plus exposée. Cette situation expliquait certainement en partie les vives douleurs, qui nous avaient conduit à proposer au malade l'ablation de l'organe.

(2) Voy. Artaud, *Étude sur le testicule sénile*. Thèse de Paris, 1885.

Nous nous expliquons ainsi que Godard ait pu constater, dans toutes ses autopsies, sauf une seule, que toujours la *vésicule séminale* du côté de l'ectopie était notablement plus petite que du côté sain : et que le liquide contenu ne renfermât que de l'épithélium et pas trace d'animalcules. Cette absence de spermatozoïdes dans les voies d'excrétion n'implique pas absolument, comme nous venons de le voir, l'arrêt de la spermatogenèse dans l'intérieur de la glande.

L'aspect des *parties génitales externes* est aussi profondément modifié dans les cas d'ectopie congénitale. Nous aurons occasion de revenir sur ce point en traitant des signes des ectopies.

2. Hernies concomitantes (ectopie inguinale). — La sortie de l'intestin hors de la cavité abdominale à travers l'un des orifices naturels par où il s'échappe d'ordinaire, peut venir compliquer presque toutes les variétés d'ectopie.

Nous aurons, plus loin, à étudier le mode de production de cet accident dans les ectopies abdominale, crurale, périnéale, etc. ; mais aucune n'y prédispose davantage que l'ectopie inguinale.

La hernie inguinale accompagne tellement souvent l'ectopie de même nom, qu'elle pourrait presque en être considérée comme une conséquence nécessaire ; ce qu'explique suffisamment, comme nous le rappellerons dans un instant, la disposition anatomique des parties.

a. *Trajet de la hernie. Rapport de l'intestin avec le testicule.* — On sait que les hernies vaginales congénitales qui se font dans le conduit vagino-péritonéal non oblitéré, après que le testicule est descendu dans les bourses, ont été divisées en hernies vaginales *testiculaire* et *funiculaire ;* l'intestin venant, dans le premier cas, se mettre en contact avec le testicule, tandis qu'il s'arrête au cordon, dans le second, à une certaine distance de la glande.

On pourrait, pour la hernie qui vient compliquer l'ectopie inguinale, proposer une division analogue. Tantôt, en effet, l'intestin, pénétrant dans le sac vaginal qui entoure le testicule et qui est en libre communication avec le péritoine, arrive jusqu'à la glande ; tantôt, sans doute par suite de l'oblitération partielle ou complète du canal vagino-péritonéal, il reste séparé du testicule par une certaine épaisseur de tissus.

Cette seconde forme, au contraire de ce qui arrive pour les hernies vaginales congénitales, est beaucoup moins fréquente que la première.

Enfin, on peut encore observer certains cas, beaucoup plus rares, où l'intestin, revêtu de son enveloppe séreuse, pénètre, comme par effraction, dans la cavité vaginale du testicule ectopié, close jusque-là de toutes parts, mais ayant cédé sur un point à la pression des viscères herniés.

C'est la *hernie enkystée de la tunique vaginale* de A. Cooper, plus fréquente lorsque le testicule est dans les bourses, mais qui se voit aussi lorsque la glande est en ectopie. A. Cooper en rapporte un bel exemple (1).

La hernie qui accompagne l'ectopie inguinale appartient le plus souvent à la variété dite interstitielle, c'est-à-dire qu'elle reste contenue dans le canal inguinal et ne franchit pas l'orifice externe de ce conduit.

L'obstacle qui s'oppose à sa progression peut être constitué par le testicule lui-même qui, situé au niveau de l'anneau inguinal externe, en obstrue en même temps le calibre. On comprend cependant qu'une pareille barrière ne soit pas infranchissable, et que l'intestin puisse toujours s'insinuer entre la glande et la paroi du canal. L'observation démontre que les choses se passent assez souvent de la sorte. Il n'est pas rare que, le testicule restant dans le canal inguinal, la hernie le déborde et vienne apparaître sous les téguments au niveau et en dehors de l'anneau inguinal externe. Parvenue en ce point, ou bien elle gagne le scrotum à la facon d'une hernie inguinale ordinaire; d'autres fois, probablement en raison du développement imparfait du scrotum, elle tend à s'étaler sous la peau de la portion inférieure de l'abdomen, au-devant de l'aponévrose du grand oblique.

Il est des cas cependant où la hernie reste « obstinément limitée à l'aine », suivant l'expression de M. Tillaux (2), qui, dans un travail intéressant, a bien fait voir les raisons anatomiques de ce fait et les conséquences cliniques et thérapeutiques qui en découlent. Pour lui, l'ectopie inguinale s'accompagne souvent, sinon toujours, d'une absence ou du moins d'une étroitesse extrême de l'orifice inférieur du canal inguinal, étroitesse telle qu'elle oppose au passage de l'intestin un obstacle absolu.

La hernie, qui se produit dans ces conditions, mérite le nom de *inguino-interstitielle vraie*, que lui donne M. Tillaux. Elle ne franchit

(1) A. Cooper, *Œuvres chirurg.*, trad. Chassaignac et Richelot. Paris, 1837, in-8°, Obs. 256. p. 292.

(2) Tillaux, *Bulletin de thérapeutique*, mars 1871 et *Anat. chirurgic.*, 1re édit., p. 736. — V. aussi Goyrand (d'Aix), *De la hernie inguino-interstitielle* (*Mém. de l'Acad. royale de médecine*, in-4, 1836, Obs. 5, p. 14).

en effet jamais l'anneau. Lorsque, par l'adjonction de nouvelles anses intestinales, elle augmente de volume, elle ne peut s'étendre que dans un sens, du côté de la paroi supérieure du canal, seul point où la résistance qui s'oppose à son développement soit assez faible pour pouvoir être surmontée. De ce côté, en effet, la fermeture du canal est plutôt virtuelle que réelle; l'intestin s'engagera donc, en les décollant les unes des autres, entre les couches de la paroi abdominale antérieure. La laxité de ces couches est telle que la tumeur, ne trouvant pas à son accroissement de sérieux obstacles, acquiert souvent des dimensions considérables. Dans un cas observé par M. Tillaux, le sac remontait jusqu'au niveau de l'ombilic; l'intestin hernié ne mesurait pas moins de trente centimètres de long.

On voit, en résumé, que, dans les hernies qui accompagnent l'ectopie inguinale, l'intestin peut occuper, par rapport à ce dernier, trois positions différentes :

Ou bien il n'arrive pas en contact avec lui, et en demeure séparé par un intervalle qui varie avec l'étendue dans laquelle le conduit vagino-péritonéal s'est oblitéré;

Ou bien, cheminant plus loin que la glande elle-même, il franchit l'anneau inguinal externe, gagne les bourses ou s'étale dans le tissu cellulaire sous-cutané de la paroi abdominale antérieure;

Ou bien enfin, et c'est le cas le plus fréquent, il reste contenu dans le canal inguinal, en rapport plus ou moins intime avec le testicule; le sac herniaire n'étant autre que la tunique vaginale de la glande ectopiée.

Dans ce dernier cas et dans le précédent, le testicule est ordinairement situé en arrière des viscères herniés; circonstance heureuse, puisqu'il résulte de ce fait que la blessure de la glande est moins à craindre, si l'on est réduit à pratiquer la herniotomie. Cette situation n'est pas, au reste, constante; dans le cas de M. Tillaux que nous venons de citer, dans un autre qui nous est personnel, le testicule faisait au contraire partie de la paroi antérieure du sac.

La hernie, contrairement à ce que nous avons admis jusqu'ici, peut se faire en dehors du conduit vagino-péritonéal, qui, complètement oblitéré, n'a pu donner accès à l'intestin. Celui-ci s'est créé une voie dans le canal inguinal, refoulant le péritoine abdominal, et se formant un sac absolument indépendant du testicule ectopié et de son enveloppe séreuse.

Il ne s'agit là en somme que d'une hernie inguinale commune coïncidant avec l'ectopie; celle-ci n'ayant été pour rien dans la production de celle-là.

b. *Parties contenues.* — Les parties contenues dans le sac herniaire varient comme dans toute hernie inguinale. Nous n'avons, à ce sujet, aucune particularité à signaler.

Rappelons seulement que, lorsque le sac est formé par la tunique vaginale, le testicule fait partie intégrante de la tumeur, et que parfois des adhérences le relient aux viscères herniés. Le fait a été maintes fois constaté et a pu être invoqué pour expliquer la production de la hernie; le testicule, en s'engageant dans le canal, entraînerait avec lui les parties auxquelles il adhère.

Notons encore la coexistence d'une hydrocèle inguinale qui a été assez souvent observée. On peut ne voir dans ce fait qu'un exemple d'épanchement séreux dans un sac herniaire, circonstance qui n'offre rien d'extraordinaire.

3. Hernies dans les autres variétés d'ectopie. — Les autres formes d'ectopie s'accompagnent plus rarement que l'ectopie inguinale d'une hernie de l'intestin.

On comprend cependant que le cas puisse se présenter lorsque le testicule est au périnée ou dans le pli génito-crural, au même titre que lorsqu'il s'arrête à l'aine.

Les ectopies *cruro-scrotale* et *périnéale* peuvent en effet être considérées comme des degrés plus avancés de l'ectopie inguinale. Dans ces deux variétés, le testicule cheminant plus loin a franchi l'anneau externe, mais n'est pas cependant descendu dans les bourses; dans l'une, il s'est arrêté dans le pli cruro-scrotal; dans l'autre, il s'est dévié de sa route et a gagné le périnée. Il est évident que l'intestin, qui bien souvent suit pas à pas le testicule dans sa migration défectueuse ou retardée, peut, comme ce dernier, traverser l'anneau, et s'arrêter comme lui au même point.

Dans l'étude fort complète faite par Rizzoli des diverses formes anatomiques de la hernie congénitale, on trouve un exemple manifeste de hernie accompagnant une ectopie cruro-scrotale. Dans la dix-septième variété décrite par cet auteur, « le testicule », est-il dit, « se trouve au-dessous de l'anneau externe, à la partie supérieure des bourses dans un sac commun avec les viscères herniés » (1).

Nous avons déjà cité, en traitant de l'ectopie périnéale, une observation de Malgaigne, dans laquelle une hernie se prolongeait

(1) D'après Le Dentu, *Thèse citée*, p. 155.

jusque dans le côté gauche du périnée, le testicule était au-dessous de l'anneau inguinal externe. Dans un fait de Goyrand (d'Aix), il y avait à la fois au périnée testicule et hernie ; en opérant celle-ci, qui était étranglée, on aperçut distinctement le testicule à nu dans la paroi postérieure du sac (1).

Les conditions sont évidemment tout autres dans l'ectopie *abdominale*. Le testicule est resté dans le ventre, il n'a donc, en aucune façon, pu préparer la voie à l'intestin qui s'engage dans le canal. Aussi a-t-on été jusqu'à nier la possibilité de la production d'une hernie dans ces conditions.

On en possède cependant des exemples démonstratifs. L'intestin descend même ordinairement jusque dans les bourses (2). Cloquet, dans sa thèse de concours, en rapporte un cas (3). Pott et Richter en auraient également, d'après Malgaigne, observé un autre (4). Dans une observation de Curling (5) l'ectopie était double, la hernie double également et des deux côtés scrotale. Il en était de même dans un fait de Huecke, rapporté par Le Dentu (6).

On dit en général qu'il ne s'agit, en pareil cas, que d'une hernie ordinaire, ne pouvant avoir rien à faire ni avec une vaginale ni avec un conduit vagino-péritonéal qui n'existent pas.

M. A. Broca s'est tout récemment élevé contre cette manière de voir (7). Admettant, avec beaucoup d'anatomistes modernes, que la formation de la vaginale est indépendante de la descente du testicule et la précède, il soutient que, même lorsque l'ectopie est abdominale, la hernie concomitante peut être congénitale, c'est-à-dire se faire dans un sac vaginal préformé.

Cette opinion, pour être acceptée, appelle, comme M. Broca le reconnait lui-même, de nouvelles recherches.

Enfin on comprend que l'ectopie *crurale* puisse, elle aussi, s'accompagner de hernie de l'intestin, et cela d'autant mieux que, comme nous l'avons montré, il s'agit dans ce cas de véritables hernies du testicule.

Nous n'en avons cependant trouvé aucune observation. On sait du reste l'extrême rareté de cette variété d'ectopie.

Symptômes et accidents des ectopies. — **1. Signes locaux.** — Nous

(1) Goyrand (d'Aix), *Clinique chirurgicale*, obs. 26, p. 357.

(2) Dans un seul cas, à notre connaissance, la hernie est restée inguino-interstitielle (Goyrand (d'Aix), *loc. cit.*, p. 374, obs. 33).

(3) Cloquet, *Thèse citée*, p. 24.

(4) Malgaigne, *Anat. chirurg.*, 2e édition, t. II, p. 412.

(5) Curling, *Traité*, trad. franç., p. 33.

(6) Huecke, *in* Le Dentu, *Thèse citée*, p. 59.

(7) A. Broca, *Bulletin de la Soc. anat.*, 29 avril 1887, 5e série, I, p. 232.

avons suffisamment indiqué, en décrivant chacune des variétés d'ectopie, les signes locaux propres à chacune d'elles pour ne pas avoir à y revenir longuement ici.

Quel que soit le siège qu'il occupe, le testicule ectopique se présente habituellement sous forme d'une tumeur petite, ovoïde, de consistance assez ferme, indolente, donnant cependant à la pression une sensation semblable à celle que l'on provoque en comprimant un testicule sain.

Cette tumeur est ou bien assez fixe, ou au contraire, et surtout chez les enfants, très mobile. Elle semble parfois disparaître complètement d'elle-même dans le décubitus dorsal, pour reparaître dans la station debout, ou à la suite de cris et d'efforts. On comprend que, dans ces conditions, qui ne se rencontrent guère que dans l'inclusion inguinale, le testicule ectopique ait pu, à un examen superficiel, être pris pour une hernie.

Une hernie vraie de l'intestin est au reste, avons-nous dit, la compagne habituelle de cette variété d'ectopie. Il importe non seulement de savoir la reconnaître, mais de chercher à déterminer le plus exactement possible les rapports de l'anse intestinale et du testicule inclus.

La solution de ces questions commande la thérapeutique de l'affection.

Tantôt l'intestin s'arrête au-dessus du testicule; tantôt il passe au-devant de lui et le cache; ou bien enfin il descend dans les bourses, la glande demeurant à l'aine. Dans tous ces cas, on parvient ordinairement par une pression soutenue à le réduire complètement, et ce caractère seul suffit au diagnostic. Il peut arriver cependant que les rapports de l'intestin et de l'épiploon herniés soient plus intimes; la réductibilité est imparfaite, et, dans les efforts que l'on fait pour l'obtenir, on sent manifestement que le testicule est comme entraîné par la hernie. Il n'est pas douteux alors que, comme nous l'avons vu en étudiant l'état anatomique des parties, des adhérences plus ou moins serrées ne relient la glande au viscère hernié.

Le plus souvent cependant, on arrive à apprécier assez exactement l'état des choses, à reconnaître le testicule à sa forme, à sa consistance, à sa sensibilité, et à le distinguer des parties adjacentes auxquelles il est uni.

Il sera beaucoup plus difficile, le plus souvent même impossible, de faire le diagnostic des diverses variétés de hernie que nous avons décrites plus haut; de savoir, par exemple, si l'intestin est en dehors ou dans l'intérieur du conduit vagino-péritonéal, et, dans ce dernier cas, s'il arrive au contact immédiat du testicule, ou s'il en demeure séparé par l'oblitération partielle du canal séreux.

On pourra cependant croire à une hernie testiculaire, lorsque la glande est presque entourée par la hernie, peu distincte de cette dernière, et située en dehors et en arrière d'elle. On songera plutôt à la variété funiculaire si le testicule peut être facilement délimité, s'il est séparé de la hernie par un sillon de séparation, ou situé en avant d'elle. Mais, dans ce dernier cas, on pourrait avoir affaire à une hernie formée dans un sac de nouvelle formation, qui se comporterait en effet exactement de même.

Nous verrons, au reste, qu'en se plaçant à un point de vue purement pratique, une telle précision dans le diagnostic n'est pas nécessaire. Il suffira le plus souvent de se rendre compte du degré de réductibilité de la hernie et de l'union plus ou moins intime qui peut exister entre elle et le testicule.

2. Aspect extérieur. Habitus général. État fonctionnel. — A ces divers points de vue, l'ectopie unilatérale doit être absolument distinguée de l'ectopie bilatérale.

La première ne retentit aucunement ni sur l'habitus général ni sur la capacité fonctionnelle de l'individu qui en est porteur. Il suffit, en effet, comme nous l'avons déjà vu à propos de l'anorchidie, que l'une des moitiés de l'appareil séminal demeure intacte pour que ni la fonction ni le développement corporel du sujet ne soient troublés.

La seule modification que l'on puisse constater dans l'apparence extérieure consiste en une inégalité des deux côtés du scrotum; celui qui correspond au testicule absent est moins développé que l'autre; le raphé médian semble dévié dans le même sens.

Ce fait ne résulte même pas, comme l'ont très bien fait remarquer MM. Trélat et Peyrot, d'un vice originel dans le développement de l'appareil d'enveloppe du testicule, mais simplement de la relation nécessaire qui s'établit entre le contenant et le contenu. La partie enveloppante (scrotum) paraît moins étendue parce qu'elle s'adapte aux dimensions réduites de la partie enveloppée (testicule).

Il est facile, à l'exemple des auteurs que nous citons, de montrer que les choses doivent en effet être comprises de la sorte.

L'asymétrie scrotale, qui accompagne l'ectopie, n'existe en effet jamais chez le nouveau-né; elle n'apparait et ne se se développe qu'avec les progrès de l'âge.

Elle peut n'être que temporaire et disparaître dans les cas de descente tardive du testicule. La glande, jusqu'alors absente, trouve facilement à se loger dans la bourse. On ne peut donc admettre que celle-ci ait été frappée d'un véritable arrêt de développement.

Enfin, le scrotum peut devenir asymétrique longtemps après la naissance, alors que dans le jeune âge, à la suite d'un coup ou d'un effort, l'un des testicules remonte à l'aine et y reste fixé. Dans ce cas, le scrotum s'affaisse peu à peu du côté atteint et prend exactement l'aspect qu'il revêt dans l'ectopie congénitale.

On pourrait encore, pour justifier les considérations qui précèdent, invoquer l'indépendance, au point de vue du développement, des organes génitaux internes et externes; les vices de conformation de l'un de ces deux appareils ne s'accompagnent pas nécessairement d'une altération semblable de l'autre.

Lorsque l'ectopie est *bilatérale* l'apparence extérieure peut être beaucoup plus profondément modifiée.

L'altération de forme du scrotum est constante, il est petit, ratatiné, dépourvu de poils. Il rappelle par son aspect celui d'un scrotum d'enfant. Il peut même être complètement absent. Une portion de peau un peu plus épaisse, offrant quelques rides et de rares poils disséminés, mais ne formant aucune saillie apparente, indique seule la place qu'il devait occuper.

Le pénis peut aussi être moins développé et ressembler par sa forme et ses dimensions à une verge d'enfant. Plus souvent, peut-être, il est absolument normal. Ce qui a été dit plus haut sur les causes de l'imperfection de forme du scrotum permet de comprendre que la verge puisse en effet être bien conformée.

L'habitus général du sujet est variable. Il peut se faire que l'anomalie, même lorsqu'elle est double, ne retentisse aucunement sur le développement général du corps. Nous avons en ce moment sous les yeux un exemple de ce genre. Il s'agit d'un individu dont les deux testicules sont arrêtés à l'aine; il n'en offre pas moins toutes les apparences extérieures de l'homme le mieux constitué. Il est de taille ordinaire, vigoureux, porte barbe au menton ; la voix est habituellement bonne, de timbre un peu bas, mais présente des inflexions variées que le sujet ne semble pas absolument maître de régler à volonté. Il est marié, paraît avoir eu volontiers des rapports sexuels, mais n'a pas d'enfant.

Par ce dernier trait, notre homme ne diffère pas de la majorité des cryptorchides.

Nous avons vu, en effet, que le testicule ectopié ne tarde pas à être le siège d'une véritable atrophie, qui entraîne l'arrêt du travail de spermatogénèse. Alors même que chez des individus adultes, mais encore jeunes, on découvre à l'examen anatomique des spermatozoïdes dans les tubes séminifères, il est certain que leur excrétion a été entravée, car toujours les vésicules séminales sont trouvées vides.

L'infécondité des individus atteints d'ectopie testiculaire doit donc être considérée comme la règle.

Ce n'est pas qu'ils s'avouent tous impuissants. Les appétits sexuels demeurent souvent intacts. L'érection peut être complète et suivie d'éjaculation, mais la semence reste inféconde.

Chez d'autres, l'impuissance est presque absolue, et toutes les capacités viriles font défaut.

Chez ceux-là, on constate habituellement tous les attributs extérieurs du féminisme, voix grêle, absence de barbe, teint pâle, formes arrondies, bassin large, énergie physique moindre, parfois même intelligence moins ouverte. Godard était porté à penser que ces caractères étaient ceux de la plupart des cryptorchides. L'affirmation est certainement exagérée.

Les exemples abondent qui établissent le contraire. Celui que nous venons de citer n'est pas l'un des moins démonstratifs.

Il est difficile d'expliquer ces différences individuelles. Peut-être faut-il les rattacher à l'état dans lequel se trouve le testicule au moment de la puberté.

On peut admettre, en effet, que les altérations de nutrition de la glande, constantes, nous l'avons vu, dans l'ectopie, retentissent nécessairement sur le développement général de l'individu, lorsqu'elles existent déjà à l'époque de l'adolescence ; leur influence pourrait être moindre, si elles s'établissent plus tardivement.

3. Signes fonctionnels et accidents. — Chez les enfants et généralement jusqu'à la puberté, l'ectopie testiculaire ne s'accompagne ordinairement d'aucune gêne et peut passer absolument inaperçue. C'est par hasard, le plus souvent, ou parce que l'examen est volontairement dirigé de ce côté, que l'anomalie est découverte.

Il n'en est plus de même lorsque survient l'adolescence. Le testicule ectopique, bien que n'arrivant jamais à l'état de développement parfait, augmente cependant de volume à cette époque de la vie. La loge qu'il occupe se prête mal à cet accroissement ; il en résulte une certaine compression de l'organe qui ne va pas sans causer un peu de gêne et de douleur.

Telle est l'origine probable des souffrances, ordinairement assez légères, dont se plaignent quelques jeunes gens atteints d'ectopie inguinale ou crurale. Ils accusent une tension ou une pesanteur insolites, ou bien une douleur véritable, mais qui n'est réveillée que par des efforts violents, une marche prolongée, ou ne survient que dans le cours d'une bronchite avec toux fréquente. Chez d'autres, elle n'apparaît qu'au moment du coït.

Le plus souvent il ne s'agit ici que d'un état passager, qui s'atténue lui-même à la longue ; au bout d'un temps variable, l'indolence redevient absolue et l'organe, à moins d'événements nouveaux, demeure silencieux le reste de la vie.

D'autres fois au contraire, mais bien plus rarement, les souffrances s'exaspèrent. La moindre pression, un simple mouvement du membre, ou des causes plus futiles encore suffisent à les provoquer. Elles apparaissent parfois d'une façon spontanée, et prennent le caractère de crises névralgiques des plus pénibles. Gène et douleur peuvent être telles que le malade en vient à demander la castration. Nous avons ailleurs cité plusieurs cas de ce genre.

Dans d'autres circonstances, enfin, l'appareil symptomatique est tout différent et d'une intensité bien plus grande.

Subitement, en pleine santé, ou lorsqu'une légère tuméfaction de la région a seule attiré l'attention de ce côté, éclatent chez l'individu atteint d'ectopie inguinale des accidents qui rappellent par leur forme et leur gravité apparente ceux d'un véritable étranglement de l'intestin.

La douleur, d'abord localisée à l'aine, s'étend à l'abdomen. Le ventre se tend et se ballonne. Des nausées et des vomissements surviennent; ceux-ci, d'abord alimentaires et bilieux, sont quelquefois rapidement fécaloïdes. La constipation est opiniâtre, les coliques vives. En même temps l'anxiété du malade devient extrême, la langue est sèche, l'urine rare, le pouls petit et fréquent; la face se grippe, les extrémités se refroidissent.

On reconnaît à cet ensemble les principaux caractères de l'obstruction intestinale.

Que s'est-il donc passé du côté du testicule ectopique, et comment expliquer l'apparition rapide de phénomènes aussi alarmants?

Dans les cas, assez rares d'ailleurs, où l'on a pu examiner l'état des choses sur le cadavre, on a reconnu qu'ils pouvaient se produire dans trois conditions différentes :

Tantôt on constate à l'autopsie une simple orchite inguinale ; l'inflammation peut être limitée au testicule et ne s'être pas étendue au péritoine, ou, au contraire, avoir gagné la grande séreuse.

Tantôt la glande est saine, mais elle est étranglée dans un des orifices fibreux de la paroi abdominale.

Ou bien enfin, c'est l'intestin lui-même qui est étranglé; la hernie, qui accompagne si souvent l'ectopie, a causé tout le mal.

Une observation récente du Dr Nicoladoni (1) montre qu'une quatrième hypothèse devra encore, en pareil cas, être discutée, celle d'une torsion du pédicule de l'organe ectopié (cordon) entraînant du côté du testicule des troubles circulatoires qui peuvent aller jusqu'à produire une gangrène véritable (2).

Il importe de revenir en quelques mots sur ces divers états pathologiques, tant pour montrer comment ils peuvent donner lieu aux accidents observés, que pour rechercher jusqu'à quel point il est possible sur le vivant de les reconnaître et de les distinguer entre eux.

L'interprétation des faits est bien simple dans certains cas. Le testicule est manifestement enflammé; l'inflammation, en raison de la situation spéciale de la glande, s'étend à la séreuse; il y a *péritonite vraie* par propagation. On comprend que celle-ci soit presque inévitable, lorsque le testicule étant à l'aine, le conduit séreux vagino-péritonéal n'est pas oblitéré. Le diagnostic est ordinairement facile. On a pu dès le début reconnaître l'orchite inguinale, et lorsque la péritonite éclate, il n'y a le plus souvent pas d'hésitation possible sur la nature de la complication qui survient. Il est rare que les accidents aient la soudaineté et l'intensité de ceux que nous décrivions plus haut. On peut parfois suivre pas à pas, pour ainsi dire, les progrès du mal. La douleur du ventre qui est extrême et ne permet pas le moindre mouvement, le météorisme rapidement considérable, les vomissements porracés plutôt qu'alimentaires et bilieux, une constipation qui peut n'être pas absolue et enfin un état fébrile incontestable sont autant de signes qui feront songer plutôt à une péritonite véritable qu'à un faux étranglement.

Plus curieux assurément, plus rares, plus difficiles à la fois à expliquer et à reconnaître sont les cas où le péritoine restant intact, et l'intestin n'étant le siège d'aucune constriction, on a pu croire cependant sur le vivant à l'existence, soit d'une péritonite suraiguë, soit d'une obstruction intestinale.

(1) Nicoladoni (d'Innsbruck), *Arch. f. klin. Chirurgie*, 1884, t. XXXI, p. 178.

(2) Follin avait déjà depuis longtemps signalé la fréquence de ces torsions du pédicule dans l'ectopie (*Bullet. de la Soc. de chir.*, 1852-1853, 1re série, t. III, p. 98).

Rappelons tout d'abord qu'il ne s'agit pas là de phénomènes exclusivement propres à l'orchite inguinale. Toute tumeur inflammatoire de l'aine, une simple adénite, un kyste enflammé, peuvent donner lieu à cet ensemble symptomatique grave, bien décrit par Henrot sous le nom de *pseudo-étranglement* (1), et pour lequel Gubler a plus récemment proposé celui de *péritonisme* (2).

Ce n'est pas ici le lieu de discuter les diverses hypothèses proposées pour rendre compte de ces faits. On s'accorde à admettre qu'il se produit en ce cas une paralysie réflexe de l'intestin consécutive à l'irritation des nerfs sensitifs de la région primitivement malade. Cette irritation transmise à la moelle réagirait sur le tube intestinal par l'intermédiaire des nerfs sympathiques, déterminant la paralysie de l'organe et, par suite, l'arrêt des matières et la constipation. Le ballonnement du ventre est dû lui-même au défaut de réaction des parois de l'intestin, qui se laisse distendre passivement par les gaz.

On s'appuie, pour défendre cette manière de voir, sur les faits, bien mis en lumière par Brown-Séquard (3), de paralysies à distance survenues à la suite de lésions siégeant sur des organes éloignés des centres nerveux, et disparaissant avec la maladie qui les a produites; telles sont certaines paraplégies consécutives aux affections de l'utérus et de la vessie. On cite encore l'expérience bien connue de Pflüger, obtenant un arrêt des mouvements de l'intestin grêle par irritation mécanique de la peau de l'abdomen (4).

Lorsque des accidents de ce genre surviennent en dehors de toute inflammation de la glande, en dehors aussi de toute constriction de l'intestin, il n'est pas douteux qu'il faille admettre un étranglement portant sur le testicule lui-même.

Le fait n'est pas fréquent et n'a guère été observé que dans l'ectopie inguinale. Il se produit dans deux conditions différentes : ou bien lorsque le testicule est habituellement contenu dans le canal; ou bien lorsqu'il a déjà en partie achevé sa migration; il a franchi l'anneau inguinal externe, mais, sous l'influence d'un effort, il remonte brusquement et s'étrangle. Il est évident que dans le premier cas, aussi bien que dans le second, la glande a subi un déplacement, très léger peut-être,

(1) Henrot, *Des pseudo-étranglements que l'on peut rapporter à la paralysie de l'intestin*. Thèse de Paris, 1865.

(2) Gubler, *Du péritonisme et de son traitement rationnel* (*Journal de thérapeutique*, 1876-1877).

(3) Brown-Séquard, *Leçons sur le diagnostic et le traitement des principales formes de paralysie des membres inférieurs*. Trad. de l'anglais par R. Gordon, 2e édit. Paris, 1865, in-8.

(4) Pflüger *cité par* Brown-Séquard, *loc. cit.*, p. 44.

mais suffisant pour l'amener en un point du canal plus étroit que celui qu'elle occupait habituellement.

C'est le plus souvent au niveau de l'anneau externe que l'étranglement se produit.

Un fait rapporté par Curling, est un type de l'une des formes de cet accident. Le testicule très mobile descendait dans l'aine le jour; il disparaissait la nuit dans le décubitus dorsal. A la suite d'un effort, il s'engage dans l'anneau inguinal externe et donne lieu à des phénomènes graves, qui firent croire à une hernie étranglée, mais cessèrent d'eux-mêmes par réduction spontanée de la tumeur.

Les observations bien connues également de Velpeau et de Valette (de Lyon) sont des exemples de la seconde variété. Dans ces deux cas il parut en outre évident que le testicule n'était pas enflammé. Dès le lendemain de l'accident, on put chez le malade de Velpeau palper la glande et reconnaître qu'elle n'était ni augmentée de volume, ni douloureuse. L'observation de Valette est, à ce point de vue, plus démonstrative encore; en effet on pratique la castration, et l'on constate l'intégrité du parenchyme testiculaire.

Ces faits et d'autres semblables, que l'on trouvera pour la plupart réunis par M. Gautier dans une thèse récente (1), établissent donc que l'étranglement du testicule peut être seul en cause.

Dans certains cas, il est vrai, l'inflammation de la glande survient secondairement, et prend une certaine part dans la production des accidents; ce n'est jamais cependant qu'un phénomène consécutif.

Nous avons dit qu'il résultait d'une intéressante observation du Dr Nicoladoni que la torsion du cordon vasculaire, auquel le testicule en ectopie, comme le testicule en situation normale, est comme suspendu, pouvait donner lieu à tous les phénomènes du pseudo-étranglement. Cette torsion était de 180° dans les cas qu'il a eus sous les yeux; elle avait déterminé dans le parenchyme testiculaire, par suite de la thrombose des veines du cordon, la formation de foyers hémorrhagiques multiples et une gangrène partielle. L'auteur croit que cet accident est plus fréquent qu'on ne le suppose, que bien souvent, alors que l'on a pu croire à une simple inflammation de la glande ectopiée ou à son étranglement, il s'agissait de la lésion singulière dont le hasard d'une opération lui a permis de constater l'existence.

Quelle qu'ait été l'origine de la complication dont nous venons de montrer les divers aspects, quelque grave qu'elle ait paru tout d'a-

(1) G. Gautier, Thèse citée à l'*Index bibl.*

bord, elle n'aboutit ordinairement pas à une terminaison fâcheuse.

Lorsqu'il s'agit d'une inflammation de la glande, par exemple, habituellement au bout de quelques heures à un ou deux jours au plus, pendant lesquels on a eu recours à des moyens simples (repos, bains, cataplasmes, sangsues ou glace) le gonflement douloureux de la glande diminue, et du même coup tombe tout l'appareil symptomatique grave qui l'avait accompagné. Ou bien, lorsqu'il y a eu étranglement du testicule, il semble qu'une sorte de réduction, spontanée ou provoquée par une pression légère, puisse se produire ; le testicule reprend sa place habituelle et tout rentre dans l'ordre.

Dans le cas de Nicoladoni, les accidents que l'on avait attribués à une simple inflammation de la glande avaient disparu à la suite du traitement habituellement employé en pareil cas; ce ne fut que pour en prévenir le retour probable que la castration fut pratiquée.

Tout autre est la situation, on le comprend, lorsqu'il ne s'agit plus d'un pseudo-étranglement, mais d'un véritable *étranglement intestinal.* Le danger n'est plus seulement apparent; il importe de le reconnaître sans tarder et d'y parer sans hésitation.

Ce n'est pas ici le lieu de nous étendre longuement sur ce point. Renvoyant le lecteur pour de plus amples détails à l'histoire des hernies en général, et spécialement à celle des hernies vaginales congénitales, nous nous bornerons à relever quelques faits qui appartiennent en propre à la hernie qui accompagne si souvent l'ectopie inguinale.

L'étranglement, dans ce cas, siège habituellement au niveau de l'orifice profond du canal; il est produit soit par l'anneau lui-même, soit plutôt par le collet du sac formé à ce niveau. Aussi a-t-on dû souvent, dans les kélotomies pratiquées en pareille circonstance, aller chercher très profondément l'agent de l'étranglement.

Dans la variété de hernie que nous avons décrite, d'après M. Tillaux, sous le nom d'inguino-interstitielle vraie, l'étranglement pourrait se produire par un mécanisme particulier. Il serait dû, d'après cet auteur, dans quelques cas, à la compression des anses intestinales par les muscles de l'abdomen, dans l'interstice desquels elles s'engagent. L'intestin est serré d'avant en arrière entre deux plans résistants. En haut au contraire il trouve le champ relativement libre. On explique de la sorte ce fait singulier en apparence, et qui ne s'observe que pour les hernies inguino-interstitielles, que la tumeur pourra augmenter de volume même pendant la période d'étranglement, de nouvelles anses intestinales étant chassées au dehors, sous l'influence des efforts du malade, et s'engageant dans l'espace celluleux qui sépare les muscles les uns des autres.

On se rend compte de même de l'inutilité du taxis en pareil cas; les tentatives faites pour réduire l'intestin « ne faisant qu'appliquer davantage l'une contre l'autre les deux parois antéro-postérieures qui limitent le sac et augmentant ainsi la constriction. » (Tillaux).

Parfois le testicule ectopié paraît lui-même l'agent de l'étranglement. Leroy des Barres cite, d'après Richter, l'observation d'un homme monorchide, porteur d'une hernie scrotale, qui présentait tous les symptômes de l'étranglement, lorsque le testicule pénétrant dans l'anneau venait y comprimer les viscères; la réduction faisait cesser tous les accidents. Dans un autre fait, Jobert constata, à l'autopsie d'un individu mort à la suite d'une hernie vaginale étranglée, que le testicule situé à l'orifice supérieur du canal inguinal déterminait l'étranglement; l'intestin s'était glissé entre lui et l'anneau interne du canal (1). Desprès (2) a tout récemment observé un cas analogue au précédent. On peut rapprocher encore de ces faits uue observation de H. Plass publiée antérieurement dans les Archives de Langenbeck (3).

Enfin il est des cas où les adhérences qui relient si souvent l'épiploon au testicule forment une bride sous laquelle l'intestin peut s'étrangler. Demarquay en a rapporté un exemple intéressant (4).

Le pronostic est sérieux, comme dans toute hernie étranglée. On sait de plus que les hernies qui accompagnent l'ectopie sont habituellement vaginales, variété qui offre souvent une gravité spéciale. Celle-ci paraît due soit à la grande longueur de l'intestin hernié (Trélat), soit à l'étendue des désordres que nécessitent le débridement en particulier dans la hernie inguino-interstitielle (Tillaux), soit enfin à ce que ces hernies sont habituellement intestinales (Chassaignac). On peut ajouter que l'étranglement est souvent serré et la marche des accidents rapide.

Le *diagnostic* des accidents que nous venons de décrire demeure le point le plus délicat de leur histoire.

Il sera cependant facile d'élimimer, dès l'abord, l'idée d'un étranglement interne. Il suffira pour cela de constater la présence, au pli de l'aine, d'une tuméfaction, devenue récemment douloureuse, origine

(1) Leroy des Barres, *De la hernie inguinale vaginale*. Thèse de Paris. 1872, édit. in-8, p. 58.
(2) Desprès, *Gazette des hôpitaux*, 1877, n° 42.
(3) H. Plass, *Arch. f. klin. Chirurgie*, 1871, t. XIII, p. 400.
(4) Demarquay, *Bulletin de la Soc. de chirurgie*, 1869, 9 juin, p. 264.

évidente des phénomènes réactionnels graves que l'on observe.

L'embarras commence lorsqu'il s'agit de reconnaître la nature de cette tuméfaction. Nous avons dit en effet que toute tumeur enflammée de l'aine pouvait donner lieu à des accidents rappelant ceux de l'étranglement intestinal.

Il serait donc permis de croire que l'on a simplement affaire à une adénite inguinale ou à un kyste, devenu le siège d'une poussée inflammatoire récente. Mais, sans même tenir compte du caractère de la tumeur ni des commémoratifs, le seul fait bien constaté de l'absence de l'un des testicules dans les bourses autorisera à mettre plutôt en cause l'ectopie ou l'une de ses complications habituelles.

La question se borne donc à savoir si le point de départ des accidents réside dans le testicule lui-même, enflammé ou étranglé, ou dans la hernie concomitante, s'il y a simplement pseudo-étranglement ou étranglement véritable.

Réduit à ces termes, le problème ne laisse pas que d'être encore difficile à résoudre. Il demeurerait même souvent insoluble si l'on s'en rapportait aux signes fonctionnels seuls.

Les circonstances concomitantes viennent heureusement en aide au chirurgien. On peut par exemple, si l'on a été appelé de bonne heure auprès du malade, reconnaître dans la tumeur de l'aine tous les caractères du testicule lui-même et s'assurer qu'il n'existe aucune tuméfaction voisine correspondant à une hernie. Ou bien l'on apprend que la glande a subi un déplacement subit, que d'ailleurs les accidents dont on est témoin se sont déjà produits à diverses reprises. Ou bien encore il y a quelque cause manifeste d'inflammation du testicule ectopique, le malade a reçu un coup, a fait un effort violent, il a depuis quelque temps un écoulement uréthral, etc.

Dans les conditions inverses on songera plutôt à un étranglement herniaire. Si le testicule arrêté à l'aine se laisse facilement découvrir et reconnaître, s'il est d'ailleurs mobile, non tuméfié et non douloureux, si l'on arrive à savoir qu'il était accompagné d'une hernie évidente, et jusque-là facilement réductible, si enfin la tumeur que l'on parvient à distinguer du testicule lui-même est sonore à la percussion, il est évident que l'on aura affaire à une hernie intestinale étranglée.

La situation est loin d'être toujours aussi nette. Il faudra compter, par exemple, avec les hernies vaginales qui s'étranglent au moment où elles se forment (étranglement d'emblée de Malgaigne), et dont le diagnostic, lorsqu'elles viennent compliquer une ectopie inguinale, reste toujours obscur.

Les erreurs au reste ont été nombreuses et nous pourrions en citer bien des exemples. Tel est le cas de Steidele, cité par Richter et reproduit par Godard; la hernie fut méconnue; le sac herniaire, pris pour le testicule qui manquait dans les bourses, ne fut pas ouvert; les accidents persistèrent et le malade mourut avec une gangrène de l'intestin hernié.

Un fait rapporté par Delasiauve (1) est l'opposé du précédent. On crut à une hernie étranglée : ce fut au cours de l'opération que l'on reconnut la présence du testicule à l'aine. Celui-ci fut enlevé, tous les phénomenes graves qui avaient motivé l'intervention cessèrent, et le malade guérit.

On pourrait soutenir que toutes les fois qu'une tumeur de l'aine s'accompagne d'accidents d'étranglement, et que l'on demeure dans le doute sur sa véritable nature, si, au bout de vingt-quatre heures, les moyens ordinairement employés en pareil cas n'ont apporté aucun amendement, on ne doit pas hésiter à avoir recours au bistouri et à s'assurer *de visu* de l'état des choses. Il n'est pas besoin d'insister sur l'avantage de cette pratique, lorsqu'elle amène la découverte d'une anse intestinale étranglée. Mais de plus l'observation démontre que l'intervention chirurgicale produit un prompt soulagement, alors même qu'elle ne conduit que sur un testicule en ectopie.

Maladies du testicule ectopique. — Toutes les lésions inflammatoires ou organiques qui atteignent le testicule descendu dans les bourses peuvent se rencontrer dans cet organe lorsqu'il n'a pas achevé sa migration.

Il semble même que, pour quelques-unes d'entre elles, l'ectopie en facilite le développement.

Ce fait a été attribué, non sans raison, à la situation même de l'organe et à sa fixité relative qui ne lui permettent pas d'échapper avec autant de facilité que dans les bourses aux coups ou du moins aux froissements répétés auxquels il est exposé.

On pourrait ajouter que la glande est, en pareil cas, et surtout à partir de la puberté, plus ou moins à l'étroit dans le lieu qu'elle occupe, qu'elle est soumise, par conséquent, à un certain degré de compression qui nuit à sa nutrition et la prédispose aux altérations pathologiques. Nous avons, au reste, vu plus haut que, pour Godard, la mobilité dont le testicule jouit dans les bourses était une condition nécessaire à son parfait développement.

(1) Delasiauve, *Revue médicale franç. et étrang.*, mars 1840, t. I, p. 363.

Il est bien remarquable que l'ovaire hernié se trouve, au point de vue de ses maladies, aussi mal partagé que le testicule ectopique. On lit, en effet, dans une statistique dressée par Englisch (1), que sur 38 cas de hernies de l'ovaire, 15 fois seulement cet organe fut trouvé normal; dans les 23 autres cas, il portait les traces d'une inflammation ancienne ou récente, ou était le siège d'une dégénérescence organique.

1. Inflammation de la glande. — *a.* CAUSES. — L'inflammation du testicule ectopique est la plus fréquente de toutes les altérations dont il puisse être atteint. Elle se développe en effet exactement dans les mêmes circonstances que celle du testicule descendu; mais, en outre, plus souvent que pour ce dernier, les traumatismes peuvent avoir sur sa production une réelle influence.

La *blennorrhagie* n'en demeure pas moins, dans ce cas, comme pour le testicule dans les bourses, la cause habituelle de l'orchite.

Aucune variété d'ectopie ne met à l'abri de cette complication. Ricord (2) aurait, d'après Godard, observé deux cas d'orchite blennorrhagique périnéale. Dans l'un, il crut à une inflammation des glandes de Cooper et ne reconnut son erreur, en examinant le scrotum, qu'au moment où il allait porter le bistouri sur la tumeur. Dolbeau (3) a communiqué au même auteur un cas plus rare encore d'inflammation du testicule arrêté dans la fosse iliaque, survenue à la suite d'une blennorrhagie. M. Alliez, dans une thèse récente (4), en cite un nouvel exemple observé par le Dr Villaret; le testicule était arrêté immédiatement derrière l'anneau interne. Dans ces deux cas, le diagnostic porté tout d'abord fut celui de péritonite. La confusion était en effet difficile à éviter.

Mais la plupart des cas connus se rapportent au testicule inguinal; ce qui s'explique par la fréquence de cette forme d'ectopie.

L'existence de l'orchite inguinale blennorrhagique est un fait aujourd'hui bien connu et sur la démonstration duquel nous n'avons pas à insister.

Comme dans l'orchite blennorrhagique commune, l'inflammation est ordinairement limitée à l'épididyme ou n'atteint que secondairement le testicule et la tunique vaginale. M. Alliez soutient que, le plus souvent, l'organe entier est malade, mais il n'apporte à l'appui de son opinion

(1) Englisch, *loc. cit.*
(2) Ricord, *in* Godard *Mém. cité.* Soc. biol., 1856, p. 406.
(3) Dolbeau, *ibidem*, p. 399.
(4) Alliez, Thèse citée à l'*Index bibl.*

aucune preuve positive. Une curieuse observation de M. Gosselin (1), dans laquelle l'épididyme, descendu dans les bourses alors que le testicule était à l'aine, s'enflamma seul au cours d'une blennorrhagie, vient du moins à l'encontre de cette manière de voir.

Après la blennorrhagie, le *traumatisme* est la cause la plus fréquente de l'inflammation du testicule ectopié. On comprend que la situation occupée par l'organe doive ici être prise en grande considération.

Le testicule iliaque, par exemple, semble être complètement à l'abri des violences extérieures. Curling rapporte cependant un cas où la glande située dans la fosse iliaque, très près de l'anneau interne, s'enflamma à la suite d'un coup reçu dans l'aine. L'inflammation s'étendit au péritoine et la mort survint au bout de quatre jours.

Dans l'ectopie périnéale, le testicule est plus exposé. Nous ne connaissons cependant pas d'exemple d'inflammation aiguë survenue dans ces conditions.

On possède, par contre, plusieurs observations d'orchite inguinale traumatique, soit qu'il s'agisse de coups, heurts ou blessures atteignant dans l'aine le testicule retenu; soit que des froissements répétés, occasionnés par les mouvements du membre inférieur, par l'usage de vêtements trop serrés ou par la pression d'un bandage, produisent seuls l'inflammation de la glande.

On comprend que de simples froissements ne déterminent le plus souvent qu'une phlegmasie subaiguë aboutissant à l'immobilisation de la glande par adhérences.

Il en est parfois autrement (2). Lecomte rapporte que chez un jeune monorchide une course à cheval avait produit un engorgement inflammatoire du testicule arrêté à l'aine; des phénomènes d'étranglement se manifestèrent; tout semblait, au bout de quelques jours, rentré dans l'ordre lorsque des symptômes tétaniques se déclarèrent qui emportèrent rapidement le malade.

Ne doit-on pas admettre que, dans les cas de ce genre, le testicule a été plutôt comprimé entre les plans fibreux de la paroi abdominale ou au niveau des anneaux, et enflammé par voie d'étranglement.

Citons encore, à titre de cas exceptionnel, le fait de Boyer reproduit par Lecomte et Godard, d'après P. Robert, dans lequel l'inflammation de la glande fut provoquée par un *cathétérisme;* et celui du Dr Ca-

(1) Gosselin, *Clinique chirurgicale de l'hôpital de la Charite.* Paris, 1879, 3e édit in-8, t. II, p. 626.

(2) Lecomte, *Thèse citée*, p. 44.

telan qui a observé un exemple, unique jusqu'ici, d'orchite *métastatique* survenue à la suite d'oreillons (1).

b. SYMPTOMES. MARCHE. — Nous ne décrirons pas en détail les symptômes et la marche de l'orchite ectopique. Elle présente habituellement, surtout dans l'orchite inguinale, de beaucoup la plus fréquente, des caractères analogues à ceux de l'orchite ordinaire, avec les modifications qu'une différence de siège imprime nécessairement à l'affection. Nous signalerons surtout certaines particularités qui lui sont propres ainsi que les graves complications dont elle peut s'accompagner.

Les accidents sont parfois fort peu intenses. Tout se borne à quelques phénomènes locaux, ceux de toute tumeur inflammatoire : douleur ordinairement assez vive; tuméfaction plus ou moins appréciable suivant la profondeur à laquelle le testicule est placé ; rougeur et chaleur le plus souvent peu accentuées. La réaction générale est nulle ou insignifiante : un peu de fièvre et d'inappétence, assez souvent même, en dehors de toute complication, des nausées et même des vomissements bilieux.

La douleur présente habituellement, et en particulier dans l'orchite inguinale, une intensité remarquable, attribuée, non sans raison, à la compression que subit la glande tuméfiée dans le canal ou dans l'anneau inguinal. Elle peut être atroce au point d'arracher des cris au malade. Alors même qu'elle n'a pas cette extrême violence, elle reste toujours plus considérable que ne le comporterait l'inflammation de tout autre organe de la région. Rarement limitée à l'aine, elle irradie ordinairement vers l'abdomen, s'étendant du côté du foie et des reins. Mais son maximum est au niveau de l'organe malade et il est presque toujours possible de lui assigner son véritable point de départ.

Réveillée par la moindre pression, elle rend l'exploration des parties atteintes très difficile.

La palpation, alors même qu'elle est possible, n'est pas au reste d'un grand secours. Le plus souvent, en effet, de même que l'orchite ordinaire s'accompagne communément d'une vaginalite séreuse, l'inflammation de la glande ectopique donne lieu à un épanchement liquide dans la portion de séreuse dont elle est entourée, qui masque absolument les caractères de la tumeur sous-jacente.

Les doigts arrivent sur une masse tendue, résistante ou obscurément fluctuante, qui peut être et a été souvent prise pour un kyste enflammé ou pour une simple adénite.

(1) Catelan, obs. com. à M. Alliez. *Thèse citée*, p. 26.

L'hésitation est de courte durée, au moins dans les cas simples dont nous parlons ici. Au bout de deux à trois jours, la douleur diminue d'intensité, l'épanchement se résorbe en partie et l'on parvient sans peine à reconnaître dans la tumeur de l'aine le testicule, dont on a d'ailleurs constaté l'absence dans le scrotum.

La maladie se juge ainsi en quelques jours. Aux souffrances près, c'est à peine si elle a troublé le patient.

L'orchite ectopique peut se présenter sous un aspect bien différent et revêtir les allures de l'affection la plus grave.

Mais le danger est souvent plus apparent que réel. Nous faisons allusion ici à ces accidents de *pseudo-étranglement*, provoqués par la présence à l'aine d'un testicule enflammé, que nous avons déjà longuement étudiés.

Nous avons vu l'explication que l'on a donnée de ces faits, les erreurs de diagnostic auxquelles ils peuvent donner lieu et le moyen de les éviter.

Dans d'autres cas, qui ne sont malheureusement pas absolument rares, c'est à une péritonite véritable que l'on a affaire. L'inflammation a gagné la séreuse abdominale. On comprend que, dans l'inclusion iliaque, le voisinage ou mieux l'adhérence du péritoine au testicule rende cette complication inévitable. Elle surviendra aussi presque fatalement dans le cours d'une orchite inguinale, toutes les fois que le conduit vagino-péritonéal ne sera pas oblitéré et que rien par conséquent ne s'opposera à l'extension de la phlegmasie.

La péritonite peut rester partielle; il en fut ainsi dans le cas d'épididymite iliaque rapporté par Dolbeau. Plus souvent, elle se généralise et entraîne alors, à bref délai, la terminaison fatale. Les quelques cas de mort survenue à la suite de l'orchite inguinale sont dus à cette complication.

c. Diagnostic. — Le diagnostic de l'orchite ectopique présente souvent de sérieuses difficultés.

L'examen du scrotum, auquel on ne songe pas assez, devra toujours être fait avec soin, toutes les fois que l'on conservera quelques doutes sur la nature d'une tumeur inflammatoire siégeant à l'aine, à la partie supérieure de la cuisse ou même au périnée.

En parcourant les observations, on voit que fréquemment la découverte de l'ectopie, parfois tardivement constatée, très souvent d'ailleurs dissimulée par le malade, a mis fin à bien des incertitudes.

La coexistence d'une blennorrhagie viendra encore en aide au diagnostic, en même temps qu'elle révèlera la cause de la maladie.

Dans l'observation déjà citée de Dolbeau, ce ne fut qu'après avoir découvert l'existence d'un écoulement uréthral, que l'on reconnut la véritable nature des accidents qui en avaient imposé tout d'abord pour une péritonite.

Ces constatations, bien plus que les caractères et le mode d'apparition de la tumeur, permettent souvent d'écarter l'idée d'un étranglement herniaire, qui s'impose à l'esprit, lorsque des phénomènes généraux graves donnent à la maladie l'apparence d'une obstruction intestinale.

Mais l'erreur peut être inverse. L'existence de l'ectopie est reconnue, et l'on rapporte à l'inflammation du testicule des accidents, qui, en réalité, dépendent soit d'une adénite inflammatoire, soit d'une hernie concomitante qui s'est étranglée.

Nous avons déjà eu occasion de dire que, si parfois la confusion est inévitable, elle est sans grande importance ; l'orchite, lorsqu'elle s'accompagne de phénomènes d'étranglement, commandant une intervention opératoire prompte.

d. Pronostic. Terminaisons. — Malgré l'apparente gravité que revêtent parfois les accidents qui accompagnent l'inflammation du testicule en ectopie, la terminaison est habituellement heureuse et l'affection ne laisse d'autre trace qu'un peu d'induration de la glande. Souvent celle-ci demeure moins mobile, en raison d'adhérences inflammatoires qui la fixent aux parties voisines.

Le cas ne devient réellement sérieux que si le péritoine s'enflamme par continuité : complication qui peut entraîner la mort du malade.

Le pronostic doit encore être réservé à un autre point de vue. L'augmentation de volume de la glande, l'immobilité relative à laquelle elle est condamnée l'exposent davantage aux froissements et aux traumatismes divers, auxquels le testicule ectopié est nécessairement soumis : de là des retours fréquents de l'inflammation sous l'influence des causes les plus légères.

On a attribué, comme nous le verrons, à la même cause la fréquence des altérations organiques dont le testicule déplacé peut être le siège.

2. Inflammation de la vaginale. Hydrocèle. Hématocèle. — Nous venons de voir que l'*inflammation aiguë* de l'enveloppe vaginale du testicule ectopique accompagne habituellement celle de la glande elle-même. Elle se manifeste sous forme d'un épanchement liquide qui augmente le volume de la tuméfaction et peut obscurcir le diagnostic. Le fait est sans grande importance. On lit cependant, dans une observation de Sédillot, que la vaginalite, survenue dans ces conditions, se termina par suppuration et retarda assez longtemps la guérison (1).

L'*inflammation chronique* de la même séreuse ou *hydrocèle* mérite plus d'attention.

Bien étudiée et surtout fréquente dans l'inclusion inguinale, elle peut se produire aussi autour du testicule encore retenu dans l'abdomen ainsi que Chassaignac (2) et Morel-Lavallée (3) l'ont établi dans deux intéressantes obervations. Dans ces deux cas la collection liquide se prolongeait dans le canal inguinal, et descendait même, dans celui de Chassaignac, jusque dans les bourses.

L'hydrocèle ectopique inguinale, la plus commune, se présente, comme l'hydrocèle ordinaire, sous deux formes principales.

Dans la première, le liquide contenu demeure en libre communication avec le péritoine abdominal par l'intermédiaire du conduit vagino-péritonéal non oblitéré. C'est l'analogue de l'hydrocèle congénitale intra-scrotale.

Comme pour celle-ci, son principal caractère clinique est sa réductibilité dans l'abdomen. Très souvent le liquide se réduit de lui-même dans le décubitus dorsal, ou bien la moindre pression suffit à le refouler. Une certaine attention peut même être nécessaire, en pareil cas, pour s'assurer de l'existence de la collection. D'autres fois, au contraire, la réduction est imparfaite ou difficile : circonstance qui peut tenir soit à l'étroitesse de l'orifice de communication, soit, comme dans une observation de J. Cloquet, à ce que le testicule, refoulé lui-même, faisait opercule et s'opposait au passage du liquide (4).

Il arrive souvent que la collection séreuse, déprimant l'extrémité antérieure de la poche vaginale, terminée en cul-de-sac, l'entraîne plus bas que le testicule retenu. La tumeur franchit alors l'anneau inguinal externe, et peut, comme dans l'observation de Chassaignac, descendre dans les bourses. Elle forme alors une saillie évidente, au niveau de laquelle on peut arriver à découvrir une transparence, qui vient encore en aide au diagnostic.

Dans la seconde variété, la tunique vaginale est indépendante du péritoine, le liquide qui s'y accumule ne peut refluer dans l'abdomen. Mais, comme dans le cas précédent, la tuméfaction dépasse souvent les limites du canal inguinal et forme alors au devant de l'anneau extérieur

(1) Paris, Thèse citée à l'*Index bibl.*

(2) Chassaignac, *Hydrocèle péritonéo-vaginale* (*Revue médico-chirurgicale*, 1853, t. XIII, p. 133).

(3) Morel-Lavallée, *Cryptorchidie sus-inguinale droite avec hydrocèle congénitale* (*Bulletin de la Soc. de chirurgie*, 20 avril 1859, 1re série, t. IX, p. 431).

(4) J. Cloquet, *Thèse citée*, p. 97.

une poche qui est en libre communication avec la première, ce qui constitue une sorte d'hydrocèle en bissac. Cette seconde poche au lieu de descendre vers le scrotum remonte, dans certains cas, en haut et en dehors, sous les téguments de l'abdomen (1). Ce fait coïncide souvent, comme l'a fait remarquer M. Debout (2), avec des déplacements secondaires du testicule ectopique dans le même sens.

D'autres fois, l'hydrocèle ectopique reste tout entière incluse dans le canal inguinal qu'elle dilate, et tend, en augmentant de volume, à s'insinuer dans l'épaisseur de la paroi abdominale.

Le diagnostic n'est pas sans offrir certaines difficultés.

Lorsque la tumeur est évidemment réductible, elle ne peut être confondue qu'avec une hernie. Mais la réductibilité lente, progressive, se produisant sans gargouillement, et la reproduction facile de la tuméfaction par la simple station debout suffisent ordinairement pour en reconnaître la véritable nature.

Si l'hydrocèle n'est pas réductible, ou si la réplétion de la poche empêche de sentir nettement la fluctuation, elle pourrait être méconnue, ou être prise pour le testicule ectopique lui-même. L'erreur ne peut durer longtemps. Elle cessera si l'on apprend ou si, à un deuxième examen, on peut soi-même constater que le volume de la tuméfaction s'accroît manifestement.

Il importe surtout de s'assurer que la tumeur est réellement irréductible, et que l'on n'a pas affaire à un de ces cas où la communication avec le péritoine est seulement étroite ou d'un passage difficile.

La connaissance de ce fait doit avoir une grande influence sur le traitement. On cite en effet des observations dans lesquelles l'incision de la tumeur ou même de simples injections irritantes furent suivies de péritonite mortelle (3).

Nous verrons à propos de l'hydrocèle congénitale intra-scrotale, qui soulève les mêmes difficultés de pratique, que l'on reste souvent dans le doute à ce sujet, et qu'il sera toujours prudent, dans les cas où l'intervention paraîtra nécessaire, de s'adresser à des procédés qui mettent à l'abri de pareils accidents.

L'*hématocèle ectopique* ne paraît pas avoir été observée ou, du moins, n'en connaissons-nous pas de cas publié. Elle est cependant

(1) Jarjavay, *Bulletin de la Soc. de chirurgie*, 24 août 1853, 1re série, IV, p. 19.
(2) Debout, *Bulletin de thérapeutique*, 1864, t. LXVI, p. 333.
(3) Voy. Duplay, *Des collections séreuses et hydatiques de l'aine*. Thèse de Paris, 1865, éd. in-8, p. 170.

possible et doit se produire dans les mêmes conditions que l'hématocèle scrotale.

3. Lésions organiques. — *a.* CANCER. — Nous avons déjà noté la fréquence des altérations pathologiques du testicule ectopique et montré comment elle pouvait être expliquée par les irritations nombreuses et diverses auxquelles la glande séminale arrêtée à l'aine est exposée.

Les remarques que nous avons présentées à ce sujet s'appliquent tout particulièrement aux lésions organiques du testicule inguinal.

Il est bien établi aujourd'hui que certains néoplasmes se développent de préférence dans les organes ou dans les régions du corps qui sont soumis à des traumatismes légers, mais fréquemment répétés.

Sans insister à nouveau sur les conditions mécaniques et physiologiques qui mettent, à ce point de vue, le testicule inguinal dans des conditions particulièrement défavorables, nous rappellerons qu'un certain degré d'inflammation chronique de la glande ou de son enveloppe, agissant soit en l'altérant dans sa structure, soit en augmentant sa fixité, peut être souvent considéré comme le premier terme de la dégénérescence dont elle est ultérieurement atteinte.

Nous mentionnons, dans cet ordre d'idées, l'influence très réelle que semble avoir eue, dans bien des cas, sur le développement de certains néoplasmes, le port habituel d'un bandage herniaire appliqué par erreur sur un testicule ectopique.

Le fait même de la fréquence de ces altérations ressort avec évidence des relevés dressés par Fischer (1), Szymanowski (2) et par nous-mêmes, dans le travail que nous avons publié sur ce sujet (3). Le nombre des observations connues va croissant. Des 42 faits rassemblés par nous, près de la moitié ont été publiés dans ces vingt dernières années.

On s'est préoccupé aussi de savoir quelle pourrait être la fréquence du cancer du testicule ectopique relativement à celle de la même lésion occupant le testicule descendu dans les bourses. Schædel (4) rapporte à ce sujet que dans une statistique provenant des hôpitaux de Londres on trouve 36 cas de la première variété pour 5 de la seconde.

Ce dernier chiffre, bien que peu considérable, acquiert de l'importance, si l'on considère la rareté de l'ectopie.

(1) Fischer, *Hannov. Zeitsch. f. prakt. Heilkunde*, 1863, t. I, p. 39.

(2) Szymanowski, *Prager Vierteljahrschrift f. die praktische Heilkunde*, 1868, t. II, p. 57.

(3) Monod et Terrillon, Mém. cité à l'*Index bibl.*

(4) Schædel, trav. cité à l'*Index bibl.*

L'affection se rencontre à tout âge, mais surtout chez des sujets encore jeunes. Dans les nombreuses observations de castration inguinale que nous avons rassemblées, l'âge des opérés est indiqué 33 fois. Il ne dépassait pas quarante ans dans 23 cas, dont 14 entre trente et quarante. Un seul des malades était âgé de plus de cinquante ans. Nous ne tenons compte ici que de l'époque à laquelle l'opération a été pratiquée, et non de celle où le mal a débuté. Dans la plupart des cas, l'opération a été différée d'un ou deux ans. Aussi s'éloignera-t-on peu de la vérité en disant que le cancer du testicule ectopique s'observe souvent vers la trentième année ou au-dessous. Dans un seul fait cité par Kocher le malade était un enfant âgé de sept ans.

Nous nous sommes servis jusqu'ici à dessein du terme de *cancer* du testicule ectopique qui correspond dans notre pensée aux caractères cliniques de la tumeur plutôt qu'à sa véritable nature.

De celle-ci nous savons peu de chose, un examen histologique sérieux n'ayant été que fort rarement pratiqué. Le plus souvent on se contente des désignations tout à fait insuffisantes de *cancer*, *squirrhe*, *cancer encéphaloïde*, *cancer médullaire*, etc. Dans 5 cas la tumeur était manifestement un sarcome, dans 5 autres un carcinome. Il est donc impossible de dire laquelle de ces deux formes prédomine. Et cependant la marche souvent rapide de la maladie, le prompt envahissement des ganglions, la généralisation viscérale fréquente autorisent à penser que l'on sera le plus souvent en présence d'un carcinome vrai (1).

Le cancer du testicule ectopique n'a été jusqu'ici observé que dans l'inclusion inguinale. Il se présente sous forme d'une tumeur allongée, parallèle au pli de l'aine, petite et dure au début. On croit d'abord à un simple engorgement inflammatoire de la glande. Mais la résistance du mal au traitement, son accroissement incessant, et surtout, dirons-nous, la notion aujourd'hui bien établie de la facilité avec laquelle le testicule inguinal est atteint de dégénérescence organique, facilité telle que l'on peut à bon droit considérer comme suspecte toute tuméfaction insolite de la glande incluse, permettront le plus souvent de porter le diagnostic en temps opportun.

L'intervention chirurgicale ne saurait en effet être trop hâtive. La

(1) On trouve dans les observations publiées les désignations suivantes : *Cancer* 14 fois, *cancer encéphaloïde* 5 fois, *squirrhe* 2 fois, *cancer médullaire* 1 fois, *carcinome* 5 fois, *sarcome* ou *tumeur fibro-plastique* 5 fois, *fongus hématode* 1 fois, *sarcocèle kystique* 1 fois.

marche du mal est rapide, la tumeur acquiert parfois, en moins d'un an, un volume considérable; les ganglions abdominaux sont alors déjà le plus souvent envahis. Dans ces conditions, la récidive soit locale, soit à distance dans les ganglions, est fatale.

Faite de bonne heure, au contraire, la castration inguinale a pu donner le meilleur résultat. Nous avons tout récemment encore reçu des nouvelles d'un jeune homme opéré par M. Guyon en 1879; la guérison se maintenait et semblait devoir être définitive; et cependant l'examen histologique de la pièce fait au laboratoire d'histologie du Collège de France avait montré qu'il s'agissait d'un « carcinome réticulé ».

b. DÉGÉNÉRESCENCES AUTRES QUE LE CANCER. — Nous pouvons être brefs sur ce point, les documents font absolument défaut.

Tubercules. — Godard cite, d'après P. Robert, un fait qu'il considère comme un exemple de dégénérescence tuberculeuse du testicule retenu dans l'abdomen. Il s'agit d'un testicule inclus rencontré dans une autopsie « ramolli et converti en une substance vraiment tuberculeuse ». Ce fait, rapporté sans plus de détails, est absolument insuffisant.

Celui de Larrey vaut moins encore. Il résulte avec évidence de la lecture de l'observation que la tumeur enlevée par ce chirurgien était un cancer.

La *syphilis* n'a jamais été observée dans un testicule ectopique.

Une observation de Jarjavay, présentée par M. Hénocque à la Société anatomique, est donnée comme exemple de *maladie kystique* du testicule inguinal. L'examen microscopique montra qu'en effet la tumeur se composait presque exclusivement de kystes (1).

Diagnostic de l'ectopie. — Le diagnostic de l'ectopie n'offre, à vrai dire, aucune difficulté, lorsque l'on constate, d'une part, l'absence de l'un ou des deux testicules dans les bourses; de l'autre, la présence, en un point accessible à l'exploration, d'une tumeur qui est reconnue pour la glande ectopique.

La vacuité du scrotum du côté atteint n'échappe ordinairement pas à un examen même superficiel. Elle peut cependant, et surtout chez les enfants, n'être pas appréciable à l'œil; plus tard, chez l'adulte, elle est parfois masquée par une hernie descendue dans les bourses. Mais une palpation attentive permet vite de reconnaître, dans les deux cas, que la glande est réellement absente; et dans le second

(1) Hénocque (Jarjavay), *Bulletin de la Société anatomique*, mai 1867, p. 295.

que la tuméfaction que l'on a sous les doigts, molle ou de consistance inégale, parfois sonore, presque toujours facilement et complètement réductible, ne peut être constituée que par l'intestin ou l'épiploon herniés.

Cette première constatation faite, on explorera les lieux d'élection du testicule ectopique (aine, partie supérieure de la cuisse, fosse iliaque, périnée). Si l'on découvre en l'un de ces points une petite tumeur, offrant plus ou moins distinctement la forme, la consistance et la sensibilité spéciale du testicule, le diagnostic ne restera pas longtemps en suspens.

Il serait, au contraire, nécessairement hésitant si une pareille recherche ne conduisait à aucun résultat. Lorsque la glande séminale ne peut être retrouvée nulle part, il est en effet impossible de savoir s'il y a simplement inclusion intra-abdominale ou absence réelle par défaut de développement (anorchidie). Nous nous sommes déjà expliqués sur ce point dans le chapitre consacré à l'anorchidie.

La tumeur que forme la glande ectopique a été confondue avec les tumeurs diverses qui peuvent se rencontrer dans la région qu'elle occupe (abcès, kystes, ganglions tuméfiés, hernies, etc.). Mais l'erreur n'est guère commise que si l'on oublie ou néglige l'examen préalable du scrotum. C'est dire qu'elle pourra presque toujours être évitée.

Nous avons dit plus haut combien un examen attentif sera nécessaire non pas tant pour distinguer un testicule inguinal, mobile et réductible dans l'abdomen, d'une hernie intestinale ou épiploïque, ce qui est ordinairement facile, que pour déterminer avec soin les rapports du testicule avec le viscère hernié. Nous verrons dans un instant combien cette recherche est nécessaire pour instituer une thérapeutique appropriée.

Nous ne reviendrons pas sur le diagnostic de chacune des complications de l'ectopie. L'inflammation de la glande ou de son enveloppe séreuse, son étranglement, son envahissement par un tissu néoplasique soulèvent des difficultés diverses de diagnostic que nous avons déjà mentionnées, en même temps que nous indiquions les moyens de les trancher.

Pronostic. — Migration tardive du testicule. — L'ectopie testiculaire, tant qu'elle ne se complique d'aucun accident et tant que la glande n'est pas malade, est sans gravité.

Tout se réduit à un peu de gêne ou à quelques douleurs. Celles-ci peuvent, d'ailleurs, manquer absolument, ou, au contraire, être assez vives et assez rebelles pour imposer la castration.

Unilatérale, l'ectopie ne compromet ni la puissance virile, ni le développement général du sujet; le second testicule, demeuré intact, suffisant à assurer l'une et l'autre. Double, elle entraine presque fatalement la stérilité, par suite du développement imparfait ou de l'atrophie de la glande incluse, mais peut laisser cependant à l'individu toutes les apparences de l'homme le mieux conformé.

Le pronostic de l'ectopie ne devient sérieux que si l'on considère les nombreuses complications auxquelles elle expose : la hernie, qui l'accompagne presque fatalement, souvent difficile à contenir, s'étranglant parfois dès son apparition, offrant habituellement, quand elle s'étrangle, plus de gravité que les hernies ordinaires; les accidents plus alarmants que réels de pseudo-étranglement; ceux beaucoup plus graves de la péritonite vraie, qui surviennent à la suite de l'inflammation simple ou de l'étranglement de la glande ; enfin, et surtout, les dégénérescences organiques dont le testicule est si fréquemment atteint, et qui ont jusqu'ici presque toujours entraîné une terminaison fatale.

Il serait difficile d'établir la fréquence absolue de ces divers incidents. Il ne faut pas oublier qu'il s'agit là de faits curieux, qui sollicitent vivement l'attention des observateurs et que l'on s'empresse ordinairement de publier. Combien plus nombreux, sans doute, sont les cas de testicules inclus, portés sans trouble pendant tout le cours d'une longue existence.

On se gardera donc de considérer l'ectopie comme une infirmité devant fatalement entraîner des inconvénients graves, tout en reconnaissant que l'on doit, à cet égard, porter, chez l'adulte du moins, le pronostic le plus réservé.

Chez les enfants, les choses se présentent un peu autrement. L'ectopie de l'enfance peut, en effet, disparaître spontanément. Il suffit pour cela que le testicule arrêté dans sa course reprenne son mouvement de descente et arrive dans les bourses à une époque plus ou moins éloignée de la naissance.

Ces faits de *migration tardive* du testicule ne sont pas absolument rares. Nous n'avons pas eu jusqu'ici occasion de les signaler. Le sujet est assez important pour nous arrêter un instant.

La migration peut n'être que *retardée*, c'est-à-dire que la glande qui, à la naissance, n'était pas dans le scrotum, y parvient dans les premières semaines ou dans les premiers mois de la vie.

C'est à peine si l'on peut considérer cette ectopie, essentiellement passagère, comme une véritable anomalie.

Humphry (1) aurait trouvé qu'en moyenne, chez un enfant sur cinq, l'un des testicules ne descend dans les bourses que dans le cours de la première année.

Cette proportion est certainement exagérée. Il est vrai néanmoins de dire que l'on ne devra se préoccuper que médiocrement d'une ectopie, tant que l'enfant n'aura pas dépassé cet âge. Plus tard, on craindra, avec raison, de la voir devenir définitive (2).

La descente peut encore se produire cependant. Il s'agira bien alors d'une migration *tardive*.

Elle peut survenir à des époques très variables. Rare dans la première enfance, plus fréquente aux approches de la puberté, entre douze et seize ans, elle a été observée exceptionnellement à un âge encore plus avancé : à vingt-cinq ans (Godard), à trente-quatre ans (Verdier), à trente-cinq ans (Mayor).

Dans ces derniers cas, le testicule est le plus souvent chassé brusquement de la place qu'il occupe à la suite d'un effort énergique, d'un choc ou d'une pression. Le malade éprouve à ce moment une douleur assez vive, mais passagère. La glande franchit l'anneau inguinal externe et vient ensuite, soit d'emblée, soit par étapes successives et complémentaires, gagner le fond des bourses. Dans une intéressante observation de Verdier (3), l'ectopie étant bilatérale, ce mouvement de propulsion se fit à la fois des deux côtés.

Nous avons plusieurs fois, chez des enfants de 8 à 12 ou 18 mois, observé les phénomènes suivants. Le testicule, retenu dans le canal, franchit l'anneau ou s'arrête à son niveau brusquement et subitement. Il se produit une douleur vive, vomissements, ballonnement du ventre. A la suite de quelques manœuvres ou à l'aide de quelques applications émollientes, le testicule reprend la place qu'il avait dans le canal, et tout symptôme alarmant disparait. Ces accidents peuvent se reproduire à diverses reprises jusqu'au jour où la glande sort définitivement du canal pour n'y plus rentrer. Parfois aussi, elle y demeure et l'ectopie devient permanente.

(1) Humphry *in* Holmes, *A System of Surgery*, 2e édit., 1871, t. V, p. 74.

(2) Voy. à ce sujet les recherches de Wrisberg (Mém. cité à l'*Index bibl.*). Chez douze enfants, sur cent six examinés par lui, la glande n'était pas dans les bourses à la naissance. La descente s'acheva dans les cinq jours, pour huit d'entre eux ; chez un neuvième, elle tarda jusqu'au vingt-cinquième jour. Trois furent perdus de vue à la fin de la quatrième ou cinquième semaine. On peut croire, comme le font remarquer MM. Trélat et Peyrot (*loc. cit.*, p. 35), que le mouvement de migration dut se faire chez eux aussi avant la fin de la première année ; car il y a peu de chance pour que cent six nouveau-nés aient pu fournir même un seul cas d'ectopie.

(3) Verdier, *Traité pratique des hernies*, etc. Paris, 1840, in-8°, p. 446, obs. XXX.

La migration tardive du testicule ne se produit ordinairement pas suivant ce mécanisme.

Le plus souvent, et particulièrement chez les enfants, elle se fait progressivement, sans douleurs, presque à l'insu du sujet. De mois en mois on constate que le mouvement de descente s'accentue, jusqu'au jour où il est définitivement accompli.

Il est probable que les efforts répétés doivent ici encore avoir une certaine influence. Hévin avait, en effet, remarqué que l'ectopie disparaît plus souvent chez les enfants vigoureux et turbulents que chez ceux d'un caractère mou et tranquille.

Il est remarquable que la migration brusque ne s'accompagne ordinairement pas de hernie. Celle-ci est, au contraire, presque constante lorsque la migration est lente et progressive. L'intestin s'engage dans l'anneau à la suite du testicule et souvent le dépasse pour arriver avant lui dans les bourses.

On comprend les difficultés de pratique qui peuvent résulter de ce fait; les mouvements et les exercices musculaires que l'on serait tenté de conseiller, en vue de hâter ou de faciliter la progression de la glande, devant être bien plutôt sévèrement prohibés, si l'on songe à la fréquence de la hernie concomitante.

Le testicule, même très tardivement descendu, paraît susceptible d'atteindre son parfait développement. L'individu dont il est question dans l'observation déjà citée de Verdier, chez lequel les deux testicules ne parvinrent dans les bourses qu'à l'âge de trente-quatre ans, se maria peu après et eut des enfants.

A plus forte raison, doit-il en être ainsi quand la descente se fait à l'époque de la puberté.

Traitement de l'ectopie. — Nous aurons surtout en vue l'ectopie inguinale. Quelques mots suffiront au sujet des autres variétés, beaucoup plus rares.

1. Traitement de l'ectopie simple. — Nous comprenons sous ce titre aussi bien les cas où l'ectopie est absolument dénuée de toute complication que ceux où elle s'accompagne d'une hernie de l'intestin. La hernie est, en effet, dans l'ectopie inguinale, tellement fréquente, qu'elle devient, en réalité, la principale préoccupation du chirurgien, soit qu'il ait, lorsqu'elle existe, à la maintenir réduite, sans porter atteinte au testicule; soit qu'il doive chercher, tout en favorisant la descente de la glande, à éviter la sortie de l'intestin.

Pour la commodité de la description, nous envisagerons cependant tout d'abord les cas où l'ectopie se présente sans apparence de hernie concomitante.

Les indications varieront suivant l'âge du sujet.

Chez les nouveau-nés, et pendant les douze premiers mois de la vie, la conduite à tenir est bien simple. On attendra, sans intervention d'aucune sorte, la descente spontanée du testicule. Nous avons vu que cette heureuse terminaison est réellement fréquente au cours de la première année.

Plus tard et jusqu'à l'adolescence on pourra, non sans quelque fondement, compter encore sur une migration tardive de la glande. Certaines pratiques ont été conseillées pour la favoriser; telles sont les manipulations répétées, les pressions douces, les tentatives d'énucléation faites avec les doigts, ayant pour objet d'entraîner la glande hors du canal. Les exercices violents agissent dans le même sens en provoquant des efforts abdominaux. Recommandés à ce titre par les uns, ils ont, au contraire, été proscrits par les autres, comme pouvant en même temps provoquer la formation d'une hernie. Ils devront, en effet, être évités si l'on constate qu'une portion d'intestin tend à franchir l'anneau en même temps que la glande.

Nous ne citons que pour mémoire les essais d'aspiration, faits par Michon et Chassaignac (1), au moyen de ventouses appliquées à l'orifice externe du canal; elles n'ont jamais donné de résultat utile.

Plus rationnelle en apparence et surtout plus efficace devrait être, semble-t-il, l'opération sanglante conseillée et pratiquée par Chelius (2), puis par Koch (de Munich) (3), pour transporter le testicule de l'aine dans les bourses et l'y fixer.

La tentative avait échoué, la glande déplacée reprenant au bout de peu de temps sa situation première, et nous ne sachions pas que depuis lors, jusque dans ces dernières années, elle ait été renouvelée.

L'idée a été reprise par Max Schüller (4), qui s'est appliqué à préciser les causes d'échec et les moyens de les éviter. Le point capital, selon lui, pour arriver à amener facilement la glande dans les bourses et éviter sa réascension ultérieure, est l'isolement et la mobilisation exactes du cordon du testicule ectopié. Pour cela, la tunique vagi-

(1) *Bulletin de la Soc. de chirurgie*, 1852-1853, 1re série, t. III, p. 100.

(2) Chelius, *Traité de chirurgie*, trad. de l'allemand par Pigné, Bruxelles, 1836, in-8°, t. II, p. 387.

(3) Koch, *cité* par Rosenmerkel, *Ueber die Radicalkur der in der Weiche liegenden Testikel*, in-8°, München, 1820.

(4) Max Schüller, *Centralblatt f. Chirurgie*, 1881, p. 819.

nale, ainsi que l'enveloppe fibreuse et musculaire, doivent être incisées transversalement et même réséquées sur une petite étendue.

C'est en agissant ainsi et, pense-t-il, grâce à cette précaution, que ce chirurgien, dans le seul cas opéré par lui, obtint un résultat complet. Le testicule demeura fixé dans le scrotum et y atteignit son développement normal. Les circonstances étaient cependant, en apparence, fâcheuses ; car il dut aller chercher dans le ventre la glande, qui était remontée et s'était logée derrière l'orifice inguinal interne.

On doit noter, d'autre part, que ce déplacement même de l'organe impliquait une mobilité favorable au succès de l'entreprise.

Nicoladoni (1) ne fut pas moins heureux. Il est vrai que, dans ce cas encore, le testicule ectopié était très mobile ; il pouvait être facilement amené en dehors de l'anneau inguinal externe et être maintenu en cette situation par un bandage. Au cours de l'opération qu'il pratiqua pour le fixer définitivement dans le scrotum, Nicoladoni fut frappé et de la longueur du cordon et de l'absence de tout repli péritonéal fixant la glande aux parois du canal vagino-péritonéal. L'opéré, un jeune homme de dix-huit ans, fut revu un an plus tard. Le testicule était demeuré dans les bourses et n'offrait aucune tendance à reprendre sa position vicieuse ; il avait un peu augmenté de volume. On ne dit malheureusement pas quel était l'état de la sécrétion spermatique. Cette recherche, si elle avait donné un résultat favorable, eut été absolument concluante ; le testicule du côté opposé était aussi en ectopie.

Nous avons tenu à noter au passage ces deux faits intéressants. Ils enseignent que la cure radicale de l'ectopie inguinale est possible. Nous doutons cependant que, chez l'enfant du moins, l'occasion se présente souvent de la pratiquer. Il faut, en effet, pour que l'on se décide à la tenter, que la glande jouisse dans le canal inguinal d'une mobilité évidente. Or, c'est précisément dans ce cas qu'on peut, avec le plus de raison, espérer une descente tardive, mais spontanée, de la glande. L'opération proposée paraît, il est vrai, sans gravité ; elle n'est cependant pas de celles auxquelles on puisse soumettre un enfant sans une nécessité bien établie.

Dans les cas simples, exempts de toute complication, les seuls que nous envisagions en ce moment, et chez les jeunes enfants, la cure radicale de l'ectopie ne nous paraît donc devoir s'imposer que dans

(1) Nicoladoni, *Arch. f. klin. Chirurgie*, 1884, t. XXXI, p. 180.

des circonstances tout à fait exceptionnelles. Nous verrons si, chez l'adolescent, elle ne pourrait pas être d'une application plus fréquente.

Si, en dehors de toute tentative opératoire, spontanément ou à l'aide des manœuvres indiquées plus haut, le testicule franchit l'anneau inguinal externe, il sera prudent de faire aussitôt appliquer un bandage herniaire. La pelote, échancrée du côté de la glande, la maintiendra hors du canal et tendra à la refouler davantage du côté du scrotum, en même temps qu'elle s'opposera à toute issue de l'intestin. Cette pratique n'est pas toujours sans inconvénients; il peut en résulter une compression du testicule et une douleur telle que le bandage devienne insupportable. Force est donc, en ce cas, de supprimer tout appareil. Si une hernie se produit, on se comportera comme il sera dit plus loin.

Enfin, troisième hypothèse, le sujet atteint d'ectopie inguinale a atteint ou dépassé l'âge de la puberté; on ne peut plus, par conséquent, compter sur une descente même tardive de la glande.

L'abstention complète, en ce cas, a été jusqu'ici considérée comme étant de règle, s'il n'existe aucune complication. On a bien, il est vrai, conseillé la castration préventive, en se fondant sur les résultats habituellement heureux de l'opération, sur l'inutilité du testicule ectopié au point de vue fonctionnel, et enfin sur les dangers et inconvénients auxquels il expose presque nécessairement le malade.

Nous ne saurions nous ranger à cette manière de voir. La castration inguinale n'est pas — et nous avons contribué à le démontrer — une opération aussi périlleuse qu'on le croit communément. Elle ne doit cependant être entreprise qu'à bon escient. D'autre part, les altérations graves du testicule ectopique, bien que fréquentes, ne sont pas à ce point fatales, que l'on soit autorisé à agir avant qu'aucun indice de leur apparition ait été constaté.

Nous comprendrions mieux que l'on se décidât à faire l'essai de cure radicale dont nous parlions plus haut. Celle-ci nous paraîtrait indiquée, par exemple, dans les circonstances suivantes : un jeune garçon de douze à quinze ans se présente portant un testicule inguinal très mobile qui, contrairement à l'attente que l'on était en droit de concevoir, se refuse à franchir l'anneau inguinal externe ; à cet âge on peut espérer encore que le seul fait du transport et de la fixation du testicule dans les bourses lui permettra de compléter son évolution. Ce résultat fonctionnel, s'il est obtenu, est si considérable, le risque opératoire si minime, que nous n'hésiterions pas, en cas pareil, à tenter l'aventure. Nous suivrions le procédé indiqué par Max Schuler ; l'événement montrera s'il est vraiment de nature à augmenter sérieusement les chances de succès.

L'indication sera évidemment plus formelle encore, si l'ectopie est bilatérale.

Chez des sujets plus âgés, alors que la glande n'est pas en état de récupérer son activité fonctionnelle, des tentatives de ce genre ne peuvent plus être motivées que par les complications qui accompagnent si souvent l'ectopie testiculaire. Nous verrons qu'alors c'est à la castration inguinale que l'on devra d'ordinaire se résigner d'emblée.

L'âge du sujet devra encore être pris en grande considération dans le traitement de l'ectopie inguinale, accompagnée de *hernie*.

Cette complication se présente sous divers aspects que nous devrons envisager tour à tour (1).

Le cas le plus simple est celui où la hernie, complètement indépendante du testicule, est de plus facilement réductible. L'intestin sera rentré dans le ventre et maintenu à l'aide d'un bandage disposé de façon à ce que le testicule n'en soit point incommodé. Une pelote, convexe du côté de la hernie, échancrée du côté du testicule, satisfait à cette double indication.

Les choses ne se passent pas toujours aussi aisément. Il arrive souvent que le testicule occupe dans le canal inguinal une position telle qu'il est impossible d'appliquer un bandage sans qu'il soit comprimé. Le cas est surtout fréquent chez les enfants en raison des dimensions réduites de la région.

Le parti à prendre en pareille circonstance variera suivant les cas.

On a bien, il est vrai, donné le conseil de réduire toujours, toutes les fois du moins que cela sera possible, testicule et intestin, sacrifiant ainsi la glande pour se mettre plus sûrement à l'abri des dangers de la hernie. Cette pratique est assurément sans inconvénient chez l'adulte ; il ne peut pas alors être question de migration tardive, le testicule étant ordinairement déjà atrophié et ne fonctionnant plus utilement.

Chez l'enfant, au contraire, on devra se préoccuper davantage de l'avenir réservé à la glande incluse. On laissera au besoin testicule et hernie sortir à la fois du canal inguinal, tout en surveillant les choses

(1) Voir à ce sujet l'intéressante discussion, qui eut lieu à la Société de chirurgie en 1852, à propos du rapport de Debout sur la thèse de Lecomte, à laquelle prirent part Gosselin, Gerdy, Chassaignac, Michon, Guersant, etc... (*Bullet. de la Soc. de chir.*, 1852-53, 1re série, t. III, p. 98-106.)

de près, pour saisir le moment où l'intestin pourra être maintenu par un bandage sans que la glande soit intéressée. On ne se résignerait à agir comme chez l'adulte que si la hernie, devenant de plus en plus volumineuse, tendait à prendre le pas sur le testicule.

Cette réduction simultanée du testicule et de la hernie, indiquée, chez l'enfant comme chez l'adulte, dans les circonstances que nous venons de dire, n'est elle-même pas toujours possible. Il arrive souvent que le testicule, moins mobile que l'intestin, ne se laisse pas réduire aussi complètement que ce dernier et s'oppose par sa présence à l'application d'un bandage. La hernie, reliée au testicule par des adhérences plus ou moins étroites, peut être elle-même mal réductible.

On a conseillé en pareille circonstance l'emploi d'une pelote concave, qui, coiffant la glande sans la comprimer, s'oppose en même temps au développement de la hernie. Mais il est rare que ce but idéal soit complètement atteint; le testicule est toujours plus ou moins froissé et le bandage ne peut être supporté.

On conçoit que, dans ces cas difficiles, l'idée d'une opération radicale soit venue à l'esprit du chirurgien. Richter (1) avait conseillé, pour remédier aux accidents produits par une hernie unie par des adhérences à un testicule descendu, d'aller à la recherche de ces brides et de les détruire. L'opération fut pratiquée dans un cas célèbre, celui de Zimmermann, mais ne fut pas suivie du succès espéré. Nous ne croyons pas qu'il y ait d'exemple de pareille intervention, dans le cas de testicule arrêté à l'aine.

Peut-être sera-t-on encouragé à agir en ce sens par les essais heureux de cure radicale de l'ectopie dont il était question plus haut. Il est clair que si l'on réussissait, à la fois, à détacher le testicule de ses adhérences à l'intestin et à le fixer dans le scrotum, le résultat serait considérable. On obtiendrait ainsi la cure de l'ectopie et celle de la hernie; ou du moins celle-ci pourrait-elle être maintenue par un bandage.

L'innocuité relative, aujourd'hui reconnue, des opérations conduites selon les procédés antiseptiques, alors même qu'elles intéressent le péritoine, et en particulier les résultats toujours meilleurs que donnent les tentatives de cure radicale des hernies autoriseraient, nous semble-t-il, des entreprises plus hardies encore que celle-là.

Si l'on échouait, on se résignerait à pratiquer l'ablation de la glande. La contention de la hernie nous paraît être l'indication capitale.

(1) Richter, *Traité des hernies*, t. II, p. 116.

Mieux vaudrait encore faire d'emblée ce sacrifice, que de renoncer à maintenir l'intestin dans le ventre lorsqu'il est bien démontré que c'est le testicule qui met obstacle à l'application du bandage.

On sera conduit à se comporter de même, lorsque l'ouverture du sac vaginal sera faite pour lever un étranglement de la hernie concomitante. Sans compter, en effet, le peu d'intérêt qu'a pour le malade, à l'âge où cette opération est ordinairement pratiquée, la conservation d'un testicule ectopique, il est clair que l'ablation de la glande et de son enveloppe séreuse, qui constitue le sac herniaire, sera le seul moyen de procéder à la cure radicale de la hernie, résultat que l'on doit toujours s'efforcer d'obtenir à la suite de la kélotomie.

Nous avons eu récemment occasion d'assister, dans un cas de ce genre, notre collègue et ami le Dr Marchand, qui s'est conformé à cette pratique et n'a eu qu'à s'en louer. La hernie était inguino-interstitielle; le testicule, après l'incision du sac, fut trouvé dans l'aine, sur la paroi postérieure du canal; après avoir réduit la hernie, M. Marchand plaça au-dessus de la glande une ligature comprenant à la fois le cordon et l'extrémité supérieure du sac vaginal, préalablement détaché de ses connexions, et enleva tout ce qui était au-dessous du point lié, glande et séreuse. Il avait ainsi fermé le conduit vagino-péritonéal, et mis, autant qu'il le pouvait, son malade à l'abri d'un retour offensif de la hernie.

Le traitement des autres variétés d'ectopie ne nous arrêtera pas longtemps.

On ne songera évidemment pas à amener au dehors, par une action chirurgicale quelconque, un testicule *iliaque*. On se souviendra d'ailleurs que la glande incluse dans l'abdomen n'expose pas aux mêmes inconvénients et dangers que le testicule inguinal. On n'hésiterait donc pas à la refouler dans le ventre, si, franchissant tardivement l'anneau interne, elle paraissait vouloir venir se fixer dans la région de l'aine, ou si sa progression ne semblait pouvoir se faire qu'au prix d'une hernie.

Il n'est pas impossible cependant que chez les enfants le testicule, arrivé près de l'orifice interne du canal inguinal, apparaisse brusquement à l'aine et gagne rapidement les bourses. Le bandage ne sera donc conseillé que si une hernie concomitante en commande l'application.

Le testicule *crural* ne réclame aussi aucune intervention active. S'il était accompagné de hernie, on s'efforcerait de refouler à la fois la glande et l'intestin, et de les maintenir réduits à l'aide d'un bandage approprié. On éprouverait, dans ce cas, des difficultés de pratique analogues à celles dont nous avons parlé à propos du testicule inguinal. Lorsqu'il n'y a pas de hernie, le rôle duchirurgien se borne à conseiller l'application d'un appareil protecteur, destiné à soustraire la glande aux chocs et aux froissements.

Les tentatives opératoires faites par quelques chirurgiens pour libérer un testicule *périnéal* et le ramener dans le scrotum sont justifiables par cette considération que la présence de la glande au périnée peut être l'origine d'une gêne considérable, parfois même de vives douleurs, et que d'ailleurs on ne peut dans ce cas, comme pour le testicule inguinal, compter qu'une modification favorable dans la situation de l'organe se produise spontanément.

Partridge (1). qui a le premier fait un essai semblable, échoua ; il fut obligé de pratiquer l'extirpation de la glande.

Curling fut sur le point de réussir, malgré certaines difficultés opératoires; mais l'enfant qu'il avait opéré mourut, au bout de quinze jours, d'une maladie intercurrente. Le même auteur rapporte, dans la deuxième édition de son traité, qu'il a en 1871 assisté à une opération semblable, faite par le Dr James Adams. L'enfant mourut aussi, dans la quinzaine, d'érysipèle et de péritonite. Curling conclut de ces faits que l'opération ne doit pas être pratiquée au moins chez les très jeunes enfants.

Annandale a été plus heureux (2) : une incision, faite au niveau de l'anneau inguinal externe, mit le cordon à nu et permit d'attirer vers la plaie le testicule déplacé; celui-ci fut alors introduit dans le scrotum largement ouvert, et fixé dans sa situation nouvelle à l'aide d'une suture au catgut traversant la glande et son enveloppe. Au bout d'un mois la guérison était complète; le testicule était dans les bourses, un peu plus dur et plus profondément situé que son congénère. Le petit opéré avait trois ans.

Ce fait autorisera de nouvelles tentatives. Si elles échouent, on préférera l'ablation de la glande à l'abandon, dans une situation anomale, d'un organe inutile.

2. Traitement des complications. — Nous envisagerons ici les deux principales circonstances dans lesquelles l'intervention du chirurgien peut être réclamée.

Dans l'une, le testicule ectopique est enflammé et étranglé, complica-

(1) Partridge, *Brit. med. Journ.*, 1858, p. 549.
(2) Annandale, *même recueil*, 4 janvier 1879.

tion qui s'accompagne parfois, comme nous l'avons vu, d'un ensemble de phénomènes graves, donnant à la maladie toute l'apparence d'un étranglement herniaire. Dans l'autre, la glande incluse est le siège d'une de ces dégénérescences organiques, comprises sous le nom général de cancer, dont nous avons plus haut montré la très grande fréquence.

On aura tout d'abord, dans le premier cas, recours aux moyens les plus simples, repos, cataplasmes ou applications glacées, sangsues, grands bains, etc., c'est-à-dire que l'on mettra en œuvre toutes les ressources de la médication antiphlogistique.

Si les accidents persistent ou s'accentuent, et surtout si les symptômes d'étranglement prédominent, on sera conduit à une thérapeutique plus active.

On a conseillé, par exemple, la ponction de l'enveloppe séreuse du testicule ectopié, moyen applicable aux cas où la vaginale est distendue par du liquide, et qui, en pareille circonstance, a pu être suivi de succès. Plus souvent on sera amené à faire, sur la face antérieure de la tumeur, une incision qui permettra de constater exactement l'état des choses, de s'assurer, par exemple, que le testicule est seul en cause, et que les phénomènes observés ne sont pas sous la dépendance de quelque pincement de l'intestin. La simple incision est ordinairement suivie du plus heureux effet, soit qu'un étranglement réel de la glande entre les plans fibreux de l'abdomen ait été la cause première des accidents, soit qu'il s'agisse d'un de ces faux étranglements d'origine réflexe que peut provoquer toute tumeur enflammée de l'aine, et auxquels l'intervention chirurgicale la plus simple met rapidement un terme (1).

Dans certains cas on pourra même songer à la castration. L'extirpation du testicule malade est, en effet, indiquée, d'après les auteurs, dans les cas où l'inflammation se réveille fréquemment sous l'influence de la violence la plus légère, et dans ceux où une première atteinte a laissé après elle des inconvénients sérieux, où par exemple des douleurs, réveillées par les mouvements, apportent aux fonctions du membre inférieur une gêne véritable (2).

Bien plus, il nous semble que toutes les fois que la violence des accidents aura conduit le chirurgien à pratiquer l'incision des téguments, il sera autorisé, si le testicule se présente dans la plaie, à en faire l'ablation.

(1) Voy. Duplay, *Thèse citée*, p. 117 et suiv.
(2) Le Dentu, *Thèse citée*, p. 133.

Nous avons établi ailleurs (1) que la castration inguinale ne fait pas courir au malade les dangers que l'on pourrait croire et qu'en le débarrassant d'un organe, d'ailleurs inutile, elle met non seulement fin aux accidents immédiats, mais sauvegarde l'avenir. Nous avons vu, en effet, que le testicule ectopique, surtout lorsqu'il a été irrité ou enflammé, est presque fatalement voué à des altérations, le plus souvent de mauvaise nature, qui conduisent à une issue fatale.

Nous croyons, pour ces divers motifs, cette pratique préférable à celle que suivit le Dr Wood dans un cas récent. Conduit à intervenir chez un homme de trente ans, dont le testicule, en ectopie inguinale, s'était enflammé, il crut devoir par des tractions attirer la glande vers le scrotum et l'y fixer. L'opération n'eut aucune suite fâcheuse, et, à l'aide d'un bandage, le malade put maintenir l'organe dans sa situation normale (2).

Cette manière de faire ne pourrait se défendre que si l'on avait quelque raison de croire que le testicule ectopié a conservé ses propriétés physiologiques.

L'intervention radicale est plus justifiée encore lorsque le testicule ectopique est atteint de *dégénérescence organique*.

Nous avons déjà montré comment, alors même que le diagnostic est encore incertain, la castration peut encore être absolument indiquée ; l'opération n'ayant, pour les raisons que nous venons de rappeler, aucun inconvénient; l'abstention au contraire pouvant avoir les conséquences les plus fâcheuses.

La castration pour tumeur du testicule ectopique n'a été pratiquée jusqu'ici que dans l'inclusion inguinale. Pas une seule fois, dans les 42 cas que nous avons réunis, l'ablation de la glande malade n'a donné lieu à des accidents de péritonite. Le volume de la tumeur, l'étendue de ses connexions, exigeant une dissection laborieuse, pourraient seuls rendre l'opération périlleuse.

On verra dans ce fait un argument nouveau en faveur d'une intervention hâtive.

Les résultats fâcheux de la castration inguinale, si l'on considère le sort définitif réservé à l'opéré, parlent dans le même sens. Dans presque tous les cas observés jusqu'ici, la récidive locale ou ganglionnaire a été prompte. L'avenir montrera si, faite plus tôt, l'opération ne pourra pas être vraiment utile. L'observation de M. Guyon que nous avons citée plus haut est, à ce point de vue, encourageante.

(1) Monod et Terrillon. Mém. cité à l'*Index bibl.*
(2) Wood, *Lancet*, 1880, t. I, p. 681.

La castration inguinale, pour tumeur, ne comporte aucun procédé opératoire spécial. La tentative de Chopart et de Schneller (ligature préalable du cordon), celle plus récente de Valette (de Lyon) (section du cordon au moyen de la pince porte-caustique), ne sont, la première surtout, aucunement justifiées (1).

L'opération sera conduite comme dans le cas d'une tumeur de la paroi abdominale ou dans celui d'une tumeur intestinale. La dissection faite avec prudence dégagera de sa loge la tumeur, qui bientôt ne tiendra plus que par le cordon. Celui-ci, en raison de sa brièveté et de la profondeur à laquelle on opère, devra le plus souvent être lié en masse.

L'ouverture du péritoine n'a pas toujours pu être évitée, mais, dans ce cas même, si l'opération a été faite avec les précautions antiseptiques de rigueur, la péritonite n'est pas fatale, et surtout pas nécessairement mortelle.

L'ablation simple d'un testicule inguinal non dégénéré, entreprise, par exemple, pour s'opposer au retour de crises douloureuses, ou pour permettre l'application d'un bandage, sera faite suivant le procédé que nous avons déjà eu occasion de recommander. On s'appliquera, comme nous l'avons dit, à enlever, en même temps que la glande, le sac vaginal tout entier, et l'on fermera par une ligature le conduit vagino-péritonéal. Ce sera faire du même coup la cure radicale de la hernie concomitante, si elle existe, ou mettre obstacle, dans le cas contraire, à sa production, qui est presque toujours fatale.

§ 7. — **Inversion**.

Le testicule est dit en *inversion* toutes les fois qu'il occupe dans les bourses une position qui diffère de celle qu'il affecte à l'état normal, c'est-à-dire toutes les fois qu'on ne le trouve pas, légèrement incliné en avant; le grand axe dirigé de haut en bas et d'avant en arrière; les deux bords regardant, l'antérieur en bas et en avant, le postérieur en haut et en arrière, ce dernier coiffé par l'épididyme.

L'étude de cette anomalie est de date relativement récente. Maisonneuve le premier, dans sa thèse inaugurale (2), en signala la fréquence et la véritable nature. Avant lui, on avait bien remarqué que

(1) Voy. L. H. Petit, *Histoire d'une observation de Chopart perdue depuis un siècle* in *Union médicale* 1879, p. 749 et in *Essais de bibliographie médicale*. Broch. in-8°, Paris, 1887, p. 55.

(2) Maisonneuve, *Recherches sur quelques points d'anatomie et de chirurgie*. Thèse de Paris, 1835.

le testicule n'occupait pas toujours dans le scrotum exactement la même situation; mais ces variations étaient attribuées à quelque état pathologique. Il montra qu'il s'agissait là d'un vice originel dans les rapports réciproques du testicule et de l'épididyme. Il insista surtout sur la fréquence de l'inversion antérieure, celle dans laquelle l'épididyme longe le bord antérieur de la glande, au lieu d'être appliqué sur son bord postérieur; elle pouvait, selon lui, se rencontrer en moyenne 1 fois sur 20 sujets. On lui doit enfin cette remarque intéressante, dont la vérité est aujourd'hui démontrée, que jamais l'inversion n'est double.

Royet (1) dans sa thèse (1859), complétant les recherches de Maisonneuve, décrivait plusieurs variétés nouvelles, plus rares, qui devaient prendre place à côté de l'inversion antérieure, et présentait de l'inversion du testicule une étude d'ensemble qui est devenue classique.

Signalons encore le chapitre de la thèse de Le Dentu, dans lequel cet auteur, résumant le travail de Royet, jette sur le sujet, par la façon dont il est exposé, comme une clarté nouvelle qui en facilite singulièrement l'entente.

Variétés de l'inversion. — Les variétés de l'inversion sont nombreuses. On distingue, en effet, l'inversion *antérieure*, l'inversion *supérieure* ou *horizontale*, l'inversion *verticale* ou *en demi-anse*, l'inversion *en anse complète* ou *en fronde;* chacune de ces trois dernières variétés comprenant elle-même deux sous-variétés, suivant que l'épididyme est en avant ou en arrière. Enfin l'inversion peut être *latérale*, ou encore *mobile* ou *changeante*.

Entrer dans la description détaillée de chacune de ces formes serait une tâche fastidieuse et vraiment sans intérêt pratique. La plupart en effet sont exceptionnelles et ne doivent être signalées qu'à titre de raretés pathologiques.

Une seule, nous l'avons vu, est fréquente, c'est l'inversion antérieure. Aussi est-ce la seule qu'il importe de bien connaître.

Dans l'*inversion antérieure*, la situation du testicule est précisément l'opposé de celle qu'il occupe à l'état normal. Son bord postérieur est devenu antérieur, le bord libre regarde en arrière. Sa direction est également modifiée de telle sorte qu'il s'incline en arrière au lieu de pencher en avant; son grand axe est oblique de haut en bas et d'arrière en avant. L'épididyme, coiffant toujours le bord postérieur, est

(1) Royet, *De l'inversion du testicule*. Thèse de Paris, 1859.

devenu, comme celui-ci, antérieur; la tête est encore en haut, mais regarde en arrière; sa queue reste en bas, mais se porte en avant, grâce à l'inclinaison nouvelle que présente la glande.

On entrevoit immédiatement les conséquences que cette disposition entraine pour la situation de la vaginale et des éléments du cordon.

La cavité vaginale est située en arrière et en bas, et se développera en ce sens, en repoussant le testicule en avant, lorsqu'il s'y accumulera du liquide.

Le canal déférent devenu superficiel est situé en avant de la masse des éléments qui constituent le cordon. Il est donc en avant des vaisseaux, situé entre ceux-ci et la peau; fait qui peut avoir de l'importance pour l'opération du varicocèle.

Toutes les *autres variétés* d'inversion peuvent être rattachées soit à l'inversion antérieure, soit à la situation normale du testicule. On peut en effet, comme l'a très bien fait remarquer Le Dentu, montrer qu'elles ne sont toutes que des modifications de ces deux positions opposées de la glande, considérées comme deux types distincts.

Il suffit pour cela de se figurer que le testicule subit une rotation autour de son axe transversal, de façon à accomplir un mouvement de révolution complète.

Si l'on part du premier type, par exemple, de la *position normale*, celle où l'épididyme est en arrière, tête en haut, et si l'on imagine que l'extrémité antérieure de la glande bascule en avant et en bas, autour d'un axe transversal, on voit que l'épididyme sera d'abord horizontal, tête en avant (*inversion horizontale* ou *supérieure*); la bascule continuant, il deviendra vertical, tête en bas, et sera tout entier en avant du testicule (*inversion verticale* ou *en demi-anse*); si, enfin, le mouvement de rotation s'achève, l'épididyme sera, de nouveau, comme au point de départ, en arrière du testicule, tête en haut, mais le canal déférent sera en avant (*inversion en anse complète* ou *en fronde*).

Il est facile de se rendre compte qu'en partant du second type fondamental, l'*inversion antérieure*, et en supposant que la bascule se fait en sens inverse, en bas et en arrière, on arrivera aux mêmes variétés — *inversion horizontale* ou *supérieure*, *inversion verticale* ou *en demi-anse*, *inversion en anse complète* ou *en fronde*.

La situation de l'épididyme — qui sera successivement horizontal, tête en arrière; vertical et en arrière, tête en bas; vertical et en avant, tête en haut, mais canal déférent en arrière, — varie seule et différencie entre elles les inversions de même nom.

Un coup d'œil jeté sur la figure et le tableau ci-joints, que nous

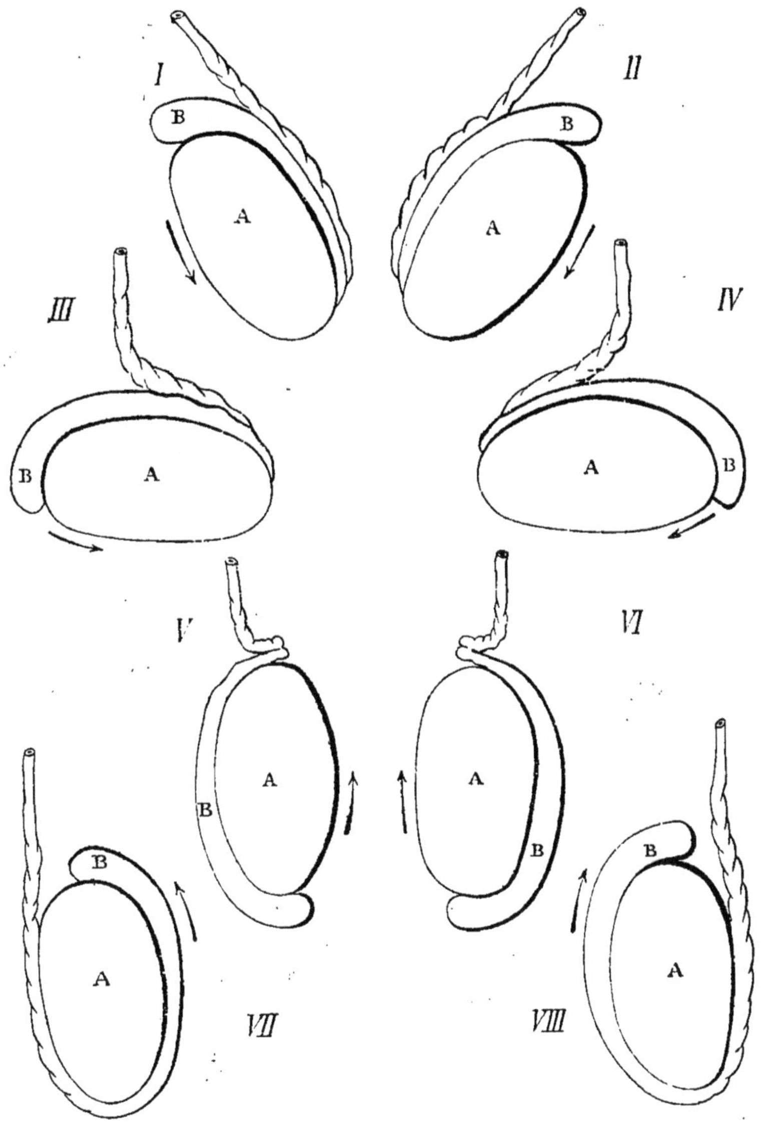

Fig. 9.

empruntons à Le Dentu, suppléera à ce que la description qui précède peut avoir d'un peu obscur.

Tableau des diverses variétés d'inversion (1).

I. *Type normal.* — Grand axe dirigé en bas et en arrière. Épididyme en haut et en arrière. Bord libre et tunique vaginale en bas et en avant (I).

1. *Variétés procédant du type normal.* — Le testicule subit une rotation de plus en plus prononcée autour d'un axe transversal passant par le point A (la flèche indique le sens de cette rotation).

a. Inversion horizontale ou *supérieure.* — La tête de l'épididyme est en avant (III).

b. Inversion verticale ou *en demi-anse.* — L'épididyme est en avant et sa tête en bas (V).

c. Inversion en anse complète ou *en fronde.* — L'épididyme est en arrière, la tête en haut; mais le canal déférent est en avant (VII).

II. *Inversion antérieure.* — Grand axe dirigé en bas et en avant. Épididyme en haut et en avant. Bord libre et tunique vaginale en bas et en arrière (II).

2. *Variétés procédant de l'inversion antérieure.* — Rotation analogue mais en sens inverse.

a'. Inversion horizontale ou *supérieure.* — La tête de l'épididyme est en arrière (IV).

b'. Inversion verticale ou *en demi-anse.* — L'épididyme est en arrière, la tête en bas (VI).

c'. Inversion en anse complète ou *en fronde.* — L'épididyme est en avant, la tête en haut; le canal déférent est en arrière (VIII).

L'inversion dite *latérale* n'a pas trouvé place dans ce tableau. A la vérité elle mérite à peine une mention spéciale, n'étant le plus souvent qu'une forme de l'inversion antérieure dans laquelle l'épididyme, au lieu de correspondre exactement au bord postérieur de la glande, est dévié soit en dedans, soit bien plus souvent en dehors.

Il semble enfin que, sous l'influence de causes encore inconnues, le testicule puisse occuper successivement l'une ou l'autre des positions que nous venons d'indiquer; l'inversion est dite alors *mobile* ou *changeante.* Ces cas sont fort rares.

Inconvénients de l'inversion. — On voit en somme que l'inversion du testicule ne touche qu'à la forme de l'organe et ne modifie en rien sa structure; nous ajoutons qu'elle ne trouble pas son développement. On comprendra dès lors qu'elle ne doit avoir aucune influence sur le fonctionnement de la glande. On n'a jamais observé en effet qu'elle eût porté aucune atteinte soit à la puissance virile, soit aux appétits génésiques de ceux chez qui elle a été rencontrée.

Les phénomènes pathologiques dont le testicule inversé peut être le siège, ne différant aucunement de ceux qui frappent un testicule normal, ne prêteraient également à aucune remarque spéciale, si, dans certains cas, la connaissance de la situation exacte occupée par la

(1) Voy. Fig. 9, A, testicule; B, tête de l'épididyme. (Dans cette planche la face antérieure du scrotum est censée regarder vers la gauche.)

glande n'avait, au point de vue de l'intervention chirurgicale, une très réelle importance.

Nous avons déjà montré comment, lorsqu'un liquide s'accumule dans la vaginale d'un testicule en inversion, la situation de ce dernier dans la tumeur doit nécessairement différer de celle qu'il y occupe d'ordinaire.

Le chirurgien qui entreprendra la cure d'une hydrocèle ou d'une hématocèle devra toujours se préoccuper de cette circonstance.

Si l'inversion est antérieure, par exemple, comme dans le cas ordinaire, le testicule, au lieu de se trouver en arrière et en bas, siègera en avant, sous la peau, soit précisément au point où se pratiquent les ponctions ou incisions, qui sont habituellement mises en usage dans le traitement de ces affections.

Aussi est-il arrivé maintes fois, surtout avant que l'attention eût été attirée sur la fréquence relative de l'inversion, que le testicule ait été intéressé dans ces opérations.

Nous verrons plus tard que, dans l'hydrocèle simple, il est habituellement facile, soit en explorant la tumeur par transparence, soit en réveillant avec le doigt la sensation douloureuse spéciale que produit la compression du testicule, d'éviter la blessure de la glande. Nous indiquerons également les complications qui peuvent résulter de cet accident lorsqu'il se produit, et les moyens qu'il convient d'employer pour les conjurer.

Nous ajouterons seulement ici que, dans certaines hydrocèles à parois épaisses, et dans les hématocèles dans lesquelles la transparence peut faire défaut et la sensibilité du testicule être émoussée, il vaudrait peut-être mieux, comme on l'a conseillé, ne jamais pratiquer la ponction ou l'incision sur la partie antérieure de la tumeur, mais bien sur son côté externe. On évitera ainsi la blessure du testicule, dans le cas où il serait en inversion.

On aura soin d'ailleurs, en pareilles circonstances, de ne pas négliger l'examen de l'autre testicule. Si ce dernier en effet est en inversion, il y aura de grandes probabilités pour que du côté malade le testicule occupe sa place normale, puisqu'il est reconnu que l'inversion est bien rarement, à vrai dire, bilatérale.

Les remarques qui précèdent s'appliquent également aux cas où, comme dans certaines épididymites aiguës, l'on pratique sur le scrotum avec la lancette des mouchetures pour évacuer la vaginale enflammée et distendue par du liquide. Dans une observation de M. Montanier (1),

(1) Montanier, *Gazette des hôpitaux*, 1858, p. 107, n° 28.

cette petite opération donna lieu a une hémorrhagie que l'on eut de la peine à arrêter.

La situation exacte du testicule devra aussi être bien déterminée, lorsque l'on entreprendra la cure radicale du varicocèle par le procédé de la ligature. Il est vrai que le canal déférent, dont la blessure est un des écueils de cette opération, sera souvent reconnaissable à son volume, à sa consistance, à la douleur qu'on provoque en le comprimant, douleur qui, d'après Landouzy, ressemblerait à celle que produit la pression du testicule. Mieux vaut encore s'assurer au préalable de l'existence ou de l'absence d'une anomalie dans la position de la glande; si celle-ci est en inversion, on se souviendra que le canal déférent en pareil cas est situé en avant des éléments du cordon. On évitera mieux ainsi une méprise et des recherches prolongées qui peuvent ne pas être sans inconvénients.

Causes de l'inversion. — On ne sait rien de précis sur les *causes* de l'inversion. Aucun fait suffisamment démonstratif ne permet de l'attribuer, avec Boyer et A. Cooper, à des adhérences pathologiques d'origine inflammatoire s'établissant entre la glande et les tissus voisins. Hypothèse pour hypothèse, nous aimerions mieux donner la préférence à celle de Le Dentu, qui soutient avec raison que toutes les fois qu'il s'agit d'une anomalie, c'est dans une perturbation du développement qu'il faut en chercher la cause.

Dans le cas présent, cette perturbation consisterait en une insertion vicieuse du gubernaculum. Au lieu de s'attacher à l'extrémité inférieure du testicule, il aboutirait plus ou moins haut sur le bord antérieur de la glande, voire même sur son extrémité supérieure, provoquant ainsi le mouvement de bascule dont il a été question plus haut.

On remarquera que l'on n'arrive à expliquer ainsi que les positions vicieuses procédant du premier des deux types fondamentaux de l'inversion. Pour interpréter l'inversion antérieure et ses dérivés, il faut admettre de plus qu'au lieu de prendre naissance au côté interne du corps de Wolff, le testicule s'est développé à son côté externe. Or ce cas est très rare. C'est dire que l'explication proposée n'est pas à première vue absolument satisfaisante.

Anomalies en général.

Follin, *Études anatomiques et pathologiques sur les anomalies de position et les atrophies du testicule*, in *Arch. gén. de médecine*, 1851, 4e série, t. XXVI, p. 257.

Goubaux et Follin, *De la Cryptorchidie chez l'homme et les principaux animaux domestiques*, in *Mém. de la Soc. de Biologie*, pour 1855, p. 293-330.

Godard, *Recherches sur les Monorchides et les Cryptorchides chez l'homme.* Paris, Victor Masson, 1856, in-8, 38 p.

— *Études sur la Monorchidie et la Cryptorchidie chez l'homme*, in *Mém. de la Société de Biologie*, pour 1856, 2e série, t. III, p. 315-459 (*Tirage à part.* Paris, 1857, gr. in-8, 149 p., 4 pl.).

— *Recherches tératologiques sur l'appareil séminal de l'homme.* Paris, 1860, gr. in-8, 148 p., 14 pl.

Curling, *Observations sur la stérilité chez l'homme*, in *Medical Times and Gaz.*, July 4th, 1863, t. II, p. 18.

Lorey, *Ueber Cryptorchismus*, in *Zeitschr. f. rat. Medicin*, 1864, t. XXI, p. 97.

Le Dentu, *Des Anomalies du testicule.* Thèse d'agrégation, Paris, 1869, éd. in-8, 168 p.

Schaedel, *Ueber Kryptorchidie.* Inaug. Diss., Berlin, 1869.

Roubaud (J.), *Traité de l'impuissance et de la stérilité chez l'homme et la femme.* Paris, 1876, 3e édit., p. 542 et suiv.

Trélat et Peyrot, article *Cryptorchide*, in *Dict. encyclop. des sciences médicales*, 1re série, t. XXIV, p. 14.

Anorchidie.

Godard, *Étude sur l'absence congéniale du testicule.* Thèse de Paris, 1858, in-4, 2e édit., Paris, 1860.

— *Note sur l'absence congéniale du testicule*, in *Mém. de la Soc. de Biologie*, pour 1859, p. 311-315.

— *Note sur l'absence congéniale du canal excréteur et du réservoir de la semence, le testicule existant*, in *Mém. de la Société de Biologie*, pour 1859, p. 329-342.

Gruber (W.), *Ueber congenitale Anorchie beim Menschen*, avec une pl., in *Zeitschrift der k. k. Gesellschaft der Aerzte in Wien*, 24e année, t. XV, p. 42, Wien, 1878, in-8 (*Oesterr. med. Jahrb.* 1868, n° 1).

Ectopie.

M. Ruland, *Curationum empyricarum et historicarum in certis locis et notis personis, optime expertarum, et rite probatarum Centuriæ Decem.* Rothomagi, 1650, in-8. Curatio XCVII, p. 358 (*In qua agitur de testiculis transpositis et non extra ventrem pendentibus in scroto, sed in ventre conditis*).

Hévin, *Cours de pathologie et de thérapeutique chirurgicales.* Paris, 1785, in-8, p. 431 (*De la rétention du testicule dans l'anneau*).

Wrisberg (H.-A.), *Commentationum medici, physiologici*, etc... Gœttingæ, 1800, in-8, t. I, p. 175 (*Observationes de testiculorum ex abdomine in scrotum descensu, ad illustrandam in chirurgia de herniis congenitis utriusque sexus doctrinam*).

Robert (P.), *Des maladies du testicule non descendu dans le scrotum et des opérations qu'elles nécessitent*, in *Rec. de mém. de médecine, de chirurgie et de pharmacie militaires*, 24e vol., 1828, p. 332.

Oustalet, *Sur la sortie tardive des testicules et les accidents qu'elle occasionne*, in *Gazette méd. de Paris*, 1843, t. IX, p. 694 (Extrait de la *Gazette méd. de Strasbourg de* 1843).

Lecomte (O.), *Des ectopies congéniales des testicules et des maladies de ces organes engagés dans l'aine*. Thèse de Paris, 1851, n° 159.

Paris, *De l'Orchite inguinale*. Thèse de Strasbourg, 1857.

Szymanowski, *Der Inguinaltestikel, ein kleiner Beitrag zur operativen Chirurgie*, in *Prager Vierteljahrschr. f. prakt. Heilk.*, 1868, t. II, p. 57.

Ringeisen (Eug.), *De l'ectopie du testicule*. Thèse p. le d., Strasbourg, 1868, n° 135.

Valette, *Des accidents liés à la migration imparfaite du testicule*, in *Lyon médical*, 1869, n° 10, p. 20, et *Clinique chirurgicale de l'Hôtel-Dieu de Lyon*, Paris, 1875, in-8, p. 247.

Rizzoli, *Clinique chirurgicale* (*Mémoires de chirurgie et d'obstétrique*), trad. de l'italien, par le Dr Andreini. 2e tirage, augmenté d'un appendice. Paris, 1871, gr. in-8, p. 310 (*Du traitement chirurgical de quelques hernies inguinales congénitales, compliquées de la présence du testicule non descendu dans le scrotum*. Observations communiquées à l'*Institut des Sciences de Bologne*, 1848 à 1861).

Alliez (F.-C.), *De l'orchite inguinale*. Thèse de Paris, 1876, n° 175.

Dreyfus (Gaston), *De la hernie inguinale interstitielle, ses rapports avec l'ectopie du testicule*. Thèse de Paris, 1877, n° 198.

Chambat (J.-A.), *Des hernies inguinales avec ectopie du testicule*. Thèse de Paris, 1879, n° 504.

Ledouble, *De l'épididymite blennorrhagique dans les cas de hernie inguinale, de varicocèle ou d'anomalies de l'appareil génital*. Paris, 1879, A. Delahaye.

Monod et Terrillon, *De la castration dans l'ectopie inguinale*, in *Arch. gén. de médecine*, fév. et mars 1880, 7e série, V, p. 129, 297.

Allis (O.-H.), *The formation of the tunica vaginalis, the descent of the testes and their relation to oblique inguinal hernia, and hydrocele*, in *Ann. Anat. et Surg.* Brooklyn, N. Y., 1883, VIII, p. 195-207.

Dourlens, *Du retard dans la descente des testicules chez les enfants*. Thèse de Paris, 1881, n° 364.

Gautier (G.), *Du pseudo-étranglement dans l'ectopie inguinale*. Thèse de Paris, 1886, n° 194.

CHAPITRE II

TRAUMATISMES

Le testicule, grâce à son extrême mobilité, échappe souvent aux traumatismes qui frappent la région des bourses. Glissant au milieu des enveloppes multiples qui le recouvrent, il se déplace soit en arrière vers le périnée, soit en avant vers la région inguinale, et peut ainsi ne subir en aucune façon l'action des corps vulnérants, alors même que le scrotum est plus ou moins gravement atteint.

Dans certaines circonstances cependant, que nous aurons à préciser, la glande séminale est atteinte. Piqûres, plaies simples et contuses, contusion à divers degrés, déplacements en masse ou véritables luxations de l'organe : toutes ces variétés de lésions traumatiques ont été observées avec une inégale fréquence.

Nous les passerons successivement en revue, cherchant à établir, pour chacune d'elles, les suites immédiates du traumatisme, et les résultats éloignés qui peuvent en être la conséquence.

§ 1. — Plaies.

A. Plaies par instruments piquants. — Les plaies du testicule par *instruments piquants* sont souvent produites par le chirurgien lui-même, soit avec le trocart qui sert à ponctionner l'hydrocèle, soit avec la lancette employée dans le traitement de certaines formes d'orchite.

La piqûre par le trocart est loin d'être rare.

Il est peu de chirurgiens qui n'aient été témoins de cette faute opératoire ou qui ne l'aient eux-mêmes commise à l'occasion. Velpeau. dans son article du *Dictionnaire en* 30 *volumes*, avouant que cet accident lui est arrivé plusieurs fois, ajoute que tous les chirurgiens qui ont pratiqué un grand nombre d'opérations d'hydrocèle pourraient sans doute en dire autant.

Tantôt la glande a été simplement atteinte par la pointe de l'instrument; l'erreur a été reconnue à temps, grâce à la résistance du tissu, à la douleur assez vive ressentie par le malade, à l'absence de tout écoulement par la canule ou au contraire à l'issue de quelques gouttes de sang. Tantôt le trocart, brusquement poussé à travers le testicule en inversion, l'a complètement embroché.

L'accident n'entraîne le plus souvent aucune suite fâcheuse. Dans bien des cas, on n'a pas hésité, en dépit de la plaie testiculaire ainsi produite, à achever l'opération et à pratiquer dans la vaginale l'injection modificatrice habituelle.

Il n'en est cependant pas toujours ainsi. La douleur seule est parfois assez intense pour provoquer, comme dans une observation d'A. Cooper, une sorte de défaillance passagère (1).

Dans un autre fait rapporté par le même auteur, le trocart ayant été deux fois enfoncé dans le testicule, il en résulta une inflammation violente qui se termina par suppuration. Dans ce cas on pourrait, d'après nos idées actuelles, admettre que le trocart n'était pas aseptique.

Velpeau, qui considère que la blessure du testicule par le trocart n'a aucune gravité, raconte qu'une seule fois, chez un de ses opérés, la réaction fut très vive et laissa après la guérison un testicule dur, bosselé et en partie atrophié. Il est vrai que « l'instrument arrivé dans le testicule lui avait si complètement donné l'idée d'un kyste, qu'il le tourna et l'inclina dans toutes sortes de directions, de manière que le parenchyme séminal dut être complètement broyé » (2).

Ces faits sont exceptionnels. Il n'en reste pas moins que la simple piqûre d'un testicule sain, si elle est faite avec un instrument propre, et si l'on n'y joint aucune manœuvre intempestive, est habituellement innocente. Quelques expériences, faites à notre instigation par le Dr Arteaga et rapportées par lui dans sa thèse (3), viennent absolument à l'appui de cette manière de voir.

Elle peut, au contraire, constituer un accident sérieux si elle frappe une glande déjà malade. C'est ainsi qu'une simple ponction exploratrice, pratiquée dans un testicule atteint de dégénérescence organique, donne parfois lieu à une inflammation violente. Dans un

(1) A. Cooper, *Œuvres complètes*, trad. franç., p. 430.
(2) Velpeau, *Dict. en 30 vol.*, t. XXIX, p. 436 (art. TESTICULE).
(3) A. Arteaga, thèse citée à l'*Index bibl.*, p. 26.

cas rapporté par Vidal (de Cassis), elle entraîna la mort du malade.

Les blessures par la lancette s'observent parfois dans les ponctions de la vaginale faites au cours d'une épididymite aiguë. Le cas est rare, la séreuse étant ordinairement assez distendue pour qu'il soit facile de respecter le testicule.

Celui-ci est au contraire volontairement atteint lorsque, comme le conseillait Vidal, on pratique dans l'orchite aiguë le débridement de la tunique albuginée. Nous reviendrons dans un instant sur ces faits, qui appartiennent plutôt à l'histoire des plaies du testicule par instruments tranchants.

B. **Plaies par instruments tranchants.** — Les plaies du testicule par *instruments tranchants* s'observent, soit à la guerre, soit dans certaines opérations où le testicule est volontairement ou involontairement atteint par le chirurgien.

Elles se comportent différemment suivant l'étendue de la blessure et suivant l'état du testicule au moment de l'accident.

Si la plaie comprend toute l'épaisseur de l'albuginée et mesure plus d'un centimètre (Velpeau) les tubes séminifères s'échappent à travers l'ouverture faite à la membrane qui les contenait. Ils apparaissent sous forme d'une tuméfaction grisâtre faisant saillie à la surface du testicule.

L'accident peut ne pas avoir d'autres suites. La petite tumeur ne s'accroît pas. Au bout de quelques jours, elle s'affaisse et disparaît.

D'autres fois, au contraire, la hernie de la substance séminifère augmente de jour en jour, et tout le parenchyme testiculaire s'exprime ainsi peu à peu au dehors.

Cet accident ne s'observe guère que si le testicule était auparavant malade ou enflammé. Normalement, en effet, la tension intra-testiculaire n'est pas telle que la substance contenue doive être fatalement chassée à l'extérieur. Une inflammation secondaire qui envahit le parenchyme testiculaire après l'accident peut avoir le même résultat. Ce dernier cas est rare. Il est remarquable en effet que l'inflammation locale provoquée par la blessure reste limitée et n'offre aucune tendance à gagner toute l'épaisseur de l'organe.

Les recherches expérimentales de Jacobson (de Saint-Pétersbourg) sur l'orchite traumatique ont établi que les lésions provoquées chez le chien, soit par la mise à nu de la substance testiculaire, soit par l'introduction dans la glande de corps étrangers laissés à demeure, se propagent à une distance très faible du point primitivement atteint, et que le reste de l'organe ne participe aucunement aux phénomènes inflammatoires (1).

Nous avons nous-même, en 1879, fait quelques expériences analogues à celles de Jacobson, qui nous ont donné des résultats identiques. Injectant, à l'aide de la fine aiguille d'une seringue de Pravaz, au centre du testicule d'un chien, quelques gouttes d'une solution faible de nitrate d'argent (solution à 1 p. 100, 1 p. 120, 1 p. 150), nous avons toujours constaté que la lésion ainsi produite restait très limitée. L'examen à l'œil nu et l'examen microscopique montraient que les parties atteintes par le caustique formaient une eschare molle, devenant plus tard le centre d'un abcès. Tout autour, mais sur une étendue qui ne dépassait pas quelques millimètres, le tissu voisin était enflammé et se transformait bientôt en un tissu fibreux, enveloppant l'abcès central, et constituant une sorte de membrane pyogénique. Les autres parties de la glande étaient absolument intactes.

Ces faits établissent que le testicule, exposé à une irritation locale, réagit faiblement, et expliquent suffisamment le peu de gravité des blessures accidentelles lorsqu'elles intéressent une glande jusque-là saine.

Les chirurgiens militaires s'accordent, en effet, à reconnaître que les plaies du testicule par armes blanches n'ont ordinairement aucune suite fâcheuse.

Salleron cite l'observation d'un soldat qui reçut dans un duel un coup de sabre divisant le scrotum sur une assez grande longueur; l'albuginée, atteinte dans une étendue de 5 à 6 millimètres, laissait voir distinctement la substance séminifère qui n'avait aucune tendance à faire hernie. La plaie scrotale fut réunie et guérit par première intention. Il ne survint aucun accident inflammatoire du côté du testicule (2).

Dans un cas rapporté par Larrey la lésion de la glande fut plus considérable. Un coup de couteau traversant toute l'épaisseur des bourses échancra le point correspondant du testicule. Les deux plaies parallèles furent pansées simplement. La suppuration fut modérée. Au bout d'un mois une guérison complète s'était produite sans autre incident (3).

(1) Jacobson, trav. cités à l'*Index bibl.*

(2) Salleron, *Observations d'orchite blennorrhagique traitée par le débridement du testicule selon la méthode de Vidal* (de Cassis) (*Arch. génér. de médecine*, 1870, 6e série, t. XV, p. 163, 171).

(3) Larrey, *Clinique chirurgicale*. Paris, 1829, in-8, t. III, p. 57.

Les observations semblables à celles que nous venons de rapporter sont rares. Le plus souvent le testicule échappe complètement à l'action de l'instrument ou bien demeure simplement à nu au fond de la plaie scrotale.

On trouverait plus facilement quelques faits où la blessure est produite par la main du chirurgien; soit que, trompé par une fausse sensation de fluctuation et croyant ouvrir une collection liquide des bourses, il porte le bistouri sur le testicule; soit encore qu'il l'intéresse involontairement dans l'opération de l'hydrocèle par incision; soit enfin qu'à l'exemple de Vidal (de Cassis), dans certaines orchites très douloureuses, il pratique de propos délibéré le débridement de la tunique albuginée.

Il résulte de ce que nous avons dit plus haut que la gravité du traumatisme dépend surtout en ces divers cas de l'état antérieur du testicule blessé.

S'il est sain ou peu malade, non distendu par l'inflammation, la hernie des tubes, lorsqu'elle se produira, n'aura aucune tendance à progresser. Kocher raconte qu'ayant par mégarde, lors de l'incision d'une hydrocèle, ouvert l'albuginée, il ferma aussitôt la plaie par deux points de suture et obtint une réunion par première intention.

Il est bien difficile d'admettre que les choses se passeront aussi bien, lorsque la section portera sur un testicule enflammé. Salleron dans un travail intéressant, où il se livre à une juste critique du procédé recommandé par Vidal (de Cassis) dans le traitement de l'orchite blennorrhagique, rapporte deux observations où le débridement de l'albuginée fut suivi de l'évacuation complète de la substance séminifère et de la perte absolue de la glande (1). Vidal affirme cependant avoir pratiqué 400 fois cette opération sans aucun accident et au plus grand bénéfice des malades (2). Il est permis de se demander, avec le professeur Gosselin, si, dans les cas rapportés par Vidal, l'instrument pénétrait toujours jusqu'à l'enveloppe propre du testicule, et si le plus souvent la vaginale seule n'était pas ouverte (3).

M. Arteaga (4) a montré qu'il fallait aussi tenir compte, au point de vue de l'avenir réservé au testicule atteint, de l'étendue de la blessure. Dans les expériences qu'il a instituées, lorsque celle-ci était très longue, intéressant la glande dans presque toute sa hauteur, la

(1) Salleron, *Mém. cité*, p. 164.
(2) Vidal (de Cassis), *Traité de pathologie externe*, t. V.
(3) Gosselin, *in* Curling, *Traité*, trad. franç., p. 316. (*Note du traducteur*.)
(4) Arteaga, *loc. cit.*, p. 38.

guérison se produisait sans complication apparente après une suppuration de courte durée, mais toujours le testicule s'atrophiait au point de disparaître presque complètement. Les altérations qui se produisent alors, étudiées au microscope, sont tout à fait comparables à celles qui succèdent à la contusion de la glande. Nous en donnerons, dans le paragraphe suivant, la description complète.

Les plaies du testicule par instruments tranchants ne réclament ordinairement aucun *traitement* spécial.

On tentera, par des pansements bien faits et légèrement compressifs, de s'opposer à l'issue progressive des tubes séminifères. On se gardera surtout d'exercer aucune traction sur les filaments qui se présenteront dans la plaie, sous prétexte d'en vérifier la nature ou d'en faciliter l'élimination. On imiterait bien plutôt, dans les cas de coupures nettes et peu étendues de l'albuginée, la conduite de Kocher, cherchant à obtenir à l'aide d'un ou deux points de suture la réunion primitive.

C. **Plaies contuses. Plaies par armes à feu.** — Nous ne possédons sur les plaies du testicule par *instruments contondants* et en particulier sur les plaies de cet organe par *armes à feu*, que des documents insuffisants.

Les chirurgiens militaires les mentionnent sans y insister. Au reste, il est rare que l'on ait occasion, à la guerre, d'observer des plaies limitées au testicule. Les blessures de la glande séminale s'accompagnent ordinairement, non seulement de lésions étendues des enveloppes scrotales, mais de plaies du pénis, du périnée, des membres inférieurs et du bassin. La gravité des désordres concomitants diminue l'importance du traumatisme testiculaire.

Tous s'accordent cependant à reconnaître que l'atrophie de la glande est la conséquence ordinaire de l'inflammation provoquée par la blessure. Souvent aussi des douleurs névralgiques, dont le point de départ est dans les bourses, surviennent tardivement, et peuvent motiver l'ablation du testicule guéri ou simplement atrophié.

Nous reviendrons plus longuement sur ces faits en étudiant la contusion du testicule.

Otis (1), dans son important compte rendu des principaux faits de médecine et de chirurgie observés dans la Guerre de Sécession, rap-

(1) Otis, *The medical and surgical history of the war of the Rebellion*, part. 2, vol. II. *Surgical history prepared under the direction of J. K. Barnes, surgeon general, by G. A. Otis, assistant*. Washington, 1876, in-4 ; ch. VII, sect. III, p. 405.

porte 586 cas de contusions, plaies contuses ou lacérations du testicule par armes à feu (1).

L'extirpation du testicule blessé dut être faite 61 fois. La mortalité s'éleva à 18 pour 100.

On n'observa que chez deux blessés la mélancolie avec tendance au suicide, qui a été parfois signalée à la suite des plaies des organes génitaux entraînant la perte des fonctions viriles.

Cette dernière considération, jointe à celle de l'innocuité relative des plaies du testicule, explique qu'on ait donné le conseil de ne pratiquer qu'en dernier ressort, et seulement en cas de nécessité absolue, l'ablation de la glande blessée.

D. **Hernies traumatiques. Dénudation du testicule.** — A côté des plaies proprement dites du testicule, nous devons encore une mention aux hernies traumatiques et aux dénudations de cet organe.

L'élasticité bien connue des enveloppes scrotales fait qu'à la suite de plaies les intéressant dans toute leur épaisseur, elles abandonnent facilement la glande et la laissent absolument à découvert.

Nous signalons ici ces faits, bien qu'ils appartiennent plutôt, semble-t-il, à l'histoire des plaies du scrotum, parce que l'on s'est surtout préoccupé, en pareil cas, du sort réservé à la glande ainsi mise à nu.

Nous nous contentons, pour le moment, de dire à ce sujet que le testicule supporte, en général, assez bien d'aussi graves désordres, et que, dans ce cas encore, ce serait une faute que de procéder trop hâtivement à son extirpation.

Si la plaie scrotale est nette, on tentera, après avoir remis la glande en place à l'aide de sutures, d'en obtenir la réunion immédiate. La réduction du testicule exige parfois un débridement plus ou moins étendu de la plaie.

Dans les cas de plaies contuses, on ramènera, à l'aide de pansements appropriés, les enveloppes scrotales au devant du testicule, et l'on veillera, pendant toute la période de cicatrisation, à ce que celui-ci conserve cette situation.

Il est établi que, dans ces diverses circonstances, le testicule hernié offre, le plus souvent, une tendance naturelle à la réduction spon-

(1) Les cas de plaies du testicule cités par Chenu dans ses rapports sur les campagnes d'Orient et d'Italie sont en nombre infiniment moins considérable. Pour la campagne d'Orient, il n'a eu connaissance que de 11 cas, tous terminés par guérison, 6 fois avec perte de l'organe, 4 fois avec atrophie. Dans celle d'Italie, les plaies du testicule furent observées 13 fois; la guérison fut encore constante, 8 fois avec perte de l'organe, 3 fois avec atrophie. (*Rapport*, etc., *campagne d'Orient*, 1865, p. 207. — *Statistique médico-chirurgicale de la campagne d'Italie*, 1859-1860, t. II, p. 518 et suiv.)

tanée; les bourgeons charnus de la plaie scrotale s'unissent à ceux qui se forment à la surface de la glande pour lui constituer une enveloppe qui finit par la recouvrir entièrement. Exceptionnellement, il peut, comme l'a montré Malgaigne (1), rester en dehors et subir une gangrène partielle. On n'hésiterait pas en pareil cas à intervenir activement pour détruire les adhérences qui le retiennent, pour le replacer, pour ainsi dire, de vive force dans le scrotum, en lui créant au besoin une cavité nouvelle de réception, dans laquelle il serait maintenu par la suture des téguments avivés (Malgaigne).

§ 2. — **De la contusion du testicule.**

La contusion du testicule a été longtemps mal connue. Diversement appréciée par les auteurs, les uns lui accordant une importance exagérée et lui attribuant une série d'altérations pathologiques de la glande, dans lesquelles elle ne joue certainement qu'un rôle très secondaire; les autres allant jusqu'à nier son existence, elle n'a été étudiée avec soin que dans ces dernières années.

L'atrophie, qui, parfois à brève échéance, succède à un coup porté sur les bourses, déjà signalée par A. Cooper, avait cependant depuis longtemps attiré l'attention des observateurs. Mais on ignorait et les conditions exactes dans lesquelles se produisait cette grave complication et les lésions anatomiques auxquelles elle correspond.

C'est sur ce dernier point surtout que se sont concentrés les efforts des contemporains. Les travaux de Malassez, de Reclus, de Rigal, de Kocher, les recherches que nous avons nous-mêmes entreprises à ce sujet, celles que nous avons inspirées à notre élève le Dr Coutan (2), en précisant les désordres immédiats produits par la contusion testiculaire et les lésions définitives qui en sont la conséquence presque fatale, permettent aujourd'hui d'écrire une histoire à peu près complète de cette importante variété de traumatisme du testicule.

Nous résumerons dans les lignes qui suivent les travaux des auteurs que nous venons de citer, ainsi que nos études personnelles, renvoyant, pour les détails qui ne pourraient trouver place dans cet ouvrage, aux mémoires plus étendus que nous avons publiés ailleurs sur la matière (3).

Causes. Fréquence. — La contusion vraie du testicule n'est pas

(1) Malgaigne, *De la hernie traumatique du testicule*, in *Revue méd.-chir.* Février 1847.
(2) Coutan, thèse citée à l'*Index bibl.*
(3) Monod et Terrillon, Trav. cités à l'*Index bibl.*

fréquente. Le plus souvent la glande, fuyant devant le coup porté, ne reçoit, pour ainsi dire, qu'en passant une atteinte légère. La douleur peut être assez vive, mais elle disparaît sans laisser de trace.

D'autres fois le testicule, brusquement saisi et fixé contre le pubis ou le périnée, ne peut s'échapper et subit alors le choc dans toute sa violence.

C'est alors que se produisent dans le parenchyme testiculaire des lésions permanentes, reconnaissables à l'œil nu ou au microscope, qui caractérisent au point de vue anatomique la contusion proprement dite, et dont on trouvera plus loin la description.

Violence du coup et fixité de l'organe, telles sont donc les deux conditions nécessaires à la production de la contusion testiculaire.

Ces conditions se trouveront réalisées dans les circonstances suivantes, qui sont en effet, d'après la plupart des auteurs, celles où le testicule est le plus exposé à être sérieusement atteint : chute du cavalier sur le pommeau de la selle, ou encore chute à califourchon sur un corps dur quelconque ; coups violents portés sur les bourses, coup de pied d'homme ou d'animal (âne, cheval, etc.); coup de lanière dans le supplice du fouet; pincement violent ou écrasement du testicule entre les mains, parfois d'un mauvais plaisant, plus souvent d'un adversaire dans une lutte corps à corps.

On a cité encore des cas de contusion légère résultant d'un simple froissement de la glande dans un mouvement trop rapide de croisement des cuisses.

Rappelons enfin, comme nous avons déjà eu occasion de le dire, que le testicule en ectopie, par le fait seul de la fixité à laquelle il est assujetti, est, dans cette situation, plus souvent atteint par les coups et les chocs.

Nous avons vu que cette circonstance a paru suffisante pour expliquer les dégénérescences si souvent observées dans cette variété d'anomalie de la glande.

Lésions anatomiques. — Les lésions anatomiques de la contusion testiculaire ont été bien rarement étudiées chez l'homme. Les cas de mort immédiate ou simplement rapide à la suite d'une contusion du testicule sont tout à fait exceptionnels; nous ne savons pas si jamais un examen sérieux de la glande contuse a été fait dans ces conditions. Parfois on a pu, sur le vivant, se rendre compte de l'état d'un testicule écrasé, lorsque l'extrême tension des parties a conduit à pratiquer des débridements nécessaires ; ces faits sont encore très rares et les renseignements que l'on obtient ainsi absolument insuffisants.

On aura plus souvent occasion d'examiner des testicules atrophiés à la suite d'une contusion ancienne et rencontrés par hasard à l'ouverture d'un cadavre. Mais on se trouve alors en présence de lésions achevées depuis longtemps et ne donnant que très imparfaitement, et par une interprétation souvent mal fondée, la notion des diverses phases qu'elles ont dû parcourir.

Ces difficultés d'étude et les obscurités qui en résultent devaient fatalement engager les observateurs dans la voie expérimentale. Kocher avait déjà fait quelques tentatives dans ce sens, lorsque Rigal fit paraître son important travail sur la contusion du testicule artificiellement provoquée chez le rat. Mais les recherches de cet auteur ne se rapportent qu'aux chocs et aux pincements violents, allant jusqu'à la rupture de l'albuginée. Dans celles que nous avons entreprises, nous avons essayé de reproduire les diverses variétés de contusion. Toutes nos expériences ont été faites sur des chiens. La situation isolée de l'organe rendait l'opération facile, et la similitude presque absolue de structure permettait de conclure, sans grande chance d'erreur, de l'animal à l'homme.

Un premier point ressort de ces expériences, c'est que, comme Velpeau, en s'appuyant seulement sur l'observation clinique, l'a fait remarquer un des premiers, le testicule, dans les traumatismes qui portent sur l'appareil séminal, est toujours intéressé, et ordinairement à un plus haut degré que l'épididyme (1).

Nous aurons plus d'une fois, dans la suite, à tenir compte de ce fait intéressant, qu'il importait dès l'abord de mettre en lumière.

Il résulte également, soit des recherches expérimentales, soit de l'observation des faits cliniques, que les lésions anatomiques de la contusion testiculaire sont de deux ordres et doivent être étudiées à deux périodes distinctes : lésions *primitives* succédant immédiatement à un coup porté ; lésions *consécutives*, d'abord simplement réactionnelles, mais amenant ensuite, et parfois assez rapidement, dans le parenchyme testiculaire des désordres irrémédiables.

a. **Lésions primitives.** — Nous avons montré ailleurs que l'analyse des résultats obtenus par l'expérimentation permettait de distinguer trois *degrés* de contusion du testicule.

(1) Un fait observé par M. Després (*) dans lequel l'épididyme parut seul atteint est tout au moins très exceptionnel. On remarquera d'ailleurs qu'il ne s'agit, dans ce cas, que d'une observation recueillie sur le vivant, et que la nature exacte de la lésion produite est peut-être discutable.

(*) Delahaye, *De l'hématocèle de l'épididyme*. Thèse de Paris, 1877.

Premier degré. — A ce degré, les lésions sont fort peu accentuées, et demandent souvent un examen attentif pour ne pas passer inaperçues. Elles se bornent à quelques hémorrhagies capillaires disséminées dans toute l'étendue de la glande, se traduisant à l'œil nu par de fines traînées rouges, qui tranchent à peine sur le tissu blanc du parenchyme.

L'examen microscopique ne laisse aucun doute sur l'existence de véritables extravasations sanguines. On reconnaît de cette façon qu'elles siègent dans les travées minces de tissu conjonctif qui séparent les tubes séminifères. Ceux-ci n'ont pas subi d'altération notable ; ils n'ont en particulier éprouvé aucune rupture.

Il semble que le traumatisme ait entraîné un déplacement rapide des tubes les uns sur les autres ; d'où est résulté un tiraillement en tous sens des travées conjonctives intertubulaires, et, par suite, une déchirure des vaisseaux très fins qui rampent dans ce tissu et à la surface des tubes.

L'épididyme peut être atteint en même temps et d'une façon analogue. Il présente alors aussi de fines hémorrhagies entre les flexuosités de son canal; celui-ci est lui-même légèrement altéré, son épithélium est détaché par places.

La tunique vaginale contient souvent quelques gouttes de liquide sanguinolent.

Quelle que soit la bénignité apparente de ces lésions primitives, nous verrons qu'elles peuvent suffire pour compromettre gravement les fonctions de l'organe séminal.

Nous rappelons qu'il faut, pour les produire, que le traumatisme soit assez violent, et que le testicule soit fixé avec une certaine force.

Deuxième degré. — Le coup porté est plus considérable encore, pas assez cependant pour faire éclater l'albuginée.

Aux lésions du premier degré s'ajoutent alors, irrégulièrement disséminés dans l'épaisseur de l'organe, de véritables petits foyers de contusion, facilement visibles à l'œil nu, du volume d'un pois à celui d'un noyau de cerise.

Au microscope, on constate qu'à leur niveau les tubes sont dilacérés et mélangés à d'abondants globules rouges.

Jamais, dans nos expériences, alors du moins que le coup porté n'allait pas jusqu'à produire la rupture de l'albuginée, nous n'avons observé ces gros foyers apoplectiques, décrits par les auteurs sous le nom d'*hématocèle intra-testiculaire*.

Pour nous, en effet, cette lésion ne peut se produire sans que l'albuginée soit rompue. Elle est d'ailleurs infiniment rare. L'un de nous a montré, dans un travail lu devant la Société de chirurgie (1), que la plupart des cas publiés se rapportent en réalité à des cancers ou sarcomes ramollis, au centre desquels s'était formée une cavité anfractueuse remplie de sang et de débris du tissu pathologique. La marche de l'affection et souvent aussi l'examen anatomique de ces tumeurs ne laissent aucun doute sur l'interprétation qu'il convient de donner à ces faits.

Troisième degré. — Ce degré est caractérisé par la rupture, dans une étendue variable, de la tunique albuginée.

Lorsque celle-ci est largement ouverte, il y a un véritable écrasement du testicule. Les tubes séminifères sont répandus dans la vaginale, mélangés à du sang épanché.

Si la rupture est moins considérable, les tubes s'échappent également par l'ouverture. De plus, on constate presque toujours la présence d'un foyer sanguin intra-testiculaire qui se continue avec un caillot sanguin, remplissant plus ou moins la vaginale.

L'hémorrhagie est habituellement abondante. Elle est due à la rupture des vaisseaux volumineux qui rampent dans l'épaisseur de l'albuginée.

C'est dans ce cas seulement qu'il peut être question d'*hématocèle parenchymateuse* intra-testiculaire.

L'épididyme, peu résistant, n'est jamais rompu. Il a subi cependant des altérations profondes, se traduisant à l'œil nu par la présence de véritables foyers sanguins, que l'on rencontre surtout vers la tête de l'organe.

Les lésions du troisième degré de la contusion ne s'observent que si le coup a été très violent. Il faut, en effet, pour produire une rupture de l'albuginée, déployer une force considérable, qui peut, d'après nos expériences, être évaluée à 50 kilogrammes.

Il convient d'autre part de faire remarquer, avant de terminer cette rapide revue des lésions primitives de la contusion, qu'il nous est plusieurs fois arrivé, à la suite d'un coup en apparence bien appliqué, ayant d'ailleurs produit une vive douleur, de n'observer, ni à l'œil nu ni au microscope, aucune lésion appréciable du parenchyme testiculaire.

Ces faits concordent avec ceux observés chez l'homme, dans lesquels un coup porté sur le testicule n'a déterminé d'autre phénomène

(1) Ch. Monod, trav. cité à l'*Index bibl.*

primitif qu'une douleur violente, et n'a été suivi, du côté de la glande, d'aucun phénomène réactionnel ni d'aucun trouble consécutif.

Kocher et Rigal ont été amenés, dans leurs expériences, à faire la même remarque.

b. **Lésions consécutives.** — A la contusion succède rapidement dans l'organe touché une inflammation plus ou moins vive, dont il importe de bien connaître les caractères anatomiques.

On comprend, en effet, en se rendant compte de la nature de ces lésions et de leur évolution, la gravité de l'orchite ainsi provoquée et la fréquence de l'atrophie qui en est la conséquence.

Au niveau du testicule, le tissu conjonctif intertubulaire, partout où il a été le siège des extravasations sanguines qui s'observent aux deux premiers degrés de la contusion, subit une irritation manifeste; il s'œdématie, se vascularise et prolifère.

Les tubes eux-mêmes ne restent pas intacts. Leurs parois s'épaississent et deviennent plus friables. Les cellules intratubulaires se troublent; souvent entre elles apparaissent de petits globes réfringents, indices certains d'un travail d'irritation et de production exagérée.

Du côté de l'épididyme, on constate également dans le tissu conjonctif interstitiel, au niveau des points hémorrhagiques, une prolifération évidente des éléments cellulaires. Les canaux flexueux se dilatent et souvent dans des proportions considérables. Leur épithélium est altéré ; il perd ses cils vibratiles et se couvre de boules réfringentes.

Dans la tunique vaginale, enflammée elle-même, on trouve ou des fausses membranes d'origine récente appliquées à sa surface interne, ou, dans sa cavité, une certaine quantité de liquide.

Enfin, le tissu cellulaire périphérique et les parois scrotales peuvent aussi participer à cette réaction inflammatoire. Le gonflement de ces parties masque et même parfois fait méconnaître les altérations plus sérieuses des organes sous-jacents.

c. **Terminaisons.** — L'inflammation réactionnelle du testicule contus aboutit à des *terminaisons* diverses.

La plus favorable, mais l'une des moins fréquentes, est la *résolution* et le retour complet des parties à l'état normal.

La *suppuration* est loin d'être commune. On observe cependant parfois, à la suite d'une contusion, de véritables abcès parenchymateux du testicule, plus rarement encore de l'épididyme, ceux-ci surtout au niveau de la tête de cet organe (Kocher).

Nous rappellerons dès à présent que bien des suppurations, dites traumatiques du testicule ou de l'épididyme, sont en réalité d'origine tuberculeuse, la contusion n'ayant joué d'autre rôle que celui de cause déterminante, ou ayant été trop légère pour que l'on soit légitimement autorisé à tenir compte de son influence.

Il importe d'autant plus de mettre en relief les faits où l'origine traumatique de la suppuration n'est pas contestable. Il en était ainsi dans une observation de M. Gosselin, publiée par Ch. Remy (1), qui a fait de ce cas une intéressante étude. La contusion du testicule était survenue pendant un exercice à cheval; l'inflammation provoquée par le coup avait été violente ; la vaginale et la glande elle-même suppurèrent. A travers une ouverture spontanée de la séreuse et de l'albuginée, on vit sortir du pus d'abord, puis au bout de quelques jours un bourgeon, qui prit les proportions et l'aspect d'un véritable fongus. La castration devint nécessaire pour obtenir la guérison.

M. Rémy, après un examen minutieux de la pièce, put établir que les lésions franchement inflammatoires n'offraient aucunement les caractères d'une affection diathésique, tuberculeuse ou syphilitique.

L'orchite avait été surtout interstitielle, comme dans toute orchite traumatique succédant à une contusion. La prolifération du tissu cellulaire interposé avait amené la nécrose des tubes. Ceux-ci au lieu de disparaître par voie de résorption lente (atrophie) s'étaient éliminés à travers une perforation de l'albuginée, donnant lieu à une variété de *fongus bénin*, qui n'était autre qu'une hernie de la substance testiculaire.

Les choses ne se passent pas ordinairement de la sorte. Il est permis d'attribuer aux fatigues subies ou aux excès commis par le malade peu auparavant les suites fâcheuses qu'entraîna l'accident dans ce cas exceptionnel.

Il résulte en effet de l'ensemble des faits connus que l'*atrophie* simple est la terminaison habituelle de l'orchite provoquée par la contusion du testicule.

Le processus anatomique qui y conduit a été bien étudié par Rigal dans ses expériences. Nous avons montré nous-mêmes, contrairement à l'opinion de certains auteurs qui plaçaient dans les tubes seuls les lésions de l'atrophie traumatique du testicule, qu'en réalité il se produit en ce cas une double altération occupant à la fois les tubes eux-mêmes et le tissu interstitiel.

La prolifération du tissu conjonctif intertubulaire qui marque les

(1) Ch. Rémy, travail cité à l'*Index bibl.*

premières phases de l'inflammation traumatique de la glande poursuit activement son cours. Ce sont d'abord des cellules fusiformes de formation nouvelle se disposant autour des tubes en couches concentriques de plus en plus épaisses, et finissant par combler entièrement les espaces libres qu'ils laissent entre eux. Ce tissu, purement cellulaire à l'origine, subit rapidement l'organisation fibreuse et forme bientôt une masse compacte qui agit en se rétractant sur les tubes séminifères qu'il emprisonne et dont il efface le calibre.

Les tubes offrent en même temps des lésions qui leur sont propres et qui marchent dans le même sens.

Ils subissent promptement une notable diminution de volume que n'explique pas suffisamment l'altération du tissu conjonctif voisin. De plus, leur tunique interne s'hypertrophie, elle prolifère et donne naissance à des éléments arrondis qui obstruent la lumière du canal. Celui-ci n'est bientôt plus représenté que par un petit cordon plein dans lequel on ne distingue ni épithélium ni cavité centrale.

Cette sorte de sclérose propre du tube, s'ajoutant à celle du tissu cellulaire ambiant, aboutit à la disparition complète de la glande.

Chez le rat, l'évolution des lésions que nous venons de décrire serait, d'après M. Rigal, accomplie au bout de cent jours.

On voit, en résumé, que la contusion du testicule a pour effet de provoquer dans le parenchyme de cet organe une inflammation spéciale que l'on peut désigner sous le nom d'*orchite interstitielle et tubulaire scléreuse*, qui se termine nécessairement par l'atrophie des parties atteintes.

Cette inflammation peut être partielle et se limiter à un département de la glande ; bien plus souvent elle est générale et intéresse celle-ci dans toute son étendue.

Il importe surtout de faire remarquer que des contusions, légères en apparence, ont souvent pour conséquence une atrophie totale du testicule. Les conditions qui facilitent cette fâcheuse terminaison sont encore mal connues. Nous verrons que le jeune âge paraît avoir sur sa production une influence dont on s'explique mal la nature.

L'atrophie de l'épididyme est beaucoup plus rare que celle du testicule. On a même soutenu que l'intégrité de l'épididyme à la suite de l'orchite traumatique était une règle presque sans exception. Nous avons établi ailleurs que cette opinion était certainement exagérée. L'étude des faits démontre que l'atrophie, dans certains cas, porte à la fois sur la glande et sur son canal excréteur (Stanley).

Symptômes, marche. — Une douleur très vive et d'un caractère tout spécial est le premier symptôme accusé par le blessé au moment de la contusion.

Elle peut être d'une intensité telle qu'elle provoque une syncope immédiate.

Celle-ci est ordinairement courte, et le patient reprend vite ses sens. Il semble cependant qu'elle puisse être mortelle. On ne trouve pas du moins d'autre cause de mort dans le cas suivant. Un homme dans une rixe est saisi par son adversaire au niveau des meurt. parties sexuelles ; il jette un grand cri, tombe en convulsions et La seule lésion trouvée à l'autopsie fut une rupture des vaisseaux spermatiques à la hauteur de l'anneau inguinal interne (1).

Fischer rapporte aussi l'histoire d'un homme qui, mordu par un cheval en fureur, mourut au bout de quelques heures. L'animal avait pris et maintenu un certain temps entre ses dents le testicule et le scrotum de ce malheureux. L'autopsie ne fut pas faite ; la mort fut attribuée au choc traumatique (2).

Ces faits sont exceptionnels. Nous avons vu plus haut que, dans les 586 cas de contusions et plaies contuses rassemblés par Otis, pas une seule fois la mort ne fut immédiate ou seulement rapide.

Jamais non plus, dans nos expériences, nous n'avons vu l'animal succomber malgré la violence parfois considérable du coup et la vive douleur ressentie.

Le plus souvent la douleur produite par la contusion s'accompagne seulement d'un sentiment de défaillance, parfois de vomissements subits. Poignante, causant un sentiment d'angoisse indéfinissable, elle a un caractère tout particulier et bien connu, qui indique nettement que la glande séminale a été touchée.

Elle a son maximum d'intensité au niveau des bourses, mais remonte habituellement le long du cordon jusqu'aux reins. Se propageant parfois sur le trajet des diverses branches du plexus lombaire, elle retentit aux cuisses et à la partie inférieure de la paroi abdominale.

Lorsque la contusion a été très légère, la douleur quoique vive est de courte durée. La partie reste sensible pendant quelque temps ; puis tout rentre dans l'ordre, il ne reste aucune trace du traumatisme.

D'autres fois, la souffrance disparait de même presque complètement au bout de quelques heures ; le blessé, d'abord très vivement impres-

(1) Schlesier, *Casper's Wochenschrift*, 22 oct. 1842, cité par Curling, *Traité*. trad. franç., p. 85.

(2) Fischer, *ouvr. cité* par Kocher, *loc. cit.*, p. 209.

sionné par l'accident, cesse de se plaindre, il peut reprendre ses occupations sans éprouver d'autre inconvénient qu'une douleur sourde, accompagnée d'un peu de gêne locale ou de pesanteur. Il se croit guéri, lorsque subitement ou peu à peu apparaît toute la série de phénomènes qui indiquent la réaction inflammatoire de l'organe contus.

Ou bien enfin la douleur persiste presque sans s'atténuer, pour augmenter ensuite et prendre un nouveau caractère, au moment où éclatent les phénomènes inflammatoires.

Il est intéressant de faire remarquer que l'intensité de la douleur primitive n'est pas toujours un indice certain de la gravité de la contusion et de l'intensité des désordres produits par le choc dans le parenchyme testiculaire.

La période de réaction qui succède, parfois immédiatement, ordinairement au bout de quelques heures seulement, ou même au bout de quelques jours, à celle que nous venons de décrire, s'annonce tout d'abord par un gonflement douloureux de la partie contuse.

Le testicule lui-même est augmenté de volume. Sa consistance varie ; dans certains cas il semble plus mou qu'à l'état normal, le plus souvent au contraire il est dur, tendu, résistant.

L'épididyme participe le plus souvent à ce gonflement. On le reconnaît à sa forme spéciale, à sa situation, à la façon dont il coiffe comme un casque le bord supérieur de la glande.

Nous avons déjà rappelé que Velpeau avait avec raison fait remarquer que l'orchite traumatique par contusion offrait ce caractère particulier, que le gonflement portait aussi bien sur le testicule que sur l'épididyme, que souvent même le testicule restait seul affecté depuis le commencement jusqu'à la fin de la maladie.

L'augmentation de volume de l'épididyme, dont l'expansion n'est pas limitée par une enveloppe fibreuse peu extensible, peut cependant paraître relativement plus considérable que celle du testicule.

Les sensations perçues sont d'autant plus trompeuses que bien souvent, comme nous le verrons en étudiant les lésions inflammatoires de l'épididyme, l'infiltration des parties périphériques peut faire croire à une lésion de cet organe, plus importante qu'elle ne l'est en réalité, qui parfois même manque absolument.

Ce point est important à signaler, car il est la cause d'une erreur assez fréquemment commise. On croit, en se fondant sur l'apparence des parties, que la contusion n'a frappé que l'épididyme, alors que le testicule est en réalité seul sérieusement atteint. Seul en effet bien souvent il est ultérieurement atrophié, alors que l'épididyme, qui semblait au début plus malade, reprend peu à peu son aspect normal.

Il reste donc parfaitement établi que l'orchite traumatique par contusion se distingue des orchi-épididymites d'origine uréthrale par la participation presque constante du testicule lui-même à l'inflammation provoquée par le coup.

Le canal déférent est ordinairement intact.

Il n'en est pas de même de la tunique vaginale ; mais les lésions habituellement assez légères dont elle est le siège sont difficilement appréciables sur le vivant. Seule l'accumulation de liquide, lorsqu'elle est assez abondante pour donner la sensation de fluctuation, est souvent reconnue. Il semble même que dans certains cas une vaginalite avec épanchement soit l'unique résultat sensible de la contusion testiculaire. Il se produirait dans ces conditions une véritable hydrocèle d'origine traumatique.

Les parties tuméfiées sont en même temps douloureuses, lourdes et très sensibles à la moindre pression.

Les parois scrotales peuvent elles-mêmes participer aux phénomènes inflammatoires ; les bourses sont alors rouges et tendues.

La réaction générale est ordinairement modérée. Il y a peu ou point de fièvre.

En l'absence de commémoratifs, il serait souvent difficile de distinguer l'inflammation traumatique du testicule de l'épididymite blennorrhagique la plus vulgaire. La confusion a été faite plus d'une fois ; et il faut reconnaître que les tromperies voulues ou inconscientes des malades peuvent rendre l'erreur difficile à éviter.

L'issue de la maladie, et en particulier l'atrophie considérable et inattendue de la glande, succédant à une inflammation qui paraissait modérée, éclaire seule, bien souvent, sur sa véritable nature.

Terminaisons. — Il n'est pas impossible cependant que l'orchite provoquée par un coup se termine par la *résolution*.

On voit alors, et ordinairement à bref délai, le gonflement et la douleur disparaître. Au bout de quelques jours ou de quelques semaines, il ne reste plus trace de la lésion. L'épididyme reste parfois légèrement induré ; ou bien encore la surface du testicule, en raison des adhérences de la vaginale, semble inégale et comme rugueuse. Mais ces points sont négligeables, car ils n'ont aucune conséquence sérieuse.

L'*atrophie* de la glande et la *suppuration* peuvent être considérées, ainsi que nous l'avons établi plus haut, comme les terminaisons habituelles de l'orchite par contusion.

L'*atrophie* est surtout fréquente. Elle se présente sur le vivant avec des caractères qui varient un peu suivant les cas.

Le plus souvent elle commence immédiatement après la chute des phénomènes inflammatoires, et s'établit d'une façon graduelle, mais relativement rapide. Le gonflement et la douleur disparaissent; il semble que la résolution soit franche et que l'affection va se terminer à souhait. Mais bientôt l'on constate que la glande, au lieu de revenir simplement à ses dimensions normales, continue à diminuer de volume. Avant la fin du premier mois l'atrophie est souvent déjà manifeste, et elle ira s'accentuant de plus en plus.

D'autres fois, l'organe malade paraît devenir le siège d'une sorte d'inflammation chronique et rebelle. La douleur locale et la chaleur persistent un certain temps, et la glande durcit. A cette période en succède une seconde, ordinairement assez longue, qui ne s'accompagne pas de vives douleurs, pendant laquelle le testicule diminue lentement mais progressivement de volume. L'atrophie définitive ne se produit dans ce cas qu'après un temps souvent assez long.

Enfin le processus atrophique se produit parfois par saccades, avec des périodes d'accalmie complète, suivies de poussées inflammatoires. Cette forme s'observe particulièrement chez certains individus prédisposés par leur profession à des contusions répétées (cavaliers, manœuvres, etc.).

Le testicule atrophié se présente habituellement sous forme d'une petite masse qui ne rappelle que très imparfaitement l'aspect de la glande normale. Son volume peut être singulièrement réduit, et ne pas dépasser celui d'une noisette ou d'un haricot. Sa consistance varie; rarement dur et fibreux, il est plus souvent remarquablement mou et flasque. Il semble parfois que l'on saisisse entre les doigts une sorte de coque à moitié vide (Gaujot).

D'autres fois, par suite d'une atrophie limitée à une région de la glande, celle-ci prend une forme particulière. On croirait qu'elle a subi comme une perte de substance qui lui donne l'aspect d'un rein ou d'un cotylédon

Lorsque l'épididyme est intact, il est facilement reconnaissable et contraste par ses dimensions avec le petit corps qui lui est accolé. Lorsqu'il est lui-même atrophié, on ne trouve plus, perdue dans le scrotum, qu'une masse irrégulière dans laquelle il est impossible de distinguer par la palpation les traces des deux organes.

Le testicule atrophié est absolument incapable de former des spermatozoïdes ; aussi n'a-t-on jamais trouvé d'animalcules dans les voies séminales correspondantes. La fonction cependant reste intacte si l'autre testicule est sain.

Lorsque les deux testicules sont atrophiés, l'infécondité est absolue. Il peut s'y joindre un certain degré d'impuissance. On a même signalé quelques changements dans l'habitus extérieur, lorsque l'accident est survenu avant l'adolescence.

A ces phénomènes tout négatifs ne se bornent pas toujours les conséquences qu'entraîne après elle l'atrophie du testicule. Dans certains cas, il s'y joint un état névralgique tout à fait comparable à celui que nous décrirons sous le nom de *testicule douloureux* et qui peut être tel que la castration a dû être pratiquée pour délivrer les malades de leurs souffrances.

L'atrophie du testicule à la suite de la contusion paraît plus fréquente chez l'enfant et l'adolescent que chez l'adulte. A. Cooper et plus récemment le professeur Gosselin avaient fait cette remarque, qui s'applique, d'après ce dernier, à toutes les variétés d'atrophie testiculaire.

L'analyse des observations recueillies par M. Coutan dans sa thèse inaugurale nous a conduits nous-même à une conclusion semblable. Sur huit cas dans lesquels l'atrophie a succédé au traumatisme, cinq fois le blessé était âgé de moins de 20 ans ; dans les trois autres, il avait 23, 24 et 31 ans.

Il faut ajouter cependant que l'orchite traumatique paraît elle-même plus fréquente dans le jeune âge que chez les individus dont le développement est absolument achevé. Il semble que la glande séminale, avant et au moment de la puberté, supporte moins bien que plus tard l'action du traumatisme. Cette remarque, si elle se confirme, ôterait à la précédente une partie de sa signification. Le nombre relativement grand d'atrophies observées chez les jeunes gens serait simplement en rapport avec la fréquence, plus grande à la même époque de la vie, de l'inflammation qui les provoque.

La *suppuration* est une terminaison rare de l'orchite par contusion. Il est incontestable cependant que, dans certains cas, la suppuration peut, avec raison, être considérée comme la conséquence directe du traumatisme.

Nous en avons rapporté plus haut un exemple suffisamment démonstratif, emprunté par M. Rémy à la pratique du professeur Gosselin.

Elle se produit ordinairement dans la glande elle-même, parfois aussi dans l'épididyme.

On peut la soupçonner, lorsqu'après la chute des phénomènes inflammatoires de la période aiguë, il reste une douleur locale spontanée ou réveillée par la pression.

Au même point apparaît bientôt sur le scrotum une bosselure rouge qui devient fluctuante et qui, au bout de quelques jours, spontanément ou à la suite d'un coup de bistouri, donnera issue à du pus.

Le diagnostic d'abcès parenchymateux du testicule ne devient cependant certain que si aux produits ordinaires de la suppuration se joint la sortie des tubes séminifères, qui s'échappent bientôt sous forme de filaments facilement reconnaissables.

Ordinairement, le testicule tout entier est ainsi peu à peu éliminé. L'ouverture se ferme alors. Contrairement à ce qui se passe dans les abcès d'origine tuberculeuse, il ne reste pas de trajets fistuleux d'une durée indéfinie. La guérison, au prix il est vrai de la perte de la glande, s'est faite du premier coup complète. On ne trouve plus dans le scrotum qu'un noyau dur, bosselé, constitué par la vaginale épaissie, ratatinée, souvent surmontée encore par l'épididyme intact.

Il ne semble pas que la fréquence de la suppuration dépende de la violence de la contusion. L'âge du sujet et son état général paraissent avoir sur ce mode de terminaison une influence bien plus certaine. Il résulte en effet des quelques observations connues que les vieillards et les individus surmenés y sont plus exposés que d'autres.

Diagnostic. — Il ne suffit pas, pour que l'on puisse affirmer la contusion du testicule, que le coup porté sur les bourses ait atteint la glande séminale, ce qui se reconnaît assez à la douleur vive et de nature toute spéciale éprouvée par le patient.

Dans certains cas, le traumatisme n'est pas douteux, mais il n'y a pas eu de lésion produite. Tout se borne à des phénomènes douloureux qui peuvent être intenses mais sont passagers. L'accident n'a aucune suite.

Il ne peut alors être question de contusion. On pourrait plutôt, par analogie avec ce qui se passe dans d'autres organes, parler de *commotion* du testicule.

Cette distinction a de l'importance. Les chocs douloureux du testicule sont en effet d'observation vulgaire, alors que la contusion proprement dite avec ses conséquences graves, telles que l'inflammation et l'atrophie de la glande, est, au contraire, relativement rare.

La contusion du testicule n'est certaine que si au coup porté succède la réaction inflammatoire locale que nous avons décrite.

On se gardera cependant de rapporter trop facilement au traumatisme toute inflammation du testicule qui paraîtra s'être développée à la suite d'un coup. On ne se contentera pas sur ce point des affirmations du malade, qui aura toujours tendance à mettre les souffrances qu'il éprouve au compte d'une violence extérieure, souvent imaginaire, ou dont il s'exagère du moins la portée.

On s'assurera donc tout d'abord de la réalité du traumatisme, soit par un interrogatoire bien dirigé, soit par l'examen du scrotum qui, souvent, portera la trace du coup.

Mais surtout, on s'astreindra à une recherche minutieuse des autres causes possibles de l'orchite (uréthrites diverses, cathétérisme, oreillons, tuberculose, etc.). On ne saurait, en particulier, trop insister sur l'examen exact et répété du canal de l'urèthre, et particulièrement de ses parties profondes, à l'aide d'une bougie à boule (Duplay).

La contusion reconnue, sera-t-il possible, au lit du malade, de distinguer les trois *degrés* dont l'étude anatomique nous a révélé l'existence ?

Il faut bien reconnaître que l'on ne peut avoir en ce sens que des présomptions plus ou moins fondées.

Ce que nous savons des lésions du premier degré de la contusion fait supposer que l'affection devra alors être caractérisée par une inflammation relativement modérée, habituellement suivie d'une atrophie plus ou moins rapide de la glande, pouvant cependant se terminer par résolution avec retour complet des parties à l'état normal.

La réaction inflammatoire plus vive, la résolution absolument exceptionnelle, l'atrophie presque constante, la suppuration possible, tels seront, au contraire, les principaux faits qui permettront, au moins rétrospectivement, de reconnaître le second degré de la contusion.

La rupture de l'albuginée, qui caractérise anatomiquement le troisième degré, devra enfin être soupçonnée lorsque, à la suite d'un choc d'une extrême violence et malgré la vive inflammation qui en aura été la conséquence, on pourra constater une subite diminution du volume et une mollesse spéciale de la glande indiquant un véritable écrasement de l'organe.

Ce n'est pas ainsi cependant que les choses devront le plus souvent se passer. La contusion portée à ce point donne presque inévitablement lieu à un épanchement sanguin intra-testiculaire se faisant jour, à travers l'albuginée rompue, jusque dans la cavité vaginale.

Les signes de l'*hématocèle parenchymateuse* du testicule l'emportent alors sur ceux de l'orchite traumatique.

Ces cas sont d'un diagnostic difficile. Ce n'est que le bistouri à la main, bien souvent, lorsque le gonflement excessif a rendu nécessaire une incision faite aux bourses distendues, que l'on est arrivé à reconnaitre la véritable nature de la lésion produite. La vaginale ouverte, le sang qu'elle contenait évacué, on constate la rupture de l'albuginée et la présence d'un foyer sanguin dans l'épaisseur même du testicule (1).

Pronostic. — Il est inutile d'insister sur la gravité de l'orchite par contusion au point de vue de la fonction de l'organe atteint.

Plus que toute autre variété d'inflammation testiculaire, elle peut, à tous les degrés, entraîner l'atrophie de la glande séminale. Ce fait est surabondamment établi.

Mais la contusion du testicule peut avoir des conséquences plus graves encore et parfois bien inattendues. Il arrive, chez certains sujets prédisposés, que l'inflammation même légère qui succède à la contusion détermine dans un testicule, jusque-là absolument sain, une véritable poussée tuberculeuse. Il se produit en ce cas comme le réveil d'une diathèse auparavant méconnaissable, phénomène qui n'est pas rare dans l'histoire pathologique d'autres organes, dans celle des articulations, par exemple. On sait, en effet, combien souvent, dans des circonstances analogues, c'est-à-dire lorsque la tuberculose est encore en puissance, si l'on peut s'exprimer ainsi, et n'a encore donné lieu à aucune manifestation appréciable, une arthrite de cause traumatique, présentant d'abord les allures de l'inflammation la plus franche, se transforme insensiblement en une arthropathie fongueuse ou tuberculeuse.

D'autres fois, la tuberculose a déjà élu domicile dans l'appareil séminal, mais son évolution a été lente. Elle se développait sourdement sans attirer l'attention ni du malade ni du médecin. Survienne un coup, un choc, parfois un simple froissement, et la scène change brusquement; une orchi-épididymite, dont la nature tuberculeuse est bientôt révélée par la marche de l'affection, éclate et poursuit son cours jusqu'à sa terminaison presque inévitable par suppuration, fistules et destruction plus ou moins complète de l'organe.

Nous avons vu plus haut que ces cas peuvent être d'une interprétation difficile et que bien des exemples d'orchites dites traumatiques

(1) V. les observations de J.-L. Petit et de Giraldès dans le mémoire de Béraud, *Considérations sur l'hématocèle* (*Arch. génér. de médecine*, 1851, 4e série, t. XXV, p. 281).

ayant donné lieu à la formation d'abcès doivent, en réalité, être mis au compte de la diathèse tuberculeuse.

Nous nous contentons de signaler, sans nous y arrêter plus longuement, cette double conséquence possible du traumatisme testiculaire. Il s'agit là de faits aujourd'hui bien connus et indiscutables.

On a soutenu que l'orchite syphilitique, et en particulier la variété interstitielle diffuse se terminant par sclérose, pouvait aussi succéder à une simple contusion du testicule. Les cas de ce genre sont assurément plus rares et prêtent plus à contestation. L'hypothèse cependant est plausible et cadre assez bien avec ce que l'on sait de l'influence du traumatisme sur certaines manifestations locales de la syphilis.

Traitement. — La contusion du testicule demande comme soins immédiats le repos absolu, les opiacés ou autres narcotiques pour calmer la douleur qui est très vive, et des moyens locaux divers pour modérer autant que possible l'inflammation.

C'est ainsi que l'on a recommandé les sangsues qui ont une action si puissante sur les circulations locales; le froid sous forme de compresses souvent imbibées d'eau glacée, ou d'une vessie de glace, séparée des bourses par plusieurs doubles de linge pour éviter le sphacèle; ou simplement des applications émollientes et calmantes.

Demme (1) dit s'être bien trouvé, dans certains cas d'orchite traumatique, d'applications de teinture d'iode; le moyen est douloureux, mais serait souverain. Dans le même ordre d'idées on a conseillé les badigeonnages avec une solution de nitrate d'argent.

§ 3. — Orchite traumatique. — Orchite par effort.

a. **De l'orchite traumatique.** — Il résulte avec évidence de ce qui vient d'être dit que l'existence de l'orchite traumatique n'est pas contestable.

C'est à peine, il est vrai, si la faible réaction locale qui accompagne les plaies du testicule mérite ce nom.

Par contre, on a vu qu'à la suite de la contusion il peut se produire une véritable inflammation du parenchyme testiculaire, inflammation peu aiguë, sans grande augmentation de volume, frappant surtout le tissu interstitiel de la glande, et entraînant à sa suite une atrophie plus ou moins étendue; véritable orchite parenchymateuse par conséquent, très différente des inflammations d'origine uréthrale

(1) Demme, *Specielle Chirurgie der Schusswunden nach Erfahrungen in den Nordital Hospit. v.* 1859, in-8°, Würzbourg, 1861, p. 158.

qui ont surtout pour siège l'épididyme et le tissu cellulaire ambiant.

Cette distinction n'a pas toujours été faite et pendant longtemps les observateurs, confondant entre elles les diverses variétés d'inflammation du testicule, accueillant d'autre part trop facilement les affirmations des malades, avaient singulièrement exagéré la fréquence de l'orchite traumatique. Trop souvent on rapportait à un coup complaisamment invoqué le développement d'une épididymite, dont l'origine réelle devait être cherchée dans une inflammation de l'urèthre. L'erreur était d'autant plus facile que la complication épididymaire coïncide souvent avec la disparition ou la diminution momentanée de l'écoulement blennorrhagique.

Une réaction se produisit, qui dépassa même le but. Elle était fondée sur une meilleure connaissance des diverses formes d'inflammation de l'épididyme.

Il fut démontré en effet que l'orchite des tuberculeux et même des syphilitiques pouvait, au moins au début, suivre une marche aiguë ou revêtir toutes les allures d'une inflammation simple ou de cause urèthrale. Comme d'autre part, en pareil cas, l'urèthre était trouvé absolument sain, il était naturel qu'on en fût venu à attribuer l'accident à un traumatisme léger, qui avait pour les malades une importance qu'il ne méritait pas. La marche ultérieure de l'affection éclairait seule sur leur véritable nature.

Nous avons vu au reste que, dans certains cas de tuberculose chronique et comme latente de l'épididyme, un coup ou un froissement peut provoquer l'apparition d'une poussée aiguë. L'action du traumatisme est donc réelle, mais il n'intervient qu'à titre de cause occasionnelle. Ce n'est évidemment pas là de l'orchite traumatique au sens où ce mot doit être pris.

On en venait donc ainsi et peu à peu à nier presque complètement l'existence de l'orchite traumatique, ou à ne l'admettre que de la façon la plus dubitative.

C'était aller trop loin.

On ne saurait, il est vrai, s'entourer de trop de précautions avant d'affirmer qu'une inflammation de l'épididyme ou du testicule a réellement pareille origine. On tiendra compte des circonstances exactes du trauma, de la forme de l'inflammation, de sa marche, de l'état dans lequel sera trouvée la glande à sa suite (atrophie). D'autre part l'examen de l'urèthre sera pratiqué avec soin et plusieurs fois renouvelé; on explorera la prostate, les vésicules séminales, le cordon, l'épididyme du côté opposé. On n'oubliera pas enfin l'interrogatoire minutieux du malade au double point de vue de la tuberculose et de la syphilis.

Si toutes ces recherches n'aboutissent qu'à un résultat négatif, alors, mais alors seulement, le traumatisme pourra être mis en cause.

Nous avons dit que l'orchite traumatique ainsi comprise résulte dans la majorité des cas d'une contusion directe du testicule. C'est donc au chapitre précédent que nous renvoyons pour tout ce qui a trait aux lésions produites ou à la marche de l'affection.

Mais ne peut-elle point se produire d'autre façon ? L'orchite dite *par effort* existe-t-elle? La question, très discutée et très diversement tranchée, vaut bien que nous nous y arrêtions un instant.

b. **De l'orchite dite par effort.** — L'*orchite par effort* était admise sans conteste par Velpeau. Tout en reconnaissant que les malades, de bonne foi ou pour cacher la véritable origine de leur mal, attribuent trop souvent « à un violent effort » l'orchite dont ils sont affectés, il ajoute qu'un examen attentif de la question l'autorise à croire que cette étiologie ne doit pas toujours être repoussée *à priori*, comme on est tenté de le faire.

« Une marche forcée, dit-il, la station verticale, l'action de porter, de soulever un lourd fardeau, tous les genres d'efforts en un mot, susceptibles de retentir dans l'aine, sont de nature à causer l'inflammation du testicule. »

Ce fait résulte pour lui de la disposition des fibres les plus externes du grand droit de l'abdomen qui passent en anse sur le canal déférent pour aller se terminer sur la lèvre interne de l'os iliaque. Ces fibres, lorsque le grand droit se contracte, redressent leur concavité, compriment tous les éléments du cordon, qui se trouvent par là comme pincés dans une espèce de boutonnière, toutes les fois que l'homme se livre à des efforts un peu violents. Ce pincement peut être porté au point de provoquer une inflammation de la glande, qui débute par l'épididyme ou le canal déférent, qui a par conséquent toutes les allures de l'orchite blennorrhagique, et peut être facilement confondue avec elle.

Cette manière de voir, malgré l'autorité de Velpeau, ne trouverait plus guère aujourd'hui de défenseurs. On s'accorde à reconnaître que si l'orchite par effort existe, elle ne peut résulter que d'une contraction énergique du crémaster qui entraînerait brusquement le testicule vers l'anneau ; la glande, dans ce mouvement ascensionnel subit, serait fortement appliquée et contusionnée contre le pubis (Tillaux).

D'après cette hypothèse l'orchite par effort serait donc une orchite par contusion.

M. Duplay (1) et son élève M. Delome (2) se sont attachés à prouver que, même ainsi réduite, l'orchite dite par effort devait être très rare. Sur une série de malades étudiés à ce point de vue, qui rapportaient à un effort l'origine de leur épididymite, et qui d'ailleurs ne présentaient en apparence aucune lésion uréthrale, ils sont parvenus à démontrer que celle-ci existait en réalité, mais confinée dans les régions profondes du canal; une bougie à boule poussée assez loin ramenait toujours une certaine quantité de pus, indice certain d'une uréthrite dissimulée ou méconnue.

Est-ce à dire qu'il faille absolument nier la possibilité d'une orchite produite par le mécanisme que nous exposions il y a un instant? Nous ne le pensons pas.

Nous ferons remarquer tout d'abord que l'apparition de douleurs plus ou moins vives accompagnant la brusque ascension du testicule est un fait connu et non discutable. Lecomte, dans sa thèse, rapporte qu'il a vu, dans le service de Larrey au Val-de-Grâce, un malade soigné pour un rétrécissement, chez lequel, à chaque séance de cathétérisme, le testicule se portait brusquement et très haut dans le canal inguinal et devenait douloureux.

Le même auteur ajoute qu'Arnaud avait connu « un jeune conseiller au Parlement, dont les testicules, chaque fois qu'il se trouvait en compagnie de dames, remontaient dans les canaux inguinaux, et lui causaient des douleurs si vives, qu'il était obligé de se retirer. »

Nous aurons occasion plus loin, à propos des déplacements traumatiques des testicules, de rapporter d'autres exemples de ce genre et de montrer que, dans ces conditions, une véritable inflammation peut atteindre la glande chassée hors des bourses.

Mais, dans tous ces cas, celle-ci s'est logée dans le canal inguinal, l'orchite s'explique alors par l'étranglement du testicule, ou du moins par la compression qu'il subit entre les plans fibreux et inextensibles de l'abdomen.

Il en est autrement lorsque l'organe est simplement transporté au devant de l'anneau inguinal, et ne s'engage pas entre les piliers. Et cependant, alors encore, une orchite vraie peut se produire; le cas suivant observé par l'un de nous (3) paraît absolument démonstratif. Un homme de quarante-cinq ans, qui avait toujours eu les deux tes-

(1) Duplay, *Trois cas de prétendues orchi-épididymites par effort* in *Arch. gén. de médecine*. 1876, 6e série, t. XXVIII, p. 353.

(2) Delome, *De l'orchi-épididymite prétendue par effort*, Thèse de Paris, 1877.

(3) Terrillon, *De l'orchite par effort; sa terminaison par l'atrophie testiculaire* in *Annales des maladies des voies génito-urinaires*, 1885, p. 230.

ticules dans les bourses, éprouva un jour, en faisant un effort violent pour soulever une barre de fer, une douleur extraordinairement vive dans le testicule gauche; la douleur alla jusqu'à provoquer une syncope. Revenu à lui, et porté dans son lit, le malade s'aperçut que le testicule était remonté dans la région de l'aine et qu'il était très douloureux. Une orchite véritable suivit avec phénomènes abdominaux. Au bout de trois semaines les accidents aigus étaient calmés, mais le testicule restait dans l'aine et était le siège de douleurs telles, qu'on dut proposer au malade et qu'il accepta avec empressement la castration. Au cours de l'opération on constata que le testicule était en effet fixé en avant de l'anneau inguinal, que, de plus, il avait subi une atrophie manifeste. Au microscope on reconnut que la glande présentait les lésions caractéristiques de l'atrophie qui succède à l'orchite traumatique.

Comment expliquer cette inflammation survenue à la suite d'un traumatisme aussi faible que celui qui peut résulter de la contraction du crémaster, projetant le testicule contre l'anneau inguinal?

Il nous paraît difficile d'admettre avec M. Tillaux qu'il y ait simplement, en pareil cas, contusion de la glande contre le pubis. Nous avons vu que, pour produire les lésions de la contusion, il faut exercer une notable violence, supérieure du moins à celle qui est ici en jeu.

Pour nous, il nous semble qu'il faut faire intervenir, pour éclairer la pathogénie des accidents, le fait même de la fixation du testicule en dehors des bourses. Il est certain que l'organe déplacé, alors même qu'il ne s'engage pas entre les piliers, est plus ou moins à l'étroit dans sa situation nouvelle; les tissus qui l'entourent n'ont évidemment pas la souplesse et l'élasticité que présente à un si haut point le scrotum. Si l'on ajoute qu'il a pénétré de force au milieu d'eux, on comprendra que, sans subir un étranglement vrai, il doive, en dehors de l'anneau, aussi bien que dans ce canal, subir un certain degré de compression aiguë qui suffira à l'enflammer.

L'orchite résulterait donc plutôt de la compression que de la contusion de la glande; ou, si l'on veut, de l'action combinée de ces deux genres de violence.

C'est dans ces conditions, croyons-nous, que l'*effort* peut déterminer l'inflammation du testicule, c'est dire que l'*orchite par effort* n'est qu'une complication des déplacements traumatiques du testicule, et qu'elle ne mérite pas une étude à part.

§ 4. — Luxations du testicule. — Ectopies acquises.

La mobilité du testicule dans le scrotum grâce à laquelle, comme nous le rappelions plus haut, il échappe à l'action des corps contondants, est telle que, chez certains individus et dans certaines circonstances, brusquement entraîné ou repoussé vers le canal inguinal, il subit un déplacement notable, qui peut devenir permanent.

La situation dans laquelle on le découvre alors est souvent la même que celle qu'il occupe dans les ectopies congénitales, d'où le nom d'*ectopies acquises*, qui peut être donné aux cas de ce genre.

Plus rarement, la glande se fixe dans une position plus ou moins éloignée, qui ne correspond à aucune des étapes qu'elle parcourt dans son mouvement de descente de l'abdomen dans les bourses. Il s'agit alors vraiment d'une sorte de *luxation du testicule*.

Il est probable que certaines conditions anatomiques (laxité des tissus, dimensions trop grandes de l'anneau inguinal externe, persistance partielle du canal vagino-péritonéal) favorisent ces déplacements. Mais elles n'ont été jusqu'ici que soupçonnées, l'occasion ayant manqué d'en faire la vérification sur le cadavre.

Causes. — Les ectopies acquises et les luxations du testicule paraissent pouvoir se produire dans deux circonstances différentes: — ou bien à la suite d'un violent effort; la contraction énergique du crémaster semble en ce cas être l'agent de la translation de la glande vers le pli de l'aine; — ou bien à la suite d'un coup, d'un choc, d'un écrasement du scrotum; le testicule échappe par glissement à l'action directe du corps contondant, mais en même temps est chassé hors des bourses.

Parfois, comme dans le cas curieux rapporté par Godard, le déplacement se fait sans cause appréciable. Examinant un jeune homme monorchide, dont le testicule pouvait être senti dans l'aine, il apprit que l'anomalie n'était pas congénitale. Les deux testicules étaient descendus, lorsqu'à l'âge de dix ans, sans cause connue, sans coup reçu sur les parties, la glande spermatique du côté gauche était remontée dans le canal inguinal et y était demeurée.

Il s'agit évidemment ici d'une simple réascension du testicule, qui s'était probablement produite à la faveur d'une persistance du canal vagino-péritonéal.

Ce cas est exceptionnel et, le plus souvent, c'est à une contraction brusque du crémaster, survenue au moment d'un effort violent, qu'il faut rapporter le déplacement du testicule.

L'élévation brusque du testicule dans les bourses par contraction du crémaster est un phénomène bien connu et bien distinct de l'ascension lente qui est due à l'action du dartos.

Ce mouvement d'élévation, chez certains individus et dans certaines circonstances, se produit très aisément et peut être porté assez loin. Dans quelques cas même, il est exécuté à volonté; Marshall (1), dans ses intéressantes remarques sur les nombreux conscrits examinés par lui, rapporte que certains « ont la faculté de contracter et de relâcher volontairement le muscle crémaster; il en est même qui peuvent élever le testicule d'un côté et non de l'autre. »

Alors même que par ce mécanisme la glande est transportée, comme on l'a vu, jusque dans l'aine, il ne s'agit là encore que d'un phénomène physiologique sans importance réelle.

Le cas ne devient réellement pathologique que si le testicule ainsi remonté ne peut redescendre.

Marshall termine le passage que nous venons de citer en ajoutant « qu'un petit nombre de sujets ne pouvaient ensuite faire retourner la glande dans le scrotum ».

Le plus souvent, c'est à la suite d'une contraction brusque et involontaire que cette impossibilité se présente. Elle peut n'être que passagère. Deux fois M. de Saint-Germain l'a vue disparaître après un temps variable chez des enfants de neuf à dix ans (2). Chez l'un, après un mouvement brusque fait pour éviter un coup, les deux testicules remontèrent dans l'abdomen; au bout de deux mois et demi ils avaient repris leur place. Chez l'autre, le déplacement, survenu à la suite de coups de pieds sur le ventre, céda aussi spontanément.

Kocher rapporte un fait analogue observé chez un adulte. Au cours d'un coït brusquement interrompu par une peur subite, les deux testicules remontèrent à l'anneau; ils y restèrent cinq mois, puis rentrèrent d'eux-mêmes dans les bourses.

Variétés. — Lorsque la glande ne reprend pas sa situation normale ou ne peut être promptement réintégrée dans le scrotum, des adhérences indélébiles ne tardent pas à la fixer définitivement dans sa situation nouvelle.

Celle-ci varie suivant qu'il s'agit d'une *ectopie acquise* ou d'une *luxation vraie*.

a. **Ectopie acquise.** — L'ectopie acquise peut se présenter sous deux formes ou à deux degrés différents.

(1) Marshall, *loc. cit.*
(2) De Saint-Germain, *Journal de méd. et de chir. pratiques*, 1879, p. 400.

Dans l'un, le testicule s'arrête au pli de l'aine, au devant de l'anneau inguinal externe; dans l'autre, il franchit l'anneau, se loge entre les piliers, ou pénètre dans le canal et y demeure, ou bien encore rentre dans le ventre et disparaît.

Le premier degré est très rare. L'un de nous en a observé un bel exemple que nous avons déjà eu occasion de citer à propos de la discussion de l'orchite par effort.

Il est difficile d'expliquer par quel mécanisme le testicule reste dans cette situation et ne rentre pas de lui-même dans les bourses. Il faut admettre que l'inflammation, promptement établie dans la glande et propagée au tissu cellulaire voisin, provoque la formation d'adhérences qui immobilisent l'organe déplacé.

Le second degré de l'ectopie acquise est plus fréquent. Les observations ne sont cependant pas nombreuses. Godard, outre le fait dont il a déjà été question, paraît en avoir vu un autre, où le deplacement résulta d'une contraction brusque du crémaster. Celui de Salmuth qu'il cite est du même ordre, « les testicules rentrèrent dans le ventre par suite d'un excès de coït ».

Les autres cas rapportés par lui sont d'origine traumatique. « Un enfant reçoit un coup de pied sur un testicule, la glande rentra dans l'aine, la fièvre survint et l'enfant succomba (Salmuth) ». « Un homme, étant à cheval, a le testicule gauche repoussé dans l'aine par le pommeau de la selle ; depuis, il fut impossible de faire redescendre la glande » (Schenkins). Dans ce dernier cas, le malade était tellement tourmenté par son infirmité qu'il se décida à se faire opérer. Il mourut. A l'autopsie on trouva le testicule sous le péritoine et adhérant aux muscles profonds de l'abdomen.

Ces divers exemples montrent du même coup que l'ectopie accidentelle peut s'accompagner d'accidents assez sérieux. Le testicule dans sa situation nouvelle, comprimé ou étranglé entre les plans fibreux et musculaires voisins, peut s'enflammer et donner lieu à ces phénomènes d'apparence si graves que nous avons décrits à propos des complications de l'ectopie inguinale.

Ordinairement la crise est passagère, le calme se fait promptement ; mais la glande déplacée peut rester douloureuse ou occasionner une gêne telle qu'on peut être conduit à en faire l'ablation.

Il résulte de l'observation faite par Godard, que, chez les jeunes sujets au moins, même en l'absence de tout phénomène inflammatoire, le testicule déplacé s'atrophie peu à peu.

b. **Luxation**. — Les luxations proprement dites du testicule sont infiniment rares. Nous n'en connaissons que deux observations. Dans l'une, qui appartient à Hess, la glande fut trouvée sous la peau de la racine de la cuisse; dans l'autre, rapportée par P. Bruns, elle était sous la peau du pubis vers la racine de la verge. Nous ne faisons que mentionner un cas cité par Godard d'après J. Wolfius en ces termes: « Un homme âgé de soixante-huit ans eut les testicules repoussés jusqu'à l'os pubis par un coup violent. »

L'observation de Hess (1) présente cet intérêt particulier que le testicule luxé put être remis en place. Il s'agit d'un homme renversé sous une voiture. Trois jours plus tard on constatait les faits suivants :

Testicule gauche normal. Scrotum peu tuméfié; mais on sentait que la moitié droite était vide. Sur la face interne de la cuisse droite, à la hauteur du scrotum (environ 2 pouces et demi au-dessous du pli de l'aine), se trouvait une tumeur, du volume d'une amande, se laissant facilement déplacer de bas en haut, mais très douloureuse au moindre mouvement de latéralité.

La vacuité de la moitié droite du scrotum ne laissait place à d'autre diagnostic que celui-ci : expulsion du testicule droit de sa situation normale à la suite d'un choc brusque; il avait dû, dans un premier temps, être chassé dans le canal inguinal, un second coup portant sur les cuisses rapprochées l'avait transporté sous la peau de la cuisse.

En raison de la vive sensibilité des parties, la réduction fut renvoyée au lendemain.

Celle-ci fut pratiquée de la façon suivante : le testicule fut d'abord repoussé directement en haut, puis, grâce à la continuité du tissu cellulaire sous-cutané de la cuisse et du scrotum, facilement ramené à sa place; un bandage simple maintint la réduction. Aucune réaction ni aucune suite fâcheuse; le malade, revu plus tard, ne présentait aucun trouble des fonctions sexuelles.

Dans le fait de Bruns (2), l'accident remontait à une date trop éloignée pour que la réduction fût possible. Il s'agissait cette fois encore d'un homme renversé par une voiture. Bruns ne le vit que quatre semaines plus tard. Il trouva la moitié droite du scrotum vide; le testicule qui, avant l'accident, était dans sa situation normale, fut découvert sous la peau du pubis, au-dessus de la racine du pénis; on pouvait sentir le canal spermatique allant de la glande déplacée à l'orifice externe du canal correspondant. On fit des tentatives pour déplacer le testicule et le réduire, mais elles furent inutiles. Le blessé fut revu au

(1) Hess, *Corresp.-Blatt. für Schweizer Aerzte*, 1874, n° 21.
(2) Bruns, *Mittheil. aus der chir. Klin. zu Tübingen*, 1883-4, I, p. 485-489.

bout d'un an et demi, ne ressentant aucun trouble de cette infirmité. Bruns ne dit pas si le testicule s'était atrophié.

On remarquera que, dans ces deux cas, le traumatisme fut considérable, que, dans les deux aussi, le blessé fut pris sous les roues d'une voiture. On comprend, sans que nous ayons besoin d'insister, l'action particulière que peut avoir sur le déplacement de l'organe un corps animé d'un mouvement de roulement. Nous rappellerons que c'est dans des conditions semblables qu'a été observée la lésion singulière décrite sous le nom de luxation du pénis (1).

Pronostic et Traitement. — Il ressort de ce qui vient d'être dit que le pronostic des déplacements traumatiques du testicule varie suivant les cas.

Si la glande reprend d'elle-même sa situation normale, ou si l'on parvient à la replacer dans les bourses, l'accident n'a aucune suite fâcheuse. Si, au contraire, le déplacement devient permanent, il pourra en résulter des accidents douloureux, soit aigus et d'allure grave, soit à marche plus lente, continus ou revenant par crises, et pouvant imposer une intervention chirurgicale active.

Il paraît enfin établi que le testicule déplacé s'atrophie tôt ou tard.

On ne saurait donc trop insister sur la nécessité de faire, et de faire promptement, toute tentative capable de repousser le testicule dans les bourses, où il sera maintenu par un bandage approprié.

Si l'on échoue, et si aucun accident ne survient, on pourra attendre qu'une indication nouvelle surgisse. Au bout de quelques semaines, lorsqu'il sera démontré que toute réduction est devenue impossible, et si, d'autre part, le testicule luxé détermine des douleurs et une gêne considérables, on sera autorisé à pratiquer la castration.

Jacobson (A.). *Zur Histologie der acuten traumatischen Orchitis* in *Saint-Pétersburg. med. Wochenschr.* 1877, n° 3.

— *Zur pathologischen Histologie der traumatischen Hodenentzündung*, in *Archiv. f. patholog. Anat.*, 1879, t. LXXV, p. 349-398, 2 pl.

Rigal. *Recherches expérimentales sur l'atrophie du testicule, consécutive aux contusions de cet organe. Arch. de phys. norm. et path.* Paris, 1879, 2 s., VI, 155-171, 1 pl.

Rémy (Ch.). *Note histologique sur un cas d'orchite interstitielle traumatique terminée par un fongus bénin.* in *Journ. de l'anat. et de la phys.* Paris, 1880, XVI, 170-180.

Monod (Ch.). *Contribution à l'étude de l'hématocèle traumatique du testicule*, in *Bull. et Mém. de la Soc. de Chir. de Paris*, 1881, n. s., VII, p. 261-267.

(1) V. Monod et Brun, *Dict. encyclopédique*, art. Pénis, p. 579.

Bayou (Ch.-Louis). *Considérations sur l'hématocèle intra-testiculaire*, Thèse de Paris, 1881, in-4°, n° 209.

Monod (Ch.), *Note sur l'hématocèle vaginale traumatique expérimentale* in *Bull. de la Société anatomique de Paris*, 1880, 4e série, t. V, p. 248.

Terrillon (O.), *De la contusion du testicule et de ses conséquences*, in *Bull. et Mém. de la Soc. de Chir. de Paris*, 1881, n. s., VII, p. 685-698.

Monod (Ch.) et Terrillon (O.), *De la contusion du testicule et de ses conséquences*, in *Arch. gén. de méd.* Paris, 1881, II, p. 431, 444, 567, 692.

Coutan (J.), *Contribution à l'étude de l'inflammation du testicule et de l'épididyme, consécutive aux contusions de ces organes.* Thèse de Paris, 1881, in-4°, n° 336.

Terrillon (O.) et Suchard, *Recherches expérimentales sur la contusion du testicule*, in *Arch. de phys. norm. et path.* Paris, 1882, 2e s., IX, p. 325-335.

Arteaga (Alb.), *Plaies du testicule.* Thèse de Paris, 1883, in-4°, n° 126.

Esguiba (B.), *De l'orchite traumatique avec atrophie consécutive.* Thèse de Montpell., 1884, in-4°, n° 51.

CHAPITRE III

INFLAMMATIONS

Nous étudierons, dans ce chapitre, les affections inflammatoires des enveloppes de l'appareil séminal (tunique vaginale et ses dépendances) et des parties qui y sont contenues (testicule, épididyme, cordon).

SECTION PREMIÈRE

INFLAMMATION DES ENVELOPPES

(VAGINALITE, HYDROCÈLE, HÉMATOCÈLE.)

L'inflammation de la tunique vaginale se manifeste ordinairement sous forme d'un épanchement se produisant dans sa cavité, aussi est-ce sous le nom d'*hydrocèle*, *hydrocèle aiguë*, *hydrocèle chronique*, que sont décrits, dans les auteurs, la plupart des faits que nous avons à étudier dans ce chapitre.

Il nous a paru que, sans rejeter le mot *hydrocèle*, qui est d'usage courant et d'un emploi commode, il convenait de montrer, dès l'abord, qu'il ne fallait voir dans l'affection, généralement décrite sous ce nom, qu'un des modes de l'inflammation de la tunique vaginale.

Le fait n'est pas contesté pour l'hydrocèle aiguë, qui, de l'aveu de tous, n'est autre qu'une vaginalite. Il est moins généralement admis pour l'hydrocèle chronique, et nous aurons plus loin à établir que l'opinion que nous soutenons est conforme à la saine interprétation des faits. Nous nous contenterons de rappeler ici que tous les épanchements séreux intra-vaginaux, qui ne sont pas sous la dépendance d'une affection générale, d'une maladie du cœur ou des reins — qu'ils se produisent d'une façon lente ou rapide — offrent ce caractère commun, que leur composition est celle des liquides inflammatoires, c'est-à-dire qu'ils contiennent de la fibrine spontanément coagulable. Il est donc permis d'admettre qu'ils doivent tous avoir une origine commune, l'inflammation, dont l'intensité seule varie, suivant les cas.

L'enveloppe séreuse du testicule subit en somme, sous l'influence de l'inflammation, des modifications semblables à celles que l'on observe dans les autres séreuses de l'économie. De même, pour prendre un terme de comparaison, que l'inflammation de la plèvre peut être sèche ou avec épanchement, que cet épanchement lui-même peut être séreux, purulent ou hémorrhagique; de même l'inflammation de la vaginale pourra amener la formation de fausses membranes, qui oblitéreront plus ou moins sa cavité, ou s'accompagner d'un épanchement séreux ou purulent, ou se compliquer d'un épanchement sanguin. En d'autres termes, la vaginalite sera, suivant les cas, plastique, séreuse, purulente ou hémorrhagique.

On voit qu'en envisageant les choses de la sorte, nous sommes amenés à ranger l'hématocèle vaginale elle-même dans le cadre des inflammations.

Il est, en effet, de connaissance aujourd'hui vulgaire que l'une des conséquences possibles de l'inflammation des séreuses est la production de fausses membranes tapissant la paroi de la cavité, que ces fausses membranes, largement pourvues de vaisseaux à parois peu épaisses et se rompant aisément, peuvent donner lieu à des épanchements sanguins qui ont reçu des noms divers, suivant le lieu où ils se forment. Telle est, du moins, l'origine des collections sanguines, se produisant spontanément dans une tunique vaginale épaissie, et décrites sous le nom d'*hématocèle.*

L'hématocèle, si elle n'est pas une phlegmasie, ce que personne ne soutient, est donc manifestement d'origine inflammatoire, et son histoire présente avec celle des inflammations chroniques de la vaginale trop de points communs pour qu'il n'y ait pas avantage à les rapprocher l'une de l'autre.

Nous aurons donc à décrire les trois affections suivantes : 1° la vaginalite aiguë ou hydrocèle aiguë et ses différentes formes; 2° la vaginalite chronique ou avec épanchement, hydrocèle chronique; 3° la vaginalite hémorrhagique ou hématocèle.

ARTICLE Ier. — VAGINALITES AIGUES

Étiologie. — La vaginalite aiguë est rarement *idiopathique* ou *primitive.* Nous ne connaissons pas d'exemple où elle ait succédé à la simple impression du froid ; et si la séreuse est nécessairement atteinte dans une plaie qui intéresse le testicule, sa blessure compte habituellement pour peu de chose, à côté de celle de la glande. Nous avons vu que, dans la contusion même violente des bourses, la vaginale, si elle est saine, échappe ordinairement à l'action de l'agent vulnérant.

On comprend facilement, au contraire, que les traumatismes divers, produits par des instruments contondants, piquants ou tranchants, puissent intéresser la vaginale, à l'exclusion du testicule, lorsqu'une collection liquide sépare la glande de son enveloppe séreuse.

C'est une variété de vaginalite traumatique que produit le chirurgien lorsqu'il traite une hydrocèle par la ponction suivie d'une injection iodée. L'inflammation ainsi provoquée peut être considérée comme un type de vaginalite aiguë.

Une piqûre accidentelle ou une simple ponction peuvent, dans certaines circonstances, avoir le même résultat.

Il importe, en effet, de faire remarquer que le traumatisme, qu'il soit accidentel ou produit par le chirurgien, lorsqu'il frappe une vaginale déjà malade, entraîne parfois des conséquences plus sérieuses qu'on ne pourrait le supposer *a priori*. L'inflammation n'est le plus souvent que séreuse ou adhésive; tel est, du moins, le but que l'on poursuit et que l'on atteint le plus ordinairement dans le traitement de l'hydrocèle par injection irritante. Mais il peut se faire qu'elle dépasse ce degré, et aille jusqu'à la suppuration. Ce cas se présente en particulier, suivant la remarque de Gosselin, dans les hydrocèles qui s'accompagnent d'un épaississement de la tunique vaginale. Les plaies les plus petites peuvent, dans ces conditions, déterminer la suppuration de la poche (1).

Bien plus souvent, la vaginalite aiguë est *deutéropathique* ou *secondaire*. Elle succède habituellement à la lésion d'un organe voisin, testicule, épididyme, cordon, etc. Elle peut aussi, mais bien plus rarement, survenir à titre de complication dans le cours d'une maladie générale, fièvre éruptive, fièvre typhoïde, rhumatisme, etc.

L'*épididymite* est, de toutes les inflammations de voisinage, celle qui s'accompagne le plus facilement de vaginalite. Gendrin avait fait remarquer depuis longtemps que les affections testiculaires retentis-

(1) Nous devons ajouter cependant que, dans deux cas recueillis par M. Valnot (Thèse citée à l'*Index bibl.*, p. 9), la vaginalite parut pouvoir être rapportée, dans l'un, à une contusion, dans l'autre, à un effort violent. L'effort est aussi indiqué comme seule cause appréciable, dans une observation, moins concluante il est vrai, de M. Després (Mickaniewski, Thèse citée à l'*Index bibl.*, p. 42).

saient moins facilement sur la vaginale que celles de l'épididyme (1). Depuis, le fait a été universellement reconnu. Dans un mémoire publié par l'un de nous en collaboration avec le Dr Schwartz, nous avons pu en donner la démonstration expérimentale. Toutes les fois que, au moyen d'une injection irritante pratiquée dans le canal déférent (chiens), nous produisions une inflammation de la queue ou du corps de l'épididyme, toujours nous trouvions la vaginale enflammée au voisinage du point où l'épididyme était atteint; souvent même, lorsque l'épididymite provoquée était intense, l'inflammation s'était étendue à toute la surface de la vaginale. Cette propagation facile trouve une explication suffisante dans les connexions intimes qui existent entre la séreuse testiculaire et le tissu cellulo-graisseux péri-épididymaire. On sait, en effet, que le tissu cellulaire qui relie entre elles les flexuosités de l'épididyme est en relation directe avec celui qui double la vaginale (Gendrin).

La vaginalite qui accompagne l'épididymite blennorrhagique a été, en raison de la fréquence de celle-ci, tout particulièrement étudiée. Il résulte de relevés, faits par M. Rémy dans le service du Dr Horteloup à l'hôpital du Midi, qu'elle existe dans plus de la moitié des cas (2). Il n'est pas exact de dire, comme le soutenait Ricord, qu'elle ne se rencontre que dans les épididymites très aiguës.

Il est même probable que la proportion indiquée plus haut ne correspond pas exactement à la réalité des faits. En effet, les auteurs qui ont cherché à se rendre compte du degré de fréquence de l'inflammation de la vaginale, au cours de l'épididymite, n'ont guère tenu compte que des cas où un épanchement se faisait dans la séreuse, la distendant au point de ne laisser aucun doute sur la part que celle-ci prenait à la maladie. Or l'anatomie pathologique et l'expérimentation démontrent que la vaginalite sans épanchement est beaucoup plus fréquente que ne le laisserait supposer le simple examen clinique. Le professeur Gosselin, dans ses leçons cliniques, a insisté avec raison sur ce détail important.

Nous avons dit que l'*orchite*, ou inflammation de la glande testiculaire elle-même, donne bien moins souvent lieu à la vaginalite aiguë. L'anatomie normale donne encore de ce fait une explication naturelle : on remarquera, en effet, que la glande, loin de se trouver, comme l'épididyme, par le moyen d'un tissu cellulaire peu serré, comme en continuité de tissu avec la vaginale, en est séparée par la

(1) Gendrin (A. N.), *Histoire anatom. des inflammations*, Paris, 1826 in-8°, t. I, p. 64.
(2) Zapata (R.), travail cité à l'*Index bibl.*, p. 9.

tunique albuginée, qui forme barrière à la propagation de l'inflammation. Ce rôle protecteur de l'albuginée était manifeste dans nos expériences. Lorsqu'au moyen de l'aiguille fine d'une seringue de Pravaz, nous injections une substance irritante ou caustique au centre du parenchyme testiculaire, nous produisions un foyer inflammatoire dans le tissu glandulaire, mais la vaginale demeurait intacte. Elle n'était altérée que si la tunique albuginée elle-même avait été atteinte par le caustique.

La vaginalite aiguë succède rarement aussi aux affections du *cordon*. On connaît cependant quelques cas de varicocèle enflammé, ayant provoqué par propagation l'inflammation de l'épididyme et de la vaginale.

On comprend aussi que les affections inflammatoires du *scrotum*, érysipèle, phlegmon diffus urineux, gangrène, brûlure, etc., puissent se compliquer de vaginalite. Il s'agit alors d'un phénomène de voisinage ordinairement sans importance. Gosselin a cependant observé un cas de vaginalite suppurée survenue à la suite d'un érysipèle gangréneux des bourses. Il est vrai que le malade était atteint d'hydrocèle, lorsque l'érysipèle se déclara (1).

Il semble, enfin, que la vaginalite aiguë puisse être quelquefois rattachée à une irritation de l'*urèthre*. Mollière rapporte en effet avoir vu un épanchement se produire dans la vaginale, à la suite d'un simple cathétérisme, épanchement qui disparut de lui-même, au bout de deux jours; il ne s'accompagnait d'aucune tuméfaction ni d'aucune douleur du côté de l'épididyme (2). Les vaginalites que l'on rapporte à la masturbation seraient de même ordre.

Il est plus que probable cependant qu'ici encore l'inflammation débute par l'épididyme. Il en fut ainsi, du moins, dans trois cas de vaginalite, observés par Gosselin, à la suite de cathétérismes répétés ou d'excès de masturbation. L'inflammation de l'épididyme, beaucoup moins sérieuse que celle de la vaginale, et qui aurait pu passer inaperçue, avait été cependant le point de départ de tous les accidents (3).

Les inflammations aiguës de l'appareil testiculaire qui surviennent dans le cours des *maladies générales* atteignent soit la glande elle-même, soit la vaginale; l'épididyme est ordinairement hors de cause. Les cas où la vaginale est intéressée doivent seuls nous arrêter ici.

L'orchite *rhumatismale*, par exemple, dont l'existence n'est pas dou-

(1) Clugnet (J.-A.), travail cité à l'*Index bibl.*, p. 36.
(2) *Ibid.*, p. 26.
(3) Gosselin (L.), *Clin. chir. de l'Hôp. de la Charité*, 3e édit., Paris, 1879, in-8°, t. II, p. 636.

teuse, se localise parfois dans la vaginale. Stoll en rapporte un cas qui paraît démonstratif (1). Pour le professeur Bouisson (de Montpellier), qui a consacré à ce sujet une intéressante monographie, la vaginalite ou hydrocèle aiguë serait même une des formes habituelles de l'affection rhumatismale du testicule (2).

L'orchite de la *scarlatine* est la plus rare de toutes ces variétés d'inflammation testiculaire, puisqu'on n'en connaît, comme nous le verrons plus loin, que deux observations. Si nous la mentionnons à cette place, c'est que précisément, dans l'un de ces cas, la lésion parut limitée à la vaginale.

L'orchite *varioleuse* mérite plus d'attention, tant par sa fréquence relative, qu'en raison de ce fait, bien mis en lumière par les recherches de Béraud, que, dans la plupart des cas, la vaginale est atteinte, à l'exclusion de la glande elle-même.

Gosselin, dès 1847 (3), signalait les accidents inflammatoires qui, au cours de la variole, pouvaient survenir du côté de l'appareil testiculaire. Mais c'est à Béraud que l'on doit surtout une bonne étude du sujet. Dans un mémoire publié en 1859 dans les *Archives de médecine* (4), il put réunir 11 cas d'orchite varioleuse, la plupart avec autopsie. Depuis lors, les faits de ce genre se sont multipliés. Dans un travail récent (5), le Dr Faneuil arrive à un total de 23 cas, dont l'analyse le conduit à conclure dans le même sens que Béraud, et à soutenir, contrairement à l'opinion de Velpeau et de Gosselin, que l'orchite varioleuse, habituellement bilatérale, se présente le plus souvent sous forme de vaginalite

Les 23 observations du Dr Faneuil se groupent en effet de la façon suivante, au point de vue du siège des lésions : 17 fois il s'agissait d'une vaginalite avec épanchement, le plus souvent double (une seule fois elle était unilatérale); 5 fois seulement l'orchite était parenchymateuse, avec ou sans participation de la vaginale; 2 fois enfin, l'inflammation était limitée à l'épididyme sous la forme d'une induration douloureuse de la queue de cet organe.

(1) Stoll (M.), *Encyclopédie des sc. médicales*, Paris, 1837, 7e divis. (*Médecine pratique* par Stoll), p. 234.

(2) Bouisson (E.-F.), *De l'orchite rhumatismale* in *Tribut à la chirurgie*. Montpellier et Paris, 1858, in-4°, t. II, p. 341, 353.

(3) Gosselin (L.), *Bulletins de la Soc. anatomique*, 1847, p. 107 et Curling, *Ouvr. cité*, édit. franç., p. 127 (*note du traducteur*).

(4) Béraud (J.-B.), *Recherches sur l'orchite et l'ovarite varioleuses* (*Arch. génér. de médecine*, 1859. 5e série, t. XIII, p. 274 et 557).

(5) Faneuil (E.), *Recherches sur l'orchite varioleuse*. Thèse de Paris, 1873, n° 433. — *Voir encore* Goubeau, *Des accidents qui compliquent la variole*. Thèse de Paris, 1869, n° 231.

Une observation de M. Quinquaud sur laquelle nous aurons occasion de revenir (v. *Orchite*), démontre que cette induration, qui est presque constante et se retrouve même dans les cas où la vaginale paraît seule malade, qui habituellement est due à des dépôts plastiques péri-épididymaires, peut aussi, dans quelques cas, correspondre à une lésion de l'épididyme lui-même.

Mention pourrait être faite ici de l'orchite dite *amygdalienne*, qui paraît parfois ne frapper que la vaginale (1). Son histoire, cependant, ne saurait, comme nous le verrons, être séparée de celle de l'orchite ourlienne, qui, elle du moins, atteint toujours de préférence le testicule lui-même (v. *Orchite*).

La vaginalite aigue chez *les enfants* ne saurait être passée sous silence. Elle paraît se rencontrer dans deux circonstances différentes — ou bien à la suite d'une péritonite, ordinairement puerpérale, qui s'étend jusqu'à la vaginale, à travers un conduit vagino-péritonéal non oblitéré ; nous ne faisons que signaler cet accident qui n'a pas, au point de vue où nous nous plaçons, bien grande importance (2) — ou bien, comme complication d'une hydrocèle préexistante; nous reviendrons plus loin sur ce fait, qui peut avoir une réelle gravité, lorsque l'hydrocèle est communicante (v. *Hydrocèle congénitale*).

Nous renvoyons aussi aux chapitres *Tubercule* et *Syphilis* du testicule ce que nous pourrions avoir à dire des vaginalites *tuberculeuse* et *syphilitique*, qui n'affectent, au reste, habituellement pas la forme aiguë.

Anatomie pathologique. — Comme la pleurésie et les inflammations des séreuses en général, la vaginalite aiguë peut être *séreuse*, *adhésive* ou *suppurée*. On sait, sans que nous y insistions, ce que ces mots veulent dire. Nous nous contenterons d'indiquer la forme particulière que peuvent revêtir, dans la tunique vaginale, ces diverses variétés d'inflammation.

Les documents ne font pas défaut. Nous avons déjà dit les autopsies relativement nombreuses qui ont été faites, dans les cas de vaginalite variolique. D'ailleurs, sur le vivant même, la ponction dans les

(1) Verneuil (A.), *Des épanchements dans la tunique vaginale, métastatiques des inflammations de l'arrière-bouche* (*Arch. gén. de Méd.* 1857, 5e sér., t. X, p. 452).

(2) Lorain, dans sa thèse (*), a insisté sur ces faits, et montré que l'épanchement vaginal, séreux ou purulent, qui se produit en pareil cas, peut être d'un grand secours pour le diagnostic de la péritonite chez le nouveau-né.

L'observation du Dr Eberth (de Zurich) (**) — vaginalite suppurée chez un nouveau-né, sans cause appréciable, épanchements purulents dans toutes les cavités séreuses de l'économie — appartient sans doute à la même catégorie.

(*) Lorain (P.), *De la fièvre puerpérale chez la femme, le fœtus et le nouveau-né* (Thèse de Paris, 1855).
(**) Eberth, *cité par* Kocher, loc. cit. p. 77.

formes légères, l'incision dans les formes graves et suppurées, ont pu donner, sur les caractères du liquide et sur l'état des parois, des renseignements satisfaisants.

a. *Vaginalite séreuse.* — Elle est caractérisée anatomiquement par un épanchement de sérosité inflammatoire qui distend la vaginale.

La quantité du liquide épanché est variable. Parfois si peu abondant qu'il passe presque inaperçu, il forme, dans d'autres cas, une masse considérable, qui peut aller jusqu'à constituer sur le vivant une tumeur du volume des deux poings. En général cependant l'épanchement est modéré, et ne va pas au delà de 20 à 30 gr. au maximum.

Le liquide peut être transparent et presque incolore; plus souvent il est de couleur citrine, et plus ou moins teinté de rose, s'il a été obtenu par ponction. Par le refroidissement, se forme, dans le vase où on le laisse reposer, un léger dépôt, comme floconneux, flottant dans les parties déclives, qui est dû à une coagulation spontanée de la fibrine, enfermant et entraînant avec elle des globules blancs.

La nature inflammatoire de l'épanchement est encore démontrée par l'action de la chaleur et de l'acide nitrique, qui provoque une abondante coagulation. L'analyse chimique du liquide a d'ailleurs été faite; elle a donné pour 100 parties : albumine 4 à 5 p., fibrine 1,5 à 2 p., eau 93 à 95 p. (1).

C'est encore aux recherches de Béraud qu'il faut avoir recours pour décrire l'état des parois de la tunique vaginale dans ces cas simples. Les lésions siègent surtout dans la partie inférieure de la cavité vaginale. Elles paraissent débuter par le feuillet pariétal et ne gagner que consécutivement le feuillet viscéral, qui est même souvent complètement indemne. Elles se confinent volontiers dans le sillon que forme la séreuse, en se réfléchissant de la paroi sur la glande.

Dans les points malades, on constate au début une injection vasculaire, disposée souvent sous forme de foyers indépendants les uns des autres. Au même niveau la surface de la tunique vaginale est dépolie et rugueuse, par suite de la chute de l'épithélium. En même temps la séreuse elle-même, dans les points où elle forme une membrane distincte, s'épaissit par suite de l'accumulation de globules blancs et de liquide, se produisant entre les faisceaux de tissu conjonctif qui la constituent.

Des fausses membranes jaunâtres coexistent presque toujours avec l'épanchement. Elles sont ou bien appliquées sur les parois, occupant

(1) Analyse faite par M. Noël dans le service du Dr Horteloup (Zapata, *Thèse citée*, p. 28).

de préférence les culs-de-sac supérieurs dans le voisinage de l'épididyme qu'elles masquent en partie; ou flottent librement dans le liquide. Parfois très abondantes, elles peuvent aussi être si peu nombreuses qu'il faut les chercher avec soin pour les découvrir.

Dans une autopsie faite par M. Lannelongue (1), sur un sujet mort au cours d'une orchite blennorrhagique, le testicule et l'épididyme étaient enveloppés dans une fausse membrane épaisse qui simulait, à s'y méprendre, une augmentation de volume du testicule lui-même. Il en était à peu près de même, dans un fait rapporté par Béraud; la dissection seule permit de reconnaître l'intégrité de l'épididyme que l'on supposait très altéré.

Béraud a encore attiré l'attention sur un fait qui, comme nous aurons occasion de le montrer, joue un rôle important dans l'étude anatomo-pathologique des inflammations de l'appareil testiculaire; nous voulons parler du dépôt plastique qui existe vers la queue de l'épididyme, dans l'orchite varioleuse, et qui se retrouve dans presque toutes les formes d'épididymite. Il siège à la partie inférieure de l'épididyme ou mieux vers le commencement du canal déférent, dans le point où celui-ci se recourbe, pour se porter vers le canal inguinal. A ce niveau, sous forme d'une capsule, recevant, dans sa concavité, la queue de l'épididyme et le commencement du canal déférent, s'étend, sur une hauteur de 2 à 3 centimètres, une masse assez dure, formée de couches stratifiées, évidemment de nature fibrineuse et d'origine inflammatoire. Ce produit plastique, en rapport en haut avec l'épididyme et le canal déférent, en avant avec le cul-de-sac inférieur et postérieur de la tunique vaginale, dont il est absolument distinct, est en connexion, par tous les autres points de sa surface, avec le tissu cellulaire du scrotum. Il est facilement isolable, et se laisse détacher des parties ambiantes, suivant l'expression de Béraud, à la façon d'une pièce de métal du moule qui la contient. Béraud considère ce produit comme le résultat d'un dépôt de lymphe plastique dans les vacuoles très larges du tissu cellulaire qui existent normalement tout autour de la queue de l'épididyme.

Lorsque la vaginalite séreuse se termine par résolution, et lorsque l'inflammation a eu une durée et une intensité moyennes, la résorption des produits inflammatoires, liquide et fausses membranes, peut être complète. Ces dernières en particulier, grâce à leur faible vascula-

(1) Autopsie faite par M. Lannelongue dans le service de Richard, à Beaujon, rapportée par Delaporte, *De l'orchite aiguë blennorrhagique* (*Thèse de Paris*, 1866, n° 114, p. 12, obs. VI).

risation et à leur organisation incomplète, disparaissent totalement sans laisser de traces. Souvent aussi elles persistent, en tout ou en partie, formant des adhérences indélébiles, qui oblitèrent plus ou moins la cavité de la séreuse (V. *Vaginalite plastique*).

b. *Vaginalite plastique*. — Nous avons peu de chose à ajouter à ce qui précède, pour rendre compte de ce que l'on doit entendre sous le nom de *vaginalite adhésive* ou *plastique*.

La division que nous établissons ici est en effet artificielle, les dépôts plastiques et les fausses membranes pouvant exister, comme nous venons de le voir, dans les vaginalites avec épanchement.

Le terme de *vaginalite plastique* s'applique plus particulièrement aux cas où l'épanchement faif déautt (*vaginalite sèche*), ou bien à ceux où les produits plastiques l'emportent sur l'épanchement par leur abondance, et surtout par leur persistance, après la chute des phénomènes inflammatoires aigus.

Dans les cas récents, ces lésions peuvent se borner à des brides lâches et faciles à déchirer, étendues entre les deux feuillets de la séreuse, ou à des fausses membranes molles, étalées à la surface interne de la cavité.

Plus tard, ces produits filamenteux ou membraneux s'organisent et deviennent solides. C'est dans ces conditions que l'on peut trouver, à l'inspection d'une vaginale qui a été enflammée, une oblitération complète de la cavité. Plus souvent ces adhérences ne sont que partielles, laissant, entre elles, des espaces cavitaires plus ou moins étendus.

Lorsqu'un épanchement séreux coexiste, il apparait comme contenu dans des cavités secondaires, circonscrites par des cloisons qui emprisonnent le liquide.

Cette disposition est exactement celle qui a été trouvée par Huguier (1) et par Morel-Lavallée (2), chez deux sujets porteurs d'une hydrocèle récemment traitée par ponction et injection irritative, et morts d'une affection intercurrente.

La tunique vaginale, dans sa portion viscérale, comme dans la pariétale, était doublée d'une fausse membrane d'un blanc grisâtre, assez mince, moins épaisse et plus adhérente sur le testicule que sur les parois du sac vaginal. De la face interne de cette membrane se détachait une foule de lamelles délicates, se croisant dans toutes di-

(1) Huguier (R.-C.), *Note sur le mode de guérison de l'hydrocèle après ponction et injection sur un sujet mort de tétanos le sixième jour de l'opération* (*Bulletin de la Société de Chirurgie*, 13 sept. 1851, 1re série, t. II, p. 280).

(2) Morel-Lavallée, *Apoplexie foudroyante. Mécanisme de la guérison de l'hydrocèle par l'injection* (*onzième jour de l'opération*) (*Ibidem*, 20 oct. 1858, 1re série, t. IX, p. 135).

rections, de façon à intercepter, entre elles, des loges irrégulières; ces loges contenaient une sérosité jaune très claire.

D'autres fois enfin, la vaginale, au lieu d'être parcourue par des brides, cloisons et membranes, paraît s'épaissir uniformément. Les dépôts plastiques, déposés à sa surface, s'organisent, se laissent pénétrer par des vaisseaux venus des couches sous-jacentes, et finissent par faire corps avec les parois propres de la séreuse.

L'inflammation est alors passée à l'état chronique. Nous reviendrons sur ces faits, en étudiant la vaginalite chronique; nous verrons, en particulier, le rôle que jouent ces néo-membranes dans la production des hématocèles.

On voit, en somme, que la vaginalite plastique importe surtout par les conséquences qu'elle entraîne. Nous devions cependant noter ici la première phase des phénomènes, dont nous aurons à indiquer, plus tard, les suites plus ou moins fâcheuses.

c. *Vaginalite suppurée.* — Les observations de vaginalite suppurée avec examen microscopique, se rapportent presque toutes à des cas anciens, dans lesquels la cavité vaginale est transformée en une poche à parois épaisses, communiquant avec l'extérieur par un ou plusieurs orifices fistuleux. Telle est l'observation de Demarquay, communiquée par Renaut; à la Société anatomique; la castration avait été pratiquée, l'affection ayant été prise pour une altération tuberculeuse de la glande (1).

D'autres fois, c'est sur le vivant et après incision de la poche purulente que l'on peut constater les lésions qui existent en pareil cas.

Les parois de la séreuse sont épaissies, couvertes d'abondants produits pseudo-membraneux, qui se détachent assez facilement par le râclage et flottent en partie dans le liquide. La cavité vaginale tantôt spacieuse, plus souvent très réduite dans ses dimensions par l'accumulation des fausses membranes qui tapissent les parois, contient un liquide purulent ou séro-purulent, parfois mélangé de sang, en quantité variable.

Le testicule ou bien fait saillie au fond de la poche, ou bien, et le plus souvent, est perdu dans les fausses membranes, atrophié et difficilement reconnaissable. La modification apparente des parties est parfois telle que l'on peut se demander, même pièces en mains, si l'on a affaire à une orchite ou à une vaginalite suppurée. Il faut une dissection attentive, parfois même l'intervention du microscope,

(1) Demarquay (J. N.), *Bullet. de la Soc. Anat.* 1871, 3e sér., t. VI, p. 182 (Obs. com. par M. A. Renaut).

pour parvenir à retrouver le testicule au milieu des produits inflammatoires qui l'entourent.

Cette recherche est d'autant plus difficile que la glande n'est pas toujours intacte. On a constaté parfois une perte de substance de l'albuginée, à travers laquelle s'échappent des tubes séminifères. Cette perforation est tardive; nous la croyons en effet toujours secondaire. Il s'agit là, pour nous, d'un phénomène analogue à celui qui se produit dans la pleurésie suppurée, lorsque le poumon est perforé et que le pus contenu dans la plèvre passe à travers les bronches et donne lieu à une vomique.

En dehors de cette circonstance, le testicule est sain, et ne présente que des lésions de voisinage et d'ordre purement mécanique.

Dans les conditions que nous venons de supposer, la vaginalite suppurée aiguë n'est, à proprement parler, qu'un accident, survenu au cours d'une vaginalite chronique pseudo-membraneuse.

Pareille complication peut se produire, comme nous le verrons, dans la vaginalite chronique simple avec épanchement (hydrocèle). Les lésions se bornent alors à la présence du pus, mélangé ou non à la sérosité primitivement contenue dans la poche, et à l'épaississement plus ou moins considérable des parois de la vaginale. A la longue et si l'on tarde à donner issue à la collection, ou si l'ouverture faite est insuffisante, les lésions pariétales s'accusent; la surface interne de la cavité se couvre de bourgeons charnus, ou se tapisse de produits membraneux. L'état anatomique de la vaginale se rapproche, en pareil cas, de celui que nous avons décrit plus haut.

Les lésions sont plus atténuées encore dans les cas où il s'agit simplement d'une vaginalite séreuse aiguë, aboutissant à la suppuration. Cette terminaison est tout à fait exceptionnelle, et l'on a eu rarement occasion d'observer les altérations qui l'accompagnent. On sait cependant qu'à la suite des incisions, faites en pareille circonstance, on trouve, après écoulement du pus, une vaginale rouge, épaissie, un peu tomenteuse, avec des fausses membranes molles, appliquées à sa surface ou nageant dans le liquide.

d. *État du testicule et de l'épididyme.* — Il résulte de tout ce qui précède que, dans les autopsies de sujets ayant succombé au cours d'une vaginalite aiguë, le testicule doit être trouvé habituellement sain et l'épididyme habituellement malade.

La vaginalite étant, en effet, dans bien des cas, sous la dépendance d'une irritation de l'épididyme, il est naturel que ce dernier organe porte les traces de la lésion qui a été la cause première du mal.

On n'oubliera pas cependant que la vaginalite peut être réellement primitive et que l'épididyme est alors absolument intact. On se souviendra surtout que l'on ne doit pas, pour apprécier l'état de l'épididyme, s'en rapporter seulement aux sensations perçues sur le vivant. Nous rappelons que de prétendus engorgements épididymaires, constatés par la palpation à travers la peau des bourses, n'étaient, en réalité, constitués que par des produits plastiques accumulés autour de l'épididyme; celui-ci restant absolument sain, ou ne présentant que des lésions insignifiantes.

Le testicule, avons-nous dit, est ordinairement sain, en ce sens que, n'ayant pas été le point de départ de la maladie, il ne présente pas les lésions originelles que l'on peut rencontrer dans l'épididyme. Il n'est pas cependant sans ressentir quelque atteinte de l'affection qui s'est développée dans son voisinage. Nous avons vu que, dans la vaginalite suppurée, l'albuginée a pu être perforée, laissant à nu la substance testiculaire; ce cas est exceptionnel. Bien plus souvent dans la vaginalite plastique ou pseudo-membraneuse, avec ou sans collection de pus concomitante, la glande séminale présente une altération spéciale, décrite par Gosselin sous le nom d'*anémie testiculaire* et qui aboutit à une atrophie plus ou moins complète. Cet état, qui s'observe surtout lorsque la maladie a eu une certaine durée, relève plutôt de la vaginalite chronique; nous aurons occasion d'y revenir plus loin (v. *Hématocèle*).

Symptômes et Diagnostic. — Les symptômes de la vaginalite aiguë se confondent, le plus souvent, avec ceux de l'épididymite sous-jacente. Elle possède cependant des signes qui lui sont propres et qui permettent habituellement de reconnaître la part qu'elle prend au processus inflammatoire.

La douleur, par exemple, spontanée ou provoquée par la pression, locale ou irradiant vers le pli de l'aine jusque dans le ventre ou vers la région lombaire, parfois d'une extrême intensité, paraît bien due à la distension de la vaginale enflammée. Nous n'en voulons d'autre preuve que le prompt soulagement que procure souvent l'évacuation du liquide par la ponction.

Le gonflement est plus caractéristique encore. Il peut être considérable. La bourse est rouge, chaude, tendue; il semble qu'elle ait doublé ou triplé de volume.

L'exploration locale des parties, est, à ce moment, presque impossible, en raison de la douleur que provoque le moindre contact; aussi est-il difficile de se rendre un compte exact de l'état de la vaginale.

Cependant la participation des enveloppes scrotales à la phlegmasie suffit à indiquer que la séreuse testiculaire est atteinte; l'inflammation, partie de celle-ci, gagne facilement le tissu cellulaire qui la double et s'étend, de proche en proche, à toute l'épaisseur des bourses.

Au bout de quelques jours, ou dès le début, lorsque l'inflammation est moins vive, on parvient ordinairement à constater, par la palpation, l'existence du liquide épanché dans la vaginale.

Il faut, pour cela, saisir de la main gauche la bourse malade, et la comprimer légèrement, puis avec un doigt de l'autre main, déprimer avec une certaine brusquerie la paroi antérieure du scrotum. Si la tunique vaginale est le siège d'un épanchement, et si celui-ci n'est pas trop abondant, on sent manifestement, par ce moyen, que le doigt chasse devant lui une certaine quantité de liquide et rencontre plus profondément une partie dure et résistante, qui est le testicule. Si cette petite manœuvre échoue, en raison de la réplétion trop grande de la vaginale, les doigts de la main gauche sont du moins soulevés par le liquide refoulé, et l'on obtient ainsi une sensation de fluctuation, qui n'est ordinairement pas trompeuse.

Quand il n'y a pas d'épanchement, l'inflammation de la vaginale peut encore être quelquefois reconnue à la sensation de frottement, comparable à celle que donne la neige écrasée entre les doigts, que l'on perçoit en explorant, avec douceur, la partie antérieure des bourses, et en s'appliquant à faire glisser l'une sur l'autre les deux feuillets de la séreuse. Ce signe, qui est loin d'être constant, est essentiellement fugace, et ne peut être constaté qu'au début de l'inflammation.

C'est par des manipulations analogues que, au déclin de la maladie, on parvient à reconnaître si la vaginale ne conserve pas les traces des lésions dont elle a été le siège. A l'état normal, lorsqu'on cherche à saisir, entre le pouce et l'index, la partie antérieure du testicule, celui-ci fuit devant la pression, et l'on ne conserve sous le doigt que les enveloppes scrotales, parmi lesquelles le feuillet pariétal de la vaginale, dont la présence ne se révèle par aucune sensation particulière. Lorsque l'on répète l'expérience sur une vaginale qui a été enflammée, on ne pourra plus, si des adhérences se sont produites, détacher du testicule, par la même manœuvre, les couches qui sont immédiatement en contact avec lui; ou, si l'on y parvient, l'augmentation de volume et de densité des parties, qui seront ainsi saisies, permettra de reconnaître l'épaississement qu'a subi la membrane. Nous insistons sur ce signe auquel on n'a pas donné jusqu'ici l'importance qui lui est due.

C'est par la palpation que l'on pourra aussi se rendre compte de l'état des *organes voisins.*

Lorsque l'épanchement est à son summum, il peut être difficile et même impossible d'explorer l'épididyme. Mais, au début ou à la fin de la maladie, ou lorsque le liquide épanché est peu abondant, on parvient à reconnaître les modifications de volume qu'il a pu subir et à éveiller à son niveau, par le toucher, une véritable sensation douloureuse; double caractère qui indique que l'épididyme a pris part au mal. Nous rappelons que cette part n'est pas directement proportionnelle à l'augmentation de volume apparente de l'organe.

Une sensibilité à la pression nettement localisée au testicule, ou encore une douleur spontanée, mais obtuse et profonde, permettraient de supposer que la glande elle-même est intéressée. Il résulte de ce que nous avons dit que le cas doit être peu fréquent. C'est surtout dans les vaginalites secondaires, survenant au cours ou au déclin des fièvres, que l'on devra, si l'on veut préciser le diagnostic, chercher à se rendre compte de l'état du testicule; celui-ci est, en effet, souvent alors plus sérieusement atteint que son canal excréteur ou que son enveloppe séreuse.

La vaginalite d'origine uréthrale, comme l'épididymite de même cause, est ordinairement *unilatérale;* ou bien, si les deux côtés sont frappés, ils le sont successivement, à quelques jours de distance. Plus souvent la vaginalite secondaire se montre d'emblée bilatérale.

Les *symptômes généraux* manquent parfois complètement dans la vaginalite aiguë, ou bien sont très atténués et passent inaperçus.

Il en est souvent ainsi, par exemple, dans les vaginalites secondaires; l'épanchement vaginal s'établit silencieusement; la douleur locale et l'augmentation de volume des bourses sont les seuls signes qui attirent l'attention.

D'autres fois la réaction fébrile est intense. Mais habituellement, en ce cas, il y a épididymite concomitante, et il est difficile, dans l'ensemble symptomatique, de faire la part de ce qui appartient, en propre, à l'inflammation de la vaginale. Nous renvoyons donc à l'article *Épididymite* ce que nous pourrions avoir à dire à ce sujet.

Marche, durée, terminaison, pronostic. — La *résolution* est la terminaison habituelle de la vaginalite. La résorption de l'épanchement est ordinairement complète, du quinzième au vingtième jour.

Lorsqu'il a été très abondant ou que les phénomènes locaux ont eu une acuité particulière, le retour à l'état normal a pu tarder jusqu'au quarante-cinquième jour. Mais on a fait justement remarquer, à ce propos, que les vaginalites intenses coïncidaient presque toujours avec des épididymites graves, et l'on peut se demander si la durée plus longue de la maladie ne dépend pas plutôt, alors, de la violence de l'inflammation épididymaire que de la complication vaginale.

Aussi le pronostic de la vaginalite, considérée en elle-même, peut-il être regardé comme étant, dans la majorité des cas, sans gravité.

Les adhérences partielles, qui sont, comme nous l'avons dit, plus fréquentes que ne pourrait le laisser croire le simple examen sur le vivant, ne changent rien à cette proposition générale.

Ces adhérences n'acquièrent de l'importance que si elles sont étendues, soit parce qu'elles peuvent avoir un certain retentissement sur l'état du parenchyme testiculaire (Gosselin), ou bien être le point de départ des formes graves de la vaginalite chronique (hématocèle).

Le *passage à l'état chronique* de la vaginalite aiguë ne s'observe guère que sous la forme que nous venons de dire, celle d'adhérences ou d'épaississements plastiques qui persistent après la chute des phénomènes de phlegmasie franche.

Bien rarement, l'épanchement ne se résorbant pas, on assiste à la transformation d'une hydrocèle aiguë en une hydrocèle vaginale vulgaire. Il faut, pour que le fait se produise, qu'une lésion de la glande, ou mieux de l'épididyme, entretienne un état irritatif de la vaginale. Mais habituellement, dans ces cas, l'affection a, dès le début, pris les allures d'une maladie chronique. Certaines vaginalites subaiguës d'origine tuberculeuse font exception à cette règle. La maladie s'est présentée, d'abord, avec tous les caractères d'une inflammation aiguë franche. La persistance de l'épanchement au delà des limites habituelles, en même temps que la découverte de lésions épididymaires, souvent jusqu'alors restées inaperçues, mettent seules sur la trace de la véritable nature du mal.

La vaginalite aiguë primitive se termine rarement *par suppuration*. Celle qui survient dans le cours de la blennorrhagie ne donne, en particulier, presque jamais lieu à cette complication. On pourrait cependant en citer quelques exemples.

Dans les deux cas, terminés par la mort, que nous rapporterons plus loin, la vaginalite était d'origine blennorrhagique.

Le professeur Gosselin, dans une intéressante leçon clinique sur les terminaisons de l'orchite, rapporte quatre observations d'orchido-épididymite, l'une blennorrhagique, chez un homme âgé; les autres non blennorrhagiques, ayant provoqué une vaginalite suppurée. Il considère, avec raison, ces faits comme exceptionnels (1).

Ce sont principalement les épididymites d'origine uréthrale ou prostatique, celles qui succèdent à une manœuvre du côté de l'urèthre ou de la vessie, à un cathétérisme fréquemment répété, qui s'accompagnent de suppuration de la vaginale.

Nous croyons, comme nous le disions plus haut, qu'il faut souvent faire entrer en ligne de compte, pour expliquer la production de cette complication, un état maladif antérieur de la séreuse.

Deux signes permettent de reconnaître que du pus se forme ou va se former dans la vaginale : d'une part, la reprise, après une période de calme, des phénomènes généraux et en particulier de la fièvre; de l'autre, la persistance de la douleur et du gonflement, qui doivent, dans les cas ordinaires, aller en s'atténuant à partir du troisième ou du quatrième jour.

Bientôt, du reste, la peau du scrotum devient, en un point, plus rouge et plus tendue; à ce niveau, apparaîtra une bosselure, donnant une fluctuation superficielle; elle indique que la vaginale est perforée et que le liquide contenu a gagné le tissu cellulaire sous-cutané du scrotum.

La suppuration de la vaginale n'entraîne ordinairement aucun accident grave, à condition toutefois que l'intervention chirurgicale, hâtive et large, assure un facile écoulement au pus. On voit bientôt les bourgeons charnus remplir la cavité de la séreuse, la combler peu à peu, et la guérison se faire au bout d'un temps qui varie suivant les cas, mais qui est toujours assez long. Il n'y a même pas toujours adhérence totale des deux feuillets de la vaginale.

La mort est tout à fait exceptionnelle. On en cite deux cas observés par Ricord; dans l'un, elle eut lieu par péritonite, l'inflammation ayant atteint le tissu cellulaire du cordon en même temps que la séreuse; dans l'autre, par infection purulente, à la suite de suppuration prolongée de la vaginale (2).

D'autres fois, et particulièrement lorsqu'on n'est pas intervenu à temps, les accidents traînent en longueur. Des ouvertures spontanées se forment, restent fistuleuses; elles conduisent dans une cavité à parois épaissies, qui se vide mal ou fournit une suppuration sanieuse et

(1) Gosselin (L.), *Clinique chirurgicale de l'hôpital de la Charité*, 3e édit. Paris, 1879, in-8o, t. II, p. 630.

(2) Hardy (Ch.), *Étude sur les inflammations du testicule*. Thèse de Paris, 1860, no 207, p. 37.

parfois fétide. Nous avons vu que, dans ces conditions, la véritable nature du mal peut être complètement méconnue et que l'on a pu croire à des lésions tuberculeuses dont il n'existait nulle trace.

Traitement. — Le traitement de la vaginalite aiguë simple se confond, à vrai dire, avec celui de l'épididymite qui l'accompagne le plus souvent. Nous verrons, à propos de celle-ci, en quoi il consiste.

L'existence d'un épanchement dans la vaginale peut seule donner lieu à quelque indication particulière. Lorsqu'il est très abondant et que la douleur est vive, on peut admettre que celle-ci est causée et entretenue par la distension de la séreuse. Il y aura donc avantage, en pareil cas, à évacuer le liquide ; celui-ci, le plus souvent, se reproduira, mais en moins grande abondance, et le soulagement sera notable.

En dehors de cette circonstance spéciale, il vaudra mieux s'abstenir de toute intervention active.

Il nous paraît au moins inutile de faire la ponction de la vaginale, comme on l'a conseillé, toutes les fois que l'on a constaté qu'elle contient du liquide. Il ne nous est pas du tout démontré que cette petite opération abrège la durée de la maladie.

Si l'on se décide à la pratiquer, on se souviendra des conseils donnés à cet égard par Vidal (de Cassis) : se servir d'une lancette ou d'un bistouri très aigu; faire à la vaginale une ouverture d'un centimètre et demi ; dès que l'instrument aura pénétré dans la séreuse, lui imprimer un mouvement de demi-rotation qui écartera les bords de la petite plaie et facilitera l'issue du liquide. La lancette ne sera retirée qu'après l'évacuation complète de la vaginale, de crainte que les lèvres de la plaie et celles de la séreuse ne perdent leur parallélisme et que l'écoulement ne s'arrête trop tôt.

Est-il besoin d'ajouter que, si l'on veut se mettre sûrement à l'abri de tout accident, la peau sera lavée, au niveau du point qui sera ponctionné, avec une solution antiseptique, et la propreté de l'instrument minutieusement vérifiée?

La vaginalite suppurée ne réclame évidemment d'autre traitement que l'incision large de la vaginale, dès que la suppuration sera reconnue. Le drainage de la cavité et les lavages répétés amèneront une guérison durable.

Si, par suite d'une intervention trop reculée, on se trouvait en présence d'une vaginale épaissie, l'ablation des fausses membranes avec une cuiller tranchante sera utile.

On pourra, dans les mêmes conditions, être conduit, de propos délibéré ou par suite d'une erreur de diagnostic, à faire la castration ; pratique bien défendable, du reste, puisque la glande est, en général, perdue pour la fonction.

ARTICLE II. — VAGINALITES CHRONIQUES

§ 1. — Vaginalite chronique hydropique ou avec épanchement. Hydrocèle.

Nous étudierons, sous le nom d'hydrocèle, l'épanchement de sérosité qui se forme dans la tunique vaginale ou dans le conduit vagino-péritonéal non oblitéré.

Cette définition nous permettra de laisser de côté certaines affections rapprochées par les auteurs, à tort selon nous, de l'hydrocèle vaginale.

Il semblerait, en effet, pour quelques-uns, que le mot d'*hydrocèle* s'applique à toute collection séreuse située au niveau des bourses et du cordon.

On en est arrivé ainsi à multiplier à l'infini les variétés de la maladie et à apporter, dans le sujet, une réelle confusion.

Il est évident, par exemple, qu'il n'y a pas lieu de traiter ici, à l'exemple de Curling, de l'*hydrocèle herniaire*. L'épanchement séreux qui se fait parfois dans un sac déshabité peut, en effet, avoir, cliniquement, quelque ressemblance avec l'hydrocèle vaginale. Mais ce n'est pas une raison suffisante pour mettre sur le même plan deux affections qui, anatomiquement, sont aussi dissemblables.

Nous en dirons autant de l'*hydrocèle dite par infiltration*, qui n'est autre que l'œdème des bourses.

Les *hydrocèles enkystées* soit du cordon, soit de l'épididyme doivent aussi, selon nous, être absolument distinguées de l'hydrocèle vaginale, bien que le diagnostic différentiel de ces deux affections puisse être difficile à établir. Les hydrocèles, dites enkystées, sont en effet des kystes ; leur histoire trouvera sa place naturelle dans une autre partie de cet ouvrage. C'est en décrivant les kystes de l'organe séminal, et en particulier les kystes de l'épididyme, que nous discuterons les diverses hypothèses qui ont été émises sur le mode de formation de ces tumeurs, et que nous indiquerons les signes qui leur sont propres.

Notre étude se bornera donc à l'*hydrocèle vaginale simple* et à ses *variétés*.

Sous ce dernier titre, nous envisagerons tout d'abord l'*hydrocèle vagino-péritonéale*, dite aussi *hydrocèle congénitale*. Elle diffère de l'hydrocèle simple par ce fait que le liquide, épanché dans la vaginale, est en libre communication avec le péritoine, par l'intermédiaire du conduit vagino-péritonéal non oblitéré. Cette circonstance influe suffisamment sur les signes de la maladie, sur sa marche, et sur son traitement, pour qu'il soit nécessaire de lui consacrer un paragraphe distinct.

A celle-ci nous joindrons la description de certaines *autres formes* plus rares de l'hydrocèle vaginale qui, en raison de l'âge auquel l'épanchement se produit, ou à cause de certaines particularités anatomiques, méritent aussi une mention spéciale. Nous en donnerons plus loin l'énumération.

A. — **Hydrocèle vaginale simple.**

Étiologie. — Pour la plupart des auteurs du commencement du siècle, l'hydrocèle vaginale était une hydropisie résultant du « défaut de proportion entre l'exhalation et l'absorption des surfaces contiguës » (1). On ne s'expliquait pas autrement sur la cause qui détruisait cet équilibre nécessaire à l'intégrité de l'organe.

Disons tout de suite, pour n'y plus revenir, qu'en effet une certaine quantité de liquide peut s'accumuler dans la vaginale, sous l'influence des causes capables de déterminer une anasarque, telles que l'albuminurie, certaines cachexies, certaines affections de cœur, etc. La compression des veines du cordon peut avoir le même effet.

Mais toutes ces variétés d'hydropisies vraies de la vaginale, qu'on pourrait appeler *hydropisies passives*, ne présentent aucun intérêt chirurgical. Elles ne sont qu'un épiphénomène, survenant au cours d'une affection locale et générale, qui reste au premier plan. L'épanchement vaginal n'est souvent que passager. Rarement très accentué, il attire d'autant moins l'attention qu'il peut être masqué par un œdème concomitant et habituellement considérable des enveloppes scrotales. Il ne s'agit évidemment pas, dans les cas de ce genre, d'hydrocèle, au sens ordinaire du mot.

On s'accorde à ne désigner, sous ce nom, que les collections séreuses de la vaginale, survenant d'une façon en apparence spontanée ou sous l'influence d'une irritation locale.

Dans le premier cas, l'hydrocèle est dite *idiopathique*, c'est-à-dire que la cause réelle de l'épanchement échappera le plus souvent.

Dans le second, elle sera *symptomatique*.

(1) Boyer (A.), *Dict. en 60 vol.*, art. HYDROCÈLE, t. XXII, p. 200. Paris, 1818, in-8.

Toute tumeur, tout néoplasme du testicule ou de l'épididyme, tubercule, gomme, sarcome, carcinome, etc., peut, à une certaine période de son évolution, déterminer du côté de la séreuse des phénomènes d'irritation ou d'inflammation lente, dont le résultat habituel est le développement, dans la vaginale, d'une quantité variable de liquide.

Cet épanchement séreux présente, suivant la nature de la production qui lui a donné naissance, les plus grandes variétés dans sa nature, son abondance, sa ténacité, ainsi que dans ses époques d'apparition.

Aussi le groupe des *hydrocèles symptomatiques* forme-t-il véritablement, dans l'histoire de l'hydrocèle, une classe à part, qui mériterait une étude spéciale (1).

Mais, dans ce cas encore, l'épanchement n'est qu'un accident surajouté à la maladie principale, et c'est à propos de celle-ci, c'est-à-dire dans les chapitres consacrés aux maladies et tumeurs du testicule et de l'épididyme, que nous aurons occasion de parler plus longuement des lésions vaginales qui les accompagnent.

Il en est tout autrement de l'hydrocèle dite *idiopathique*. Ici la collection séreuse semble, au premier abord, constituer toute la maladie. Chez un enfant, un adulte ou un vieillard se forme lentement et sans cause appréciable, et en particulier sans lésion évidente du testicule et de l'épididyme, une accumulation de liquide dans la vaginale, qui n'offre ordinairement aucune tendance à disparaître spontanément, mais, au contraire, augmente progressivement, au point de prendre parfois des proportions énormes.

Telle est l'hydrocèle vulgaire, celle que tous les auteurs ont surtout en vue lorsqu'ils traitent de l'hydrocèle vaginale sans autre qualification. Les causes de l'affection ainsi comprise sont des moins connues.

Un travail important du professeur Panas (2), qui a eu un grand retentissement, semblait de nature à jeter sur la question un jour tout nouveau, et la trancher d'une façon définitive.

Pour cet auteur, l'hydrocèle essentielle n'existe pas. Toujours elle est symptomatique d'une lésion de l'épididyme. Il en donne pour preuve que toujours, après la ponction de l'hydrocèle, on constaterait, dans la région de l'épididyme, une induration manifeste, ne laissant, à ses yeux, aucun doute sur l'altération primitive de cet organe.

(1) Voy. Boursier (A.), *Étude sur les hydrocèles symptomatiques des tumeurs du testicule* (*Thèse de Paris*, 1880, n° 9).

(2) Panas (P.), *Sur les causes et la nature de l'hydrocèle vaginale simple* (*Arch. gén. de médecine*, 1872, 6e série, t. XIX, p. 5). — *Voy. aussi* Vetault (E.) (*Thèse de Paris*, 1872, n° 221). — Lobit (A.) (*Thèse de Paris*, 1873, n° 390). — Ramos da Fonseca (V.) (*Thèse de Paris*, 1876, n° 296).

Ces lésions de l'épididyme, qui ne seraient autres que celles d'une inflammation chronique, pourraient elles-mêmes être rattachées à des altérations du col de la vessie ou de la prostate, si fréquentes chez les sujets qui ont dépassé l'âge de quarante à cinquante ans.

Malheureusement cette ingénieuse théorie ne reposait que sur un examen clinique fait au lit des malades. Il n'avait pas été démontré, pièces en main, que l'induration, constatée par la palpation, siégeait véritablement dans l'épaisseur même de l'épididyme.

Les recherches anatomiques faites par M. Lannelongue à Bicêtre, et exposées devant la Société de chirurgie en 1873 (1); confirmées, comme nous le montrerons plus loin, par celles de M. Marimon qui en fit l'objet de sa thèse inaugurale (2) et par les nôtres, montrèrent qu'en effet M. Panas et ses élèves avaient été le jouet d'une illusion. Nous verrons, en étudiant l'anatomie pathologique de l'hydrocèle, que, dans la grande majorité des cas, les lésions de l'épididyme sont purement mécaniques. Il est aminci et comme étalé à la surface de la séreuse distendue. L'induration, perçue par le palper sur le vivant, est due à un épaississement du tissu cellulaire, qui double la tunique fibreuse à ce niveau, induration qui est constante dans toutes les formes de vaginalite.

Est-ce à dire que l'épididyme dans l'hydrocèle soit toujours ou ait toujours été intact? Telle n'est pas notre pensée.

Pour nous, comme nous l'avons déjà dit et comme nous l'établirons plus loin, l'épanchement intravaginal est ordinairement lié à une inflammation de la séreuse testiculaire.

Or, il est de mieux en mieux établi que celle-ci n'échappe pas à cette loi de pathologie générale, qui veut que les inflammations des séreuses soient rarement primitives, mais le plus souvent consécutives aux affections des organes qu'elles tapissent.

Il se pourrait donc que des congestions passagères de l'épididyme, se rattachant elles-mêmes à quelque trouble survenu du côté des voies urinaires, que des froissements légers de l'organe, impuissants à laisser dans l'épididyme aucune trace appréciable, fussent cependant capables d'agir indirectement sur la vaginale et de déterminer l'inflammation sourde qui aboutit à l'épanchement.

Nous avons du reste, déjà à diverses reprises, insisté sur la facilité avec laquelle les lésions de l'épididyme retentissent sur la vaginale.

Il faudrait, en se mettant à ce point de vue, attacher une certaine

(1) Lannelongue (O.) (*Bullet. de la Soc. de Chirurgie*, 1873, 3e série, t. II, p. 421).
(2) Marimon (S.), *Recherches sur l'anatomie pathologique des grosses hydrocèles Thèse de Paris*, 1874, n° 257).

importance aux uréthrites et particulièrement aux uréthrites blennorrhagiques, qui, sans aller jusqu'à provoquer une épididymite véritable, ne sont cependant pas sans avoir quelque influence sur l'intégrité de l'appareil testiculaire.

On pourra aussi songer à une pareille filiation, lorsque l'hydrocèle sera survenue chez des sujets porteurs d'un rétrécissement uréthral ancien, ou, comme le disait M. Panas, d'une lésion chronique de la prostate ou du col de la vessie.

Cette pathogénie n'est cependant pas applicable à tous les cas. Il semble bien que, dans certains, l'épanchement vaginal puisse être rapporté à une irritation directe de la séreuse.

Cette irritation pourrait être d'origine traumatique, si l'on veut bien qualifier ainsi les froissements répétés auxquels, dans certaines professions, les bourses sont soumises.

Un élève de Volkmann, A. Genzmer (1), mettant à profit, pour étudier l'étiologie de l'hydrocèle, les nombreux cas traités par l'incision à la clinique de son maître, est arrivé à la conclusion que le traumatisme devait être considéré comme une cause fréquente de vaginalite chronique avec épanchement. Le groupe des « hydrocèles traumatiques » serait, après celui des hydrocèles de cause uréthrale, le plus nombreux. Il s'appuie, pour soutenir cette opinion, sur ce fait, qu'il est habituel de trouver, dans la vaginale, les traces d'un ancien épanchement sanguin. Aussi est-il tenté de faire revivre, en partie du moins, la théorie de Velpeau, rapportant à la présence d'un caillot sanguin intravaginal le développement de certaines hydrocèles.

Ce que nous savons de la rareté des lésions vaginales à la suite des contusions du testicule ne nous permet d'accepter qu'avec les plus expresses réserves cette manière de voir. Il nous paraît infiniment plus probable que l'épanchement sanguin doit être sous la dépendance d'une vaginalite préexistante, et se faire dans une vaginale déjà altérée.

Le même auteur constate la coexistence fréquente, avec l'hydrocèle, de petits kystes de l'épididyme. Duplay père et Gosselin avaient déjà signalé ce fait. D'après eux, ces petites tumeurs pourraient avoir une réelle influence sur la production de la collection séreuse. Il n'est pas irrationnel de penser que le liquide de ces kystes rompus, déversé dans la vaginale, soit assez irritant pour provoquer la formation d'un épanchement séreux, ou bien encore que le kyste intact agisse dans

(1) Genzmer (A.), *Sammlung klin. Vortraege*, 1878, et Broch. in-8°. Leipzig, 1878.

le même sens, à la façon d'un corps étranger et par sa seule présence.

A fortiori pourrait-on soutenir que les corps étrangers de la vaginale peuvent être une cause réelle d'hydrocèle, par l'irritation locale qu'ils entretiennent. Il est cependant généralement admis qu'ils sont, comme l'épanchement lui-même, le résultat d'une inflammation chronique de la séreuse, dont la cause véritable reste inconnue.

Mention doit encore être faite ici des cas où l'hydrocèle semble être manifestement sous la dépendance d'une hernie inguinale, venant jusqu'au contact de la séreuse. Bouisson (1) a, de nouveau, appelé l'attention sur cette complication des hernies, connue depuis longtemps (2), mais qui s'observe surtout lorsque la tumeur herniaire est volumineuse.

On peut admettre de même que la présence, au voisinage de la vaginale, d'une tumeur, telle qu'un grand kyste de l'épididyme ou d'un kyste du cordon, puisse, par un mécanisme semblable, déterminer une inflammation subaiguë de la séreuse avec épanchement. Il n'est pas rare que ces deux lésions coexistent, sans qu'il soit toujours possible de déterminer dans quel ordre elles ont évolué; les probabilités cependant sont en faveur de la préexistence du kyste. Dans une observation de M. Pautier, par exemple, le kyste du cordon était double, l'hydrocèle vaginale seulement à droite (3).

Quel que soit, au reste, le soin que l'on apporte à l'étude de l'étiologie de l'hydrocèle, les cas demeurent encore nombreux où l'on ne parvient à découvrir à la maladie aucune cause apparente. Nous avons la conviction qu'ils deviendront de moins en moins fréquents, à mesure que l'on se pénétrera mieux de la pensée, que l'épanchement doit être toujours rattaché à une irritation phlegmasique de la séreuse, et que l'on s'appliquera à découvrir toutes les causes possibles de cette inflammation.

Dans cet ordre d'idées, sans admettre, avec M. Panas, une lésion constante et évidente de l'épididyme, nous acceptons volontiers que c'est du côté de cet organe qu'il faudra surtout s'attacher à chercher le point de départ vrai de la vaginalite chronique avec épanchement.

Nous devons encore signaler, en terminant cette revue des causes possibles de l'hydrocèle, la coïncidence relativement fréquente, bien que difficile à expliquer, de l'éléphantiasis des membres et surtout du

(1) Bouisson (E.-F.), *De l'hydrocèle causée par une hernie volumineuse. Hydrocèle de Gibbon* (*Montpellier médical*, février 1867).

(2) *Voy.* Velpeau (A.), *Nouveaux éléments de médecine opératoire*, 2e édit. Paris, 1839, in-8°, t. IV, p. 196.

(3) Pautier (T. N.), *Hydrocèle double enkystée de cordon et hydrocèle de la tunique vaginale du côté droit* (*Gaz. hebdom. de Paris*, 1868, n° 18).

scrotum avec l'épanchement vaginal. Peut-être faut-il voir, dans ce fait, la confirmation indirecte de cette donnée d'anatomie générale, d'après laquelle les cavités séreuses devraient être assimilées aux espaces lymphatiques du tissu conjonctif; la séreuse n'étant, à vrai dire, qu'un espace lymphatique plus développé. Il n'y aurait plus, dès lors, lieu de s'étonner de voir, en même temps que les phénomènes irritatifs, qui ont pour siège principal le tissu conjonctif des membres ou du scrotum et qui aboutissent aux lésions éléphantiasiques, des troubles de même ordre se produire dans une séreuse voisine et y provoquer l'apparition d'un épanchement séreux.

On s'est demandé enfin si l'épanchement vaginal ne pourrait pas être quelquefois une manifestation locale d'un état diathésique général, tel que la goutte ou le rhumatisme.

Le professeur Verneuil a fait soutenir cette thèse par un de ses élèves, le Dr Chollet, dans un travail récent (1).

L'hydrocèle est une affection tellement fréquente qu'il faudrait un plus grand nombre d'observations que celles rapportées par M. Chollet pour établir qu'il ne s'agit pas, en pareil cas, d'une simple coïncidence.

Il nous reste, pour terminer ce chapitre, à indiquer certaines conditions étiologiques générales de l'hydrocèle relatives à sa *fréquence* absolue, à l'*âge* auquel elle s'observe de préférence, au *côté* le plus ordinairement atteint, enfin à l'influence de l'*hérédité* sur sa production.

Kocher a réuni, sur ces divers points, des renseignements statistiques empruntés soit à sa pratique particulière, soit à celle de Socin (de Bâle), de Baum (de Göttingen) et de Langenbeck, que l'on ne consultera pas sans intérêt.

La *fréquence* absolue de l'hydrocèle serait, d'après cet auteur, moins considérable qu'on ne serait tenté de le croire. Relevant en effet toutes les affections chirurgicales, traitées ou seulement examinées à l'hôpital de Berne, pendant une période de sept ans (1860-1867), il arrive à un total de 5,969 cas, sur lesquels on ne compte que 44 hydrocèles, ce qui donne, pour cette affection, une proportion de 0,73 p. 100.

Ce chiffre est relativement faible; ce qui tient sans doute à cette circonstance que beaucoup de malades, porteurs d'hydrocèle, ne s'en inquiètent pas autrement, et ne vont pas, pour si peu, prendre l'avis du médecin.

(1) Chollet (L.), *Recherches sur l'étiologie de l'hydrocèle* (*Thèse de Paris*, 1879, n° 273).

La fréquence de l'hydrocèle varie suivant les climats. Elle est beaucoup plus considérable dans les pays chauds (1).

Au Brésil, par exemple, la maladie est considérée comme endémique; à Rosette (Égypte), le tiers des habitants en serait atteint; à Bangkok (Siam) peu d'hommes, après cinquante ans, en sont exempts (Lancereaux).

On a invoqué, pour expliquer ces faits, la plus grande longueur des bourses, exposant les parties à des froissements multipliés, l'ardeur sexuelle des habitants de ces régions, etc... Nous préférons, avec M. Lancereaux, nous contenter de faire remarquer que ces contrées sont précisément celles où se rencontrent l'éléphantiasis, l'érysipèle et l'angioleucite endémique; et que ces affections, diverses en apparence, mais de même ordre en réalité, doivent dépendre d'une même cause jusqu'ici mal connue. Nous avons, du reste, déjà eu occasion de rappeler qu'il semble y avoir entre les séreuses et le système lymphatique, une véritable parenté anatomique.

L'hydrocèle s'observe à tous les *âges*. Assez commune chez les enfants à la mamelle, rare dans la seconde enfance, elle atteint son maximum de fréquence à l'âge adulte.

Ce fait ressort bien de l'importante statistique dressée par le Dr Dujat (2), d'après la pratique du Dr Martin, dans un voyage qu'il fit à Calcutta. Sur 1000 cas d'hydrocèle, traités à l'Hôpital des Natifs de cette ville, du 1er janvier 1836 au 1er janvier 1838, on compta :

de 18 à 20 ans	41 cas.
21 à 25 ans	173
26 à 35 ans	473
36 à 45 ans	257
46 à 59 ans	43
60 à 70 ans	13
	1000 cas.

On voit, en consultant ce tableau, que la moitié des cas, ou à peu près, appartient à la période de dix années qui s'étend de vingt-six à trente-cinq ans. Dans la suivante (36 à 45 ans) la proportion tombe au quart du total des faits recueillis. Elle est cependant encore considérable et ne s'abaisse notablement que vers la cinquantaine et au delà.

Sur ce relevé de 1,000 cas, 903, soit plus des 9/10, ont été observés chez des individus âgés de vingt et un à quarante-cinq ans.

(1) Voy. à ce sujet les nombreuses indications réunies par M. Lancereaux (*Traité d'anat. pathologique*. Paris, 1879-81, gr. in-8°, t. II, p. 354).

(2) Dujat, *Considérations sur l'hydrocèle, au Bengale, et sur le traitement de cette maladie, par les injections iodées, selon le procédé du docteur Martin, chirurgien de l'hôpital des Natifs, à Calcutta* (*Gazette médicale de Paris*, 1838, t. VI, p. 561).

L'hydrocèle est donc bien une maladie de la période moyenne de la vie.

La statistique de Kocher, établie d'après les faits, au nombre de 198, qui lui ont été communiqués par Socin, Baum et Langenbeck, parle dans le même sens.

Ici encore, c'est de vingt et un à cinquante ans que se groupent la plupart des faits observés.

Nous empruntons aux mêmes auteurs les conclusions auxquelles ils sont arrivés sur la fréquence relative des hydrocèles *uni* ou *bilatérales*, *droites* ou *gauches*.

Il résultait de la statistique de Dujat que l'hydrocèle était plus fréquente à gauche qu'à droite. Curling, au contraire, concluait d'après sa pratique personnelle à une prédominance pour le côté droit. Dans le relevé de Kocher, enfin, les chiffres se balancent de façon à peu près égale.

La question n'a pas grande importance. Ce qui est bien établi, c'est la rareté relative de l'hydrocèle double, et, pour l'hydrocèle unilatérale, une fréquence sensiblement égale pour les deux côtés, droit et gauche.

Pour ce qui est de l'*hérédité* de l'hydrocèle, les documents font défaut et seront difficilement réunis. Comme le fait très justement remarquer Kocher, l'hydrocèle est une affection tellement fréquente, qu'on la rencontrera souvent chez des individus dont les pères ont été eux-mêmes atteints d'hydrocèle.

Il croit cependant devoir citer le fait assez remarquable observé par Pluskal ; un homme opéré d'une hydrocèle vit la même affection se développer chez ses trois fils.

Anatomie pathologique. — L'étude des lésions anatomiques de l'hydrocèle comprend l'examen du *contenu* (caractères du liquide épanché), du *contenant* (état de la tunique vaginale), des *parties voisines* (testicule et épididyme).

1. Liquide épanché. — La *quantité* de liquide contenu dans la vaginale est très variable. Les malades soigneux de leur santé viennent souvent consulter le médecin, dès que la tuméfaction des bourses devient évidente. Une ponction, faite à ce moment, peut ne donner que 30 à 40 grammes de liquide. Mais ce n'est pas ainsi que les choses se présentent d'ordinaire. Dans l'hydrocèle commune, dans celle en particulier que l'on est appelé à traiter dans les hôpitaux, l'épanchement est habituellement de 2 à 300 grammes. Il va souvent à 500 grammes et au delà.

On cite, à titre de cas tout à fait exceptionnels, ceux où il s'élevait à plus de 3 litres (Dujat) à près de 7 litres (Cline, obs. de l'historien Gibbon) à 26 litres (Bouisson).

Les *caractères physiques* du liquide de l'hydrocèle sont ceux des épanchements séreux en général. C'est une sérosité jaunâtre, citrine ou jaune-paille, transparente, très fluide, dans laquelle nagent quelquefois des flocons albumineux.

Au microscope, on n'y rencontre habituellement aucun élément figuré; parfois quelques cellules épithéliales déformées, quelques globules blancs et rouges. Ces derniers peuvent être assez abondants pour donner à l'épanchement une teinte rosée. Cette altération ne se rencontre guère que dans les hydrocèles symptomatiques d'une tumeur du testicule. Nous la retrouverons bien plus accentuée dans la vaginalite hémorrhagique.

C'est à cette dernière forme bien plutôt qu'à la vaginalite hydropique qu'appartiennent les liquides brunâtres que l'on obtient parfois, contre toute attente, à la ponction d'une hydrocèle. Et cependant, il faut se rappeler que la rupture d'un vaisseau, survenu soit spontanément, soit à la suite d'un coup, au cours du développement de la tumeur, suffit à modifier sensiblement la couleur du liquide contenu. L'épaississement pseudo-membraneux, qui est le propre de la vaginalite hémorrhagique, fait, en pareil cas, défaut; en dépit de cette complication, l'affection conserve toutes les allures de la vaginalite séreuse.

Le liquide de l'hydrocèle commune peut présenter encore d'autres modifications qui n'altèrent davantage ni la marche ni le traitement de la maladie. Sa couleur peut être plus foncée qu'à l'ordinaire, être d'un jaune plus chaud, ou prendre une teinte verdâtre. Il est parfois complètement vert. La cause de ce fait n'est pas bien connue. Nous observons, en ce moment, un malade, chez lequel deux ponctions, faites à plusieurs mois de distance, ont, l'une et l'autre, donné issue à un liquide qui offrait cette coloration. Ni l'examen du liquide que M. Méhu a bien voulu faire à notre demande, ni l'examen local des parties, ni la marche de la maladie ne nous ont permis de constater, dans ce cas, d'autres caractères que ceux de l'hydrocèle la plus vulgaire.

Le liquide de l'hydrocèle contient parfois de la cholestérine. Il présente alors un aspect brillant et une teinte brune tout à fait caractéristiques, dus aux nombreuses petites paillettes qu'il tient en suspension.

Pour Curling cette particularité s'observerait surtout chez les vieillards. Il cite un cas dans lequel 570 grammes d'un liquide brun foncé, fourni par la ponction d'une hydrocèle ancienne, contenait environ 45 centigrammes de cholestérine.

M. Méhu (1) considère le fait comme rare. Il n'en a, le plus souvent, constaté que des traces à peine appréciables au microscope, et encore seulement après avoir épuisé le résidu de l'évaporation du liquide par le chloroforme. Deux fois cependant, sur les quarante cas qu'il a analysés, la quantité de cholestérine était notable. C'était chez deux vieillards septuagénaires, porteurs l'un et l'autre d'une hydrocèle contenant près d'un litre de liquide; chez l'un, elle datait de six mois et ne renfermait que 9 centigrammes de cholestérine ; chez l'autre, elle était vieille de quatre ans, la proportion de cholestérine s'élevait à 1 gramme environ.

M. Méhu fait du reste remarquer qu'il suffit de quelques centigrammes de cholestérine pour donner, à un litre de liquide séreux, l'éclat particulier que nous signalions plus haut.

L'étude des *caractères chimiques* de l'épanchement vaginal a permis d'établir, comme Virchow l'a fait, croyons-nous, le premier, son origine inflammatoire, et de montrer à quel point il diffère d'une hydropisie simple.

La composition du liquide de l'hydrocèle est, à peu de chose près, celle du sérum sanguin.

Comme ce dernier, il se coagule abondamment par la chaleur ou sous l'action de l'acide nitrique, fait qui dénote sa richesse en albumine. Les substances solides dissoutes y sont même, dans la moitié des cas (Méhu), plus abondantes que dans le sang; condition qui ne se rencontre jamais dans les liquides simplement hydropiques.

A ce premier caractère il faut en joindre un autre, non moins important, la présence constante, dans le liquide, de fibrine ou du moins de substance fibrinogène; produits qui font toujours absolument défaut dans les hydropisies.

Ce fait capital a été longtemps méconnu.

Il est rare, en effet, que les liquides de l'hydrocèle se coagulent spontanément, peu après leur extraction, et se prennent en gelée plus ou moins ferme, à la façon du liquide d'une pleurésie aiguë, par exemple. Il faut pour cela ou que l'hydrocèle soit très récente ou que l'épanchement se soit rapidement reproduit à la suite d'une ponction.

Dans les cas ordinaires cependant, la coagulation peut se produire, mais elle est lente, et n'apparaît que si le liquide a été abandonné un certain temps au contact de l'air. Le caillot est très ténu, transparent,

(1) Méhu, trav. cité à l'*Index bibl.*, p. 530.

il se rétracte un peu vers le centre du vase, en emprisonnant les quelques éléments solides qui étaient en suspension.

La formation de ce coagulum fibrineux est la preuve manifeste que l'épanchement est bien d'origine inflammatoire.

On ne met, au reste, ainsi en évidence qu'une partie de la fibrine contenue dans le liquide. Il en est une autre qui demeure dissoute et qui ne peut être reconnue qu'à l'aide de certains artifices.

Si l'on ajoute par exemple au liquide, obtenu par la ponction de l'hydrocèle, une petite quantité de sang, la coagulation se produit plus rapide et plus abondante.

Buchanan, de Glascow, avait, dès 1845 (1), constaté ce fait et montré l'influence que la présence du sang exerçait sur la coagulation du liquide de l'hydrocèle. Il comparait ce phénomène à la précipitation de la caséine par les acides.

Alexandre Schmidt (2) a été plus loin et a vu qu'il se produisait, dans les liquides coagulables comme le plasma du sang, une substance pouvant provoquer la précipitation de la fibrine.

D'après les travaux de Schmidt et de ses élèves, ce *ferment de la fibrine* représenterait un produit de destruction des éléments figurés.

Les recherches de Buchanan et de Schmidt, le travail plus ancien de Denis (3), les travaux d'Hammarsten (4), de Frédéricq, de Virchow, d'Hayem, ont d'ailleurs élucidé, en grande partie, le mécanisme intime de la coagulation spontanée du sang et des liquides séreux.

On sait aujourd'hui qu'il existe, dans les liquides de l'organisme spontanément coagulables, une substance albuminoïde, la plasmine de Denis, la substance fibrinogène de Schmidt et d'Hammarsten, pouvant se dédoubler, sous l'influence de certains corps, en *fibrine concrète* ou *fibrine ordinaire* et *fibrine dissoute*, autre matière albuminoïde qui reste en solution dans le sérum.

(1) Buchanan, *On the coagulation of the blood and other fibrinoserous liquids* (*Lond. med. Gaz.*, 1845, t. I, p. 617).

(2) Schmidt (A.), *Ueber den Faserstoff und die Ursachen seiner Gerinnung* (*Virchow's Archiv*, 1861, p. 545). Même sujet : *Weiteres über*, etc. (*ibid.*, 1862, p. 469, 533). *Ueber Faserstoffgerinnung* (*Pflüger's Arch.*, 1872, t. V, p. 481). *Neue Untersuchungen über* etc... (*ibid.* t. VI, p. 413).

(3) Denis (de Commercy), *Mémoire sur le sang considéré quand il est fluide, pendant qu'il se coagule et lorsqu'il est coagulé* (*Comptes rendus de l'Acad. des sciences*, séance du 20 Déc. 1858).

(4) Hammarsten (O), *Zur Lehre von der Faserstoffgerinnung* (*Pflüger's Arch.*, 1877, p. 211). *Ueber das Paraglobulin* (*ibid.*, t. XVII, p. 413, t. XVIII, p. 38). *Ueber das Fibrinogen* (*ibid.*, t. XIX, p. 563). *Ueber die Beziehung des Faserstoffes zu den Blutkörperchen*, etc... (*ibid.*, 1874, t. IX, p. 353, et 1875, t. XI, p. 291 et 515).

Celle-ci se coagule sous l'influence du sulfate de magnésie et peut être ainsi extraite et dosée.

Le phénomène de la coagulation du sang et des liquides séreux est donc un phénomène chimique de dédoublement. Mais ce dédoublement doit, pour se produire, être provoqué par la présence d'une ou de plusieurs substances qui jouent le rôle de *ferment soluble*.

Or il est aujourd'hui établi que certains épanchements des cavités séreuses, celui de la vaginale en particulier, contiennent de la substance fibrinogène ; ils ne renferment par contre, dans la plupart des cas, aucun élément pouvant provoquer la coagulation. Quand on ajoute, sous une forme quelconque, une des substances décrites sous le nom de *ferment de la fibrine*, la coagulation s'effectue avec ses caractères habituels.

De là vient que la nature inflammatoire de l'hydrocèle a été longtemps méconnue.

Le défaut de coagulation ne prouvait, en effet, que l'absence du ferment et non l'absence de plasmine.

D'ailleurs, comme l'a montré M. Méhu, le liquide de l'hydrocèle récemment formé est, comme le sérum sanguin, spontanément coagulable. Mais bientôt surviennent des transformations moléculaires, qui augmentent d'abord la fluidité du liquide, modifient peu à peu les substances albuminoïdes qui y sont contenues (Hammarsten, Béchamp) (1), de façon à amener, à la longue, la disparition graduelle du fibrinogène ou des substances provoquant la coagulation spontanée.

La faible proportion de substance fibrinogène, l'absence du ferment de la fibrine rendent compte de la fluidité des liquides de l'hydrocèle qui filtrent aisément et complètement au travers du papier.

D'autre part, ce liquide est très chargé en substances salines qui augmentent encore la fluidité des substances protéiques.

On y trouve, en effet, une assez grande proportion de carbonates alcalins qui lui donnent sa réaction basique. Il renferme, en outre, une quantité notable de chlorure de sodium, représentant les deux tiers du poids total des sels anhydres (Méhu).

En résumé, par la présence de la substance fibrinogène, ainsi que par sa richesse en sels et en albuminates alcalins, le liquide de l'hydrocèle se rapproche beaucoup du sérum sanguin. Il appartient, avec ceux de la pleurésie aiguë, de l'hydrothorax, de l'ascite, de

(1) Béchamp, trav. cités à l'*Index bibl*.

l'hydarthrose du genou, à la classe des liquides désignés par M. Méhu sous le nom de *liquides séreux*, qu'il oppose aux liquides dits *séroïdes*, tels que le liquide céphalo-rachidien, l'humeur aqueuse de l'œil, le liquide contenu dans les kystes de l'épididyme, etc.

Nous aurons, à propos de ces derniers, à revenir sur cette distinction.

2. **Tunique vaginale.** — La face interne de la vaginale dans l'hydrocèle ne présente ordinairement aucune altération appréciable. Elle est blanchâtre, lisse, comme lavée, et offre une apparence légèrement nacrée.

Les fausses membranes qui la tapissent quelquefois, en couches plus ou moins épaisses, n'appartiennent pas à l'hydrocèle commune ou vaginalite séreuse. Elles constituent la lésion caractéristique de la vaginalite plastique, qui, elle-même, n'est ordinairement que le premier degré de la vaginalite hémorrhagique ou hématocèle.

Par contre, il est assez fréquent de constater, en même temps qu'un épanchement purement séreux, quelques brides fibreuses, formant, en certains points, des cloisonnements incomplets. On les trouvé surtout au niveau du cul-de-sac supérieur de la cavité vaginale, et, d'une façon générale, vers les points de réflexion de la séreuse. Ces brides paraissent, le plus souvent, être le résultat d'une vaginalite aiguë, qui a précédé la vaginalite chronique.

Il n'est pas rare, enfin, de trouver de petits corps fibreux pédiculés, implantés à la surface de la vaginale ou libres à l'intérieur de la cavité.

Les parois de la séreuse testiculaire peuvent être, dans l'hydrocèle, ou bien très amincies par la distension qu'elles ont subie, ou bien notablement épaissies.

Il est plus fréquent de les trouver dans un état intermédiaire à ces deux extrêmes ; ou, plus exactement, l'épaississement qu'elles semblent avoir subi n'est qu'apparent ; il ne leur appartient pas en propre, mais bien aux tissus périphériques.

Lorsque l'on dissèque une hydrocèle chronique un peu ancienne, on constate que, tout autour de la vaginale, simplement distendue et souvent amincie, règne une membrane plus ou moins épaisse, fibreuse, nacrée, enveloppant non seulement la séreuse, mais le testicule, l'épididyme et même le canal déférent, sur lequel elle se prolonge. Cette membrane n'est autre que la tunique fibreuse commune au testicule et à ses dépendances, épaissie par voie d'inflammation de voisinage. Elle se laisse facilement séparer de la vaginale ; mais devient plus dense et plus adhérente, au niveau de l'épididyme.

Lorsque les lésions sont très anciennes, la tunique vaginale ne reste cependant pas toujours indifférente. Elle s'épaissit elle-même au point d'acquérir, par places, plusieurs millimètres d'épaisseur ; sur une coupe, elle reste rigide et béante; sa surface interne est devenue rugueuse ou tomenteuse (fig. 10). Cet épaississement est dû soit à la prolifération et à la transformation fibreuse du tissu conjonctif qui la constitue, soit à l'organisation des produits pseudo-membraneux déposés à sa surface interne. Il se produit surtout au voisinage du

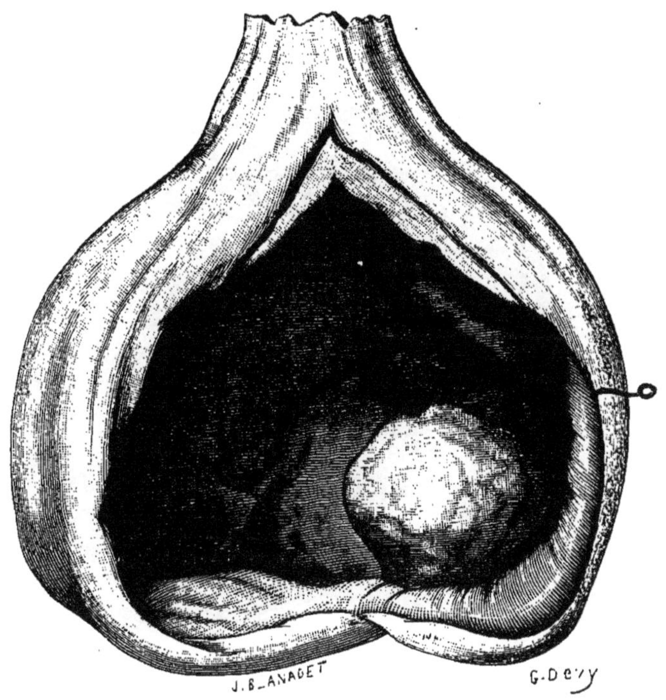

Fig. 10. — Hydrocèle volumineuse et ancienne (d'après une pièce déposée par Blandin au musée Dupuytren, n° 465).

testicule et de l'épididyme. Il peut, à ce niveau, acquérir une telle importance, qu'il arrive à masquer complètement ces deux organes et à simuler une tumeur néoplasique, formée à leurs dépens.

Il existe, dans la science, des exemples de castration pratiquée dans ces circonstances; l'erreur commise n'a été reconnue qu'à l'examen de la pièce. On retrouve, en effet, par la dissection, après l'ablation de la soi-disant tumeur, le testicule et l'épididyme absolument sains, ou seulement légèrement diminués de volume et anémiés, perdus dans la partie la plus épaisse des parois de la cavité vaginale.

Il en était ainsi dans une intéressante observation de M. Ricord, présentée à la Société anatomique en 1872, par M. Girard (1).

L'un de nous, remplaçant M. Duplay à l'hôpital Saint-Louis en 1878, a vu un fait semblable qui n'a pas été publié. Il s'agissait d'un homme de quarante-trois ans, porteur d'une hydrocèle, qui avait été traitée plusieurs fois par la ponction et l'injection iodée. La récidive constante, ainsi que l'épaississement de la région testiculaire, ne paraissaient laisser aucun doute sur la nature de l'affection. La castration fut pratiquée; après avoir ouvert la cavité qui contenait

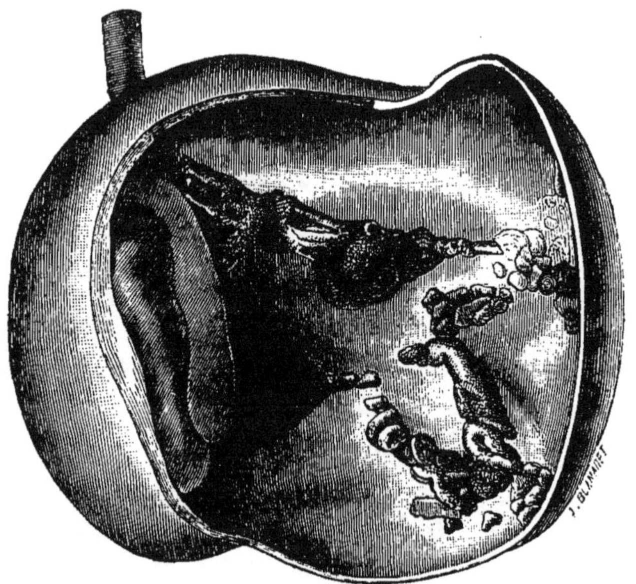

Fig. 11. — Dépôts calcaires de la tunique vaginale (d'après Virchow).

encore un peu de liquide citrin, on reconnut que le testicule et l'épididyme, non dégénérés, étaient en dehors de la poche; ils étaient cachés sous une masse de tissu fibreux ayant l'aspect d'une tumeur, mais qui n'était, en réalité, constituée que par la vaginale enflammée et épaissie. Le malade, qui réclamait l'opération depuis longtemps, guérit rapidement.

Ce tissu fibreux de formation nouvelle peut subir la dégénérescence calcaire, et donner naissance à ces véritables coques pierreuses qui enveloppent parfois le testicule. Ce cas est rare.

(1) Girard, *Bulletins de la Société anatomique*, 1872, 3e série, t. VII, p. 281.

Cohn a publié un fait, plus exceptionnel encore et probablement unique, d'ossification véritable de la vaginale, recueilli dans le service du Dr Blasius (1).

L'épaississement fibreux de la vaginale peut être bien plus localisé que nous ne venons de le dire. Il se montre alors sous forme de plaques fibreuses, ou quelquefois calcaires, développées dans l'épaisseur de la séreuse et faisant saillie à sa surface (fig. 11). Cette altération se rencontre dans les vieilles hydrocèles, principalement chez les vieillards.

3. Testicule et épididyme. — On a beaucoup discuté sur les altérations que pourrait subir le *testicule* dans l'hydrocèle. Les opinions les plus diverses ont été soutenues à ce sujet.

Les uns, avec John Hunter (2), admettent qu'il a augmenté de volume; les autres, avec J. L. Petit (3), que tantôt il augmente de dureté et de volume, tantôt au contraire « il se flétrit, s'affaisse et s'anéantit ». Boyer (4), Curling (5), Humphry (6), soutiennent qu'il est presque toujours sain et conserve son volume normal. Curling ajoute cependant qu'il peut être modifié dans sa forme, aplati par la compression qu'il a subie, et atteint d'une atrophie partielle.

Gosselin enfin dit avoir trouvé la substance glandulaire, pâle, comme anémiée, et la sécrétion des spermatozoïdes abolie (7). On ne sait pas si, pour lui, cette *anémie testiculaire*, dont il a voulu faire une maladie spéciale, a lieu dans tous les cas.

Ces observations, en apparence contradictoires, montrent que l'état du testicule varie avec la forme et l'âge de l'hydrocèle. La glande est intacte au début. Plus tard, sous l'influence non pas tant de la pression du liquide que de l'épaississement des tissus périphériques, qui le compriment et entravent sa nutrition, le testicule subit certaines altérations de forme, de volume, de consistance et de coloration, qui peuvent, à la longue, lui donner l'aspect d'un organe atrophié.

Il résulte même des recherches de M. Pilliet sur l'état du testicule dans l'hématocèle (V. *Hématocèle*), que la glande, dans les vaginalites chroniques, peut être le siège d'une véritable sclérose; altération qui

(1) Cohn (F.) *Orchidomeningitis ossificans* (*Diss. inaug.*, Halle 1863, et *Virch. Archiv*, t. XXIX, 3 et 4).

(2) J. Hunter, *Œuvres complètes*, trad. Richelot. Paris, 1843, in-8°, t. I, p. 512.

(3) J.-L. Petit, *Œuvres posthumes*. Paris, 1774, in-8°, t. II, p. 492.

(4) Boyer (A.), *Traité des maladies chirurgicales*, 4e édit. Paris, 1831, in-8°, t. X, p. 192 et suiv.

(5) Curling, *Ouv. cité*, trad. française, p. 101.

(6) Humphry, *in* Holmes, *A system of surgery*. Londres, 1871, in-8°, 5e édit., t. V, p. 83.

(7) Gosselin, *in* Curling, *ouv. cité*, p. 81. (*Addit. du traduct.*)

paraît être sous la dépendance d'un travail irritatif, parti de l'enveloppe malade, et s'étendant à l'organe sous-jacent.

Il est probable que pareille disposition doit se rencontrer dans les vieilles hydrocèles, avec épaississement notable des parois.

Elle peut, au contraire, faire absolument défaut dans l'hydrocèle simple, même ancienne, lorsque la vaginale demeure relativement intacte. Marimon rapporte, en effet, dans sa thèse, l'observation fort complète d'une hydrocèle, datant de quarante ans, dans laquelle le testicule, à l'examen microscopique, fut trouvé absolument sain.

L'épididyme, au voisinage d'une hydrocèle, ne présente, en général, au moins à l'œil nu, aucune altération essentielle. Les modifications qu'il subit sont consécutives et d'ordre purement mécanique; elles ne sont pas, comme on l'a soutenu, au moins pour la plupart primitives et d'origine inflammatoire.

Nous avons déjà touché ce point, en traitant de l'étiologie de l'hydrocèle.

Nous rappelons, qu'en effet, sur le vivant, l'épididyme paraît souvent dur et augmenté de volume. Mais, lorsque l'on a occasion de procéder à l'examen cadavérique, on peut constater qu'il s'agit là de lésions périphériques auxquelles l'organe sous-jacent ne prend aucune part. Nous avons vu plus haut que les épaississements fibreux qui accompagnent la vaginalite chronique se forment, de préférence, aux points de réflexion de la séreuse. Ils sont tout particulièrement fréquents et abondants au niveau de l'épididyme. Perçus par le palper à travers les parois scrotales, ils en imposent facilement pour une altération de l'épididyme. Si l'on parvient, ce qui n'est pas toujours facile, tant la fusion de ces parties est intime, à les détacher par la dissection, on retrouve le plus souvent au-dessous d'eux l'épididyme intact, n'ayant subi aucune modification de texture appréciable.

Dans d'autres circonstances, et particulièrement dans les hydrocèles volumineuses et déjà anciennes, l'apparence extérieure de l'épididyme est beaucoup plus profondément troublée.

Déjà Curling avait noté que le corps de l'épididyme pouvait être soulevé et comme détaché du testicule; au-dessous de lui se formait une cavité secondaire ou diverticule dont le fond se portait en dedans, l'ouverture demeurant en dehors. On sait qu'à l'état normal il existe sous l'épididyme, entre cet organe et le bord supérieur du testicule, un cul-de-sac à ouverture externe, dû à la réflexion de la séreuse. La disposition que nous venons de décrire n'est donc que l'exagération d'un état qui est habituel.

Curling signale encore une autre altération qui n'est qu'un degré plus élevé de la précédente. L'épididyme n'est plus seulement soulevé; il est allongé et déplacé, sa partie moyenne s'éloigne considérablement du testicule; on ne trouve plus, en pareil cas, la poche accessoire dont il vient d'être question.

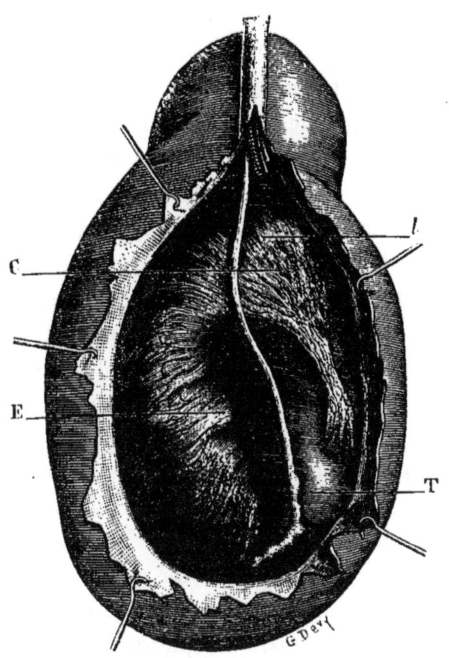

Fig. 12. — (D'après Marimon) destinée à montrer l'état de l'épididyme dans les hydrocèles volumineuses. — T, testicule recouvert par la vaginale, aperçu par transparence; E, corps de l'épididyme sous forme d'un ruban mince, étalé sur le feuillet sous-séreux, et décrivant des flexuosités à courte courbure; — entre l'épididyme et le testicule existait un espace ovalaire considérable; *t*, tête de l'épididyme, étalée en large quadrilatère, de laquelle partent des tractus, qui sont les cônes séminifères allongés (longs de 5 à 6 centimètres); C, canal déférent. — Sur cette pièce l'épididyme put être disséqué tout entier à la surface de l'hydrocèle non ouverte, sans qu'il s'écoulât une goutte de liquide; il était manifestement contenu dans l'épaisseur même de la paroi.

Cette lésion peut s'accentuer encore davantage, au point que l'épididyme devient presque méconnaissable. Sous l'influence de l'accumulation croissante du liquide contenu, la vaginale se laisse de plus en plus distendre, son étendue augmente considérablement aux dépens de ses divers culs-de-sac, qui se déplissent. L'épididyme lui-même est entraîné; le corps de l'organe est soulevé tout d'abord, comme nous venons de le dire; la tête cède à son tour, elle s'allonge, s'amincit en s'aplatissant; bientôt elle n'est plus retenue au testicule que par les vaisseaux droits, minces et peu résistants. Seule la queue de l'épididyme résiste; très adhérente au testicule, elle lui reste intimement unie.

Lorsque l'on examine, sur le cadavre, une hydrocèle parvenue à cet état, on ne trouve plus l'épididyme à sa place normale. Il fait corps avec la vaginale, et demeure à la surface de celle-ci, étalé, pour ainsi dire, et considérablement aminci. Les canaux efférents qui relient encore la tête au testicule sont allongés, amincis eux-mêmes et souvent presque méconnaissables (fig. 12).

Leur recherche est rendue souvent plus difficile encore, lorsque l'épaississement fibreux périphérique vient augmenter la confusion.

Cette disposition des vaisseaux efférents, dans les grosses hydrocèles, est semblable à celle qui est observée dans les cas où un kyste se développe entre la tête de l'épididyme et le testicule, et écarte ces deux organes. Ce fait vient à l'appui de l'opinion qui ne voit dans cette lésion qu'un résultat mécanique de la distension (Marimon).

Ces altérations et leur mécanisme ont été étudiés avec soin par Lannelongue et Marimon, dans les travaux que nous avons déjà eu occasion de citer. L'un de nous les a constatées de nouveau, et a pu en présenter un beau spécimen à la Société anatomique (1).

Quant aux lésions intimes que peut présenter l'épididyme, si l'on fait abstraction des cas, infiniment rares, où une épididymite chronique évidente a provoqué la formation de l'épanchement, on est bien obligé de reconnaître qu'elles se réduisent à peu de chose.

Le canal paraît parfois diminué de calibre et tout l'organe moins volumineux. Il semble qu'en pareil cas il s'agisse d'une sorte d'atrophie par sclérose, analogue à celle observée par M. Pilliet dans le testicule, à la suite des vaginalites chroniques avec épaississement pseudo-membraneux, et pouvant être rattachée au même processus.

Il faut noter surtout, dans les distensions extrêmes que nous venons de décrire, la gêne de communication entre la glande elle-même et son organe excréteur, qui résulte nécessairement d'un pareil état. L'altération des tubes droits, la traction qu'ils ont subie, leur allongement et leur amincissement expliquent suffisamment ce fait, qui peut avoir, comme nous le verrons, une influence très réelle sur le fonctionnement de la glande séminale.

En somme, si l'on jette un coup d'œil d'ensemble sur les lésions caractéristiques de l'hydrocèle, on voit qu'elles se rapprochent beaucoup de celles que l'on rencontre dans d'autres séreuses, atteintes d'inflammation avec épanchement.

Dans la pleurésie chronique hydropique, dans l'ascite d'origine inflammatoire, dans l'hydarthrose des articulations, on constate, en effet, que le plus souvent la surface interne de la séreuse est relativement peu altérée, mais que les parois sont très épaissies ; cette altération elle-même porte, en grande partie, sur le tissu cellulaire qui occupe leur surface externe.

(1) Terrillon, *Bull. de la Soc. anat.*, 1879, 4e série, t. IV, p. 692. — *Voy. aussi :* Reclus et Festal, *ibid.*, 1883, 4e série, t. VIII, p. 295.

Dans tous ces cas aussi, les viscères sous-jacents, si l'on fait abstraction des faits où ils sont le siège de lésions primitives, ayant provoqué la phlegmasie de la séreuse, ne sont atteints que secondairement et à la longue, par voie d'inflammation interstitielle, aboutissant à une véritable atrophie par sclérose (1).

Pour le testicule, ce processus, rare dans la vaginalite chronique simple avec épanchement (hydrocèle), est, au contraire, de règle, comme nous le verrons, dans la vaginalite chronique hémorrhagique (hématocèle); il se relie probablement aux épaississements membraneux considérables qui caractérisent cette dernière.

Symptomatologie. — L'hydrocèle simple se présente habituellement sous l'aspect d'une tumeur assez régulièrement ovoïde, ou légèrement piriforme, à grand axe dirigé verticalement, ou un peu incliné en avant. Son volume varie beaucoup suivant les cas.

Molle et nettement fluctuante quand elle n'est pas trop tendue, ou, au contraire, ferme et élastique, non réductible, non douloureuse au toucher, à surface lisse et unie, recouverte d'une peau saine ou seulement amincie par distension, elle est enfin, point capital, évidemment transparente lorsqu'on l'examine à contre-jour, en plaçant derrière elle une lumière assez vive.

Le testicule est perdu dans la masse de la tumeur. On parvient cependant à reconnaître sa présence et même sa situation, soit par l'examen à la lumière transmise, qui laisse apercevoir un point plus sombre tranchant sur la transparence générale, soit à l'aide d'une pression un peu forte, déterminant une douleur spéciale qui n'est autre que la douleur, dite testiculaire.

Tels sont, sommairement indiqués, les principaux caractères de l'hydrocèle. Quelques-uns d'entre eux doivent être examinés de plus près.

Il est tout d'abord certaines variétés de *forme* qu'il importe de connaître, car elles modifient parfois assez profondément l'aspect général de la tumeur.

Il peut arriver, par exemple, que l'extrémité supérieure de l'hydrocèle, ordinairement moins volumineuse que l'inférieure, s'amincisse davantage encore et semble s'insinuer entre les éléments du cordon. C'est l'exagération de l'apparence piriforme qui est habituelle.

On admet, pour expliquer cette disposition, ou bien que l'extrémité supérieure de la tumeur, franchissant les limites du scrotum, pénètre

(1) V. Poulin (A.), *Étude sur les atrophies viscérales consécutives aux inflammations chroniques des séreuses*. Broch. in-8°, Paris, 1881.

dans le tissu cellulaire du cordon, où elle se loge; ou bien que le liquide épanché a distendu la portion la plus déclive du conduit vagino-péritonéal non oblitéré, qui demeure en libre communication avec la vaginale. Dans l'une et l'autre hypothèse, les rapports anatomiques de ce prolongement supérieur font qu'il résiste davantage à la pression excentrique du liquide épanché, ce qui donne à l'hydrocèle un aspect plus ou moins effilé.

La persistance du conduit vagino-péritonéal sur une plus grande étendue explique aussi, comme nous le verrons, les hydrocèles dites en *bissac* ou en *calebasse*, qui seront décrites à part.

L'irrégularité de forme de l'hydrocèle peut encore tenir aux bosselures plus ou moins considérables, que l'on trouve parfois à sa surface. Ces parties plus saillantes, recouvertes d'une peau plus mince, sont molles, dépressibles, très transparentes. Elles correspondent à des points, où la séreuse amincie s'est laissée plus facilement distendre et est venue se mettre, pour ainsi dire, à fleur de peau; ou bien encore à des éraillures des enveloppes scrotales, qui ont résisté d'une façon inégale à la pression du liquide.

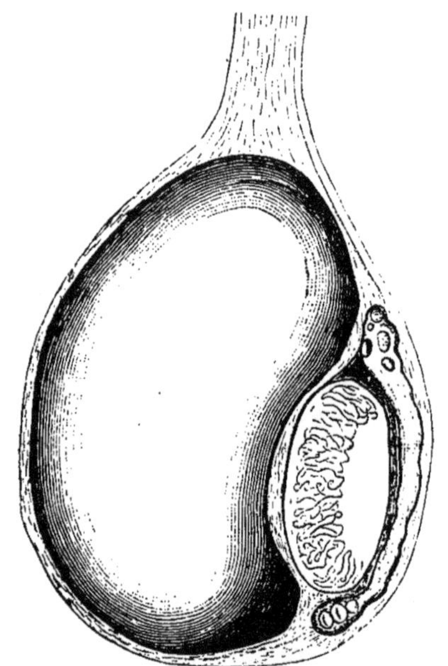

Fig. 13. — Coupe verticale d'une hydrocèle ordinaire.

Les recherches de Béraud, dont il sera fait mention plus loin, montrant qu'il existe à l'état normal dans la vaginale des diverticules, susceptibles de se laisser distendre par le liquide de l'hydrocèle, donnent plus de poids à la première de ces deux interprétations.

L'hydrocèle peut enfin paraître bilobée sans que, pour cela, elle s'éloigne notablement du type qui peut être considéré comme normal. Il ne s'agit, en effet, le plus souvent que d'une légère dépression circulaire, occupant ordinairement la partie moyenne de la tumeur, et la divisant en deux parties qui communiquent largement entre elles. Cette forme, d'après Béraud, serait due à la présence d'une bride fibreuse, signalée par lui à la surface de la vaginale, et occupant la partie moyenne de celle-ci; cette bride, qui résiste plus que les parties voisines à la pression du liquide, détermine, quand la vaginale est distendue, un léger étranglement de la tumeur. Pour nous, elle correspondrait plutôt au point où la tunique fibreuse commune, qui n'adhère pas à la vaginale par sa partie supérieure, vient s'étaler à sa surface en se confondant avec elle.

Le *volume* de l'hydrocèle est infiniment variable. Certains malades, très attentifs à leur santé, viennent consulter le chirurgien et réclament son intervention, alors que la tumeur dépasse à peine les dimensions d'un testicule normal. D'autres, insouciants ou craintifs à l'excès, se refusent à toute opération, avant qu'elle ait atteint des proportions vraiment colossales. Tels sont les cas où l'hydrocèle, débordant en haut le pli de l'aine, descend en bas jusqu'à la moitié de la cuisse, et fait d'avant en arrière une saillie proportionnée à sa hauteur. Entre ces deux extrêmes, on observe tous les intermédiaires. C'est habituellement lorsque la tumeur est grosse comme une pomme ou comme une orange que le malade demande à en être débarrassé.

La peau des bourses, dans les hydrocèles volumineuses, se prête singulièrement à l'énorme développement qu'elles peuvent acquérir. Il semble qu'elle soit tout entière attirée sur la tumeur. Celle-ci, dépassant la ligne médiane, remplit tout le scrotum; le testicule opposé, refoulé de côté et en arrière, passerait inaperçu si l'on ne cherchait à en déterminer la situation. La peau du pénis est elle-même entraînée et contribue, pour sa part, à former l'enveloppe cutanée de l'hydrocèle; le pénis, réduit à sa portion préputiale, n'apparaît plus que comme un bourrelet arrondi, s'élevant à peine au dessus des parties voisines.

Nous avons peu de chose à ajouter à ce que nous avons dit plus haut sur les indications fournies par le *palper*. Nous avons vu que la consistance de la tumeur varie avec l'état de tension du liquide contenu dans la vaginale.

Exceptionnellement, dans certaines hydrocèles très peu distendues, on parvient à reconnaître, à la main, les contours de la glande testiculaire. Mais celle-ci ne se détache jamais nettement de la tumeur. On reconnaît toujours qu'elle en fait vraiment partie, qu'elle y est contenue, et qu'on ne peut arriver jusqu'à elle, qu'en déplaçant une couche liquide. Ce caractère a une grande valeur pour le diagnostic.

Dans la grande majorité des cas, les choses ne se présentent pas ainsi. La tumeur est pleine et de consistance uniforme. La situation du testicule ne peut être que soupçonnée, à l'aide de la douleur provoquée par la pression.

Ce point douloureux siège ordinairement à la partie postérieure et inférieure de l'hydrocèle. On a fait remarquer, avec raison, que la sensation, perçue par le malade, n'a jamais la netteté de celle que provoque la compression du testicule sain. Mais il suffit, pour que ce signe conserve toute son importance, que l'on puisse constater dans une tumeur essentiellement indolente, et dans la région habituellement occupée par la glande, l'existence d'une partie manifestement sensible à la pression.

De tous les signes de l'hydrocèle, la *transparence* est le plus caractéristique. Il importe d'y revenir en quelques mots.

Tout d'abord il faut savoir que, pour en constater l'existence, certaines précautions sont indispensables. La tumeur doit être maintenue avec la main, de façon à la porter en avant, à l'énucléer, pour ainsi dire, de l'épaisseur du scrotum. Une lumière étant alors placée du côté opposé à l'œil qui explore, on voit apparaître dans la masse que l'on tient entre les doigts une teinte rougeâtre, indiquant que les rayons lumineux traversent une couche liquide.

Il est nécessaire que la main du chirurgien ou celle d'un aide soit placée de champ sur le bord convexe et saillant de la bourse malade, pour intercepter les rayons latéraux venant directement du foyer lumineux.

La lumière du soleil peut suffire. Si elle manque, on la remplace avantageusement par un éclairage artificiel, qui permettra l'examen dans une chambre obscure. La transparence apparaîtra plus nettement; ce qui, dans les cas douteux, sera réellement utile.

La même remarque s'applique à l'emploi du stéthoscope ou d'un tube opaque quelconque, avec lequel on pourra explorer plus exactement, et l'un après l'autre, les divers points de la tumeur. L'instrument, maintenu de façon que son axe corresponde au centre de la lumière, parcourra toute la surface de la bourse malade. Il est bien rare que la partie plus sombre, correspondant au testicule, échappe alors à l'examen.

On aura soin que l'instrument soit bien exactement appliqué sur la tumeur et la touche par tous les points de sa circonférence. Il arrive souvent, en effet, si l'on ne prend pas cette précaution, qu'un filet lumineux pénètre directement dans la cavité du tube, en l'éclairant faiblement. L'impression perçue est absolument celle que donnerait une tumeur mal transparente. Aussi certains chirurgiens préfèrent-ils ne jamais se servir du stéthoscope pour l'examen des tumeurs des bourses. Il suffit, croyons-nous, d'être prévenu de cette cause d'erreur, pour l'éviter.

Pour ces diverses explorations, le malade pourra être debout ou couché. Il nous a toujours paru, au moins pour l'examen à l'éclairage artificiel, que le décubitus dorsal facilitait la manœuvre. On peut, plus commodément, manier la tumeur à son gré, la porter, pour ainsi dire, au-devant de la lumière maintenue par l'aide, et l'en approcher assez pour l'éclairer vivement. On évite mieux aussi, de cette façon, les mouvements du malade qui craint, parfois non sans raison, un contact trop direct de la flamme dont il sent la chaleur.

L'examen à la lumière solaire se fait cependant très bien sur le malade debout, devant une fenêtre fortement éclairée.

Dans certains cas, que l'on doit considérer comme exceptionnels, mais qui, pour quelques auteurs, seraient plus fréquents qu'on ne pense, la tumeur se laisse également pénétrer, dans toutes ses parties, par les rayons lumineux, sans que la plus légère opacité révèle, en aucun point, la présence du testicule.

La transparence est *totale*.

Ce phénomène, qui s'observe surtout dans les hydrocèles assez grosses et à parois minces, a été signalé pour la première fois et bien étudié par M. Marcellin Duval (de Brest) (1). Nélaton avait déjà fait remarquer que « l'étendue de la tache non transparente, dans l'hydrocèle, était inférieure à celle que devrait fournir la projection des contours du testicule, ce qui tient à un phénomène de lumière, le liquide agissant à la manière d'une lentille. »

On comprend que, dans certaines conditions encore mal connues, dont la principale est peut-être le petit volume du testicule, la réfraction, subie par les rayons tangents au bord de la glande, puisse être telle, que celle-ci semble n'en refléter aucun et que toute la masse paraisse transparente. Il faut cependant, pour que l'on puisse affirmer la transparence *totale*, que la tumeur ait été vraiment examinée sous toutes ses faces. On ne se contentera donc pas, comme dans le procédé ordinaire, de l'éclairer suivant son axe transversal ; on s'efforcera, en l'inclinant de côté, de faire pénétrer les rayons d'arrière en avant.

(1) Marcellin Duval, *De la translucidité complète dans certains cas d'hydrocèle de la tunique vaginale; procédé opératoire pour éviter la lésion du testicule* (*Annuaire de thérapeutique*, 1858, p. 284, et *Gazette des hôpitaux* 26 juin 1862, p. 293). — *Voir aussi* Orhond (Ad.), *même sujet* (*Thèse de Paris*, 1874, n° 69) ; *et* Tedenat (E.), *Étude sur la dioptrique des hydrocèles* (*Gaz. hebd. des sciences médic. de Montpellier*, 1880, p. 28.)

Souvent ainsi l'opacité, jusque-là inaperçue, apparaîtra d'une façon suffisamment nette, pour que la situation du testicule puisse être reconnue.

D'autres fois, au contraire, il y a absence complète de transparence ; c'est l'opacité qui est *totale*. En aucun point les rayons lumineux ne paraissent traverser la tumeur, et cependant la ponction, si elle est pratiquée, fournit un liquide clair qui ne diffère en rien de celui de l'hydrocèle ordinaire.

Ce fait tient à l'épaississement considérable que peut subir la tunique vaginale. Sa fréquence a été certainement exagérée. Nous avons pu dans bien des cas, où la transparence paraissait, à un premier examen, faire absolument défaut, parvenir à la découvrir à l'aide du stéthoscope et en éclairant fortement la région.

Il peut arriver cependant qu'en dépit de la recherche la plus attentive l'opacité demeure complète. Or, dans ce cas, comme dans celui de la transparence totale, la douleur testiculaire pouvant elle-même n'être pas nettement ressentie, on demeure dans l'incertitude sur la place occupée par la glande et, par conséquent, sur le point où la ponction doit être pratiquée.

En pareille circonstance, on se souviendra que la tunique vaginale est toujours plus développée en dehors qu'en dedans, et qu'il en est ainsi soit que le testicule occupe sa situation normale, soit qu'il ait subi l'inversion antérieure, la plus commune de toutes les variétés d'inversion.

C'est donc sur la face antérieure et un peu externe de la tumeur que le trocart devra être enfoncé.

L'hydrocèle, disions-nous plus haut, est essentiellement *indolente*. Curling a fait remarquer, avec raison, que l'on doit considérer comme suspecte, et probablement comme symptomatique de quelque lésion du testicule, une tumeur liquide des bourses, ayant les apparences de l'hydrocèle, mais donnant lieu à de véritables souffrances.

Ce n'est pas à dire qu'une hydrocèle, et particulièrement une hydrocèle volumineuse, ne puisse s'accompagner de quelques *troubles fonctionnels*.

Il n'est pas rare, par exemple, que, surtout au moment où elle se développe avec le plus d'activité, le malade accuse des douleurs vagues, une sensation de tiraillement sur le trajet du cordon, ou encore une pesanteur douloureuse dans le scrotum. Plus tard, tout se borne ordinairement à une gêne plus ou moins considérable, résultant du volume et du poids de la tumeur.

On a dit que l'hydrocèle, en comprimant et en déviant le canal de l'urèthre, pouvait entraîner des difficultés de miction et surtout mettre obstacle au cathétérisme. Il est rare que les choses en viennent à ce point.

Plus souvent, lorsque la tumeur, en se développant, a attiré à elle la peau de la verge et réduit celle-ci à un court moignon, le malade peut éprouver quelque peine à bien diriger le jet d'urine et mouille facilement ses vêtements.

On comprend enfin que la présence d'une grosse tumeur qui pend entre les cuisses soit un embarras pour la marche et les divers exercices du corps. La saillie évidente qu'elle forme sous le pantalon est elle-même une source d'ennuis pour le malade. Parvenue à ce degré, l'hydrocèle constitue une véritable infirmité qui ne peut être plus longtemps soufferte.

Nous rechercherons plus loin si elle ne peut aussi, à la longue, avoir quelque influence sur la sécrétion ou l'excrétion du sperme (V. *Pronostic*).

Marche, terminaison. — La *marche* de l'hydrocèle de la tunique vaginale est habituellement lente et progressive. Il peut arriver cependant qu'elle procède par périodes de développement plus ou moins actif, alternant avec d'autres, où elle semble demeurer stationnaire.

Dans certains cas, le mal prend au début une allure relativement rapide, puis il s'arrête ou n'augmente qu'avec une extrême lenteur; ou bien, s'établissant et marchant, pendant longtemps, d'une façon presque insensible, il se met tout d'un coup à faire des progrès évidents et relativement rapides. Mais jamais on ne constate les poussées aiguës et les augmentations subites de volume qui sont le propre de l'hématocèle.

Quels qu'aient été le mode de début et la marche de la maladie dans ses premières périodes, il n'est pas rare de voir une hydrocèle, parvenue à un volume moyen, demeurer à ce degré, qu'elle semble ne devoir jamais franchir.

D'autres fois, au contraire, augmentant incessamment, elle finit par atteindre les proportions colossales dont il a été question plus haut.

On a cherché à exprimer en chiffres la *durée* moyenne de l'hydrocèle. Curling écrit, à ce sujet, que douze et souvent dix-huit mois peuvent s'écouler, avant que la tumeur atteigne l'anneau inguinal.

On comprend combien pareille évaluation est difficile; les malades, réclamant plus ou moins tôt l'intervention chirurgicale, allongent ou abrègent, pour ainsi dire à leur gré, la durée de l'affection.

On peut admettre cependant que la plupart, dès que le liquide commence à distendre notablement le scrotum, demandent à être débarrassés de leur mal. On pourrait donc arriver à se rendre un compte suffisamment exact de la durée moyenne de l'hydrocèle, en précisant le moment où l'action chirurgicale s'est produite.

A ce point de vue, le relevé dressé par Kocher présente un véritable intérêt. En dépouillant 156 observations recueillies par divers chirurgiens, il a constaté que l'opération avait été pratiquée :

Au bout de 2 à 3 semaines dans	....	3 cas.
— 1 mois —	....	3
— 2 — —	....	2
— 3 — —	....	2
— 4 — —	....	5
— 5 — —	....	3
		18 cas.

soit, dix-huit fois seulement, moins de six mois après le début.

A partir de six mois la proportion change considérablement; l'opération est faite :

Au bout de 6 mois à 1 an dans	....	40 cas.
— 1 an 2 ans —	....	34
— 2 — 3 —	....	13
— 3 — 10 —	....	42
Au-delà de 10 ans —	....	9

On voit en somme que la période, à laquelle l'intervention a été le plus souvent reconnue nécessaire, est celle qui, commençant six mois après le début, s'étend d'ordinaire jusqu'à un an, dix-huit mois et même deux ans.

Ces chiffres, qui s'accordent avec ceux de Curling, rendent assez bien compte de la durée de l'hydrocèle vulgaire, ou, plus exactement, représentent le temps que la tumeur met à atteindre une dimension telle que l'opération ne peut, sans inconvénient, être plus longtemps différée.

La *guérison spontanée* de l'hydrocèle est extrêmement rare. On en cite cependant quelques exemples. On l'a vue survenir après une inflammation spontanée ou traumatique de la tunique vaginale, ou bien encore à la suite d'une orchite d'origine uréthrale (Curling).

Dans des cas plus singuliers encore, la tumeur a pu disparaître au cours d'une affection générale : violent accès de goutte (P. Pott) (1),

(1) Pott (P.), cité par Curling. *Traité*, trad. franç., p. 115.

variole (Behrend) (1), grippe simple (Gilis) (2). Il est probable qu'ici encore un certain degré d'inflammation de la vaginale, de même ordre que les vaginalites de cause générale dont il a été question plus haut, a provoqué la résorption du liquide.

La guérison spontanée a été, enfin, encore signalée dans l'hydrocèle double. Nous faisons allusion ici à ces cas curieux, où il a suffi d'une opération pratiquée d'un côté, par ponction et injection irritante, pour amener, sans autre intervention, la disparition de l'épanchement siégeant du côté opposé. Nous aurons, à propos du traitement, occasion de revenir sur ce point.

Tous ces faits, chez l'adulte du moins, sont exceptionnels. Nous verrons que chez l'enfant, au contraire, il est fréquent de voir l'hydrocèle vaginale disparaître, à la suite de simples applications extérieures.

Complications. — Divers *accidents* ou *complications* peuvent survenir au cours d'une hydrocèle. Ils n'ont pas tous la même importance.

1. Rupture. — Au nombre des moins sérieux, il faut ranger la *rupture* des parois de la tumeur, la peau des bourses restant intacte (3). Sous l'influence d'un choc, d'un effort, parfois d'un accès de toux (Sabatier), la tunique vaginale se rompt; le liquide se répand dans le tissu cellulaire voisin, et produit un œdème du scrotum par infiltration. Celui-ci se résorbe assez vite; l'épanchement vaginal ne se reproduisant pas avec la même rapidité, la guérison paraît définitive. Dans la plupart des cas, elle n'est que momentanée. Au bout d'un temps variable, l'hydrocèle reparaît avec les mêmes caractères qu'avant l'accident.

On cite cependant deux observations, l'une de Blasius (Kocher), l'autre de Pott (Curling), dans lesquelles la tumeur disparut, pour toujours, à la suite d'un choc violent porté sur les bourses.

Il semble qu'il en ait été de même dans les faits, plus récemment publiés, de Frost (4) et de Foster (5).

La rupture de l'hydrocèle peut encore avoir pour conséquence, comme nous le verrons dans un instant, la transformation de l'épanchement séreux en épanchement sanguin.

(1) Behrend (G.), *Virchow's Archiv*, 1872, t. LV, p. 538.
(2) Gilis (P.), *Gaz. hebd. des sc. méd. de Montpellier*, 1885, t. VII, p. 317.
(3) Saint-Martin (A.), *De la rupture de la tunique vaginale dans l'hydrocèle* (Thèse de Paris 1883, nº 443).
(4) Frost (W. A.) *Lancet*, Lond., 1878, t. II, p. 843.
(5) Foster (N. S.). *ibid.*, 1879, t. II, p. 871.

2. Inflammation. — L'*inflammation aiguë* de la tunique vaginale, dans l'hydrocèle, a été signalée par Gosselin (1). Elle est rare et survient habituellement sans cause appréciable. Elle a paru parfois succéder à un traumatisme ou dépendre d'un mauvais état général.

Elle se caractérise par des douleurs vives, un accroissement rapide de la tumeur, et de la fièvre. D'autres fois, l'inflammation est subaiguë; on ne constate alors qu'une gêne plus considérable ou de véritables douleurs, mais sans réaction générale. Dans une des observations de Gosselin, le malade mourut; il s'agissait d'un vieillard épuisé et très amaigri, qui succomba avec des accidents cholériformes.

Le plus souvent, cette complication n'a d'autre importance que de hâter la formation de fausses membranes qui, tapissant la cavité vaginale en couches plus ou moins épaisses, seront un obstacle pour le traitement, et pourront devenir ultérieurement le point de départ d'une hématocèle.

Parfois, particulièrement chez les vieillards, l'inflammation de l'hydrocèle aboutit à la suppuration. Smyth (2) et Hulke (3) ont vu cet accident survenir chez deux sujets, l'un de soixante, l'autre de soixante-dix ans. Dans l'un et l'autre cas la guérison suivit, après incision large de la poche. A. Cooper, Dupuytren, Robert avaient déjà rapporté des observations semblables.

Nous laissons de côté les cas beaucoup plus fréquents de suppuration, se produisant à la suite de ponctions simples. Ces faits attestent, du moins, la facilité avec laquelle, dans l'hydrocèle, la tunique vaginale peut s'enflammer.

3. Transformation en hématocèle. — La transformation de l'épanchement séreux en épanchement sanguin (*hématocèle, hydro-hématocèle*) est un accident plus fréquent.

Il peut survenir dans trois circonstances différentes :

Ou bien la transformation se produira lentement, sourdement, presqu'à l'insu du malade, sans cause appréciable, ou à la suite de l'action mécanique la plus légère, telle que la simple exploration de la tumeur ;

Ou bien elle est manifestement le résultat d'un coup ou d'un effort violent et se traduit extérieurement, soit par une augmentation brusque de volume, soit par une ecchymose de la peau des bourses;

Ou bien enfin, elle succède à une blessure, faite ordinairement par

(1) Gosselin *in* Curling, *Traité*, trad. française, p. 150. (*Addit. du traducteur*).
(2) Smyth (J. E.), *Med. Times and Gaz.*, 30 mars 1867.
(3) Hulke (W.), *Brit. Med. Journ.*, 1er juin 1872.

le chirurgien (ponction de l'hydrocèle à l'aide du trocart ou de la lancette).

Dans le premier cas, la pathogénie de l'accident se confond absolument avec celle de l'hématocèle, dite spontanée ou primitive. L'épanchement de sang se rattache aux modifications survenues dans la paroi de l'hydrocèle; il résulte de la rupture des vaisseaux jeunes qui occupent l'épaisseur des fausses membranes formées à sa surface. Nous reviendrons sur ces faits, au chapitre suivant.

Nous n'étudierons ici que les deux autres modes de production de l'hydro-hématocèle, qui viennent d'être mentionnés.

Nous avons dit qu'un *coup* porté sur une hydrocèle ou un violent *effort* pouvait amener sa transformation rapide en hématocèle. La tumeur scrotale augmente alors subitement de volume et devient opaque; cette modification peut s'accompagner d'une ecchymose plus ou moins étendue, ou même d'un épanchement sanguin sous-cutané, véritable hématome des bourses.

Le sang, en pareil cas, peut provenir de deux sources. Ou bien il est fourni, comme dans l'hématocèle spontanée, par les vaisseaux propres de la vaginale anormalement développés; l'accident se relie alors encore aux modifications anatomiques que la vaginale peut subir dans toute hydrocèle d'un peu longue durée. Il faut admettre seulement que le vaisseau ouvert est volumineux et fournit, rapidement, une notable quantité de liquide. On peut expliquer ainsi les faits où l'augmentation subite de volume et l'opacification de la tumeur, qui permettent d'admettre sa transformation en hématocèle, ne s'accompagnent d'aucune infiltration sanguine sous-cutanée. Tout se passe à l'intérieur de la vaginale distendue.

D'autres fois, et plus souvent peut-être, le vaisseau atteint est extra-vaginal; il siège entre la tunique vaginale et la tunique fibreuse commune, ou dans l'épaisseur de celle-ci. Normalement, en effet, il existe, dans cette région, un réseau veineux important, sur la disposition duquel notre ancien collègue et ami J. Reverdin et Laskowski (de Genève) (1), Barrois (de Lille) (2) ont, tout récemment encore, attiré l'attention. Nous avons vu, de plus, qu'au voisinage d'une hydrocèle la tunique fibreuse s'épaissit; il en est de même des vaisseaux qui la parcourent, ils se dilatent et leurs parois deviennent plus denses. Le fait

(1) Reverdin (Jacques), *De l'hydro-hématocèle par rupture de la tunique vaginale.* (Annales des maladies des organes génito-urinaires, juin 1883, t. I, p. 417 (435).

(2) Barrois (T. H), *Contribution à l'étude des enveloppes du testicule.* Thèse de Lille, 1882, in-8° avec 3 pl.

a été constaté par Reverdin dans ses opérations d'hydrocèle par incision.

Mais pour que le sang, provenant de pareille source, se mêle au liquide de l'hydrocèle, il faut nécessairement que la vaginale ait subi une solution de continuité. La rupture de la séreuse distendue, sous l'influence d'un coup ou d'un effort, serait donc, dans cette hypothèse, l'accident primitif; accident bien connu au reste, et dont l'existence n'est pas contestable. Nous avons vu, en effet, que l'hydrocèle pouvait se rompre à la suite d'un coup et le liquide se répandre dans le tissu cellulaire sous-cutané.

Cette rupture ne s'accompagne, il est vrai, ordinairement, d'aucun écoulement sanguin. Mais si le traumatisme intéresse, en même temps que la séreuse, un des vaisseaux importants qui la doublent extérieurement, on comprend qu'une hémorrhagie se produise. Le sang, ne trouvant pas d'issue à l'extérieur, pourra pénétrer dans la vaginale rompue et se mêler au liquide qu'elle contient encore. On s'explique ainsi et le changement survenu dans l'épanchement intra-vaginal et le foyer sanguin extra-séreux qui se forme en même temps.

Dans le travail, dont nous venons de faire mention, J. Reverdin a bien étudié ces faits et montré le mécanisme de leur production.

La rupture de la vaginale pourrait, selon lui, être facilitée par l'état d'inflammation chronique de cette membrane, qui existe toujours, bien qu'à un degré variable, dans l'hydrocèle ; la séreuse, malgré son épaississement, deviendrait en même temps plus fragile. En outre, une lésion spéciale, constatée par le même auteur chez l'un de ses opérés, consistant en plaques diffuses, jaunâtres, d'aspect graisseux, correspondrait pour lui à des points de moindre résistance, au niveau desquels la déchirure se ferait de préférence.

Il est intéressant de faire remarquer qu'il n'est pas besoin d'un traumatisme considérable pour que cette déchirure se produise. Elle paraît même, dans certains cas, s'être faite spontanément ou, du moins, à la suite d'un froissement passé inaperçu. Mais alors elle est ordinairement précédée d'une augmentation rapide du volume de l'hydrocèle, circonstance qui, pour Reverdin, doit suffire pour éveiller l'attention et faire craindre une rupture.

La transformation de l'hydrocèle en hématocèle peut encore se produire, avons-nous vu, à la suite d'une *ponction*, un vaisseau sanguin ayant été directement ouvert par le trocart ou la lancette. Le vaisseau lésé peut appartenir soit aux parois, soit aux parties contenues, testicule et cordon.

Cet accident est rare. On cite toujours le fait de Scarpa, où l'artère spermatique fût blessée; il est exceptionnel. Nous avons vu, d'autre part, que la piqûre du testicule par le trocart n'entraîne ordinairement aucune suite fâcheuse.

On comprend mieux que l'une des veines du scrotum, ou même l'un des vaisseaux propres de la vaginale, développés par l'inflammation, puissent, lorsqu'ils sont atteints par l'instrument, donner lieu à un écoulement sanguin qui se déverse dans la vaginale. Nous avons cependant déjà eu occasion de dire que cette complication, surtout depuis que le trocart a été généralement substitué à la lancette, n'est, pour ainsi dire, plus jamais observée.

Diagnostic. — On pourrait presque dire qu'à sa forme seule, qui est assez constante et caractéristique, l'hydrocèle de la tunique vaginale se reconnaît souvent au premier coup d'œil.

On ne se contentera évidemment pas d'un examen aussi superficiel, et l'on cherchera successivement les divers signes énumérés plus haut : la fluctuation, la transparence, l'irréductibilité de la tumeur, sa matité à la percussion ; on constatera l'intégrité du cordon, l'impossibilité de retrouver le testicule autrement que par la douleur réveillée à la pression ou par le défaut de transparence en un point limité.

Ces caractères suffisent, dans la grande majorité des cas, pour séparer l'hydrocèle des *tumeurs solides* et par conséquent non fluctuantes des bourses; des *kystes de l'épididyme* parfois volumineux, mais au voisinage desquels le testicule peut être retrouvé distinct et indépendant; de la *hernie scrotale* qui est ordinairement sonore, qui du moins est, ou a été, à une certaine époque, manifestement réductible.

Plus difficile peut être la distinction entre une hydrocèle à parois épaissies, et, de ce fait, non transparente, et une hématocèle vaginale. Nous verrons que c'est surtout par la marche de l'affection, par la constatation d'un traumatisme ayant provoqué la brusque augmentation de la tumeur, que l'on peut arriver à poser le diagnostic en pareil cas. Souvent une ponction sera nécessaire pour que l'on soit définitivement éclairé sur la nature du liquide contenu.

Les recherches diagnostiques devront aussi porter sur l'état anatomique des parties atteintes, vaginale plus ou moins épaissie, position du testicule (inversion), etc... ; sur l'existence de lésions concomitantes, kystes de l'épididyme ou du cordon, hernie, varicocèle, etc.

On s'appliquera enfin à distinguer entre elles les diverses *variétés* de l'hydrocèle, dont il sera question plus loin.

Pronostic. — L'hydrocèle vaginale n'est pas, par elle-même, une affection grave, au moins dans la grande généralité des cas. Elle ne constitue habituellement qu'une infirmité gênante, quelquefois douloureuse; mais elle est exposée, par son volume et par son siège, à des traumatismes plus ou moins violents.

Or nous avons vu que les complications les plus sérieuses, dont elle peut être le siège, sont précisément d'origine traumatique. La rupture de la poche est ordinairement sans importance et peut même être un des modes de guérison de l'hydrocèle. Il n'en est évidemment pas de même de sa transformation en hématocèle, qu'elle résulte ou d'un choc brusque, ou de froissements légers mais répétés, qui conduisent au même résultat.

L'inflammation aiguë de l'hydrocèle, très rare, peut, comme nous l'avons vu, entraîner la mort.

Nous ne faisons que rappeler en deux mots ces différents faits, qui ont déjà été indiqués, à propos des complications de l'hydrocèle.

Le pronostic de l'hydrocèle doit encore être envisagé à un autre point de vue, celui de son influence sur la fonction spermatique.

Les avis des auteurs varient à ce sujet. Les uns considèrent l'absence de spermatozoïdes du côté malade comme étant la règle (Gosselin), les autres comme étant l'exception (Curling). Les uns, avec Gosselin, rapportent l'absence, lorsqu'elle existe, à une altération du testicule (trouble de la sécrétion); d'autres, avec Lannelongue et Marimon, aux changements subis par l'épididyme (trouble de l'excrétion).

Nous aurons occasion, en traitant de l'hématocèle, de nous expliquer au sujet de l'anémie testiculaire, signalée par Gosselin dans les hydrocèles anciennes. La lésion qu'il a décrite sous ce nom ne paraît, dans l'hydrocèle simple du moins, sans formation de fausses membranes, jamais assez prononcée pour supprimer la sécrétion spermatique.

Plus fondée semble être l'hypothèse mise en avant par Lannelongue et Marimon. Nous avons dit, en effet, que ces auteurs avaient signalé, dans les hydrocèles anciennes et volumineuses, l'existence de modifications importantes dans la situation de l'épididyme, ayant pour résultat un aplatissement des tubes efférents, et devant, par conséquent, troubler profondément l'excrétion spermatique. Ils ont de plus pu constater, dans les mêmes circonstances, que les spermatozoïdes, contenus dans la première portion du canal excréteur, sont manifestement altérés, et que dans les vésicules séminales ils manquent complètement. Cette disparition graduelle des éléments actifs du sperme serait due à la gêne apportée à la circulation de la liqueur séminale.

Ces faits n'ont malheureusement été observés que sur des vieillards, chez lesquels il est commun de rencontrer ces altérations des spermatozoïdes dans les voies d'excrétion, indépendamment de toute lésion de la glande et de ses enveloppes.

Une remarque analogue pourrait être faite au sujet des observations présentées par le Dr Fleury à la Société de chirurgie (1), et tendant à prouver que l'infécondité, qui peut exister chez les individus porteurs d'hydrocèles doubles, résulterait de l'induration de l'épididyme et de l'oblitération du canal excréteur du testicule. Le sujet, sur lequel cette lésion a été trouvée, avait soixante-dix ans. Or, nous avons montré ailleurs que la sclérose de l'épididyme était une forme possible et même assez fréquente de l'altération sénile de l'organe génital (2).

Le fait suivant rapporté par M. Roubaud (3), bien qu'il n'ait été observé que sur le vivant, est au contraire absolument démonstratif. Un homme de vingt-six ans, porteur d'une hydrocèle double, volumineuse, est infécond; le liquide éjaculé ne contenait aucune trace de spermatozoïdes. Ceux-ci reparaissent à la suite d'une ponction de la tumeur. Le liquide se reproduit, et quand « l'hydrocèle présenta de nouveau l'énorme volume de la première fois, les animalcules disparurent encore du liquide éjaculé; ils reparurent après une seconde ponction de la tumeur. Enfin, le malade, qui s'y était jusque-là refusé, se décida à supporter l'injection iodée qui le débarrassa tout à la fois de son hydropisie de la tunique vaginale et de sa stérilité temporaire. »

Un fait pareil équivaut évidemment à une expérience physiologique, et ne peut laisser aucun doute sur la gêne que la présence d'une hydrocèle peut apporter à l'excrétion spermatique.

Un cas semblable a été, plus récemment, observé par Desmaroux (4), chez un homme de cinquante-sept ans. L'infécondité ne fut que temporaire et disparut à la suite de la guérison de l'hydrocèle obtenue par une injection iodée.

Il demeure donc établi qu'une hydrocèle volumineuse peut, sans

(1) Fleury (de Clermont), *Bullet. de la Soc. de Chir.*, 1874, 24 juin, 3e série, t. III, p. 351.
(2) Monod (Ch.) et Arthaud (G.), *Arch. physiolog.*, 1885, 3e série, t. V, p. 233.
(3) Roubaud (F.), *Traité de l'impuissance et de la stérilité.* 3e édit., Paris, 1876, in-8° p. 576.
(4) Desmaroux (S.), *Gazette des hôpitaux*, 1883, p. 762.

altérer la sécrétion spermatique, entraver, par son action mécanique, l'excrétion du liquide séminal.

Il va de soi que ce trouble ne pourra être constaté sur le vivant, et n'aura d'importance réelle, que si l'hydrocèle est double.

Traitement. — L'étude du traitement de l'hydrocèle comprend l'examen d'un grand nombre de procédés et méthodes opératoires, dont il semble, au premier abord, assez difficile de faire un exposé complet.

A y regarder de plus près cependant, on reconnaît que la question peut être réduite à des termes assez simples.

L'hydrocèle, comme toutes les collections séreuses, ne peut être traitée que selon l'une des quatre méthodes suivantes :

1° Par l'*évacuation simple*, qui n'est ordinairement qu'un moyen palliatif, mais a été élevée cependant, par quelques auteurs, au rang de véritable méthode thérapeutique.

2° Par des *applications extérieures* (topiques divers, compression), habituellement inefficaces, dont nous n'aurons, pour cette raison, que quelques mots à dire.

3° Par l'*irritation de la surface interne du sac vaginal*, après évacuation partielle ou totale du liquide. Cette méthode est la plus communément employée. C'est à elle qu'appartiennent la plupart des procédés multiples, dont le nombre, sinon l'importance, va croissant de jour en jour; l'esprit d'invention des opérateurs s'attachant à trouver un agent irritant plus efficace ou moins douloureux que ceux employés par leurs devanciers. Nous ne pourrons les examiner tous en détail; nous en indiquerons du moins les principaux.

4° Par l'*ouverture large* de la tumeur, avec ou sans résection de la paroi; méthode autrefois employée, puis complètement abandonnée, remise en honneur en ces derniers temps.

1re méthode. Évacuation simple. — La méthode de l'évacuation simple comprend deux procédés : la *ponction* et la *discision sous-cutanée*.

A. Ponction. — La ponction, pratiquée autrefois avec la lancette, est habituellement faite aujourd'hui avec un trocart fin, quelquefois avec une aiguille pleine (acupuncture) ou avec l'aiguille creuse de la seringue de Pravaz.

La plaie produite par la lancette est plus considérable; on risque davantage d'intéresser sérieusement un vaisseau des parois, et de produire soit une petite hémorrhagie extérieure, soit, ce qui est plus grave, un épanchement sanguin intra-vaginal. Ce mode opératoire a été justement abandonné.

La ponction avec le trocart expose moins à ces inconvénients.

Elle se pratique ordinairement avec un trocart de 3 à 4 millimètres, ou mieux encore avec le trocart explorateur des trousses. On s'assure que la pointe et les arêtes de l'instrument sont en bon état, que le rebord de la canule n'est pas trop saillant, enfin que les deux parties jouent facilement l'une sur l'autre.

Le lieu d'élection de la ponction est, pour les raisons qui ont été dites plus haut, un point situé en avant et un peu sur le côté externe des bourses. Il est clair que, si l'on a reconnu que le testicule est en inversion, on se reportera plus en arrière. D'une façon générale on ne procédera jamais à l'opération sans avoir déterminé, à l'aide de l'éclairage et de la palpation, la position du testicule. Le point qui paraîtra le plus transparent est celui où l'instrument doit être plongé.

Ce point déterminé, on procédera à l'opération de la façon suivante.

Le chirurgien se place à droite du malade. Le trocart est tenu de la main droite ; l'index appliqué sur la canule, à une distance variable de la pointe, limite la profondeur à laquelle pénétrera l'instrument, pénétration qui variera avec la réplétion plus ou moins grande de la vaginale, mais ne dépassera jamais 2 à 3 centimètres. La partie malade est solidement fixée de la main gauche, et légèrement pressée en arrière, de façon à refouler le liquide en avant et à tendre la peau des bourses.

L'opérateur, s'étant assuré qu'aucune veine volumineuse ne se rencontrera sur sa route, enfonce le trocart hardiment, d'un coup sec; la sensation de résistance vaincue, la mobilité, en tous sens, de l'extrémité de l'instrument lui apprendront qu'il a bien pénétré dans la cavité. Retirant alors la pointe, il pousse plus avant la canule désarmée, de sorte que son extrémité plonge largement dans le liquide et qu'elle ne puisse, dans un mouvement intempestif du malade ou du chirurgien, s'échapper de la vaginale.

Il arrive en effet quelquefois, particulièrement lorsque la tumeur n'est pas bien tendue, que le trocart, après avoir traversé la peau, refoule la vaginale tout en la traversant. Une mauvaise disposition de l'instrument, et particulièrement la trop grande saillie du rebord de la canule, facilite la production de cette fausse manœuvre. On comprend qu'en pareil cas, la pointe ne pénétrant pas à fond dans la cavité, la tunique vaginale puisse abandonner l'extrémité de la canule, qui devient libre dans le tissu cellulaire.

Le fait n'a pas grande importance lorsque l'on se borne à une simple ponction, il en acquiert au contraire, comme nous le verrons, une considérable, si la ponction doit être suivie de l'injection d'un liquide irritant.

Toutes les précautions minutieuses que nous venons d'indiquer ont pour but d'éviter pareil accident.

Il en est d'autres qui, pour être ordinairement passées sous silence, n'en sont pas moins, pour nous, de rigueur. Nous voulons parler des conditions particulières de propreté dans lesquelles la ponction doit être pratiquée.

Le trocart et la canule, au moment de l'opération, auront été *flambés* dans la flamme d'une lampe à alcool, ou trempés quelques minutes dans de l'eau bouillante. Nous préférons ne pas *graisser* l'instrument, et nous nous contentons de le mouiller, pour en faciliter le glissement, avec de l'eau phéniquée faible. Si l'on préfère l'enduire de vaseline ou d'un corps gras, on ne se servira que de substances préalablement désinfectées par l'addition d'une petite quantité d'acide phénique ou borique.

Nous recommandons aussi de savonner avec soin la peau du scrotum et de la laver ensuite avec une solution antiseptique. On évite ainsi la pénétration, dans la poche liquide, de particules nocives, qui peuvent être entraînées au passage avec la pointe de l'instrument.

La petite plaie de ponction est abandonnée à elle-même, si le scrotum est très rétractile, ou fermée à l'aide d'une mouche de diachylon, ou mieux de quelques gouttes de collodion.

Il sera prudent de laisser le malade pendant vingt-quatre heures au lit ou au moins à la chambre. Dobson (1) a observé, à la suite d'une simple ponction d'hydrocèle, des accidents inflammatoires graves chez un ouvrier qui, aussitôt après l'opération, était retourné à son travail. On pourrait, il est vrai, citer bien des faits où l'oubli de cette précaution n'a entraîné aucune conséquence fâcheuse.

Conduite comme nous venons de le dire, la ponction de l'hydrocèle n'est ordinairement suivie d'aucun *accident*.

Le plus fréquent et le plus grave de tous, la *suppuration de la vaginale*, pouvant s'accompagner de phlegmon et de gangrène des bourses, complication attribuée autrefois à la pénétration de l'air dans la cavité liquide, sera, si l'on s'astreint aux soins minutieux que nous avons indiqués, évité presque à coup sûr.

(1) Dobson, *Suppuration of hydrocele sac following simple tapping* (*Brit. med. Journ.*, 1872, n° 13).

Les cas malheureux, semblables à ceux dont Jessop (1) et O'Grady (2) ont récemment encore cité des exemples, ne peuvent guère s'expliquer, si l'hydrocèle est simple, idiopathique, sans épaississement de la vaginale et sans tumeur sous-jacente, que par quelque négligence de l'opérateur.

Les autres accidents de la ponction, tels que la *piqûre du testicule*, l'*hémorrhagie* extérieure ou dans les parois lâches du scrotum, la *transformation de l'hydrocèle en hématocèle* par suite d'un épanchement intravaginal, dont nous avons parlé à propos de la ponction avec la lancette, ont été observés aussi, mais plus rarement, après l'emploi du trocart.

Les deux premiers sont sans importance. La crainte de voir survenir le dernier rendra le chirurgien très circonspect dans l'emploi de la ponction simple, toutes les fois qu'il soupçonnera un épaississement notable de la vaginale. Nous avons vu d'ailleurs que cette condition favorise peut-être la suppuration de la poche.

C'est, sans doute, pour diminuer encore les chances d'accidents du genre de ceux que nous venons de mentionner, que l'on a proposé de remplacer le trocart par une simple aiguille (*acupuncture*). La tumeur, tenue et tendue par la main gauche, est piquée, rapidement et sur plusieurs points, de la droite armée d'une aiguille ordinaire. Il ne s'écoule de la sorte au dehors qu'une petite quantité de liquide ; mais celui-ci s'infiltre dans le scrotum, d'où il disparaît par résorption. Curling se sert d'une aiguille à cataracte, il l'introduit en deux ou trois points différents, en faisant tourner l'instrument entre le pouce et l'index afin d'élargir la petite ouverture faite à la séreuse.

On comprend que, par ce moyen, on ne doit obtenir qu'une évacuation souvent incomplète.

On a avec raison conseillé, dans les cas où l'on préfère ne pas se servir du trocart, d'avoir recours à l'aiguille creuse de la seringue de Pravaz, qui assure la sortie du liquide, tout en réduisant, à son minimum, l'étendue de la plaie produite. Encore ce moyen, en raison de la lenteur avec laquelle se fait l'écoulement, n'est-il guère applicable qu'aux hydrocèles de petit volume.

Nous donnons pour notre part, sans hésiter, la préférence au trocart fin, qui, bien manié, ne fait véritablement courir au malade aucun danger.

(1) Jessop (T. R.), *Cases of sloughing of the scrotum after tapping for hydrocele* (*Brit. med. Journ.*, 14 oct. 1871).

(2) O'Grady (E.), *Three cases, illustrating possible, though rare, complications which follow simple tapping of hydrocele* (*Med. Press and Circ.*, Lond., 1880, n. s., XXIX, p. 525).

La ponction simple ne donne habituellement pas un résultat durable. L'évacuation est suivie d'un soulagement immédiat, la tumeur disparaît, mais bientôt le liquide se reproduit, en quantité égale, sinon supérieure, à celle qui existait avant l'opération. Elle ne peut donc, en thèse générale, être considérée que comme un moyen palliatif, auquel on n'aura recours que dans certaines circonstances spéciales.

Elle sera employée, par exemple, chez les individus pusillanimes, ne voulant pas se soumettre aux procédés de cure radicale, même les plus doux, ou bien encore chez ceux dont les occupations ne permettent pas un repos suffisamment prolongé.

Nous verrons cependant que, dans ces conditions, le moyen préconisé par M. Monod père pourrait avantageusement remplacer la ponction simple.

Dans quelques cas, la ponction peut devenir vraiment la méthode de choix ou mieux de nécessité. L'un de nous a eu à soigner un homme atteint d'une obésité monstrueuse, chez lequel le séjour au lit devait être évité à tout prix; il portait une hydrocèle volumineuse, qui, placée au-dessous d'un abdomen proéminent, venait s'insinuer sous les fesses lorsqu'il s'asseyait, et causait une grande gêne. L'état général de ce malade contre-indiquait évidemment une opération radicale. Il fallut se contenter de vider de temps en temps la tumeur, ce qui suffisait à la rendre supportable.

Exceptionnellement, la guérison, à la suite de la simple évacuation, est définitive. Notre ancien collègue et ami, le Dr Baréty (1), en cite un cas curieux observé chez un vieillard de quatre-vingts ans. La tumeur datait de quatorze ans; elle était considérable puisqu'elle contenait deux litres trois quarts de liquide citrin. Elle disparut par une simple ponction aspiratrice, sans autre intervention. Deux ans plus tard, la guérison se maintenait.

Grade (2) rapporte aussi un fait dans lequel, chez un homme de trente-cinq ans, une hydrocèle énorme, traitée trois fois sans succès par l'injection iodée, guérit, en quinze jours, à la suite de ponctions répétées avec un trocart fin. Ce cas n'est pas simple, et l'on peut admettre que le traitement antérieur n'a pas été sans influence sur l'heureuse issue finale (3).

(1) Baréty, *Gazette hebdomadaire de Paris*, 1877, p. 166.
(2) Grade, *Arch. méd. belges*, 1881, 3e série, t. XII, p. 113.
(3) *V. encore* Murdoch (J.), *Case of hydrocele tapping, radical cure* (*Med. Press and Circ.*, Lond., p. 332, 16 avril 1873).

Il ne faut pas, du moins, compter sur de pareils résultats. Aussi n'est-ce pas sans étonnement que nous voyons un chirurgien américain annoncer récemment qu'il a obtenu, par la ponction simple de l'hydrocèle, 25 p. 100 de guérisons (1).

On ne saurait oublier, au reste, que, quelque innocent que soit, en général, ce mode d'intervention, la ponction, surtout lorsqu'elle est répétée, expose cependant le malade aux accidents dont il a été fait mention plus haut.

B. Discision sous-cutanée. — Par la *discision sous-cutanée* de l'hydrocèle, proposée par Jobert en 1840 (2), on obtient, comme dans l'acupuncture, le passage du liquide dans le tissu cellulaire sous-cutané, où il est abandonné à la résorption.

Mais, en outre, la manœuvre que l'on exécute, pour arriver à ce résultat, ne doit pas être sans produire dans la séreuse des modifications anatomiques, favorables à la non-reproduction du liquide. La discision sous-cutanée ne devrait donc pas, à vrai dire, être rangée parmi les procédés d'évacuation simple de l'hydrocèle. Les nécessités de la description nous obligent cependant à la maintenir dans cette catégorie.

L'opération est exécutée à l'aide d'un ténotome fin, introduit dans la tumeur à sa partie supérieure, poussé de bas en haut et manœuvré de façon à diviser la vaginale de dedans en dehors, sans intéresser la peau. La section, suivant le volume de l'hydrocèle, est simple ou multiple.

Bühring (3), en Allemagne, s'est montré chaud partisan de cette opération. Plus récemment un chirurgien italien, Bertini (4), l'a défendue de nouveau.

Elle ne mérite cependant pas d'être tirée de l'oubli où elle était tombée.

Assurément le moyen est efficace. Dans les dix-huit cas personnels ou empruntés à d'autres auteurs, réunis par Bühring, la résorption du liquide, épanché dans le scrotum, était obtenue au bout d'une dizaine de jours en moyenne; il n'y eut aucune récidive. Mais il n'est pas sans danger; la transformation de l'hydrocèle en hématocèle, l'inflammation et la suppuration de la vaginale devaient être et ont été observées à la suite de son emploi (Jobert, Heyfelder). Les avantages inhé-

(1) Dennis, travail analysé dans la *Lancet*, 8 août 1885, p. 257.

(2) Jobert, *Nouveau procédé pour la cure radicale de l'hydrocèle* (*Gazette des hôpitaux*, 1840, n° 88).

(3) Bühring, *Ueber subcutane Discision der Scheidenhaut als Radicaloperation der Hydrocele* (*Deutsche Klinik*, 4 Nov. 1854, n° 44, p. 493).

(4) Bertini (L.), *La discissione sotto cutanea nell' idrocele cronico semplice* (*Mem. d. r. Accad. med. di Roma*, 1882, p. 43).

rents à la discision sous-cutanée ne sont pas tels que l'on passe outre, en présence de pareilles éventualités.

2me méthode. Applications extérieures. — Nous serons brefs sur ce sujet. Nous verrons que certaines applications extérieures ont pu amener la disparition de l'hydrocèle des jeunes enfants. Mais, chez l'adulte, elles sont en général sans effet.

Les quelques cas de succès enregistrés à la suite de l'emploi du vésicatoire (Dupuytren), de la teinture d'iode (Curling), d'une infusion de digitale (Debout) (1), etc... ne valent pas que l'on s'y arrête.

Il peut être utile cependant de connaître ces tentatives qui pourront être renouvelées chez les individus qui se refuseront à toute intervention plus active

Nous citerons encore, au même titre, l'emploi qui a été fait, pour la cure de l'hydrocèle, du *courant électrique* appliqué à la surface du scrotum. Petrequin (2) a observé un cas de guérison, à la suite d'une seule séance, d'une demi-heure de durée (courant continu, élément de Bunsen). Ce fait est isolé. Nous verrons que c'est ordinairement sous forme d'électro-puncture que l'électricité a été employée dans le traitement de l'hydrocèle.

La *compression*, dont mention doit aussi être faite ici, n'a jamais non plus donné, au moins à elle seule, des résultats certains. On comprend mieux qu'elle puisse agir utilement, lorsqu'elle est associée à un autre mode de traitement, à la ponction simple, par exemple.

Elle est habituellement pratiquée, soit à l'aide de bandelettes agglutinatives imbriquées, enveloppant complètement les bourses, soit, comme le conseillait dernièrement Blackwood (3), au moyen d'un suspensoir en tissu élastique, tout aussi efficace selon lui, plus facile à appliquer et à maintenir en place.

Nous ne parlons, que pour mémoire, de la compression avec le collodion, recommandée, puis abandonnée, par Velpeau; elle est peu utile et très douloureuse.

3me méthode. Irritation directe de la surface interne de la vaginale. — Les procédés très divers que nous aurons à étudier dans ce paragraphe ont tous pour but de produire, après évacuation partielle ou totale du liquide, une inflammation aiguë de la vaginale, qui — soit par les adhérences qui s'établissent entre les deux feuillets de la séreuse

(1) D'après Besnier (E.), *Bullet. gén. de thérapeut. médic. et chir.*, 1870, t. LXXVIII, p. 28 (Lettre au rédacteur).

(2) Petrequin (J. E.), *Comptes rendus de l'Académie des sciences*, 17 janvier 1859.

(3) Blackwood (W. R.), *Philad. Med. Times*, 1879, t. IX, p. 151.

et l'oblitération plus ou moins complète de la cavité, soit par suite des modifications produites dans l'épaisseur des parois de la tumeur et particulièrement dans leur système vasculaire, — a pour résultat la disparition définitive de l'épanchement.

Le plus souvent, on fait pénétrer dans la cavité de la tumeur, préalablement vidée, un agent irritant, qu'on laisse plus ou moins longtemps en contact avec la paroi de la séreuse.

Parfois la substance modificatrice est mélangée au liquide de l'hydrocèle, dont une partie seule s'écoule au dehors.

A la même catégorie aussi appartiennent les procédés où un corps étranger est laissé à demeure dans la vaginale, pour en provoquer l'inflammation (séton, drainage).

A. Ponction et irritation de la vaginale préalablement vidée. — Vin. Teinture d'iode. — L'une des substances le plus anciennement employées pour produire l'irritation de la vaginale, préalablement vidée par la ponction, est le *vin rouge* chauffé à 40° cent. (1).

On en injecte une quantité à peu près égale à celle du liquide évacué ; on attend deux à trois minutes ; puis l'on vide à nouveau la poche et l'on fait une seconde injection semblable à la première; après quoi on procède à une évacuation définitive, en malaxant doucement la tumeur en tous sens.

Ce moyen qui a l'avantage d'être peu coûteux, propre, à la portée de tous, de ne pas nécessiter une instrumentation spéciale, de procurer enfin une guérison durable, et cela avec une réaction modérée, a été cependant presque complètement abandonné, lorsqu'il fut établi que la teinture d'iode diluée lui est, à certains égards, préférable.

(1) D'après Curling, l'injection avait été déjà employée pour la cure de l'hydrocèle par Celse, qui la faisait avec une solution de nitre, et par Lambert, en France (1667), qui recommandait l'injection de sublimé dissous dans l'eau de chaux. Mais cette méthode avait été presque entièrement abandonnée jusque vers le milieu du siècle dernier, époque à laquelle, d'après Donald Munro (*) un chirurgien militairr, de même nom, G. Munro, y eut de nouveau recours; il employa d'abord l'alcool, puis, en raison de la douleur que celui-ci produisait, il lui substitua le vin. Sharp (de Londres), à la même époque, essayait également l'alcool, mais sans grand succès. Les vives douleurs provoquées, la réaction trop vive firent que l'exemple des chirurgiens que nous venons de nommer ne fut guère suivi. C'est à James Earle (**), chirurgien de l'hôpital Saint-Barthélemy (1791), que revient l'honneur d'avoir fait définitivement entrer les injections dans la pratique générale; il se servait de vin de Porto étendu (Curling). Leur emploi, en France, ne pate guère que de Sabatier (***).

(*) Munro (D.), *Essai sur l'hydropisie et ses différentes espèces*, trad. franç. Paris,, 1760, in-12, p. 247 (en note).

(**) Earle (J.), *A treatise on the hydrocele; containing an examination of all the usual methods of obtaining relief in that disease : the radical cure by injection particularly described, and illustrated with cases* (27 cas), Londres, 1791, in-8°; *Appendice* (nouveaux cas), Londres, 1793, in-8°; *Third edit. improved*, 1805, in-8°.

(***) Sabatier, Trav. cité à l'*Index bibl.*

On reproche à l'injection vineuse de déterminer de vives souffrances, et surtout de ne guérir l'hydrocèle qu'au prix d'une oblitération complète de la séreuse.

Denonvilliers n'a cependant jamais cessé d'y avoir recours. Plus récemment, Dolbeau a tenté de réhabiliter l'injection vineuse dont il usait presque exclusivement. Il se servait de vin à la température ordinaire (1).

Son exemple n'a pas été suivi. L'injection iodée avait été, pendant longtemps, à peu près seule employée pour la cure radicale de l'hydrocèle. Elle est aujourd'hui encore, malgré les efforts des novateurs, la plus communément mise en usage (2).

Elle nous servira de type pour la description de la méthode. Nous y rattacherons les autres procédés, plus anciens ou d'invention nouvelle, qui diffèrent surtout par la nature et la quantité de substance irritante à laquelle on a recours.

a. *Manuel opératoire.* — L'opération comprend deux temps : la *ponction* et l'*injection*.

La *ponction* se fait exactement suivant les règles et avec les précautions, que nous avons minutieusement indiquées à propos de la ponction simple. La seule remarque que nous ayons à ajouter est que l'on se servira, dans le cas actuel, d'un trocart un peu plus gros, de 6 à 7 millimètres de diamètre. On s'assurera que la canule du trocart, (pourvue ou non d'un robinet) s'adapte exactement à l'extrémité de la seringue qui doit servir à pousser l'injection.

L'*injection* se pratique ordinairement à l'aide d'une seringue, munie d'un embout assez fin pour entrer dans la plupart des canules. Pendant la pénétration du liquide on aura soin de maintenir la canule avec la main gauche, tandis que, de la droite, on fait agir le piston. Il est toujours préférable que le chirurgien pousse lui-même l'injection ; il peut mieux ainsi graduer la force de projection et se rendre compte du moment où il doit modérer le mouvement.

(1) *Voy.* Galvani (M.). *Du traitement de l'hydrocèle par l'injection vineuse et spécialement par cette injection faite à la température ordinaire.* Thèse de Paris, 1874, n° 244.

(2) Le Dr Martin (de Calcutta) paraît avoir, le premier, dès 1832, fait usage de l'injection iodée pour la cure radicale de l'hydrocèle (*). Peu après, Velpeau, en France, se montrait chaud partisan de cette pratique (**), dont il affirme avoir eu l'idée (***) ; sous sa haute autorité, le procédé se vulgarisait rapidement (****).

(*) *Voy.* Curling, *Traité*, trad. franç., p. 136.

(**) Velpeau (A.), *Exposé d'un traitement nouveau de l'hydrocèle*, etc. (Arch. gén. de médec., 1837 t. XIII, p. 29).

(***) Velpeau, *ibid.*, p. 40.

(****) Voy. *les Thèses* de Grimault (J.), (Paris, 1837, n° 119), de Rousseau (Th.), (*id.*, n° 138), de Lagne (A.), (*id.*, n° 195), d'Allard (Ch). (*id.*, n° 330) ; toutes écrites sous l'inspiration de Velpeau et consacrées à l'étude de sa « nouvelle méthode ».

M. Guyon (1) a proposé de remplacer la seringue par un entonnoir, muni d'un tube de caoutchouc qui vient s'adapter au pavillon de la canule. Cet entonnoir, tenu à une hauteur de 15 à 20 centimètres, reçoit la teinture d'iode qui pénètre dans la vaginale par son propre poids. La douleur immédiate, attribuée par M. Guyon à la projection du liquide, serait, par ce procédé, beaucoup moindre.

La quantité de liquide qu'il convient d'introduire dans la vaginale varie naturellement avec le volume de l'hydrocèle. Elle doit toujours être modérée; on évitera de distendre la poche. C'est par une légère malaxation des bourses que la substance injectée sera mise en contact avec toute la surface interne de la paroi.

Ce temps de l'opération ne sera pas prolongé au delà de trois à quatre minutes, en moyenne. On laissera alors le liquide s'écouler au dehors.

Quelques chirurgiens s'appliquent, par des pressions mesurées, à vider complètement la poche. D'autres, au contraire, laissent intentionnellement une certaine quantité de teinture d'iode dans la cavité. Velpeau avait depuis longtemps donné ce conseil. Du reste, quelque soin que l'on y mette, il est à peu près impossible d'obtenir une évacuation totale. L'expérience a montré que cela est sans inconvénient.

En retirant la canule, on aura soin de maintenir exactement les parties molles avec la main gauche, pour éviter un tiraillement pénible de la peau, au moment de la sortie du tube. Il faut ordinairement agir d'un mouvement brusque et rapide.

La petite plaie sera ou non fermée avec du diachylon ou quelques gouttes de collodion, comme nous l'avons dit à propos de la ponction simple.

b. *Suites immédiates de l'opération.* — Immédiatement après l'introduction du liquide dans la vaginale, l'opéré accuse une sensation de chaleur, bientôt suivie d'une vive douleur, qui, irradiant rapidement vers le cordon et l'aine, gagne la région lombaire, et retentit quelquefois dans la cuisse du côté correspondant. Cette douleur est parfois excessive et peut aller jusqu'à provoquer une véritable syncope. Elle ne se maintient pas longtemps à ce degré. Au bout de quelques minutes, elle commence déjà à décroître, pour disparaître dans un temps qui varie entre une demi-heure et deux heures (Kocher).

La réaction inflammatoire ne se manifeste guère que douze ou

(1) Guyon (F.), *Bull. et Mém. de la Soc. de chirurgie,* 1879, n. s., t. V, p. 647.

vingt-quatre heures après l'opération. On voit alors apparaître tous les signes, qui nous sont déjà connus, de la vaginalite aiguë. La cavité se remplit de nouveau, elle acquiert un volume égal ou même supérieur à celui qu'elle avait avant la ponction. Le scrotum est rouge, tendu, luisant, chaud, douloureux à la pression. A ces phénomènes locaux correspond une réaction fébrile plus ou moins accentuée; la température peut atteindre 39°, mais ne dépasse guère ce chiffre.

C'est ordinairement dans la soirée du troisième jour que tous ces phénomènes sont à leur apogée. Dès le quatrième jour, en général, la fièvre tombe; en même temps que la douleur, la rougeur et la tension locale diminuent un peu.

Le gonflement de la bourse opérée est cependant toujours considérable; il reste stationnaire, ou va même en augmentant encore un peu, jusque vers le huitième ou douzième jour. A ce moment, il est arrivé à son summum, mais ne décroît pas encore. Ce n'est que du quinzième au vingtième jour, environ, que le retrait de la tumeur se manifeste; il se poursuit graduellement jusqu'au trentième ou quarantième jour, époque de la guérison définitive.

Il faut, en moyenne, quatre semaines pour que la résorption soit complète. Elle peut se faire plus rapidement. Sur seize cas, Socin l'a vue s'accomplir onze fois de la première à la quatrième semaine, cinq fois de la première à la deuxième. Chez douze malades observés par Pagani, elle était achevée entre le cinquième et le vingt-huitième jour (Kocher).

La réaction inflammatoire peut être moins considérable que nous ne l'avons dit, ou, au contraire, beaucoup plus intense. Ces variations ne dépendent pas toujours du titre plus ou moins élevé de la solution employée, mais de susceptibilités individuelles, qui sont elles-mêmes, sans doute, en relation avec l'état antérieur de la surface vaginale.

Curling fait remarquer que l'inflammation est habituellement plutôt trop modérée que trop forte. Aussi a-t-il eu souvent occasion de donner au malade le conseil de se lever et de marcher dans la chambre, ou même de malaxer le scrotum, pour activer la réaction. Si, au contraire, celle-ci est trop vive, le repos au lit sera nécessaire, et l'on aura recours au traitement local et général des vaginalites aiguës.

Il est bien rare que ces phénomènes ne s'apaisent vite, et que la marche, avec un suspensoir maintenant les bourses, ne puisse être permise, dès le douzième ou le quinzième jour au plus tard.

Il arrive parfois que la résorption ne s'accomplit pas dans les délais ordinaires. Gosselin (1) dit, à ce sujet, qu'il ne faut pas se hâter, en pareil cas, de croire à une récidive, que la guérison, après l'injection iodée, peut se faire attendre longtemps, deux, trois mois et davantage, que néanmoins elle finit souvent par se produire spontanément.

On devra cependant, lorsqu'au bout de trente à quarante jours la tumeur reste volumineuse, et surtout lorsqu'elle sera redevenue transparente, faire une nouvelle ponction simple avec un trocart fin ; cette ponction est ordinairement suivie de la disparition définitive de l'épanchement. Trois fois, il est vrai, Gosselin a vu cette petite intervention suivie de suppuration de la vaginale. Nous croyons que, si l'on apporte, à la pratiquer, les soins minutieux que nous avons dits, cette complication deviendra infiniment rare.

M. Mourlon (2) a été plus loin. Pour lui cette ponction, dite *itérative*, doit être faite, systématiquement, huit jours après l'opération principale. Il affirme que la durée du traitement est, de la sorte, notablement abrégée. Nous n'avons pas d'expérience personnelle sur ce point. Il nous semble cependant que cette évacuation, faite en pleine période inflammatoire, doit être suivie de la prompte reproduction du liquide.

On a encore conseillé, pour hâter la résorption, d'exercer, sur les bourses, une compression avec des bandelettes agglutinatives imbriquées. Curling dit s'être bien trouvé de cette pratique. M. Horteloup préfère, à tous les moyens employés jusqu'ici, un appareil compressif ouato-silicaté qu'il applique à la suite de l'injection iodée. Selon lui la durée du traitement serait réduite, grâce à ce moyen, à une dizaine de jours (3).

c. *Résultats définitifs. Récidives. Accidents.* — Les *accidents* qui peuvent entraver la cure de l'hydrocèle par l'injection iodée se rattachent soit à l'opération elle-même, ce sont la *piqûre du testicule* et la *pénétration du liquide injecté dans le tissu cellulaire des bourses*, soit à la réaction inflammatoire qui la suit, c'est la *suppuration de la vaginale*.

Il n'y a rien là qui soit spécial au procédé.

La *piqûre du testicule* peut survenir dans toute ponction d'hydrocèle; nous avons dit les moyens de l'éviter. Si elle se produit, il vaudra mieux évidemment surseoir à l'injection.

(1) Gosselin (L.), *Clinique chirurgicale de la Charité*, 3e édit. Paris, in-8°, 1879, t. II, p. 698.

(2) Mourlon (E.), *Note sur le traitement de l'hydrocèle par l'électricité, et sur un moyen de hâter la disparition du liquide reproduit après l'injection irritante, iodée ou autre* (*Recueil de Mém. de Méd., de Chir. et de Pharm. milit.*, 1874, t. XXX, p. 52, janvier et février).

(3) *Voy.* Ed. Wickham, *Note sur le traitement de l'hydrocèle vaginale par l'injection iodée et la compression* (*Gaz. hebd. de Paris*, 7 mai 1886, n° 19, p. 306).

La pénétration de la teinture d'iode dans le tissu cellulaire résulte d'une faute opératoire et peut s'observer, par conséquent, à la suite de l'emploi de n'importe quelle substance liquide. Nous avons, à dessein, minutieusement décrit le manuel opératoire de la ponction, en insistant sur les précautions à prendre, pour que l'extrémité de la canule pénètre bien dans la vaginale et y demeure.

Si ce point est acquis, le liquide ne pourra évidemment passer sous la peau des bourses.

On peut ajouter avec Gosselin que si, malgré les précautions prises, la canule, au moment de l'injection, n'était plus en place, on en serait averti par la résistance que l'on éprouverait, le liquide devant toujours pénétrer sans effort. C'est pour cette raison que le même auteur recommande de ne jamais confier à un aide la manœuvre de la seringue.

Aucun des procédés de traitement de l'hydrocèle par irritation du sac ne met sûrement à l'abri de la *suppuration de la vaginale.*

Cette complication est particulièrement rare à la suite de l'injection iodée. Curling, dans la dernière édition de son traité, plus affirmatif que dans la première, dit n'avoir jamais observé lui-même, ni entendu citer, aucun cas où elle soit survenue. M. Gosselin, dans 149 opérations pratiquées à l'hôpital, a été tout aussi heureux. Mais Billroth (1) l'a été moins : sur 115 cas traités par la teinture d'iode, il a vu 5 suppurations. Fischer (d'Ulm) (2), plus malheureux encore : 2 suppurations sur 7 cas.

Des résultats aussi mauvais sont exceptionnels. Il reste vrai de dire que si l'hydrocèle est simple, et si les précautions d'usage sont prises, l'éventualité de la suppuration de la vaginale est presque négligeable. Il en est autrement dans les conditions opposées ; malgré tous les soins apportés à la pratique de l'opération, si l'on agit sur une vaginale épaissie, la réaction peut dépasser le degré voulu. Nous avons vu qu'en pareil cas une inflammation suppurative se produit quelquefois à la suite d'une simple ponction.

La *guérison* plus ou moins rapide est donc le résultat définitif habituel du traitement de l'hydrocèle par l'injection iodée.

Les *récidives* sont rares.

Elles s'élèvent cependant à 15,7 p. 100 dans la statistique déjà citée

(1) Weiss (O.), *Ueber die Enderfolge der Radicaloperation der Hydrocele (Clinique de Billroth)* in *Wien. med. Wochenschr.*, 1884, n° 1, p. 8 et suiv.

(2) Fischer (d'Ulm), *Erfahrungen über Iodinjectionen bei Hydrocele (Zeitschr. f. Wundärz. u. Geburtsh.*, 1869, t. XXII, n° 4).

de Billroth. Mais sur 115 opérés, 38 seulement purent être suivis; 6 étaient en récidive.

La proportion donnée par Gosselin, pour sa pratique hospitalière de 1862 à 1878 est meilleure : 149 cas, 10 récidives, soit 6,7 p. 100. Meilleure encore, celle fournie par M. Stolz, qui a relevé, dans sa thèse inaugurale (Kiel, 1883), tous les cas d'hydrocèle traités par l'injection iodée à la clinique chirurgicale de Kiel de 1858 à 1883 : 265 cas, 6 récidives, soit 2,2 p. 100.

Cette proportion descend, d'après Curling, un peu au-dessous de 1 p. 100 dans la statistique du Dr Martin, qui porte sur un total de 2,393 opérations.

Enfin M. Duplay, dans son récent traité, affirme que l'injection iodée guérit à coup sûr, et que, pour sa part, il n'a jamais vu de récidive après son emploi; il est vrai qu'à l'exemple de quelques-uns de ses confrères il s'est toujours servi de teinture d'iode pure. Nous verrons, au reste, dans un instant que la tendance actuelle des chirurgiens les porte, pour mieux assurer le succès de l'opération, à élever, peu à peu, le titre de la solution iodée qu'ils emploient.

Aucun cependant ne paraît avoir été aussi favorisé que M. Duplay. Langenbeck, qui, lui aussi, injecte de la teinture d'iode non diluée, a observé de nombreux cas de récidive (Kocher).

Nous ferons, à ce sujet, une remarque analogue à celle que nous avons présentée, à propos des accidents de l'injection. Aucune méthode, aucun procédé, pas même l'incision large de la tumeur, ne garantissent absolument contre la récidive de l'hydrocèle.

Jusqu'ici, d'un aveu à peu près unanime, la teinture d'iode, pure ou en solution plus ou moins concentrée, paraît être, de toutes les substances liquides que l'on peut employer en injections, l'une de celles qui procure, le plus souvent, une guérison durable. Nous aurons à examiner si parmi les procédés nouveaux, préconisés récemment, il en est qui puissent la remplacer avantageusement.

d. *Titre des solutions. Formulaire de l'injection iodée.* — La solution, qui a été longtemps d'usage courant en France, est la solution dite *au tiers;* un tiers de teinture d'iode pour deux tiers d'eau. Une petite quantité d'iodure de potassium est toujours ajoutée, pour éviter que des parcelles d'iode ne restent en suspension dans l'eau.

On formulera de la façon suivante :

Teinture d'iode du Codex............	20 grammes.
Eau................................	60 —
Iodure de potassium................	q. s. pour dissoudre.

Gosselin qui, à l'exemple de Velpeau, s'était, au début de sa pratique, toujours servi de cette solution, préfère aujourd'hui l'injection *à moitié*, pour les sujets qui ont dépassé la cinquantaine.

Nous avons vu que l'on a eu aussi recours à la *teinture d'iode pure*. Celle-ci peut être employée, à la façon ordinaire, en laissant écouler, après l'opération, la plus grande partie du liquide injecté (Langenbeck, Duplay); ou bien, en abandonnant dans la cavité la totalité de l'injection (Demme, Syme). Dans ce dernier cas la quantité de liquide introduit dans la vaginale est fixe et déterminée d'avance; elle ne doit pas dépasser 8 grammes (Hillis) (1).

C'est à ce dernier procédé que Kocher donne la préférence. Il recommande de vider bien exactement la tumeur avant de procéder à l'injection; la teinture d'iode se coagulant en partie au contact du liquide de l'hydrocèle, et son action étant, par là, sensiblement diminuée.

Withusen (de Copenhague) a cherché à établir par des chiffres que, par ce moyen, le traitement était moins long : 17 malades, traités par la solution au tiers, ont été 540 jours en traitement; 18 malades, traités par la teinture d'iode pure, ont été 414 jours en traitement. Les récidives seraient aussi moins fréquentes (2).

B. Des autres procédés de cure de l'hydrocèle par irritation directe. — L'injection de teinture d'iode est douloureuse; elle nécessite le repos au lit ou au moins à la chambre; elle peut être suivie de récidive ou parfois de suppuration.

Nous nous sommes déjà expliqués sur ces deux derniers points.

Quant aux deux premiers, ils ne sont pas contestables. Aussi est-il évident que si l'on parvenait à produire une irritation suffisante de la vaginale en provoquant une douleur moindre, et sans troubler la vie ordinaire du malade, le mode de traitement, qui assurerait un pareil résultat, devrait avoir le pas sur tous les autres.

C'est à le trouver que les chirurgiens modernes ont appliqué leurs efforts. Malheureusement, parmi les nombreux procédés proposés, aucun n'a encore, pour lui, la consécration d'une longue expérience. Nous devons cependant les passer rapidement en revue. On verra, par cet aperçu, s'il en est dont l'épreuve semble devoir être poussée plus loin.

Nous commencerons cet examen par celui des substances *liquides* qui, comme la teinture d'iode, sont injectées dans la vaginale préalablement vidée. Le manuel opératoire, à quelques variantes près, est toujours essentiellement le même.

(1) Hillis (J. D.), *Lancet*, 1879, t. II, p. 351.
(2) Withusen (C.), *Notes cliniques;* anal. in *Canstatt's Jahresber*. f. 1868, t. II, p. 289.

Nous indiquerons ensuite les substances *solides* qui ont été introduites dans la vaginale également vidée (1).

Nous verrons enfin qu'on a aussi essayé d'agir sur l'hydrocèle sans l'évacuer, soit en changeant les qualités du liquide contenu, soit en modifiant les parois du sac.

Nous terminerons en disant quelques mots du séton et du drainage, appliqués à la cure de l'hydrocèle, procédés dont la description doit évidemment trouver place dans ce paragraphe.

a. *Agents irritants portés, à l'état liquide, dans la vaginale préalablement vidée.* — Nous ne faisons que mentionner les liquides employés concurremment avec l'alcool (2) et le vin chaud, avant l'adoption presque générale de la teinture d'iode. Ce sont l'eau froide et l'eau chaude (3), les solutions d'alun et de sulfate de zinc (4), l'eau de chaux, et d'autres encore que nous oublions sans doute.

Les substances plus récemment recommandées sont nombreuses.

Acide phénique. — Au contraire de la plupart des procédés dont l'énumération va suivre, ce mode de traitement de l'hydrocèle se présente avec un cortège d'observations suffisant, pour s'imposer à l'attention du praticien.

Il paraît avoir été préconisé pour la première fois par Levis (5), chirurgien américain, qui lors de la publication de son mémoire (1881) l'employait avec succès depuis dix ans.

Il se sert d'acide phénique pur cristallisé que l'on fait passer à l'état liquide par la chaleur, ou par addition de quelques gouttes

(1) Pour être complets nous devrions rappeler que les *gaz* doivent aussi être comptés au nombre des agents irritants employés pour la cure de l'hydrocèle, puisque Baudens a eu l'idée de faire des *injections d'air* dans la vaginale pour y déterminer une inflammation curative [voy. Curling, *Ouv. cité*, trad. franç., p. 148 (*Note du traducteur*) et Billot, *Thèse de Paris*, 1851, n° 150].

(2) L'alcool qui fut, comme nous l'avons vu, l'une des premières substances employées pour la cure de l'hydrocèle par injection, abandonné plus tard à cause de la vive douleur qu'il provoquait, a été, depuis, préconisé à nouveau par Richard, mais à beaucoup plus faible dose. Richard n'injectait dans la vaginale, complètement évacuée, que 5 grammes d'alcool à 36° qu'il abandonnait dans la cavité. La douleur était presque nulle, la réaction très modérée, et les malades n'étaient pas obligés de garder le lit. Richard se loue beaucoup de l'emploi de ce moyen, auquel il attribue, en outre, cet avantage, qu'il assure la guérison de l'hydrocèle, en respectant l'intégrité de la séreuse (*).

(3) Employée autrefois par Gerdy, plus récemment par Albanese (E.) (de Palerme) (*Gaz. hebd. de Paris,* 1870, n° 20).

(4) Moyen conseillé de nouveau par Davey (*Brit. med. Journal,* 15 mars 1862).

(5) Levis (J.), *The treatment of hydrocele and serous cysts in general by the injection of carbolic acid* (*Boston med. and surg. Journ.*, 8 déc. 1881, t. CV, p. 540).

(*) Richard (A.), *De l'opération de l'hydrocèle par l'injection alcoolique à très faible dose, abandonnée dans la tunique vaginale* (*Gaz, hebd. de Paris*, 17 nov. 1854, n° 50, p. 1030 et *Pratique journalière de la Chirurgie,* 2e édit., Paris, 1881, in-8°, p. 392).

d'eau ou de glycérine. La quantité d'acide injectée est minime, elle ne doit pas dépasser 2 grammes. La douleur est insignifiante; au bout de vingt-quatre heures de repos au lit, les malades peuvent vaquer à leurs affaires. La guérison serait accomplie en deux semaines.

Ce moyen est très usité aujourd'hui en Amérique, si nous en jugeons du moins d'après les faits successivement publiés par Roberts (1), Sandidge (2), Weir (3), Abbe (4), Jonah (5), Nicolson (6), Weber (7), Bull (8), Keyes (9), etc...

Les récidives seraient, d'après les plus chauds partisans du procédé, absolument inconnues. Il est plus vrai de dire qu'elles sont très rares; on n'en trouve qu'une seule, dans le relevé fait par M. Bull, portant sur 82 cas (Weir et Abbe).

Les accidents seraient nuls; affirmation fausse ou du moins prématurée. Wile (10) a, en effet, récemment publié un travail, que nous n'avons malheureusement pu nous procurer, sur les *résultats désastreux*, consécutifs à l'injection d'acide phénique pour la cure de l'hydrocèle. Bull compte lui-même 3 cas de suppuration sur les 82 dont il vient d'être question. Par contre, Keyes, sur plus de 50 cas personnels, n'a observé ni accident ni insuccès.

Il est donc difficile de porter, sur ce mode de traitement, un jugement définitif. Son indolence, le peu de réaction qu'il provoque, la rapidité de son action, son efficacité et son innocuité relatives parlent cependant, jusqu'à plus ample informé, en sa faveur.

L'acide phénique a été aussi employé d'une toute autre façon, en solution bien moins forte, mais en quantité plus grande.

Schœtzke (de Trebnitz) (11), par exemple, injecte 15 grammes d'une solution phéniquée de 3 à 8 p. 100. La douleur provoquée par l'injection à 8 p. 100 est vive; aussi l'auteur recommande-t-il de se servir

(1) Roberts (J.), *Philadelph. med. Times*, 1880-1, t. XI, p. 90.
(2) Sandidge (P. E.), *Americ. Practit.*, Louisville, 1882, t. XXV, p. 199.
(3) Weir (R. F.), *Med. Record*, New-York, 1882, t. XXII, p. 57.
(4) Abbe (R.), *New-York med. Journ.*, 1883, t. XXXVIII, p. 682.
(5) Jonah (J. M.), *Canada med. and surg. Journ.*, 1883-4, t. XII, p. 13.
(6) Nicolson (W. P.), *Tr. of the Georgia Med. Assoc.*, Atlanta, 1884, p. 134.
(7) Weber (W.), *Med. Record*. New-York, 1885, t. XXVIII, p. 649.
(8) Bull (W.), *New-York surgic. Society*, 23 février 1886 (*New-York med. Journ.*, mars 1886, p. 294).
(9) Keyes (E. L.), *The radical treatment of varicocele and of hydrocele, reduced to what appears to be nearly ultimate simplicity* in *Medic. Record*, New-York, 1886, t. XXIX, p. 202 (c'est le procédé de Levis, avec une petite modification instrumentale).
(10) Wile (W. C.), *Disastrous results following the injection of pure carbolic acid for the radical cure of hydrocele* (*N. Engl. Med. Month. Journ.*, Bridgeport, Conn., 1885-1886, t. V, p. 435).
(11) Schœtzke, *Zur Heilung der Hydrocele* (*Berlin. klin. Wochensch.*, sept. 1879, n° 39, p. 588.)

d'abord de la solution à 3 p. 100 pour habituer (?) le patient à supporter la solution à 8 p. 100, seule réellement efficace. La guérison a été obtenue, de cette façon, dans 4 cas. L'opération terminée, Schœtzke comprime le scrotum avec des bandelettes agglutinatives.

La pratique de Bompiani (de Rome) (1), ne diffère, que par ce dernier point, de celle de Schœtzke. Il injecte, lui aussi, une solution phéniquée dans la vaginale, mais, pour mieux adosser les parois de celle-ci, il applique une série de points de suture qui font adhérer les faces antérieure et postérieure du scrotum. La réaction inflammatoire serait sans gravité ni importance.

La solution employée par Wagner (2) est beaucoup moins forte (1 p. 100) ; il n'en injecte qu'une petite quantité (1/2 à 1 gramme), mais l'abandonne tout entière dans la cavité, préalablement vidée. Réaction nulle, mais succès incertain ; 5 récidives rapides sur 37 cas.

Il est plus difficile encore, faute de documents suffisants, d'apprécier la valeur des divers agents d'irritation dont les noms suivent :

Chloral. — Recommandé par Lampugnani (3) en Italie; parties égales de chloral cristallisé et d'eau chaude ; chez l'enfant, 1 à 2 grammes de cette solution, chez l'adulte 4 grammes, chez le vieillard 6 grammes.

Dans une discussion récente, à la Société de chirurgie, M. Marc Sée (4) a annoncé qu'il ne traitait plus l'hydrocèle que par le chloral à 10 p. 100; il injecte 60 grammes de cette solution. La douleur est très légère; la réaction modérée, la guérison certaine. Sur vingt cas, traités de cette façon, M. Sée n'a eu aucun insuccès.

Perchlorure de fer. — Dans une notice lue à l'Académie de médecine (1880), Houzé (de l'Aulnoit) (5), dit s'être bien trouvé de l'emploi d'une petite quantité de perchlorure de fer à 16°. Il vide complètement la vaginale, y réintroduit 30 grammes de sérosité, et injecte ensuite, à l'aide d'une seringue de Pravaz, dans la tumeur, une solution représentée par 2 gouttes de perchlorure de fer pour 1 gramme et demi d'eau. Aucune douleur, réaction peu vive, guérison rapide. Procédé employé 14 fois; une récidive (6).

Nous trouvons, dans la *Gazette hebdomadaire* de 1870, l'analyse d'un

(1) Bompiani (A.), *Lo Sperimentale,* juillet 1882.
(2) Wagner (W.), *Zur Behandlung der Hydrocele congenita* (*Deutsche med. Wochenschr.*, 1878, n° 30).
(3) Lampugnani (C.), *Gaz. med. ital. lomb.* Milano, 8e série, 1882, t. IV, p. 253.
(4) Marc Sée, *Bull. et Mém. de la Soc. de chir. de Paris,* 1886, t. XII, p. 541.
(5) Houzé (de l'Aulnoit), *Bull. de l'Acad. de méd.*, 1880, 2e série, t. IX, p. 134.
(6) Voy., pour plus de détails, Decouvelaere (J. U.), *Thèse de Lille,* 1880, n° 14.

travail du professeur Marcacci (1) sur l'emploi chirurgical du *perchlorure de fer et de manganèse*. Cette substance employée à 6° de concentration, laissée en contact avec la vaginale pendant deux minutes, a procuré la guérison complète d'une hydrocèle en dix jours. Dans d'autres cas, la sortie du malade n'a eu lieu que le vingtième jour. La réaction est, en général, assez vive. Dans un cas, d'ailleurs complexe, il y eut même formation d'abcès.

Chlorure de zinc. — Employé par M. Polaillon (2). Petite quantité (2/3 de la seringue de Pravaz) d'une solution au dixième. Forte réaction dans les premières vingt-quatre heures; puis amélioration rapide. Le malade peut quitter l'hôpital le douzième jour.

Acide chromique. — Recommandé par Melillo (3). Le trait particulier du procédé est que la solution (acide chromique et eau, parties égales) est injectée, en faible quantité, dans l'hydrocèle non vidée. Au bout de cinq minutes, le tout, liquide et solution, est évacué. Aucun fait n'est cité, à l'appui de cette manière de faire.

Ergot, ergotine. — Un chirurgien anglais, Walker (4), voulant traiter une hydrocèle par la teinture d'iode pure, se trompa de flacon, et injecta, dans la vaginale, 2 drachmes ($3^{gr},1/2$) de la solution d'ergot, dite de Battey. Il n'y eut aucune inflammation, ni douleur; le malade put retourner le lendemain à ses occupations. La guérison fut complète, et se maintenait sept ans plus tard. Satisfait de ce résultat, Walker a deux fois, intentionnellement, employé le même procédé.

On peut se demander pourquoi il n'y a pas eu plus souvent recours.

Plusieurs années auparavant, Green (de Philadelphie) (5), avait, dans 4 cas, fait usage d'une solution contenant de 3/4 à 1 grain (5 à 6 centigr.) d'ergotine. Il n'en injectait que 20 gouttes, qu'il abandonnait dans la cavité, après l'avoir vidée. Réaction et douleur modérées. Au bout de cinq à huit jours, le malade peut aller à ses affaires.

Chloroforme. — Employé autrefois par Langenbeck, abandonné aujourd'hui par lui, comme trop dangereux (Kocher).

Sublimé. — Nous avons vu que les injections de sublimé dans l'hydrocèle ont été tentées dès 1667 par Lambert. L'idée a été reprise par le professeur Richet. M. Sarrazin, (6) à l'instigation de son maître,

(1) Marcacci (G.), *Lo Sperimentale,* juillet 1870, et *Gaz. hebdom. de Paris,* 1870, p. 476.

(2) Polaillon (J. F.), *Bull. et Mém. de la Soc. de chir.*, 1879, t. V, p. 648 et *Gaz. méd. de Paris,* 1884, n° 31.

(3) Melillo (J.), *Il Morgagni Napoli,* déc. 1882, t. XXIV, p. 766.

(4) Walker (J. E.), *Brit. med. Journal,* 17 mars 1883, p. 511.

(5) Green (C. D.), *Philadelph. medic. Times*, 5 déc. 1874.

(6) Sarrazin, *Thèse de Paris,* 1885, n° 190.

a consacré sa thèse inaugurale à l'étude de ce procédé. La solution employée est au millième (liqueur de van Swieten); 100 grammes environ du liquide injecté sont laissés dans la cavité. La réaction est vive, mais peu douloureuse. Sept à huit jours de lit. Guérison en trois ou quatre semaines (1).

Ce moyen n'offre donc aucun avantage sur la teinture d'iode. Il a un inconvénient; sur les cinq cas rapportés par Sarrazin, il y eut une fois de la stomatite mercurielle.

On voit, en somme, que les liquides irritants, récemment recommandés pour la cure de l'hydrocèle, ont été employés, comme la teinture d'iode elle-même, de deux façons différentes : ou bien en solution plus ou moins étendue, mais en quantité notable (chloral, acide phénique étendu d'eau, sublimé); ou bien purs ou en solution très concentrée, mais en quantité minime (acide phénique pur, chlorure de zinc, acide chromique, perchlorure de fer, ergotine).

Cette dernière manière de faire est celle qui paraît avoir, de plus en plus, la préférence. De même que les partisans de la teinture d'iode ont, peu à peu, élevé le degré de la solution et en sont venus à se servir de la liqueur pure, sans addition d'eau, mais en faible quantité; de même les chirurgiens, en quête de procédés nouveaux et plus efficaces, n'ont pas craint de s'adresser à des substances assez énergiques pour provoquer, sous un faible volume, la réaction nécessaire. L'acide phénique paraît, le mieux, assurer ce résultat, sans dépasser le but, tout en ne déterminant qu'une très faible douleur.

b. *Agents irritants portés, à l'état solide, dans la vaginale préalablement vidée.* — Deux corps seulement appartiennent, que nous sachions, à cette catégorie.

L'un est l'*iodoforme*, d'application récente, qui n'a donné lieu jusqu'ici qu'à des tentatives isolées et insuffisantes. Nous ne ferons que le mentionner.

L'autre est le *nitrate d'argent*, qui mérite, au contraire, une sérieuse attention (2).

Iodoforme. — La première idée de l'emploi de l'iodoforme pour le traitement de l'hydrocèle revient, croyons-nous, à Hayes, chirurgien

(1) *V. aussi* Miller (J), *Curative treatment of vaginal hydrocele by corrosive sublimate* (*Lancet*, Lond., 1886, t. II, p. 1072).

(2) Mention devrait encore être faite ici de la tentative, faite par Lloyd en 1850, de cure de l'hydrocèle par le *protoazotate de mercure* en poudre (*); les résultats furent satisfaisants. Le procédé n'en est pas moins complètement tombé en oubli.

(*) Voy. Radley, *Medic. Times*, juillet 1859.

anglais (1). Il se sert, pour vider la tumeur, d'une canule un peu large, à travers laquelle il fait pénétrer, jusque dans le sac, une petite quantité d'iodoforme en poudre. L'avantage de ce moyen serait son extrême indolence; les malades ne sont pas obligés de garder un instant le lit. Mais son efficacité paraît douteuse. Nous voyons, en effet, que, si la tumeur est très volumineuse, l'opération doit être recommencée deux ou trois fois.

Ferrari (2) a modifié le procédé de Hayes en ce qu'il emploie le liquide de l'hydrocèle, comme véhicule, pour porter l'iodoforme dans la cavité vaginale. Pas plus qu'Hayes, il ne cite, à l'appui de sa manière de faire, des observations probantes.

Nitrate d'argent. — Le nitrate d'argent, en solution plus ou moins concentrée, était employé depuis longtemps dans le traitement de l'hydrocèle, lorsque Defer, chirurgien de Metz, eut la pensée de se servir de la même substance, portée à l'état solide dans la vaginale évacuée (3).

Le procédé est d'une simplicité extrême. Defer se servait d'un mandrin spécial porte-caustique. M. Désormeaux, qui, dès 1860, adoptait la pratique de Defer et l'a, depuis lors, toujours employée (4), a montré que l'on pouvait faire usage d'une sonde ou d'un stylet cannelé ordinaire ou de tout autre instrument mince, muni à son extrémité d'une petite cavité.

On aura seulement soin de s'assurer qu'il pénètre facilement dans la canule du trocart, et la dépasse sur une étendue de 1 à 2 centimètres.

On charge la rainure ou la cuvette de l'instrument, soit en y faisant tomber une petite quantité de nitrate d'argent, fondu à la flamme d'une lampe à alcool, ou mieux en y plaçant quelques parcelles de caustique, et en portant le tout à la flamme; le nitrate d'argent entre en fusion et devient adhérent au métal. On prendra garde que cette adhérence soit solide pour éviter la chute du caustique dans la vaginale. Les irrégularités ou aspérités du sel fondu peuvent être détruites à l'aide d'un chiffon humide.

Les choses étant ainsi disposées, on procède à l'opération, comme à

(1) Hayes (P. J.), *Brit. medic. Journal*, 10 déc. 1881, p. 936.

(2) Ferrari (P.), *Lo Sperimentale*, mars 1883, p. 259 et suiv.

(3) Defer fit connaître son procédé dans une note adressée à l'Académie de médecine en 1856. M. Véry (J.) (*Thèse de Paris*, 1858, n° 47) publia les premiers résultats obtenus. Depuis, plusieurs thèses ont été soutenues sur ce sujet. Nous citerons celles de : Roussel, *Strasbourg*, 1859; Girandier (P.), *Paris*, 1869, n° 256; Masseloux (P.), *Paris*, 1871, n° 53; Ganzin (Ch.),, *Paris*, 1874, n° 138; Chopinet (G.), *Paris*, 1875, n° 270; Rol (L. M.), *Paris*, 1880, n° 155.

(4) Désormeaux (A.), *Revue de thérap. médico-chir.*, 15 février 1875, n° 4, p. 88.

l'ordinaire. La tumeur étant ponctionnée et évacuée, on introduit le petit porte-caustique à travers la canule jusque dans la vaginale; on fait rapidement décrire à son extrémité plusieurs mouvements de spire, de façon à toucher divers points de la séreuse, et l'on retire successivement le stylet, puis la canule.

La manœuvre doit être très rapide. Il nous est arrivé de ne laisser l'instrument que deux à trois secondes dans la vaginale, et d'obtenir cependant une réaction suffisante.

Les suites de l'opération sont exactement comparables à celles de l'injection iodée, à ceci près, qu'il nous a toujours paru que la douleur immédiate était moins vive.

Les avantages sont la simplicité d'exécution, qui n'exige ni aide ni instrumentation spéciale, et son innocuité. Par ce moyen on évite, à coup sûr, la pénétration du médicament dans les parois scrotales; nous ne connaissons, d'autre part, aucun cas où l'on ait observé, à sa suite, la suppuration de la vaginale.

On peut redouter, il est vrai, la chute du nitrate d'argent dans la cavité; mais la quantité de caustique employée est tellement faible, que sa dissolution dans le liquide, qui n'est jamais, comme nous l'avons dit plus haut, entièrement évacué, ou sa transformation en chlorure d'argent inactif se font assez vite, pour que cet accident ne présente aucun danger. L'inflammation est seulement un peu plus accentuée. L'un de nous a été une fois témoin d'un fait de ce genre; il n'y eut aucune suite fâcheuse.

Il sera peut-être prudent, en prévision de cette éventualité, de s'appliquer intentionnellement à ne pas vider entièrement la tumeur.

Les résultats définitifs, donnés par le procédé de Defer, n'ont pas été établis par des statistiques exactes. Tous les chirurgiens qui l'ont mis en usage s'accordent, du moins, à reconnaître qu'il procure, dans la grande majorité des cas, une guérison durable.

Nous avons déjà dit que M. Désormeaux a, depuis plus de vingt ans, traité par ce moyen tous les cas qui se sont présentés à lui. Maisonneuve y avait souvent recours. M. de Saint-Germain, dans son récent article du *Dictionnaire de médecine et de chirurgie pratiques*, le recommande d'une façon spéciale.

Nous l'avons nous-mêmes, l'un et l'autre, depuis quelques années, presque exclusivement employé, et n'avons jamais eu lieu de nous en repentir

Cautérisation électrique. — Nous mentionnerons ici, en raison des analogies qu'il offre avec le précédent, un procédé d'application de l'électricité à la cure de l'hydrocèle, récemment proposé par R. Rodolfi (1).

Le liquide étant évacué, on excite la surface interne de la séreuse en la touchant, sur divers points, avec un stylet boutonné, convenablement garanti dans sa longueur, relié au pôle négatif d'une batterie de Bunsen composée de quatre éléments; le pôle positif est appliqué, au moyen d'une éponge humide, sur le scrotum ou sur le cordon inguinal.

La séance doit durer six minutes pour les enfants (2 élém.), dix pour les adultes (3 élém.), douze pour les vieillards (4 élém.). La douleur est très modérée. La réaction se produit après huit ou dix heures chez les enfants; elle se fait attendre jusqu'à douze heures chez les adultes et les vieillards. Elle cède au bout de deux à trois semaines au plus.

Sur huit cas, trois fois seulement la guérison fut obtenue dans les délais voulus. Dans la plupart des autres, il fallut, à plusieurs reprises, recommencer l'opération. On fut même deux fois obligé de s'adresser à un moyen plus actif (2).

c. *Agents irritants introduits dans la vaginale sans évacuation du liquide.* — *Alcool.* — Nous ne connaissons qu'un procédé d'injection liquide qui puisse être rangé dans cette catégorie, c'est celui que M. Monod père a communiqué à la Société de chirurgie en 1871 (3).

On sait en quoi il consiste : retirer, à l'aide de la seringue de Pravaz, un ou deux grammes du liquide de l'hydrocèle et y substituer une quantité égale d'alcool à 40°. Suivant l'auteur, les modifications apportées, par cette injection, à la composition du liquide le mettraient dans des conditions favorables à la résorption.

L'opération ne cause aucune espèce de douleur, et n'interrompt pas un seul instant la vie habituelle du malade.

C'est là son principal avantage. Son inconvénient est qu'elle échoue souvent.

Dans les cas favorables, la tumeur diminue peu à peu de volume, sans réaction inflammatoire, et finit par disparaître complètement. Il

(1) Rodolfi (R.), *Nuovo metodo nella cura dell' idrocele, con l'elettricita* (*Gaz. med. ital. lomb.*, 1873, n° 11 et 1874, n° 32); du même : *L'idrocele curato coll' elettricita* (*Ibid.*, 1878, n° 37).

(2) D'après une analyse du *Cannstatt's Jahresbericht für* 1874, t. I, p. 534.

(3) Monod (Gust.), *Note sur la possibilité de guérir les collections séreuses en injectant de l'alcool dans la cavité qui contient la sérosité accumulée* (*Bull. de la Soc. de chirurgie de Paris*, 1871, 2e série, t. XII, p. 197 et 207). 2° Note du même auteur (*ibidem*, 1872, 3e série, t. I, p. 227). — Voy. encore sur le même sujet : Vieillard (A.) (*Thèse de Paris*, 1873, n° 99), et Labat (H. F.) (*Thèse de Paris*, 1878, n° 508).

faut ordinairement, pour obtenir ce résultat, répéter l'opération plusieurs fois, ce qui est sans danger. Il nous a paru qu'il y avait profit, dans les séances ultérieures, à augmenter progressivement la quantité d'alcool injectée, jusqu'à la rendre double ou triple de celle du liquide retiré.

Nous ne nous expliquons pas bien, sinon par quelque faute de manœuvre ou par l'emploi d'un instrument malpropre, comment certains chirurgiens ont pu observer des accidents graves, à la suite d'une opération aussi simple.

Nous convenons, d'autre part, que l'inefficacité habituelle du procédé, chez l'adulte, doit le faire réserver aux vieillards, ou encore à ceux auxquels des nécessités sociales interdisent la moindre interruption dans leurs occupations, et qui préfèrent, à une opération sûre mais leur imposant le repos, une intervention incertaine mais leur laissant toute liberté.

Electricité. Electro-puncture. — C'est à cette place que mention doit aussi être faite de l'application de l'électricité, sous forme d'électro-puncture, au traitement de l'hydrocèle, puisque l'on tente, par ce moyen, d'agir directement sur le liquide ou sur la vaginale, pour amener la disparition de la tumeur, sans l'évacuer.

On connaît mal le mode d'action exact de l'électricité dans ce cas. Il résulte des expériences de Scoutteten qu'il n'y a pas action électrolytique, au sens propre du mot, mais « résorption électrique » du liquide (Kocher).

Les procédés d'application ont varié, suivant les opérateurs. Les uns enfoncent, dans le sac, deux aiguilles correspondant aux deux pôles de la pile, les autres une seule, l'électrode de nom contraire reposant sur le scrotum ou étant placée dans la main du malade. Variables aussi le nombre et la durée des séances, la quantité d'éléments employés, le mode de composition de la pile, etc.

Nous ne croyons pas devoir insister plus longuement sur les détails d'un procédé que nous condamnons absolument.

En effet, si quelques cas de succès ont été publiés par Rodolfi (1), Burdel (2), Delstanche (3), Schuster (4), Flies (5), Pecchioli (6), Powell (7),

(1) Rodolfi, *Gaz. med. ital. lomb.*, 1857.
(2) Burdel, *Union médicale*, 1859, n° 13.
(3) Delstanche, *Journ. de Bruxelles*, juillet 1859.
(4) Schuster, *Bull. de thérap. médico-chir.*, février-mars 1859.
(5) Flies, *Berl. klin. Wochenschr.*, 1865, n° 38.
(6) Pecchioli, cité ainsi que les précédents d'après Kocher (*Ouvr. cité*, p. 104).
(7) Powell (G. D.), *Med. Press and Circular*, 6 nov. 1867.

Curade (1), Murray (2), Bianchi (3), et tout récemment encore par Engelskjön (de Copenhague) (4), nous ne saurions oublier que les revers ont été nombreux, que Socin a même observé un cas de suppuration du sac (5).

De plus le moyen est douloureux, et il nécessite une instrumentation très spéciale.

Il n'a pour lui que la rapidité de son action, lorsqu'il réussit.

Mais cet avantage est trop aléatoire, et parfois trop chèrement acheté, pour que nous puissions nous résigner jamais à abandonner, pour lui donner la préférence, les divers procédés de cure radicale, à la fois moins dangereux et plus efficaces, dont il a été question jusqu'ici.

d. *Séton. Drainage. Corps étrangers divers.* — L'idée de provoquer dans l'hydrocèle une inflammation curative, à l'aide d'un corps étranger laissé à demeure (fil, mèche, canule, sonde souple ou métallique), date de loin.

Malgré les efforts de Chassaignac pour la remettre en honneur, malgré son affirmation que, par le passage d'un drain, ses malades étaient guéris en moins de quinze jours (6), il est trop évident que ce moyen, pas plus que ceux du même genre employés avant lui, ne sera jamais un procédé de choix pour la cure de l'hydrocèle simple.

A peine pourrait-on soutenir que le drainage pourrait être appliqué dans les cas où les procédés d'irritation habituels ont échoué, ou dans ceux où il existe un épaississement manifeste de la vaginale.

Et encore, en telles circonstances, l'incision large de la vaginale, telle qu'elle est aujourd'hui pratiquée, c'est-à-dire avec les précautions antiseptiques d'usage, nous paraît-elle infiniment préférable (7).

Nous ne nous attarderons donc pas à décrire des procédés anciens aujourd'hui abandonnés (sonde flexible de Larrey, canule de Baudens, etc...).

Les auteurs qui, dans ces derniers temps, ont essayé de réhabiliter des pratiques de cet ordre, se sont appliqués, pour en diminuer le

(1) Curade (E.), *Thèse de Montpellier*, 1868.
(2) Murray (A. L.), *New-York med. Record*, 15 janv. 1872.
(3) Bianchi (A.), *Movimento*. Napoli, 1879, 2e série, I, p. 74.
(4) Engelskjön, *Centralbl. f. Chirurgie*, 1882, n° 33, p. 547.
(5) Socin (A.), *Observ. comm.* à Kocher (*Ouvr. cité*, p. 104).
(6) Chassaignac (E.), *Confér. cliniq. à l'hôpital Lariboisière*, in Carayannopulo (N.). *Quelques mots sur l'hydrocèle et l'hématocèle, avec épaississement pseudo-membraneux de la tunique vaginale et de leur traitement par le drainage* (*Thèse de Paris*, 1868, n° 261).
(7) Telle n'est pas l'opinion de M. R. Wenz qui, dans une série d'articles parus dans l'*Allg. Wien. med. Zeitung*, 1868, nos 36 à 42, vante longuement les bienfaits du drainage dans l'hydrocèle, procédé selon lui plus sûr que l'injection iodée, moins douloureux, moins dangereux et donnant une guérison plus rapide que l'incision.

danger, ou à réduire le volume du corps étranger introduit dans la vaginale [fil métallique (1), cheveux (2)], ou à abréger la durée de son séjour (trois ou quatre jours seulement) (3), ou bien encore ont préconisé l'emploi d'une substance rendue aseptique (catgut) (4).

On a voulu, de la sorte, éviter l'inflammation suppurative de la séreuse. Mais cet espoir a été trop souvent déçu pour que de pareils exemples puissent être suivis.

Pour nous, même réduit à ces termes, le traitement de l'hydrocèle, par l'introduction d'un corps étranger quelconque, doit être complètement abandonné ou réservé à des cas absolument exceptionnels.

On comprend que nous ne nous y arrêtions pas davantage (5).

C. De l'état anatomique de la vaginale à la suite de l'emploi des procédés de la méthode irritante. — Cette question mérite d'être posée, puisque de la solution qu'elle comporte dépend, pour certains auteurs, le choix qu'il convient de faire entre les divers procédés de la méthode.

On a cru pendant longtemps que, pour obtenir une guérison certaine et durable de l'hydrocèle, il était nécessaire de provoquer dans la vaginale une inflammation intense, capable d'oblitérer la séreuse par adhérence de ses deux surfaces.

Curling, l'un des premiers, démontra par des faits cliniques que cette manière de voir n'était pas exacte, et qu'une irritation relativement modérée, qu'on était tenté, au premier abord, de qualifier d'insuffisante, était, au contraire, très souvent suivie du meilleur résultat.

Mais ce fut surtout les recherches bien connues de Hutin qui établirent définitivement que l'oblitération de la séreuse n'était nullement une condition nécessaire de guérison (6).

(1) Young, *Bull. de la Soc. médico-chirurgicale d'Édimbourg*, séance du 4 mai 1859 (*Edinb. med. Journal*, 1859, p. 1144).

(2) Brown (G.), *Lancet*, 1er déc. 1877, t. II, p. 800.

(3) Curling, *Ouvrage cité*, p. 133.

(4) Fiorani (G.), *Gaz. med. ital. lomb.*, 1885, n° 2.

(5) Nous ne faisons que mentionner le procédé du chirurgien américain, Bartow, décrit par lui sous le titre de « Nouvelle opération pour la cure radicale de l'hydrocèle ». — Incision de la peau ; mise à nu ou dissection, dans une petite étendue, du sac vaginal ; ponction de celui-ci et canule à demeure ; tout est abandonné au *processus* de guérison par granulation —. M. Bartow n'a pas craint de pratiquer deux fois cette opération, et ses malades ayant échappé aux accidents auxquels il les exposait bénévolement, il publie « son procédé » et le recommande (*).

(6) Hutin, *Mémoire présenté à l'Académie de médecine* (*Rapport* de M. Larrey). Séance du 28 juin 1853. Nous citons ce travail d'après l'analyse critique qu'en donne Galvani (M.) (*Thèse citée*, p. 17 et suiv.).

(*) Bartow (B.), *A new operation for the "radical" cure of hydrocele* (*Buffalo med. and surg. Journ.*, 1879-80, t. XIX, p. 527).

Ayant eu 16 fois l'occasion de pratiquer l'autopsie de malades opérés par l'injection iodée au tiers, il trouva 8 fois une oblitération complète de la séreuse; 4 fois il n'y avait point d'adhérences; 4 fois les adhérences étaient partielles. La guérison, dans ces derniers cas, ne s'en était pas moins maintenue.

Ces résultats firent grand bruit à l'époque où ils furent annoncés; ils entraînèrent les chirurgiens à donner à l'injection iodée le pas sur tous les autres procédés en usage, et particulièrement sur l'injection vineuse.

Il faut ajouter, cependant, que les autres modes de traitement de l'hydrocèle n'avaient pas été soumis à la même épreuve.

Hutin rapporte bien dans le même travail que, sur 33 malades opérés d'hydrocèle par des moyens divers, autres que l'injection iodée, il a eu 27 fois occasion de vérifier l'état de la vaginale, et que toujours il l'a trouvée complètement oblitérée. Mais, dans la plupart de ces cas, on avait eu recours à des procédés (séton, incision, potasse caustique sonde à demeure) qui entraînent presque fatalement la suppuration de la séreuse. Cinq fois seulement l'injection vineuse avait été employée. Et encore, comme le fait très bien remarquer M. Galvani dans sa thèse (1), rien n'établit que quelques-uns des opérés par injection vineuse ne furent pas parmi les survivants, dont M. Hutin ne put faire l'autopsie.

Leur nombre est, en tous cas, trop faible, pour que l'on puisse dire, comme on le fait souvent, que l'injection vineuse entraîne toujours une oblitération de la vaginale, pas plus qu'il ne serait permis de soutenir, d'après les chiffres mêmes de Hutin, que l'injection iodée l'évite à coup sûr (2).

Nous avons déjà eu occasion de montrer, en étudiant les effets de cette dernière substance, que la vaginale réagit d'une façon très inégale, suivant les individus, alors même que le titre de la solution ne varie pas. Nous avons attribué à l'état antérieur, variable lui-même et mal connu de la séreuse, cette sensibilité plus ou moins grande à l'action du médicament.

Cette remarque ne s'applique pas seulement à l'usage des deux substances que nous envisageons en ce moment, mais à celui des procédés nouvellement recommandés pour la cure de l'hydrocèle.

(1) Galvani, *Thèse citée*, p. 18.

(2) Une autopsie faite par Velpeau, et rapportée par lui dans son article du *Dict. en 30 vol.*, t. XV, p. 469, montre que l'hydrocèle, à la suite de l'injection vineuse, peut guérir sans oblitération de la cavité. Il rappelle que A. Cooper a aussi observé un cas où la vaginale n'était qu'incomplètement oblitérée.

Pour ceux-ci les documents, nous permettant d'établir l'état anatomique de la séreuse à la suite de leur emploi, nous font absolument défaut.

Quel que soit, au reste, le moyen auquel on s'adresse, il est vrai de dire, en thèse générale, que toutes les fois que la réaction aura été considérable, on pourra s'attendre à trouver une oblitération plus ou moins complète de la séreuse.

Ne voyons-nous pas, en effet, celle-ci constatée, dans une des autopsies de Hutin, chez un malade qui n'avait cependant subi que la ponction simple, mais suivie d'une inflammation considérable?

Aussi bien la question a-t-elle toute l'importance que, sous l'influence des recherches et des idées de Gosselin, on lui a attribuée?

Pour cet auteur, l'existence d'adhérences intra-vaginales aurait pour conséquence d'entraîner une compression de la glande, et, par suite, cette *anémie testiculaire* qu'il a décrite, et dont il redoute les effets sur la sécrétion spermatique.

Nous nous sommes déjà expliqués sur ce point. Pour nous, l'anémie testiculaire de Gosselin n'est rien moins que démontrée ; nous croyons, d'autre part, que les cas de stérilité qui ont été observés, dans les hydrocèles doubles, dépendent plutôt des lésions de l'épididyme que d'une altération, quelqu'étendue qu'elle soit, de la séreuse testiculaire.

Et d'ailleurs, une thèse tout opposée n'a-t-elle pas été soutenue? Les partisans de la méthode sanglante, dont nous parlerons dans un instant, ne sont-ils pas revenus tout récemment à l'opinion ancienne, et ne soutiennent-ils pas, avec quelque apparence de raison, que le meilleur moyen d'éviter les récidives de l'hydrocèle est d'obtenir l'oblitération ou, mieux encore, la destruction de la vaginale.

Ces considérations diverses nous conduisent à conclure que, sans se préoccuper de l'oblitération de la cavité séreuse, qu'aucun des procédés de la méthode irritante ne permet d'obtenir ou d'éviter à coup sûr, on s'efforcera seulement de provoquer une inflammation suffisante pour amener une guérison durable, en se gardant, cependant, d'une réaction trop vive, par crainte d'une suppuration possible.

D. Choix du procédé. — Nous venons d'indiquer la condition principale à laquelle doit satisfaire le procédé dont on fera choix. On aura aussi à se préoccuper, bien que d'une façon secondaire, de la douleur éprouvée par le malade (1), et de la durée du séjour au lit ou à la chambre qui devra lui être imposé.

(1) Burdel (de Vierzon), Ch. Périer, Bazy, Dubuc ont montré, et nous avons pu nous-mêmes constater, que la douleur, souvent si intense, que provoque l'injection iodée,

Parmi les procédés nouveaux que nous avons énumérés, nous avons vu qu'il en est un qui paraît réunir ces avantages divers : efficacité, innocuité, indolence, rapidité d'action. Nous voulons parler des injections d'acide phénique pur, selon la méthode de Levis. Ce mode de traitement n'a malheureusement été que peu pratiqué en France; notre expérience en particulier, à ce sujet, est très limitée (1). Ajoutons que nous avons dû faire des réserves sur son innocuité.

Les autres moyens dont il a été question plus haut méritent moins encore que l'on s'y arrête. Les uns n'offrent, sur les procédés habituels, aucun avantage évident, les autres sont ou insuffisants ou dangereux.

Pour nous, jusqu'à meilleure information, nous continuons à mettre, en première ligne, la vieille pratique des injections de teinture d'iode étendue d'eau au tiers ou à moitié, et, concurremment avec elle, le procédé de Defer (nitrate d'argent solide). Nous inclinons, par préférence et par expérience personnelles, vers ce dernier, tout aussi efficace, au moins aussi innocent, mais d'une exécution plus simple, plus facile, et, ce qui n'est pas à dédaigner, plus propre.

4me méthode. Ouverture large. — L'ouverture large de l'hydrocèle peut être faite par cautérisation ou par incision sanglante.

Cautérisation. — Paul d'Égine se servait du fer rouge, Guy de Chauliac, Dionis des caustiques, pour donner largement issue au liquide.

Il n'y a vraiment pas lieu de discuter, ni même d'exposer ces procédés barbares, qui présentent tout au plus quelque intérêt historique.

Incision. Excision. — Le traitement de l'hydrocèle par l'incision de la vaginale date aussi de loin; il était, jusqu'à la fin du siècle dernier, de pratique courante, sous forme, soit d'incision simple, soit d'excision de la séreuse, préalablement disséquée de dehors en dedans, comme le recommandait Boyer, perfectionnant le procédé proposé par Douglas (de Londres) en 1755 (2).

Mais les accidents nombreux et graves (infection purulente, septicémie, érysipèle, etc.), qui accompagnaient souvent l'emploi de ce

peut être absolument supprimée par l'injection préalable, dans la cavité vaginale vidée, d'une solution de cocaïne. — *Voy.* Burdel (*Union médic.*, 1886, 3e sér., t. XLII, p. 185); Baillet (*Thèse de Paris*, 1887); Thiéry (*Gaz. méd. de Paris*, 1887, 7e sér., t. IV, p. 208 et 217); Dubuc (*Ann. des mal. des v. gén.-urin.*, 1887, t. V, p. 432).

(1) L'un de nous a tout récemment mis à l'essai le procédé de Lévis. Il a été frappé, comme les chirurgiens américains, de la faible douleur provoquée et de la réaction modérée, qui suit. Il a paru même que celle-ci pourrait être insuffisante. Dans un cas, du moins, le travail de résorption s'arrêta et l'opération dut être recommencée. Nous nous hâtons d'ajouter que nos faits sont trop peu nombreux, pour qu'il nous soit possible d'en tirer encore une conclusion précise.

(2) Voir à ce sujet: Velpeau, art. HYDROCÈLE (*Dict. en 30 vol.*, t. XV, p. 466, et Sabatier, *Mém. cité à l'Index bibl*, p. 449 et suiv.).

moyen, l'existence de récidives certaines, malgré l'étendue du sacrifice accompli, les succès, de mieux en mieux démontrés, des injections avaient fait, peu à peu et presque complètement, abandonner les divers procédés de la méthode sanglante.

Sous l'influence des pratiques de Lister, et fort de la sécurité que procure la méthode antiseptique, Volkmann, en 1876, proposa de revenir à l'incision de la vaginale, comme traitement ordinaire de l'hydrocèle.

Le manuel de l'opération est le suivant :

Chloroformisation. Lavage exact des bourses, à l'aide d'une brosse trempée dans une solution phéniquée à 3 p. 100, chaude, pour éviter le retrait du scrotum qui gênerait pour l'incision.

Incision de la peau et des tissus sous-cutanés, sur toute la hauteur de la tumeur. Hémostase parfaite.

Incision de la vaginale de même dimension que celle de la peau. Examen, toilette (ablation des corps étrangers, kystes, fausses membranes...), et enfin lavage de la cavité avec la solution phéniquée à 3 p. 100.

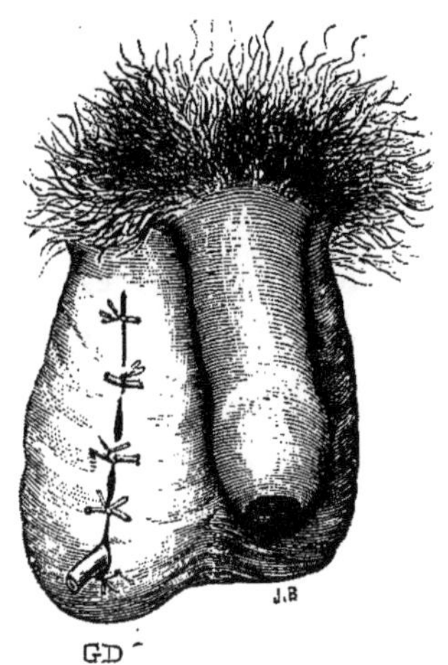

Fig. 14. — Opération de l'hydrocèle par incision.

Suture des bords de la plaie vaginale à ceux de la plaie cutanée, à l'aide de points de suture très multipliés (15-20) en catgut.

Drain dans la vaginale à la partie déclive; pansement antiseptique, rigoureux, très étendu (allant jusqu'à l'hypogastre et au pli de l'aine) et un peu compressif, pour faciliter l'adhésion des surfaces; laissé en place deux à trois jours.

Au bout de deux ou trois pansements, on peut se contenter de ouate salicylée maintenue par un suspensoir. Dans ses opérations récentes, Volkmann (1) se contente même d'un seul pansement, fait le troisième ou le quatrième jour. Il enlève le drain et applique l'ouate et le suspensoir (Weinrich). La guérison a lieu du dixième au douzième jour.

(1) Volkmann (R.), *Der Hydrocelenschnitt bei antiseptischer Nachbehandlung* (*Berlin. klin. Wochenschrift,* 1876, n° 3). Les idées de Volkmann et les résultats obtenus ont été exposés successivement, à sept ans de distance, par deux de ses élèves : Genzmer (A.), *trav. cité à la p.* 152 (69 cas), et Weinrich (H.), *Thèse inaug.* Halle, 1885 (100 cas).

En France la méthode de l'incision pour la cure de l'hydrocèle a été décrite et discutée dans les thèses de Labadie (J. B.) (Bordeaux 1881), de Mehling (S. J.) (Montpellier, 1883) et de Nimier (G.) (Paris, 1886, n° 195).

La vaginale n'est excisée, que si elle déborde trop largement la plaie cutanée.

Plusieurs modifications ont été apportées au procédé de Volkmann. Nous citerons les principales.

La préoccupation des auteurs qui les ont proposées a été surtout de provoquer une oblitération certaine de la cavité vaginale. Comme l'a fait remarquer M. Heydenreich, avec un pansement très soigné, l'irritation peut être insuffisante pour amener une adhérence entre les feuillets de la séreuse.

Julliard (de Genève) (1), conseille, à cet effet, de toujours réséquer une partie de celle-ci, et de n'en laisser que la quantité nécessaire pour recouvrir exactement le testicule. Il ferme isolément la vaginale et la peau par un double plan de sutures au catgut. Il ne place pas de drain dans la vaginale, mais en dehors d'elle, dans la plaie scrotale; quelquefois même il ne draine pas. Enfin le malade n'est pas chloroformé; la section de la peau seule est douloureuse, et ce temps est très rapide.

Augagneur (de Lyon) (2) sectionne la vaginale, au ras de l'incision cutanée; ce qui suppose une résection étendue, la peau se rétractant toujours beaucoup, tandis que la vaginale garde ses dimensions premières. Pour assurer l'adhérence des surfaces, il fait deux plans de suture, l'un profond, fils métalliques et plaques de plomb, correspondant à la séreuse; l'autre superficiel, pour la peau. Un petit drain est toujours placé dans la vaginale, et sort par la partie inférieure de la plaie.

Bergmann (de Berlin) (3), s'attache aussi à réséquer la vaginale sur la plus grande étendue possible « presqu'au voisinage du testicule et de l'épididyme. »

La pratique de Vogt (de Greifswald) (4), rappelle celle de Julliard en ceci, qu'il ne laisse, de la vaginale, que juste ce qu'il faut pour recouvrir le testicule, et qu'il en suture très exactement les bords. Elle diffère, par contre, de celle de tous les opérateurs précédents en ce qu'il ne ferme pas la plaie cutanée; il se contente de la bourrer de gaze iodoformée, par-dessus laquelle il applique une large couche d'ouate, qui enveloppe toute la région. Le pansement extérieur (y

(1) Julliard (G.), *De l'incision antiseptique de l'hydrocèle*, (*Revue de chirurgie*, 1884, t. IV, p. 81.)

(2) Augagneur (V.), *Traitement de l'Hydrocèle par l'incision et la résection partielle de la tunique vaginale* (*Gaz. hebd. de méd. et de chir. de Paris*, 1886, p. 222).

(3) Von Bergmann *in* Bramann, *Die Volkmann'sche Radicaloperation der Hydrocele* (*Berlin. klin. Wochensch.*, 1885, n° 14, p. 209).

(4) P. Vogt *in* Zietlow, *Die Hydrocele und ihre operative Behandlung nach einer neuen Methode* (*Thèse inaug.* Greifswald, 1884).

compris au besoin la gaze iodoformée) est renouvelé tous les deux jours. Guérison en deux à trois semaines et demie.

Antérieurement déjà Jacobson, en Angleterre (1), avait montré qu'il y avait avantage à laisser la plaie largement ouverte. Il se contente d'introduire, dans la cavité, de la gaze imbibée d'huile phéniquée et fait un pansement antiseptique. Au bout de huit jours le malade se lève; à la fin de la seconde semaine il quitte l'hôpital.

Reyher (2) s'est appliqué, au contraire, à diminuer autant que possible l'étendue du traumatisme. Il fait une incision juste suffisante pour l'introduction du drain; suture, après écoulement du liquide, les bords du sac vaginal à ceux de la plaie; lave enfin la cavité avec une solution phéniquée au 1/20 ou au 1/40. Dès que la sécrétion diminue et que la poche commence à revenir sur elle-même, le drain est enlevé, souvent dès le premier pansement. D'après l'auteur, en agissant ainsi, le pansement serait plus facile à maintenir et la durée du traitement plus courte. Les résultats qu'il a obtenus sont d'ailleurs excellents (8 opérations, 8 guérisons).

Quels sont les *résultats* donnés par ces divers procédés d'incision? Quels sont leurs avantages, quels sont leurs inconvénients?

Leurs *avantages*, pour les partisans de cette manière de faire, sont nombreux. Douleur insignifiante, ou nulle si l'on emploie le chloroforme; l'opération finie, en effet, la guérison se poursuit et s'achève sans souffrance. Durée beaucoup plus courte du traitement; dans la majorité des cas, lorsque tout marche à souhait, les malades peuvent au bout de huit, dix ou douze jours retourner à leurs affaires avec un suspensoir garni d'ouate; avec deux pansements, un seul même, suivant la pratique récente de Volkmann, l'opéré est conduit à ce point. Apyrexie souvent absolue (56 fois sur 100 cas, dans le dernier relevé de Volkmann); l'occlusion de la plaie vaginale et de la plaie scrotale s'obtient sans suppuration. Récidives, enfin, moins fréquentes qu'à la suite de l'emploi des procédés de la méthode irritante. Nous reviendrons sur ce dernier point.

Les *inconvénients* et même les dangers de la méthode sanglante ont été mis récemment en lumière dans la thèse d'Albers (de Berlin) (3).

Nous passons condamnation sur des accidents légers, tels qu'une dysurie passagère, difficile à expliquer, sans importance d'ailleurs;

(1) Jacobson (W. H. A.), *On incision of hydrocele antiseptically as a means of radical cure in certain cases* (*Lancet*, 1er sept. 1877), t. II, p. 309).

(2) Reyher (C.), *Der Hydrocelenschnitt unter antiseptischen Cautelen* (*St-Petersburg. med. Wochenschr.*, 1876, n° 28).

(3) Albers (W.), *Beitrag zur Statistik der Hydrocelen.* (*Inaug. Diss.* Berlin, 1883.)

tels encore que des poussées inflammatoires survenant du côté du testicule ou de l'épididyme, pouvant aller cependant jusqu'à l'orchite et l'épididymite véritables, et méritant alors, on en conviendra, une certaine attention (1).

Plus sérieux sont les cas d'hémorrhagie secondaire (Schwab) (2) et surtout ceux de phlegmon du scrotum (3 fois sur 46 opérations) et de gangrène de la vaginale (en proportion semblable), signalés par Albers.

Le même auteur, enfin, cite deux faits où les opérés succombèrent.

Il fait encore remarquer que la durée du traitement est plus longue qu'on ne l'a dit. Elle a été, en moyenne, de cinq à six semaines dans les 44 observations relevées par lui à la Charité (de Berlin).

Nous accordons volontiers qu'Albers est tombé sur une série malheureuse, que les précautions antiseptiques n'ont pas été prises, peut-être, avec toute la rigueur nécessaire.

Mais peut-on regarder, comme absolument recommandable, un procédé, après l'emploi duquel une erreur ou une négligence, bien pardonnables lorsqu'on opère dans une région aussi difficile à protéger, peuvent entraîner des accidents sérieux?

Lorsqu'on parcourt les observations publiées, on s'aperçoit aisément qu'à côté des cas de guérison rapide, il en est un grand nombre d'autres où elle a été retardée par hémorrhagie, par suppuration, ou par des phénomènes inflammatoires plus graves.

De pareils résultats peuvent-ils être mis en balance avec ceux que fournit l'injection iodée, par exemple? avec la sécurité presque absolue qu'elle donne, et la brièveté relative du traitement? Pour intense qu'ait été, au début, la réaction inflammatoire, il est rare que les malades ne puissent se lever et, par conséquent, retourner, s'ils le veulent, à leurs occupations, vers le douzième ou quinzième jour. Certains procédés nouveaux de la méthode irritante sembleraient même, nous l'avons vu, assurer la guérison à moins de frais encore.

S'il était démontré cependant que l'incision garantit absolument

(1) Nous ne mentionnons aussi que pour mémoire les cas tout à fait exceptionnels de *convulsions* (Holscher) (*) et de *tétanos* survenant à la suite de l'incision de l'hydrocèle (Paolini, Clot-Bey) (**). Les mêmes complications ont été observées après la simple injection iodée (Huguier (***), Mascarel) (****), Boursier et Loumeau (*****).

(2) Schwab, *Ein Beitrag zu den üblen Ereignissen nach den Radical-Operationen der Hydrocele* (*Memorabil.*, 1876, n° 2, p. 70).

(*) Holscher *in* Kocher, *loc. cit.*, p. 113.

(**) Paolini, Clot-Bey, *ibid.*

(***) Huguier, *Bull. de la Soc. de Chir.*, 1851-52, 1re série, t. II, p. 280.

(****) Mascarel, *ibid.*, p. 320.

(*****) Boursier et Loumeau, *Journ. de méd. de Bordeaux*, 1885-86, t. LV, p. 525.

contre la récidive, peut-être accepterait-on plus facilement d'en faire habituellement usage.

A cet égard aussi, des réserves doivent être faites.

Il n'est pas douteux que les procédés d'incision paraissent, mieux que l'injection, procurer une guérison définitive. Une comparaison exacte est cependant difficile à faire. La proportion des récidives, à la suite de l'injection iodée, n'a jamais été établie d'une façon certaine ; les uns admettent qu'elle n'est que de 2 à 3 p. 100, d'autres qu'elle s'élève à 10 p. 100, ce qui est fort exagéré. D'autre part la méthode sanglante est depuis trop peu de temps remise en vigueur, pour que l'on puisse encore arriver à des conclusions fermes, reposant sur des cas à la fois assez nombreux et revus à distance suffisante de l'opération (1).

Ce qui est certain du moins, c'est que des exemples incontestables de récidive ont été publiés; ils ne sont même pas absolument rares (2).

Et cela se comprend aisément. Nous avons vu en effet que l'ouverture et le drainage de la vaginale n'ont pas toujours pour résultat l'oblitération complète de sa cavité, alors même qu'à l'incision on a ajouté une excision plus ou moins étendue de la séreuse.

Cette incertitude relative sur les bienfaits de l'incision, jointe à la considération de ses dangers possibles, a fait que la méthode sanglante, après une période d'engouement, perd, semble-t-il, en ce moment plus de terrain qu'elle n'en gagne, ou, du moins, qu'on tend de plus en plus à la réserver à certains cas déterminés.

M. Reclus (3), dans une communication récente à la Société de chirurgie, réservait l'incision aux hydrocèles vieilles et volumineuses, à parois souvent épaissies, et à celles qui récidivent après l'emploi de la méthode irritante. Il la préfère encore, lorsque l'on a quelque raison de soupçonner une lésion profonde du testicule; l'état de la glande pourra être vérifié *de visu*, et, si les altérations sont évidentes, on pourra leur appliquer, séance tenante, le traitement approprié (castration, ablation de kyste, évidement d'un foyer caséeux). L'incision peut encore être indiquée, suivant le même auteur, lorsque, l'hydro-

(1) Lumpp (*), dans le service de Maas, a essayé d'établir cette comparaison. Son travail porte malheureusement sur un trop petit nombre d'observations. — 17 cas traités par la teinture d'iode, 12 revus, 1 récidive. — 10 cas traités par l'incision, 8 revus, 1 récidive. — D'après ces quelques faits, la balance pencherait, on le voit, plutôt du côté de l'injection iodée.

(2) Bull (W. T.), *On the cure of hydrocele by antiseptic incision* (*New-York medic. Journ.*, t. XLIII, p. 294). — Comm. à la *Soc. de chir. de New-York*, et discussion.

(3) Reclus (P.), *Bull. et Mém. de la Soc. de chir. de Paris*, 1886, t. XII, p. 534.

(*) Lumpp (F.), *Ueber die Behandlung der Hydrocele nebst Beitrag zur Statistik der Endresultate* (*Diss. inaug.*, Würzburg, 1885).

cèle s'accompagnant d'une hernie volumineuse, et le sac herniaire étant en rapport étroit avec la vaginale, on peut craindre de voir l'inflammation provoquée par l'injection se propager au péritoine; l'opération sanglante a, de plus, cet avantage que l'on pourra tenter d'obtenir, du même coup, la cure radicale de l'hydrocèle et celle de la hernie.

A cette dernière près, au sujet de laquelle nous aurions quelques réserves à faire, nous nous associons pleinement aux conclusions de M. Reclus.

Il n'en reste pas moins, qu'en dehors de ces cas spéciaux, toutes les fois qu'on se trouvera en présence d'une hydrocèle vulgaire, à contenu séreux, à parois minces, on ne devra s'adresser qu'à l'un des procédés de la méthode irritante, auxquels nous avons plus haut donné la préférence. Ils ont pour eux la bénignité, la facilité d'exécution et l'efficacité habituelle.

Conclusion générale. Cas particuliers. — Lorsque l'on cherche à porter un jugement d'ensemble et vraiment impartial sur les divers procédés et méthodes de traitement de l'hydrocèle, on en vient à conclure que, l'affection ne se présentant pas toujours sous le même aspect, il faut savoir, à des formes différentes, faire correspondre des traitements divers.

Il est certaines variétés pour lesquelles les moyens les plus simples pourront donner un résultat utile. A l'autre bout de l'échelle se placent certaines formes compliquées soit par elles-mêmes, soit par suite de lésions des parties voisines, où des procédés radicaux, tels que l'incision, pourront seuls être de mise. Entre ces deux types extrêmes on rencontrera tous les intermédiaires, pour lesquels on a employé, avec succès, des substances modificatrices plus ou moins énergiques.

Baudens (1) l'avait bien compris lorsqu'il proposait le mode de traitement complexe, peu pratique, dangereux même, mais en somme très rationnel, auquel il s'était personnellement arrêté. Jugeant que la susceptibilité de la vaginale variait suivant les cas et suivant les individus, il essayait d'abord de simples injections d'air, et, s'il échouait, parcourait toute la gamme des substances irritantes, jusqu'à ce qu'il fût parvenu à développer la réaction nécessaire. Ces interventions répétées avaient l'inconvénient de dépasser souvent le but et de provoquer parfois la suppuration de la vaginale.

(1) Baudens, *trav. cité* à la p. 198.

Aussi l'exemple de Baudens n'a-t-il pas été et ne doit-il pas être suivi. Mais on saura, à l'occasion, s'inspirer de l'idée qui le guidait. La sagacité du chirurgien consistera, en présence d'un cas donné, à en apprécier aussi exactement que possible les particularités anatomiques et cliniques, et à proportionner le moyen, qu'il croira devoir employer, au but qu'il cherchera à atteindre.

Les quelques considérations qui suivent viennent encore à l'appui de cette manière de voir.

Nous avons eu surtout en vue jusqu'ici l'hydrocèle de volume moyen, unilatérale, développée chez un adulte, soumise en général, pour la première fois, à un traitement chirurgical.

Or il importe de faire remarquer que l'âge du malade, l'ancienneté de la lésion, sa bilatéralité, le volume de la tumeur, le fait qu'une première tentative de traitement a échoué, peuvent, de façon diverse, influer sur la conduite à tenir.

Nous reviendrons plus loin, dans un paragraphe spécial, sur l'hydrocèle des *enfants*.

Chez les *vieillards*, au delà de soixante-dix ans (Curling), on devra souvent se contenter d'un traitement palliatif ou se borner à l'emploi des moyens les plus anodins, tels que l'injection d'alcool, d'après le procédé de Monod père. L'injection de substances plus actives et, à plus forte raison, l'incision peuvent avoir, chez des individus très avancés en âge, des conséquences fâcheuses.

Dans les hydrocèles *anciennes*, datant de 15, 20 ans et plus, lorsque les parois du sac vaginal ont pris une grande épaisseur et que la transparence n'existe plus, l'incision antiseptique, à moins, ce qui peut arriver, qu'elle ne soit contre-indiquée par l'âge du malade, paraît être seule applicable. L'injection irritante doit être, en pareil cas, absolument écartée, elle serait inefficace, et, surtout elle pourrait amener une inflammation trop vive, allant jusqu'à la suppuration. La ponction simple, outre qu'elle ne serait que palliative, peut elle-même n'être pas sans danger, alors même que les précautions de propreté les plus minutieuses auront été prises.

On connaît le fait souvent cité de Dupuytren, obtenant, dans un cas d'*hydrocèle double*, la guérison des deux tumeurs, à la suite d'une injection faite d'un seul côté. Les observations de ce genre sont très rares. M. Trélat cependant rapporte avoir vu trois fois cette circonstance heureuse se produire (1).

(1) Trélat (U.), *Bull. de la Soc. de chir. de Paris*, 1870, 2e série, t. XII, p. 203.

Il suffit du reste qu'elle soit possible, pour que l'on considère comme inutile d'opérer, dans les hydrocèles doubles, les deux côtés à la fois. On pourrait craindre d'ailleurs, en agissant de la sorte, de provoquer une réaction trop vive, pénible, sinon dangereuse, pour le malade.

Lorsque l'hydrocèle est très *volumineuse*, on peut aussi craindre de déterminer, dans le sac surdistendu, une inflammation trop intense. On a conseillé, en pareil cas, de ne faire tout d'abord qu'une ponction simple, et de ne procéder à l'injection irritante que plus tard, lorsque, le liquide se reproduisant, la tumeur aura acquis des dimensions moyennes. Nous avons vu, d'autre part, que le volume exagéré de l'hydrocèle peut être un motif suffisant pour faire préférer l'incision large à l'injection.

Lorsque la maladie *récidive* à la suite de l'injection, on devra, selon nous, avant de se décider à pratiquer l'incision, faire un second essai de la méthode irritante, qui sera ordinairement suivi de succès.

On aura soin cependant de laisser s'écouler un temps suffisant entre les deux tentatives; d'abord, parce que, comme nous l'avons vu, la résorption, souvent très retardée, peut encore s'accomplir; ensuite parce qu'une intervention nouvelle, trop rapprochée, a pu être suivie soit d'épanchement sanguin intra-vaginal, soit de suppuration.

M. Tillaux (1) a vu la première de ces deux complications se produire dans un cas, où l'injection avait été répétée quarante jours après la première opération. Aussi donne-t-il le conseil d'attendre cinq à six semaines, au moins, avant d'intervenir de nouveau.

B. — **Variétés de l'hydrocèle.**

Les formes diverses de l'hydrocèle vaginale, que, pour les raisons indiquées plus haut, nous résumons sous ce titre, sont les suivantes:

1° Hydrocèle congénitale;
2° Hydrocèle infantile.
3° Hydrocèle biloculaire ou en bissac.
4° Hydrocèle diverticulaire ou de Béraud.
5° Hydrocèle compliquée.
6° Hydrocèle graisseuse ou laiteuse.

Ces variétés, d'importance inégale, méritent cependant toutes une mention spéciale (2).

(1) Tillaux (P.), *Revue médicale*, 1885, n° 9.
(2) Nous verrons plus loin (V. kystes de l'épididyme et du testicule) ce qu'il faut entendre sous le nom d'*hydrocèle multiloculaire*.

1. — Hydrocèle congénitale.

L'hydrocèle congénitale diffère de l'hydrocèle ordinaire par ce point caractéristique, que le liquide épanché et contenu dans la vaginale demeure, grâce à la non-oblitération du conduit vagino-péritonéal, en communication directe avec la grande séreuse péritonéale.

De là, les noms d'*hydrocèle communicante* (Melchiori) et d'*hydrocèle péritonéo-vaginale* (Chassaignac), qui lui ont été donnés.

Celui d'*hydrocèle congénitale* ne convient pas, comme le dit très bien Chassaignac, si l'on entend, par là, que l'affection existe toujours à la naissance. L'épanchement peut, en effet, se produire à tous les âges.

D'autre part, la forme qu'affecte la maladie étant intimement liée à un vice originel de conformation de l'appareil d'enveloppe du testicule, on comprend qu'elle puisse, en ce sens, être considérée comme d'origine congénitale.

La dénomination que nous avons choisie, comprise de cette façon, nous paraît donc devoir être conservée. Elle est d'ailleurs consacrée par l'usage.

Signes et Diagnostic. — Tous les signes de l'hydrocèle ordinaire se retrouvent dans l'hydrocèle congénitale. Mais de plus, en raison de la communication qui persiste entre les deux séreuses, la tumeur, spontanément ou sous la pression de la main, peut disparaître ou être refoulée dans l'abdomen; elle est réductible.

Ce caractère essentiel ne se présente pas, toujours, avec toute la netteté désirable. La facilité avec laquelle il se manifeste dépend de la largeur du trajet ou de l'orifice de communication.

On trouve, à cet égard, des différences considérables. Ce trajet, qui a habituellement le calibre d'une plume d'oie ordinaire, et peut être plus large encore, se réduit quelquefois à un espace presque filiforme. Certaines dispositions anatomiques, telles que des diaphragmes membraneux résultant d'une oblitération irrégulière, ou bien encore la présence du testicule formant soupape (J. Cloquet), peuvent encore s'opposer au libre passage du liquide.

La physionomie générale de l'affection varie sensiblement, suivant les circonstances que nous venons d'indiquer.

Lorsque le trajet de communication est assez large, pour que le liquide puisse passer facilement de l'une des cavités dans l'autre, on constate les phénomènes suivants qui sont caractéristiques.

Une pression lente, exercée sur la tumeur, diminue peu à peu son volume, au point qu'elle finit par disparaître complètement; elle se reproduira avec une égale facilité, si le malade demeure quelques instants dans la position verticale.

Si, sans chercher à produire cette réduction, on se contente de saisir la tumeur entre les doigts, on percevra à chaque effort de toux, s'il s'agit d'un adulte, ou, chez l'enfant, aux cris qu'on lui fera pousser, une impulsion manifeste; sensation comparable à celle que donne, dans les mêmes conditions, une hernie de l'intestin. On en concluera nécessairement que la partie, contenue dans le scrotum, est en communication avec la cavité abdominale.

Enfin le malade lui-même, s'il est en âge de s'observer, ou ses parents, s'il est plus jeune, auront souvent remarqué que la tumeur diminue d'une façon manifeste ou même disparait complètement, dans la position horizontale, qu'elle augmente, au contraire, dans la station.

En présence de cet ensemble de signes, tout à fait spéciaux, on ne pourrait songer, à défaut de l'hydrocèle congénitale, qu'à une hernie inguinale réductible. Mais la transparence de la tumeur, l'absence de gargouillement, ou bien encore la facilité avec laquelle le scrotum se remplit par la simple position verticale et sans effort de toux, empêcheront d'ordinaire toute confusion.

Si, au contraire, la communication entre les deux séreuses est tellement étroite, que la réduction soit difficile ou impossible, si l'impulsion par la toux et les cris est nulle ou peu distincte, si la position du malade, enfin, ne fait subir à la tumeur aucun changement de volume apparent, on pourra être embarrassé pour reconnaître la communication avec le péritoine.

Certains indices, cependant, seront encore en faveur de l'hydrocèle congénitale. Une tumeur liquide des bourses, transparente, ordinairement peu distendue, développée chez un enfant, ayant une apparence telle qu'elle semble se prolonger dans le cordon, ou du moins que son extrémité supérieure soit plus ou moins effilée, ne sera pas, dans la majorité des cas, une hydrocèle ordinaire.

L'attention du chirurgien sera éveillée et il apportera tous ses soins à reconnaître la communication avec la séreuse péritonéale, qu'il aura le droit de soupçonner.

Après un long séjour au lit, le matin par conséquent de préférence, avant le lever, il recherchera si la tumeur n'a pas diminué spontanément de volume, ou si, par une pression prolongée, il ne peut obtenir une réduction partielle. Dans certains cas, ce n'est qu'après une demiheure d'un effort soutenu qu'un résultat significatif a pu être constaté.

On devra, comme contre-épreuve, répéter l'examen le soir ou après une marche plus ou moins longue. L'augmentation manifeste du volume de la tumeur, survenant dans ces conditions, ne sera pas moins caractéristique.

L'observation propre du malade, constatant lui-même ces modifications, constituera ici encore un renseignement précieux avec lequel on devra compter. Dans un cas cité par Kocher, la tumeur disparaissait pendant la nuit et ne reprenait tout son développement que trois heures après le lever.

On devra, pour compléter le diagnostic anatomique, rechercher la situation du testicule. Elle est variable; mais, le plus souvent, il occupe la partie inférieure et postérieure de la tumeur. On le découvre, comme dans l'hydrocèle vaginale commune, à l'aide des moyens indiqués plus haut, et mieux encore par la palpation, après réduction du liquide.

Il arrive quelquefois que le testicule est en ectopie, soit inguinale, soit même abdominale. Dans ces derniers cas, la séreuse seule a effectué son mouvement de descente; la glande reste en place. Nous avons déjà, au chapitre *ectopie*, mentionné ces diverses dispositions.

Nous nous contentons de rappeler que c'est dans ces conditions, alors que le testicule est en ectopie inguinale, qu'il peut, comme nous le disions il y a un instant, mettre, par sa seule présence, obstacle à la libre réduction du liquide.

Marche. — Habituellement, l'hydrocèle congénitale demeure stationnaire ou augmente lentement de volume, jusqu'au jour où l'on intervient activement pour la faire disparaître. Elle atteint rarement le volume considérable que présentent certaines hydrocèles communes.

Dans quelques cas, on a vu le liquide disparaître de lui-même, parfois sans cause appréciable, après une nuit de repos dans la position horizontale (Chassaignac) ou après une course à cheval (Dubroca) ou à la suite d'explorations souvent répétées (Lücke) (1). Dans ces diverses circonstances, on peut admettre que le liquide, refoulé dans l'abdomen, a été résorbé, ou ne s'est pas trouvé en quantité suffisante, pour distendre de nouveau la poche scrotale.

Causes. — Cette dernière remarque nous conduit à poser la question obscure et controversée de la *pathogénie* de l'hydrocèle congénitale.

On s'est, en effet, depuis longtemps demandé, sans que le problème ait été encore résolu d'une façon satisfaisante, si le liquide contenu dans le prolongement vagino-péritonéal se formait sur place, à la suite

(1) D'après Kocher, *loc. cit.*, p. 177.

d'une inflammation subaiguë de la séreuse, ou si, provenant de la cavité péritonéale, il ne s'accumulait pas simplement, dans le scrotum, au point le plus déclive.

Les faits dont il vient d'être question donnent un certain crédit à cette dernière hypothèse. Mais ils sont exceptionnels, et l'exactitude de l'interprétation, que nous en avons donnée, ne peut être considérée comme indiscutable.

On pourrait, avec plus de raison, pour défendre l'origine péritonéale de l'épanchement, s'appuyer sur cette circonstance invoquée par Curling, qu'il suffit quelquefois d'un bandage longtemps porté, et amenant la fermeture de l'orifice de communication des deux séreuses, pour que l'hydrocèle se résorbe et disparaisse d'elle-même.

On comprend très bien, d'autre part, qu'une tunique vaginale ouverte puisse, aussi bien que celle qui s'est complètement séparée du péritoine, donner lieu, sous l'influence d'une irritation légère, à un épanchement de sérosité. On a fait remarquer, à cet égard, que le temps, assez long parfois, qui peut s'écouler entre la naissance de l'enfant et l'apparition de l'hydrocèle, ne s'accorde guère avec l'idée que celle-ci ne soit que la manifestation extérieure d'une collection intra-péritonéale.

L'existence de celle-ci est d'ailleurs bien loin d'être démontrée.

On admettrait peut-être plus facilement que la petite quantité de liquide, normalement contenue dans le péritoine, puisse pénétrer jusque dans la vaginale ouverte, y provoquer à la longue et y entretenir un épanchement, qui serait alors, en réalité, d'origine irritative.

On s'expliquerait ainsi, et la disparition possible de l'hydrocèle, à la suite de l'oblitération du conduit vagino-péritonéal, et l'apparition parfois tardive de l'épanchement vaginal.

Nous avons, en effet, déjà eu occasion de dire que l'hydrocèle, dite congénitale, pouvait se produire à tous les *âges*. Elle s'observe cependant, dans la grande majorité des cas, chez l'enfant, au moment de la naissance, ou peu de temps après. Plus tard, elle se lie ordinairement à la descente tardive du testicule. Enfin il se peut que, chez l'adulte et même exceptionnellement chez le vieillard (Curling), le testicule étant en place, la non-oblitération du conduit se révèle à propos d'une hydrocèle, qui, à cette circonstance près, apparaît et se développe à la façon d'une hydrocèle ordinaire. Il importe d'être prévenu de cette possibilité, pour éviter une erreur de diagnostic, qui pourrait avoir les plus fâcheuses conséquences.

Les statistiques de Bryant et de Melchiori, citées par Kocher, donnent une idée de la *fréquence* relative de l'hydrocèle congénitale. Le premier, sur 124 hydrocèles, en a rencontré 5 qui communiquaient avec le péritoine, soit à peu près exactement 4 p. 100. La proportion trouvée par Melchiori est plus forte, elle s'élève à plus de 7 p. 100 (21 hydrocèles congénitales sur 282 cas).

L'affection est parfois, mais rarement, *bilatérale*. Sur les 21 cas de Melchiori, 4 fois seulement la lésion existait des deux côtés, 17 fois d'un seul.

Complications. — En dehors des complications ordinaires de l'hydrocèle, telles que l'inflammation ou la transformation de l'épanchement séreux en épanchement sanguin, qui peuvent atteindre l'hydrocèle congénitale au même titre que l'hydrocèle vaginale commune, il en est une, la *hernie inguinale* congénitale, qui devrait, semble-t-il, être ici particulièrement fréquente (fig. 15). L'orifice de sortie existe, et le sac est tout prêt à recevoir l'intestin. Cette coïncidence est cependant assez rare. Nous verrons que le chirurgien doit néanmoins toujours la redouter. En cherchant à obtenir, par la pression du bandage, l'oblitération du canal de communication des deux séreuses, il n'aura pas seulement pour but de faciliter la disparition de l'hydrocèle, mais il mettra, en même temps, efficacement obstacle à la sortie de l'intestin.

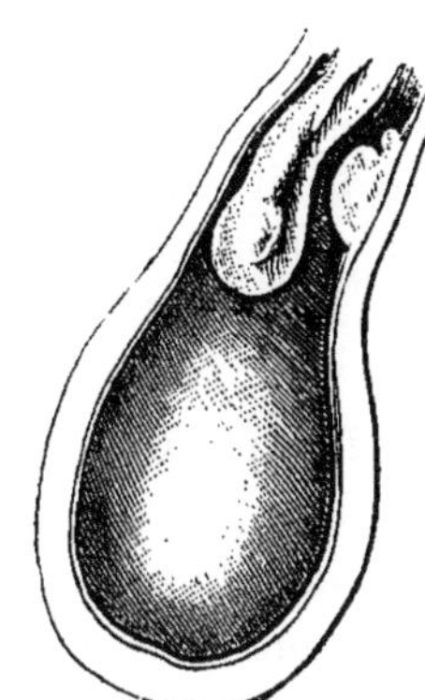

Fig. 15. — Hydrocèle congénitale avec hernie inguinale (le testicule est en ectopie).

L'*inflammation* d'une hydrocèle congénitale peut avoir, en raison de la communication, qui relie la vaginale au péritoine, une gravité particulière.

Nous ne connaissons qu'un seul fait, peu probant d'ailleurs, rapporté par J. Cloquet (1), où cette complication semble être survenue chez l'adulte.

Chez l'enfant, elle paraît plus fréquente et surtout plus sérieuse. Le Dr Berry (2) a publié, dans la *Lancet*, un cas de suppuration, survenue dans une hydrocèle congénitale, chez un enfant de quelques jours, et suivie de mort prompte. Mais la mère avait elle-même suc-

(1) Cloquet (J.), *Recherches sur les causes et l'anatomie des hernies abdominales.* hèse d'agrég. Paris, 1819, in-4°, p. 144 (en note).

(2) Berry (H.-P.), *Case of double congenital hydrocele; suppuration; death* (*Lancet*, 19 mai 1883, t. 1, p. 863).

combé à des accidents puerpéraux, et l'on peut se demander si, dans ce cas, comme dans ceux de Lorain, dont nous faisions mention plus haut (1), l'épanchement vaginal n'était pas la conséquence et la manifestation extérieure d'une péritonite préexistante et méconnue.

Il n'en était certainement pas ainsi, dans une intéressante observation, recueillie par M. Letulle dans le service du professeur Parrot (2). La coexistence d'une vaginalite suppurée et d'une peritonite aiguë généralisée fut constatée à l'autopsie. Mais, en tenant compte de l'âge de l'enfant, mort cinq semaines après sa naissance, de l'intégrité absolue de la cicatrice ombilicale et des vaisseaux ombilicaux en partie déjà oblitérés, de l'absence d'érysipèle — toutes circonstances qui accompagnent fréquemment la péritonite chez les nouveau-nés — on était autorisé à chercher le point de départ de la péritonite dans l'inflammation de la tunique vaginale, provoquée elle-même par l'existence d'une hydrocèle congénitale, qui exposait la partie à des froissements continuels.

M. Letulle se demande même si, parmi les cas recueillis par Lorain, certains ne devraient pas être interprétés de la sorte.

Pronostic et traitement. — Lorsque l'hydrocèle congénitale apparait peu de temps après la naissance, elle offre une tendance naturelle à la guérison spontanée.

Le trajet de communication entre le péritoine et la vaginale s'oblitère d'abord; et, ce premier point obtenu, le liquide ne tarde pas à se résorber de lui-même.

Tous les efforts du chirurgien doivent donc tendre à provoquer la fermeture du canal péritonéo-vaginal, qui, chez le nouveau-né, peut se faire spontanément.

L'emploi d'un bandage, maintenu en place nuit et jour, qui applique exactement l'une contre l'autre les parois du canal, est le meilleur moyen que l'on puisse employer, pour essayer d'arriver à ce résultat.

On devra toujours y avoir recours, tout d'abord, et avec persévérance. Curling, Bryant et d'autres ont, dans un grand nombre de cas, chez de tout jeunes sujets, vu se produire une guérison durable.

Chez des enfants plus âgés et, à plus forte raison, lorsque l'hydrocèle apparait chez l'adolescent ou chez l'adulte, l'action du bandage est ordinairement insuffisante et l'on ne peut plus compter sur la guérison spontanée.

(1) Voy. *Vaginalite*, p. 136.
(2) Letulle (M)., *Bull. de la Soc. anatomique*. 1875. 3e série, t. X, p. 109.

Les auteurs se sont avec raison préoccupés, au point de vue de la conduite à tenir en pareil cas, des relations étroites qui, dans l'hydrocèle congénitale, unissent la cavité vaginale au péritoine.

Mais cette considération les a conduits, suivant la façon dont ils ont envisagé la question, à des conclusions diamétralement opposées.

Les uns, craignant que les procédés de la méthode irritative, employés pour le traitement de l'hydrocèle ordinaire, ne provoquent par propagation une inflammation grave du péritoine, repoussent toute tentative de cure radicale. Les autres, considérant surtout les dangers qui peuvent résulter de la persistance de la communication péritonéo-vaginale, conseillent au contraire de poursuivre, presque à tout prix, une guérison rapide.

La vérité nous parait être entre ces deux extrêmes. Sans aller jusqu'à dire que l'existence d'une hydrocèle congénitale constitue, pour celui qui en est porteur, un péril certain, il nous suffit qu'elle puisse ouvrir la voie à certaines complications fâcheuses (étranglement herniaire, péritonite), pour que nous admettions qu'on doive chercher à en obtenir la disparition.

On a, d'autre part, singulièrement exagéré les dangers d'une intervention active.

On s'adressera cependant, de préférence, et particulièrement chez les enfants, aux procédés les plus simples, à ceux qui ont été recommandés, comme nous le verrons dans un instant, pour la cure de l'hydrocèle infantile (ponction simple, discision sous-cutanée, injection minime d'alcool etc.).

Chez l'adulte ou chez l'adolescent, ces procédés sont ordinairement insuffisants. On ne sera pas, pour cela, désarmé. Les injections irritantes ont été mises en usage avec succès et sans danger (Velpeau). On prendra la précaution cependant, pendant l'opération, d'établir, à l'aide de la main d'un assistant, une compression exacte sur le trajet inguinal, afin d'éviter le passage du liquide dans le péritoine.

On aura soin aussi, en vue de la propagation possible de l'inflammation au péritoine, de ne faire usage que de substances qui provoquent une inflammation modérée.

La teinture d'iode semble, à cet égard, particulièrement recommandable (Gosselin). Nous donnerions cependant la préférence au nitrate d'argent ou à l'acide phénique pur, qui, à l'avantage de provoquer une réaction peu intense, joignent, l'un et l'autre, celui de mettre complètement à l'abri de toute pénétration directe dans le péritoine; le premier, à cause de l'état solide de la substance employée, le second, en raison de la petite quantité de liquide introduite.

Ajoutons que des observations récentes de Giommi, Arnison, Southam (1) montrent qu'en s'entourant de précautions antiseptiques suffisantes, on peut, même dans le cas d'hydrocèle péritonéo-vaginale, avoir recours, avec succès, à la méthode de l'incision large, avec excision partielle de la séreuse.

2. — Hydrocèle infantile.

L'hydrocèle infantile, qui doit être absolument distinguée de la variété précédente, n'est autre qu'une hydrocèle vaginale commune, sans communication avec la séreuse péritonéale, survenue chez de jeunes enfants.

Elle s'observe souvent à la naissance et apparaît, alors, vers le deuxième ou troisième jour de la vie (Tarnier). Elle peut n'être découverte que plus tard, au cours de la première ou de la deuxième année, soit qu'elle ne se développe, en effet, qu'à cette époque, soit qu'elle ait passée inaperçue jusque-là. Il faut noter cependant qu'elle est rarement méconnue chez les nouveau-nés, toute altération de forme des parties génitales fixant habituellement, de bonne heure, l'attention des parents, en raison des soins de propreté auxquels les enfants sont nécessairement et constamment soumis.

La nature de l'affection est facilement reconnue. Le liquide épanché, d'un jaune très clair, ou presque incolore, distend modérément les bourses; assez, cependant, pour former une tumeur arrondie, nettement appréciable. La grande clarté du liquide et la minceur des tissus, chez l'enfant, font que la transparence est ordinairement des plus nettes.

La tumeur n'est réductible ni spontanément ni à la pression. Ce point est important à constater, puisque seul il permet de distinguer l'hydrocèle vaginale commune des nouveau-nés de l'hydrocèle congénitale ou péritonéo-vaginale.

Nous avons déjà dit les précautions minutieuses qu'il convient de prendre, en certains cas, pour s'assurer de l'existence d'une communication entre la vaginale et le péritoine, qui, faute d'un examen attentif, est souvent méconnue.

Cette recherche devra toujours être faite avec soin, avant d'entre-

(1) *Obs. citées* à l'Index bibl.

prendre le traitement de l'affection. M. Marjolin a rapporté à la Société de chirurgie (1), à propos de la discussion sur le traitement de l'hydrocèle des nouveau-nés, l'observation d'un enfant, opéré à l'aide d'un séton de fil de soie, qui succomba, dès le lendemain, à une péritonite suppurée. Il est certain que, dans ce cas, une communication, probablement étroite et difficile à reconnaître, existait entre la cavité vaginale et la séreuse péritonéale.

On ne saurait du reste trop insister sur ce point capital, que tous les moyens violents doivent être bannis de la thérapeutique de l'hydrocèle infantile; d'abord, parce qu'on n'est jamais fixé d'une façon absolument certaine sur les relations exactes que la collection affecte avec le péritoine; en second lieu, et surtout, parce qu'il est péremptoirement établi que cette variété d'hydrocèle peut guérir, par les traitements les plus simples, et même spontanément.

Les accoucheurs ont, depuis longtemps déjà, signalé la fréquence de la disparition spontanée de l'hydrocèle des nouveau-nés. Les chirurgiens d'enfants ont confirmé ce fait, qui est aujourd'hui accepté de tous.

Il a été récemment encore mis en relief à la Société de Chirurgie par M. de Saint-Germain (2), qui a en même temps indiqué, au sujet du traitement de l'hydrocèle infantile, une ligne de conduite, généralement adoptée dans les hôpitaux d'enfants, et qui nous paraît fort sage : abstention complète chez les enfants, au-dessous d'un an ; passé ce terme, employer des applications résolutives, dont la meilleure paraît être une solution saturée de chlorhydrate d'ammoniaque. L'action de ce liquide est légèrement irritante et suffit souvent à amener la disparition de l'épanchement.

Si les résolutifs échouent, et si l'hydrocèle prenant des proportions gênantes menace, en outre, de compromettre le développement du testicule, on peut et on doit intervenir d'une façon plus active.

Mais, alors encore, les moyens les plus simples seront les meilleurs. M. de Saint-Germain conseille d'avoir recours à l'injection iodée, ou mieux encore au procédé de Defer; il n'a jamais eu, de la sorte, aucun accident.

Bryant se contente de ponctionner la tumeur avec un trocart fin, mais, le liquide évacué, il a soin de promener plusieurs fois l'extrémité de l'instrument sur la surface interne de la cavité. La légère irritation qu'il produit ainsi assure, croit-il, la guérison.

(1) Marjolin (R.), *Bullet. de la Soc. de chirurgie*, 1874, 3e sér., t. III, p. 354 et 367.
(2) De Saint-Germain, *Bull. et Mém. de la Soc. de chirurgie*, 1878, t. IV, p. 568.

On pourrait encore mettre en usage l'un des procédés, qui se rattachent à la ponction simple et que nous avons mentionnés dans notre étude générale du traitement de l'hydrocèle : *acupuncture, discision sous-cutanée*, etc. Ces moyens, malheureusement, laissent souvent place à la récidive.

Pour notre part, nous accorderions la préférence à la méthode de Monod père (injection minime d'alcool) qui, si elle donne des résultats douteux chez l'adulte, semble être, chez l'enfant, d'une efficacité que nous avons souvent éprouvée. Elle est du moins exempte de tout danger.

Ce serait seulement si elle échouait que nous nous adresserions au procédé de Defer ou à l'un des nombreux agents irritants, conseillés pour le traitement de l'hydrocèle des adultes.

3. — Hydrocèle biloculaire. (Variété abdominale). Hydrocèle en bissac.

L'hydrocèle biloculaire, décrite par Dupuytren sous le nom d'hydrocèle en bissac, vue antérieurement et mieux comprise par Chelius, a été bien étudiée, particulièrement au point de vue de son mode de formation, par Berger, par Malgaigne et enfin par M. Duplay dans son excellente thèse inaugurale.

Plus récemment Kocher, Trendelenburg, Witzel, Tillmanns, en Allemagne, Syme, Humphry en Angleterre, Lannelongue et Bazy en France, ont contribué, par des observations nouvelles, à éclairer certains points de l'histoire de cette curieuse variété d'hydrocèle.

Anatomie pathologique. — L'hydrocèle en bissac est caractérisée par ce fait, que la tumeur est constituée par deux poches distinctes, communiquant plus ou moins librement entre elles; l'une est inférieure et occupe les bourses; l'autre est supérieure et siège au pli de l'aine, derrière la paroi abdominale. Elle mérite donc bien par sa forme générale le nom d'hydrocèle en *bissac* ou en *calebasse* qui lui a été donné.

La disposition et les rapports du prolongement supérieur sont intéressants à connaître.

Il atteint parfois des dimensions vraiment colossales. Dans une observation de Rochard, il remplissait une partie de l'abdomen, allant en haut jusqu'à l'ombilic, dépassant latéralement la ligne médiane, et se perdant en arrière profondément dans la fosse iliaque. On retira, par la ponction, près de trois litres de liquide.

Il était plus considérable encore chez le malade de M. Bazy, puisqu'il dépassait de beaucoup l'ombilic et la ligne médiane (fig. 16).

Ces cas sont exceptionnels, mais toujours du moins la collection abdominale forme une poche distincte reliée à celle qui occupe le scrotum par une portion rétrécie qui correspond au cordon.

Tantôt elle reste cantonnée à l'aine où elle est plus ou moins facilement découverte, tantôt elle se développe du côté du ventre, soit en glissant derrière la paroi abdominale, soit en se portant vers le petit bassin, où elle plonge plus ou moins profondément.

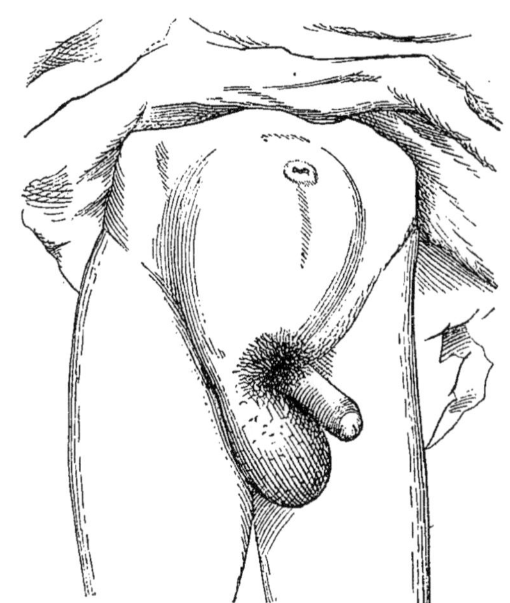

Fig. 16. — Hydrocèle en bissac volumineuse (d'après Bazy, figure demi-schématique).

Sa forme est habituellement sphérique; dans les cas de Kocher cependant elle s'allongeait, comme un saucisson, le long de l'arête du détroit supérieur.

Quels que soient sa disposition extérieure et son volume, la collection intra-abdominale forme toujours une poche close par en haut, absolument indépendante de la cavité péritonéale.

Les rapports exacts qu'elle affecte avec le péritoine ont été assez mal indiqués par les auteurs. M. Bazy a justement insisté sur ce point important. Il a essayé d'établir que toujours le feuillet péritonéal qui tapisse la paroi abdominale, demeurait intact, que la tumeur, en se développant, suivait les éléments du cordon qui rampent dans la fosse iliaque, que, par conséquent, elle ne décollait et ne soulevait que le péritoine iliaque, appliquant ce dernier, sans interposition aucune, contre celui de la paroi abdominale. Il résulterait de ce fait que le prolongement supérieur de l'hydrocèle en bissac est toujours séparé de la peau par un double feuillet séreux, qu'il ne peut donc être abordé de ce côté sans que la séreuse soit intéressée.

M. Bazy fait remarquer à ce sujet que si, sur le cadavre, avec le doigt introduit dans le canal inguinal, on cherche à décoller le péritoine de bas en haut, en le repoussant, c'est toujours le péritoine iliaque et non le péritoine pariétal antérieur qui cédera à cette pression; il en sera de même si l'on insuffle un petit ballon de caoutchouc, placé à vide dans le trajet inguinal.

Cette disposition, constatée par M. Bazy chez le malade opéré par lui, n'est peut-être pas aussi constante qu'il le suppose. Dans le cas de Tillmanns, par exemple, il est dit expressément que la tumeur s'était développée entre la paroi abdominale et le péritoine, adhérent assez fortement à ce dernier, se laissant, au contraire, assez facilement détacher de la paroi cutano-musculaire.

La plupart des observations manquent malheureusement de détails précis sur ce point qui appelle, par conséquent, de nouvelles recherches. Il suffit, du moins, que le fait signalé par M. Bazy puisse exister, pour qu'il soit absolument contre-indiqué de jamais s'attaquer au prolongement supérieur de l'hydrocèle en bissac, en l'abordant directement à travers la paroi abdominale.

Cette conséquence pratique des recherches de notre collègue est assez importante pour justifier les détails qui précèdent.

Les dimensions respectives des deux poches qui constituent l'hydrocèle en bissac varient, suivant les cas. Le volume de la partie scrotale peut être proportionné à celui du prolongement abdominal; dans le cas déjà cité de Rochard, à une tumeur ventrale énorme correspondait une collection scrotale, considérable aussi, descendant jusqu'à mi-cuisse. D'autres fois, la partie supérieure de l'hydrocèle l'emporte de beaucoup sur l'inférieure (cas de Tillmanns). Ou bien c'est l'inverse qui se produit; dans une des observations de Kocher, la poche abdominale ne dépassait pas le volume d'une noix. Le testicule est ordinairement dans le scrotum, en même situation que dans l'hydrocèle ordinaire. Parfois, il est en ectopie inguinale ou même paraît complètement absent (ectopie abdominale).

L'hydrocèle en bissac est ordinairement unilatérale; elle a été vue, cependant, siégeant des deux côtés à la fois (Kocher, Fano).

Signes et diagnostic. — Le diagnostic est ordinairement facile. On reconnaîtra d'abord, aux signes ordinaires de l'hydrocèle, la nature de la tumeur scrotale. On cherchera ensuite à s'assurer que le liquide contenu est en communication avec celui de la tumeur abdominale.

L'orifice ou les trajets intermédiaires peuvent être plus ou moins larges, et la communication entre les deux poches plus ou moins facile à apprécier. On se trouvera, à cet égard, en présence de difficultés semblables à celles que nous avons déjà signalées à propos de l'hydrocèle congénitale. On les surmontera par des moyens analogues.

La réduction n'est, du reste, jamais absolue, comme elle peut l'être dans l'hydrocèle congénitale. Souvent, au contraire, on parvient à constater que la tumeur abdominale se tend et augmente de volume à mesure que la tumeur scrotale s'affaisse sous la pression de la main. Ce caractère suffit pour distinguer les deux affections.

Il n'en est cependant pas toujours ainsi. La poche abdominale peut être, particulièrement chez les enfants, assez profondément située pour échapper à une exploration superficielle. La distinction entre l'hydrocèle en bissac et l'hydrocèle congénitale ou communicante est alors réellement difficile.

Il sera utile, dans ces cas douteux, de répéter l'examen, comme le recommande Kocher, dans le sommeil chloroformique. Deux fois, cet auteur put ainsi, chez des enfants de 1 et de 13 ans, reconnaître que la réductibilité de l'hydrocèle n'était qu'apparente. Les sujets étant endormis, il constata, à l'aide du palper abdominal combiné avec le toucher rectal, l'existence d'une poche fermée, cachée dans le ventre, dans laquelle s'était réfugié le liquide contenu dans la tumeur scrotale.

Étiologie. Pathogénie. — L'hydrocèle en bissac est une affection rare. On compte les observations qui en ont été publiées. Plusieurs ont été mentionnées ou reproduites *in extenso* dans la thèse de M. Duplay. D'autres plus récentes sont dues aux auteurs que nous avons cités plus haut.

La plupart de ces cas se rapportent à des sujets encore jeunes, ou, du moins, est-il presque toujours possible de constater que le début de l'affection remonte à l'adolescence ou aux premières années de l'âge adulte. Nous venons de voir, par les faits de Kocher, qu'elle peut être observée chez l'enfant. Il en était de même dans un cas de Lannelongue communiqué à M. Bazy.

Les auteurs ne sont pas d'accord sur la façon dont il convient de comprendre la *pathogénie* de l'hydrocèle biloculaire, et particulièrement le mode de formation de son prolongement abdominal.

Pour Dupuytren, la tumeur ne serait autre qu'une hydrocèle vulgaire, dans laquelle, par suite d'une accumulation excessive de liquide, la cavité vaginale se serait étendue du côté du cordon, remontant plus ou moins haut dans le canal inguinal. Cette manière de voir est encore admise, pour certains cas, par Kocher.

M. Duplay fait justement remarquer, à ce sujet, qu'il est fréquent d'observer des exemples d'hydrocèle, où la tunique vaginale est distendue à un degré extrême, sans que, pour cela, l'épanchement dépasse jamais, par en haut, les limites ordinaires de la séreuse testiculaire.

Pour cet auteur, comme pour Malgaigne, il faut, pour comprendre le développement de l'hydrocèle en bissac, admettre que le liquide de l'épanchement trouve, le long du cordon, une cavité toute formée, préexistante, dans laquelle il s'accumule.

Cette cavité n'est autre que le conduit vagino-péritonéal imparfaitement oblitéré.

Il ne s'agit plus ici, comme dans l'hydrocèle congénitale, d'une communication entre la tunique vaginale et le péritoine, mais simplement d'un défaut survenu dans le mode de fermeture du trajet qui s'étendait entre les deux séreuses. La séparation s'est produite, mais non à la hauteur et sous la forme habituelles.

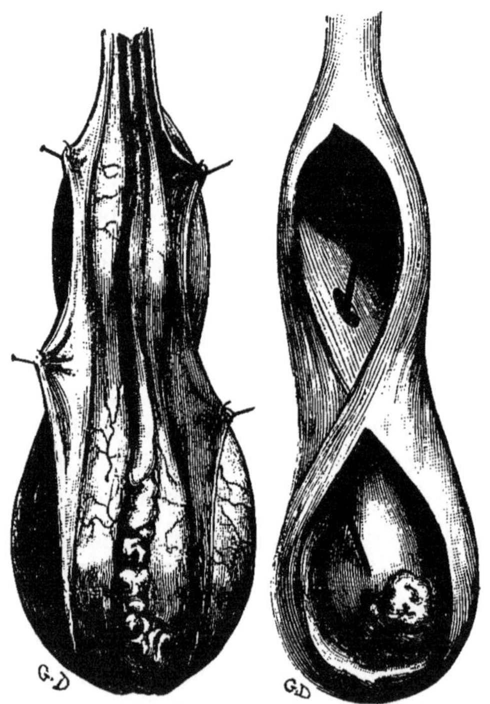

Fig. 17. — Hydrocèle en bissac. Pièce déposée au musée Dupuytren par M. Terrillon.

L'oblitération se fait ordinairement, en pareil cas, près de l'anneau inguinal interne, quelquefois plus bas, mais toujours à une distance telle qu'une quantité notable de liquide puisse s'amasser dans la portion non comblée du prolongement vagino-péritonéal, formant par conséquent une collection, qui communique directement avec la tunique vaginale.

On comprend, dès lors, que le liquide accumulé dans celle-ci puisse après l'avoir distendue, remonter dans le canal inguinal, puis gagner l'abdomen, la collection ne trouvant de ce côté à son accroissement incessant aucun obstacle réel. On comprend aussi que l'épanchement pouvant se former primitivement dans la partie non oblitérée du conduit vagino-péritonéal, la poche supérieure ou abdominale soit, en pareil cas, prédominante; la poche inférieure ou scrotale conservant des dimensions moindres, et n'étant pour ainsi dire qu'une diversion de la première.

Il existe, le plus souvent, à l'union des deux tumeurs, un étranglement, à travers lequel le liquide ne chemine qu'à l'aide d'une certaine pression (fig. 17).

Cet étranglement peut être réduit à une sorte d'orifice, correspondant au point où le conduit vagino-péritonéal s'unit à la séreuse testiculaire; on a signalé, en effet, à ce niveau, l'existence d'une bandelette fibreuse qui résiste à la pression excentrique du liquide. Plus souvent, et surtout lorsque la tumeur se développe du côté du ventre, cette partie plus étroite forme un véritable trajet qui répond à la portion funiculaire du conduit non oblitéré.

Ces vues ingénieuses sur la pathogénie de l'hydrocèle en bissac trouvent leur confirmation dans les recherches anatomiques de Camper et de J. Cloquet. Il est, en effet, bien établi que le mode d'oblitération du conduit vagino-péritonéal, sur lequel elle repose, n'est pas une simple hypothèse (1).

L'hydrocèle en bissac se lie donc, comme la variété décrite dans le paragraphe précédent, à un vice de développement de l'appareil testiculaire.

Elle pourrait, par conséquent, être considérée, ainsi que l'ont voulu certains auteurs (Chelius), comme une forme de l'hydrocèle congénitale.

L'usage a cependant prévalu, et avec raison croyons-nous, d'établir entre ces deux affections une distinction bien tranchée.

Cliniquement, en effet, elles ont une importance toute différente, puisque, dans l'une, toute communication entre la collection séreuse et le péritoine fait défaut, tandis que, dans l'autre, l'existence de cette communication est, au contraire, le point capital et caractéristique de son histoire. De ces deux conditions opposées découlent, tant au point

(1) Malgaigne (*l. c.*, p. 6) décrit, d'après Jules Cloquet, une pièce, prise sur le cadavre d'un jeune homme, « montrant le canal de communication oblitéré seulement près de son orifice péritonéal; le reste formait un tube conoïde très « allongé, et qui, s'élargissant toujours, allait s'aboucher sans rétrécissement apparent avec la tunique vaginale. Sur une autre pièce la communication se faisait, au « contraire, par un passage notablement rétréci. » — *V. aussi* Ramonède (L.), *Le canal péritonéo-vaginal et la hernie péritonéo-vaginale étranglée.* Thèse de Paris, 1883, nº 101.

de vue du pronostic que du traitement, des conséquences pratiques que l'on ne saurait trop mettre en relief.

Marche. Pronostic. — Les dangers que l'hydrocèle biloculaire peut faire courir à celui qui en est porteur proviennent surtout du grand volume que la tumeur acquiert parfois et des rapports plus ou moins intimes que la partie abdominale affecte avec le péritoine. Il résulte de l'une et de l'autre de ces circonstances certaines difficultés de traitement qui font qu'en pareil cas, le pronostic doit être réservé.

Ce que nous avons dit de la marche et des complications de l'hydrocèle ordinaire peut être presque intégralement appliqué à l'hydrocèle en bissac.

Peut-être cependant observe-t-on, plus souvent dans celle-ci que dans l'hydrocèle vaginale commune, la transformation sanguine de la collection. Cet accident survient ordinairement à la suite d'un effort violent, et particulièrement quand la tumeur est volumineuse, faisant à l'aine ou dans le ventre une notable saillie. On comprend en effet que, dans ces conditions, la contraction brusque des muscles de la paroi abdominale, comprimant violemment la poche liquide, puisse amener quelque rupture vasculaire et par suite un épanchement de sang dans la vaginale.

Traitement. — Les diverses méthodes employées pour le traitement de l'hydrocèle commune sont applicables à celui de l'hydrocèle biloculaire. Le choix qu'il convient de faire entre elles dépend surtout du volume et des connexions de la partie abdominale de la tumeur.

La *ponction simple* sera évidemment toujours insuffisante. Il pourra cependant être utile d'y avoir recours, avant d'employer un traitement plus actif. On se rendra ainsi mieux compte de la plus ou moins grande facilité de communication des deux poches entre elles; on saura, par conséquent, si une substance modificatrice, introduite dans la cavité inférieure, est en état de pénétrer librement dans la supérieure et d'en ressortir aisément.

La ponction suivie de l'*injection d'une substance irritante* a été considérée comme dangereuse par certains auteurs, qui redoutaient que l'inflammation provoquée dans la poche abdominale ne se propageât au péritoine. L'expérience a montré que cette crainte était chimérique.

Si le procédé échoue, comme dans les cas de Fano et de Trendelenburg, au moins ne semble-t-il pas avoir jamais provoqué d'accidents.

Il a pu, par contre, être suivi de succès complet. Huguier obtint par ce moyen, à la suite d'une seule injection, la guérison d'une hydro-hématocèle biloculaire, qui, à une première ponction, avait fourni 750 grammes de liquide. Il avait eu recours à l'injection vineuse. Kocher, par l'injection iodée, a eu deux résultats semblables pour des tumeurs, il est vrai beaucoup moins considérables, à contenu transparent et chez l'enfant.

M. Rochard, dans le cas dont nous avons déjà fait mention, se décida, en raison de l'énorme volume de la collection, à pratiquer une série de ponctions et injections répétées d'abord tous les jours, puis tous les deux jours. La cavité supérieure se vida dans l'inférieure; l'une et l'autre revinrent peu à peu sur elles-mêmes et finirent par s'oblitérer complètement, le traitement avait duré plus de deux mois; la guérison ne fut obtenue qu'au prix d'une suppuration qui n'avait pas été sans danger

Cet exemple n'est pas pour être suivi. Une large incision de la tumeur eût été manifestement préférable; et cela d'autant mieux que, dans ce cas, comme dans celui de Huguier, le liquide avait subi la transformation sanguine (hydro-hématocèle).

L'injection irritante peut encore être insuffisante par le fait d'une communication imparfaite entre la tumeur abdominale et la scrotale. Il peut résulter de là que la poche scrotale subisse seule l'action du médicament et s'oblitère, tandis que la supérieure demeure intacte.

Il semblerait tout indiqué, en pareil cas, de s'attaquer directement à la poche supérieure, à travers la paroi abdominale. Cette manière de faire, si les recherches de M. Bazy sur les rapports de la tumeur avec le péritoine se confirment, pourrait n'être pas sans danger. Nous rappelons, en effet, que d'après cet auteur, le péritoine pariétal reste appliqué contre la face postérieure de la paroi abdominale, et qu'il serait, par conséquent, nécessairement traversé par l'instrument.

En somme, l'injection irritante nous paraît être de bonne pratique dans les cas d'hydrocèle biloculaire, à contenu transparent, à parois minces, à prolongement abdominal peu considérable et facilement accessible. Sans se préoccuper à l'excès du voisinage du péritoine, on pourra faire usage de l'une des substances modificatrices conseillées pour le traitement de l'hydrocèle commune, en s'adressant de préférence à celles qui s'emploient à l'état liquide et dont l'action est modérée; la teinture d'iode au tiers, par exemple, nous semble ici tout particulièrement indiquée.

Lorsque, en raison de l'épaisseur des parois de la poche ou de la nature de son contenu, ou de son énorme volume, les procédés d'irritation paraissent devoir échouer, mieux vaut assurément pratiquer d'emblée, ou après une injection reconnue infructueuse, la large incision, ou peut-être même l'excision de la tumeur.

L'*incision* de l'hydrocèle biloculaire a été pratiquée avec succès par Fano, Humphry, Trendelenburg, à la suite de ponctions simples ou d'injections iodées qui n'avaient pas donné le résultat voulu.

L'incision sera faite sur la poche scrotale, elle remontera assez haut pour assurer le facile écoulement de la collection supérieure.

On n'oubliera pas cependant que, dans certains cas, comme nous le rappellions il y a un instant, on risque de rencontrer dans son chemin le péritoine, lorsqu'on intéresse trop largement la paroi abdominale.

Humphry a pu néanmoins, sans inconvénient, conduire son débridement jusqu'à l'anneau inguinal interne. Trendelenburg n'a pas dépassé l'anneau externe, se contentant de faire un drainage exact du prolongement supérieur.

La tumeur ouverte, on se comporte comme dans le traitement de l'hydrocèle commune par incision; on s'efforce, à l'aide d'un pansement antiseptique soigneusement fait, d'obtenir la rapide oblitération de toute la poche.

M. Bazy, dans le cas intéressant dont nous avons déjà fait mention, où, en raison de l'énorme volume de la tumeur, l'injection iodée sembla dangereuse et la simple incision insuffisante, a conçu et exécuté une opération plus hardie et plus radicale, consistant dans l'*excision* et l'*ablation* complète de la poche. A la faveur d'une incision portant sur toute la hauteur du scrotum et s'arrêtant au niveau de l'anneau inguinal externe, il détacha d'abord de ses connexions toute la partie scrotale de l'hydrocèle; poursuivant le décollement de bas en haut, il parvint à amener au dehors tout le prolongement abdominal. Il reconstitua ensuite une vaginale au testicule mis à nu et draina avec soin la plaie opératoire par le moyen d'un tube qui pénétrait jusque dans le petit bassin. La guérison fut complète et rapide.

M. Bazy incline à penser que ce procédé de traitement est applicable à la plupart des cas d'hydrocèle biloculaire.

Ce serait aller trop loin. Il en est tout d'abord, nous l'avons vu, qui sont justiciables de l'injection iodée, assurément moins dangereuse. Il en est d'autres, lorsque le prolongement abdominal n'est pas trop considérable, où l'incision simple doit suffire, à défaut de l'injection irritante, pour procurer une bonne guérison.

L'opération préconisée par M. Bazy doit donc être réservée aux cas où la tumeur abdominale a des dimensions telles que l'on ne peut espérer l'ouvrir assez largement pour en assurer la prompte oblitération. On sera autorisé, en pareille circonstance, à pratiquer l'ablation complète. Il faut savoir, au reste, que ces tentatives d'énucléation peuvent échouer, ou bien que l'on reconnaîtra au cours de l'opération qu'elles ne peuvent être poussées à bout sans danger. On se contenterait alors de réséquer toute la portion accessible de la poche, en drainant avec soin les parties que l'on serait obligé d'abandonner dans la plaie.

Il est à peine besoin de dire qu'une pareille opération ne pourrait être entreprise que si l'on s'entoure des précautions antiseptiques les plus rigoureuses.

4. — Hydrocèle diverticulaire (hydrocèle de Béraud).

Cette variété d'hydrocèle mériterait, comme la précédente, le nom de biloculaire, si l'on tenait seulement compte de ce fait que le liquide, ici encore, occupe deux poches distinctes et communiquant entre elles.

Mais en réalité cette disposition, difficilement appréciable sur le vivant, peut, même à l'examen anatomique, passer inaperçue, l'une des cavités tendant toujours à prendre le pas sur l'autre, et constituant, en définitive, la masse principale de la tumeur.

Celle-ci, tout entière contenue dans le scrotum, ne diffère, en apparence, de l'hydrocèle ordinaire que par son volume, habituellement considérable, et par l'extrême minceur de ses parois.

Elle n'en forme pas moins, dans l'histoire de l'hydrocèle, en raison de son mode de développement, une variété distincte.

C'est à Béraud (1) que l'on en doit la connaissance, aussi est-elle souvent décrite sous son nom (*hydrocèle de Béraud*). Celui d'*hydrocèle diverticulaire*, que nous proposons, nous semble préférable, parce qu'il rappelle le mécanisme suivant lequel elle se produit.

Ce mécanisme a été bien indiqué par l'auteur que nous venons de citer.

Pour lui, il existe normalement, dans certaines tuniques vaginales,

(1) Béraud (J. B.), *Remarques sur l'anatomie pathologique d'une forme de l'hydrocèle* (*Arch. gén. de médecine*, 1856, 5e série, t. VII, p. 670).

de petits enfoncements, véritables diverticules microscopiques, susceptibles de prendre, sous l'influence d'une accumulation de liquide, un énorme développement.

Leurs parois plus minces, mal soutenues par la tunique fibreuse péri-vaginale qui les recouvre, se laissent plus facilement distendre que la vaginale elle-même. Il se forme ainsi peu à peu, par dilatation de l'un de ces appendices, une cavité de formation nouvelle, dont le volume s'accroît progressivement; celle-ci finit par constituer, comme nous le disions plus haut, la masse principale de la tumeur, la séreuse testiculaire proprement dite conservant, à peu de chose près, ses dimensions normales (fig. 18).

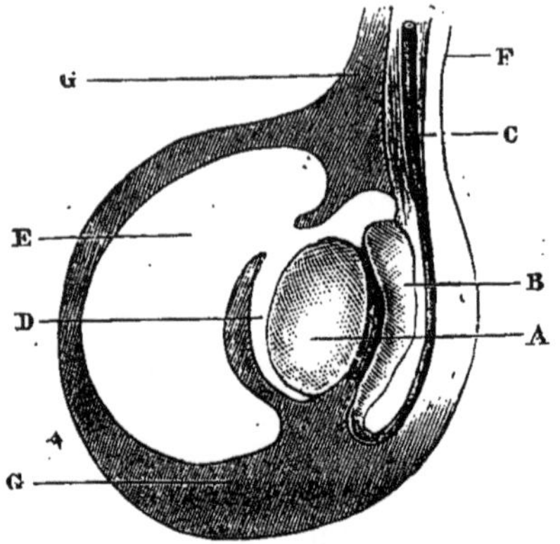

Fig. 18 (d'après Béraud). — A, testicule. — B, épididyme. — C, cordon. — D, cavité profonde ou vaginale. — E, cavité superficielle. — F, peau du scrotum. — G, dartos et tissus sous-cutanés.

L'orifice de communication des deux cavités ne subit lui aussi qu'une très médiocre distension. On le retrouve, à l'examen anatomique, arrondi, petit, permettant à peine le passage du petit doigt. Parfois on découvre, lui faisant suite, un canal plus ou moins tortueux ou allongé, très visible sur une pièce présentée par l'un de nous à la Société anatomique.

Ce phénomène de distension diverticulaire, poussé moins loin, rendrait compte des bosselures que l'on trouve, assez souvent, à la surface de l'hydrocèle ordinaire, et dont il a été question plus haut.

L'hydrocèle diverticulaire n'a été étudiée par Béraud que sur le cadavre; mais il suppose que les hydrocèles volumineuses et à parois minces, que l'on rencontre assez souvent dans la pratique, doivent appartenir à cette catégorie de faits.

L'hydrocèle de Béraud se présente, en effet, sous l'apparence d'une tumeur très fluctuante, beaucoup plus transparente que l'hydrocèle vulgaire. Elle semble immédiatement sous-cutanée, au point de donner l'idée d'un kyste du scrotum, plutôt que d'une hydrocèle vaginale. Le liquide est évidemment contenu dans une cavité dont les parois, sur toute leur étendue, présentent une grande ténuité.

Parfois, lorsque la tension n'est pas trop considérable, on parvient, en pressant alternativement les deux parties de la tumeur, à faire passer le liquide de l'une dans l'autre. Ce déplacement de la masse contenue s'accompagne souvent d'une sensation de *remous*, perçue par la main; dans certains cas même, on peut entendre un léger susurrement, produit par le passage du liquide à travers le point rétréci.

Nous avons pu trois fois constater ces particularités sur le vivant.

A propos de ces mêmes faits, nous avons eu occasion de remarquer que le traitement de l'hydrocèle diverticulaire réclame parfois certaines précautions spéciales. Il peut arriver, en effet, que l'orifice, qui fait communiquer le diverticule avec la poche principale, soit trop étroit, pour que le liquide, injecté dans celle-ci, pénètre facilement dans celui-là. Il suffit d'être prévenu de la possibilité d'un pareil incident, pour parer aux conséquences qu'il entraîne. Si, après avoir exactement vidé les deux tumeurs, accessoire et principale, on reconnaît que la substance modificatrice introduite ne distend pas également les deux cavités, il sera évidemment indiqué de faire, séance tenante, ou même quelques jours plus tard, lorsque le liquide se sera en partie reproduit, dans la poche qui n'aura pas été touchée par l'agent irritant, une ponction et une injection nouvelles.

5. — Hydrocèle compliquée. (Hernie concomitante.)

L'hydrocèle est dite *compliquée*, lorsque, avec l'épanchement vaginal, coexistent diverses affections des bourses ou du cordon.

C'est ainsi qu'un *kyste* de l'épididyme ou du cordon peut se combiner avec l'hydrocèle, de façon à former une tumeur composée, d'un diagnostic souvent difficile.

Nous ne faisons que signaler ce fait dont nous pourrions citer de nombreux exemples, publiés d'autant plus volontiers par les auteurs qu'il s'agit de cas curieux et prêtant à des considérations cliniques intéressantes. Il nous est impossible cependant d'entrer dans le détail de ces observations qui mériteraient d'être examinées une à une, ce qui nous entraînerait évidemment en dehors des limites que nous devons nous imposer (1).

La coexistence d'une *hernie* inguinale ou inguino-scrotale nous arrêtera davantage. Elle est relativement fréquente.

L'examen des pièces a montré que les rapports réciproques de la

(1) *Voy.* Pautier (T. N.), *Gaz. hebdom. de Paris*, 1868, n° 18, 2e série, t. V, p. 276. — Anger (Benj.), *Gaz. des hôpitaux*, 1875, 18 mai, n° 61, p. 482. — Duplay (S.), *Le Praticien*, Paris, 1880, t. III, p. 51.

hernie et de la vaginale distendue, tout variables qu'ils fussent, se faisaient, cependant, suivant certaines règles.

Trois cas peuvent se présenter :

Tantôt la hernie demeure au-dessus de l'hydrocèle, absolument indépendante, de celle-ci, ou, au contraire, lui étant intimement unie.

Tantôt descendant plus bas, elle glisse en arrière de la vaginale; jamais elle ne passe en avant (Dupuytren, Curling).

Ou bien, enfin, elle vient faire saillie dans la cavité de l'hydrocèle, soit en se coiffant de la séreuse testiculaire qu'elle refoule, soit en pénétrant par effraction dans la vaginale, dont la paroi rompue lui a livré passage.

Le premier cas est le plus commun. Parfois la hernie n'est que funiculaire et reste à une assez grande distance de l'hydrocèle. Le plus souvent elle arrive au contact de la tunique vaginale avec laquelle elle affecte des rapports plus ou moins intimes. D'après Curling, une hydrocèle volumineuse, par la traction qu'elle exerce sur le péritoine, faciliterait la production de la hernie. Il cite, à l'appui de cette hypothèse, deux observations de Cloquet, dans lesquelles il y avait adhérence évidente entre l'hydrocèle et le péritoine herniaire; le poids de la tumeur paraissait avoir eu une certaine influence sur l'allongement du sac et le maintien de la hernie en dehors.

Le second et le troisième cas ne s'observent guère dans l'hydrocèle ordinaire. Il faut, en effet, pour que la hernie passe en arrière de l'hydrocèle et, à plus forte raison, pour qu'elle pénètre dans la cavité de celle-ci, que la tumeur vaginale vienne, pour ainsi dire, au-devant de l'intestin, et qu'elle entre, avec lui, en rapport étroit.

Cette condition anatomique est réalisée dans les vastes hydrocèles qui remontent jusqu'à l'anneau inguinal interne, décrites plus haut sous le nom d'hydrocèles en bissac.

C'est presque toujours en effet, dans les cas de ce genre, que l'on a rencontré la forme singulière de hernie que nous indiquions d'un mot, il y a un instant.

Signalée pour la première fois par Dupuytren (1), décrite par A. Cooper (2) sous le nom de *hernie enkystée de la tunique vaginale*, elle mérite bien mieux, comme on va le voir, celui de *hernie à double sac* ou *hernie à sac intra-vaginal*, sous lequel Bourguet (d'Aix) propose de la désigner.

Voici, en effet, comment les parties se présentent à l'examen anato-

(1) Dupuytren, *Leçons*, etc., édit. citée, t. III, p. 606.
(2) A. Cooper, *Œuvres*, etc., édit. citée, p. 295.

mique : une vaste poche remplie de liquide, au fond de laquelle le testicule est à nu, c'est la tunique vaginale distendue; dans cette cavité, ordinairement à sa partie supérieure, proémine une tumeur, de forme variable, le plus souvent globuleuse, parfois cylindrique, qui n'est autre que l'intestin contenu dans un sac indépendant (fig. 19).

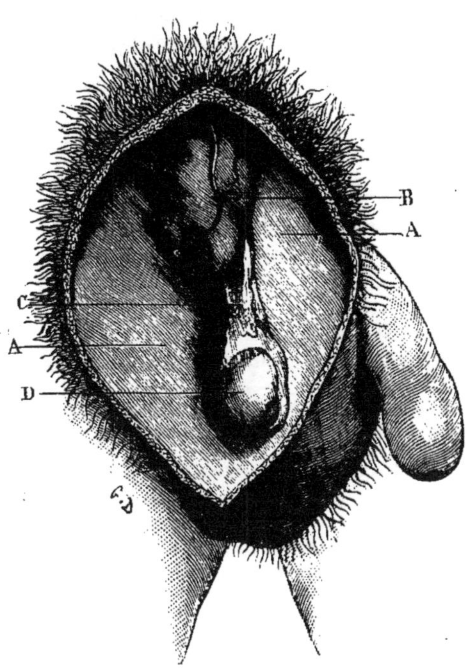

Fig. 19 (d'après Bourguet, d'Aix). — Hydrocèle compliquée de hernie (hernie enkystée de la tunique vaginale d'A. Cooper. — Hernie à sac intra-vaginal de Bourguet, d'Aix). — A, cavité de la vaginale. — B, sac herniaire faisant saillie dans la vaginale, et offrant l'apparence de l'intestin. — C, cordon spermatique. — D, testicule.

A. Cooper supposait que cette hernie était congénitale, c'est-à-dire qu'elle se produisait dans un canal vagino-péritonéal incomplètement oblitéré. L'intestin, pénétrant jusqu'aux adhérences, qui ferment en partie ce conduit au niveau de l'anneau inguinal, les déprime en les allongeant, de façon à s'entourer d'une enveloppe propre qui descend peu à peu, avec lui, dans la vaginale.

Le viscère hernié n'est donc pas en rapport direct avec la tunique vaginale; il en est séparé par les parois d'un sac celluleux, de formation nouvelle, dans lequel il est contenu et comme *enkysté*. De là le nom que A. Cooper donnait à cette affection.

Dupuytren, Malgaigne (1) et surtout Bourguet (d'Aix), dans un long et intéressant travail (2), ont bien montré que la pathogénie de la lésion devait être tout autrement comprise (3).

La hernie n'est pas congénitale. Elle se forme comme une hernie

(1) Malgaigne, *Des tumeurs du cordon spermatique.* Thèse de concours, Paris, 1858, p. 107.

(2) Bourguet (d'Aix), *Mémoire sur une variété de hernie inguinale rare et peu connue*, etc... (*Gazette hebd. de Paris*, 1864, p. 722 et suiv.).

(3) *V. aussi* Monod (Ch.), *Note sur une variété de hernie intra-vaginale* (*hernie enkystée d'A. Cooper, hernie à double sac, à sac intra-vaginal de Bourguet, d'Aix*) (*Bullet. et Mém. de la Soc. de chirurgie*, 1883, t. IX, p. 210).

ordinaire, en forçant l'anneau inguinal qu'elle franchit. Rencontrant, sur son passage, la tunique vaginale distendue, elle passe en arrière d'elle; puis refoulant peu à peu la paroi séreuse, elle finit par faire saillie dans la cavité de l'hydrocèle.

L'intestin est donc renfermé, comme toute hernie accidentelle, dans un véritable sac, formé par le prolongement du péritoine; sac et intestin sont contenus dans la vaginale, qui leur forme comme une seconde enveloppe.

Le nom de hernie à double sac ou à sac intra-vaginal est bien, par conséquent, celui qui répond le mieux à la réalité des faits.

Il arrive quelquefois que les deux enveloppes séreuses, tunique vaginale et sac péritonéal, se rompent au point où elles sont adossées. L'intestin est alors à nu dans la cavité vaginale. Il en était ainsi dans une observation célèbre de Dupuytren.

D'autres fois la tunique vaginale seule a cédé, et l'intestin pénètre dans la cavité de l'hydrocèle, encore recouvert de son feuillet péritonéal.

Dans l'un ou l'autre des cas que nous venons de décrire, la hernie peut s'étrangler. L'agent de l'étranglement sera, comme dans toute hernie, l'anneau ou le collet du sac; mais il pourra aussi être constitué par l'orifice qui résulte de la rupture de la vaginale.

Il importe, au plus haut point, de bien connaître ces diverses dispositions anatomiques.

Que l'on suppose en effet, comme c'est l'ordinaire, un étranglement se produisant sur un intestin pourvu de son enveloppe péritonéale et faisant, en cet état, saillie dans la cavité vaginale, et l'on comprendra, comme le fait remarquer Bourguet (d'Aix), l'erreur dans laquelle tombera fatalement le chirurgien non prévenu. Pratiquant la kélotomie, dans ces conditions, rencontrant, après l'incision des téguments, une cavité pleine de liquide, apercevant à la partie supérieure de cette cavité une saillie plus ou moins allongée, qui se continue dans le canal inguinal et paraît pénétrer dans l'abdomen, il s'imaginera nécessairement qu'il a ouvert le sac d'une hernie ordinaire et prendra, pour l'intestin, la tumeur qui se présente à lui.

La confusion est d'autant plus facile qu'il est noté, dans plusieurs observations, que le sac herniaire vascularisé, épaissi, peut avoir, à s'y méprendre, l'apparence extérieure d'une anse intestinale.

Il n'est pas besoin d'insister sur les conséquences fâcheuses d'une pareille erreur. Pour l'éviter on devra, comme le dit encore très justement M. Bourguet, être *sur ses gardes*, c'est-à-dire être averti de la possibilité de faits pareils et y songer, si l'on découvre dans la disposition des parties quelque circonstance insolite. Si l'on constate, par exemple, le prétendu sac étant ouvert, qu'il est clos de tous côtés, que l'on ne peut insinuer dans sa partie supérieure ni doigt ni instrument; si l'on aperçoit, d'autre part, le testicule à nu dans un point de cette cavité — on aura toute raison de croire que l'on n'est pas parvenu dans un véritable sac herniaire.

On s'attachera alors à reconnaître que la tumeur contenue n'est pas constituée par l'intestin. Pour cela on se conformera à une pratique, qui est d'ailleurs de règle dans toute kélotomie, et qui consiste à attirer les parties à l'extérieur. La manœuvre échouera nécessairement si, comme nous le supposons, la traction s'exerce sur le sac herniaire. Souvent, au cours de cette tentative, celui-ci se déchirera, l'intestin apparaîtra alors avec ses caractères évidents et tous les doutes seront levés.

Le *diagnostic* de l'hydrocèle et de la hernie concomitante ne présente, en général, et abstraction faite des circonstances exceptionnelles dont il vient d'être question, aucune difficulté sérieuse.

Si la hernie est réductible, aucune hésitation n'est possible. Si elle ne l'est pas, l'examen à la lumière transmise permettra toujours de reconnaître la nature de la tumeur, à sa partie inférieure, alors même que la partie supérieure, constituée par une masse épiploïque, ne donnerait point, à la percussion, la sonorité caractéristique de toute hernie intestinale.

Il pourrait se faire, il est vrai, que le liquide, dont on constate ainsi l'existence, fût accumulé dans un sac herniaire et non dans la vaginale; qu'il s'agit, par conséquent, d'une hydrocèle herniaire, et non d'une hydrocèle vaginale coïncidant avec une hernie.

La confusion ne serait possible que dans les hernies scrotales anciennes, volumineuses, irréductibles, qui seules peuvent s'accompagner d'un épanchement séreux notable. Alex. Munro (1), rapporte un cas de ce genre, dans lequel on retira, par la ponction, trois litres de sérosité; on sentit alors manifestement les circonvolutions de l'intestin et les inégalités de l'épiploon. Mais, déjà, avant l'opération, le mélange intime de ces parties avec le liquide qui les entourait, la fluctuation évidente par places, absolument absente en d'autres, avaient empêché de songer à un épanchement vaginal.

Il est, par contre, très habituel que, dans les hernies étranglées, le sac herniaire contienne du liquide; mais il est ordinairement en petite quantité et n'est reconnu qu'au moment de l'opération.

(1) Munro (A.), *Of hydrocele, hæmatocele, pneumatocele*, etc. (*Edimb. medic. Essays*, t. V, p. 299).

Curling (1) cite cependant trois cas, empruntés à Pott, à Scarpa et au Dr Than (de Middlesex), où l'épanchement était tel qu'il en imposait pour une hydrocèle.

L'erreur est ici sans importance. En pareil cas, les accidents d'étranglement dominent la situation, l'opération s'impose et lèvera tous les doutes, à condition toutefois que l'examen des parties soit fait avec tout le soin voulu.

Dans l'observation de Pott, l'incision du sac donna issue à un quart de litre de liquide limpide, dont l'évacuation entraîna la disparition complète de la tumeur scrotale ; on crut alors que le chirurgien s'était trompé et avait pris une hydrocèle pour une hernie ; mais il restait du gonflement et de la dureté près de l'anneau, et l'introduction du doigt permit de sentir, en haut, une petite portion d'intestin, engagée dans l'orifice abdominal où elle était fortement serrée.

Dans le fait de Scarpa, la tumeur ressemblait absolument à une hydrocèle volumineuse « pour laquelle on aurait pu, en effet, la prendre, s'il n'y avait eu des signes évidents d'étranglement intestinal ». A l'incision, 1500 grammes de liquide s'écoulent, et l'on aperçoit, à la partie supérieure du sac, une anse d'intestin étranglée.

On pourrait se demander si, dans ces deux cas, observés l'un et l'autre chez des hommes encore jeunes (22 et 25 ans), il ne s'agissait pas de hernies vaginales. Ils n'en sont pas moins intéressants à noter, au point de vue du diagnostic.

Pour ce qui est du *pronostic* de l'affection, nous avons vu que l'existence d'une hydrocèle peut singulièrement aggraver celui de la hernie qui l'accompagne, soit en facilitant son étranglement, soit en rendant la kélotomie, si elle devient nécessaire, plus difficile et plus périlleuse. Dans la hernie non étranglée elle-même, la présence d'une collection volumineuse dans les bourses, remontant jusqu'à l'anneau, peut être la source d'embarras réel dans le traitement, en mettant obstacle à l'application d'un bandage.

La réciproque n'est pas vraie.

Il est bien rare, en effet, que la hernie ait, sur la marche ou sur le *traitement* de l'hydrocèle, une influence fâcheuse.

Curling paraît craindre, cependant, qu'une inflammation trop vive, provoquée dans la vaginale pour amener la disparition de l'épanchement, ne retentisse sur le sac herniaire, et, par suite, sur le péritoine abdominal. Il recommande, en tous cas, de réduire la hernie, avant d'en-

(1) Curling, *Ouvr. cité*, trad. franç., p. 227.

treprendre le traitement de l'hydrocèle. Il ajoute même que, si l'on constate entre les deux cavités une contiguïté intime et étendue, mieux vaut renoncer à toute intervention opératoire.

Ces craintes sont peut-être exagérées. Tout au plus y aurait-il lieu de s'abstenir, si l'on a quelque raison de supposer que l'intestin, pourvu ou non de son enveloppe séreuse, fait saillie dans la cavité de l'hydrocèle, à travers une perforation de la vaginale.

Il sera, du reste, toujours plus prudent, si la hernie est irréductible, de chercher, par une ponction préalable, à se rendre un compte aussi exact que possible des rapports réciproques des parties.

On peut, pour un autre motif encore, hésiter à intervenir activement dans les hydrocèles volumineuses, menaçant de s'accompagner de hernie. Il semble, en effet, que, dans certains cas, la tunique vaginale, s'appliquant à l'anneau, s'oppose à la sortie de l'intestin. Il en fut, du moins, ainsi dans un cas, rapporté par Curling : à la suite d'une ponction ayant donné issue à près d'un litre de liquide, une hernie se produisit, au cours même de l'opération, à mesure que l'hydrocèle diminuait de volume.

Il n'y a pas évidemment là, cependant, une raison suffisante pour faire renoncer à une opération, jugée d'ailleurs nécessaire ou seulement utile, puisqu'il suffira d'un bandage approprié pour remplir le rôle que jouait l'hydrocèle, et maintenir la hernie réduite.

On peut se demander, du reste, si toutes ces réserves sont encore aujourd'hui justifiées, alors que l'application de la méthode antiseptique aux opérations pratiquées dans cette région autorise certaines hardiesses.

Plutôt que de s'abstenir dans les cas douteux, où cependant le volume de l'hydrocèle, son accroissement incessant, la présence d'une hernie menaçante ou mal réductible, ou toute autre circonstance de ce genre commandent l'intervention ; plutôt que d'avoir recours à l'injection irritante, qui, d'après Curling, pourrait être dangereuse, — mieux vaudrait, selon nous, pratiquer l'incision large et antiseptique de la tumeur, s'assurer de l'état des parties, se comporter suivant les indications que fournira cet examen, et chercher à obtenir, du même coup, la cure, dite radicale, de l'hydrocèle et de la hernie.

6. — Hydrocèle laiteuse ou graisseuse.

Nous décrirons, sous ce nom, l'épanchement d'un liquide chyliforme ou graisseux se faisant dans la cavité vaginale.

Cette variété d'hydrocèle, signalée pour la première fois en France par Vidal de Cassis sous le nom de *galactocèle*, a reçu, des différents auteurs qui l'ont étudiée par la suite, diverses dénominations. Le *liporocèle* de Kocher, le *lymphocèle* de Gubler, le *chylocèle* de Magalhaës, l'*hydrocèle laiteuse* ou *graisseuse* des auteurs français correspondent à l'entité morbide dont nous avons à faire l'étude.

De ces deux dernières dénominations, la seconde, adoptée par M. Le Dentu, nous semble préférable à toutes les autres, car elle ne préjuge en rien la question si controversée de la pathogénie de l'affection.

L'hydrocèle graisseuse, fort rare dans nos climats, existe à l'état endémique dans les pays chauds où elle a été assez fréquemment observée.

Peu étudiée en Europe jusque dans ces dernières années, elle n'avait été sommairement décrite que par Vidal (de Cassis).

A côté de l'observation de cet auteur (1), nous ne trouvons encore à citer que les faits isolés d'Astley Cooper (2), Velpeau (3), Demarquay (4), Fergusson (5), celui enfin de M. Le Dentu dont il sera question plus loin (6).

L'hydrocèle laiteuse était cependant connue depuis longtemps dans les pays intertropicaux où divers auteurs, que nous aurons occasion de citer par la suite, avaient déjà donné une bonne description de cette maladie.

C'est à leurs travaux que nous devons, en particulier, la connaissance de

(1) Vidal (de Cassis), Observ. comm. à l'*Acad. de Médecine* (*Bull. de l'Acad. de Méd. de Paris*, 1848, séance du 22 août, t. XIII, p. 1345), et lettre à la *Gazette médicale de Paris*, 1848, n° 36, p. 697.

(2) Ast. Cooper, *Ouvrage cité*, trad. franç., p. 489. (Cas douteux : le liquide est blanc et opaque, « et si on le laisse reposer quelque temps, il s'en précipite un grand « nombre de flocons de matière albumineuse ; la sérosité qui surnage est limpide « et incolore ». Ce fait est cependant partout cité, comme un exemple d'hydrocèle laiteuse.)

(3) Velpeau, Observation mentionnée dans ses *Nouv. Élém. de Méd. opératoire*, 2e édit. Paris, 1839, in-8, t. IV, p. 248. — Un second cas du même auteur (1860) est cité par Desprès (A.), *Essai sur le diagnostic des tumeurs du testicule*, Thèse de Paris, 1861, in-4°, p. 20.

(4) Demarquay (J.-N.), *Kyste du testicule ou de la tête de l'épididyme, contenant un liquide semblable à du lait; maladie improprement nommée Galactocèle, par Vidal (de Cassis)* (*Gaz. des Hôpitaux*, 1862, p. 414).

(5) Fergusson (W.), *Case of milky fluid from the tunica vaginalis* (*Transact. of the pathol. Soc. of London*. 1865, t. XVI, p. 184).

(6) Dans le fait mentionné par Sichel, d'après Schoenlein [*Voy.* Koller, *De lactis e scroto secretione anomalâ* (*Thèse de Zurich*, 1833)], et donné quelquefois comme un exemple d'hydrocèle laiteuse, il s'agit seulement d'une prétendue *sécrétion lactée à la surface des organes génitaux de l'homme*. — On sait, au reste, que Vidal (de Cassis) croyait fermement que, dans le cas qui lui est personnel, il y avait eu véritable épanchement de lait dans la vaginale. L'examen chimique fait par son pharmacien l'avait confirmé dans cette vue.

quelques points intéressants de la pathogénie de l'hydrocèle graisseuse.

On sait, du reste, aujourd'hui que ces épanchements chyliformes ne sont point spéciaux à la vaginale, qu'ils peuvent siéger dans diverses autres séreuses et s'y présenter avec les mêmes caractères.

Parmi les travaux récents qui ont mis en lumière cette notion importante, nous citerons le mémoire de M. Debove, la thèse de Mme Perrée, le travail si complet et si étudié de M. Barth.

Mais dans le domaine de la chirurgie, et pour ce qui a trait à l'hydrocèle laiteuse, nous ne trouvons dans la littérature médicale moderne qu'une seule étude d'ensemble relative à cette question, c'est le mémoire publié, à propos d'une observation personnelle, par M. Le Dentu dans les *Bulletins de la Société de chirurgie* (1884).

Nous avons fait, pour la rédaction de cet article, de nombreux emprunts à ce travail.

Anatomie pathologique. — L'anatomie pathologique de l'hydrocèle graisseuse est assez complexe, en raison des lésions qui peuvent la précéder, l'accompagner ou lui succéder.

Dans les cas les plus simples, il n'y a autre chose à noter que la présence du liquide chyliforme dans la séreuse.

D'autres fois, le scrotum ne conserve pas son aspect normal, il est épaissi, offre à sa surface des bosselures plus ou moins disséminées; il peut aussi être entièrement éléphantiasique et acquiert alors des proportions énormes.

Quelques observateurs ont enfin signalé l'hypertrophie du testicule ou l'engorgement de l'épididyme, coexistant avec l'éléphantiasis diffus ou nœvoïde du scrotum (1).

Mais le caractère pathognomonique de l'hydrocèle laiteuse est l'aspect spécial du liquide épanché et sa constitution chimique.

La quantité de ce liquide est ordinairement la même que dans les autres variétés d'épanchement de la vaginale. Il peut varier dans des limites assez étendues. Il va de 50 grammes à 200 grammes, parfois, mais exceptionnellement, au delà.

Il offre assez grossièrement l'aspect du lait. Il est blanchâtre, opalin, présente à sa surface des gouttelettes graisseuses ou huileuses. Il laisse déposer de petits caillots irréguliers, renfermant quelques globules sanguins.

Sa constitution chimique, non moins que ses propriétés organolepti-

(1) Voir, à ce sujet, un travail tout récent de M. Le Dentu sur l'*hypertrophie éléphantiasique du testicule* chez les individus originaires des pays chauds (*Société de chirurgie*, séance du 2 novembre 1887. — *Bull. et Mém.*, etc., 1887, t. XIII, p. 615).

ques, le rapprochent de la lymphe. Sa densité est de 1022, sa réaction est neutre. Il renferme de l'albumine, de la fibrine spontanément coagulable, beaucoup de graisse et un assez grand nombre d'éléments figurés, des globules blancs et des hématies.

Indépendamment de ces éléments normaux de l'économie, on a signalé également, dans ce liquide, l'existence d'organismes parasitaires à divers états de développement.

Ces parasites appartiennent à la classe des nématodes et ont été désignés par Lewis (de Calcutta), sous le nom de *filaria sanguinis hominis*.

Leur présence n'est pas constante, ainsi que nous le verrons, en étudiant la pathogénie de l'affection; elle n'a été constatée que chez les malades, ayant habité les pays chauds.

Pathogénie. — Le point le plus obscur de l'histoire de l'hydrocèle graisseuse est assurément sa pathogénie.

On verra qu'il en est de même pour les épanchements analogues qui peuvent avoir leur siège, comme nous avons déjà eu occasion de le dire, dans d'autres grandes séreuses de l'économie.

On comprend en effet que, sans insister particulièrement sur ceux-ci, et tout en ayant surtout en vue les collections laiteuses de la vaginale, nous soyons nécessairement conduits à considérer la question dans son ensemble. Quelle que soit la loi qui préside à leur production, la bonne entente du sujet ne peut que gagner au rapprochement de ces faits rares, anatomiquement semblables en apparence.

Deux opinions absolument différentes sur la nature, et, par conséquent, sur l'origine des épanchements dits chyliformes, ont été mises en avant par les auteurs.

Pour les uns, il n'est pas douteux qu'ils ne soient tous, quel que soit leur siège, de provenance lymphatique.

On invoque, à l'appui de cette théorie, non seulement l'apparence physique du liquide, qui est celle du chyle ou de la lymphe, mais surtout les analyses chimiques qui en ont été faites. La parité n'est évidemment pas absolue, mais les ressemblances telles, cependant, que ce fait seul constitue une forte présomption en faveur de cette première hypothèse.

Dans un mémoire récent, M. Straus (1) est venu apporter, dans le débat, un argument nouveau et d'un grand intérêt. Pour établir la relation étroite qui existait, chez son malade, entre le système chylifère

(1) Straus (J.), *Sur un cas d'ascite chyleuse* (*Arch. de physiologie norm. et pathol.* Paris, 1886, 3e série, t. VII, p. 367).

et l'épanchement, cet auteur s'est attaché, au moyen d'une alimentation par les graisses, à modifier la composition du chyle; il put constater que la teneur en matières grasses du liquide épanché subissait des variations simultanées. Il paraissait donc bien évident qu'il devait y avoir, dans ce cas, communication directe entre la cavité séreuse et les vaisseaux chylifères. Le fait fut au reste, comme nous le verrons, constaté par M. Straus, à l'autopsie de son malade.

Toute différente est l'opinion de Guéneau de Mussy, reproduite par Veil, dans une thèse récente (1).

Au lieu d'admettre, comme Straus et comme les anciens auteurs, l'origine lymphatique des épanchements graisseux, Guéneau de Mussy considère ces liquides comme étant le résultat d'une transformation granulo-graisseuse d'un ancien épanchement purulent.

Il est certain qu'un bon nombre d'observations, parmi celles réunies par Veil, Debove, Letulle (2) et d'autres auteurs, semblent pouvoir être interprétées de la sorte.

Aussi comprend-on que, pour les ascites chyliformes du moins, il soit encore impossible de formuler la théorie générale de leur développement. Il semble qu'il soit rationnel d'admettre que l'aspect graisseux d'un épanchement, se produisant dans une des grandes cavités séreuses de l'économie, n'a qu'une valeur symptomatique, et peut être le résultat de processus morbides différents, puisque les deux principales hypothèses pathogéniques, jusqu'ici proposées, comptent chacune, à leur actif, des observations qui paraissent démonstratives.

Cette conclusion est à peu près celle à laquelle arrive M. Debove, qui s'est contenté de recueillir des faits, en rappelant les explications qui en ont été données, sans en accepter aucune, parce qu'aucune n'est absolument satisfaisante.

Il n'en est pas tout à fait de même, si l'on se borne à envisager l'hydrocèle graisseuse, qui forme, en définitive, le principal objet de cette étude.

Pour celle-ci on peut, croyons-nous, sans hésitation, laisser de côté la théorie de Guéneau de Mussy.

La marche spéciale de l'hydrocèle graisseuse, l'ensemble des conditions au milieu desquelles elle se développe, sa fréquence sous certains climats, et surtout la reproduction, facile dans certains cas, du liquide

(1) Veil (F.), *Études sur la pathogénie des ascites chyliformes* (*Thèse de Paris*, 1882, n° 21); et Guéneau de Mussy, *Clinique médicale*. Paris, 1874, in-8°, t. I, p. 658.

(2) Letulle (M.), *Note sur un cas d'épanchement chyliforme du péritoine chez un enfant de huit ans*, etc. (*Revue de médecine*, 1884, p. 722). — *Nouvelle observation d'épanchement chyliforme de l'abdomen chez un enfant* (*ibid.*, 1885, p. 973).

après ponction — circonstance qui ne peut absolument s'expliquer par la transformation granulo-graisseuse d'un ancien épanchement purulent — nous conduisent nécessairement à considérer les épanchements graisseux de la vaginale, comme étant constitués par un liquide morbide très voisin du liquide lymphatique.

Nous croyons, en d'autres termes, que la théorie de l'origine lymphatique de l'épanchement est seule applicable aux observations peu nombreuses d'hydrocèle laiteuse dont nous pouvons disposer.

Ceci admis, nous devons nous demander par quel mécanisme la lymphe peut, en totalité ou en partie, faire issue hors de ses réservoirs naturels.

Deux hypothèses sont, *à priori*, capables de rendre compte de ce fait. On peut supposer, tout d'abord, une rupture d'un tronc lymphatique, donnant lieu à une communication directe entre la séreuse et la cavité des vaisseaux.

On peut encore, et d'une façon peut-être plus plausible, admettre qu'il existe de véritables exsudations lymphatiques, analogues aux exsudations sanguines, et reconnaissant pour cause un ensemble de conditions, semblables à celles qui président à la production des œdèmes.

Examinons, de plus près, ces deux opinions et voyons jusqu'à quel point elles s'adaptent à l'explication des cas qui nous occupent.

Jusqu'à présent, l'existence d'une lymphorragie séreuse *par rupture* ne repose sur aucun fait anatomique probant, si l'on ne considère que la séreuse vaginale.

Tout au plus serait-il permis de rattacher, à un phénomène de cet ordre, les observations d'hydrocèle laiteuse publiées par Hashimoto (1) et Kendall (2).

La tuméfaction avait succédé à un traumatisme du scrotum et l'on put supposer qu'il y avait eu rupture d'un tronc lymphatique; hypothèse dont on n'eut pas la démonstration anatomique, les malades ayant guéri.

Pour les autres séreuses, on connait quelques observations moins discutables.

Tous les auteurs qui se sont occupés de la question citent, à cet égard, les observations de Bass (3) (épanchement chyliforme dans la

(1) Hashimoto (de Tokio), *Galactocèle de la tunique vaginale* (*Annals of Surgery*, 1885, t. II, p. 335).

(2) Kendall (T. M.), *Hydrocele containing milky fluid.* (*Austral. med. Gaz.*, Sydney, 1885, t. IV, p. 249 et *Brit med. journ.*, 10 avril 1885).

(3) Bass, *cité par* Donald Monro [*Essai sur l'hydropisie et ses différentes espèces*, trad. franç. Paris, 1760, in-12, p. 36 (en note)].

plèvre, rupture du canal thoracique), et de Munson (1) (ascite chyleuse, rupture du canal thoracique au niveau du pancréas).

Une lésion analogue a été supposée, mais non établie par l'autopsie, dans les cas de Hoppe-Seyler (2), Wilhelms (péritoine) (3) et Quincke (plèvre) (4).

Plus récemment, Withla (de Belfast) (5) a montré qu'une lésion spontanée (tuberculeuse) du canal thoracique pouvait avoir le même résultat.

L'observation déjà citée de M. Straus est de même ordre. La lésion (cancéreuse) portait sur les vaisseaux chylifères; elle avait eu pour effet la formation de deux fistulettes lymphatiques, mettant en communication directe les vaisseaux chylifères et la séreuse péritonéale.

Il n'est donc pas douteux que les épanchements séreux de la plèvre et du péritoine peuvent résulter de l'ouverture spontanée ou traumatique d'un tronc lymphatique, qui déverse son contenu dans la séreuse.

Le fait, pour la vaginale, peut être considéré comme probable, bien que non encore absolument démontré.

L'épanchement *par exsudation lymphatique*, le second des deux processus dont il a été fait mention plus haut, nous paraît, pour la vaginale du moins, une hypothèse plus acceptable encore. Ce serait même, selon nous, à ce mode d'origine qu'il faudrait peut-être rattacher la plupart des hydrocèles graisseuses.

Il suffit de remarquer, en effet, que, dans la plupart des cas, rien ne permet de songer à une rupture des conduits lymphatiques; on n'a même, pour ainsi dire, jamais constaté la compression des gros troncs, ni aucune lésion apparente de leurs parois.

On est ainsi conduit, pour expliquer la présence, dans la vaginale, d'un liquide semblable à la lymphe, à admettre que les vaisseaux peuvent, dans certaines circonstances qui seront à déterminer, laisser exsuder leur contenu.

La physiologie n'établit-elle pas, au reste, entre les vaisseaux lymphatiques et les vaisseaux sanguins de nombreux points de contact?

(1) Munson, *Rupture du canal thoracique dans un cas d'apoplexie pulmonaire* (*London medical Record*, 1er mai 1873 et *Gazette hebd. de Paris*, 1873, n° 29, p. 470).

(2) Hoppe-Seyler, *Ueber den Ort der Zersetzung von Eiweiss und anderen Nahrstoffen im thierischen Organismus* [*Pflüger's Arch.*, 1873, t. VIII, p. 399 (407)].

(3) Wilhelms, *Platzen des Ductus thoracicus. Erguss von Lymphe in der Bauchhöhle* (*Correspondenzbl. d. ärztl. Ver. in Rheinland*, etc., 1874 et *Centralbl. f. Chir.*, 1874, t. I, n° 36, p. 571. Anal. in *Rev. des sc. médic.*, 1875, t. V, p. 608).

(4) Quincke (H.), *Ueber fetthaltige Transsudate. Hydrops chylosus und Hydrops adiposus* (*Arch. f. klin. Medicin.* 1875, t. XVI, p. 121).

(5) Withla (W.), *Chylous ascites* (*Brit. medic. Journal*, 30 mai 1885, p. 1039).

Pourquoi dès lors ne pas reconnaître que, de même qu'il existe des œdèmes d'origine hématique, il peut se produire des œdèmes d'origine lymphatique?

La réalité d'un tel processus n'a encore été démontrée ni pour la vaginale ni même pour les grandes séreuses; mais elle n'est pas discutable dans d'autres régions, où l'existence des œdèmes lymphatiques est aujourd'hui, grâce en particulier aux travaux de Renaut, absolument reconnue (1).

Renaut a établi que c'est aux œdèmes lymphatiques que doivent être attribués certains éléphantiasis secondaires, ressemblant absolument à l'éléphantiasis, probablement parasitaire, des pays chauds.

Or, nous avons dit qu'aux bourses ces œdèmes éléphantiasiques coexistent parfois avec les épanchements graisseux de la vaginale. C'est même dans l'épaisseur des parois d'un scrotum atteint d'éléphantiasis nœvoïde, que Manson a pu constater la présence du parasite qui joue, comme nous le verrons, un rôle important dans la production de l'hydrocèle graisseuse.

Si l'on adopte notre manière de voir, il sera facile d'expliquer, par la nature même du processus initial, pourquoi le liquide graisseux des épanchements chyliformes, toujours analogue à la lymphe ou au chyle, en diffère cependant par certains points importants; pourquoi, par exemple, il ne contient jamais qu'un très petit nombre d'éléments figurés. Dans l'hypothèse d'une exsudation lymphatique, ce fait, et d'autres de même ordre, sont une conséquence nécessaire du mode de production de la lésion.

Nous arrivons donc, en somme, à cette conclusion que les épanchements graisseux de la vaginale peuvent se produire par deux mécanismes; l'un très rare, la lymphorragie par rupture, l'autre plus commun, l'exsudation lymphatique.

Quelle est la cause déterminante de l'une ou l'autre de ces lésions? C'est le dernier point que nous ayons maintenant à examiner.

Nous avons vu que, parfois, on pourrait rapporter à un traumatisme, prochain ou éloigné, et, par conséquent, à la rupture probable d'un vaisseau lymphatique, le développement de l'hydrocèle graisseuse. Ce cas doit être tout à fait exceptionnel; nous ne trouvons en effet, malgré la fréquence relative des traumatismes du scrotum, que les observations de Hashimoto et de Kendall, relatées plus haut, où cette étiologie puisse être invoquée.

(1) Voy. Renaut (J.), *Recherches anatomiques sur l'érysipèle et les œdèmes de la peau* (*Arch. de physiol. norm. et pathol.* Paris, 1874, 2e série, t. I, p. 234).

Bien mieux établie paraît être l'opinion, d'après laquelle l'altération quelconque, qui tient sous sa dépendance l'épanchement graisseux de la vaginale, — qu'il s'agisse d'une perforation véritable des vaisseaux, ou d'un simple trouble circulatoire — doit être rattachée à la présence, dans les voies lymphatiques, d'un parasite, la *Filaria sanguinis hominis*, dont la présence a été signalée, comme nous l'avons vu plus haut, dans le liquide de l'hydrocèle graisseuse.

La fréquence, dans les pays chauds, de certaines lésions du système lymphatique, la chylurie, l'éléphantiasis, le craw-craw, etc., qui peuvent coïncider avec l'hydrocèle graisseuse, avait depuis longtemps fait naître l'idée de leur origine parasitaire.

La démonstration du fait a été donnée, pour la chylurie, presque en même temps, par Wucherer au Brésil (1) et par Lewis ; pour les lymphangites exsudatives d'autre nature, par Salisbury, dans l'Amérique du Nord, par Spencer Cobbold à Port-Natal, par Crevaux à la Guadeloupe. Ces auteurs avaient en effet rencontré, soit dans l'urine des chyluriques, soit dans les lymphorragies cutanées, un parasite spécial.

Manson, à qui l'on doit les premières observations à ce sujet, a été aussi le premier à montrer que l'hydrocèle graisseuse pouvait avoir la même origine que les affections, que nous énumérions plus haut.

Il signalait, en effet, la présence du parasite de Wucherer dans le liquide, s'écoulant à la surface des bourses, chez un malade, atteint à la fois d'éléphantiasis nœvoïde du scrotum et d'hydrocèle graisseuse.

Presque en même temps que lui un médecin australien, Bancroft, découvrait la filaire adulte *in situ*, dans le liquide provenant d'une hydrocèle du cordon.

Depuis cette époque, d'autres observations sont venues appuyer les faits signalés par Manson et par Bancroft (2).

Le nombre des cas publiés est encore peu considérable. Malgré cela, la concordance des résultats est assez grande, pour qu'on puisse considérer, comme demontrée, l'origine parasitaire des hydrocèles graisseuses des pays chauds.

Nous devons encore signaler spécialement les recherches de M. Pedro de Magalhaës (de Bahia) et celles de Le Dentu, qui ont coordonné

(1) Wucherer (O.), *Découverte d'un nouvel entozoaire dans un cas de chylurie.* (*Gaz. med. de Bahia*, 15 décembre 1868.) — Pour plus de détails sur ces faits intéressants, que nous ne pouvons qu'indiquer sommairement, nous renvoyons aux mémoires de Barth et de Le Dentu et aux autres travaux cités dans notre *Index bibliographique*.

(2) La présence de la filaire a été constatée, notamment, par M. Le Dentu dans le liquide de l'hydrocèle graisseuse, dont il a présenté l'observation à la Société de chirurgie.

et réuni les faits anciens et poursuivi, en le complétant, le travail de Manson.

Grâce à tous ces auteurs, on connaît aujourd'hui les principales particularités de l'existence du parasite, son mode de migration, son habitat familier à l'état embryonnaire ou adulte.

On sait que ce nématode, vivant dans l'eau des marais, peut s'introduire dans le corps humain de deux manières, soit par contagion directe, soit, plus fréquemment, par l'intermédiaire des moustiques et de leurs piqûres.

Manson a pu, en effet, constater que les moustiques contenaient, en quantité considérable, des embryons de filaires et expliquer, par là, leur rôle dans la contagion.

Parvenus dans le corps de l'homme, ces œufs passent par les phases habituelles de leur développement, se transforment en scolex, puis en individus adultes qui se reproduisent et émigrent.

Pendant la période de veille, ils se fixent plus spécialement dans le système lymphatique qui paraît être leur lieu d'élection, mais, pendant le sommeil, ils semblent se réfugier dans le système des vaisseaux sanguins. On peut dès lors, comme l'a fait Manson, constater directement, par l'examen du sang, la présence du parasite.

La connaissance de tous ces faits est venu jeter un grand jour sur la pathogénie si obscure des épanchements chyliformes.

La présence d'amas de parasites, directement constatée par Manson, Bancroft et d'autres, dans les vaisseaux lymphatiques du scrotum, explique la compression et l'oblitération de ces troncs, l'apparition de l'éléphantiasis nœvoïde, et permet de comprendre le mécanisme de la perforation des vaisseaux ou de l'exsudation du liquide lymphatique, en totalité et en partie, hors de ses réservoirs naturels.

Signes et diagnostic. — La symptomatologie de l'hydrocèle graisseuse est sensiblement la même que celle de l'hydrocèle vulgaire. L'augmentation de volume des bourses, l'apparence piriforme de la tumeur, la sensation de fluctuation qu'elle donne, l'intégrité de la peau, sont des signes communs à toute variété d'épanchement dans la vaginale. Mais tandis que, dans les collections purement séreuses, la transparence du liquide est la règle, on ne trouve, au contraire, dans l'hydrocèle laiteuse qu'une transparence obscure, douteuse, mais plus nette cependant que dans l'hématocèle (Le Dentu).

L'affection se développe, le plus souvent, peu à peu, d'une manière lente et insidieuse, sans prodrômes, sans phénomènes douloureux, sauf peut-être un peu de gêne de la marche. Il n'y a là encore rien de caractéristique.

Plus important, pour le diagnostic, est le fait que l'épanchement est souvent double et symétrique. On tiendra compte aussi de la coïncidence, non constante il est vrai, mais d'un grand secours quand elle existe, de l'épaississement éléphantiasique du scrotum, à forme diffuse ou nævoïde, ou d'un engorgement indolent et assez considérable du testicule et de l'épididyme.

A fortiori, l'existence concomitante d'une chylurie, d'un éléphantiasis des membres, de l'affection connue dans les pays intertropicaux sous le nom de craw-craw, éclairerait-elle singulièrement la situation.

Malgré tout, le *diagnostic* demeure en général très difficile, et l'affection ne peut le plus souvent qu'être soupçonnée.

On se base, pour le poser, sur des présomptions, qui résultent soit du séjour antérieur du malade dans les pays chauds, soit, comme nous venons de le dire, de l'existence de lésions concomitantes, pouvant être rattachées à une origine commune.

Le seul procédé certain pour se mettre à l'abri d'erreurs, bien pardonnables d'ailleurs, consiste à pratiquer, dans les cas douteux, une ponction exploratrice, qui mettra évidemment fin à toute incertitude.

Pronostic. — L'hydrocèle graisseuse n'est pas, par elle-même, une affection grave.

Elle peut se terminer par la guérison, ainsi qu'en témoignent les observations de Magalhaës et de Le Dentu.

Souvent, cependant elle s'est montrée rebelle au traitement et sujette à récidive.

On tiendra compte aussi de la présence, dans le sang, d'un parasite qui a pu être la cause de l'épanchement vaginal et pourrait provoquer ailleurs d'autres troubles de même ordre.

L'existence d'un éléphantiasis du scrotum, ou d'un engorgement notable du testicule, est évidemment aussi de nature à assombrir le pronostic.

Traitement. — On a utilisé, pour le traitement de l'hydrocèle graisseuse, les moyens divers par lesquels on combat d'ordinaire les épanchements séreux en général.

Comme pour ces derniers, la ponction simple est le plus souvent insuffisante. Elle peut cependant, comme dans le fait déjà cité de Kendall, avoir pour effet de transformer l'épanchement graisseux en épanchement séreux ; le liquide, à une troisième ponction, avait le caractère de celui d'une hydrocèle ordinaire. Ce cas, évidemment favorable, est absolument exceptionnel.

La ponction suivie d'injection iodée a donné un succès complet à M. Le Dentu, un demi-succès à Hashimoto.

Magalhaës préfèra avoir recours à une injection de glycérine, espérant sans doute, par là, détruire plus sûrement le parasite, auteur du mal. L'hydrocèle était double; d'un côté le liquide se reproduisit avec les filaires, mais de l'autre la guérison fut obtenue.

Ajoutons enfin que l'incision et le drainage de la poche ont été récemment employés avec succès par Davies (1).

En somme, les principes généraux, que nous avons formulés à propos du traitement de l'hydrocèle commune, trouvent ici encore leur application. Les moyens simples ont donné des succès, on les mettra tout d'abord en usage; s'ils échouent, on s'adressera à un procédé plus radical. Peut-être dans l'hydrocèle d'origine parasitaire, en raison de la dilatation réelle ou supposée des voies lymphatiques, l'incision devrait-elle, plus encore que dans l'hydrocèle vulgaire, être considérée comme une ressource extrême, qui ne saurait être employée, sans une indication formelle.

L'origine parasitaire de l'épanchement a pu aussi faire naître la pensée d'un traitement général, destiné à détruire le parasite dans le système circulatoire. Mais, jusqu'à présent, toutes les substances, conseillées dans ce but, n'ont eu aucun succès.

§ 2. — Vaginalite chronique hémorrhagique. Hématocèle.

Nous avons déjà eu, à deux reprises, occasion de signaler l'existence d'épanchements sanguins, se faisant dans la cavité vaginale; une première fois, à propos des traumatismes qui atteignent la glande séminale et ses enveloppes (*hématocèle traumatique vraie*); une seconde fois, en traitant des complications de l'hydrocèle (*hydro-hématocèle traumatique*). Dans les deux cas, l'épanchement succède à un traumatisme direct ou à un effort violent; dans tous deux aussi, la source de l'hémorrhagie est ordinairement extra-vaginale.

C'est de faits d'un tout autre ordre qu'il doit être question ici.

Non que le traumatisme ne joue aucun rôle dans la production de cette nouvelle variété d'hématocèle. Bien au contraire, comme nous

(1) Davies (S.), *A case of milky hydrocele* (*Brit. med. Journ.*, 20 juin 1885, t. I, p. 1245).

le verrons, c'est très souvent à la suite d'une violence extérieure agissant sur les bourses que l'épanchement de sang se manifeste. Mais, pour que cet effet se produise, une condition préalable est nécessaire; il faut que la tunique vaginale présente un état pathologique qui la prépare, pour ainsi dire, à subir l'action du traumatisme.

L'hémorrhagie se lie donc à une altération de la vaginale; c'est dans les lésions dont elle est le siège et non, comme précédemment, en dehors d'elle, qu'il faut en chercher l'origine réelle.

La nature de ces lésions est bien connue, nul ne conteste aujourd'hui qu'elles sont d'ordre inflammatoire. La forme qu'elles revêtent explique suffisamment la production de l'épanchement sanguin dont elles s'accompagnent.

Il s'agit là, au reste, d'un cas de pathologie générale sur lequel la discussion n'est plus possible. Il est universellement reconnu, en effet, qu'un des résultats les plus constants de l'inflammation chronique des séreuses est le dépôt à leur surface interne, en couches superposées, de néo-membranes, qui, minces d'abord, s'épaississent peu à peu, s'organisent et deviennent vasculaires. Les parois des vaisseaux nouveaux qui les parcourent, exclusivement formées de tissu embryonnaire, sont fines et friables et se déchirent aisément. La cause la plus légère, quelquefois même un simple mouvement congestif suffit à déterminer cette rupture. Il en résulte une hémorrhagie qui, lorsqu'elle est limitée, ne se manifeste que sous forme de petits foyers apoplectiques contenus dans l'épaisseur de l'exsudat; si elle est plus considérable, le sang se fait jour dans la cavité séreuse et s'y accumule. Bien plus souvent, il se mêle au liquide déjà épanché et en change le caractère; la collection, de séreuse qu'elle était, devient hémorrhagique.

On sait que la pleurésie, la péricardite, la péritonite hémorrhagiques, la méningite hémorrhagique (pachyméningite) se produisent d'après ce mécanisme.

La tunique vaginale enflammée n'échappe pas à cette loi générale. La substitution, par cette voie, d'une hématocèle à une inflammation pseudo-membraneuse y est même fréquente. C'est au professeur Gosselin que l'on doit la démonstration de ce fait. Il a le premier établi que l'hématocèle vaginale n'était autre qu'une vaginalite hémorrhagique. Son opinion, à cet égard, est aujourd'hui communément admise. Elle justifie, comme nous avons déjà eu occasion de le dire, la place que nous donnons, parmi les inflammations de la vaginale, à l'étude de l'affection connue sous le nom d'hématocèle vaginale spontanée.

Gosselin n'a pas créé, de toutes pièces, la doctrine qu'il défendait. Quelques auteurs, avant lui, Boyer, en particulier, avaient su distinguer à la fois, de l'hydrocèle simple et de l'hématocèle traumatique, certaines *tumeurs improprement appelées sarcocèles*, se caractérisant par l'épaississement considérable de la séreuse et la nature du liquide contenu ; d'autres encore avaient constaté le fait d'une collection sanguine se faisant dans une vaginale à parois épaisses. Mais aucun n'avait vu le lien étroit qui rattachait l'épanchement sanguin à l'épaississement de la vaginale ; aucun n'avait compris qu'il s'agissait là d'une affection nettement définie, d'origine manifestement inflammatoire, à laquelle s'appliquait une thérapeutique particulière, double point de vue que Gosselin a eu le mérite de mettre en évidence (1).

On comprend, d'après ce qui précède, que pour être logiques, nous devrions, renonçant au mot *hématocèle*, qui prête à confusion, réserver à l'affection dont nous allons faire l'étude, le nom, plus exact, de *vaginalite chronique hémorrhagique*, que l'on a pu, du reste, lire en tête de ce chapitre. Nous avons préféré, au cours de notre description, nous conformer, comme pour l'hydrocèle, à l'usage courant, et ne point rompre, pour une question de forme, avec une tradition, à certains égards, respectable. Il nous suffit d'avoir précisé ce que les mots veulent dire.

Anatomie pathologique. — Nous étudierons successivement les altérations de la paroi de l'hématocèle — la nature, les qualités physiques et chimiques des parties contenues — enfin l'état du testicule et de l'épididyme, et les changements de situation que ces organes ont pu subir.

1. Paroi. — a. *Caractères macroscopiques.* — Lorsque l'on a occasion, sur le vivant ou sur le cadavre, d'inciser une hématocèle déjà ancienne, on est frappé de l'épaisseur souvent considérable de ses parois. Cette disposition s'explique par une altération de la vaginale elle-même, devenue dense et fibreuse, mais surtout par la présence d'une fausse membrane, qui double la séreuse testiculaire dans toute son étendue, aussi bien dans sa partie pariétale qu'au niveau de la glande.

L'épaisseur de cette néo-membrane varie. Dans les cas extrêmes elle peut arriver à mesurer 2 et 3 centimètres, quelquefois même davantage. Elle est toujours beaucoup plus épaisse sur les parois des

(1) On consultera avec intérêt sur cette question d'historique les indications réunies par Gosselin dans son mémoire, par Jamain dans sa thèse d'agrégation, et l'excellent exposé qu'en a présenté M. Reclus, dans son article HÉMATOCÈLE, du *Dictionnaire encyclopédique*, paru pendant que ces lignes étaient sous presse.

bourses qu'à la surface du testicule. Elle paraît même quelquefois faire complètement défaut sur la glande, ou n'y être représentée que par une mince couche de fibrine. Elle semble constituée par une série de couches superposées ; celles-ci sont cependant toujours plus ou moins fusionnées entre elles, si bien qu'il est presque impossible de les détacher les unes des autres en une lame continue.

On découvre habituellement entre elles et dans leur épaisseur des foyers sanguins, véritables noyaux apoplectiques, de volume variable, dont le contenu est à des degrés divers de régression ; tantôt ils

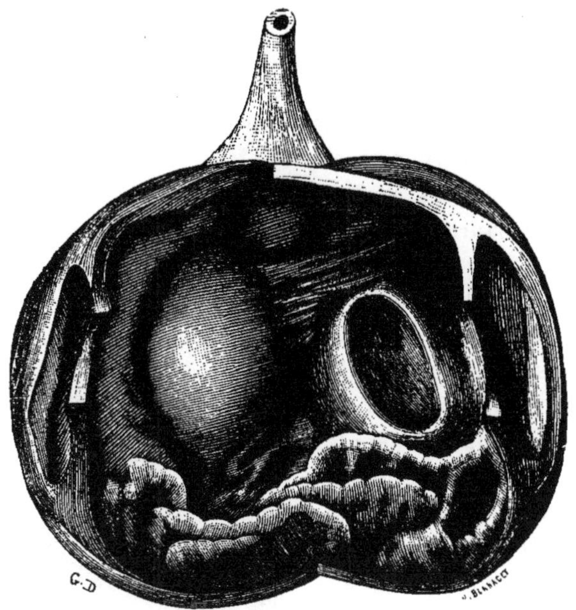

Fig. 20. — Hématocèle vaginale (obs. personnelle).

ne renferment que du sang pur récemment épanché, tantôt une bouillie athéromateuse, formée de granulations graisseuses et de pigment sanguin.

Lorsque ces foyers sanguins sont très rapprochés de la face interne de la néo-membrane, ils ne sont séparés de la cavité vaginale que par une lame très mince, qui cède facilement, sous l'influence d'un nouvel épanchement, ou à la suite d'un traumatisme léger. Leur contenu se mêle au liquide que renferme déjà la poche sanguine ; certaines augmentations subites du volume de la tumeur ne reconnaissent pas d'autre cause. Cette rupture de foyers pariétaux a souvent été constatée, au cours de l'opération d'une hématocèle par incision (Gosselin).

Lorsque ces foyers occupent, au contraire, la partie externe des néo-membranes, les épanchements nouveaux dont ils sont parfois le siège peuvent se manifester à l'extérieur, sous forme de bosselures, appréciables au palper, qui altèrent la configuration de la tumeur, et obscurcissent le diagnostic, comme nous le verrons, plutôt qu'elles ne lui viennent en aide.

La surface interne de la néo-membrane est irrégulière, bosselée, tomenteuse. Elle présente souvent une coloration foncée, d'un brun rougeâtre, due à son contact avec le liquide contenu. On trouve parfois des tractus fibro-celluleux, allant de l'une des parois à l'autre; ces brides peuvent être assez étendues, pour former des cloisons incomplètes qui limitent des loges irrégulières, communiquant largement entre elles.

Ces caractères physiques de la fausse membrane sont ceux qu'elle présente dans les cas typiques, en quelque sorte classiques, de l'affection. On ne saurait, par là, avoir une idée complète des lésions si variables de l'hématocèle.

Il est possible, en effet, de trouver dans la vaginale des épanchements sanguins, d'origine récente, à marche rapide, dans lesquels l'altération des parois est beaucoup moins manifeste; et d'autres, au contraire, où l'ancienneté de l'affection entraîne des modifications profondes de la poche.

Ces variations ont conduit Gosselin à établir une division de l'hématocèle en trois degrés, basée sur les différences d'épaisseur et de consistance de la membrane, division qui est devenue classique.

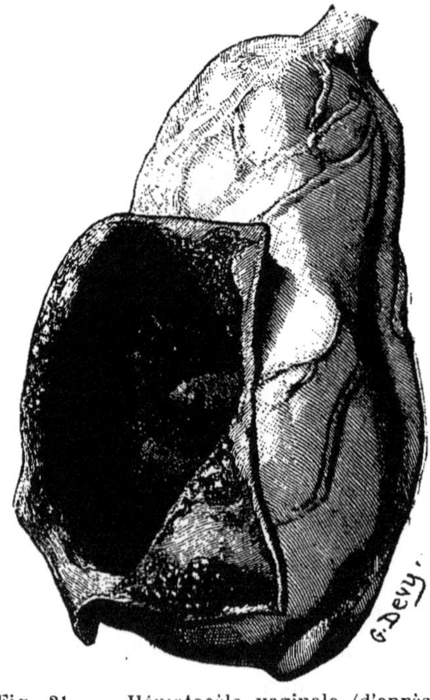

Fig. 21. — Hématocèle vaginale (d'après le modèle en cire d'une pièce de Dupuytren. Musée Dupuytren, n° 482).

Dans un premier degré, l'épaisseur de la fausse membrane ne dépasse pas 1 à 2 millimètres; elle est souple et flexible. La vaginale est peu ou point modifiée; elle est simplement plus vascularisée qu'à l'état normal, et ne présente avec la couche déposée à sa surface qu'une très faible adhérence. Le tout forme une poche, non rigide, capable de s'affaisser sur elle-même, après évacuation du liquide.

Dans un second degré, la membrane atteint 3, 4, 5 millimètres et plus; elle est peu flexible et s'affaisse difficilement. Elle ne cesse d'ailleurs d'augmenter d'épaisseur et de dureté, et finit par former, avec la vaginale sous-jacente, qui s'épaissit elle-même, un sac fibreux rigide, ou, du moins, difficilement dépressible. Ainsi se trouve réalisé le type que nous avions tout à l'heure plus particulièrement en vue (fig. 20).

Plus tard enfin, à mesure que le mal se prolonge, de nouvelles modifications se produisent. Il est fréquent de voir, dans les vieilles hématocèles, la fausse membrane prendre, par places, ou dans la plus grande partie de son étendue, les caractères extérieurs du cartilage. Ces îlots cartilaginiformes deviennent à la longue calcaires. Il peut arriver, en pareil cas, que la cavité soit tout entière limitée par une paroi solide qui a l'apparence d'une coque osseuse. C'est le troisième degré de Gosselin.

Si une transformation aussi générale n'est pas fréquente, il est, du moins, habituel de trouver, dans l'épaisseur de la néo-membrane, des plaques cartilagineuses ou calcaires isolées.

Ces distinctions souvent appréciables en clinique, ont, pour la thérapeutique de l'affection, une réelle importance.

b. *Caractères microscopiques et mode de formation.* — L'étude histologique des lésions, dont nous venons de décrire l'aspect à l'œil nu, montre que la texture de la fausse-membrane diffère suivant son âge et suivant son épaisseur.

Au début, on n'y trouve que de la fibrine, des cellules épithéliales plus ou moins transformées par l'inflammation, et de nombreux globules blancs. La fibrine est ordinairement disposée en un réseau irrégulier, limitant des alvéoles qui contiennent les cellules. Souvent déjà, on rencontre, par places, de petits foyers contenant des globules sanguins ou des granulations pigmentaires avec des cristaux d'hématoïdine, les unes et les autres provenant de l'altération régressive des globules rouges.

La fausse membrane n'est encore, on le voit, qu'un simple caillot fibrineux déposé à la surface interne de la séreuse.

Bientôt elle devient le siège d'un véritable travail d'organisation. Elle est, alors, surtout constituée par du tissu conjonctif jeune et des vaisseaux, mais peut, cependant, acquérir déjà une épaisseur considérable. Les vaisseaux de formation nouvelle qui la parcourent sont embryonnaires; leurs parois, mal soutenues par le tissu, embryonnaire lui-même, dans lequel ils sont plongés, se rompent avec la plus grande facilité. Aussi les foyers sanguins, renfermant du sang plus ou moins altéré, sont-ils, à cette période, constants, souvent nombreux et considérables.

Dans une dernière phase de développement, le tissu embryonnaire passe à l'état adulte et devient tissu conjonctif vrai. La fausse membrane a pris l'aspect et la résistance d'un tissu fibreux plus ou moins dense. Dans les couches les plus extérieures, cette évolution est toujours plus accentuée. Les vaisseaux y deviennent moins abondants, mais restent à l'état de capillaires à parois minces.

La transformation cartilagineuse et calcaire de la fausse membrane n'est qu'un accident possible de ce travail d'organisation. En certains points la prolifération conjonctive est telle qu'elle donne lieu à la formation de plaques épaisses, constituées par des couches de tissu fibreux superposées. Les noyaux cartilaginiformes sont un degré plus avancé de ces plaques; les vaisseaux, à leur niveau, sont rares ou absents, aussi est-il fréquent de les voir s'infiltrer de sels calcaires. Lorsque cette transformation se produit sur une grande étendue, ou sur divers points qui finissent par se réunir pour former une surface continue, la paroi de l'hématocèle forme la coque calcaire, d'apparence osseuse, qui a été décrite plus haut.

Ces modifications diverses ne s'accomplissent pas, à la fois, dans toute l'épaisseur de la néo-membrane.

La couche qui est immédiatement appliquée contre la séreuse en a été, tout d'abord, le siège. Elle devient elle-même le point de départ d'une nouvelle coagulation fibrineuse, qui subit, à son tour, la même transformation, pendant qu'à la surface interne se forme tôt ou tard un troisième dépôt fibrineux.

Plus la maladie se prolonge, plus la membrane s'épaissit par l'adjonction successive de nouvelles couches de fibrine, qui s'organisent tour à tour. Des îlots de fibrine interposés marquent souvent les étages de cette stratification.

Un travail parallèle s'accomplit, en même temps, dans la séreuse ou mieux dans le tissu conjonctif qui la double. Ce tissu, dans sa partie la plus interne, celle qui confine à la néo-membrane, se vascularise et donne naissance à des bourgeons qui se portent du côté de la fausse membrane, tandis qu'inversement les vaisseaux de celle-ci tendent à pénétrer dans la vaginale. Ces communications vasculaires finissent par établir, entre les deux parties, des connexions plus ou moins intimes.

Cette union n'existe pas dès le début. Pendant longtemps, la fausse-membrane est simplement appliquée sur la séreuse. Le revêtement épithélial de celle-ci, conservé par places, permet de reconnaître, au microscope, l'intervalle qui les sépare. Plus tard cette distinction devient moins facile ; cependant la couche élastique superficielle, qui n'est ordinairement pas détruite sur toute son étendue, indique encore la situation de la séreuse.

En même temps que la vaginale se vascularise, elle s'épaissit, par prolifération du tissu conjonctif sous-jacent ; elle subit, à la longue, une véritable transformation fibreuse, et peut même devenir, comme la fausse membrane, cartilagineuse et calcaire.

La fausse membrane ne forme donc pas à elle seule, au moins dans les cas anciens, la paroi propre de l'hématocèle ; la vaginale épaissie entre toujours, pour une part plus ou moins importante, dans la constitution de la poche.

Il résulte de ce qui précède, que la *décortication* de la fausse membrane, bonne méthode de traitement de l'hématocèle, aux premières périodes de l'affection, peut devenir assez rapidement impossible, ou, du moins, qu'il peut être souvent difficile de la limiter à la membrane seule. Dans un cas que l'un de nous a eu occasion d'observer, et où l'opération avait paru marcher à souhait, nous avons pu établir, par l'examen microscopique, que le lambeau décollé comprenait la paroi propre de l'hématocèle tout entière, c'est-à-dire la néo-membrane et la tunique vaginale épaissie ; le décollement s'était fait au niveau des couches encore intactes du tissu sous-séreux.

On a depuis longtemps fait remarquer que cette décortication, alors même qu'elle se fait assez aisément, sur presque toute l'étendue de la poche, échoue ou ne réussit que très imparfaitement au niveau du testicule. En ce point, la néo-membrane est à la fois plus mince et plus adhérente ; il est presque impossible de parvenir à la détacher autrement que par petits fragments.

La connaissance du mode de formation de la paroi membraneuse de l'hématocèle rend bien compte de ce fait.

Nous avons vu que lorsque la séreuse s'épaissit, c'est principalement dans le tissu conjonctif qui la double que se passent les phénomènes de prolifération qui aboutissent à la transformation de la vaginale en une lame dense et fibreuse, d'une épaisseur qui varie avec l'ancienneté de l'affection.

Or, ce tissu faisant presque complètement défaut autour de la glande, la vaginale étant réduite, en ce point, à une simple couche épithéliale, il est clair que la séreuse ne prendra que peu ou point part à la constitution du sac membraneux, que celui-ci sera, à ce niveau, nécessairement moins épais et ne se laissera que difficilement enlever d'une seule pièce.

On peut ajouter que, l'albuginée formant au testicule une enveloppe hermétique, le système vasculaire, sanguin et lymphatique, de la glande ne peut participer au travail de prolifération qui se produit dans son voisinage ; circonstance à elle seule suffisante pour expliquer que la séreuse testiculaire demeure relativement indifférente.

Les conditions sont tout autres au niveau de l'épididyme. Ici le tissu sous-séreux reparaît, la vaginale reprend, pour ainsi dire, une existence propre ; on sait de plus qu'il existe, entre les vaisseaux de l'épididyme et ceux qui l'avoisinent, des connexions multiples. De là résulte qu'en ce point les dépôts fibrineux sont plus nombreux, qu'ils s'organisent plus vite, et entrent promptement en relation intime avec la séreuse, qui s'épaissit elle-même et se vascularise de bonne heure. Mince et adhérente sur le testicule, l'enveloppe membraneuse de l'hématocèle est sur l'épididyme épaisse et plus facile à détacher.

2. Contenu. — Le contenu de l'hématocèle vaginale est ou du sang plus ou moins altéré ou un mélange de sang et de sérosité. Sa coloration et sa consistance varient sensiblement, suivant les cas.

Ce peut être un liquide limpide, très fluide, de couleur rosée ou de teinte plus foncée et franchement sanguine ; la sérosité est alors abondante. La coloration sera d'autant plus intense que la proportion de sang mélangé sera plus forte.

Lorsque celui-ci arrive à former la majeure partie de l'épanchement, la couleur et la consistance du liquide se modifient considérablement. Il prend un aspect noirâtre, qui l'a fait comparer à du chocolat ou à de la suie délayée, en même temps il devient épais et comme sirupeux. On trouve parfois, à l'ouverture de la tumeur, un magma gélatineux noirâtre, ou une masse boueuse, foncée, demi-solide.

Ces divers aspects sont dus aux altérations du sang épanché et à la résorption de sa partie liquide.

Le sang se rencontre encore dans l'hématocèle à l'état de caillots, soit libres et nageant dans un liquide sanguin, soit légèrement adhérents aux parois. Leur apparence est variable : tantôt fibrineux et décolorés, tantôt mous, s'écrasant facilement et de couleur noirâtre, ils sont parfois aréolaires et peuvent même présenter, dans leur intérieur, de véritables cavités kystiques, remplies de liquide ou d'une boue sanguinolente ; ils ressemblent alors à ces caillots fibrineux, ramollis au centre, que l'on observe fréquemment dans certaines formes d'endocardite.

On a signalé, et nous avons observé nous-mêmes, une apparence toute spéciale du contenu de l'hématocèle, qu'il importe de bien connaître. Dans un liquide brun peu abondant est, comme suspendue, une substance fibrillaire, de même couleur, qui, par la traction, se laisse résoudre en fibrilles assez longues, isolées, simulant au premier abord des tubes testiculaires. A un examen superficiel, on pourrait croire que l'on est en présence de la glande séminale dont les tubes se laissent étirer. Il est ordinairement facile de reconnaître que ce tissu fibrillaire n'est, en réalité, constitué que par de la fibrine, dont les filaments, au lieu de s'agglutiner entre eux, sont restés libres et isolés dans le liquide.

Il n'est pas rare, lorsque l'affection date de longtemps, de trouver de la cholestérine, sous forme de paillettes qui se réunissent à la surface du liquide, lorsqu'on le laisse séjourner dans un vase. Elle peut être tellement abondante qu'elle donne à l'épanchement un aspect brillant tout particulier. Dans un cas rapporté par Curling, on découvrit dans la poche une masse relativement volumineuse, dense, de couleur brunâtre, presque exclusivement composée de cristaux de cholestérine.

Dans les mêmes conditions, c'est-à-dire dans les hématocèles anciennes, le liquide contenu est parfois complètement décoloré, ou n'a conservé qu'une teinte bistrée ; la matière colorante s'étant déposée sur la paroi interne de la poche.

Il faut savoir enfin que, dans certains cas, assez rares il est vrai, une vaginale qui présente d'ailleurs, sur ses parois, toutes les lésions de l'hématocèle, dont on a même, à une première ponction, retiré du sang, peut cependant, lorsqu'on l'incise, ne renfermer qu'un liquide séreux et transparent. Le fait n'a rien d'absolument extraordinaire, et qui ne concorde avec la conception, actuellement reçue, de l'hématocèle. Celle-ci n'étant, en réalité, qu'une vaginalite chronique, on comprend que l'épanchement dont elle s'accompagne puisse n'être formé que de sérosité ; la présence du sang dans la cavité n'est qu'un accident qui peut, à la rigueur, faire défaut.

L'examen *microscopique* du liquide de l'hématocèle permet de reconnaître que la fibrine et les globules sanguins ont subi des altérations, qui sont en rapport avec l'ancienneté de l'épanchement et son apparence extérieure. Les globules rouges se conservent, pendant un certain temps, sans grande modification ; puis ils disparaissent, après avoir passé par l'état granuleux. Leur matière colorante se retrouve sous forme de cristaux d'hématoïdine ou de granulations pigmentaires.

Les autres particules solides que l'on découvre dans le champ du microscope sont des granulations de fibrine, des cellules épithéliales altérées, des globules blancs, de la graisse et des noyaux de caractère indéterminé.

Nous empruntons au traité de Pitha et Billroth l'*analyse chimique* des liquides de l'hématocèle, faite par Bœdecker (1). Cette recherche a été rarement faite et ne présente, du reste, aucun intérêt particulier. Le liquide était brun jaunâtre, gélatineux ; sa quantité de 640 centimètres cubes ; son poids spécifique 1011 ; sa réaction légèrement alcaline. On y trouvait de la cystine, de l'urée, du sucre, du chlorure de sodium (0,684 p. 100), de la leucine, de la glutine, de la paralbumine et des albuminates de soude (albumine 1,90 p. 100).

Ajoutons enfin que la cavité de l'hématocèle contient parfois des gaz, dont on s'explique mal le mode de formation. Ils sont toujours en quantité médiocre et n'ont jamais été constatés qu'à l'ouverture de la poche sur le vivant (2).

3. Testicule et épididyme. — a. *Situation.* — Le testicule conserve ordinairement sa position et ses rapports normaux. Il arrive souvent cependant qu'il se dissimule dans la paroi de l'hématocèle, au point qu'on peut avoir quelque peine à le découvrir.

Sans que les choses aillent à ce point, il est habituel que la saillie qu'il doit former dans la vaginale distendue soit moins nette que dans l'hydrocèle.

Ce fait s'explique aisément si l'on tient compte de la disposition de la séreuse et du tissu sous-séreux, par rapport aux diverses parties de l'appareil testiculaire.

Nous avons déjà rappelé qu'au niveau de l'épididyme et de la partie attenante du testicule le feuillet viscéral de la vaginale est doublé d'un tissu cellulaire plus ou moins lâche qui s'épaissit par l'inflammation ; on sait de plus que c'est au niveau des culs-de-sacs péri-épididymaires de la séreuse que les fausses membranes de la vaginalite

(1) Bœdecker, cité par Kocher, *loc. cit.*, p. 143.

(2) Voir les observations de Allin (Ch. M.), *A peculiar case of hæmatocele* (*Amer. Journ. of med. sciences*, janv. 1866) et de Bouilly (G.), *Gaz. méd. de Paris*, 1880, 6e s., t. I, p. 477.

chronique se forment avec la plus grande abondance; on comprend donc que l'épididyme, perdu dans les épaississements inflammatoires, ne fasse, dans la cavité de l'hématocèle, aucun relief appréciable. Il en est de même, et pour la même raison, de la partie voisine de la glande.

Le bord convexe du testicule, au contraire, et une portion des deux faces latérales, qui sont recouvertes par la séreuse sans interposition de tissu sous-séreux, demeurent libres et proéminent à la face interne de la poche, masquées seulement par la fausse membrane, habituellement peu épaisse à ce niveau. Cette saillie est, cependant, toujours peu considérable (fig. 19).

Dans les hématocèles anciennes, soit que l'épaississement périphérique s'étende de plus en plus sur la glande, soit que les fausses membranes aient acquis une épaisseur et une densité notables, soit encore que le testicule, par suite de l'épanchement, ait subi un certain degré de compression qui l'affaisse, il arrivera, comme nous le disions plus haut, qu'aucun relief ne marquera plus la place de l'appareil testiculaire. Ce n'est que par une dissection attentive que l'on découvrira, au niveau de la partie la plus épaisse de la coque, le testicule et son canal excréteur, emprisonnés dans des amas fibreux et pseudo-membraneux, qui le dérobaient complètement à la vue.

Nous avons pu étudier un fait de ce genre qui était absolument caractéristique.

Cette disposition a pu faire croire à certains auteurs que, dans les vieilles hématocèles, le testicule, refoulé et comprimé par les fausses membranes, s'atrophiait et pouvait même disparaître complètement. Il n'existe aucun fait authentique, à l'appui de cette assertion. Toujours, lorsqu'on l'a cherchée avec soin, on est parvenu à découvrir, dans l'épaisseur de la poche, la glande, ayant à peu près conservé son volume normal, ou légèrement aplatie.

b. *Lésions.* — Est-ce à dire que le testicule ne subisse, dans ses éléments constituants aucune espèce d'altération? Nous sommes loin de le croire. Gosselin a insisté sur l'apparence particulière que présente souvent à la coupe la glande séminale, dans les hématocèles anciennes. Le parenchyme était pâle et flasque et semblait peu vasculaire ; il présentait, en un mot, les caractères de l'état anatomique décrit par cet auteur, sous le nom d'*anémie testiculaire*.

Il est, en effet, permis de penser que le testicule ne peut occuper la situation que nous avons dite, sans que, par suite de la gêne de la circulation qui en résulte, les échanges nutritifs ne soient notablement entravés. La glande souffre et fonctionne moins activement.

Aussi, dans les canaux excréteurs des testicules ainsi comprimés, Gosselin a-t-il toujours constaté une diminution considérable, quelquefois une absence complète de spermatozoïdes.

Mais il ne s'agirait pas là, pour cet auteur, d'une lésion irrémédiable. Il admettait que le testicule, débarrassé des fausses membranes et du liquide qui l'entourent, peut reprendre son fonctionnement normal. Aussi considérait-il la décortication de la fausse membrane comme devant être le procédé de choix, dans le traitement de l'hématocèle.

Il est certain que Gosselin a été trop loin, en affirmant l'intégrité relative et presque constante du parenchyme testiculaire dans l'hématocèle. L'examen microscopique, qui seul pourrait fournir, sur ce point, des renseignements précis, n'a malheureusement pas toujours été fait avec tout le soin désirable.

Il résulte cependant déjà, de deux faits brièvement rapportés par Kocher, que les lésions peuvent être considérables; dans un cas, la glande était traversée, en tous sens, par de nombreux faisceaux de tissu conjonctif; dans l'autre, elle était tout entière transformée en un tissu fibreux, dans l'épaisseur duquel on découvrait des foyers granuleux et pigmentaires.

Cet état, d'après Kocher, serait exceptionnel. Le plus souvent on retrouverait des tubes séminifères avec leur aspect caractéristique; tout au plus sont-ils affaissés, et leur contenu épithélial ou bien absent ou manifestement altéré.

Les conclusions que l'on peut tirer des recherches toutes récentes de M. Pilliet (1) sont très différentes. Il semble que, de bonne heure, se produise, dans l'épaisseur du testicule, un travail de sclérose irritative, qui, parti de l'albuginée, envahit surtout la membrane lamelleuse des tubes et des vaisseaux, et finit par amener la disparition totale des éléments essentiels de la glande.

Sur un testicule provenant d'un homme qui portait une hématocèle ancienne et volumineuse, il put constater que l'organe tout entier était envahi par des bandes de tissu scléreux, se continuant largement avec l'albuginée. Ce tissu remplaçait le tissu interstitiel et la membrane même des tubes. Un grand nombre de tubes étaient atrophiés, complètement aplatis, sans lumière centrale; dans les autres, les cellules étaient serrées les unes contre les autres, polygonales, chargées de granulations jaunâtres.

(1) Pilliet, *Note sur l'état du testicule dans l'hématocèle vaginale* (*Comptes-rendu de la Soc. de biologie*, 1887, 8e série, t. IV, p. 324).

Sur deux autres pièces, M. Pilliet put suivre l'évolution de ces lésions qui se présentaient à un degré moins avancé. Toujours le point de départ de ce travail de sclérose est à la superficie; il y a comme une prolongation, dans l'épaisseur de la glande, de l'inflammation chronique de la vaginale.

Cette sclérose, qui atteint à la fois les tubes séminifères et les vaisseaux, aboutit à une atrophie totale de la glande.

Nous avons déjà rappelé, en traitant de l'anatomie pathologique de l'hydrocèle, que notre regretté collègue le Dr Poulin, dans sa thèse sur les « atrophies viscérales consécutives aux inflammations chroniques des séreuses », avait, après Charcot, Brouardel, Potain et d'autres, montré qu'il s'agissait là d'un fait qui pouvait être généralisé aux inflammations chroniques de toutes les séreuses. Il avait laissé la séreuse vaginale en dehors de son étude. Nous croyons, d'après les recherches de M. Pilliet, que les lésions du testicule, dans l'hématocèle, sont du même ordre que celles des poumons et du foie, si bien mises en lumière par Poulin.

L'atrophie du testicule que l'on observe en pareil cas, ressemble, par beaucoup de points, à celle décrite par nous-mêmes chez les sujets dont le testicule a été violemment contus. Elle en diffère cependant en ce que l'épididyme est toujours atteint. Le cordon, d'après M. Pilliet, serait lui-même envahi, à la longue, par cette sclérose fibreuse.

Il est clair qu'à la suite de pareilles altérations la sécrétion de la glande ne sera pas seulement suspendue, mais à tout jamais perdue.

Il n'en reste pas moins que cette lésion, étant lentement progressive, demeure, pendant un certain temps, limitée aux parties superficielles de la glande, et ne gagne que peu à peu en profondeur. Il peut donc y avoir intérêt non seulement à intervenir de bonne heure, mais, tant que le mal n'est pas trop ancien, à user pour le combattre, comme le voulait Gosselin, de procédés opératoires qui, en agissant sur la vaginale malade, respectent l'intégrité de l'appareil séminal.

Étiologie. Pathogénie. — Nous avons suffisamment établi, soit dans les considérations générales présentées au début de cet article, soit dans l'étude que nous venons de faire des lésions de l'hématocèle, la pathogénie de l'affection.

L'épanchement sanguin se lie à un état inflammatoire chronique de la vaginale, cela est surabondamment démontré.

Nous nous contenterons de rappeler une fois encore, que dans la vaginale, comme dans les autres grandes séreuses de l'économie, l'inflammation peut avoir pour conséquence, soit un épaississement simple des parois (vaginalite chronique simple), soit, et plus souvent, la formation de fausses membranes, déposées à la surface de la séreuse en couches plus ou moins épaisses (vaginalite pseudo-membraneuse) ; qu'à cette lésion des parois s'ajoutait presque fatalement un épanchement liquide, parfois seulement séreux, ordinairement hémorrhagique ; que, dans ce dernier cas, l'épanchement sanguin s'explique facilement par la rupture des vaisseaux à parois fragiles qui parcourent les fausses membranes en voie d'organisation.

Toute la pathogénie de l'hématocèle, ou mieux de la vaginalite membraneuse hémorrhagique, est contenue dans ces quelques lignes.

Il nous reste, pour achever l'étude étiologique de l'hématocèle ainsi comprise, à indiquer les causes de cette inflammation primordiale, ainsi que les circonstances qui facilitent les ruptures vasculaires, donnant lieu à l'épanchement sanguin.

Il est nécessaire de se souvenir, à cet égard, que l'accident peut se produire dans deux conditions différentes : tantôt la vaginale est déjà le siège d'un épanchement séreux (hydrocèle) ; tantôt elle est saine en apparence, ou, du moins, n'est point antérieurement distendue par un liquide. L'hématocèle est évidemment secondaire dans le premier cas; elle semble primitive ou spontanée dans le second.

a. *Hématocèle secondaire* (*à une hydrocèle*). — Nous avons vu, en étudiant l'anatomie pathologique de l'hydrocèle, que, dans cette affection, les parois du sac vaginal acquièrent parfois une épaisseur considérable ; état qui résulte soit de l'épaississement propre de la séreuse, soit de la présence de dépôts membraneux accumulés à sa surface interne.

Il est évident que, lorsque ces conditions anatomiques existent, il suffit de la cause la plus insignifiante, d'un froissement léger et qui passe souvent inaperçu, parfois d'un mouvement brusque, ou d'un simple effort augmentant la tension sanguine, peut-être d'une congestion active survenant sans cause appréciable, pour amener la rupture des vaisseaux jeunes à parois minces, qui se sont développés dans les parois du sac vaginal.

Le traumatisme peut, dans quelques cas, être plus évident et plus considérable, sans que la physionomie générale de l'accident en soit modifiée.

Les causes de cette vaginalite, qui devient ainsi hémorrhagique, se confondent évidemment avec celles de la vaginalite séreuse qui l'a précédée.

On sait mal sous quelle influence se fait le passage de l'une à l'autre.

Il est admis que la longue durée de l'hydrocèle, soit par le fait même de sa persistance et des progrès incessants du travail inflammatoire dont la séreuse est le siège, soit par suite de l'action des traumatismes répétés auxquels la tumeur est exposée, favorise cette transformation. Nous avons dit que la crainte d'une pareille éventualité doit être une des principales indications de la cure prompte et radicale de l'hydrocèle.

Il faut reconnaître cependant que, dans certaines hydrocèles, même très anciennes, la vaginale n'a subi aucune altération importante.

Les modifications des parois de la vaginale qui prédisposent à la formation de l'hématocèle semblent résulter parfois, pour une part du moins, de l'inflammation qui a été artificiellement produite, pour amener la guérison d'une hydrocèle. La vaginalite ainsi provoquée, au lieu de se terminer par résolution complète, laisse à sa suite un état subinflammatoire permanent de la séreuse. Dans ces conditions, le liquide se reproduit et il est souvent plus ou moins teinté de sang. Ce n'est là que le premier degré de lésions qui peuvent aboutir à la constitution de l'hématocèle vraie, avec tous ses caractères.

Ce résultat fâcheux pourrait s'expliquer par l'existence d'un état pathologique antérieur de la séreuse, plus accentué qu'il ne l'est d'ordinaire dans l'hydrocèle simple. Souvent aussi, on peut invoquer l'action de quelque cause accessoire venant troubler l'évolution normale de la vaginalite adhésive ; on a pu, par exemple, s'en prendre à l'imprudence du malade, se levant trop tôt après l'opération, et soumettant, par conséquent, la bourse enflammée à des froissements ou à des contusions variées.

D'autres fois l'état général de l'opéré semble pouvoir être mis en cause.

Nous pouvons, à cet égard, citer le fait suivant, observé par l'un de nous. Un jeune homme âgé de seize ans, bien portant et bien constitué d'ailleurs, entre à l'hôpital, porteur d'une hydrocèle double. Il est opéré, à droite, par la ponction et l'injection iodée ; le liquide était celui d'une hydrocèle ordinaire. Presque immédiatement après, il est atteint d'une fièvre typhoïde dont il guérit ; on constate au moment de la convalescence que la tuméfaction s'est reproduite. Le malade est revu, six mois plus tard ; les deux bourses sont à peu près aussi volumineuses l'une que l'autre, et toutes deux le siège d'un épanchement, opaque à droite, transparent à gauche. Une ponction, faite à droite, donne issue à 50 grammes d'un liquide tellement rouge qu'il semble formé de sang pur ; par le repos, cependant, il se sépare en deux couches, dont l'inférieure seulement et la moins considérable était manifestement sanglante. A gauche, il s'écoule 90 grammes environ d'un liquide séreux, jaune citrin, dont les dernières gouttes seules sont légèrement teintées de sang. On peut admettre que, dans ce cas, la vaginalite provoquée était devenue hémorrhagique, sous l'influence de l'état général créé par la fièvre typhoïde, et des lésions vasculaires qui en sont la conséquence.

Nous rapprocherons de ce fait une intéressante observation de M. Cauchois, relative à une « hématocèle ayant pris un développement considérable pendant le cours d'une variole » (1).

b. *Hématocèle primitive.* — Le mode de production de l'épanchement sanguin n'est pas aussi évident lorsqu'il est primitif ou paraît tel, c'est-à-dire lorsqu'il survient chez un individu bien portant, dans une tunique vaginale saine en apparence, ne contenant auparavant aucun liquide.

On admettait autrefois, pour expliquer ces faits, que la séreuse vaginale pouvait être le siège d'une exhalation sanguine semblable à celle que l'on observerait parfois dans la plèvre et le péricarde (Vidal (de Cassis), Moulinié). Cette exhalation pourrait être sous la dépendance de l'afflux sanguin qui se fait vers les organes génitaux, à l'époque de la puberté (E. Cloquet), ou bien encore se rattacherait à un vice général de l'économie ou à quelque altération des viscères, du foie en particulier (A. Cooper).

M. Gosselin a parfaitement montré que cette issue spontanée de sang, fourni par une membrane aussi faiblement pourvue de vaisseaux que la vaginale, est impossible; que tout s'explique, au contraire, de la façon la plus plausible, si l'on admet l'existence d'un état inflammatoire antérieur de la séreuse, d'une de ces « vaginalites larvées », si souvent constatées à l'autopsie, sans que rien, sur le vivant, ait pu y faire songer, mais qui modifient cependant profondément l'état anatomique de la vaginale.

Il suffit alors, ici encore, d'une de ces causes futiles dont nous faisions plus haut mention, du moindre traumatisme, d'une simple augmentation de la pression abdominale à la suite d'un effort, pour provoquer les ruptures vasculaires et l'épanchement sanguin.

En établissant ces faits, M. Gosselin renversait du même coup la théorie, très en vogue à cette époque, de Velpeau, qui admettait une marche précisément inverse des phénomènes. Velpeau appliquant à la vaginale ses idées sur l'organisation du sang épanché dans les

(1) Cauchois (C.), *Bullet. de la Soc. anat.*, 1872, 3e série, t. VII, p. 240.

tissus, soutenait que, dans l'hématocèle, l'épanchement sanguin était le phénomène primitif, et que la fausse membrane résultait de la transformation de celui-ci.

E. Cloquet pensait de même, mais ajoutait, non sans quelque raison, que l'épaississement de la séreuse provenait à la fois de l'organisation du sang, et du travail inflammatoire provoqué, à la surface de la vaginale, par la présence des caillots.

Ces théories, qui ont eu autrefois un grand retentissement et que nous ne pouvions, pour cette raison, passer absolument sous silence, n'ont plus guère qu'un intérêt historique.

Nous admettons donc, avec Gosselin, que l'hématocèle, dite spontanée, ne peut se rencontrer que chez des individus dont la vaginale porte la trace de phénomènes inflammatoires, survenus antérieurement.

Il n'est pas toujours possible de découvrir la cause de cette inflammation primitive. Tantôt la phlegmasie a été manifeste et le malade fournit à ce sujet des renseignements suffisants (orchite, épididymite, hydrocèle traitée par l'injection irritante, etc.); tantôt elle a passé absolument inaperçue, et ne peut être expliquée que par les froissements, les petites contusions, auxquels le testicule et ses enveloppes, en raison de leur situation, sont journellement exposés.

On se trouve ici en présence de difficultés analogues à celles que nous avons signalées dans le chapitre précédent, lorsque nous avons cherché à préciser les causes de la vaginalite chronique qui tient l'épanchement séreux sous sa dépendance. Nous ajouterons seulement que, dans ce cas comme dans l'autre, l'inflammation de la séreuse doit le plus souvent être rattachée à quelque lésion évidente ou cachée de la glande et particulièrement de l'épididyme (V. Hydrocèle).

c. *Hématocèle symptomatique.* — L'hématocèle, comme l'hydrocèle, peut aussi être manifestement *symptomatique*. Nous entendons, par là, qu'elle peut survenir au cours de certaines affections du testicule; celles-ci constituant la maladie principale, l'épanchement sanguin n'étant qu'un phénomène accessoire et sans grande importance : c'est ainsi que la vaginalite chronique avec ses épaississements membraneux, s'accompagnant d'une collection sanguine ou séro-sanguine, a été signalée dans certains cas de tuberculose, de syphilis, voire même de tumeurs malignes du testicule. Ces faits doivent être absolument séparés de ceux que l'on étudie, communément, sous le nom d'hématocèle vaginale.

Signes et diagnostic. — L'hématocèle vaginale se présente à l'observation sous un aspect qui varie sensiblement, suivant l'âge de la maladie et l'épaisseur acquise par les parois de la cavité.

Lorsqu'elle est de date relativement récente et que les enveloppes scrotales ont conservé leur souplesse ,elle revêt, à s'y méprendre, les caractères extérieurs de l'hydrocèle. Nous pouvons donc, pour éviter d'inutiles répétitions, renvoyer à la description que nous avons donnée de celle-ci. Tout au plus, parviendra-t-on à reconnaître, par l'exploration manuelle, que le liquide est contenu dans une poche à parois denses, donnant aux doigts une sensation de résistance, plus grande que dans l'hydrocèle vulgaire. De plus, et il semble que ce caractère devrait avoir pour le diagnostic une importance capitale, la transparence de la tumeur à la lumière transmise fait absolument défaut. L'hématocèle n'est pas et ne peut pas être transparente, les qualités physiques du liquide ou, du moins, l'épaisseur des parois s'y opposent. Dans l'hydrocèle, au contraire, la transparence est la règle et constitue un caractère presque pathognomonique de l'affection.

On se souviendra, cependant, que, dans certaines hydrocèles, ce signe n'est que difficilement constaté. On devra donc, en raison même de son importance, apporter le plus grand soin à sa recherche. Avant d'affirmer qu'une tumeur scrotale est absolument opaque, il faudra s'être entouré de précautions diverses (éclairage intense, chambre noire, sthétoscope), qui permettent d'éviter toute erreur. Nous nous sommes déjà longuement expliqués sur ce point.

Au reste, comme nous aurons occasion de le dire plus loin, c'est surtout l'étude de la marche de la maladie, des circonstances dans lesquelles elle a pris naissance et s'est développée, qui, dans la plupart des cas, éclairera le diagnostic toujours difficile de l'hématocèle vaginale.

Dans un second groupe de faits, ce n'est pas avec les tumeurs liquides mais bien avec les tumeurs solides des bourses que l'hématocèle peut être confondue. Elle forme, en pareil cas, une tumeur habituellement volumineuse, lourde, absolument opaque, dure, non fluctuante, donnant même quelquefois, sous le doigt qui la comprime, la sensation dite parcheminée; elle est, enfin, indolente à la pression, au point qu'on ne peut même souvent, en aucun point, réveiller la douleur spéciale qui indique la présence du testicule.

La dureté partout égale et la forme régulière de la tumeur éveilleront l'attention, et suffiront pour éloigner l'idée d'une tumeur solide du testicule. Il est rare, en effet, que celle-ci ait un contour absolument régulier et une consistance qui ne varie pas, suivant les points que l'on explore. Le plus souvent, des bosselures visibles ou du moins des inégalités appréciables au doigt, les unes molles, les autres plus dures, peuvent être découvertes à sa surface. Bien plus, on pourrait soutenir que la tumeur solide est habituellement plus molle et plus vraiment fluctuante que l'hématocèle à parois épaisses.

Le fait peut dépendre de la nature du produit néoplasique, constitué par une masse demi-dure qui donne, sous le doigt, une sensation de fausse fluctuation. Plus souvent la fluctuation est vraie, mais limitée; elle n'est perçue qu'à la partie antérieure de la tumeur, et indique l'existence, dans une portion conservée de la tunique vaginale, d'une petite quantité de liquide. M. Gosselin a depuis longtemps insisté sur ce signe des tumeurs solides du testicule. En prenant la bourse à pleine main et en déprimant avec une douce brusquerie les téguments de la région antérieure, on reconnaît que l'on n'arrive sur la masse solide sous-jacente qu'après avoir déplacé une couche liquide étalée à sa surface.

Il n'est pas rare cependant, comme nous l'avons vu en traitant des lésions de l'hématocèle, que celle-ci présente des inégalités de surface ou de dureté qui feront nécessairement errer le diagnostic.

Ici encore on se guidera surtout, pour porter un jugement, sur des considérations tirées de la marche de la tumeur et de son mode de développement.

Les fautes commises sont, au reste, nombreuses. Il nous serait facile d'en réunir bien des exemples, empruntés à la pratique des meilleurs chirurgiens. De toutes les affections des bourses, l'hématocèle est assurément celle qui, dans les cas obscurs, expose le mieux aux erreurs les plus grossières.

Quelle est la valeur, dans ces cas difficiles, de la ponction exploratrice?

Il semble qu'elle soit en état de lever tous les doutes. Elle rend en effet service, lorsque, pénétrant évidemment dans une cavité, ce qui se reconnaît aux mouvements qui peuvent être imprimés à la pointe de l'instrument, elle fournit de plus un liquide sanglant ou séro-sanguinolent, s'écoulant facilement en assez grande abondance. Quelques gouttes de sang ne suffisent pas, car elles peuvent provenir d'une tumeur solide et vasculaire.

Mais le plus souvent la ponction exploratrice est trompeuse ou inutile; elle peut même être dangereuse.

Elle est inutile ou trompeuse, ou bien parce qu'elle ne donne rien, alors même que la tumeur n'est pas solide, le contenu de la vaginale étant trop épais pour s'écouler à travers la fine canule du trocart; ou bien parce que le liquide évacué sera transparent ou seulement légèrement teinté de sang, alors même qu'il proviendrait d'une hématocèle, la sérosité du sang épanché pouvant, dans une tumeur ancienne, être séparée des parties solides et colorées (1).

Elle peut être dangereuse parce que, trop souvent, elle a provoqué dans une hématocèle jusque-là indifférente, une réaction violente, suivie de suppuration pouvant mettre les jours du malade en danger (2). Aussi est-il recommandé, lorsque l'on croira devoir pratiquer une ponction dans une tumeur douteuse des bourses, de se tenir prêt, si cette exploration révèle l'existence d'une hématocèle, à ouvrir largement la collection et à faire une opération radicale. Nous ajouterons cependant que l'on n'a, sans doute, pas toujours apporté à cette petite intervention tout le soin désirable, et qu'en s'entourant des précautions antiseptiques, qui devraient être de rigueur toutes les fois qu'il s'agit d'ouvrir une cavité close, la ponction simple d'une hématocèle pourrait être rendue inoffensive.

Entre ces deux types de l'hématocèle, que nous venons d'envisager, la tumeur souple et dépressible, et celle qui est assez dure pour faire croire à une tumeur solide, il est facile d'imaginer tous les intermédiaires, différant les uns des autres par la consistance plus ou moins grande de leurs parois.

Marche. Complications. — Le début de l'hématocèle varie avec la cause qui lui a donné naissance. Nous retrouverons ici les distinctions que nous avons faites, en traitant de l'étiologie.

L'hématocèle primitive, celle qui se produit dans une vaginale non distendue par un épanchement, apparaît ordinairement presqu'à l'insu du malade. C'est par hasard qu'il découvre, un jour, la tumeur qui occupe les bourses. Parfois cependant il rapporte nettement à un coup plus ou moins violent, ou à quelque froissement du scrotum, le gonflement dont il a suivi, depuis lors, les progrès constants.

Nous ne tenons pas compte ici des cas, pour nous du reste très rares, où une tuméfaction subite survient à la suite d'une forte contusion. Il ne s'agit plus là d'une hématocèle au sens, où nous avons pris le mot, mais d'un traumatisme des bourses dont l'histoire a été faite ailleurs.

Lorsque l'hématocèle succède à une hydrocèle, la transforma-

(1) V. à ce sujet une intéressante observation de Gosselin rapportée par Guillon (*Thèse de Paris*, 1877, citée à l'*Index*, p. 25). Ce ne fut qu'après une large incision que l'on reconnut la véritable nature du mal (kyste hématique dans une tumeur du testicule). Trois ponctions antérieures qui avaient fourni une notable quantité de sang, et avaient donné l'impression que l'on pénétrait dans une cavité étendue, ne paraissaient laisser aucun doute sur le diagnostic d'hématocèle, porté avant l'opération.

(2) Donnay (Em.), *De l'hématocèle de la tunique vaginale et de ses complications à la suite des ponctions exploratrices*. Thèse de Paris, 1877, n° 190.

tion peut encore se faire sans éclat, sans qu'aucun phénomène subjectif ne vienne attirer l'attention du malade. Mais, le plus souvent, l'épanchement sanguin qui se produit dans la cavité vaginale se révèle, à l'extérieur, par une augmentation subite du volume de la tumeur. Une ecchymose étendue, ou même une véritable bosse sanguine, indiquant que l'écoulement sanguin s'est fait jour à la fois dans la séreuse et en dehors d'elle, empêchent parfois alors l'examen des parties plus profondément situées. Ce n'est que plus tard, après la disparition de l'épanchement sous-cutané, ou lors d'une intervention opératoire, que l'on constatera les changements survenus dans l'hydrocèle préexistante.

L'hématocèle constituée, sa *marche* ultérieure se poursuit suivant deux types assez différents. Ou bien, elle augmente lentement et progressivement de volume, ne troublant en rien la santé du malade, ne s'accompagnant d'aucune douleur, et, encore moins, d'aucun signe de réaction générale ; elle ne devient une gêne ou un souci que par le poids qu'elle acquiert. Ou bien, elle procède par poussées, qui correspondent à de nouveaux épanchements sanguins, se produisant dans la cavité.

Ce second mode de progression est caractéristique et distingue absolument l'hématocèle vaginale de l'hydrocèle. La tumeur, jusque-là stationnaire et se développant lentement, augmente tout à coup de volume. Ce changement s'accompagne, habituellement, d'une sensation de tension douloureuse avec irradiation vers les lombes, due à la distension trop rapide des parois.

Une hématocèle d'un volume relativement modéré peut être ainsi transformée, par degrés, en une tumeur de la grosseur des deux poings et au delà (1).

Quelle que soit, du reste, l'allure de l'affection, sa *durée* est toujours longue, et ses progrès essentiellement lents. Ce n'est qu'au bout de mois, ou même d'années, que l'hématocèle finit par acquérir un volume notable. C'est alors, en raison de l'épaississement parallèle des enveloppes, qu'elle peut être confondue avec les tumeurs solides du testicule. Mais celles-ci marchent habituellement avec une certaine rapidité.

Cette considération suffit parfois au diagnostic. On songera à une hématocèle, toutes les fois que l'on sera en présence d'une tumeur

(1) Voy. Hofmokl, *Hæmatocele testis seltener Grösse* (*Anzeig. der. k. k. Gesellsch. d. Ærtze in Wien*, 1881, p. 23) et Laurent (P.), *Hématocèle vaginale ; opération par la décortication; guérison* (*Gaz. hebd. de méd.*, Paris, 1882, 2e sér., t. XIX, p. 463), (tumeur énorme contenant 1,800 grammes de liquide).

des bourses, volumineuse, mais dont le début remontera manifestement à une date éloignée.

L'erreur commise eût été certainement évitée dans un cas, fort instructif à cet égard, présenté par M. Ballue à la Société anatomique, si l'on avait mieux su tenir compte de cet élément important de diagnostic (1).

Parmi les *complications* qui peuvent traverser la marche de l'hématocèle, il en est une qui, par sa fréquence, acquiert presque la valeur d'un signe ; nous voulons parler des poussées inflammatoires dont la tumeur peut être le siège.

Elles se produisent dans des circonstances variables ; elles peuvent être provoquées par un coup ou une ponction faite dans la cavité ; souvent aussi, elles éclatent sans cause appréciable.

La tumeur devient douloureuse, la peau du scrotum est rouge, tendue, œdématiée et chaude. En même temps, l'état général est atteint ; une fièvre vive survient, avec état saburral, soif céphalalgie, etc. Elle est quelquefois précédée par des frissons intenses, et souvent, au début, accompagnée de vomissements.

Si ces phénomènes sont modérés et ne dépassent pas une certaine limite, ils rétrocèdent d'eux-mêmes au bout de sept à huit jours, et ne laissent, derrière eux, qu'un épaississement du scrotum et de la paroi propre de l'hématocèle ; la tumeur paraît plus dense, ses enveloppes plus résistantes.

Si, au contraire, l'inflammation est, dès le début, très intense, ce qui se voit surtout lorsqu'elle succède à un choc violent ou à une ponction, la suppuration ne peut guère être évitée.

Les douleurs deviennent lancinantes, de légers frissons se montrent à intervalles irréguliers, l'état général s'aggrave. Au bout de quelques jours, la paroi scrotale se montre, en un point, plus saillante, plus molle, de coloration violacée. La fluctuation est évidente. L'abcès s'ouvre ou est ouvert ; il en sort du pus sanguinolent et souvent des caillots putrides. L'abondance même de l'écoulement qui se fait, par cette voie, montre bien qu'il ne s'agissait pas d'une simple collection sous-cutanée ; c'est la cavité vaginale ouverte qui se vide ainsi au dehors. Mais l'orifice est petit, anfractueux, l'évacuation se fait mal ; si le foyer n'est pas rapidement et largement ouvert, le malade présente bientôt tous les symptômes de l'empoisonnement septique. L'inflammation scrotale peut elle-même s'étendre au delà des limites de

(1) Ballue, *Bullet. de la Soc. anatomique*, 1884, 4e série, t. IX, p. 464.

la région, et être le point de départ d'un phlegmon qui gagne la paroi abdominale et la racine des cuisses; phénomène non moins redoutable et qui aggrave singulièrement la situation.

Il est cependant habituel que l'on parvienne, par une intervention active, à conjurer tous ces accidents. Le malade guérit. Il guérit et de la complication inflammatoire et de l'hématocèle elle-même, par élimination spontanée de la fausse membrane, qui sort parfois tout d'une pièce (1), et par oblitération consécutive de la vaginale.

Nous avons vu, en traitant de l'anatomie pathologique de l'hématocèle, que les épanchements sanguins qui se forment dans l'épaisseur de la paroi se portent parfois vers l'extérieur et forment des bosselures à la surface de la tumeur.

L'enveloppe, ordinairement mince, qui limite ces petits foyers, peut se rompre sous l'influence d'un effort ou d'un léger traumatisme, et, par là, le contenu de la poche tend à se répandre dans le scrotum; véritable *rupture sous-cutanée* de l'hématocèle, analogue à la rupture sous-cutanée de l'hydrocèle, mais pouvant avoir des conséquences plus sérieuses. D'ordinaire, des accidents inflammatoires intenses s'en ensuivent, nécessitant une prompte et large intervention (2).

Terminaisons. Pronostic. — Ce que nous venons de dire des complications de l'hématocèle montre combien le pronostic de cette affection doit être réservé, puisque le malade qui en est atteint est toujours sous le coup d'accidents qui peuvent mettre ses jours en danger.

En l'absence même de toute complication, l'hématocèle n'en reste pas moins une maladie sérieuse. La tumeur, tendant en effet à s'accroître incessamment, finit par atteindre un volume tel que, de ce fait seul, l'opération s'impose; or nous verrons que l'intervention chirurgicale, surtout lorsqu'elle s'attaque à une tumeur ancienne et volumineuse, est loin d'être toujours innocente.

L'hématocèle vaginale peut-elle guérir spontanément? Assurément non, si l'on entend, par là, la disparition complète de la tumeur et de son contenu. Nous avons bien dit qu'il est des cas, où une collection vaginale, reconnue sanglante à une ou deux ponctions successives, n'a fourni, à une intervention ultérieure qu'un liquide séreux (3). Mais la vaginalite chronique subsistait et pouvait toujours devenir l'ori-

(1) Voir une *communication de* M. Panas *à la Société de Chirurgie* (Bullet. de la Soc. de Chir., 1868, 2e sér., t. IX, p. 139).

(2) Voy. Lucas (R. C.), *Ruptured hæmatocele of the tunica vaginalis; incision; castration; recovery* (*Lancet*, 21 août 1880, t. II, p. 299) et Denucé, *Cas analogue* (*Bull. de la Soc. de chir.*, 1861, 2e sér., t. II, p. 277).

(3) Levrat, *Lyon méd.*, 1884, t. XLVI, p. 386.

gine d'un nouvel épanchement sanguin. Nous ne pouvons voir, dans ce fait, qu'une modification momentanée de la nature de l'épanchement.

Kocher rapporte deux cas, dont l'un appartient à Desgranges (de Lyon) (1) et l'autre à lui-même, dans lesquels une hématocèle parut se transformer en sarcome. Après incision de la vaginale, la plaie ne se ferma pas et donna passage à une tumeur fongueuse, prenant un développement rapide. Dans l'observation de Desgranges, la mort survint rapidement avec généralisation abdominale ; le malade n'était âgé que de vingt-sept ans. Dans celle de Kocher, la castration put être faite en temps opportun. Il est évident, que, dans ces faits, l'hématocèle, qui paraissait spontanée et avait été traitée comme telle, était symptomatique d'une tumeur du testicule. Telle est, du reste, l'opinion des auteurs de ces observations.

Ce que nous avons dit, plus haut, de l'état anatomique du testicule dans les vieilles hématocèles, permet de prévoir que le fonctionnement de la glande peut, à la longue, être sérieusement compromis. Sur ce point, les observations précises font défaut ; l'intégrité habituelle de l'autre testicule masquant les troubles qui peuvent survenir du côté malade.

On peut cependant admettre *a priori* que, dans les hématocèles récentes, la glande testiculaire reste intacte. Il en serait encore ainsi, ou du moins la sécrétion spermatique ne serait que suspendue avec possibilité de retour, lorsque les lésions se bornent à ce que M. Gosselin a décrit sous le nom d'*anémie testiculaire ;* cet état pouvant disparaître, si l'on débarrasse la vaginale de son contenu, et surtout le testicule des fausses membranes qui le compriment.

Plus tard l'altération est plus prononcée, la glande peut devenir le siège d'une véritable sclérose, à la suite de laquelle elle est définitivement perdue.

Il est malheureusement impossible, au lit du malade, de prévoir l'état exact du testicule. On se souviendra, du moins, que plus la maladie est ancienne, plus on pourra craindre que la glande n'ait subi des lésions irrémédiables.

On doit tenir compte aussi, au même point de vue, des lésions mécaniques, que peut subir l'épididyme, et des conséquences qu'elles entraînent. Nous avons vu, en faisant l'histoire de l'hydrocèle, qu'elles sont communes, lorsque la tumeur est ancienne et volumineuse. Elles peuvent, dans les vieilles hématocèles, exister au même titre et produire le même trouble fonctionnel.

(1) Kocher, *Ouv. cité*, p. 154.

Toutes les variétés d'hydrocèle dont il a été question plus haut peuvent se transformer en hématocèle, à l'exception toutefois des hydrocèles des enfants, chez lesquels cet accident est, pour le moins, tout à fait exceptionnel (1). Il suffit de signaler le fait, sans y insister davantage.

On se rappellera seulement que ces cas peuvent être d'une interprétation difficile. Tels étaient ceux observés par Annandale (2) et par Gray (3). Il s'agissait, selon nous — dans le premier, d'une hydrocèle *diverticulaire* ou de *Béraud ;* — dans le second, d'une hydrocèle *en bissac* — ayant l'une et l'autre subi la transformation sanguine (4).

Traitement. — On conçoit aisément que la présence, à la face interne de la séreuse vaginale, d'une fausse membrane d'épaisseur variable, de vitalité médiocre et cependant facile à enflammer, occupée par des foyers sanguins multiples et plus ou moins étendus, limitant enfin une cavité remplie de sang ou de sérosité sanguinolente, place l'hématocèle vaginale, au point de vue du traitement qu'il convient de lui appliquer, dans des conditions spéciales.

Si, dans certains cas, lorsque cette membrane est mince et souple, les moyens les plus simples, ceux qui réussissent dans l'hydrocèle vulgaire, peuvent donner de bons résultats, il faudra, au contraire, lorsqu'elle sera épaisse et rigide, avoir recours à des procédés complexes ou plus énergiques, capables soit de la modifier, soit de la supprimer complètement.

On aura aussi à compter avec la gravité des phénomènes inflammatoires qui parfois, à la suite de l'intervention la plus minime, éclatent dans la poche sanguine et dans la membrane qui la tapisse; altération rapide des produits épanchés, résorption, septicémie ; ou, plus simplement, propagation aux parois du scrotum, phlegmon diffus, gangrène des bourses.

La crainte de telles éventualités, ou bien l'insuccès prévu ou constaté de moyens moins radicaux, a pu conduire jusqu'au sacrifice complet de l'organe et de son enveloppe.

(1) Holmes (T.) (*Thérapeutique des maladies chirurgicales des enfants*, trad. par O. Larcher. Paris, 1870, in-8°, p. 887) n'en connaît aucun exemple. — Bryant (*Clinical Surgery*, London, 1866, in-8°, p. 467) dit avoir observé un cas d'hématocèle chez un enfant de deux ans. Ce fait, cité de souvenir et sans autre détail, est le seul dont nous trouvions mention dans les auteurs.

(2) Annandale (Th.), *Note on an unusual form of hæmatocele* (*Edinb. med. Journ.*, février 1873, p. 715, avec 2 pl.).

(3) Gray (W.), *On a case of combined scrotal and abdominal hæmatocele* (*Lancet*, 22 sept. 1883, t. II, p. 495).

(4) *V. aussi* Rochard (J.), *Notes sur les hématocèles de la tunique vaginale qui remontent dans l'abdomen, à travers le canal inguinal* (*Union médicale*, 1860, 2ᵉ série, t. VII, p. 359).

Nous venons de tracer, en quelques mots, les grandes lignes du traitement de l'hématocèle.

L'expérience a montré, en effet, qu'il ne peut être d'une seule venue, qu'il doit varier suivant les cas, et particulièrement suivant l'état dans lequel se présente la lésion caractéristique de l'affection, la fausse membrane.

Aucun des procédés divers, conseillés par les auteurs, ne mérite exclusivement la préférence ; tous ont leur raison d'être et leur indication spéciale.

Nous les passerons donc tout d'abord en revue, cherchant à préciser, pour chacun, les circonstances où il devra être mis en œuvre ; nous réservant d'indiquer ensuite, dans une vue d'ensemble, les règles générales du traitement de l'hématocèle.

1. Ponction et injection irritante. — Cette méthode est celle dont nous avons longuement étudié, à propos de l'hydrocèle, les divers modes d'application. Aucune des substances irritantes, liquides ou solides, dont nous avons donné l'énumération, ne saurait être *a priori* rejetée du traitement de l'hématocèle.

On se souviendra seulement que le choix est ici particulièrement difficile. Plus que pour l'hydrocèle, on peut craindre de provoquer une irritation trop faible et par conséquent inefficace, ou trop intense qui serait éminemment dangereuse.

En fait on n'a guère jusqu'ici, en pareil cas, fait usage que de la teinture d'iode, pure ou étendue d'eau à moitié.

Certaines précautions spéciales devront être prises.

Tout d'abord, on s'efforcera de déterminer, aussi exactement que possible, par la palpation, la position du testicule. Si l'on n'y parvient pas, ce qui est le cas habituel, on agira, comme nous l'avons dit à propos de l'hydrocèle non transparente, on enfoncera le trocart dans la partie externe et antérieure de la tumeur.

Le liquide extrait est souvent épais, noirâtre, grumeleux. Aussi, avant de procéder à l'injection, devra-t-on laver la cavité à grande eau. On se servira, de préférence, d'eau tiède, mais préalablement bouillie. Plusieurs lavages, souvent huit ou dix, seront nécessaires pour entraîner le sang, les caillots et les grumeaux fibrineux.

La solution iodée est alors introduite dans la poche ; elle y séjournera deux ou trois minutes ; au bout de ce temps, on la laissera s'écouler, autant que possible, en totalité.

Il sera souvent nécessaire, pour modérer l'inflammation provoquée, d'appliquer sur les bourses des liquides réfrigérants ou même une vessie de glace.

Il n'est pas rare, en effet, que la réaction soit trop violente; on voit alors apparaitre tous les signes qui annoncent la suppuration de la vaginale. On se hâtera, en pareil cas, de donner, par une large incision, libre issue aux liquides altérés.

Dans les cas favorables, au contraire, tout se passe comme dans l'hydrocèle simple. Après une période inflammatoire d'intensité et de durée modérées, la tumeur diminue progressivement de volume et finit par disparaître complètement.

Mais il peut arriver aussi que cette heureuse terminaison ne se produise pas. L'inflammation réactionnelle a été franche et de bon aloi; elle semble avoir été suffisante, sans pouvoir donner aucune inquiétude sérieuse, mais elle ne cède pas. La tumeur persiste; elle est même plus volumineuse qu'avant l'opération; les parois semblent s'être épaissies sous l'influence de l'irritation dont la cavité a été le siège. Un autre procédé plus énergique et plus efficace devra évidemment être mis en œuvre.

2. Drainage. — L'ouverture de la poche en deux points opposés, permettant la sortie plus ou moins facile des liquides contenus dans la cavité, et de ceux qui s'y formeront plus tard, a été conseillée par un grand nombre de chirurgiens anciens et modernes.

Jusqu'à la découverte de Chassaignac, la béance des orifices ainsi constitués était obtenue à l'aide de moyens variés, sétons, sondes, canules, etc. Le tube à drainage en caoutchouc qui permet un libre écoulement et des lavages répétés, est aujourd'hui seul employé. Le procédé, ainsi perfectionné, a donné de bons résultats (1).

Si l'inflammation provoquée reste modérée, si le drainage fonctionne bien, les accidents sont rares et la tumeur, lorsque ses parois sont peu rigides, revient peu à peu sur elle-même et guérit par suppuration et bourgeonnement de sa surface interne.

Le drainage n'est cependant plus guère usité. On lui préfère, avec juste raison, lorsque la ponction et l'injection seront jugées insuffisantes, la large incision, plus efficace, et, depuis l'emploi des antiseptiques, assurément moins dangereuse.

(1) *Voy.* Chassaignac, Demarquay, *cas rapportés* par M. Bourdillat (*Gaz. des hôpitaux*, 1869, nº 7, p. 25); — Richet, *Revue médicale française et étrangère.* Paris, 1879, t. II, p. 360; — Da Silva Lima, Trad. de la *Gaz. med. da Bahia* in *Courrier méd.* Paris, 1879, t. XXIX, p. 74; — *et les thèses* de Carayonopulo (Paris, 1868), Boullet (Paris, 1869), Guillemin (Paris, 1878), citées à l'*Index bibl.*

3. Incision. — L'incision peut être employée de deux façons ou, si l'on veut, dans deux conditions différentes.

Ou bien on applique à l'hématocèle le procédé que nous avons décrit, d'après Volkmann, pour la cure radicale de l'hydrocèle; on tente par ce moyen, après avoir ouvert la poche et l'avoir débarrassée des produits liquides et solides qu'elle contenait, d'en obtenir l'oblitération par rapide adhésion des surfaces. Ou bien on abandonne à la suppuration la cavité largement ouverte; la fausse membrane est peu à peu éliminée, la surface interne bourgeonne, et la tumeur, de cette façon, se rétrécit peu à peu jusqu'à disparition complète.

Le premier de ces deux procédés ne pourra évidemment être employé que dans un nombre de cas assez restreint. Il faut, en effet, pour qu'il puisse aboutir, que la paroi de l'hématocèle soit peu épaisse, peu rigide, susceptible, par conséquent, de revenir assez facilement sur elle-même.

Or, ce sont là précisément les conditions favorables à l'emploi de l'injection irritante. On comprendra cependant que les insuccès fréquents de celle-ci et ses dangers, que les bons résultats fournis, au contraire, par l'incision, dans la cure de l'hydrocèle à parois épaisses, puissent faire donner d'emblée la préférence à la seconde méthode sur la première (1).

L'incision large de l'hématocèle, non suivie de tentative de réunion, sera beaucoup plus souvent indiquée.

L'opération comporte certaines précautions.

La section des tissus — et cette remarque s'applique à tous les procédés d'incision de l'hématocèle — doit être faite couche par couche, de façon à pouvoir épargner la glande, si on la rencontre en chemin.

L'incision devra, de plus, atteindre les parties les plus déclives, pour assurer le libre écoulement des liquides.

On a conseillé d'avoir recours, pour la pratiquer, au thermo- ou au galvano-cautère, ou encore à l'écraseur linéaire (2). On veut éviter ainsi

(1) *Voy.* Roustan (M.), *Traitement de l'hématocèle par la méthode de Volkmann* (*Montpellier méd.*, 1884, 2e sér., t. II, p. 50-68). — Terrillon (O.), *Hydro-hématocèle ; application du procédé de l'incision* (*Gaz. des hôpitaux*, 1884, n° 8). — Ferret, *Hématocèle spontanée de la tunique vaginale ; guérison par l'incision et le pansement de Lister* (*Bull. et Mém. de la Soc. de Chir.*, 1886, n. s., t. XII, p. 700).

Consulter, de plus, les auteurs cités plus haut, à propos de la cure radicale de l'hydrocèle par l'incision. Dans la plupart des statistiques publiées, quelques cas d'hématocèle ou d'hydro-hématocèle figurent à côté des hydrocèles simples; les unes et les autres traitées, avec un égal succès, par le procédé de Volkmann plus ou moins modifié.

(2) *Voy.* Bouilly (G.), *Hématocèle ancienne enflammée et suppurée..... Large excision de la paroi antérieure du scrotum à l'écraseur linéaire; cautérisation au thermo-cautère; guérison rapide.* (*Gaz. méd. de Paris*, 1880, 6e s., t. II, p. 477.)

de laisser, au contact de produits qui s'altèrent vite, une plaie saignante dont la surface absorbe facilement. Le danger n'est pas là, comme nous le verrons dans un instant; d'ailleurs fût-il réel, des lavages antiseptiques et un pansement soigneux suffiraient à l'écarter. Chez les vieillards cependant, ou lorsque la tumeur est très volumineuse, il peut être avantageux d'obtenir une section exsangue.

L'incision faite, le liquide et les détritus contenus dans la poche étant évacués, nous croyons qu'il est utile d'enlever par grattage, à l'aide d'une cuiller tranchante, en tout ou en partie, la fausse membrane appliquée à la surface interne de la vaginale. Nous nous sommes, à diverses reprises, bien trouvés de l'emploi de ce moyen; il raccourcit singulièrement la période d'élimination qui doit nécessairement précéder celle de retrait et de cicatrisation.

Curling a certainement exagéré les dangers qui peuvent résulter de l'irritation directe de la fausse membrane. C'est, pour l'éviter, qu'il donne le conseil de ne pas introduire, dans la cavité, de la charpie ou du coton, même imbibés d'un liquide antiseptique, et de se contenter d'un simple pansement à plat. Nous recommandons, au contraire, de remplir la poche de gaze iodoformée. Celle-ci pourra rester quelques jours en place, jusqu'à ce qu'elle tende à être entraînée par la suppuration. La cavité aura naturellement été, au préalable, soigneusement lavée (acide phénique, sublimé, chlorure de zinc faible); on agira de même après chaque pansement. Celui-ci sera renouvelé plus ou moins souvent, suivant l'abondance de la sécrétion, et suivant l'état général du malade, indiqué par la courbe de la température.

Ainsi conduite, l'opération est sans danger. L'inflammation est souvent assez vive, mais n'a aucune tendance à diffuser. La réaction locale cède bientôt; les surfaces suppurent, bourgeonnent; la cavité se comble à la façon des plaies profondes et anfractueuses, mais souvent après un temps assez long (1).

Une condition cependant est nécessaire, pour que cet heureux résultat se produise. Il faut que la paroi membraneuse de l'hématocèle, tout épaisse qu'elle soit, ait encore assez de vitalité pour participer au travail inflammatoire, qui doit en amener la destruction progressive. Il est clair que, lorsque la fausse membrane a subi la transformation fibreuse, cartilagineuse ou calcaire, lorsqu'elle forme une doublure

(1) Le traitement de l'hématocèle par incision paraît de plus en plus employé, en Angleterre (*Voy.* Berry, *Lancet*, 1882, t. I, p. 348; Bryant, *ibid.*, 1883, t. I, p. 451; Paton, *ibid.*, 1883, t. II, p. 1040). Il semble qu'il en soit de même, en Allemagne. Kocher se rallie complètement à ce procédé, auquel il donne le pas sur tous les autres.

absolument rigide, véritable corps étranger qui résiste à tous les efforts d'élimination spontanée, la cavité ne pourra se combler d'elle-même. Alors même que le malade ne serait pas emporté par les accidents de suppuration prolongée, conséquence nécessaire d'un pareil état, il conserverait une poche, réduite peut-être, mais encore béante, communiquant avec l'extérieur par des trajets fistuleux intarissables.

En pareils cas, l'incision simple, même avec l'aide du grattage, serait insuffisante. Seules, l'ablation de la fausse membrane par décortication et excision, ou bien la suppression complète de l'organe (castration) peuvent, alors, assurer la guérison.

4. **Décortication.** — Le professeur Gosselin s'était fait l'ardent défenseur de ce mode de traitement de l'hématocèle. Il consiste, comme on le sait, à détacher la fausse membrane par décollement et arrachement, et à l'exciser au ras du testicule.

Gosselin considérait que cette pratique avait, sur l'incision simple, l'avantage de diminuer l'intensité du travail inflammatoire, toujours long, parfois trop intense et par conséquent dangereux, qui accompagne l'élimination spontanée de la fausse membrane, et sur la castration, celui de conserver au malade un testicule qui pouvait n'être pas encore perdu pour la fonction.

Antérieurement déjà, on avait eu l'idée de réduire l'étendue de la poche, en en réséquant une partie (excision) (1). Sabatier, Boyer, Dupuytren, Blandin avaient agi de la sorte et obtenu des succès; mais aucun, à l'exception de Blandin peut-être, ne s'était appliqué à ne détacher que le feuillet pariétal de la séreuse, moins encore à limiter leur action à la fausse membrane seule. Bien avant eux, au dix-septième siècle, Savard, comme le rappelle Gosselin, put, dans un cas d'hydrocèle ancienne, décoller la fausse membrane « comme on sépare la membrane interne du gésier de la volaille ». Malgaigne eut aussi occasion de faire une opération semblable (2).

Mais c'est à Gosselin, en définitive, que revient, sans conteste, le mérite d'avoir montré que la décortication, faite suivant des règles qu'il

(1) L'excision ne mérite pas une place à part, parmi les procédés de traitement de l'hématocèle. Elle ne constitue, à vrai dire, que le premier temps de l'incision simple, ou suivie de décortication, lorsque la tumeur est très volumineuse. L'attention a été, de nouveau, récemment attirée sur ce point par Bertet de Cercoux (*) et Labat, de Bordeaux (**).

(2) Observation rapportée par Hattier (*Revue médico-chirurgicale*, 1848, t. IV, p. 313).

(*) Bertet de Cercoux, *Observations d'hématocèle vaginale, traitée par l'excision quelque peu modifiée* (*Journ. de méd. de Bordeaux*, 7 février 1869).

(**) Labat (M. H.), *Quelques réflexions sur le traitement de l'hématocèle vaginale* (*Journal de méd. de Bordeaux*, avril 1869).

a précisées, répond à des indications spéciales, et doit, dans certaines variétés d'hématocèle, être préférée à tout autre mode de traitement.

L'opération se compose de trois temps principaux.

Le *premier temps* comprend l'ouverture de la poche. L'incision est faite couche par couche, en évitant le testicule, dont on aura cherché, par la douleur provoquée, à déterminer la position. Lorsqu'il ne reste plus qu'une petite épaisseur de tissus à couper, on plonge l'instrument dans la cavité, et l'on agrandit la section avec le bistouri ou les ciseaux, en s'assurant, avec le doigt, de la situation du testicule.

Le *second temps* est celui du décollement de la fausse membrane. Celle-ci est d'abord séparée, en un point, de la séreuse sous-jacente, soit par traction simple avec une pince, soit à petits coups de bistouri ou de ciseaux. Une fois la voie faite, il est facile, d'ordinaire, de poursuivre le décollement avec le doigt ou un corps mousse quelconque. On s'arrête lorsqu'on est parvenu au niveau du testicule. La manœuvre est répétée successivement de chaque côté.

Le *troisième temps* est constitué par l'excision, à l'aide du bistouri ou mieux des ciseaux, de la fausse membrane décollée. Cette section se fait au niveau du point où elle adhère au testicule, d'une façon trop intime, comme nous l'avons vu, pour qu'elle puisse être détachée sans danger. Lorsque l'hématocèle est très volumineuse, il est bon, dans le premier temps, d'exciser un segment de la paroi, circonscrit par deux incisions verticales semi-elliptiques.

Le pansement est le même qu'à la suite de l'incision simple. Si la plaie est nette, bien saignante, pas trop anfractueuse, on pourrait tenter la réunion par des sutures profondes et superficielles et un drainage soigneusement fait.

La décortication est, en somme, une opération rationnelle. Elle est fondée sur un fait anatomique bien observé, l'existence, dans l'hématocèle, d'une fausse membrane pouvant être isolée et par conséquent enlevée, et sur un fait clinique incontesté, les lenteurs de guérison et les dangers qui résultent de la présence d'un corps étranger dans le foyer inflammatoire, créé par l'incision.

Mais encore faut-il qu'elle soit possible.

Or elle ne l'est pas dans les hématocèles jeunes, dans celles où la fausse membrane ne forme pas une coque rigide qui puisse être enlevée d'une pièce. Dans ces cas d'ailleurs, l'injection irritante ou, mieux encore peut-être, l'incision simple, avec ou sans grattage de la poche, suffisent à procurer une bonne guérison.

Elle ne l'est pas, non plus, dans les hématocèles très anciennes; dans celles où la fausse membrane adhère aux tissus sous-jacents trop intimement, pour que le décollement soit possible, ou bien forme une masse pierreuse, rebelle à toute tentative d'extraction régulière. La glande est alors nécessairement et irrémédiablement altérée, et l'on ne saurait refuser au malade le bénéfice d'une castration, qui, faite avec soin, amène une guérison plus rapide et plus sûre.

C'est pour n'avoir pas suffisamment distingué les cas où elle est applicable que la décortication, si diversement jugée, a été prônée ou dénigrée, à l'excès, par les chirurgiens de nos jours.

A diverses reprises, au sein de la Société de Chirurgie, particulièrement en 1868, à propos d'un fait de M. Panas (1) et plus récemment (1884), à la suite d'une communication de M. Polaillon (2), elle a été l'objet de vives attaques. On l'accusait d'être une opération difficile à pratiquer, et susceptible de s'accompagner de complications graves, hémorrhagies rebelles (3), phlegmon des bourses, etc. Demarquay et Denonvilliers rapportaient même avoir chacun perdu deux malades, à la suite de tentatives de ce genre.

Gosselin n'en est pas moins resté, jusqu'à la fin de sa vie, fidèle à une pratique dont il n'avait eu qu'à se louer (4).

Les accidents, observés par d'autres, n'en sont pas moins réels. Ils s'expliquent, pour la plus grande partie, selon nous, par une circonstance anatomique que nous avons mentionnée plus haut, et qui n'a pas été suffisamment mise en relief par les auteurs. Nous avons dit que les connexions, qui unissent la fausse membrane de l'hématocèle à la séreuse sous-jacente, deviennent rapidement assez étroites, pour qu'il soit bien difficile de limiter à la fausse membrane seule les manœuvres de décortication. C'est presque fatalement en dehors de la vaginale que l'instrument et les doigts cheminent, c'est-à-dire dans une région parcourue par des vaisseaux ordinairement dilatés par le fait de l'inflammation voisine, et occupée par un tissu cellulaire qui est largement en communication avec celui des enveloppes scrotales. De là, le développement facile des deux ordres d'accidents, signalés par les adversaires de la décortication : l'hémorrhagie et le phlegmon des bourses, avec toutes ses conséquences.

Un examen attentif de la surface saignante, des pansements anti-

(1) *Bullet. de la Soc. de chirurgie*, 1868, 2e série, t. IX, p. 139 et 145.

(2) Polaillon (J.), *Bull. et mém. de la Soc. de chirurgie*, 1884, t. XI, p. 649.

(3) *Voir une observation* de M. Duplay (S.), dans *la thèse* de Francou (Paris, 1877, p. 24) (thèse citée, à l'*Index bibl.*).

(4) Gosselin (L.), *Lettre sur le traitement de l'hématocèle*, adressée à M. le Dr Polaillon (*Arch. gén. de méd.*, Paris, 1885, t. I, p. 5).

septiques soigneusement faits mettraient, sans doute, le malade à l'abri de ce double danger. Mieux vaut cependant ne pas l'y exposer, c'est-à-dire ne pas poursuivre les tentatives de décortication, s'il ne paraît pas que la fausse membrane seule puisse être facilement enlevée.

Gosselin ne l'avait, du reste, jamais entendu autrement. Il y réussissait probablement mieux que d'autres, et obtenait des résultats meilleurs.

Il n'y aurait lieu, dans les cas graves où l'incision simple est manifestement impossible et qui paraissent ne relever que de la castration, de s'acharner, si l'on peut s'exprimer ainsi, à des tentatives de décortication, ou du moins de se résigner à pratiquer l'excision, à la façon de Boyer et de Dupuytren, que si, l'hématocèle étant bilatérale, il y avait un sérieux intérêt à laisser au malade l'illusion d'un testicule moral.

3. **Castration.** — Gosselin raconte, dans son mémoire, que Denonvilliers, « à l'opinion duquel il attachait d'autant plus de prix qu'il connaissait mieux la prudence et la justesse de son jugement », soutenait que, de toutes les opérations proposées pour la cure de l'hématocèle, la castration lui paraissait la meilleure, parce qu'elle était la moins grave de toutes.

Cette conclusion était, en effet, celle à laquelle arrivaient peu à peu les chirurgiens du milieu de ce siècle, découragés par les résultats désastreux de la méthode sanglante, dont ils avaient été témoins.

Les recherches et la pratique de Gosselin modifièrent cette impression. Aujourd'hui, grâce aux perfectionnements apportés aux pansements antiseptiques, on peut aller plus loin et dire que, non seulement la décortication, mais la plupart des procédés d'incision ou d'excision de l'hématocèle, lorsqu'il paraîtra utile d'y avoir recours, peuvent être appliqués avec une sécurité relative.

Les indications de la castration se restreignent d'autant.

Pour nous, elle ne s'impose que si les parois de la poche sont tellement rigides et adhérentes que, l'ablation complète de la fausse membrane (décortication) étant d'ailleurs impossible, l'excision partielle laisserait encore, après elle, des parties absolument impropres à un travail d'élimination et de réparation spontanées.

La castration serait encore indiquée chez des sujets très âgés ou affaiblis, et, par suite, incapables de faire les frais d'une longue suppuration (Duplay) ; ou bien encore, dans certains cas d'inflammation spontanée, ou provoquée par une intervention intempestive, s'accompagnant d'accidents phlegmoneux graves, et nécessitant une action radicale et prompte (1).

Nous devons ajouter enfin que la castration peut encore être tardivement indiquée après des essais, en apparence heureux, incomplets en réalité, de chirurgie conservatrice.

Parfois, en effet, la décortication ou le drainage laissent, après guérison, une masse indurée, volumineuse, gênante, dont les malades eux-mêmes demandent l'ablation. Il en était ainsi chez un des opérés de Gosselin, revu plus tard par l'un de nous (2).

Ces faits sont exceptionnels et de prévision difficile. Il était bon cependant de les signaler. Ils peuvent, pour une part, influer sur la décision que, dans certains cas embarrassants, le chirurgien est appelé à prendre.

Il résulte, en somme, de tout ce qui précède que le chirurgien, placé en présence d'un malade porteur d'une hématocèle, se comportera de la façon suivante.

Lorsque la tumeur est jeune, d'un volume moyen, lorsque ses parois sont souples, on sera toujours autorisé à tenter la ponction et l'injection iodée.

Si ce moyen échoue, ou si, dès l'abord, on reconnaît, avec ou sans ponction exploratrice, que les parois sont trop épaisses pour qu'il puisse avoir quelque chance de succès, on pratiquera l'incision large de la tumeur, et l'on agira ensuite de façons diverses, suivant les cas.

Dans certains, on pourra se contenter de laver soigneusement la cavité et l'on essayera d'obtenir la réunion rapide des surfaces, comme dans la cure de l'hydrocèle, d'après le procédé de Volkmann.

Plus souvent, il faudra, avec une curette, débarrasser la face interne de la vaginale de la membrane qui est en voie de développement.

Lorsque celle-ci, plus épaisse, déjà organisée, paraîtra pouvoir être aisément détachée, c'est à la décortication que l'on aura recours.

Dans ce cas, comme dans les précédents, on pourra tenter la réunion. Il sera, croyons-nous, en général plus sûr de se borner au pansement antiseptique ouvert.

Si la décortication d'emblée, ou après un essai infructueux, est reconnue impossible ou trop pénible, on pourra souvent, avant de se

(1) *Voy.* Monod (Ch.), *Pièce et observation présentées par M. Rouxeaux à la Soc. anatomique* (*Bull. de la Soc. anatomique*, 1880, 4e série, t. V, p. 234).

(2) *V. aussi* Stokes (Will.), *Large scrotal tumor, consisting mainly of the thickened sac of an old hæmatocele : excision, recovery* (*British med. Journal*, Lond., 1878, t. II, p. 922).

résigner à la castration, se contenter de l'incision simple, avec ou sans excision partielle de la paroi, opération qui, dans ces derniers temps, a donné des succès de plus en plus nombreux.

La castration est la ressource ultime, mais souvent nécessaire, réservée aux hématocèles anciennes, dans lesquelles les moyens qui précèdent sont manifestement impraticables, ou aux malades qui se trouvent dans les conditions d'état général mauvais, ou de phlegmasie locale grave, que nous indiquions il y a un instant.

Corps étrangers de la vaginale.

Il n'est pas rare, au moins chez l'adulte, de rencontrer, dans la vaginale, de petits corps, ordinairement libres dans la cavité, quelquefois adhérents, par un pédicule plus ou moins large, à la surface de la séreuse.

Signalés pour la première fois par Morgagni, qui découvrit un de ces corps nageant dans le liquide d'une hydrocèle, ils ont été depuis retrouvés et étudiés par un grand nombre d'auteurs, dont nous aurons occasion de citer les principaux.

Le nom de *corps étrangers*, sous lequel on les décrit habituellement, est défectueux, car il implique l'idée d'une origine extérieure, tandis qu'ils ont toujours pour point de départ la vaginale elle-même.

Il n'y a pas lieu cependant de changer une désignation qui est reçue et qui ne peut guère prêter à confusion.

Celle de *corps libres*, qu'on leur donne souvent, a l'inconvénient de ne s'appliquer qu'à un de leurs états, le plus fréquent il est vrai.

Nous nous servirons, du reste, indifféremment de l'une et de l'autre de ces deux dénominations.

Anatomie pathologique. — Ces productions se présentent sous des aspects assez dissemblables.

Leur volume varie depuis celui d'une tête d'épingle à celui d'une lentille ou d'un haricot. Exceptionnellement, ils peuvent être gros comme une noisette ou une balle de fusil. Tel était le cas, probablement unique, de Chassaignac, dont il sera question plus loin, où le corps, extrait par lui, mesurait 2 centimètres de long sur 12 millimètres de large. Le plus souvent ils sont petits.

Leur forme est tantôt discoïde et lenticulaire ; tantôt, et le plus souvent, sphérique. Rarement, comme dans un cas de M. Legroux, ils sont cubiques.

Leur surface est ordinairement lisse et polie ; parfois irrégulière, par suite de l'agrégation de plusieurs grains (Damaschino). Il est fréquent, mais non constant, de trouver sur ceux qui sont libres, en un point de leur superficie, une sorte de hile ou de dépression, qui représente le vestige de leur pédicule.

Leur coloration varie du blanc jaunâtre, rappelant celle de l'ivoire, au jaune d'ambre; leur apparence est celle du fibro-cartilage.

Ils en ont aussi la consistance. Le plus souvent fermes et élastiques, ils ont parfois, par suite d'une incrustation calcaire, la dureté de l'os. Dans le cas de Chassaignac, le corps extrait donna, au toucher, la sensation d'une fluctuation profonde. Nous verrons, en effet, dans un instant, que le centre de ces productions peut être occupé par une cavité.

Leur nombre est variable. On peut n'en rencontrer qu'un seul, ou bien en trouver plusieurs, quatre ou cinq, rarement plus.

Lorsqu'ils sont adhérents, leur point d'implantation est, dit-on, toujours sur le testicule, jamais sur le feuillet pariétal de la tunique vaginale. Ils siègent alors en certains lieux d'élection, et principalement sur l'hydatide de Morgagni (Gosselin), ou au voisinage du sillon qui sépare le testicule de l'épididyme. Ils sont tantôt presque sessiles, tantôt suspendus à un pédicule plus ou moins long, ordinairement assez mince.

A. Cooper en a vu qui semblaient s'être développés dans des kystes situés à la surface du testicule, entre la vaginale et l'albuginée, le corps étranger étant comme suspendu à la surface interne de la cavité kystique.

D'autre part, ils seraient, d'après Reclus, alors qu'ils ont encore un petit volume, souvent cachés dans un véritable diverticule de la séreuse, à ouverture étroite. Lorsqu'on presse le corps pour le chasser de sa loge, il écarte le diaphragme de cette ouverture et apparaît, parfois libre déjà, parfois retenu encore par un pédicule.

Il est probable que cette disposition correspond à celle qui a été signalée par A. Cooper. Les cavités kystiques de ce dernier ne sont, sans doute, autre chose que les diverticules de Reclus, oblitérés.

Les corps étrangers de la vaginale s'accompagnent souvent d'un certain degré d'hydrocèle; celle-ci est ordinairement peu intense. Il est très rare de les trouver dans les hydrocèles volumineuses (Virchow). Il peut très bien se faire que l'épanchement fasse absolument défaut.

Lorsqu'il existe, le liquide qui le constitue est souvent sirupeux, il ressemble à de la chartreuse jaune; cette coloration et cette consistance paraissant dues à des épanchements sanguins (Reclus).

Le même auteur fait remarquer qu'il est fréquent, dans ces hydrocèles, de trouver des brides néo-membraneuses allant d'une paroi à l'autre.

Lorsqu'on pratique sur ces petits corps une coupe qui les divise en deux parties (fig. 22), on constate qu'ils sont formés à la périphérie de couches concentriques disposées autour d'une partie centrale.

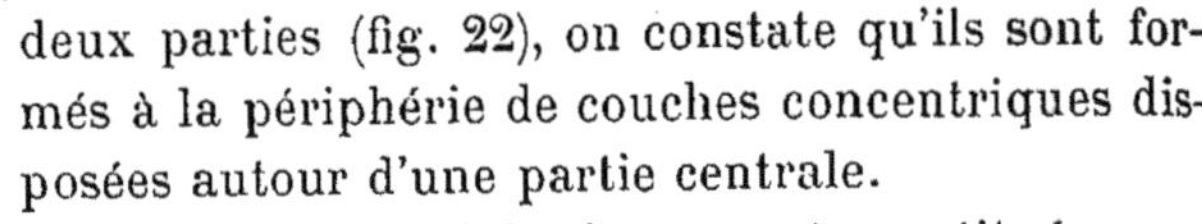

Les couches périphériques sont constituées par une substance assez résistante ; elles sont souvent séparées, les unes des autres, par une ligne colorée, due à la présence d'une certaine quantité de pigment sanguin.

Au centre, existe soit une petite lacune contenant du liquide, soit un noyau solide. Celui-ci est simplement fibreux, plus souvent calcaire, pourvu ou non d'aspérités, parfois coloré en brun par du sang anciennement épanché.

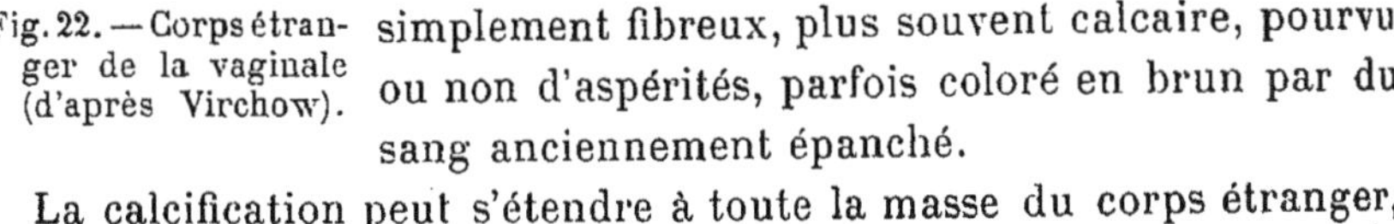

Fig. 22. — Corps étranger de la vaginale (d'après Virchow).

La calcification peut s'étendre à toute la masse du corps étranger, qui prend alors l'aspect d'une petite pierre.

Les études histologiques de Lebert et de Malassez ont fait le jour sur la *structure* exacte des corps étrangers de la vaginale.

Ils paraissent essentiellement constitués par un tissu fibreux amorphe, analogue à celui de la cornée, dans lequel on distingue des fentes parallèles les unes aux autres ; dans les fentes on découvre soit des cellules à noyau allongé, soit une simple petite ligne granuleuse. *On n'y trouve point de vaisseaux*. Cette structure est celle des fibromes lamelleux (Cornil et Ranvier) ou cornéens (Rindfleisch).

La substance fondamentale est disposée en couches concentriques autour du noyau central. Celui-ci, d'ordinaire plus résistant, se présente sous forme de masses amorphes, dures, anguleuses et offre l'aspect habituel des tissus calcifiés. Traitées par l'acide acétique ou chlorhydrique faibles, ces masses font effervescence ; les sels calcaires disparaissent, et, sur la préparation éclaircie, on constate l'identité absolue de la partie centrale et de la partie périphérique. L'une et l'autre paraissent constituées par un tissu d'apparence homogène, disposé en couches concentriques.

Nous avons vu, au reste, que la partie périphérique peut, elle aussi, être infiltrée de sels calcaires. Lorsque cette transformation se produit, ceux-ci se déposent dans la substance fondamentale, sous forme de fines granulations qui, en se soudant ensemble, constituent bientôt une véritable pétrification. Tantôt toute la masse du corps est ainsi atteinte, tantôt la dégénérescence calcaire occupe seulement quelques-unes des couches.

Il est ordinaire de rencontrer dans la vaginale, en même temps que les corps étrangers libres, des plaques cartilaginiformes saillantes, d'un blanc opalin, résistantes au toucher, qui ont exactement la même structure. Celle-ci ne se modifie que dans la partie profonde de la plaque ; la substance fondamentale devient fibrillaire, des vaisseaux venus des tissus sous-jacents la pénètrent; la plaque entre ainsi, peu à peu, en continuité de tissu avec la séreuse.

Il résulte cependant de son indépendance relative qu'elle peut être assez facilement décortiquée.

Il faut absolument distinguer de ces plaques cartilaginiformes et, par conséquent, des corps étrangers, qui en dérivent sans doute, certains épaississements, d'origine évidemment inflammatoire, que l'on peut, en même temps, rencontrer dans la vaginale.

Ces trois ordres de productions — corps étrangers, plaques cartilaginiformes, épaississements inflammatoires — se trouvaient réunis dans un cas bien étudié par M. Malassez, auquel nous empruntons la plupart de ces détails de structure.

Cet auteur a fort bien montré que ces épaississements qui, sur sa pièce, se montraient surtout au niveau du testicule, étaient formés par du tissu fibreux ordinaire, à cellules étoilées et anastomosées ; qu'ils se continuaient, sans ligne de démarcation sensible, avec l'albuginée, et ne pouvaient, par conséquent, pas être décortiquées comme les plaques cartilaginiformes. Ils se distinguent encore de celles-ci, par ce point, qu'ils sont parcourus par des vaisseaux évidents.

Nous insistons sur ces faits, en raison des conséquences que nous aurons à en tirer, au point de vue de la pathogénie des corps étrangers de la vaginale.

Pathogénie. — Nous ne signalerons, que pour mémoire, les théories anciennes qui n'ont plus aujourd'hui qu'une valeur historique.

Il est, en effet, inutile de discuter actuellement l'opinion d'Ambroise Paré qui considérait ces corps comme une concrétion spontanément formée aux dépens des liquides de la vaginale, opinion reproduite et adoptée plus tard par Larrey.

Il en est de même des interprétations de Hunter, puis de Velpeau, pour qui ces productions résultaient de la transformation d'un épanchement sanguin.

A. Cooper avait vu plus juste. Il avait remarqué que, dans certains cas du moins, leur point de départ était évidemment la vaginale elle-même. D'abord pédiculés et adhérents, ils devenaient libres, plus tard, par rupture du pédicule.

Cette opinion est aujourd'hui universellement adoptée.

De plus, comme A. Cooper lui-même était porté à le croire, on admet, en général, que l'origine de ces productions doit être rapportée à une inflammation ancienne de la vaginale.

On les voyait, en effet, coïncider avec des lésions de nature manifestement inflammatoire, liquide épanché, brides pseudo-membraneuses, et enfin plaques fibreuses, analogues aux plaques d'arachnitis et de péritonite partielle.

C'est aux dépens de ces plaques que se formeraient les corps, sessiles d'abord, pédiculés ensuite, puis flottants, de la vaginale.

Cette hypothèse est admissible : il en est une autre cependant qui pourrait être soutenue et, croyons-nous, avec plus de raison.

Nous avons montré, en effet, en nous appuyant sur les recherches de M. Malassez, qu'à côté des plaques fibreuses, d'origine inflammatoire, on pouvait rencontrer dans la vaginale des plaques cartilaginiformes, de structure ou de nature toute différente.

Le même fait peut être observé dans le péritoine et dans l'arachnoïde.

Les premières prennent naissance dans l'épaisseur de la séreuse et aux dépens de ses éléments conjonctifs. Les secondes semblent constituées par une hyperplasie endothéliale, se formant spontanément, ou sous des influences encore mal connues.

Il nous paraît probable que, comme les corps étrangers articulaires, comme les papillomes séreux de l'arachnoïde ou du péritoine, les corps sessiles ou flottants de la vaginale peuvent être considérés comme des productions néoplasiques primitives, pouvant donner naissance, par voie d'irritation, aux lésions ordinaires de la vaginalite.

Les plaques fibreuses, l'exsudat liquide ou fibrineux, les adhérences ne seraient donc, dans cette hypothèse, que des phénomènes consécutifs ou secondaires.

Cette manière de voir est celle qui tend à prévaloir, aujourd'hui, pour les corps étrangers articulaires et les papillomes séreux de l'arachnoïde.

Il n'y a rien d'irrationnel à supposer que, dans la vaginale comme dans les autres séreuses, puissent se développer primitivement des végétations papillaires, formées aux dépens du revêtement épithélial, qui déterminent secondairement, autour d'eux, des lésions inflammatoires.

L'analogie, au point de vue de la structure, entre ces diverses productions est trop frappante, pour que l'on ne puisse leur attribuer à toutes une origine, une marche et des conséquences communes.

Symptômes et traitement. — Les corps étrangers de la vaginale ont une symptomatologie à peu près nulle, et ne sont, le plus souvent, constatés qu'à l'autopsie.

Tantôt masqués par une hydrocèle concomitante, tantôt logés dans des cryptes ou des dépressions qui les dissimulent, le plus souvent trop peu volumineux pour être sentis à travers le scrotum, ils passent, sur le vivant, ordinairement inaperçus.

On comprend cependant que, dans les cas exceptionnels où ils atteignent un volume notable, ils puissent être reconnus par la palpation.

Chassaignac a rapporté un fait de ce genre, partout reproduit. C'était chez un vieillard de soixante-dix ans, atteint d'hydrocèle. Le malade fut présenté à la Société de chirurgie, avant toute intervention. On sentait à travers le scrotum « un corps flottant d'une dureté pierreuse, ayant le volume d'une noisette, mais avec des formes anguleuses et comme cubiques. » L'hydrocèle fut opérée par incision. On put, par ce moyen, extraire de la vaginale un corps d'aspect cartilagineux, qui avait le volume et la forme d'une grosse noisette, un peu aplatie sur les côtés; il donnait au toucher la sensation d'une fluctuation profonde ; à son centre, on découvrit deux noyaux calcaires parfaitement arrondis (1).

La structure de ce corps, conforme à ce qui a été dit plus haut, fut déterminée par Follin et par Lebert. Ce dernier l'a décrit et figuré dans son *Traité d'anatomie pathologique* (2).

Dans un cas semblable, ou dans celui, plus rare encore, où le corps étranger s'accompagne de phénomènes douloureux, dont la cause peut être réellement rapportée à sa présence, on n'hésitera pas, à l'exemple de Chassaignac, à proposer au malade une opération radicale.

L'incision, faite avec les précautions qui sont aujourd'hui d'usage, sera sans danger.

(1) Chassaignac (E.), *Bullet. de la Soc. de chirurgie*, 1852, 1re série, t. II, p. 484 et 485.

(2) Lebert (H.), *Traité d'anat. pathol. génér. et spéciale*, Paris, 1857, in-fol., t. I, p. 175 et *Atlas*, t. I, pl. XXIV, fig. 7 à 12.

Vaginalite aiguë.

VELPEAU (A.), article HYDROCÈLE AIGUE, in *Dict. de Méd.* (en 30 vol.), 2e édit. Paris, 1837, t. XV, p. 444, et *Nouv. éléments de méd. opératoire*, 2e éd. Paris, 1839, in-8o, t. IV, p. 245.

GOSSELIN (L.), *Recherches sur l'épaississement pseudo-membraneux de la tunique vaginale*, etc... (Voir *Bibl.* hématocèle, 1851).

— *Terminaisons insolites de l'orchite et de la vaginalite*, in *Clinique chirurgicale de l'hôpital de la Charité*. 3e édit., Paris, 1879, in-8o, t. II, p. 630, 91e leçon, et *Le Praticien*, 1879, t. II, p. 176.

ZEISSL (H.), *Periorchitis idiopathica circumscripta serosa et suppurativa*, in *Wien med. Presse*. Vienne, 1866, no 44.

BOUCAUD, *Note sur deux cas d'hydrocèle aiguë*, in *Lyon médical*, 1872, p. 171, 183.

ZAPATA (R.), *Des épanchements de la tunique vaginale dans l'orchite blennorrhagique*. Thèse de Paris, 1874, no 298.

VALNOT (P.), *De la vaginalite suppurée*. Thèse de Paris, 1876, no 170.

CLUGNET (J. A.), *Études sur la vaginalite aiguë*. Thèse de Paris, 1878, no 270.

TIXIER (P.), *Des complications après la ponction de l'hydrocèle suivie de l'injection iodée et de la vaginalite suppurée en particulier*. Thèse de Paris, 1878, no 99.

TERRILLON (O.) et SCHWARTZ (E.), *Contribution expérimentale à l'étude de la pathogénie de la vaginalite*, in *Gaz. méd. de Paris*, 1879, p. 420.

BOND (C.-J.), *Acute hydrocele; pleurisy and pericarditis; death; necropsy; remarks*, in *The Lancet*, Londres, 1885, t. I, p. 748.

Hydrocèle vaginale commune.

a. EN GÉNÉRAL.

Divers.

PARÉ (Ambroise), *Œuvres complètes*. Édit. Malgaigne. Paris, 1840, in-8o, 6e livre, t. I, p. 145 (*De la hargne aqueuse*).

HEISTER (L.), *Dissertatio de hydrocele*. Helmstadt, 1744, in-4o.

DOUGLASS (J.), *Treatise on the hydrocele*. Londres, 1755, in-8o.

BERTRANDI (Ambr.), *De hydrocele*, in *Mém. de l'Acad. Roy. de Chir*. Paris, 1757, édit. in-4o, t. III, p. 83.

POTT (P.), *Practical remarks on the hydrocele, or watery rupture, and other diseases of the testicles*. Londres, 1762, in-8o.

PETIT (J.-L.), *Traité des maladies chirurgicales et des opérations qui leur conviennent*. Paris, 1774, petit in-8o, t. II, p. 480 (*Des opérations qui se pratiquent aux bourses et aux testicules*. Art. 1er, *De l'Hydrocèle*).

IMBERT-DELONNES (A.-B.), *Traité de l'hydrocèle, cure radicale de cette maladie, et traitement de plusieurs autres qui attaquent les parties de la génération de l'homme*. Paris, 1785, in-8o.

BELL (B.), *Treatise on the hydrocele, on sarcocele, on cancer, and other diseases of the testes*. Edimbourg, 1794, in-8o.

LARREY (D.), *Mémoire sur l'hydrocèle*, in *Mém. de chir. mil.*, Paris, 1817, t. III, p. 408.

BOYER (A.), article HYDROCÈLE, in *Dict. des sciences médicales* (en 60 vol.). Paris, 1818, t. XXII, p. 192.

BLANDIN (P. F.), article HYDROCÈLE, in *Dict. de méd. et chir. pratiques*. Paris, 1833, t. X, p. 108.

VELPEAU (A.), article HYDROCÈLE, in *Dict. de médecine* (en 30 vol.). Paris, 1837, t. XV, p. 442.

HUGHES (J.-S.), *Hydrocele of the spermatic cord and tunica vaginalis testis; their different forms, diagnosis, and treatment* (*Clinical lessons on Surgery*), in *The Dublin medical Press*, oct. 1850, t. XXIV, n° 615, p. 241.

MELCHIORI (G.). *Dell' idrocele della tonaca vaginale — sue varietà — e di altri tumori aquosi del testicolo e del cordone spermatico*, in *Annal. univ. di med. e chir.*, Milan, t. XCVI, mai et juin 1866.

GIRALDÈS (J. A.), *De l'hydrocèle de la tunique vaginale*, in *Mouvem. médical*. Paris, 1868, n° 26 et 27.

BUFALINI (G.), *Studi chirurgici. Studio primo : Sull' idrocele*. Siena, in-8°, 1870.

MÉHU (C.), *Des liquides de l'hydrocèle de la tunique vaginale et de l'hydrocèle enkystée de l'épididyme*, in *Arch. gén. de méd.* Paris, 1875, 6e s., t. XXV, p. 527.

BÉCHAMP (J.), *Des albumines de l'hydrocèle et de la fonction de la tunique vaginale dans l'état morbide*, in *Comptes rendus de l'Acad. des sc.* Paris, 1878, t. LXXXVII, n° 2.

— *De la nature des albumines de l'hydrocèle* (*ibidem*, 1879, t. LXXXVIII, n° 11).

OSBORN (S.), *Hydrocele; its varieties and their treatment*. Londres, 1878, in-8°.

ANGELINI, *Monographie de l'hydrocèle de la tunique vaginale*, in *Union méd. d'Orient*. Constantinople, 1879, t. VI, pp. 2, 11, 49.

DESPRÈS (A.), *Considérations pratiques sur l'hydrocèle*, in *Rev. de thérap. méd.-chir.* Paris, 1879, t. XLVI, pp. 60, 88.

TERRILLON (O.), *De l'hydrocèle de la tunique vaginale* (*Leçon faite à l'hôp. de la Pitié*), in *J. d. conn. méd. prat.* Paris, 1879, 3e s., t. I, p. 415; 1880, 3e s., t. II, p. 17.

KUSTER (E.), *Periorchitis serosa, hydrocele* (25 cas), in *Ein chir. Trienn.*, 1876-8, in-8°. Kassel et Berlin, 1882, p. 188.

— (V. Bibliog. *Hématocèle*, 1882).

ESPINA Y CAPO (A.), *Génesis, complicaciones y terapeutica de los hidroceles*, in *Ann. de ciruj.* Madrid, 1883, t. II, pp. 17, 52, 82, 214, 277.

TRÉLAT (U.) *Des hydrocèles doubles*, in *Semaine médicale*. Paris, 1883, 12 avril.

DUPLAY (S.), *Variétés anatomiques de l'hydrocèle*, in *Sem. méd.* Paris, 1884, 2e s., t. IV, p. 81.

TÉDENAT (E.)., *Notes sur l'hydrocèle de la tunique vaginale*, in *Montpellier méd.*, 1885, 2e s., t. V, p. 49 et 531.

PROCHNOV (J.), *A vizsérvröe* (hydrocèle testiculaire), in *Gyógyászat*. Budapest, 1886, t. XXVI, p. 661.

THIRIAR (J.), *De quelques affections chirurgicales des bourses. 1. De l'hydrocèle de la tunique vaginale*, in *La Clinique*. Bruxelles, 1887, t. I, p. 173.

Thèses.

WALSH (J.), *Dissertation inaugurale de l'hydrocèle*. Paris, 1825, n° 115.

LE ROY (J.), *De tunicæ vaginalis testiculi hydrocele*. Thèse d'Agrég. Paris, 1827, n° 309.

SPADURO (J.), *Hydrocèle*. Paris, 1836, n° 277.

GAGNEBÉ (J.), *Hydrocèle de la tunique vaginale chez l'adulte*. Paris, 1837, n° 221.

GUYONNET (E.), *Caractères anatomiques de l'hydrocèle vaginale*, Paris, 1839, n° 60.

BABAULT (Ch.), *De l'hydrocèle*. Paris, 1844, n° 150.

DULAC (L.), *Des hydrocèles*. Paris, 1846, n° 35.

FLAIN (Ch.), *De l'hydrocèle en général*. Paris, 1847, n° 33.

COLAS (A.), *De l'hydrocèle de la tunique vaginale*. Paris, 1849, n° 106.

HÉMELOT (J.-B.), *De l'hydrocèle*. Paris, 1850, n° 110.

VILLETTE (A.-J.), *De l'hydrocèle de la tunique vaginale*. Paris, 1851, n° 171.

THOMAS (J.-A.), *De l'hydrocèle de la tunique vaginale*. Paris, 1852, n° 16.

MAZOYER (Th.), *Des différentes espèces d'hydrocèle*. Paris, 1856, n° 231.

BIÉBUYCK (J.), *Du diagnostic de l'hydrocèle vaginale*. Paris, 1858, n° 66.

ALISCH (Otto), *Zur Etiologie und Therapie der Hydrocele*. Berlin, 1876.

FAFOURNOUX, *Contribution à l'étude des hydrocèles récidivées de la tunique vaginale et de leur traitement*. Paris, 1885, n° 124.

b. TRAITEMENT.

Divers.

SABATIER (R.-B.), *Recherches historiques sur la cure radicale de l'hydrocèle*, in *Mém. de l'Acad. de chir*. Paris, 1774, éd. in-4°, t. V, p. 670.

VELPEAU (A.), *Nouveaux éléments de Médecine opératoire*, 2e éd. Paris, 1839, in-8°, t. IV, p. 244 et suiv.

GUÉPRATTE, *Note sur un nouveau trocart à injection pour hydrocèle*, in *Acad. des Sciences;* Séance du 28 avril 1844, et *Journ. des Connaiss. méd.-chir.*, oct. 1844.

D'AVAT, *Considérations physiologiques et pratiques sur les divers moyens employés pour guérir l'hydrocèle et sur une méthode nouvelle plus facile et moins dangereuse* (vin chaud), in *Gaz. méd. de Paris*, 1850, t. V, p. 104, 129.

BASCHWITZ, *Neue Radicalheilung der Hydrocele*, in *Deutsche Klinik*. Berlin, 1850, p. 128.

FONSSAGRIVES (J.-B.), *Fièvre iodique déterminée par une injection de teinture d'iode dans la tunique vaginale*, in *Union médicale*. Paris, 1860, n. s., t. VI, p. 499.

ALBERT (E.), *Radicalincision der Hydrocele unter Lister's Wundbehandlung* (10 cas), in *Wien. med. Presse*. Vienne, 1877, n° 25.

TRENDELENBURG (F.), *Heilung der Hydrocele durch Schnitt und Drainage*, in *Berl. klin. Wochensch*. Berlin, 1877, n° 2.

ENGLISCH (J.), *Ueber den Radicalschnitt der Hydrocele unter Lister'scher Behandlung*, in *Med. chir. Centralbl*. Vienne, 1879, t. XIV, p. 145.

BASSINI (E.), *L'attuale modo di curare l'idrocele della vaginale del testicolo*, in *Ann. univ. di med. e chir.* Milan, 1880, CCLIII, p. 292.

BELLAMY (E.), *Note on the treatment by section of hydrocele by the antiseptic method*, in *The Lancet*. Lond., 1885, t. II, p. 12.

GARDNER (W.), *Volkmann's operation, for hydrocele*, in *Austral. med. Journ.* Melbourne, 1881, n. s., t. III, p. 4.

GÜTERBOCK (P.), *Bemerkung zur Operation der Hydrocele durch Schnitt*, in *Arch. f. klin. Chir*. Berlin, 1881, t. XXVI, p. 257.

KRASKE (P.), *Zwei Fälle von complicirter Hydrocele, mit Bemerkungen ueber Heilung nach Schnitt*, in *Centralbl. f. Chir*. Leipzig, 1881, t. VIII, p. 737.

LISTER (J.), *Three cases, in which the German (« Schnitt ») method for the radical cure of hydrocele was resorted to*, in *Brit. med. Journ.*, 1881, t. I, p. 1003.

WIGHT (J.-S.), *The treatment of hydrocele*, in *Med. and Surg. Reporter*. Philad., 1881, t. XLV, p. 621.

BŒCKEL (J.), *Cure radicale de l'hydrocèle par l'incision antiseptique*, in *Gaz. méd. de Strasb.*, 1882, 3e s., t. XI, p. 145.

ENGLISCH (J.), *Zur Radicaloperation der Hydrocele unter antiseptischen Cautelen*, in *Wien. med. Blatt.* Vienne, 1882, t. V, pp. 987, 1018, 1051, 1073, 1136, 1195.

LO SAVIO, *Per idrocele pregresso : incisione della vaginale*, in *Gior. internaz. d. sc. méd.* Naples, 1884, n. s., t. VI, p. 316.

WYMAN (H.-C.), *Treatment of hydrocele by incision and suture*, in *Med. Age*. Detroit, 1884, t. II, p. 268.

BABACCI (L.), *Voluminoso idrocele operato col drennaggio*, in *Riv. clin. di Bologna*, 1885, 3e s., t. V, p. 544.

WEISS (T.), *Incision antiseptique d'une hydrocèle double; guérison*, in *Mém. de la Soc. de méd. de Nancy*, 1884-5, p. 51.

LAURENZI (L.), *Cura radicale dell' idrocele alla Volkmann*, in *Il Raccoglitore med.* Forli, 1886, 5e s., t. I, p. 541.

RECLUS (P.), *Sur cinq observations d'hydrocèles traitées par l'incision des bourses et l'excision de la vaginale*, in *Bull. et Mém. de la Soc. de chir.* Paris, 1886, t. XII, p. 534.

GRANIZO (J.), *Terapeutica general del hidrocele. Sobre la preferencia de los procedimientos medicos en los hidroceles de los sujetos jóvenes, y sobre el tratamiento mediante las injecciones intra-vaginales de alcohol*, in *Gac. méd. de Granada*, 1886, t. V, p. 637.

MURRAY (J.-K.), *Radical cure of hydrocele by pure carbolic-acid injections*, in *Brit. Med. Journ.* Lond., 1886, t. II, p. 922.

TÉDENAT (E.), *Traitement de l'hydrocèle par l'incision des bourses et l'excision de la tunique vaginale*, in *Compt. rend. du Congr. franç. de Chir.* Paris, 1886, p. 621.

BORDALLO PINHEIRO (M.), *Hydrocele e numerosos kystos da tunica vaginal; incisão antiseptica; cura*, in *Med. Contemp.* Lisbonne, 1887, t. V, p. 23.

CIPRIANO (L.), *Di un caso d'idrocele cronico, e della sua guarigione mercè l'operazione del taglio, ed il trattamento antisettico consecutivo*, in *Morgagni*. Naples, 1887, t. XXIX, p. 20.

DA COSTA (A.), *A incisão antiseptica no tratamento de hydrocele da tunica vaginal*, in *Med. Contemp.* Lisbonne, 1887, t. V, p. 5, 9.

MC ARDLE (J.-S.), *The radical cure of hydrocele*, in *Dubl. Journ. of medic. Sc.* 1887, 3e s., t. LXXXIV, p. 190.

MORESCHI (A), *L'idrocele e la sua cura radicale*, in *Il Raccoglitore med.* Forli, 1887, 5e s., t. III, p. 469.

SOUTHAM (F. A). *On the radical cure of hydrocèle* in *The Lancet*, 1887, t. II, p. 515.

Thèses.

PROAL (B.), *De l'opération de l'hydrocèle*. Paris, 1844, n° 126.

BÉTIS (L.-A.), *De l'opération de l'hydrocèle*. Paris, 1847, n° 8.

PAUGER (L.-A.), *De l'opération de l'hydrocèle*. Paris, 1848, n° 229.

BILLOT (L.-J.), *Du traitement de l'hydrocèle*. Paris, 1851, n° 150.

MUNOZ (J.-J.), *Du traitement de l'hydrocèle*. Paris, 1852, n° 79.

BLAD (R.), *Du traitement de l'hydrocèle vaginale chronique*. Paris, 1853, n° 57.

BERTRAND (L.), *Des suites immédiates de l'opération de l'hydrocèle par les injections.* Paris, 1856, n° 188.

CORTYL (R.), *Considérations pratiques sur le traitement de l'hydrocèle.* Thèse de Paris, 1862, n° 4.

ROBLIN (E.), *Du traitement de l'hydrocèle vaginale simple.* Paris, 1870, n° 184.

LELIÈVRE (C.), *Des différents procédés de traitement de l'hydrocèle vaginale simple.* Paris, 1873, n° 120.

RENARD (E.), *Quelques considérations sur le traitement de l'hydrocèle simple.* Paris, 1884, n° 219.

MOELLER (C.), *Beitrag zur operativen Behandlung der Hydrocele.* Würzbourg, 1885, in-8° (*pratique de* Maas).

LŒWENHARDT (P.), *Ueber die Ætiologie u. Behandlung der nicht-traumatischen Hydrocele.* Berlin, 1886.

SANTKIN (Alb.), *Die operative Behandlung der Hydrocele.* Bonn, 1886, in-8°.

WENDLING (V.), *Contribution à l'étude des traitements modernes de l'hydrocèle simple de la tunique vaginale.* Nancy, 1886, n° 221.

LEROND (P.), *Du traitement de l'hydrocèle par les injections de chlorure de zinc au dixième avec ou sans évacuation préalable.* Paris, 1887, n° 206.

MARTENOT, *Quelques considérations sur le traitement de l'hydrocèle.* Bordeaux, 1887.

Hydrocèles congénitale et infantile.

VON AMMON, *Zur Lehre von der Hydrocele congenita in pathologisch-anatomischer und therapeutischer Beziehung*, in *Journal der Chirurgie u. Augenheilkunde.* Berlin, 1846, t. XXXV, n. s., ch. VIII, p. 117.

CRIBIER (A.-F.), *Traitement du choléra. — Des hydrocèles congénitales.* Thèse de Paris, 1851, n° 103.

CHASSAIGNAC (E)., *De l'hydrocèle péritonéo-vaginale*, in *Rev. méd.-chir. de Paris*, juin 1853, t. XIII, p. 333.

DUVAL (Ch.), *Des hydrocèles congénitales.* Thèse de Paris, 1856, n° 204.

SOUTHAM (F.-A.), *A case of congenital hydrocele treated by ligature of the neck of the sac* (j. h. de 18 ans) in *Brit. med. journ.* Lond., 1884, t. I, p. 161.

ARNISON, *Congenital hydrocele; radical cure* (h. de 26 ans). *Ibid.*, 1885, t. II, p. 397.

GIOMMI (M.), *Incisione ed excisione antissettica della vaginale in caso di idrocele peritoneo-vaginale o communicante, complicata da ritenzione iliaca di testicolo* (j. h. de 20 ans) in *Il Raccoglitore medico.* Forli, 1885, p. 509.

SCHLEID (J.), *Beitrag zur Kenntniss der Hydrocele des Kindesalters.* Inaug. Diss., Kiel, 1886, in-8°.

VERNEUIL (A.), *Hydrocèle congénitale* in *Gaz. des Hôpit.*, 1886, n° 116.

CHARON, *Hydrocèle congénitale et hernie étranglée chez un enfant de 24 jours*, in *La Clinique.* Bruxelles, 1887, t. I, p. 96.

Hydrocèle biloculaire (variété abdominale).

CHELIUS (M. J.), *Traité de chirurgie*, trad. de l'allem. par Pigné. Bruxelles, 1836, in-8°, p. 150.

BERGER, *Compte rend. des sciences de la soc. méd.-chir. de Zurich*, in *Gaz. medic. de Paris*, 1838, p. 24.

DUPUYTREN (G.), *Leçons orales de clinique chirurgicale*, 2e édit. Paris, 1839, in-8°, t. IV, p. 196.

MALGAIGNE (J.-F.), *Des tumeurs du cordon spermatique*. Th. de concours, Paris, 1848.

RIBERI, *Raccolta delle opere minori*, etc., Turin, 1851 (d'après Duplay).

CHASSAIGNAC (E.), *Revue medico-chirurg*. Paris, juin 1853.

FANO (S.), *Bulletins de la Société de chirurgie*, 1853, 1re série, t. IV, p. 294. — *Rapport de Chassagnac, ibid.*, p. 299.

LISTER (J.), *Edinb. med. Journ.*, sept. 1856, et *Gaz. hebd. de Paris*, 1857, t. IV, p. 11.

ROCHARD (J.), *Note sur les hématocèles de la tunique vaginale qui remontent dans l'abdomen, à travers le canal inguinal*, in *Union médicale*. Paris, 1860, nouv. sér., t. VII, p. 359.

HUGUIER (P.-C.), *cité par* Rochard, *ibid.*, p. 360.

SYME, *Brit. med. Journal*, 1861, p. 139.

DUPLAY (S.), *Des collections séreuses et hydatiques de l'aine*. Thèse de Paris, 1865, éd. in-8°, p. 33.

HUMPHRY (T.), *Deux observations* in *Holmes's System of Surgery*, 2e édit. Londres, 1871, t. V, p. 86.

KOCHER (Th.), *Handb. der Chirurgie*, von Pitha et Billroth. Stuttg., 1871-75, t. III, 2e partie, B. p. 179. — V. aussi *Deutsche Chir.*, von Billroth et Luecke. Stuttg. 1887, Liefer. 50 b. p. 157.

— *Hydrocèle bilocularis abdominalis bei Kindern* in *Centralb. f. Chirurgie*, 1878, t. V, p. 1 (Origin. Mittheilung).

SOCIN (A.), *Observation citée par* Kocher (Handb. von Pitha et Billroth, p. 182).

TRENDELENBURG (F.), *Berlin. klinisch. Wochenschr.*, 1877, 8 janv. n° 2.

TILLMANNS (H.), *Arch. f. klin. Chirurg.*, 1881, t. XXVI, p. 1009.

WITZEL (O.), *Beitrag zur Frage der Entstehung der Hydrocèle biloculairis*, in *Centralbl. f. Chirurg.*, 1885, n° 27, p. 465 (Origin. Mittheilung).

BAZY (P), *De l'hydrocèle vaginale à prolongement abdominal ou Hydrocèle en bissac de Dupuytren*, in *Arch. gén. de médecine*, 1887, 7e série, t. XX, p. 553.

Hydrocèle graisseuse.

VIDAL (de Cassis), article GALACTOCÈLE, in *Traité de path. ext.*, 5e édit. Paris, 1860, in-8°, t. V, p. 181.

CREVAUX (J.), *De l'hématurie chyleuse ou graisseuse des pays chauds*. Thèse de Paris, 1872, n° 123.

COBBOLD (Spencer), *Notification of recent hematozoal discoveries in Australia and Egypt*, in *British Medical Journal*. Lond., 1876, 24 juin, p. 780.

— *Discovery of the adult representative of microscopic filariæ* (Letter to the Editor), in *The Lancet*. Lond., 1877, t. II, p. 70 et 495.

— *On filaria sanguinis hominis, ibid.*, 22 février 1878, t. I, p. 69.

MANSON (P.), *Observations on lymph-scrotum and allied diseases*, in *Med. Times and Gazette*, nov. 1876.

— *On chinese Hæmatozoa*, ibid., nov. 1877 et mars 1878.

— *Notes on filaria sanguinis hominis and filaria diseases*, in *The Lancet*, 13 nov. 1880, 1er et 15 janv. 1881.

WINCKEL (F.), *Chyloeser Ascites bewirkt durch Parasiten*, in *Arch. f. klin. med.*, 1876, t. XVII, p. 303.

Lewis (T.), *Mature form of the filaria sanguinis hominis*, in *The Lancet*, 29 sept. 1877 et *Annual Reports of the sanitary commission of India*, 1869.

Van Beneden (P.-J.), article Filaire, in *Dictionnaire encyclopédique des sciences médicales*, Paris, 1878, 4e série, t. II, p. 225.

Barth (H.), *De la filaire du sang et de ses rapports avec l'éléphantiasis des Arabes et quelques autres maladies des pays chauds*, in *Ann. de dermatologie et de syphiligraphie*. Paris, 1881, p. 546 et 677.

Debove (M.), *Recherches sur les épanchements chyliformes des cavités séreuses*, in *Soc. méd. des hôp.*, 1881 et *Union méd.* Paris, 1881, 21, 23 et 25 juin, 3e série, t. XXXI, p. 1028 et suiv.

Le Dentu (A.), *Sur un cas d'hydrocèle graisseuse*, in *Bull. et Mém. de la Soc. de chir. de Paris*, 1881, n. s., t. VII, p. 874-878.

— *Des accidents occasionnés par la filaire du sang. De son rôle pathogénique dans l'hydrocèle graisseuse*, ibid., 1884, n. s., t. X, p. 800.

Mackensie (Stephen), *Living specimen; a patient suffering from filarious haematochyluria*, in *British med. Journal*. Londres, 1881, octobre, p. 668.

De Magalhães (S.), *Chylocele. Manifestação da filariose de Wucherer*, in *Gaz. med. da Bahia*, sept. 1881, p. 107.

Perrée (Mme), *Étude sur les épanchements chyliformes des cavités séreuses*. Thèse de Paris, 1881, n° 382.

Mastin (W.-M.), *Chylocele of the tunica vaginalis testis, with a case*. Brooklyn, 1883, in-8°, in *Ann. Anat. and Surg.* New-York, 1883, t. VII, p. 223.

Cameron (H.), *Examples of some diseases and accidents of rare occurence*. Case II: *Hydrocele of the tunica vaginalis, in which the fluid was of milky whiteness*, in *The Lancet*. Londres, 1884, 10 mai, t. I, p. 841.

Monvenoux (F.), *Documents relatifs à la présence des matières grasses dans l'urine suivies d'une nomenclature raisonnée des travaux qui ont paru jusqu'à ce jour sur les entozoaires de la chylurie et de l'hémato-chylurie*. Thèse de doctorat, Lyon, 31 juillet 1884.

Milford, *Hydrocele containing milky fluid*, in *Brit. med. Journ.* Londres, 1885, t. I, p. 738.

Pour les indications bibliographiques relatives aux autres variétés d'hydrocèle, voir les notes dans le texte.

Hématocèle.

GÉNÉRALITÉS.

Pott (P.), *Œuvres chirurgicales*, trad. franç. Paris, 1777, in-8°, t. II, p. 146.

Hunter (John), *Haematocele specifica testis*, in *Œuvres complètes* (trad. Richelot). Paris, 1839, t. I, p. 700.

Bell (B.), *Cours complet de chirurgie* (Trad. Bosquillon). Paris, an VI, in-8°, t. I, p. 274.

Jourdan, article Hématocèle, in *Dict. des sciences médicales* (en 60 vol.). Paris, 1817, t. XX, p. 123.

Boyer (Ph.), *Traité des maladies chirurgicales*. Paris, 1825, t. X, p. 292.

Blandin (P. F.), article Hématocèle, in *Dict. de méd. et de chir. prat.* Paris, 1833, t. IX, p. 383.

Cloquet (J.), Article Hématocèle, in *Dict. de méd.* (en 30 vol.), 2e éd. Paris, 1837, t. XV, p. 104.

Dupuytren (G.), *Leçons orales de clinique chirurgicale*, 2e édit. Paris, 1839, in-8, t. IV, p. 207 et suiv. ; (3 observ. de dégénérescence cartilagineuse de la tunique vaginale, avec épanchement sanguin.)

Velpeau (A.), *Nouveaux éléments de médecine opératoire*, 2e éd. Paris, 1839, t. IV, p. 297 et suiv.

— *De l'hématocèle*, in *Leçons orales de clin. chirurg.*, Paris, 1841, in-8°, t. II, p. 381.

Moulinié (J.), *L'hématocèle de la tunique vaginale*, in *l'Expérience*, Paris, 1840, n° 134, p. 49.

Svalin (A.), *Hæmatocele spontanea*, in *Verhandlung. d. Ges. d. Ærzte in Stockholm*, Hygiea, août 1845.

Gosselin (L.), *Recherches sur l'épaississement pseudo-membraneux de la tunique vaginale dans l'hydrocèle et l'hématocèle et sur son traitement*, in *Arch. gén. de méd.*, sept. 1851, 4e s., t. XXVII, p. 5 et suiv.

— *Hématocèle vaginale*, in *Clin. chir. de l'hôp. de la Charité*, 3e éd., Paris, 1879, t. II, p. 659 et 675.

Bouisson (E.-F.), *Recherches cliniques sur les variétés et le traitement de l'hématocèle*, in *Tribut à la chirurgie*. Paris et Montpellier, 1861, in-4°, t. II, p. 411.

Fano, *Quelques remarques sur le traitement de l'hématocèle vaginale spontanée*, in *Union méd.*, Paris, 1865, 2e s., t. XXVIII, p. 340.

Melchiori (G.), *Dell' emorragia e dell' ematocele da puntura dell' idrocele della tonica vaginale nelle aberrazioni del testiculo el del cordone spermatico*, in *Annali univ. di med. e chir.*, Milan, août 1870.

Lannelongue (O.), Article Hématocèle, in *Dict. de Méd. et de Chir. pratiques*. Paris 1873, t. XVII, p. 268.

Tillaux (P.), *Réflexions sur le traitement de l'hématocèle de la tunique vaginale*, in *Bull. gén. de thérap*. Paris, 30 déc. 1873.

Dumas (de Cette), *Avantages de l'incision dans l'hématocèle vaginale préalablement enflammée. Ibid.*, 28 février 1874.

Cardoso da Costa Lobo (M.), *Do hematocele vaginal e seu tratamento*, in *Ann. brazil. de med.*, Rio de Jan., 1880-1, t. XXXII, p. 116.

Eustache (G.), *Hématocèle et castration*. Lille, 1880, in-8°.

Lannelongue (de Bordeaux), *De l'hématocèle de la tunique vaginale*, in *Gaz. hebd. d. sc. méd. de Bordeaux*, 1880-81, t. I, p. 431.

Kuster (E.), *Ueber Hydrocele und Hæmatocele*, in *Med.-chir. Centralbl.*, Vienne, 1882, t. XVII, p. 483.

Mc Leod (K.), *Clinical lecture on hæmatocele*, in *Indian M. Gaz.*, Calcutta, 1883, t. XVIII, p. 297 et 329.

Reclus (P.), *Pathogénie de l'hématocèle*, in *Gaz. hebd. de méd. et de chir. de Paris*, 1886, n° 39.

— Article Hématocèle, in *Dict. encycl. des sciences médicales*. Paris, 1887, 4e s., t. XIII, p. 1

Thiriar (J.), *De l'hématocèle ou vaginalite chronique* in *La Clinique*, Bruxelles, 1887, t. I, p. 285.

OBSERVATIONS DIVERSES.

BAUDENS (L.), *Hydrocèle vaginale, très volumineuse, avec hypertrophie et dégénérescence fibreuse, etc.*, in *Gaz. des hôpit.*, 1846, p. 186.

CURLING (Th.), *Case of very large hæmatocele of the tunica vaginalis in an old man, terminating fatally*, in *Med. and surg. Transact. of London*, 1850, t. XXXIII, 2e s., p. 241.

BOUCHARD, *Hématocèle de la tunique vaginale simulant un sarcocèle*, in *Bull. de la Soc. Anat.*, Paris, 1863, 2e sér., t. VIII, p. 226.

BOUYER (M.), *Hématocèles doubles, injection iodée d'un côté; décortication de l'autre côté.*, in *Gaz. des hôpit.* Paris, 1873, n° 70.

LAWSON, *Hæmatocele; tunica vaginalis laid open and bloodclots turned out; recovery*, in *Med. Times and Gaz.*, Lond., 1877, 14 juillet.

THIBAULT (Th.), *Hématocèle vaginale compliquée d'hématocèle pariétale, par suite d'une ponction faite avec le trocart; castration; guérison*, in *Gaz. des hôpit.* Paris, 1878, p. 172.

SHRADY (G. F.) *Hæmatocele; sloughing of the walls of the sac*, in *N. York med. Journ.*, 1879, t. XXIX, p. 52.

LABADIE, *Observation d'un cas d'hydro-hématocèle*, in *J. de méd. de Bordeaux*, 1880-1, t. X, p. 262.

AMBROSIO (D'), *Grave periorquite emorragica...; castrazione... seguita da pronta guarigione*, in *Il Movimento*, Naples, 1881, 2e s., t. III, p. 649.

ALVARO ESQUERDO, *Vaginalitis cronica; hematocele de la vaginal derecha;... curacion*, in *Gac. med. catal.*, Barcel., 1882, t. II, p. 653.

DOMEC (D.), *Hématocèle chronique; castration*, in *J. des sc. méd. de Lille*, 1882, t. IV, p. 249.

GAYRAUD (E.), *Hématocèle de la tunique vaginale, guérie par la ponction et l'injection iodée*, in *Gaz. hebd. d. sc. méd. de Montpellier*, 1884, t. IV, p. 529.

POLAILLON (J.), *Hydro-hématocèle de la tunique vaginale; décortication et excision des fausses membranes, guérison*, in *Gaz. méd. de Paris*, 1886, 7e s., t. III, p. 205.

PRAT, *Observation d'hématocèle simulant une hernie inguino-scrotale étranglée*, in *Arch. de méd. nav.*, Paris, 1886, t. XLV, p. 257.

THÈSES.

DAVAINE (C.), *Hématocèle de la tunique vaginale*. Paris, 1837, n° 428.

CLOQUET (E.), *De l'hématocèle vaginale*, Paris, 1846, n° 6.

JAMAIN (A.), *De l'hématocèle du scrotum*. Thèse d'Agrégation, Paris, 1853.

BOCQUET (C.-H.), *De l'hématocèle vaginale et de son traitement*. Paris, 1857, n° 226.

LEVASSEUR (P.), *De l'hydrocèle et de l'hématocèle de la tunique vaginale, au point de vue du diagnostic différentiel avec l'encéphaloïde du testicule*. Paris, 1857, n° 75.

LORRAIN (S.-J.), *De l'hématocèle spontanée de la tunique vaginale et de son traitement par le séton caustique*. Strasbourg, 1868.

BOULLET (G.), *Considérations sur l'anatomie, la physiologie pathologiques et le traitement de l'hématocèle de la tunique vaginale*. Paris, 1869, n° 35.

POTEL (L.), *Comparaison des symptômes de l'hydrocèle et de l'hématocèle de la tunique vaginale et du cancer encéphaloïde du testicule*. Paris, 1872, n° 471.

FRANCOU (P.), *De l'hématocèle vaginale consécutive à la vaginalite*. Paris, 1877, n° 275.

Guillon (A.), *Considérations sur l'hématocèle vaginale*. Paris, 1877, n° 293.
Guillemin (M.), *Des hydro-hématocèles de la tunique vaginale et de leur traitement*. Paris, 1878, n° 416.
Wacil (Osman), *De l'hydrocèle vaginale. Ses rapports avec l'hématocèle spontanée, son traitement*. Paris, 1879, n° 10.
Riedel (W.-O.), *Ein Beitrag zur Pathologie und Therapie der Hæmatocele tunicæ vaginalis*. Halle, 1886.

Corps étrangers.

Morgagni. *Recherches anatomiques sur le siège et les causes des maladies*. (Trad. du latin par Désormeaux et Destouet.) Paris, 1820-1824, in-8°, lettre XLIII, p. 65.
Cloquet (Jules), *Cas d'hydrocèle à contenu verdâtre avec corps étrangers fibro-cartilagineux*, in *Thèse de Concours*, Paris, 1831 (Pathologie chirurgicale : Plan et méthode, etc...) Pl. ix, fig. 2.
Astley Cooper, *Corps cartilagineux de la tunique vaginale*, in *Œuvres chir. complètes*. (Trad. Chassaignac et Richelot.), Paris, 1837, in-8°, p. 489.
Chassaignac (E.), *Note sur les corps cartilagineux libres de la tunique vaginale*, in *Revue médico-chir. de Paris*, 1852, t. XI, p. 272.
Luschka (H.), *Appendicularqeb. des Hodens*, in *Virchow's Arch.*, 1854, t. VI, p. 310.
Laborde (J.), *Concrétions fibrineuses à divers degrés d'organisation dans la tunique vaginale, et dans la même cavité corps étranger de nature fibro-cartilagineuse du volume d'une petite noisette, non pédiculé*, in *Comptes Rendus et Mém. de la Soc. de biol.*, 1859, 3e s., t. I, p. 73.
Lebert (H.), *De quelques maladies des enveloppes du testicule*, in *Traité d'anatomie pathologique générale et spéciale*, etc. Paris, 1861, in-fol., t. II, § VIII, p. 412.
Damaschino (F.), *Rapport sur trois présentations de corps étrangers de la tunique vaginale, faites par M. Legroux*, in *Bull. de la Soc. anat.*, Paris, nov. 1864, 2e s., t. IX, p. 489.
Virchow (R.), *Pathologie des tumeurs* (Trad. franç.), Paris, 1867, in-8°, t. I, p. 161.
Malassez (L.), *Hydrocèle de la tunique vaginale. — Productions fibreuses... — Polype et corps libre*, in *Bull. de la Soc. anat.*, Paris, 1870, 3e s., t. V, p. 31.
Mettauer (J.-P.), *Contributions to operative surgery*, in *Boston med. and surg. Journ.*, 1871, 23 mars.
Reclus (P.), *Corps flottants de la tunique vaginale*, in *Bull. de la Soc. anat.*, Paris, 1875, 3e s., t. X, p. 300.
Salis (St.), *Étude sur les corps étrangers de la tunique vaginale*. Thèse de Paris, 1876, n° 11.
De Mosetig-Moorhof (A.), *Hydrocele cum corpore alieno in cavo tunicæ vaginalis testis*, in *Med.-chir. Centralbl.*, Vienne, 1880, t. XV, p. 328.
Brian (A.), *Tres casos de cuerpos estrãnos estraidos de los organos genitales*, in *Rev. med.-quir.* Buenos-Ayres, 1881-2, t. XVIII, p. 248.
Cornil et Ranvier, *Corps étrangers de la vaginale*, in *Manuel d'Hist. path.*, 2e éd. Paris, 1884, in-8°, t. II, p. 661.
Vauthier (U.), *Recherches anatomiques sur les corps libres de la tunique vaginale*, in *Rev. méd. de la Suisse rom.*, Genève, 1884, t. IV, p. 369.
Hochenegg (J.), *Beitræge zur Kenntniss der Ætiologie der freien Körper im cavum vaginale testis*, in *Wien. med. Jahrb.*, Vienne, 1885, t. XV, p. 407.

SECTION DEUXIÈME

INFLAMMATIONS DE LA GLANDE

ART. Ier. — ÉPIDIDYMO-ORCHITE D'ORIGINE URÉTHRALE.

On admet généralement aujourd'hui que presque toutes les inflammations de l'appareil séminal qui reconnaissent comme origine une maladie de l'urèthre, ont une marche analogue et des symptômes à peu près identiques. Nous savons aussi que la localisation la plus ordinaire de ces inflammations a lieu dans l'épididyme, et qu'elle s'étend très souvent à la tunique vaginale et aux parois du scrotum.

Quant à l'envahissement du testicule, il constitue un phénomène rare, on peut même dire exceptionnel, car les auteurs ne sont pas d'accord sur la proportion des cas dans lesquels il est atteint. Aussi sommes-nous forcés, pour conserver une certaine unité à la description, d'envisager sous le nom de *épididymo-orchite* d'origine uréthrale, toutes ces inflammations, en nous réservant de décrire dans un paragraphe spécial l'orchite, telle que nous l'avons étudiée et telle que nous la comprenons.

L'épididymite blennorrhagique étant de beaucoup la plus fréquente et la plus importante, constituera un premier chapitre. Le second chapitre sera consacré aux inflammations qui reconnaissent pour origine d'autres troubles du côté de la muqueuse uréthrale, principalement celles qui succèdent aux manœuvres pratiquées sur le canal.

A. — ÉPIDIDYMO-ORCHITE BLENNORRHAGIQUE.

Souvent désignée sous le nom général d'orchite, cette maladie a reçu également d'autres dénominations en rapport avec des idées qui avaient cours sur sa nature et son étiologie. Tels sont les noms de : *Hernie humorale*, *tumeur vénérienne du testicule*, *vaginalite*, *chaude-pisse tombée dans les bourses*, qui lui ont été ou lui sont encore assignés. Mais depuis les travaux de Rochoux, 1833, Moreau, 1834, et de Blandin, 1837, nous savons que cette inflammation est presque toujours localisée à l'épididyme, d'où la dénomination d'*épididymite*, qui est la plus ordinairement employée.

Causes. — La cause la plus fréquente de l'épididymite est la blennorrhagie uréthrale. On a beaucoup discuté sur l'époque de l'apparition de l'épididymite, à partir du début de l'écoulement uréthral. Plusieurs statistiques ont été établies pour montrer ce rapport. D'après un tableau dressé par Julien, qui en a emprunté les éléments à Fournier, Gaussail, Le Fort, d'Espine, Aubry, de Castelnau, nous voyons que c'est particulièrement vers la quatrième semaine que survient cette complication.

Mais si telle est la règle, il ne faut pas oublier cependant que l'épididymite se développe parfois à une période beaucoup plus avancée, alors que l'écoulement semble avoir cessé et est méconnu par le malade. M. Fournier en cite plusieurs exemples assez curieux : six fois après la deuxième année, deux fois après la quatrième. M. Augagneur (1) rapporte également un fait analogue; sous le nom de *testicule blennhorragique tardif*, il décrit une forme d'épididymite subaiguë survenant chez des individus paraissant débarrassés depuis longtemps de leur blennorrhagie.

Il est beaucoup plus rare de voir cette complication survenir dans les premiers jours de l'écoulement, et il est probable que, dans les cas où ce fait a été signalé, on avait affaire à une recrudescence d'une inflammation ancienne de l'urèthre qui était localisée dans les parties profondes du canal.

La fréquence de l'épididymite chez les blennorrhagiques est assez grande, car, d'après un tableau de M. Fournier qui porte sur 222 cas de blennorrhagie, il y aurait eu une épididymite pour 8 ou 9 malades. Cette proportion, qui n'a rien d'absolu, semble un peu exagérée, car les malades ainsi observés étaient peut-être exposés plus que d'autres à cette complication.

On s'est demandé si une cause occasionnelle n'était pas nécessaire pour provoquer l'inflammation de l'épididyme. Cela paraît peu probable; malgré les affirmations de certains malades, qui considèrent les chocs, les froissements de l'organe, une excitation exceptionnelle des organes génitaux, comme les prétextes ordinaires de la complication, nous ne croyons pas à cette étiologie banale. Deux raisons principales nous permettent de les éliminer : d'une part l'apparition de l'épididymite survenant chez les individus maintenus au repos, et n'ayant été soumis à l'action d'aucun des accidents précédemment indiqués; d'autre part la connaissance que nous avons de la pathogénie de l'épididymite, qui reconnaît pour cause immédiate une inflammation du canal déférent venant de l'urèthre et propagée à l'épididyme.

On a accusé les injections irritantes du canal de l'urèthre, ou le pas-

(1) *Soc. des sc. méd. de Lyon*, 30 déc. 1885.

age intempestif d'une sonde, d'être la cause de l'épididymite. Le fait est possible, ainsi que l'admettait Velpeau, mais il peut y avoir des doutes dans bien des cas. Cependant il est permis d'admettre, au moins théoriquement, qu'une injection qui irrite les parties profondes du canal, ce qui est rare, car elle ne dépasse ordinairement pas la portion membraneuse, puisse augmenter l'inflammation de l'orifice des canaux éjaculateurs et enflammer ainsi le canal déférent. L'emploi d'un cathéter ou d'un explorateur aurait encore plus d'importance, car celui-ci, en entraînant les liquides contenus dans l'urèthre antérieur, les ferait passer au delà de la portion membraneuse, et produirait ainsi une véritable inoculation blennorrhagique au niveau des canaux éjaculateurs.

L'abus des balsamiques à haute dose paraît, pour certains auteurs, avoir une influence manifeste sur le développement de l'épididymite. Malgré ces affirmations, le fait paraît peu admissible, si on en juge par les résultats ordinaires de la pratique. La statistique de M. Le Fort publiée par Julien, démontre que sur 576 malades, l'épididymite était plus fréquente chez ceux qui n'avaient pris aucun soin pour leur blennorrhagie.

D'autres, comme Curling, accusent les érections et les éjaculations fréquentes d'être une des causes de cette complication. Ce fait est difficile à bien établir, car ces phénomènes sont fréquents chez tous les blennorrhagiques.

Une question plus importante à résoudre consiste à savoir si une diathèse antérieure, telle que la scrofule et surtout le rhumatisme, ont une action sur le développement de l'épididymite. Quelques auteurs n'ont pas craint de répondre affirmativement, ainsi M. Horteloup incrimine le rhumatisme. Mais il est impossible de juger actuellement de la valeur de cette affirmation, car nous savons combien il est difficile de bien interpréter le sens du mot diathèse, aussi nous n'insisterons pas.

En résumé, on ne connaît aucune cause occasionnelle bien définie de l'épididymite blennorrhagique, si ce n'est peut-être l'irritation profonde du canal ou l'inoculation secondaire produite par l'introduction d'un cathéter ou d'un explorateur, ces faits ayant été quelquefois signalés. Aussi voit-on chaque jour des malades atteints depuis longtemps d'un écoulement uréthral aigu ou chronique, souvent à peine visible, être atteints d'une épididymite aiguë sans cause évidente.

Pathogénie de l'épididymite uréthrale. — L'inflammation de l'épididyme succédant à une irritation du canal de l'urèthre a donné naissance à plusieurs théories, dont la plupart ne résistent ni aux faits bien étudiés ni au raisonnement. Une seule doit, selon nous, rester debout, parce qu'elle répond à tous les cas et qu'aucune objection sérieuse ne peut lui être opposée ; c'est la théorie de la propagation du catarrhe purulent par inoculation successive ; partant de la muqueuse uréthrale il envahit le canal déférent et de là l'épididyme, où il se localise le plus souvent avec une intensité variable.

Nous ne pouvons cependant passer complètement sous silence les hypothèses diverses qui ont été proposées pour expliquer le développement de l'épididymite.

L'une des plus anciennes, celle qui a eu le plus de partisans, est la théorie de la *métastase.*

Elle est fondée sur ce fait d'observation journalière, que l'écoulement uréthral diminue d'une façon sensible, disparaît même rapidement, au moment où apparaît l'épididymite. Il y aurait donc, d'après les auteurs qui ont soutenu cette opinion, une véritable substitution. Cette théorie était basée sur l'analogie que l'on établissait entre l'orchite des oreillons et l'orchite d'origine uréthrale. Mais on oubliait que dans les oreillons, il s'agit d'une maladie générale qui atteint spécialement les glandes parotides et le testicule, tandis que dans l'épididymite blennorrhagique, il s'agit d'une maladie d'abord locale qui a une tendance à se propager par continuité de tissu à toute la muqueuse d'un même appareil.

Du reste, il arrive souvent que l'écoulement blennorrhagique ne fait que s'atténuer d'une façon peu sensible au début de l'inflammation de l'épididyme, et ainsi que Kocher l'a fait remarquer, il ne cesse ou ne diminue considérablement que lorsque l'épididymite provoque en se développant une fièvre assez intense. Cette diminution de l'écoulement serait donc sous l'influence de l'état général du malade.

La théorie de la métastase, c'est-à-dire de la substitution d'une maladie à une autre, ne s'appuie du reste sur aucune preuve et doit être abandonnée.

Nous en dirons autant de la théorie qui a pour but d'expliquer l'épididymite par la *sympathie.* Elle est née sous l'influence des travaux modernes sur la physiologie du système nerveux et des actes réflexes. Mais celle-ci ne diffère de la métastase que par une explication plus détaillée de l'apparition d'une inflammation dans un organe éloigné du point primitivement malade. L'intermédiaire entre les deux inflammations serait le système nerveux non pas directement, mais par l'entremise de la moelle épinière, centre des réflexes.

Plusieurs physiologistes ont admis sans discussion la réalité de cette théorie (1). Brown-Séquard a écrit : « Il n'est pas rare qu'une inflammation des testicules ait lieu par action réflexe. » Paget n'a pas craint d'affirmer que c'est par une action nerveuse que l'irritation de l'urèthre produit l'inflammation du testicule. Mais ces auteurs ont oublié de nous dire comment les nerfs de l'urèthre peuvent être en connexion, au niveau de la moelle, avec ceux du testicule, puisque l'anatomie nous enseigne qu'ils semblent avoir des origines assez distinctes.

D'après ce que nous connaissons du mécanisme des actes réflexes, nous savons qu'ils ne se produisent pas au hasard, et qu'il faut des connexions assez intimes entre les parties de l'arc nerveux où ils peuvent prendre naissance ; ce fait seul devait nous faire hésiter pour admettre la théorie des réflexes.

On oublie malheureusement, en établissant cette théorie, de parler du canal déférent, de son inflammation, de la localisation de cette dernière à l'épididyme et non au testicule, en un mot, de tout cet enchaînement de phénomènes inflammatoires si facile à expliquer par la théorie de la propagation.

Nous ne parlerons qu'en passant d'une théorie ancienne, défendue autrefois par Astruc, d'après laquelle l'épididymite serait due à la rétention du sperme dans les voies séminales. Cette théorie, reprise par M. Després (2), ne semble pas admissible, d'autant moins que l'expérimentation démontre l'impossibilité de produire chez les animaux une inflammation du testicule en oblitérant le canal déférent.

Nous admettons par conséquent que l'épididymite succédant à l'uréthrite ne peut être expliquée que par une propagation de l'inflammation par continuité des muqueuses, depuis l'orifice des canaux éjaculateurs jusqu'à l'épididyme. L'expérimentation, l'anatomie pathologique chez l'homme, en donnent les preuves les plus convaincantes.

Les phénomènes cliniques viennent eux-mêmes à l'appui de cette explication. Nous verrons plus loin que l'épididymite n'apparaît dans le cours d'une blennorrhagie que lorsque celle-ci a atteint les parties profondes de l'urèthre, au niveau de l'orifice des conduits éjaculateurs, lesquels sont le point de départ de la propagation inflammatoire. Nous montrerons que chez un grand nombre de malades, les premières douleurs siégent dans la région du cordon, le long du canal déférent, avant d'atteindre l'épididyme ; que dans la presque totalité des cas, le

(1) *Leçons sur les vaso-moteurs*, trad. Beni-Barde, p. 45.

(2) Du mécanisme des orchites à répétition et des orchites en général inflammatoires. *Bull. Ac. de méd.*, 1878.

canal déférent était augmenté de volume ou même simplement douloureux à la pression, ce qui indiquait la présence d'une lésion dans son intérieur. Enfin, ces faits particulièrement intéressants, dans lesquels une péritonite par propagation, due à une déférentite abdominale, a précédé l'inflammation de la portion inguinale et scrotale du canal déférent, ne sont-ils pas une preuve évidente de ce mode de propagation?

Cette théorie est du reste admise par la plupart des auteurs modernes tels que Velpeau, Ricord, Kocher.

Quelques-uns cependant, parmi lesquels se trouve M. Fournier (1), prétendent que les épididymites blennorrhagiques ne peuvent pas être toutes le résultat d'une propagation. Selon ceux-ci, le canal déférent ne serait pas toujours malade, et la clinique leur démontrerait que l'épididyme est atteint directement et sans intermédiaire

Nous croyons qu'il y a là une erreur d'interprétation. Lorsque l'épididymite est très aiguë, toujours le canal déférent est volumineux et douloureux, dès le début de l'épididymite et même avant l'apparition de celle-ci. Si l'inflammation est peu intense du côté de l'épididyme, le canal déférent peut sembler intact quand on l'explore sans attention. Mais dans des recherches personnelles qui ont porté sur des centaines de cas, nous avons toujours trouvé le canal déférent augmenté de volume et un peu douloureux à la pression dès le début de l'épididymite même la plus légère, et souvent avant l'apparition de celle-ci.

Cette apparence d'intégrité du canal déférent est du reste rare, puisque dans un travail de Sigmund (cité par Julien), et qui comprend 1,342 malades, cet auteur a noté les variétés suivantes : épididymite avec vaginalite, 856 cas; épididymite avec funiculite 108; épididymite avec funiculite et vaginalite 317, et épididymite seule, 61. Il est même probable que dans ces cas il n'est question que des faits dans lesquels le cordon n'était pas enflammé (sans funiculite); mais le canal déférent pouvait être légèrement augmenté de volume et douloureux (déférentite).

La théorie microbienne vient également à l'appui de la théorie qui explique la propagation à distance par la migration le long du canal déférent. Nous savons que l'on trouve toujours dans le pus de la blennorrhagie un microbe spécial qui en est la caractéristique (Gonococcus de Neiser). Ce microbe, attaquant de proche en proche la muqueuse uréthrale, envahit parfois l'origine des canaux déférents, ainsi que la muqueuse de ce canal et atteint bientôt par continuité celle de l'épididyme.

(1) *Nouveau Dict. de méd. et de ch. prat.*, t. V, art. BLENNORRHAGIE, p. 219.

Il se produit ici un processus analogue à celui qu'on rencontre sur d'autres muqueuses mises au contact d'un microbe spécifique. Chez la femme, la blennorhagie occupe d'abord le vagin, dans quelques cas elle gagne la muqueuse utérine et peut dans certaines circonstances passer par l'orifice étroit des trompes. Celles-ci une fois envahies, la maladie microbienne gagne le pavillon et déborde sur le péritoine. Il y a ici une analogie frappante avec le processus analogue qui se produit du côté des organes mâles.

On pourrait rechercher aussi quelle est la cause qui empêche cette propagation de se faire du côté du canal déférent chaque fois que l'inflammation atteint la partie profonde de l'urèthre; nous pensons qu'il faut admettre qu'elle résulte de l'étroitesse de l'orifice des canaux éjaculateurs et de la contractilité de ces orifices.

Anatomie pathologique. — Les lésions produites par l'inflammation des voies séminales avaient été étudiées d'une façon incomplète jusque dans ces dernières années. La cause principale de cette lacune qui a conduit à un grand nombre d'erreurs sur l'interprétation des phénomènes cliniques, est la rareté des autopsies faites pendant la période d'acuité de cette affection. Quelques examens avaient cependant été pratiqués à la suite de morts survenues par le fait d'une maladie intercurrente; mais, pour la plupart incomplets et n'ayant pour but que la démonstration de quelques points particuliers, ils n'avaient pu servir à établir nettement les caractères anatomiques de l'épididymite.

Cependant, en recueillant avec soin les détails les plus importants, signalés dans les observations publiées jusqu'ici, et nous aidant des expériences comparatives pratiquées par l'un de nous, en collaboration avec M. Malassez (1), il nous semble possible d'établir avec une exactitude suffisante l'anatomie pathologique de l'épididymite.

Avant de commencer cette étude, nous rappellerons que l'épididyme n'est pas le seul organe atteint par l'inflammation, et que tout le canal excréteur, jusqu'à son entrée dans l'urèthre est également atteint; enfin il faut compter aussi avec le retentissement secondaire de l'inflammation sur le testicule, la tunique vaginale et les parois du scrotum. Nous aurons donc à décrire ces lésions dans leur ensemble, en ayant soin cependant de séparer nettement les lésions de l'organe excréteur, qui sont primitives, de celles des parties périphériques qui sont secondaires et d'étendue variable. Le travail de

(1) Malassez et Terrillon, *Recherches expérimentales sur l'anatomie pathologique de l'épididymite consécutive à l'inflammation du canal déférent*. Arch. de physiologie, 1880, p. 738-768.

Schepelern (1), qui a eu pour point de départ l'étude de deux cas d'épididymite aiguë, l'une datant de huit et l'autre de vingt-trois jours, nous sera très utile pour cette description.

Si nous examinons les voies spermatiques en sens inverse du cours du liquide séminal, c'est-à-dire à partir de l'orifice des canaux éjaculateurs dans l'urèthre sur les côtés du vérumontanum, pour les suivre jusqu'au testicule, nous verrons que toutes ces parties sont le siège de lésions inflammatoires très nettes.

1. Urèthre. — Du côté de l'*urèthre*, on trouve la muqueuse qui tapisse la région prostatique injectée, rouge, œdémateuse, recouverte d'un léger enduit muco-purulent ; elle présente en un mot les lésions d'un catarrhe d'intensité variable.

Les lésions peuvent même être plus accentuées, comme dans le cas cité par Hardy. L'urèthre est injecté dans toute sa longueur, mais principalement au niveau de la fosse naviculaire, où la muqueuse a une coloration lie de vin, et dans la région prostatique, où elle est très vasculaire et couverte de granulations blanchâtres analogues à celles observées sur la conjonctive dans les ophtalmies catarrhales.

L'origine des canaux éjaculateurs est d'un rouge vif et tranche par sa coloration foncée sur celle de la muqueuse de l'urèthre toujours moins colorée, fait noté depuis longtemps dans un grand nombre d'observateurs (Gaussail (2), Hardy (3), Delaporte).

2. Vésicules séminales. — Les *vésicules séminales* ont présenté des altérations diverses. Le plus souvent elles sont augmentées de volume, et leurs parois épaissies sont plus résistantes. Dans leur intérieur se trouve un liquide épais dans lequel nage une matière blanc-jaunâtre, granulée (Gaussail), ou renfermant des globules purulents mêlés à des cellules épithéliales, sans spermatozoïdes (Marcé) (4). D'autres fois la vésicule est injectée, mais ne paraît pas renfermer de liquide anormal. Godard (5) a constaté dans deux autopsies que les vésicules avaient diminué de volume. Voici les chiffres donnés par lui : dans la première observation, du côté gauche correspondant à l'épididyme malade, la vésicule avait 31 millimètres de longueur et 11 millimètres de largeur ; du côté droit, la vésicule avait 51 millimètres et 11 millimètres.

(1) Schepelern, *Contribution à l'étude anatomo-pathologique de l'épididymite blennorrhagique.* In Hosp. Fidende Copenhague, 1871.

(2) Gaussail, *Arch. gén. de méd.*, 1832, t. XXVII, p. 210.

(3) Thèse, Paris, 1860.

(4) Marcé, *Epididymite blennorrhagique. Gaz. des Hôp.*, 1854, p. 597.

(5) *Anatomie path. de l'épididymite blennorrhagique, comptes rendus Soc. de biologie*, 1857.

Dans la deuxième observation, la vésicule droite correspondant au côté malade avait 31 millimètres de longueur et 9 millimètres de largeur ; celle du côté gauche au contraire avait 48 millimètres et 14 millimètres.

Castelnau (1) a trouvé les vésicules à peu près intactes dans le cas qu'il a observé.

Autour de la vésicule séminale, le tissu cellulaire est ordinairement épaissi, induré ; il masque en partie les sillons que l'on remarque, à l'état sain, à la surface de cet organe. Cette induration du tissu cellulaire qui est injecté et très vasculaire, rend la vésicule très adhérente aux parties voisines. Le péritoine lui-même participe souvent à cette inflammation périphérique (Velpeau) (2) ; on l'a trouvé épaissi et manifesment vascularisé.

3. Canal déférent. — Le *canal déférent* présente dans toute son étendue des lésions caractéristiques. Il est augmenté de volume, et son diamètre peut être double ou triple de l'état normal. Cette augmentation est due à l'épaississement considérable des parois, qui sont rouges et très vasculaires. Le calibre de ce conduit ne paraît pas augmenté.

Après une section du canal, on fait sourdre en pressant sur les parois, un liquide épais, jaunâtre, granuleux, qui n'est autre chose que le produit d'une inflammation catarrhale de la muqueuse ; en effet, l'examen microscopique du liquide et de la muqueuse démontre que telle est bien la nature du processus inflammatoire.

Ce liquide jaunâtre, analogue à du pus séreux, contient un mélange de globules purulents, de cellules épithéliales cylindriques déformées et de gros corpuscules granuleux ; il faut ajouter aussi une quantité considérable de granulations moléculaires réfringentes (Robin *in observ.* de Marcé) Si l'occasion se présentait de faire actuellement un examen semblable, il est certain qu'on y trouverait le gonococcus caractéristique de la blennorrhagie.

Ce liquide, sur lequel l'un de nous a appelé l'attention dans un mémoire spécial (3), ne contient pas ordinairement de spermatozoïdes. Cette disparition s'est faite progressivement ; pendant les premiers jours, les animalcules sont encore en abondance. On ne trouve plus de spermatozoïdes dans le produit d'éjaculation chez les malades atteints d'épididymite double. Lorsque l'épididymite est unilatérale,

(1) Observation d'orchite blennorrhagique, *Ann. des mal. de la peau et de la syphilis*, 1845.

(2) Inflammation des vésicules séminales. *Gaz. des hôp.*, 1856.

(3) Terrillon, *Des altérations du sperme dans l'épididymite blennorrhagique* (*Annales de dermatologie et de syphiliographie*, 1880).

le liquide purulent est mélangé au sperme normal venant par les voies séminales du côté sain.

Nous verrons plus tard que ce produit purulent, qui caractérise l'inflammation catarrhale du canal déférent, se rencontre pendant longtemps dans le liquide éjaculé, même lorsque la guérison de l'inflammation est complète et définitive. Il semble que la sécrétion purulente produite par la muqueuse enflammée persiste longtemps après la disparition de tous les phénomènes inflammatoires et douloureux appréciables par les signes ordinaires.

La *muqueuse* présente des altérations multiples qui portent sur l'épithélium et sur le derme muqueux. Dès le début de l'inflammation, l'épithélium a perdu ses cils vibratiles, les cellules sont devenues plus volumineuses, irrégulières, granuleuses, elles se desquament facilement. Lorsque l'inflammation devient plus intense, la muqueuse est complètement dépourvue d'épithélium, et on ne trouve à sa surface que des éléments arrondis, granuleux, qui tombent dans le liquide qui occupe le centre du canal.

Le derme de la muqueuse est infiltré de globules blancs, il peut être même en partie atteint par la suppuration.

Les parois musculeuses du canal ont subi une augmentation de volume considérable due principalement à l'œdème qui les infiltre, à l'élargissement du calibre des lymphatiques gorgés de globules blancs, et aussi à de petits foyers remplis de cellules lymphatiques disséminés dans différents points.

Ces lésions ont été signalées dans toute l'étendue du canal, jusqu'au niveau de la queue de l'épididyme, où nous trouverons plus tard des lésions différentes (Schepelern) (1).

L'inflammation peut se borner aux parties que nous venons de décrire, et n'atteindre que les parois du canal déférent en augmentant son volume d'une façon très variable ; mais dans la plupart des cas, elle dépasse la paroi de ce dernier et amène des modifications du tissu cellulaire qui l'entoure et aussi des autres éléments constituant le cordon spermatique. Le processus inflammatoire rencontre en ce point un tissu cellulaire lâche et perméable dans lequel il se diffuse avec la plus grande facilité ; aussi cette *péridéférentite* occupe-t-elle rapidement tout le tissu cellulaire du cordon, et même celui qui accompagne le canal déférent dans la cavité abdominale.

Cependant cette inflammation de voisinage se trouve bientôt limitée

(1) *Loc. cit.*

extérieurement, surtout dans la partie extra-abdominale, par la tunique fibreuse commune qui entoure tous les éléments du cordon. Lorsque tout le tissu cellulaire est induré dans cette gaine fibreuse, il forme une masse arrondie, allongée dans le sens vertical, résistante, de la grosseur du doigt, qui réunissant entre eux tous ces éléments les masque complètement.

4. **Épididyme.** — Les lésions de l'épididyme sont plus accentuées et surtout plus importantes à connaitre que celles du canal déférent, puisque l'inflammation semble se localiser en ce point, et que c'est là aussi qu'elle laisse les traces les plus évidentes.

L'aspect *macroscopique* de l'épididyme enflammé est assez difficile à reconnaître, car il est nécessaire de disséquer avec soin, à sa surface, le tissu cellulaire enflammé et induré qui le cache en partie. Ce tissu, sur les lésions duquel nous aurons l'occasion de revenir, n'est autre que la continuation du tissu cellulaire contenu dans la tunique fibreuse commune.

L'épididyme étant ainsi débarrassé des parties fibreuses qui l'entourent, la queue de l'organe frappe tout d'abord par son épaississement considérable, assez bien limité, ayant la grosseur d'un pois ou même d'une petite noisette, d'aspect jaune-verdâtre. A cette partie saillante fait suite le corps augmenté de volume, mais dans des proportions assez restreintes, puisqu'il a rarement un volume triple de l'état normal. La tête elle-même est plus volumineuse. Ces parties ont un aspect terne, jaunâtre, marbré de points plus foncés.

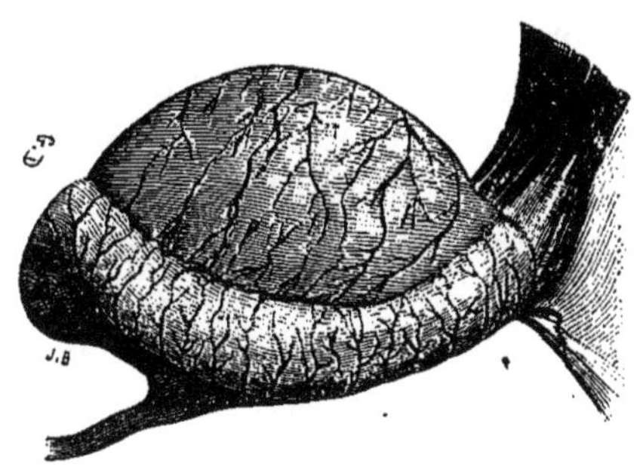

Fig. 23. — Epididymite.

Lorsqu'on fend la queue de l'épididyme, il est ordinaire de trouver que la coupe est d'une couleur jaunâtre (Gosselin) ou foncée, lie de vin (Gaussail). Souvent on rencontre une ou plusieurs petites cavités remplies de liquide puriforme; elles peuvent être au nombre de quatre (Bougon). Schepelern, dans une de ses observations, signale un petit foyer purulent de la grosseur d'un pois.

Dans la plupart des cas, sur les coupes ainsi pratiquées, il est facile de voir que les tubes de l'épididyme sont plus volumineux, entourés d'un tissu épaissi et laissent sortir une certaine quantité de liquide jaunâtre. Curling parle d'un exsudat brunâtre qui existe dans le tissu conjonctif environnant les circonvolutions de la queue de l'épididyme.

Tels sont les principaux détails constatés à l'œil nu; mais si on pratique l'examen *histologique*, la nature des lésions devient plus nette. Presque tous les canaux de l'épididyme sont dilatés, l'épithélium a perdu ses cils vibratiles et a subi des altérations diverses qui constituent au début un simple état trouble avec déformation des cellules, pour arriver à leur aplatissement ou à leur disparition.

Dans le calibre de ces canaux, on rencontre un liquide épais, purulent, analogue à celui qui existe dans le canal déférent, c'est-à-dire contenant des globules de pus, quelques gros globules granuleux, une quantité considérable de granulations fines et réfringentes; enfin, au début de l'affection, un nombre variable de spermatozoïdes, qui finissent par disparaître.

Les parois des tubes sont augmentées de volume, infiltrées de cellules lymphoïdes souvent réunies en petits foyers (Schepelern, Wirchow) (1). Cette infiltration, surtout dans le point où commence réellement le canal déférent, est plus abondante; elle a provoqué une disparition presque totale des fibres musculaires, et elle remonte, ainsi que nous l'avons vu, en suivant les parois du canal déférent.

La nature des petits foyers qui ont été signalés dans la queue ou au voisinage du corps de l'épididyme, mérite d'être discutée. Il est en effet difficile d'admettre qu'on a affaire ici à de véritables abcès, alors que la suppuration au niveau de l'épididyme est si rare. Les expériences que nous avons pratiquées, et dont on trouvera le détail dans le mémoire que nous avons publié avec M. Malassez, prouvent nettement qu'on a affaire ici à une dilatation localisée des tubes de l'épididyme. Nous avons pu, en effet, reproduire expérimentalement ces petites cavités, et nous avons toujours constaté que leurs parois n'étaient autres que celles des tubes de l'épididyme, dont la surface interne était tapissée par un épithélium devenu aplati et cubique. Enfin le liquide qui existait dans leur intérieur était absolument semblable à celui qu'on trouve dans le canal déférent et les autres tubes de l'épididyme. Quant au mécanisme de leur formation, on peut admettre, pour l'expliquer, que, sous l'influence d'un excès de pression provoquée par la difficulté du passage des liquides dans le canal déférent, certains tubes ont été distendus localement, de manière à constituer une ampoule.

(1) *Pathologie des tumeurs*, trad. Aronshon, Paris, 1871, t. III.

Telles sont les lésions constatées dans les autopsies pratiquées pendant la période d'acuité de l'inflammation et qu'on peut vérifier facilement par l'expérimentation. Plus tard, toutes ces parties infiltrées de cellules lymphatiques et hypertrophiées par l'œdème, deviennent dures, fibreuses, par transformation des éléments embryonnaires en tissu connectif. Cependant les tubes restent en partie dilatés (Gosselin) ; nous aurons plus tard à nous expliquer sur la question de la perméabilité des voies séminales en ce point, soulevée par Gosselin. Nous ferons remarquer seulement que l'épaississement localisé qui persiste au niveau de la queue de l'épididyme après la disparition de l'inflammation, est dû principalement à l'épaississement du tissu cellulaire périphérique, beaucoup plus qu'à l'augmentation réelle de volume de l'épididyme.

Les lésions qu'on constate dans la tête et le corps de l'épididyme se rapprochent beaucoup des précédentes, mais sont moins prononcées. Le liquide des tubes est à peine purulent; les spermatozoïdes existent en petit nombre, mélangés à des globules de pus et à des cellules épithéliales déformées. L'épithélium est altéré seulement dans quelques-uns des tubes. Enfin les parois de ces derniers sont très peu infiltrées, et le tissu cellulaire qui unit les tubes entre eux, est simplement œdématié, fait qui explique bien l'augmentation de volume de l'organe, mais qui rend nettement compte aussi de la disparition rapide du gonflement.

Dans toutes les observations publiées jusqu'à ce jour, dans le cas si bien analysé de Schepelern et aussi dans les expériences que nous avons pratiquées, le *testicule* a toujours semblé sain, sa consistance est seulement un peu plus ferme ; on trouve bien quelques traces de congestion plus ou moins intense, mais l'examen du tissu n'a fait découvrir, ni dans les tubes séminifères ni dans les canaux du corps d'Highmore, aucune altération appréciable.

En résumé, les lésions décrites sous le nom d'*épididymite* et de *déférentite* et anciennement *d'orchite*, sont le résultat d'un catarrhe des organes d'excrétion de la glande séminale donnant lieu, suivant l'intensité de l'inflammation, à des altérations variables des parois de ces conduits et du tissu cellulaire environnant. Il semble que cette inflammation n'ait pas de tendance à envahir la glande séminale elle-même, respectant ainsi un organe absolument différent de son appareil excréteur, par sa structure, par ses fonctions et même par son développement. On sait que ces deux parties se forment séparément l'une de l'autre, pour se réunir plus tard.

5. Lésions périphériques par extension. — Les lésions produites par l'inflammation de l'épididyme restent rarement limitées à cet organe ; presque toujours elles sont plus diffuses et atteignent le tissu cellulaire qui entoure les différentes parties primitivement atteintes.

Nous savons que l'épididyme est enveloppé de tous côtés, excepté vers son bord supérieur, par la tunique vaginale qui se replie à ce niveau pour constituer la vaginale pariétale, mais l'adhérence de cette membrane à l'épididyme se fait au moyen d'un tissu cellulaire lâche. Celui-ci, atteint par l'inflammation, augmente de volume d'une façon notable, repousse les culs-de-sacs supérieurs de la vaginale, entoure l'épididyme en se continuant avec le tissu enflammé contenu dans la tunique fibreuse commune, et masque ainsi l'épididyme (voir fig. 24).

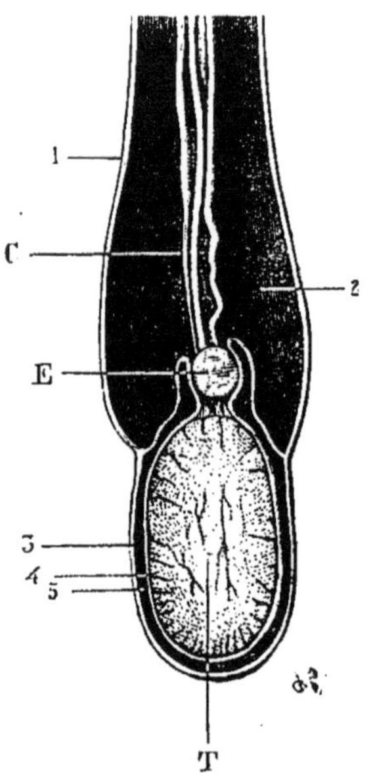

Fig. 24. — 1, tunique fibreuse. — 2, tissu cellulaire du cordon. — 3, vaginale pariétale. — 4, albuginée. — 5, cavité vaginale. — T, testicule. — C, cordon. — E, épididyme.

Ce phénomène explique comment l'exploration clinique donne des notions erronées sur le volume exact de l'épididyme enflammé ; il semble toujours que cet organe est beaucoup plus volumineux qu'il ne l'est réellement, c'est là une erreur très fréquente due principalement à la péri-épididymite dont nous venons de parler.

Mais il est encore un détail important à noter dans ce processus inflammatoire du tissu cellulaire. Nous venons de voir en effet que, dans les cas où l'inflammation très intense dépasse les limites de l'organe primitivement atteint, le tissu cellulaire périphérique est induré, et que la limite de cette induration est formée par la tunique fibreuse commune. Or l'anatomie nous démontre que cette tunique, après avoir entouré tous les organes du cordon, arrive au niveau de la tunique vaginale en s'élargissant, et vient se perdre sur cette dernière en se confondant avec elle à une certaine distance, qui correspond environ au tiers supérieur ou à la moitié de cette membrane. L'inflammation occupant le tissu cellulaire compris dans la membrane fibreuse arrive donc jusqu'à cette limite inférieure, déborde le bord supérieur du testicule coiffé par la tunique vaginale et forme là un bourrelet plus ou moins saillant. Ce bourrelet est en grande partie la cause de la sensation perçue par l'exploration clinique elle qui donne à cette partie l'apparence d'un *cimier de casque*.

Pour nous rendre un compte exact de la disposition du tissu cellulaire enflammé et de la façon dont il masque ainsi l'épididyme et la partie supérieure du testicule, en prenant la forme que nous venons d'indiquer, nous avons pratiqué, ainsi que Kocher, sur des cadavres, une série d'expériences qui rendent la réalité du phénomène très saisissante. Après avoir disséqué avec soin la tunique fibreuse commune du cordon, et pratiqué un petit orifice vers sa partie supérieure et antérieure, nous avons fixé une canule pénétrant dans le tissu cellulaire contenu dans sa cavité. Il a été facile d'injecter par cette canule une certaine quantité d'une solution faible de gélatine colorée. Lorsque la tunique fibreuse a été remplie suffisamment par le liquide, nous avons vu que l'induration caractéristique avec sa forme spéciale était reproduite dans toute sa pureté et simulait une augmentation de volume de l'épididyme.

L'expérience a été répétée d'une autre façon encore plus concluante. Traversant de part en part, avec une fine aiguille creuse, le testicule par sa partie antérieure, de façon à perforer ensuite l'épididyme dans le voisinage de sa queue, nous avons disposé les choses de façon que la pointe de l'aiguille fût exactement dans le tissu cellulaire de la tunique fibreuse commune, immédiatement au-dessus du bord supérieur de l'épididyme. L'injection, faite dans ces conditions, donnait les mêmes résultats que dans la première expérience.

La *tunique vaginale* est toujours altérée dans le cas d'épididymite un peu intense : ce fait a été constaté dans toutes les observations. Schepelern donne la description suivante à propos d'une de ses observations : « Dans la tunique vaginale, il y avait un liquide séreux peu abondant. Dans les culs-de-sacs correspondant à la queue infiltrée de l'épididyme, on trouvait une inflammation adhésive commençante, avec des pseudo-membranes et des adhérences entre les deux feuillets de la tunique, et une vive injection dans les parties adjacentes. La tunique vaginale elle-même était augmentée d'épaisseur, et les parties qui l'environnaient étaient indurées et fortement agglutinées à la peau du scrotum ». Ces quelques lignes indiquent d'une façon très nette les lésions que l'on trouve ordinairement dans ce cas. L'intensité et l'étendue de l'inflammation varient seules dans certaines limites.

Le liquide est souvent assez abondant pour permettre d'en reconnaître la présence. Dans son tableau Sigmund indique que sur 1342 malades, la vaginale était plus ou moins remplie de liquide chez 856.

Cette propagation de l'inflammation à la tunique vaginale est un phénomène constant dans le cas d'épididymite, à moins que celle-ci soit très faible, ainsi que l'un de nous l'a démontré par des expériences concluantes, dans un mémoire fait en commun avec M. le Dr Schwartz (1).

Nous avons fait voir, en effet, que les lésions inflammatoires du testicule ne retentissent que très difficilement sur la tunique vaginale, quand elles restent localisées au parenchyme de l'organe, la séreuse ne s'enflammant que lorsque la tunique albuginée est atteinte. Ce fait, déjà signalé par Gendrin, était intéressant à démontrer; car pendant longtemps on a cru que la présence de la vaginalite dans l'affection qui nous occupe, était une preuve de l'inflammation du testicule.

La quantité de liquide est souvent très faible, elle ne fournit alors aucun signe appréciable, aussi la palpation du scrotum ne peut seule la faire affirmer. Elle ne devient facile à reconnaître que dans le cas où la vaginale contient au moins 25 à 30 grammes de liquide. Cela se présenterait, d'après Zapata (2), dans le tiers des cas d'épididymite, d'après des relevés faits dans le service de M. Horteloup, à l'hôpital du Midi. Cette proportion peut varier.

Nous n'insisterons pas davantage sur l'inflammation de toutes les couches du *scrotum* et de la *peau*, qui survient dans les cas les plus aigus et qui est ordinairement très passagère; nous voyons encore là un exemple de la propagation facile de l'inflammation, lorsqu'elle a dépassé la tunique fibreuse commune.

Les lésions produites par l'inflammation des voies séminales sont, comme nous l'avons vu, multiples et assez complexes; mais une notion qu'il ne faut pas oublier lorsqu'on les étudie, est celle de leurs variations. Aussi peut-on établir des degrés un peu artificiels il est vrai, mais qui répondent le plus souvent aux faits cliniques.

Dans le *premier degré*, la muqueuse du canal déférent et des conduits de l'épididyme est seule altérée, et l'inflammation, se localisant spécialement au niveau de la queue de l'épididyme, produit là des lésions plus accentuées constituant une nodosité caractéristique.

Dans le *second degré*, l'inflammation dépasse la muqueuse, atteint les parois du canal déférent qui sont épaissies, indurées; des lésions semblables se produisent dans presque tous les canaux de l'épididyme.

Le *troisième degré* est caractérisé par ce fait que l'inflammation dé-

(1) *Loc. cit.*
(2) Th., citée, 1874.

passe les parois des canaux du sperme. Le tissu cellulaire qui entoure le canal déférent et l'épididyme s'enflamme, devient induré, englobe les éléments constituant le cordon spermatique, et se trouve limité extérieurement par la membrane fibreuse commune qui donne à toutes ces parties une forme caractéristique.

Dans le *quatrième degré*, l'inflammation se diffuse encore davantage, dépasse la gaine fibreuse commune et atteint après le tissu cellulaire superficiel la peau du scrotum.

Dans ces divers degrés de l'inflammation, la tunique vaginale est toujours atteinte et souvent très violemment, surtout dans les cas les plus aigus.

Lorsque la période aiguë des phénomènes inflammatoires est passée, les lésions se résolvent pour la plupart, ordinairement dans l'ordre inverse de leur apparition. L'induration du tissu cellulaire et de la peau qui était due en grande partie à l'œdème inflammatoire, disparaît assez rapidement sans laisser de traces. Les parois du canal déférent restent assez longtemps volumineuses, mais reviennent, dans la plupart des cas, à leur état normal. Le corps et la tête de l'épididyme, dont les lésions sont ordinairement peu accusées, diminuent également avec rapidité. Mais un certain nombre de lésions restent localisées au niveau de la queue de l'épididyme et peut-être aussi dans la muqueuse du canal déférent. La queue de l'épididyme notamment, conserve un volume exagéré, surtout par rapport au reste de l'organe, formant là une véritable nodosité qui persiste pendant très longtemps, souvent même ne disparaît pas.

6. Testicule. — Orchite proprement dite. — Tous les auteurs sont d'accord pour admettre que dans l'inflammation blennorrhagique de l'appareil séminal, l'épididyme est pris presque exclusivement. On admet bien que le testicule puisse par voisinage subir des phénomènes de congestion, une certaine augmentation de volume; mais ces caractères sont passagers et n'existeraient que dans les cas les plus aigus. Cette congestion serait du reste difficile à apprécier à cause de l'inflammation de la vaginale et du gonflement du scrotum, qui rendent difficile l'exploration du testicule. Enfin dans les quelques autopsies qui ont été pratiquées au moment de la période aiguë de la maladie, on n'aurait pas constaté de lésion bien appréciable du côté du parenchyme testiculaire.

Outre ces caractères passagers et peu apparents, il semble exister dans quelques cas une véritable inflammation du parenchyme, une véritable orchite dont l'anatomie pathologique est encore incomplète, mais qui a été cependant bien étudiée par Kocher. Malheureusement ces altérations du testicule paraissent avoir été vues surtout à la suite des inflammations non blennorrhagiques du testicule, survenant par le fait de maladies générales. Nous donnons cependant les principaux caractères tels qu'ils sont indiqués par plusieurs auteurs.

Le testicule est augmenté de volume, celui-ci peut être doublé et atteindre la grosseur d'un œuf de poule (Gosselin). Les vaisseaux sont gorgés de sang et toute la masse est plus rouge, plus vascularisée qu'à l'état normal ; elle semble parsemée de points jaunâtres.

La tunique albuginée est manifestement épaissie, et dans son voisinage l'induration du tissu cellulaire paraît le plus marquée. C'est à ce niveau que se produisent de petits amas purulents.

Les travées conjonctives qui forment la charpente du testicule sont plus visibles et comme œdématiées.

L'examen microscopique montre que les tubes sont manifestement écartés les uns des autres. Le tissu conjonctif qui les entoure est infiltré de cellules lymphatiques, et dans son épaisseur apparaissent des vaisseaux congestionnés.

Les parois des canaux spermatiques prennent part à cette infiltration, elles sont épaissies et œdématiées, et leur contour extérieur est moins net qu'à l'état normal. Quant au contenu de ces canaux, il prend une teinte plus foncée qui tient à l'altération des cellules épithéliales, lesquelles sont troubles et granuleuses. Dans les points où l'on trouve généralement des spermatozoïdes à l'état de formation, ceux-ci sont moins nets, ou bien on rencontre à leur place de petites masses granuleuses qui plus tard se transforment en fines aiguilles de cholestérine.

Si les lésions durent quelque temps, les cellules nouvellement formées dans le tissu conjonctif péri canaliculaire s'organisent et le tissu devient plus dense.

En même temps les parois des canalicules se sont épaissies, mais aux dépens de leur lumière centrale qui tend à disparaître ; bientôt cette cavité, considérablement réduite, ne contient plus qu'une masse de granulations graisseuses, jaunâtres.

Telles sont les lésions principales qui en réalité caractérisent seulement l'inflammation parenchymateuse du testicule.

Kocher n'admet pas qu'il y ait une forme d'orchite attaquant exclusivement les cellules intracanaliculaires, constituant ainsi ce qu'on aurait décrit sous le nom d'*orchite catarrhale*. Il n'y aurait donc pour lui qu'une variété : l'*orchite parenchymateuse*.

Il insiste sur la rapidité avec laquelle les spermatozoïdes ou leurs éléments en voie de formation subissent la dégénérescence granulo-graisseuse.

D'après son opinion, les tubes testiculaires s'atrophient toujours ainsi que le tissu cellulaire qui les entoure, ce qui amènerait à la suite des inflammations du testicule un degré d'atrophie plus ou moins marqué. Lorsque ce phénomène s'accentue et devient prédominant, l'organe tout entier diminue considérablement de volume, il devient dur et fibreux; les tubes disparaissent ou sont réduits à l'état de petits cordons à peine reconnaissables.

Ainsi se trouve constituée l'atrophie du testicule, phénomène heureusement très rare, à la suite de l'épididymo-orchite blennorrhagique.

La fréquence de l'inflammation vraie du testicule accompagnant l'épididymite, ou de la vraie orchi-épididymite, n'est pas exactement connue, mais d'après tous les auteurs cette inflammation secondaire semble assez rare.

La mention de l'orchite existe souvent dans les livres classiques; quelques auteurs ont été jusqu'à affirmer que l'orchite accompagnait l'épididymite de quatre à cinq fois sur cent. Malgré ces affirmations appuyées sur des statistiques trop peu nombreuses, l'obscurité règne encore sur ce point important.

Mais il est encore plus difficile de savoir si le testicule peut être atteint isolément, l'épididyme paraissant intact.

Ricord a, il est vrai, posé l'aphorisme suivant : « L'orchite ne s'observe jamais qu'associée à l'épididymite. »

Telle n'est pas l'opinion du professeur Fournier et de Kocher, qui admettent que, dans quelques cas très rares, l'orchite peut exister seule ou sans lésion apparente de l'épididyme.

N'ayant jamais vu de faits semblables et d'accord avec tous les autres auteurs, nous pensons que dans ces cas il y a eu erreur d'interprétation ou qu'il ne s'agissait pas d'orchite blennorrhagique.

7. Lésions consécutives. Épididyme. — Les documents relatifs aux désordres qui persistent dans l'épididyme et dans le canal déférent à la suite de l'inflammation aiguë de ces organes sont peu nombreux. Le seul mémoire important sur cette question est celui de Gosselin (1), dans lequel il rapporte plusieurs examens pratiqués sur des cadavres dont il ignorait la provenance. Cependant l'indura-

(1) *Arch. gén. de médecine*, 1847, t. XIV, p. 405, et *Bull. Soc. de chir.*, février 1849, t. I, p. 191-199.

tion limitée à la queue de l'épididyme rappelant celle qu'on trouve à la suite de l'épididymite blennorrhagique, faisait supposer qu'on avait bien affaire dans ces cas aux restes ordinaires de cette inflammation. Toutes ces lésions paraissaient remonter à une époque déjà lointaine.

L'épaississement localisé à la queue de l'épididyme semble persister, dans la plupart des cas, ainsi que le prouve l'exploration clinique; il a le volume d'un pois ou d'un petit haricot. On a souvent désigné ces altérations sous le nom d'*épididymite chronique*, mais nous croyons que ce reliquat de l'inflammation aiguë ne mérite pas d'être considéré comme une maladie spéciale (voyez ch. *Atrophie*).

Le corps et la tête de l'épididyme, légèrement augmentés de volume, sont remarquables surtout par l'aspect spécial que présente le canal qui les constitue. Les circonvolutions sont plus volumineuses, plus saillantes qu'à l'état sain, et présentent un aspect jaunâtre tout spécial.

Lorsqu'on fait la section de la partie indurée de la queue de l'épididyme, on voit que cette partie est constituée par un tissu dur, fibreux, blanc nacré, analogue à celui qui est dû à une inflammation chronique du tissu cellulaire. Sur la coupe, on ne distingue aucun pertuis; le canal semble avoir disparu. Par la pression on ne fait sortir aucune goutte de liquide.

La section du corps de l'épididyme montre les orifices des canaux dilatés et remplis d'un liquide qui contient souvent des spermatozoïdes. Ce dernier fait a un certain intérêt; car dans plusieurs des cas rapportés par M. Gosselin, le canal déférent et la vésicule séminale ne contenaient pas de spermatozoïdes.

Un caractère important de cette oblitération consiste dans la difficulté et même l'impossibilité qu'une injection de térébenthine colorée ou de mercure, poussée par le canal déférent, éprouvait à passer à travers la queue de l'épididyme pour remplir le reste de l'organe. Cette expérience souvent répétée par Gosselin lui a révélé l'imperméabilité du canal.

Telles sont les lésions les plus importantes; mais il faut noter qu'elles sont loin d'être constantes. Ainsi la dilatation des tubes du corps de l'épididyme n'existe pas toujours; l'imperméabilité manque dans quelques cas, ou est incomplète. Il faut se rappeler aussi que l'induration de la queue de l'épididyme ne persiste pas toujours, et nous connaissons quelques faits cliniques qui prouvent qu'elle peut disparaître après quelques mois.

Une des rares observations que nous connaissions, dans laquells soit décrite une inflammation assez récente de l'épididyme est celle qui est relatée dans la thèse de Hardy (1).

L'épididymite, dans ce ces cas, datait de cinq semaines, époque à laquelle correspond la fin des symptômes ordinaires de l'inflammation aiguë.

Le canal déférent doublé de volume, était dur, et ses parois, épaisses et lardacées, étaient adhérentes aux éléments du cordon.

La queue de l'épididyme avait le volume d'une noisette ; le tissu cellulaire qui réunit les circonvolutions était induré et blanchâtre. Le canal de l'épididyme était augmenté de volume et ses parois épaisses comme dans le canal déférent. Le reste de l'épididyme était sain ainsi que le testicule. La tunique vaginale avait contracté des adhérences totales avec la tunique albuginée, de sorte que sa cavité avait presque complètement disparu.

L'injection pratiquée dans le canal déférent ne traversait pas la queue de l'épididyme.

Une autre observation de Delaporte (2) dans laquelle il s'agissait d'une épididymite datant également de cinq semaines, nous fournit des détails analogues. Ici encore l'injection ne pouvait passer dans la queue de l'épididyme au niveau de l'induration, le reste de l'épididyme et le testicule étaient sains ; ce dernier présentait seulement des traces de congestion.

Dans la plupart des cas publiés, on signale au début de l'inflammation, et même dans les périodes plus avancées, une coloration jaune disséminée par places entre les circonvolutions de l'épididyme, dans la partie indurée de la queue. Cette coloration, qui donne quelquefois à la partie une teinte jaune-verdâtre, est due à l'abondance des granulations pigmentaires contenues pour la plupart dans les éléments embryonnaires qui infiltrent cette partie malade.

Malgré ces désordres du côté de l'épididyme et malgré la rétention du sperme qui existe par le fait de l'oblitération, le testicule ne semble pas altéré dans sa structure ni dans sa forme. Il semble que cet organe reste dans un état d'atonie particulier et que la sécrétion spermatique est simplement arrêtée et comme en suspens. En effet, on trouve des éléments des tubes testiculaires normaux ou peu altérés, et dans les canaux dilatés de l'épididyme se rencontrent des spermatozoïdes non altérés.

(1) Thèse de Paris, 1860, p. 27.
(2) Thèse de Paris, 1866, p. 12.

D'après des expériences faites par Brissaud (1) sur la ligature du canal déférent, on voit se produire les mêmes modifications, c'est-à-dire de la rougeur et de la congestion dans la glande, sans autre altération. Mais ce phénomène ne se produit que si les animaux sont isolés et éloignés de la femelle. Si, au contraire, ils sont mis en contact avec celle-ci, on voit se produire une période d'excitation, laquelle est suivie d'une période de désorganisation des cellules épithéliales de l'épididyme, qui se termine souvent par une altération plus profonde de cet organe. Tous ces désordres restent toujours limités à l'épididyme, et le testicule n'y participe en aucune sorte. Des faits mieux étudiés chez l'homme nous montreront si les choses se passent ainsi, après l'oblitération inflammatoire de l'épididyme. Nous nous occuperons de cette lésion à propos des *kystes de l'épididyme.*

Symptômes. — Le début de l'épididymite est ordinairement assez rapide, le premier phénomène éprouvé par les malades est la douleur. Celle-ci se fait sentir au niveau de la région inguinale, dans la partie inférieure de l'abdomen, précédant la douleur testiculaire de quelques heures et souvent d'un jour ou deux. D'après Kocher, cette douleur antécédente existerait dans tous les cas et serait toujours facile à reconnaître lorsqu'on interroge avec soin les maaldes. Il arrive cependant quelquefois que la douleur semble débuter au niveau de l'épididyme (A. Cowper, Fournier). Fréquemment dans ce dernier cas, elle est attribuée à un froissement ou à un choc récent.

En même temps, le malade accuse une sensation de pesanteur dans toute la région correspondante du scrotum, ainsi qu'une douleur dans la région lombaire irradiant du côté de la cuisse.

En palpant la région on trouve bientôt la queue de l'épididyme volumineuse, douloureuse à la pression et formant une nodosité mal limitée. En même temps, si l'on examine avec soin le canal déférent, on le sent notablement plus gros que celui du côté opposé (Aubry) (2), et si l'on presse un peu fortement entre les doigts, on provoque une douleur sourde. Nous avons toujours rencontré ce dernier phénomène quand nous l'avons cherché avec soin, même au début.

Tels sont ordinairement les phénomènes locaux qui marquent le début de l'affection.

Rapidement l'inflammation augmente, l'épididyme devient volumineux dans sa totalité et très douloureux. La tunique vaginale, enflammée par voisinage et contenant souvent un peu de liquide, aug-

(1) *Archives de physiologie*, 1881.
(2) Aubry, *Arch. de méd.*, 1841, *Recherches sur l'épididymite blennorrhagique.*

mente notablement le volume de la région malade, simulant ainsi une inflammation de la glande séminale. Le long du cordon spermatique se forme une masse de la grosseur du doigt, allongée, piriforme, dont la grosse extrémité se perd sur l'épididyme, l'autre remontant dans le canal inguinal où on peut la sentir plongeant dans l'abdomen.

Bientôt l'inflammation, dépassant ces limites, gagne les tuniques du scrotum, qui deviennent épaisses, indurées, rouges.

La peau est rouge, adhérente aux parties profondes et n'est plus mobile comme à l'état sain. Cette adhérence existe surtout en avant. Autour du cordon peut se produire un gonflement inflammatoire analogue qui se prolonge ainsi jusqu'à l'anneau inguinal.

Tous ces désordres atteignent leur apogée vers le sixième ou le septième jour. On constate alors qu'une moitié du scrotum a acquis le volume du poing et même davantage ; elle est devenue lourde, chaude, douloureuse à la pression, surtout lorsque l'on presse dans la région qui correspond à l'épididyme, laquelle est particulièrement sensible à cette époque. Ainsi se trouve constituée une masse dans laquelle il est souvent impossible de distinguer l'une de l'autre les différentes parties constituantes; le testicule, l'épididyme et le canal déférent étant englobés dans des tissus indurés par l'inflammation. Dans un grand nombre de cas, quand on vient à presser sur la partie antérieure de cette tuméfaction, on peut sentir une fluctuation manifeste due à la présence du liquide dans la tunique vaginale. En déprimant brusquement avec l'extrémité du doigt cette couche de liquide, on perçoit le testicule situé profondément et formant un plan résistant. Généralement, quand la tunique vaginale contient de la sérosité en quantité notable, la peau du scrotum est soudée à la surface de celle-ci par l'induration du tissu cellulaire sous-cutané. Cette induration existe principalement en avant du scrotum, où elle est au moins plus manifeste : en arrière, les tissus sont souples et la peau reste mobile.

Des phénomènes généraux plus ou moins sérieux accompagnent toujours cet état local. Dès le début, une fièvre assez intense se déclare, précédée de quelques frissons ; la température, comprise entre 38° et 39°, dépasse rarement ce chiffre. Le pouls est accéléré, la face vultueuse, et la langue fortement saburrale ; souvent même des vomissements, une constipation assez opiniâtre, complètent cet ensemble caractéristique d'une réaction violente de l'organisme. Cet état général va en augmentant d'intensité dans les premiers jours et laisse à sa suite un embarras gastrique assez persistant.

C'est au début des phénomènes inflammatoires locaux qu'on assiste à l'arrêt ou à la diminution rapide de l'écoulement uréthral, cause primitive de l'épididymite. Cet écoulement, d'après l'opinion de Mauriac, reparaîtrait souvent au moment où commence la résolution de l'inflammation.

Si, à cette période, on pratique le toucher rectal, il est très fréquent de constater une sensibilité assez vive au niveau de la prostate et de la vésicule séminale correspondante. Nous avons presque toujours trouvé ce phénomène lorsque nous l'avons cherché avec soin.

Tel est le tableau ordinaire de l'épididymite avec déférentite, à forme aiguë et à marche rapide, qui a servi de base à notre description. Mais les variations dans la marche et l'étendue des phénomènes sont pour ainsi dire innombrables; aussi, pour mettre de l'ordre dans leur étude, serons-nous obligés de créer des variétés un peu artificielles, tout en réservant pour un chapitre spécial l'examen des faits exceptionnels.

Quand l'inflammation est très faible, elle peut se traduire seulement par une augmentation du volume de la queue de l'épididyme qui forme une nodosité de la grosseur d'une noisette; le corps de l'épididyme est à peine tuméfié. Le canal déférent est seulement un peu sensible à la pression et légèrement augmenté de volume par rapport à celui du côté sain. La région du testicule est légèrement douloureuse. Tout peut se borner à ces phénomènes, s'accompagnant d'un sentiment de pesanteur dans le scrotum et de quelques douleurs dans l'aine. On a même signalé des cas d'épididymites indolentes (Dubois) (1).

Mais il arrive souvent que l'inflammation, toujours modérée, gagne le corps et même la tête de l'épididyme, retentit sur la partie voisine de la tunique vaginale, et forme ainsi une masse plus ou moins bosselée, allongée, un peu plus volumineuse à ses extrémités, et qui surmonte le bord supérieur du testicule dont elle est séparée par un sillon plus ou moins profond. Ce gonflement a une forme spéciale qui l'a fait comparer à un *cimier de casque*, surmontant le bord supérieur du testicule et le débordant sur ses deux faces. Nous avons donné plus loin l'explication de ce phénomène. Le canal déférent, dont les parois sont épaissies, est augmenté de volume et sensible à la pression. Cette dernière forme de l'épididymite est fréquente et constitue la variété décrite sous le nom d'*épididymite subaiguë*.

Lorsque l'inflammation est plus vive, mais sans atteindre cependant le tissu cellulaire du scrotum, c'est-à-dire quand elle reste limitée au

(1) *Gaz. des hôp.*, janv. 1866.

tissu cellulaire compris dans la tunique fibreuse commune, on perçoit par la palpation de la région une déformation tout à fait spéciale. Un cordon de la grosseur du doigt, commençant dans la région inguinale, descend dans le scrotum en s'élargissant pour se confondre avec l'épididyme et formant par sa partie inférieure évasée un bourrelet saillant au-dessus du bord supérieur du testicule; ce bourrelet se continue avec la tunique vaginale épaissie par les fausses membranes et distendue par une certaine quantité de liquide, masquant ainsi le testicule qui semble alors augmenté de volume, quoiqu'il soit très probablement intact.

C'est dans ce cas, aussi bien que dans celui qui a servi de type à la description des symptômes, qu'on admet, outre l'épididymite, une *funiculite* souvent décrite par certains auteurs comme une affection spéciale, qu'il ne faut pas confondre avec la déférentite.

Nous savons, en effet, par l'anatomie pathologique, que dans les cas les plus simples, la muqueuse du canal déférent est atteinte d'un catarrhe purulent, alors même que les parois du canal ne partipent pas à cette inflammation. Toute épididymite est donc accompagnée d'une déférentite qui en est pour ainsi dire le premier degré, le précurseur, puisque l'épididyme n'est enflammé que par extension de la lésion venant du canal de l'urèthre et propagée par la muqueuse du canal déférent. Toutes les fois que le tissu cellulaire qui entoure le canal déférent et les éléments du cordon est atteint secondairement, on a affaire à une véritable *péridéférentite;* aussi tel est le nom sous lequel nous décrirons dans la suite cette inflammation secondaire.

La *douleur* si intense qui existe dans la plupart des cas et qui donne lieu à une anxiété considérable, quelquefois même à la syncope, ressemble, mais avec une intensité beaucoup plus grande, à celle qui est produite par la pression du testicule. Aussi certains auteurs ont-ils fait de ce symptôme un signe évident de l'inflammation du parenchyme de la glande. D'après nous, cette interprétation est erronée, et il nous semble beaucoup plus probable que cette douleur est due à l'inflammation de la tunique vaginale, son intensité variant avec l'étendue de l'inflammation et avec la quantité du liquide qui distend cette séreuse.

Les preuves de cette interprétation sont fournies, d'une part, par l'examen de ce qui se passe dans l'inflammation des autres séreuses: la pleurésie, la péritonite, l'arthrite, qui sont des affections particulièrement douloureuses; d'autre part, par le soulagement immédiat qui survient à la suite d'une ponction du scrotum, qui permet l'évacuation du liquide occupant la cavité de la vaginale et la distendant. Nous ne voulons pas nier cependant que la gêne de la circulation testiculaire, l'œdème dont son parenchyme doit être le siège, n'aient aussi quelque influence sur la production de la douleur, mais cette influence doit être relativement minime.

A propos des douleurs variées qui peuvent accompagner l'épididymite, nous dirons quelques mots de certaines douleurs localisées à un ou plusieurs nerfs ou plexus et sur lesquelles M. Mauriac a insisté d'une façon toute spéciale. Ces douleurs névralgiques, qui se rattachent manifestement à l'épididymite, peuvent constituer plus tard un reliquat quelquefois très rebelle de cette affection.

M. Mauriac (1) a fait sur ce sujet un travail important accompagné de nombreuses observations. Ces douleurs sont irradiées du côté du tronc et des membres inférieurs. Tantôt elles constituent une véritable rachialgie avec ou sans douleurs en ceinture. Tantôt elles occupent les branches nerveuses venant de cette région de la moelle, formant soit un *groupe antérieur*, en suivant le nerf crural, soit un *groupe postérieur* en suivant le nerf sciatique.

Leur caractère principal est de revenir par accès souvent très prolongés, et d'avoir souvent une intensité qui n'est nullement en rapport avec l'inflammation de l'épididyme. Nous les retrouverons à propos des variétés de l'épididymite (p. 337).

Un phénomène fréquent qui survient dans le cours de l'affection et qui dénote une excitation particulière des organes de la génération, est l'apparition de *pollutions nocturnes* qui surviennent spontanément. Elles sont dues probablement à l'inflammation légère des parois de la vésicule séminale, dont les contractions rejetteraient au dehors le sperme qu'elles contiennent. Ces pollutions se succèdent assez fréquemment et paraissent fatiguer beaucoup les malades. Quelquefois le produit de ces pollutions est coloré en rouge par un peu de sang qui est mélangé en quantité variable au liquide spermatique. Ce phénomène, qui a été quelquefois considéré comme un symptôme grave, n'a par lui-même aucune importance. Il peut seulement inquiéter le malade et agir sur son état moral. Le point de départ du sang mélangé au sperme a été beaucoup discuté, les uns le faisant venir du testicule ou de l'épididyme, les autres lui reconnaissant pour origine unique la vésicule séminale. Cette dernière opinion est soutenue et bien discutée

(1) *Étude sur les névralgies réflexes symptomatiques de l'orchi-épididymite blennorrhagique*. Paris, 1870, et *Gazette méd.*, 1869.

par Lansac (1) dans une thèse récente. Pour lui il y a toujours dans ces cas une légère inflammation de la vésicule, inflammation dont nous avons parlé plus haut.

M. Mauriac a insisté sur l'affaiblissement particulier provoqué sur les hommes encore jeunes par l'épididymite blennorrhagique; elle provoquerait rapidement une véritable anémie aiguë qui serait rendue manifeste par la diminution des globules sanguins, résultat qui est analogue à celui des grandes pyrexies.

Lorsque le *testicule* est enflammé en même temps que l'épididyme, les symptômes diffèrent un peu de ceux qui caractérisent l'épididymite simple accompagnée de vaginalite.

La douleur deviendrait assez rapidement très vive et bientôt atroce et syncopale. Elle aurait pour siège presque exclusif la région du testicule lui-même (Verneuil) (2). On constate manifestement que c'est la glande indurée et tendue qui est le siège de la douleur provoquée; celle-ci est telle qu'il est impossible de toucher la partie malade.

La palpation fait percevoir d'autres signes qui auraient, pour Ricord, une grande importance. En général la glande serait augmentée de volume, ce qui serait facile à constater à cause de l'absence d'altération de la vaginale. La consistance de l'organe deviendrait particulièrement ferme, contrastant ainsi avec l'augmentation légère de volume de la glande, mais sans dureté caractéristique, qui résulte de la congestion simple.

Enfin l'intensité des phénomènes généraux qui accompagnent cette inflammation serait telle, qu'elle n'aurait aucune corrélation apparente avec l'inflammation visible de l'organe; la température atteindrait 40°.

Le tableau tracé par M. Fournier donnera une juste idée de ces phénomènes :

« Au début, légers frissons, puis fièvre assez vive; état gastrique, inappétence absolue, nausées, hoquets, vomissements, constipation, et surtout état nerveux très accusé, agitation excessive, insomnie, jactitation, anxiété, tous phénomènes que l'on a comparés à ceux de l'étranglement en général et qui résultent, en effet, d'un véritable étranglement du testicule dans sa coque fibreuse inextensible. »

Malheureusement ces symptômes n'ont rien par eux-mêmes de caractéristique, car nous savons que l'épididymite ordinaire peut donner lieu à des phénomènes semblables chez les individus nerveux.

(1) *Recherches sur l'hémato-spermie, éjaculations sanglantes*. Thèse. Paris, 1887.
(2) Verneuil, *Orchite parenchymateuse*. (*Gaz. des hôp.*, 1879, p. 1000.)

Souvent aussi l'épanchement aigu de la tunique vaginale est la cause de symptômes aussi accusés, qui disparaissent après la ponction suivie de l'issue du liquide.

Dans quelques cas, la glande n'a pas un volume plus considérable, mais elle est dure, tendue, et c'est alors que la terminaison aurait une forme spéciale. La douleur cesserait brusquement, et on aurait ainsi un signe évident de la *nécrose* du testicule, résultat que nous examinerons plus loin.

Le plus souvent la résolution se montre après quelques jours, elle s'annonce par la diminution de la douleur et du gonflement. On connait cependant des cas dans lesquels les phénomènes ont persisté ou ont augmenté, et l'orchite s'est terminée par suppuration.

Variétés. — L'inflammation des voies séminales présente des variétés assez nombreuses, ordinairement exceptionnelles, mais qui méritent d'attirer l'attention en raison des erreurs qu'elles peuvent faire commettre. Ce sont souvent des localisations bizarres et rendant la maladie incomplète, qui constituent ces variétés.

1. Épididymites bilatérales. — L'épididymite peut être bilatérale. Le cas n'est pas très fréquent, puisque, d'après une statistique de Fournier portant sur 879 cas, elle fut notée 408 fois à gauche, 405 fois à droite, et elle fut double 68 fois.

Il est rare que les deux canaux déférents et les deux épididymes se prennent en même temps; ce fait est même tellement exceptionnel que certains auteurs n'ont pas craint de poser comme axiome que jamais l'épididymite n'est double d'emblée.

Cependant nous avons pu en constater nous-mêmes plusieurs exemples, ainsi que d'autres auteurs, Ricord et Hardy, en ont décrit plusieurs cas.

Quant à la fréquence relative de l'épididymite bilatérale, nous ne savons rien de précis, car les statistiques sont muettes sur ce sujet. Hardy (1) a cependant avancé qu'elles se présentent ordinairement dans la proportion de une sur trente.

Lorsque l'épididyme du côté opposé se prend, et souvent cette inflammation apparait avec une grande rapidité, il se passe un phénomène qui n'est pas rare dans l'histoire des inflammations. L'épididyme et le canal déférent, primitivement malades, reviennent assez rapidement à leur état normal; l'inflammation diminue en quelques jours. Il semble que la présence d'une inflammation sur l'appareil opposé qui

(1) *Loc. cit.*, p. 35.

est lié au premier par des liens si étroits, a un effet analogue aux révulsifs appliqués par la thérapeutique ordinaire dans le but de déplacer et amoindrir les phénomènes aigus antécédents.

Il arrive un certain nombre de fois que l'épididyme primitivement atteint s'enflamme de nouveau ou plutôt que l'inflammation se réveille dans les canaux qui ont été atteints précédemment. Il se produit alors une véritable alternance des phénomènes inflammatoires, que Ricord a caractérisée par l'expression de *épididymite à bascule.*

2. Funiculite. — L'inflammation du canal déférent, au lieu d'atteindre la queue de l'épididyme et de s'y localiser, peut s'arrêter dans un point quelconque de la longueur du canal.

On connaît des exemples de *funiculite* (1) isolée avec ses symptômes ordinaires et accompagnée par l'épaississement du tissu cellulaire produit par la périfuniculite.

La masse allongée et arrondie formée par cette partie enflammée s'arrête à une certaine distance de l'épididyme, quelquefois même ne dépasse pas l'orifice inguinal extérieur.

Gosselin (2) a signalé des faits dans lesquels l'inflammation s'est localisée dans un petit conduit accessoire, le *vas aberrans* de Haller. Un autre exemple avait été signalé par Zeiss (3).

Kohn (4) raconte l'histoire d'un malade qui eut une inflammation du cordon spermatique sans inflammation du testicule ni de l'épididyme.

3. Inflammation du testicule en ectopie. — Lorsque le testicule est en ectopie, l'inflammation peut atteindre l'épididyme, et nous avons déjà insisté sur ces faits dans le chapitre consacré à cette variété d'anomalie.

Ici encore le canal déférent peut être pris isolément, et on cite des exemples de déférentite faisant saillie dans la région du cordon, alors que le testicule est resté dans l'abdomen ou dans le trajet inguinal.

4. Inflammation du testicule en inversion. — L'anomalie du testicule la plus fréquente est l'*inversion.*

Dans ce cas, l'épididyme et le canal déférent, n'occupant plus leur rapport habituel avec le testicule et les éléments du cordon, les phénomènes locaux changent un peu, par le fait d'une inflammation.

(1) Gosselin, *Inflammation du canal déférent ou déférentite blennorrhagique.* (*Gaz. des hôp.*, 1868, n° 66).

(2) *Cliniques chirurgicales*, t. II, *Gazette des hôp.*, 1871, n° 116; et *Gaz. des hôp.* 1873. Leçons sur les formes insolites de l'orchite.

(3) In *Alleg. Wien. med. Ztg*, 1870, n°s 48, 49, 50, 51.

(4) In *Wiener med. Press.*, 1870, n° 17. Sur l'inflammation du vase déférent et de l'épididyme.

Dans un travail intéressant, M. le Dr Ledouble (1) (de Tours) a cherché à démontrer que lorsqu'un testicule était en inversion, son épididyme avait plus de chances que celui du côté opposé de subir l'inflammation. Il y aurait là, suivant lui, un *locus minoris resistentiæ,* qui s'explique difficilement, puisque cette anomalie de position de l'épididyme ne paraît avoir aucune conséquence sur sa vitalité et sa conformation. Cependant les faits rapportés par cet auteur semblent de de nature à attirer l'attention sur cette préférence de l'épididymite.

On prendra toujours la précaution de reconnaître l'inversion de l'épididyme, quand on recherchera la présence du liquide dans la tunique vaginale, dans le but de pratiquer une ponction avec la lancette, d'après la méthode de Velpeau.

5. **Épididymites, orchites névralgiques.** — Gosselin, dans une de ses Leçons cliniques, a surtout insisté sur cette forme particulière ainsi que M. Verneuil (2) et Liegey (3). Dans ces cas, la douleur existe non seulement au niveau de l'épididyme et du testicule, mais elle se prolonge dans l'aine et dans la région lombaire ; elle est extrêmement vive et provoque chez le malade une anxiété considérable; elle domine tellement les autres phénomènes, qu'elle peut, à juste titre, être considérée comme spécialement caractéristique de l'affection. Cette névralgie apparaît soit au début de l'épididymite, et acquiert rapidement une grande intensité, soit au contraire dans le cours de la maladie. Elle est remarquable par sa ténacité et aussi par sa persistance quelquefois très longue après la guérison apparente des phénomènes inflammatoires de l'épididymite (Saison) (4).

On pourrait faire également rentrer dans cette variété certains cas de névralgies lointaines, étudiées par Mauriac et que nous avons signalées plus haut. M. Mauriac croit que ces névralgies rebelles ou intenses sont dues à l'irritation des nerfs de la région testiculaire. Elles s'irradient vers la moelle, et de là se répercutent sur les nerfs qui naissent de la région correspondante.

Ces faits ont donc une interprétation toute différente de celle admise par Marotte (5) sous la dénomination suivante : *Névralgie ilio-scrotale du côté gauche, compliquée d'orchite symptomatique.* Cet auteur cherche à démontrer que la névralgie peut être la cause de l'épididy-

(1) Épididymite blennorrhagique dans le cas de hernie inguinale, de varicocèle ou d'anomalies de l'appareil génital. Paris, 1879.

(2) In *Journ. des conn. méd. prat.* Paris, 1879, 202.

(3) *Journ. de méd. de Bruxelles,* mai 1868. (*Note sur l'orchite névralgique.*)

(4) *France méd.,* 1875, n. 34 (*Obs. de névralgies du testicule*).

(5) *Société médicale des hôpit.,* 1851 et *Union médic.,* p. 155.

mite; chez ce malade il y avait eu trois accès de névralgie séparés par un intervalle de cinq jours chacun. Nous croyons qu'il est impossible d'admettre une pareille interprétation, malgré l'appui de Notta (1) qui semble admettre le même point de départ.

Complications. — Des complications sérieuses, et même quelquefois mortelles, peuvent être le résultat de l'inflammation des voies séminales. Ordinairement il s'agit de complications survenant dans le voisinage des parties enflammées; mais nous verrons que dans certaines circonstances elles peuvent être plus lointaines, et dans ce cas leur mécanisme est quelquefois difficile à expliquer.

1. Péritonite. — Cette complication a été assez souvent signalée. Hunter (1786) qui, le premier, a appelé l'attention sur l'inflammation du péritoine, reconnaît pour cause une propagation directe du canal déférent enflammé au tissu cellulaire sous-péritonéal et à la séreuse elle-même.

Des observations de Ricord, Fournier, de Gosselin, Godard (2), Peter (3), Velpeau, Constantin Paul, et enfin un travail plus récent de Faucon (4), ne laissent aucun doute sur cette propagation et sur cette origine.

La péritonite ainsi produite peut avoir différentes terminaisons: tantôt, après avoir présenté une gravité très grande, elle reste localisée dans le bassin et se termine par la guérison; tantôt, au contraire, elle prend un caractère plus sérieux, se généralise et se termine par la mort plus ou moins rapidement.

Dans ces cas, on a trouvé une péritonite purulente plus ou moins localisée dans le petit bassin. Quelques autopsies ont montré des désordres souvent assez étendus.

Certains faits de péritonite sont instructifs, car ils démontrent que le péritoine s'enflamme dès le début de la lésion du canal déférent, alors que celui-ci est envahi seulement au niveau de son origine et avant qu'apparaissent la déférentite et l'épididymite, qui ne surviennent qu'après quelques jours.

Un de ces cas, rapporté par Ledouble, est particulièrement intéressant. Il s'agit d'un jeune homme qui, au vingtième jour d'une blennorrhagie, fut pris de péritonite localisée au petit bassin. On sentait

(1) *Arch. de méd.*, 1854.

(2) Épididymite blennorrhagique suivie de mort, autopsie (*Gaz. méd. de Paris*, 1856).

(3) Sur un cas d'épididymite blennorrhagique suivie d'inflammation de la vésicule séminale, de péritonite et de pleurésie (*Union médic.*, 1856).

(4) Péritonite et plegmon sous-péritonéal d'origine blennorrhagique (*Arch. génér. de méd.*, 1877, p. 385-545).

la région de la vésicule et de la prostate empâtée et douloureuse. Le surlendemain du début des accidents, le cordon s'engorgea progressivement de haut en bas et finit par atteindre la queue de l'épididyme. Cette marche de l'inflammation prouvait nettement qu'elle avait débuté par la partie terminale du canal déférent.

2. Pseudo-étranglement. — La complication la plus curieuse qui survient quelquefois dans le cours de l'épididymite est le pseudo-étranglement intestinal. On donne ce nom à une série de phénomènes qui se passent du côté de l'intestin et qui produisent des accidents simulant d'une façon manifeste un étranglement véritable.

Cet accident a déjà été signalé à propos de l'ectopie inguinale, dans laquelle il a été plus fréquemment observé.

Cependant il est loin d'être rare dans l'épididymite ordinaire, le testicule restant à sa place. Nous en avons vu plusieurs exemples. On ne peut plus invoquer ici, comme pour le testicule ectopié et enflammé, un étranglement ou une compression du testicule par les plans fibreux voisins; mais on peut faire intervenir la compression du testicule par une tunique vaginale distendue par du liquide et agissant ainsi sur le parenchyme testiculaire.

En effet, dans les cas que nous avons pu observer, la région testiculaire était très douloureuse, et la tunique vaginale contenait du liquide soumis à une pression telle que, au moment de la ponction, que nous avons pratiquée avec la lancette, le liquide est sorti avec violence sous forme de jet.

Nous ferons observer que, dans ces cas, les phénomènes d'étranglement intestinal cessèrent peu après cette ponction, qui arrêta immédiatement la compression.

3. Suppuration de la vaginale. — Il est assez rare que dans le cas d'épididymite blennorrhagique, la vaginalite se termine par suppuration, surtout chez les sujets jeunes et bien portants. Cependant cette complication se présente quelquefois chez certains individus débiles. Nous verrons qu'elle est plus fréquente dans les cas d'épididymite survenant à la suite des manœuvres chirurgicales sur l'urèthre et la vessie.

Les exemples de cette suppuration de la vaginale sont peu communs; cependant on en possède quelques cas assez bien observés. Nous trouvons dans la thèse de Mickaniewsky (1) l'exemple suivant. Un homme de vingt-neuf ans avait une blennorrhagie chronique lors-

(1) Terminaison de l'orchite par suppuration. Th. Paris, 1879.

qu'il fut pris d'épididymite. Bientôt la vaginale distendue donna les signes évidents de la suppuration avec état général fébrile, etc.

A son entrée à l'hôpital, on constate une petite plaque de gangrène sur la face antérieure du scrotum. Celle-ci se détache spontanément et laisse une ouverture par laquelle sort du pus venant de la vaginale.

Par l'ouverture, on voit le testicule faire hernie, mais l'albuginée est saine et se montre avec sa coloration blanche, caractéristique. Quelques jours, après la tunique albuginée a perdu sa coloration blanchâtre pour prendre une teinte brune. Les jours suivants, elle noircit de plus en plus et finit par présenter une plaque de sphacèle. Après six jours, cette plaque se détache laissant à nu les canaux séminifères qui tendent à sortir par la plaie sous forme d'une petite masse grisâtre : on peut facilement les effiler. Les tubes sortent petit à petit les jours suivants.

Enfin, quand la plaie tend à se guérir, on constate que le testicule est réduit aux débris de l'albuginée surmontés par l'épididyme encore volumineux.

Cette observation montre bien que la vaginale peut suppurer à la suite d'une blennorrhagie, et si le testicule a été lui-même altéré secondairement, cela devient un phénomène secondaire que nous aurons à discuter plus loin.

Un autre fait est publié par Venot (1)

La suppuration de la vaginale s'annonce avec les caractères ordinaires que provoque la formation du pus. La peau du scrotum se tend, devient plus rouge et plus adhérente sur les parties profondes. La fluctuation de la vaginale devient plus manifeste surtout en un point, c'est là où le pus va chercher son issue.

L'état général du malade peut être modifié, la température est élevée, il éprouve de petits frissons.

Lorsqu'on ouvre la vaginale, du pus grumeleux dans lequel nagent des fausses membranes jaunes ou grisâtres sort sous forme de jet. La tunique vaginale se vide difficilement, le pus séjourne volontiers et forme des clapiers si on ne lui donne pas une issue facile ; aussi faut-il débrider complètement la séreuse, la drainer et la nettoyer au besoin avec des lavages antiseptiques.

La suppuration de la vaginale peut entraîner des conséquences du côté du testicule, soit en laissant celui-ci faire hernie au dehors, sa tunique se couvrant de végétations et donnant lieu à un fongus de

(1) Venot, *Gaz. méd. de Bordeaux*, 1880, p. 400 (*Orchite, abcès enkysté de la vaginale*).

l'albuginée (*Fongus benin du testicule*), soit que le testicule s'abcède secondairement ou se mortifie, ce qui entraîne la perte de l'organe.

1. Suppuration du testicule. — Nous savons déjà que l'orchite parenchymateuse est relativement rare, à la suite de l'épididymite blennorrhagique, aussi n'est-il pas étonnant de voir survenir exceptionnellement la suppuration du testicule.

La proportion des cas dans lesquels cette complication est survenue est impossible à établir. Aussi voyons-nous la plupart des auteurs la signaler comme une rareté.

Sans remonter jusqu'aux anciens, nous trouvons dans un mémoire de Gaussail (1) l'affirmation suivante : « en étudiant les observations publiées avec soin et en séparant de celle-ci les cas de suppuration à la suite des orchites par manœuvres uréthrales, la formation d'abcès par le fait de la blennorrhagie est rare. »

Marc d'Espine (2) est aussi affirmatif, ainsi que Cullerier (3) qui prétend ne l'avoir rencontrée que trois ou quatre fois à l'hôpital du Midi.

Velpeau, au contraire, affirme que sur cent cas on doit voir survenir au moins une fois la suppuration, quels que soient les soins donnés aux malades.

Ricord admettant que la vaginale suppure le plus souvent, croit cependant aussi à l'orchite suppurée.

Enfin Hardy (4), qui s'est occupé de cette question avec soin, est obligé de conclure comme les auteurs précédents et en particulier comme Curling, en admettant la possibilité de la suppuration du testicule, mais sans en séparer les suppurations péri-testiculaires.

Gosselin (5) a signalé dans ses cliniques quelques exemples d'abcès du testicule résultant de la blennorrhagie. Malheureusement ici encore, la distinction n'est pas suffisamment établie, et la confusion règne comme chez les auteurs précédents. La plupart des cas publiés par Gosselin sont des vaginalites, un ou deux à peine paraissent avoir eu pour point de départ le testicule, et encore il n'est pas prouvé que le pus ne venait pas de l'épididyme.

En résumé, les opinions des auteurs précédents sont assez contradictoires, mais elles suffisent cependant pour nous faire admettre une suppuration vraie du testicule, quoique elle soit très peu fréquente.

(1) *Mémoire sur l'orchite blennorrhagique* (*Arch. gén. de méd.* Paris, 1812, t. XXVII.
(2) *Mémoire sur l'orch. blen.* (*Soc. méd. d'obs.*, t. 1, 1836).
(3) *Précis iconographique des maladies vénériennes*, 1861.
(4) Th. Paris, 1860.
(5) *Clinique chirurg. de la Charité*, t. II, p. 389.

Cependant, voici quelques faits très réels de suppuration du testicule lui-même publiés dans ces dernières années.

Bjorken (1) en cite un exemple. Nous en trouvons deux autres dus à M. Polaillon (2) (publiés par Gaucher).

Dans l'un, il s'agit d'un jeune homme qui souffrait d'une blennorrhagie depuis plusieurs semaines. A la suite d'un traumatisme sur le scrotum, il eut une épididymo-orchite qui se termina par suppuration. Celle-ci parut commencer par un foyer d'hématocèle scrotale, puis la vaginale et l'albuginée se perforèrent, et le testicule abcédé se vida en laissant sortir les tubes séminifères. Après la guérison qui fut rapide, on sentait l'épididyme intact, mais le testicule n'existait plus.

Dans l'autre, c'était un homme de quarante-sept ans, qui eut un abcès testiculaire suite d'une orchite purement blennorrhagique. Les tubes sortirent après ouverture de l'abcès et il y eut comme chez l'autre perte du testicule et conservation de l'épididyme.

M. Polaillon fait remarquer que dans ces cas, malgré la douleur vive au niveau du testicule malade, il n'y eut pas d'élévation considérable de la température, comme cela a été signalé dans quelques cas.

Beamish (3) a rapporté l'histoire intéressante d'un malade chez lequel le testicule, à la fin d'une orchite aiguë, s'abcéda. L'abcès s'ouvrit dans la vaginale.

Nous devons ajouter que autrefois, la suppuration vraie du testicule a été confondue avec l'apparition du pus succédant à la tuberculisation aiguë de l'épididyme ou du testicule ; alors que cette maladie était confondue avec l'orchite chronique. Nous retrouverons ces faits à propos de la tuberculose de ces organes.

Enfin M. Saint-Ange (4) a signalé un cas d'abcès du cordon spermatique et de la tête de l'épididyme consécutif à une inflammation blennorrhagique.

Plusieurs exemples de suppuration ont été signalés à la suite des orchites qui succèdent aux fièvres graves ; mais nous en parlerons à propos de ces variétés.

Les phénomènes qui surviennent au moment de la suppuration de l'organe présentent, au dire de la plupart des auteurs, des caractères spéciaux.

Tantôt l'abcès se produit rapidement, d'une façon aiguë et vient

(1) In *Upsala Lakareförenings jorhandlinges*, 1868-69, p. 321.
(2) *France méd.*, 1879, p. 42 et *Bull. soc. clin. de Paris*, 1878, t. II, pp. 261, 265.
(3) *Indian med. gaz.* Calcutta, 1884, t. XIX, p. 262.
(4) *France méd.*, 1877, p. 237.

faire saillie au dehors en formant une proéminence rouge, douloureuse, fluctuante, avec amincissement de la peau. Tantôt au contraire, la marche est lente, chronique ou subaiguë, et la suppuration ne devient appréciable qu'après un temps assez long.

Mais ce processus, est le plus souvent masqué par la suppuration de la vaginale, qui accompagne l'abcès testiculaire. On ne reconnaît alors ce dernier que lorsque la vaginale, incisée et largement ouverte, permet de voir une lésion spéciale de la tunique albuginée.

Les cas dans lesquels l'abcès vient faire saillie directement à l'extérieur sont très rares, car il faut pour cela, ou qu'il vienne de l'épididyme, ou bien que des adhérences antérieures de la tunique vaginale aient empêché la vaginale de se remplir de pus. On trouve dans les cliniques de Gosselin des exemples de ces deux variétés qui sont peu fréquentes.

5. **Nécrose du testicule.** — On a signalé dans quelques cas, et Ricord a particulièrement insisté sur cette complication, une véritable gangrène totale ou partielle du testicule. Elle a été désignée aussi sous le nom de *nécrose*, en la comparant à la mortification totale d'une partie osseuse.

La mortification du testicule est précédée par la gangrène des enveloppes extérieures ; celles-ci étant en partie détruites, le testicule mis à nu vient faire hernie au dehors. Bientôt on voit apparaître une tache brunâtre, molle sans être fluctuante, mais n'ayant pas l'aspect ordinaire des eschares gangréneuses (Fournier).

Si on saisit avec les pinces la partie saillante de ce bourgeonnement noirâtre, on peut étirer les tubes spermatiques sous forme de longs filaments.

Quelquefois il se forme une véritable eschare superficielle d'une étendue variable comprenant l'albuginée. Cette eschare en se détachant laisse à nu le parenchyme de l'organe. Celui-ci sort par cette ouverture, s'élimine petit à petit et bientôt l'organe a disparu, définitivement réduit à son enveloppe fibreuse.

L'exemple que nous avons emprunté à la thèse de Mickaniewski à propos de la suppuration de la vaginale montrera quel est le mécanisme ordinaire de cette complication.

On peut faire rentrer dans cette classe d'accidents, les faits que Gosselin a signalés sous le nom de : *Orchite ulcéro-gangréneuse indolente* (1). — Ce sont des cas dans lesquels, malgré l'indolence ou le peu

(1) *Gazette des hôp.*, 31 juillet 1861 et *Clin. ch.*, t. II, p. 401, 1re édit.

de douleur constatée pendant la marche de la maladie, on voit survenir au niveau des parties tuméfiées, sous la peau du scrotum, une élevure manifeste et assez saillante.

Cette proéminence peu douloureuse semble fluctuante, mais quand on analyse avec soin les sensations, on constate que c'est une fluctuatuation fausse, vague, molasse et non celle que donne la présence du pus. Si cette partie est ouverte avec un bistouri ou si elle s'ouvre spontanément, on voit sortir par l'orifice non pas du pus, mais les filaments testiculaires, formant une masse d'un gris jaunâtre, et qu'on reconnaît en les étirant avec une pince.

L'absence du pus fait voir qu'on a affaire ici, non pas à un abcès, mais à un processus spécial qui a amené une perforation de l'albuginée et une ulcération secondaire des couches du scrotum.

La même altération peut se produire simultanément sur un autre point du scrotum et donner lieu aux mêmes phénomènes, ainsi que cela est rapporté dans une des observations de Gosselin.

L'élimination des tubes séminifères peut se faire lentement, mais complètement, au point que le testicule n'est plus représenté que par l'épididyme et les débris de l'albuginée. Cependant l'élimination peut n'être que partielle et une partie plus ou moins considérable du testicule est alors épargnée.

Lorsque la substance testiculaire sort par l'ouverture du scrotum, on peut craindre qu'elle se transforme en *fongus;* mais cette terminaison ne s'est pas présentée dans les observations publiées jusqu'alors.

Ces faits, qui ressemblent absolument à ceux signalés par Ricord et d'autres chirurgiens, ne diffèrent des cas classiques que par l'indolence, caractère bien minime, surtout si on réfléchit que la douleur n'est nullement un symptôme nécessaire de l'altération testiculaire. On connaît, en effet, des cas d'abcès testiculaires qui ont évolué sans provoquer de douleurs vives, et Gosselin lui-même en a signalé des exemples.

Plusieurs autres exemples de nécrose du testicule ont été signalés depuis quelques années, par Hiémann (1), Maas (2), Gerster (3), Miflet (4).

Lorsqu'on se trouve en présence d'un de ces cas, il est bon de suivre la pratique de Gosselin, qui consiste à ne pas ouvrir largement la tuméfaction, afin de ne pas donner une issue trop large aux tubes

(1) *Nécrose du testicule* (*Centr. f. Chir.*, 1884, p. 230).
(2) *Nécrose aiguë du testicule* (*Amer. gen. Rew.* 1884, p. 645.
(3) *Gangrène spontanée du testic.* (*Rev. Hayem*, 1881, t. XVIII, p. 280.)
(4) *Altérations du testicule suivies de troubles de la circulation locale* (*Arch. Langenbeck*, t. XXIV, 3, 1879).

séminifères. Il est permis d'espérer qu'on pourra ainsi empêcher la perte totale de cet organe. On évite aussi de tomber sous le coup du reproche fait par J.-L. Petit, qui accusait les incisions ou autres manœuvres chirurgicales d'être la cause de la sortie du parenchyme testiculaire.

Marche, durée, terminaison. — L'épididymo-orchite blennorrhagique a ordinairement une marche aiguë ; elle arrive rapidement, c'est-à-dire vers le sixième ou huitième jour, à son apogée, pour décroître ensuite progressivement. Quelquefois on constate un arrêt de quelques jours dans la période inflammatoire.

La durée totale varie de vingt-cinq à trente-cinq jours en moyenne; mais avec des différences considérables suivant l'intensité première de l'affection et suivant les individus.

Ces différences dans la durée sont difficiles à expliquer, mais elles sont très curieuses et tiennent peut-être à une prédisposition individuelle.

Dans les cas aigus, la disparition de l'inflammation s'annonce par la diminution de la douleur. Les parois du scrotum sont moins indurées, et se ramollissent, et bientôt on arrive à sentir les contours de l'épididyme induré et bosselé qu'on ne pouvait percevoir quand le gonflement était considérable.

Le liquide contenu dans la vaginale se résorbe peu à peu et on sent qu'il se déplace facilement sous le doigt; bientôt il disparaît.

L'induration de la masse péri-épididymaire persiste pendant une douzaine de jours, avec un volume exagéré, puis elle diminue également.

A cette période le malade souffre peu, excepté quand il fait des mouvements exagérés, et quand on presse sur la partie malade. Les douleurs irradiées deviennent moins vives quelques jours après le moment où l'inflammation a atteint son maximum d'intensité.

Le cordon spermatique induré diminue plus rapidement de volume que l'épididyme.

Enfin, après la disparition des phénomènes aigus, on trouve comme reliquat inflammatoire une induration de la queue de l'épididyme, encore sensible à la pression, et de la grosseur d'une noisette.

Ce noyau induré s'amoindrit, mais persiste quelquefois pendant longtemps, il a alors le volume d'un pois.

On a signalé des cas de rechute, de retour de l'inflammation à l'état aigu, pendant quelques jours, sous l'influence d'excès ou d'une marche prolongée.

Ces rechutes sont quelquefois multiples. L'inflammation nouvelle ressemble beaucoup par sa marche à celle qui s'est produite primitivement; mais souvent elle disparaît moins rapidement que la première, et prend un caractère subaigu qui dure pendant quelques semaines.

L'épididymite se termine ordinairement par la résolution. Nous verrons à propos du traitement que la marche peut être modifiée avantageusement par des moyens appropriés. Tous les phénomènes disparaissent donc, sauf la persistance d'une induration au niveau de la queue de l'épididyme. Cette induration ordinairement facile à reconnaître, entraîne des inconvénients qui méritent d'être signalés; celui qui est le plus important, consiste dans des *troubles* de la fonction spermatique; l'autre moins fréquent et sans danger, est un *état névralgique* particulier.

Enfin dans quelques cas assez rares l'inflammation peut se terminer par l'*atrophie du testicule*.

Nous décrirons successivement chacune de ces terminaisons de l'épididymite. Nous renvoyons au chapitre des Kystes de l'épididyme pour étudier la dilatation des tubes qui succède quelquefois à l'oblitération de l'épididyme, par le fait de la nodosité persistante au niveau de sa queue.

1. Troubles de la fonction spermatique. — La conséquence la plus funeste de l'inflammation des voies séminales est celle qui a rapport aux troubles de la fonction spermatique. Depuis les travaux de Gosselin (1) et de ses élèves, dont nous avons déjà parlé à propos de l'anatomie pathologique, complétés par ceux de Godard et Liégeois, nous savons que la fonction spermatique peut être troublée et quelquefois même complètement abolie.

Gosselin a le premier attiré l'attention sur l'absence de spermatozoïdes dans le sperme éjaculé par l'individu qui a été atteint d'une épididymite bilatérale. Cette absence des zoospermes peut être passagère et ne durer que quelques mois, ou au contraire persister indéfiniment et rendre l'individu à jamais stérile. Tel est le cas probablement le plus fréquent.

La proportion des malades chez lesquels reparaissent les spermatozoïdes ne peut être connue qu'approximativement. Cependant, en réunissant les faits publiés jusqu'ici, on trouve que, sur quatre-vingt-sept individus dont le sperme a été examiné plusieurs mois ou plusieurs années après la guérison de l'épididymite bilatérale, neuf seule-

(1) *Bull. Soc. de ch.*, mars 1849 (discussion).

ment avaient des zoospermes dans le produit d'éjaculation; on voit donc que la proportion est minime. M. Gosselin a cherché à démontrer que la disparition de la nodosité existant au niveau de la queue de l'épididyme était un signe évident de la guérison et probablement de la réapparition des spermatozoïdes. Ce fait aurait une certaine importance au point de vue du diagnostic; mais des recherches plus récentes ont fait voir que cette assertion n'est pas exacte dans tous les cas. Godard, Liégeois, nous-même (1), avons constaté des faits dans lesquels la nodosité avait complètement disparu, et la palpation de la région ne donnait aucun reliquat apparentd'inflammation antérieure, sans qu'on pût trouver des spermatozoïdes dans le liquide éjaculé.

Dans un mémoire récent, l'un de nous a étudié de nouveau les altérations du sperme pendant le cours et à la suite de l'épididymite. Voici les principales conclusions de ce travail.

Dans l'*épididymite bilatérale*, les spermatozoïdes persistent au début de l'affection pendant deux ou trois semaines environ. On en trouve un certain nombre, soit vivants, soit morts, nageant dans le liquide purulent qui est le produit du catarrhe de la vésicule séminale, du canal déférent et de l'épididyme; puis, ils disparaissent complètement chez la plupart des malades. Il nous a semblé que, dans quelques cas, les spermatozoïdes ne disparaissaient jamais complètement, ce qui expliquerait leur réapparition très hâtive dans quelques cas, ainsi que Liégeois en a signalé des exemples.

Lorsque l'épididymite est guérie d'une façon apparente et qu'il ne reste plus que la nodosité de la queue, le liquide éjaculé présente des caractères qui ne diffèrent pas beaucoup de ceux qu'on trouve pendant la période aiguë. Le liquide est jaune verdâtre, abondant; quand on le laisse déposer, il forme une couche jaunâtre et épaisse au fond du vase.

L'examen microscopique permet de reconnaître une grande quantité d'éléments purulents, quelques globules granuleux volumineux, et des granulations moléculaires innombrables. Ce liquide ainsi constitué est donc absolument semblable à celui qui existe dans le canal déférent et tel qu'il a été indiqué par Marcé, Gaussail, Schepelern et autres, dans les autopsies qu'ils ont pratiquées. Dans ces cas, les spermatozoïdes manquent totalement.

Lorsque l'*épididymite est unilatérale*, les modifications du sperme

(1) Terrillon, *Des altérations du sperme dans l'épididymite blennorrhagique* (*Annales de dermatologie*, 1880), et *Orchite blennorrhagique* (*Bull. et Mém. Soc. de ch.*, 1881).

sont à peu près semblables à celles qu'on rencontre à la suite des épididymites bilatérales. Le sperme est également coloré en jaune, mais avec cette particularité que, récemment sorti des voies séminales, il présente manifestement l'apparence d'un mélange.

Après quelques heures, les deux liquides, jusque-là distincts en deux couches, se fusionnent pour ainsi dire, et le produit total prend une teinte opaline verdâtre, tirant légèrement sur le jaune.

L'examen microscopique montre une grande quantité de globules granuleux et des spermatozoïdes en nombre variable, très vivaces et bien conformés malgré leur mélange avec le pus.

Relativement au nombre des spermatozoïdes trouvés dans le liquide, Liégeois prétend qu'il devient infiniment petit et qu'on les trouve difficilement sous le champ du microscope; il explique ce fait par une influence sympathique du côté malade sur le côté sain, d'où résulterait la diminution des zoospermes. Nous croyons, d'après ce que nous avons vu, l'opinion de Liégeois trop exclusive.

Les spermatozoïdes sont moins nombreux, il est vrai, qu'à l'état normal; mais le catarrhe purulent d'un des appareils testiculaires produisant une exagération de la partie fluide du sperme, le mélange avec le liquide normal doit diminuer proportionnellement le nombre des spermatozoïdes dans une quantité de liquide donnée. Il nous a semblé en effet que la quantité du liquide éjaculé était notablement plus considérable dans les faits que nous avons observés.

Plus tard, lorsqu'on examine du sperme à la suite d'une épididymite unilatérale, on trouve encore cette même altération du liquide, mais très atténuée.

2. Névralgie. — Une terminaison qui n'est pas rare et qui peut être considérée comme un reliquat de la maladie consiste en une sensibilité anormale du testicule et surtout de l'épididyme. La moindre pression, les froissements, la marche prolongée et surtout l'équitation, réveillent dans la région malade une douleur vive, quelquefois presque syncopale et qui gêne considérablement les malades. Ces douleurs ne persistent pas; elles disparaissent avec la cause qui les a produites, en laissant après elles une sensation de malaise et de tiraillement douloureux.

Quand on examine alors les parties malades on trouve seulement la nodosité ordinairement constatée au niveau de la queue de l'épididyme; elle est plus sensible et plus douloureuse que cela n'existe ordinairement.

Cet état peut durer ainsi pendant plusieurs mois et devenir très persistant. Ce reliquat de l'épididymite blennorrhagique a été signalé avec soin par Gosselin (1) et nous en avons vu nous-même plusieurs exemples rebelles.

Nous croyons qu'il ne s'agit pas là d'un simple phénomène névalgique, mais bien d'un reste d'inflammation localisée dans la nodosité de la queue de l'épididyme. En effet, le sperme reste coloré en jaune et contient des globules de pus abondants, indice du catarrhe persistant. Ainsi s'expliquerait l'absence de douleur lorsque la partie malade n'est soumise à aucun froissement. Le repos et l'enveloppement des parties malades dans un suspensoir bien appliqué soulagent beaucoup ces malades. Dans la névralgie la douleur a un autre caractère, car elle ne cesse pas toujours par le repos et peut être réveillée sans circonstance spéciale. Tous ces faits seront étudiés à l'article *névralgie du testicule* auquel nous renvoyons.

3. Atrophie. — Enfin l'orchite blennorhagique peut se terminer par l'atrophie du testicule ; cette terminaison est très rare. Gosselin en a signalé un exemple. Il s'agit d'un homme de quarante ans dont il rapporte l'histoire dans une de ses cliniques (2). Cet homme avait eu une orchite suite d'une épididymo-orchite blennorhagique soignée seize ans auparavant par Gosselin lui-même.

Dans sa longue carrière, Gosselin n'en vit aucun autre exemple, aussi il ajoute : « Je suis donc autorisé à penser que l'atrophie est rare à la suite de cette variété d'orchite. Cela tient probablement à ce que l'inflammation du parenchyme testiculaire accompagne rarement l'épididymite blennorrhagique, et que cette inflammation est le préliminaire obligé de l'atrophie. »

D'autres faits ont été publiés, mais en petit nombre ; nous en citerons quelques exemples. M. Nicaise a présenté un fait curieux devant la Société de chirurgie (3). Il s'agissait d'un homme de vingt-deux ans qui présentait une atrophie complète d'un testicule à la suite d'une orchi-épididymite développée huit mois auparavant.

M. Nicaise insiste sur l'âge du malade qui, d'après lui, aurait une certaine influence sur la production de cette atrophie.

M. Gosselin avait déjà dans ses cliniques remarqué la fréquence plus grande de l'atrophie chez les adolescents et chez des jeunes gens, en comparant avec ce qui se passe chez les adultes.

Un autre fait a été signalé par MM. Mollière et Augagneur (4).

(1) *Loc. cit.*, p. 305.
(2) *Cliniques chirurgicales de la Charité*, t. II, p. 388.
(3) *Bull. et Mém. Soc. de ch.*, 10 août 1881.
(4) Art. TESTICULE, *Dict. encyc. des sciences médicales*, p. 601.

Ce malade fut examiné dix mois après l'orchite blennorrhagique. On trouvait dans le côté droit du scrotum, « une petite masse flexueuse, allongée, représentant l'épididyme. Le reste du testicule ramolli, ne donnait plus au malade la sensation spéciale que produit la pression de la glande normale. »

Dans toutes ces atrophies la lésion paraît porter spécialement sur le testicule qui est réduit à des dimensions très minimes, l'épididyme conservant encore un certain volume, au moins pendant quelque temps. La transformation fibreuse des deux organes paraît être le dernier terme de cette lésion que nous étudierons plus longuement dans le chapitre consacré aux *atrophies*.

B. — ÉPIDIDYMO-ORCHITE PAR MANOEUVRES SUR L'URÈTHRE.

Étiologie. — Toutes les causes d'irritation et d'inflammation de l'urèthre surtout dans sa partie postérieure, au voisinage de l'orifice des canaux éjaculateurs, peuvent produire l'inflammation de l'appareil séminal.

Le cathétérisme (1) est la cause la plus fréquente, car souvent renouvelé, il occasionne une inflammation du canal caractérisée par un écoulement séro-purulent. Il est surtout fréquent de voir cette complication survenir chez les vieux prostatiques, chez lesquels le sondage fréquent est utile pour vider la vessie (2).

L'introduction des bougies nécessaire pour dilater des rétrécissements produit souvent le même résultat. Quelque fois le rétrécissement occasionne derrière lui une inflammation du canal qui peut être cause de l'épididymite. Celle-ci peut aussi se développer à la suite de l'uréthrotomie interne.

M. Tillaux a signalé des cas dans lesquels l'uréthrotomie interne n'ayant produit aucun accident de ce genre, l'épididymite est survenue par le fait des sondages consécutifs avec les cathéters métalliques.

Cet accident est fréquent après la lithotrite surtout, depuis l'emploi d'instruments explorateurs ou lithotriteurs, souvent volumineux. Ainsi Pilven (3) dans sa thèse a fait le relevé des calculeux au nombre de 188, chez lesquels on avait fait usage d'explorateurs ou de lithotriteurs, dans le service de M. Guyon a Necker, et il signale treize cas

(1) Gosselin, *Gazette des hôpitaux*, 1877, p. 91 (*Orchito-épididymite consécutive au cathétérisme*).
(2) Barette, *Soc. méd. prat. de Paris*, 1884-85.
(3) *Orchite consécutive au passage des instruments.* Th. Paris, 1884.

d'épididymite. La sonde à demeure semblerait pour M. Guyon avoir une influence spéciale.

Il en est de même après la lithotomie (Garden) (1).

Les calculs de l'urèthre par suite de l'irritation dont ils sont la cause ou par les manœuvres qu'ils nécessitent, peuvent aussi causer l'épididymite.

Enfin nous pouvons citer un cas dans lequel des manœvres opératoires suivies d'inflammation, mais ne portant que sur le voisinage de l'urèthre postérieur ont amené l'inflammation de l'épididyme.

Il s'agit d'un homme âgé, diabétique, auquel l'un de nous a enlevé un épithélioma de la largeur d'une pièce de cinq francs, occupant la muqueuse du rectum immédiatement derrière la prostate et l'origine des vésicules séminales. L'ablation fut pratiquée avec le thermo-cautère, après avoir facilité cette opération par la rectotomie linéaire postérieure. La muqueuse seule fut enlevée et les parties profondes respectées autant que possible. Quelques jours après l'opération le malade eut successivement, des deux côtés, une épididymite très aiguë qui produisit des phénomènes généraux assez graves. Il n'y eut pas de suppuration et tout rentra dans l'ordre après quelques jours.

Les auteurs étrangers et surtout anglais ont beaucoup étudié cette variété d'orchite, mais sans y ajouter des détails importants ou des notions nouvelles.

Symptômes. — Les symptômes de l'inflamation de l'épididyme survenant à la suite de manœuvres intra-uréthrales, ressemblent beaucoup à ceux produits par la blennorrhagie, mais ils en diffèrent par quelques caractères spéciaux qui méritent d'être signalés.

En général l'épididymite débute peu de temps après le cathétérisme; cependant elle peut survenir plus tard et même après un intervalle assez long.

Son début est lent et insidieux; l'épididyme s'engorge sans provoquer de réaction locale; aussi est-ce le plus souvent par hasard que le malade ou ceux qui le soignent s'aperçoivent de cette lésion.

Quelques tiraillements douloureux quand les bourses sont pendantes éveillent surtout l'attention; des douleurs vagues s'irradient le long du cordon.

Il nous est arrivé plusieurs fois de constater alors un engorgement bosselé, occupant tout l'épididyme ou seulement une partie de cet organe, principalement vers la queue. La partie engorgée était légè-

(1) Garden, *L'orchite survenant à la suite de la lithotomie*, in *Med. Times and Gaz.*, juill. 1871.

rement douloureuse, mais ne présentait pas cette sensibilité intolérable qu'on remarque dans l'épididymite ordinaire.

Tous les phénomènes locaux peuvent se borner à cette induration de l'épididyme qui persiste pendant quelque temps. Mais il arrive souvent que la vaginale se remplit de liquide, que le scrotum se prend, s'œdématie et devient rouge et enflammé.

Dans ces cas le début est plus aigu et s'accompagne de fièvre, d'élévation de température, d'embarras gastrique et de douleurs assez aiguës.

Aussi la plupart des chirurgiens décrivent deux formes assez distinctes, l'une subaiguë, l'autre aiguë ou inflammatoire.

La marche de cette affection n'est pas aussi régulière que celle de l'épididymite blennorrhagique (Reliquet, Roux). La période inflammatoire est très courte et dure à peine sept ou huit jours; au contraire la période de déclin est lente et se prolonge beaucoup plus longtemps que dans la forme blennorrhagique.

La participation du testicule à l'inflammation est ici plus fréquente que dans la blennorrhagie, mais il est difficile d'établir une proportion réelle, celle-ci n'a jamais été recherchée avec soin.

Souvent l'inflammation reparaît, après avoir existé quelques semaines auparavant et tous les chirurgiens connaissent l'*orchite à répétition* des calculeux.

Les deux testicules peuvent être pris, mais rarement ensemble.

Terminaisons. — Ordinairement elle se termine par résolution, mais on connaît de nombreux cas dans lesquels il y eut suppuration, on peut même ajouter que cette complication est beaucoup plus fréquente dans cette variété d'orchite que dans les inflammations blennorrhagiques. Lorsque le testicule est envahi, l'affection ne se présente pas avec les caractères aigus et douloureux signalés plus haut dans l'orchite de la blennorrhagie. On voit alors survenir un abcès de la vaginale ou du testicule avec sortie des tubes séminifères et évidement complet de l'organe.

La suppuration est en général, d'après M. Guyon, l'indice d'un état général débilité, elle est donc d'un pronostic fâcheux non seulement au point de vue local, mais encore au point de vue de la résistance du sujet.

Les diabétiques seraient, dit-on, plus sujets à ce genre d'accident.

Cette complication réclame une ouverture hâtive de l'abcès et l'emploi de moyens antiseptiques suffisants, pour empêcher l'infection du foyer et de là une aggravation du pronostic.

Le musée Dupuytren possède des exemples d'abcès testiculaires ayant succédé à l'épididymo-orchite par manœuvres dans l'urèthre. Un d'entre eux porte le n° 488; il est décrit dans le catalogue publié par M. Houel en 1880.

Cet abcès est survenu chez un homme de quarante sept ans qui, étant devenu paraplégique par fracture de la colonne vertébrale, était obligé de se sonder pour uriner. L'uréthrite qui succéda au sondage produisit une inflammation de la glande séminale. Le malade mourut, on constata sur la pièce les altérations suivantes : « Il existe une adhérence totale de la séreuse vaginale, dont la cavité est oblitérée, en même temps que la séreuse est épaissie. L'épididyme est légèrement induré.

Le testicule a été incisé et il a laissé échapper une assez grande quantité de pus phlegmonneux. Sur la coupe on voit quatre ou cinq excavations, dont la plus grande pourrait loger un gros pois, séparées par des intervalles considérables du parenchyme testiculaire normal. Ces excavations creusées dans la substance même de la glande, renferment du pus concrété. »

La pièce a été présentée par Laugier à la Société anatomique, 1862, t. XX.

Deux autres cas sont désignés sous le titre de : abcès enkystés du testicule; dans l'un d'eux le malade avait été soumis à des manœuvres opératoires (Nélaton, pièce 490; Verneuil, pièce 491).

Enfin une épididymite d'origine uréthrale, produite par le cathétérisme a provoqué chez un malade de Desprès (pièce 489) un abcès de la queue de l'épididyme : « A la queue de l'épididyme existait un noyau dur; ce noyau, que l'on voit sur la pièce, à été incisé; il s'échappa un peu de pus d'une cavité qui existe dans l'épididyme. »

Il est possible qu'on ait eu affaire ici à une de ces cavités simulant un abcès, telles que nous les avons déjà signalées à propos de l'épididymite aiguë; ces cavités ne sont que des dilatations des canaux de l'épididyme, lesquelles sont tapissés d'épithélium aplati et contiennent un liquide puriforme qui est le produit de l'inflammation catarrhale des cananx de l'épididyme.

Nous possédons plusieurs autres exemples de suppuration du testicule ou de l'épididyme à la suite de l'orchite succédant à des manœuvres uréthrales.

Foucher (1) rapporte une observation intitulée: *Orchite consécutive au*

(1) *Gaz. des hôp.*, 1867, n° 34.

cathétérisme, suppuration de la substance séminifère; mort par péritonite.

Chastang (1) signale aussi un cas dans lequel le testicule gauche atteint d'orchite, s'abcéda. On ouvrit l'albuginée, la poche fut excisée et nettoyée, la guérison eut lieu. Mais ici la cause et le point de départ de l'orchite sont assez indécis.

On a cité également des faits dans lesquels la suppuration n'a pas eu lieu, ou n'a existé que dans les enveloppes, mais dans lesquels le testicule a été détruit par un processus déjà signalé plus haut : *la nécrose.*

M. Verneuil (2) en a décrit un cas intitulé : *orchite nécrosique sur un sujet atteint de rétrécissement de l'urèthre et de néphrite.*

Il est probable que dans ce cas la terminaison de l'orchite par nécrose fut le résultat du mauvais état général du sujet.

Une observation de Gosselin donne une idée bien nette de ce qui peut se passer dans ce cas. Il s'agit d'un homme de cinquante-neuf ans, qui avait une épididymite d'origine uréthrale. Bientôt la tunique vaginale se distendit, la peau du scrotum devint rouge; la suppuration ayant paru manifeste, M. Gosselin fit une incision de 5 centimètres à la paroi antérieure du scrotum. Il s'écoula beaucoup de pus; l'albuginée était ramollie et putrilagineuse. Les jours suivants le testicule se présenta au niveau de l'incision : la tunique albuginée gangrenée s'élimina en même temps que la substance séminifère. Le malade guérit avec une disparition complète du testicule.

Diagnostic. — Le diagnostic de l'épididymite d'origine uréthrale est ordinairement facile ; la constatation du gonflement douloureux de l'épididyme accompagnant une lésion manifeste et inflammatoire de l'urèthre, caractérisée le plus souvent par un écoulement purulent du canal, ne laisse ordinairement aucun doute.

Lorsque la funiculite se manifeste ainsi qu'un certain degré de vaginalite, ces inflammations périphériques sont encore une confirmation du diagnostic, car elles existent surtout dans les inflammations d'origine blennorrhagique.

On pourra également se rendre compte du degré et de l'acuité de la maladie, par la constatation des signes que nous avons indiqués en parlant des symptômes.

Il sera souvent difficile de savoir si l'inflammation a gagné le testicule, s'il existe en un mot, une épididymo-orchite complète, à cause de l'inflammation de la vaginale ou des parois du scrotum, qui masque souvent l'inflammation de la glande. C'est là une des causes de l'obs-

(1) *Arch. de méd. nav.* Paris, 1878, t. XXX, p. 302, 305.
(2) *Gaz. des hôp.*, 1884, p. 155.

curité qui règne sur la fréquence relative de l'inflammation de ces deux parties et que nous avons déjà signalée. Cependant les signes indiqués par Fournier, l'acuité spéciale de la douleur, l'anxiété du malade, l'élévation de la température, pourront servir de guides.

Il est donc assez simple de faire le diagnostic d'une inflammation de l'épididyme, mais le diagnostic des variétés est plus difficile.

L'orchite blennorrhagique est souvent confondue avec l'*orchite par effort*. M. Duplay et ses élèves (Delome) ont signalé depuis longtemps cette cause d'erreur, en montrant qu'il ne fallait pas toujours s'en rapporter au dire du malade pour admettre comme cause un traumatisme ou un effort.

Cependant si au moment de l'apparition de l'épididymite, l'écoulement a diminué beaucoup ou même disparu complètement, il sera nécessaire de faire des explorations attentives du canal. On aura soin de l'examiner longtemps après la miction, le matin, avant que le malade ait uriné et par conséquent nettoyé son canal par le passage de l'urine. Enfin, il serait utile quelquefois, d'attendre quelques jours avant de se prononcer; car il arrive fréquemment que l'écoulement reparaît lorsque les phénomènes inflammatoires ont diminué.

Les inflammations survenant par le fait de maladies générales seront assez faciles à différencier de l'épididymite uréthrale, quand elles coïncident exactement avec l'évolution de ces affections. Il suffira d'être prévenu de leur possibilité pour faire le diagnostic, surtout si on constate l'absence d'écoulement par l'urèthre, et en tenant compte aussi de l'âge, car les épididymites blennorrhagiques sont rares dans la première jeunesse aussi bien que dans un âge avancé.

Dans certaines circonstances ce diagnostic doit être très difficile, ou très discutable, ce qui fait du reste que ces formes ont été rarement admises sans conteste. Nous voulons parler des épididymo-orchites survenant au début, ou à la fin des oreillons alors que les phénomènes inflammatoires du côté des parotides n'ont pas encore éclaté ou ont déjà disparu.

Celles qui succèdent aux manœuvres uréthrales seront en général facilement reconnues à cause de leur cause directe dont le médecin aura facilement connaissance.

D'autres formes d'orchite, à marche inflammatoire peuvent être confondues avec l'épididymo-orchite d'origine uréthrale : celles qui ont pour origine le traumatisme, la tuberculose, et la syphilis.

L'orchite traumatique que nous avons déjà étudiée se reconnaît sans grande difficulté, si le traumatisme est nettement indiqué par les malades. Mais il arrive souvent que ceux-ci interprètent mal leurs sensations et prennent souvent pour le résultat d'un choc, la douleur primitive de l'épididymite au début, perçue à la suite d'un simple froissement.

Cependant le diagnostic est important à cause de la différence du pronostic ultérieur, l'orchite traumatique se terminant assez souvent par atrophie.

Pour la tuberculose, il est difficile d'indiquer les signes permettant de la connaître, son caractère de chronicité ordinaire est assez spécial. Qu'il nous suffise de dire cependant que le début de cette affection, avec un caractère aigu franchement inflammatoire, est loin d'être rare, ainsi que l'ont établi les travaux modernes de Duplay, Reclus, etc.

Il en est de même de la syphilis, qui quelquefois se manifeste par une inflammation aiguë, simulant l'inflammation blennorrhagique. Ici encore les commémoratifs, les signes locaux, l'absence d'écoulement uréthral et surtout la marche de la maladie, pourront permettre de faire un diagnostic précis, si précieux pour le traitement rationnel.

Ces questions de diagnostic ne pourront être indiquées nettement que après l'étude complète de ces maladies spéciales du testicule; aussi nous renvoyons à ces deux chapitres.

En résumé, si l'épididymo-orchite aiguë d'origine blennorrhagique ou uréthrale est souvent facile à reconnaître, il existe des cas où il faut toute la sagacité du chirurgien, aidée d'un examen approfondi du malade, pour reconnaître certaines variétés.

Traitement. — L'inflammation de l'épididyme demande le même traitement que les autres phlegmasies. Le repos, surtout dans les cas aigus et douloureux, le soulèvement du scrotum, l'immobilisation du sujet dans la position horizontale, constituent les adjuvants les plus importants. On évite ainsi la douleur, qui est le résultat de la sensibilité de la région malade et du tiraillement des éléments du cordon enflammé.

Il ne faut jamais négliger de donner aux malades une purgation qui agit sur l'embarras gastrique et diminue beaucoup les douleurs, surtout celles qui sont irradiées du côté de l'abdomen. Le purgatif peut être répété au besoin.

Localement, il est bon d'employer les moyens antiphlogistiques ordinaires, principalement les cataplasmes. Souvent l'emploi d'un liquide frais, tel que l'eau simple ou mélangée d'extrait de Saturne, donne de bons résultats. On use souvent de l'onguent mercuriel belladoné appliqué en frictions sur le scrotum, dans la pensée d'agir sur la tuméfaction et sur la douleur. Ce moyen ne nous a jamais semblé efficace, il produit quelquefois de la salivation et de la gingitive.

Beaucoup d'auteurs se servent au début, surtout pour arrêter les premiers phénomènes aigus, de sangsues appliquées au nombre de sept ou huit, disposées sur le scrotum enflammé et surtout sur le trajet du cordon. Ce puissant moyen antiphlogistique diminue souvent l'inflammation et surtout les douleurs, mais il peut avoir des inconvénients graves tels que : des hémorrhagies difficiles à arrêter : des érysipèles quelquefois mortels, commençant au niveau des piqûres; enfin des phlegmons graves des bourses. Nous avons été témoins de deux cas de mort par le fait de ces accidents et d'autres ont été publiés en assez grand nombre.

Dans les épididymites très douloureuses, lorsque la vaginale contient d'une façon manifeste une quantité appréciable de liquide, il est souvent très utile de pratiquer avec une lancette une ponction qui permette d'évacuer le liquide.

Nous avons vu plus haut que l'inflammation et surtout la distension de la tunique vaginale paraissent être la cause principale de la douleur. Il n'est donc pas étonnant que cette petite opération, conseillée par Velpeau, soulage rapidement le patient.

Certaines précautions sont indispensables pour faire cette légère ponction et se mettre à l'abri de quelques accidents qui peuvent lui succéder.

Il faut bien s'assurer que l'endroit où l'on plonge la lancette correspond à la vaginale et non pas au testicule, comme cela se présente dans les cas d'inversion de l'organe. Le plus souvent l'instrument doit traverser une couche épaisse du scrotum, celui-ci étant induré par le fait de l'infiltration inflammatoire. La paroi scrotale peut avoir jusqu'à 1 centimètre d'épaisseur et même plus; aussi ne faut-il pas craindre, de plonger hardiment la lancette, mais en ayant soin de limiter avec le doigt la partie qui doit être enfoncée. En retirant l'instrument, il est utile d'agrandir légèrement la plaie. On voit alors sortir sous forme de jet, par cette petite plaie, une faible quantité de liquide citrin, avec quelques gouttes de sang venant de la paroi du scrotum.

Cette opération, qui a été pratiquée un grand nombre de fois par Velpeau, et que nous avons souvent employée, peut être recommandée à cause du soulagement rapide qu'elle procure au malade, et de la facilité avec laquelle elle abolit les phénomènes irradiés et lointains, tels que le pseudo-étranglement, les vomissements, etc., qui accompagnent quelquefois l'épididymite.

Son innocuité est presque complète, surtout quand on tient compte du nombre considérable de cas dans lesquels elle a été employée. On a cependant signalé quelques accidents.

Montanier (1) a parlé d'une hémorrhagie abondante, très difficile à arrêter, produite probablement par la piqûre d'une artère ; ici le testicule était en inversion, et la lancette avait probablement atteint l'organe lui-même. Ce cas fut particulièrement remarquable par ce fait que lorsque la compression pratiquée au niveau de la petite plaie extérieure forçait le sang à s'épancher dans la vaginale, le malade éprouvait, sous l'influence de la distension ainsi produite, des phénomènes douloureux intenses analogues à ceux dont il se plaignait avant la ponction de la vaginale : ce qui prouve que la tunique vaginale est bien la cause ordinaire des douleurs que l'on constate dans l'épididymite.

Demarquay a publié quatre observations dans lesquelles des mouchetures paraissent avoir été la cause de la suppuration de la vaginale, et même, dans un cas où le testicule avait probablement été atteint, il y aurait eu fonte du testicule.

Mais nous ferons remarquer que ces quatre observations ont trait à des malades chez lesquels l'épididymite et la vaginalite consécutive avaient succédé à des sondages nécessités par un rétrécissement de l'urèthre. Or, nous savons que chez ces malades, ordinairement cachectisés, la vaginalite a une tendance assez grande à se terminer par suppuration. Il est donc probable que dans les cas signalés par Demarquay la ponction de la vaginale a été une cause adjuvante de la suppuration. On peut ajouter aussi, qu'à cette époque, on ne prenait pas les précautions de propreté qu'on emploie maintenant pour les instruments et pour la peau du scrotum ; il est possible que le liquide de la vaginale ait été inoculé par une lancette malpropre.

Nous recommandons la pratique suivante : ne ponctionner la vaginale qu'après avoir nettoyé avec soin la peau du scrotum avec du savon, puis avec un liquide antiseptique, et s'être assuré au préalable de la propreté de la lancette. Celle-ci sera plongée, immédiatement avant l'opération, pendant quelques secondes, dans l'eau bouillante. Ainsi pratiquée la ponction de la vaginale est une excellente opération.

(1) *Gaz. des hôpitaux*, mars 1858.

Tel est le traitement le plus banal et le plus ordinaire de l'épididymite aiguë.

Il n est pas toujours nécessaire de tenir le malade au repos pendant toute la durée de la maladie, car on peut, à partir du moment où les phénomènes les plus aigus ont en partie disparu, le faire lever et marcher un peu, mais à condition de fixer exactement les parties malades dans un suspensoir bien fait. Plusieurs chirurgiens (1) ont insisté sur l'emploi méthodique de cette fixation du scrotum.

Depuis longtemps on a essayé, par des moyens divers, de diminuer la durée de cette inflammation, de l'arrêter, pour ainsi dire, dans sa marche et de guérir ainsi plus rapidement les malades. Ces moyens, tour à tour vantés par leurs auteurs, et souvent abandonnés par d'autres, après des essais infructueux, méritent une description spéciale. Nous allons donc les passer en revue en insistant sur ceux qui nous ont semblé les plus actifs.

Applications externes. — *a*. RÉFRIGÉRANTS. — L'emploi des liquides réfrigérants, appliqués sur la partie malade, préalablement soulevée, est rationnel et donne souvent de très bons résultats. On se sert, tantôt de l'eau froide ou glacée, appliquée sur le scrotum au moyen de compresses souvent renouvelées, tantôt de glace contenue dans un sac de caoutchouc, en interposant plusieurs doubles de linge dans la crainte d'une congélation superficielle.

Ce moyen, indiqué depuis longtemps et recommandé par Curling, a été de la part de Diday (2) le sujet d'un travail spécial. Sous son influence, le scrotum pâlit, se ride rapidement et semble bientôt diminuer de volume. Après quelques heures, la douleur s'est atténuée et a bientôt disparu. La diminution assez rapide des phénomènes inflammatoires se montre peu de temps après.

Curling pense que la glace ne peut être utile qu'au début de l'épididymite et que, à partir du troisième ou du quatrième jour, les résultats sont moins nets et presque nuls.

Les faits publiés par Diday et ceux dont nous avons été témoins, démontrent que l'action salutaire de la glace peut encore se faire sentir après les quelques jours qui suivent le début de l'inflammation.

(1) Sturgis, *Sur la nécessité de l'emploi du suspensoir dans les diverses affections du testicule, surtout blennorrhagiques* (*Hil. med. and surg. reporter Phil.*, 1881, p. 673).

(2) *De l'emploi du froid dans certaines affections du testicule* (*Ann. de dermatologie et de syphiliogr.*, 1869).

Nous avons plusieurs fois employé la glace dans des cas aigus, et nous avons eu des résultats assez encourageants. Mais cette application est douloureuse au début et demande une grande surveillance.

Nunn (1) avait proposé d'employer alternativement le froid et la chaleur à la surface du scrotum, en changeant au bout de cinq à six heures. Mais ce procédé est assez pénible pour le malade, à cause des réactions douloureuses qui se produisent à chaque changement de température.

Hulke (2) a également proposé l'emploi de la glace, mais en y joignant, comme traitement interne, de l'émétique à petite dose et d'une façon continue.

b. SUBSTANCES IRRITANTES APPLIQUÉES A LA SURFACE DU SCROTUM. — L'emploi si rationnel des réfrigérants pour enrayer ou atténuer une inflammation aiguë devait conduire à provoquer à la surface de la peau du scrotum une vive irritation. Le traitement d'autres inflammations encourageait dans cette voie.

Bouisson a proposé de badigeonner le scrotum avec du chloroforme. Mais ce moyen est très douloureux, très irritant, et Vidal (de Cassis), après l'avoir adopté, a été obligé d'y renoncer.

On a employé récemment des badigeonnages du scrotum avec une solution de nitrate d'argent. Smith (3), Jordan (4), Cowel (5) badigeonnent toute la surface du scrotum une ou plusieurs fois. Ils ont vu, à la suite de cette application, le gonflement diminuer rapidement et la durée de la maladie abrégée de plusieurs jours. Jordan ajoute même à ce traitement l'application d'un vésicatoire sur le trajet du cordon, quand celui-ci est fortement enflammé.

Drouet (6) prétend avoir eu de bons résultats en pratiquant sur la région inguinale correspondante un badigeonnage avec une solution forte d'acide phénique.

Enfin d'autres ont proposé les onctions irritantes, telles que la pommade iodoformée vantée par Alvarez (7) et Sabadini (8).

Notre expérience sur ces modes de traitement n'est pas suffisante pour juger de leur valeur et de leur opportunité : cependant nous

(1) *The Lancet*, janv. 1867.
(2) *The Lancet*, 1875.
(3) *Brit. med. Journal*, janv. 1869, p. 98.
(4) *Brit. med. Journ.*, 1861, p. 121.
(5) *Praticlionner*, VIII, p. 97, 1872.
(6) In *Gaz. méd. d'Algérie*, 1882, t. XXVII, p. 169.
(7) *New-York med. Record*, 13 oct. 1874.
(8) *Journal de médecine de Bordeaux*, 1880.

pouvons affirmer qu'ils sont, pour la plupart, très douloureux et provoquent à la surface du scrotum un suintement prolongé et désagréable, aussi nous croyons que leur emploi se généralisera difficilement.

c. COMPRESSION. — Cette méthode très rationnelle, puisqu'elle immobilise les parties malades, les comprime avec plus ou moins de force, et empêche par conséquent l'extension de l'inflammation, est déjà ancienne, mais elle semble être l'objet d'une faveur spéciale depuis quelques années.

Recommencée par Frick (de Hambourg) qui se servait de bandelettes de Vigo, elle fut modifiée par Velpeau, lequel employait surtout les bandelettes de diachylum.

Quelque temps après, Settin composa un appareil compresseur, mais rigide, avec des bandes dextrinées. Ces bandes furent remplacées par des bandes amidonnées par Kavaleski (1).

Ces moyens de compression, malgré les bons résultats qu'ils avaient donnés, furent détrônés par le collodion (Bonnafont) (2). Cette substance employée pure irritait le scrotum, s'écaillait et était mal supportée par le malade : aussi on la remplaça par le collodion élastique ou riciné (Kaz) (3). Appliqué en couche épaisse sur toute la surface du scrotum, le collodion, en se rétractant, comprime les parties sous-jacentes et les immobilise. Plusieurs auteurs Paquelin (4) en France et dernièrement en Italie Andronico (5) (de Bologne) et Carmelo (6) (de Florence), cherchèrent à généraliser son emploi.

Hutchinson proposa de pratiquer la compression avec un sac de caoutchouc.

La méthode de compression par excellence, qui a été surtout recommandée par les médecins et les chirurgiens de Lyon, est la compression ouatée.

Celle-ci, indiquée d'abord par Langlebert, fut introduite à Lyon par Horand, chirurgien de l'Antiquaille : depuis elle a été le sujet de plusieurs travaux importants (7) et elle est recommandée par MM. Mollière et Augagneur (8).

(1) Thèse Montpellier, 1863.
(2) *Bull. Acad. de médec.*, 1854.
(3) *Gaz. des hôpit.*, 1855.
(4) Thèse, 1870.
(5) *Bull. Société méd. de Bologne*, 1885, t. XV, p. 114.
(6) *Bull. del soc. med.* Florence, 1885.
(7) Druy, Thèse, 1878. — Boudan, Thèse, 1884.
(8) *Dict. encyclop.*, art. TESTICULE.

L'appareil est constitué de la façon suivante : le testicule entouré d'ouate est reporté en haut et appliqué contre le pubis et le bas-ventre; une toile caoutchoutée, perforée pour laisser passer la verge et échancrée des deux côtés pour s'adapter sur la face interne des cuisses, recouvre complètement l'appareil ouaté.

Le tout est maintenu par un large suspensoir en toile.

Compression, immobilisation et sudation, tels sont les trois facteurs importants de cet appareil, qui abolit la douleur rapidement, permet au malade de marcher bientôt et hâte la guérison, qui aurait lieu du treizième au vingtième jour.

Dernièrement M. Boullé (1) a fait connaître une nouvelle modification de ce mode de compression ouaté, mais qui n'en diffère que par la façon dont il dispose le bandage. Les résultats obtenus paraissent satisfaisants. Il ajoute même, ce qui nous semble encore peu démontré, que cette compression a pour effet de faire disparaître la tuméfaction et l'induration épididymaire, qui persistent ordinairement chez les autres malades.

Lorsque l'appareil ouaté provoque une trop grande irritation de la peau, on peut saupoudrer celle-ci largement avec de la poudre de talc ou de lycopode.

Enfin quand la tunique vaginale contient beaucoup de liquide, il est indiqué de la ponctionner avant de comprimer, car la compression empêche le liquide de se reproduire, et agit plus directement sur les organes malades.

Quelques auteurs ont même proposé de placer autour du scrotum des bandelettes de Vigo résolutives avant d'appliquer le bandage ouaté compressif (2).

Cette méthode recommandée par des chirurgiens expérimentés nous semble excellente, aussi l'avons-nous employée avec succès dans plusieurs cas. Nous pouvons la recommander spécialement, sans cependant en faire un traitement exclusif, comme l'admettent ceux qui l'ont le plus chaudement fait connaître.

d. DÉBRIDEMENT DE L'ALBUGINÉE. — Nous aurions pu passer sous silence une méthode de traitement proposée par Vidal (de Cassis) (3) et qui

(1) *Arch. gén. de médec.*, 1887, p. 149.

(2) Stockart, *Moyen facile et rapide de guérir l'orchi-épididymite blennorrhagique par l'emplâtre de Vigo et le suspensoir ouaté*, in *Ann. de dermat. et de syphil.*, 1885, th. VI, p. 20.

(3) *Traité de chirurgie* de Vidal (de Cassis). Salleron, Observations d'orchites blennorrhagiques traitées par le débridement du testicule selon la méthode de Vidal de Cassis, in *Arch. gén. de méd.*, 1870, t. V, p. 163.

consiste dans le débridement de la tunique albuginée du testicule.

Cette opération avait pour but d'éviter l'étranglement du parenchyme testiculaire enflammé, et par conséquent la suppuration ou la nécrose. Elle était donc réservée exclusivement aux cas dans lesquels on soupçonnait une véritable orchite parenchymateuse compliquant l'épididymite.

Déjà elle a été vivement combattue devant la Société de chirurgie (1) dans une discussion fameuse à laquelle prirent part Robert, Gosselin, Cullerier et Morel La Vallée : depuis elle était tombée en grande partie dans l'oubli.

Elle avait contre elle plusieurs accidents qui lui étaient imputables, tels que l'élimination des tubes testiculaires, la suppuration de la vaginale, (Beaunis) (2); mais elle était encore plus discutable par ce fait que, au moins dans la plupart des cas, la ponction portait non pas sur l'albuginée, mais simplement sur la tunique vaginale. Vidal croyait, en effet, avoir affaire à une orchite, alors qu'il s'agissait simplement d'une vaginalite douloureuse.

Telle est du moins l'opinion de M. Gosselin (3) et celle de beaucoup d'autres chirurgiens qui sont persuadés de la réalité de cette méprise. La proportion des faits signalés par Vidal au nombre de quatre cents prouve, en effet, que son interprétation est vicieuse, car l'orchite parenchymateuse accompagnant l'épididymite est chose rare.

Ce mode de traitement a été repris en Angleterre par plusieurs chirurgiens et à plusieurs reprises.

Nous citerons seulement les principaux.

En 1870, Nunn (4) signale un exemple d'orchite aiguë ainsi traitée et qui guérit facilement.

Mais ce fut en 1876 que Smith (5) fit une communication importante sur ce mode de traitement, communication qui fut suivie d'une discussion par lettres envoyées par plusieurs chirurgiens anglais.

Déjà en 1864, après Vidal de Cassis, il avait employé cette ponction; depuis il s'en est servi un grand nombre de fois avec succès, surtout dans les cas aigus où il semble exister une orchite vraie. Il prétend avoir vu deux cas d'orchite blennorrhagique terminés par ouverture et fonte du testicule qui, pour lui, aurait certainement guéri avec la

(1) *Sur la valeur du débridement et de la ponction dans l'orchite blennorrhagique*, février 1879.

(2) *Gaz. médicale de Strasbourg*, 1870.

(3) Curling, *Traduct. française*, p. 316.

(4) *Lancet*, janvier 1870.

(5) *British Med. jour.* janv. 1869,, p. 98.

ponction de l'albuginée qui aurait arrêté l'inflammation. Il cite aussi l'opinion de plusieurs de ses collègues entres autre Forster (1), Gay, Higgins, Holmes, Nunn et Rivington.

Plusieurs autres ne se rangèrent pas à son avis. Ainsi Childs (2) dit que sur mille malades qu'il a soignés, il n'en a vu aucun chez lequel il ait eu l'occasion de faire un traitement aussi énergique.

Spencer Watson (3) déclare qu'il a essayé souvent le procédé de Smith, mais sans remarquer un soulagement manifeste et une amélioration notable.

Ce même traitement a encore été recommandé en 1877, par Macnamara (4), en 1880 par Carrol (5) et d'autres.

Malgré ces discussions, qui n'ont pas beaucoup entraîné la conviction, nous pensons qu'on ne doit pas employer ce mode de traitement, c'est-à-dire ponctionner l'albuginée, car il ne semble avoir pour but que de parer à un accident illusoire ou particulièrement rare, la nécrose du testicule.

Traitement médical ou méthode interne. — Nous ne pouvons passer en revue toutes les substances qui ont été employées dans le but d'arrêter l'épididymite aiguë, d'atténuer ses symptômes ou de diminuer sa durée. Elles sont beaucoup trop nombreuses et ne méritent pour la plupart qu'une confiance limitée.

Nous ne parlerons que des médicaments qui sont le plus souvent usités ou qui ont été récemment recommandés.

Le sulfate de quinine, conseillé surtout par Simon (6), donne quelquefois de bons résultats dans quelques formes intermittentes ou névralgiques. Dans cette dernière variété, M. Verneuil s'en est servi avec succès.

On administre souvent de l'iodure de potassium comme résolutif, dans les différentes périodes de la maladie : mais il est surtout utile pour faire disparaître l'engorgement final qui persiste après la terminaison de l'inflammation aiguë.

En 1883, le Dr Édouard Henderson (7) recommanda l'usage du sali-

(1) *Lancet*, 1876, p. 152.

(2) *Lancet*, 1876, p. 192, t. I.

(3) Plusieurs cas d'orchite aiguë traités par la ponction du testicule et la compression (*Med. Times and. Gaz.*, 1866, may, p. 19, et *Lancet*, 1876, t. I, p. 111), la ponction du testicule dans l'orchite aiguë.

(4) *Lancet*, janv. 1877.

(5) In *Buffalo M.*, 1880-81, p. 548.

(6) *L'orchite intermittente guérie par le sulfate de quinine*, in *Preuss. Med.* Stutgard, 1834.

(7) *The Lancet*, 1882, p. 1027.

cylate de soude. Ce médicament fut essayé en France par MM. Chauffard et Ducastel (1). Il agit surtout quand la douleur est vive, et principalement dans les cas d'épididymite aiguë avec vaginalite ; lorsque le cordon est douloureux et enflammé son action serait moins nette ou moins durable.

Chez les malades soumis au salicylate de soude, l'affection est régularisée, amoindrie et la résolution commence vers le huitième ou dixième jour, bien avant l'époque où elle se montre d'habitude dans les cas ordinaires. Les malades peuvent se lever après deux ou trois jours. L'effet de ce médicament serait assez analogue à celui que l'on constate dans le cours du rhumatisme articulaire aigu. Il fut employé aussi en Italie par Tommasoli (2), qui recommande son usage.

La teinture d'anémone pulsatile a été également vantée contre l'épididymite (Lydston) (3). En France, Martel (4) fit deux articles sur ce sujet dans le *Bulletin de thérapeutique*. En Amérique, Chambers (5) se sert aussi volontiers de l'anémone.

Nous pourrions ajouter la nomenclature d'un grand nombre d'autres substances également employées avec plus ou moins de succès : l'huile de santal jaune (Wharrey); le sulfure de calcium (Bryce) (6); le sous-nitrate de bismuth (Commingor) (7); l'arnica (Knaggs) (8), etc.

ART. II. — ORCHITES INFECTIEUSES DE CAUSE GÉNÉRALE.

Après avoir étudié les inflammations de l'épididyme et du testicule qui peuvent être considérées comme secondaires à des lésions de l'urèthre, nous devons nous occuper d'une autre classe, moins fréquente, moins importante au point de vue clinique, mais dont l'histoire est particulièrement intéressante.

Ces inflammations surviennent dans le cours ou sous l'influence de maladies générales variées; elles constituent une des complications ou un des symptômes de ces affections. Ici le testicule et ses enve-

(1) Th. Pigornet, Paris, 1886. *De l'emploi du salicylate de soude dans l'orchite blennorrhagique.*
(2) *Livr. Ital. de Mal. Ven.* Milano, 1884, XIX, p. 197.
(3) *Chicago Medical*, 1882, p. 261.
(4) *Bullet. de Thérap.*, 1885, p. 129. *Id.*, 1886, p. 207.
(5) *Chicago Weeckly Med. Record*, janv. 1885.
(6) *South clinic. Richemons*, 1882, p. 39.
(7) *Med. Record New-York*, 1885, t. XXVIII, p. 433.
(8) *British med. Journ.*, juillet 1875.

loppes participent à l'infection générale de l'économie, au même titre que d'autres organes, et son inflammation évolue en même temps que la maladie primitive. Elle se localise dans le testicule ou ses enveloppes, en y comprenant dans quelques cas l'épididyme et le canal déférent. On trouve cette complication signalée dans plusieurs groupes de maladies générales qui sont :

Les oreillons : *orchite ourlienne;*

L'inflammation des amygdales : *orchite amygdalienne;*

La variole ;

La scarlatine;

Le rhumatisme;

La goutte;

La fièvre typhoïde, typhus, etc.;

L'influence climatérique ou tellurique; orchite de la Guyane; orchite paludéenne; maladies diverses.

Nous passerons rapidement en revue chacun de ces groupes, en insistant principalement sur les caractères les plus essentiels de cette inflammation, son siège le plus ordinaire et les conséquences qu'elle peut avoir dans certains cas.

A. — ORCHITE OURLIENNE.

La complication testiculaire qui survient dans le cours des oreillons est une inflammation parenchymateuse du testicule, à l'exclusion de l'épididyme, qui semble intact le plus souvent.

Au moment de son apparition, la fièvre apparaît, elle peut même atteindre, pendant quelques jours, un degré assez élevé, 39°, 40°, ce qui est caractéristique dans le cours d'une maladie ordinairement apyrétique (Viela) (1).

Cette apparition de l'orchite survient ordinairement au moment où disparaît le gonflement des parotides, c'est-à-dire vers le sixième ou huitième jour, c'est ce qui a donné lieu à la théorie de la métastase.

Mais il y a, à ce propos de nombreuses exceptions, ausssi a-t-on pu décrire les anomalies suivantes :

1° *Orchite ourlienne précédant les oreillons.* — Ce fait est assez fréquent et a été observé deux fois par l'un de nous. Il a été signalé par plusieurs auteurs : Bérard (2), Michel (3).

(1) Thèse de Paris, 1886. Oreillons envisagés au point de vue de la fièvre.
(2) *Gaz. des hôp.*, 1859.
(3) Thèse de Paris, 1868.

2° *Orchite ourlienne sans oreillons.* — Ces cas sont rares, mais ont été observés principalement dans les pensions ou dans les casernes où régnait une épidémie d'oreillons. Cette orchite avait la marche ordinaire et l'allure de celle qui accompagne les oreillons, et on ne trouvait aucune cause uréthrale.

Monin (1) en a réuni 37 cas appartenant à différents auteurs. Laveran (2) signale aussi des faits semblables. Grisolle en rapporte un exemple observé au lycée Saint-Louis, pendant une épidémie d'oreillons.

3° *Épididymite ourlienne.* — Quoique le testicule soit ordinairement atteint le plus activement dans cette maladie, cependant on a cité des cas où l'épididyme a seul été atteint. — La tête est prise la première, d'après Jacob (3). Carpentier, 1869 (4), en consigna dans sa thèse un exemple remarquable.

4° Enfin on connait des cas dans lesquels l'orchite a été de peu de durée et aurait passé inaperçue en dehors d'un examen attentif et complet.

Symptômes. — Le testicule augmente rapidement de volume, il devient double ou triple. L'organe est tendu, dur, douloureux à la pression. Ordinairement le canal déférent et l'épididyme sont indemnes, ainsi que la vaginale et les parois du scrotum. Gosselin (5) a signalé un exemple dans lequel il y eut avec l'orchite une tuméfaction de la prostate facile à sentir avec le doigt. Le tout disparut en trois jours. L'évolution de cette inflammation est rapide, elle dure à peine quelques jours et disparait. L'autre testicule peut être pris après la premier, mais rarement en même temps.

La terminaison de cette orchite se fait ordinairement par résolution. Cependant on connait un nombre considérable d'atrophies à la suite de cette inflammation parenchymateuse.

D'après Malassez et Reclus, le reliquat de cette atrophie, qui forme un noyau allongé, dur, bosselé, surmonté par l'épididyme, aurait les caractères suivants : le testicule est petit, mou ; l'albuginée ridée et ratatinée. L'examen histologique montre que ni le tissu conjonctif ni les vaisseaux ne sont altérés. Mais les canalicules sont diminués de volume, leur tunique interne est épaissie. L'épithélium a disparu en même temps que la lumière du tube, qui est alors transformé en un

(1) Thèse, Paris 1875.
(2) *Dict. encycl. des sciences médicales*, art. OREILLON.
(3) Jacob, *Recueil et mém. de méd., ch. et ph.*, Aix, 1875.
(4) Thèse, Paris, 1869.
(5) *Clin. chirurg.*, t. II, p. 385, 1873.

cordon plein. Il s'agirait donc ici d'une sclérose parenchymateuse, différente des scléroses interstitielles provoquées par d'autres processus inflammatoires et atrophiques.

Certaines épidémies semblent prédisposer davantage que d'autres a cette terminaison malheureuse. Dogny (en 1828) vit sur 27 cas d'oreillons observés dans un régiment, survenir 27 fois l'atrophie d'un testicule.

Indiquée pour la première fois par Hamilton en 1762 et plus tard par Murer (1803), elle fut rarement remarquée à cette époque. A. Cooper (*Trad. franç.*, 1837, p. 446) la considère comme exceptionnelle.

Ce fut Grisolle (1) qui insista plus complètement sur cette cause d'atrophie testiculaire. Depuis, les faits se sont multipliés; nous ne signalerons que les ouvrages principaux qui en font mention.

Les statistiques de ces différents auteurs, analysées par Laveran (2), ont trait surtout aux cas observés dans des épidémies régimentaires: 163 cas d'orchite et 103 cas d'atrophie, ce qui donne 2 cas d'atrophie pour 3 cas d'orchite.

La fréquence de l'orchite par rapport aux oreillons a été établie par Bich (3) dans sa thèse; sur 862 cas d'oreillons, il a trouvé 254 orchites, soit 29 p. 100.

Dans une épidémie d'oreillons qui eut lieu à l'École polytechnique en 1881, M. Védrènes (4) constata l'apparition de 15 orchites sur 25 oreillons. Dans une autre série il y eut 5 orchites sur 16 oreillons.

Il ajoute que, après avoir compulsé le résumé d'épidémies d'oreillons publié par des médecins militaires, elles ont donné une moyenne de 26 p. 100 d'orchite. Les orchites doubles ne sont pas simultanées, mais se développent successivement.

Il constate aussi que, dans les diverses épidémies sur lesquelles il a recueilli des détails précis, il y a eu une moyenne de 61 p. 100 d'atrophie à différents degrés. Ce qui est à peu près la proportion indiquée plus haut.

Védrènes ajoute que, dans certaines épidémies, aucun cas d'atrophie n'a été signalé ainsi que l'ont indiqué Rizet, Arras, Lury (Montpellier).

L'atrophie de l'organe est rarement double, mais quand elle existe, les appétits vénériens disparaissent; il y a impuissance, et

(1) *Gaz. des hôp.*, 1866, p. 66.
(2) Laveran, *Dict. encycl.*, art. OREILLON.
(3) *Atrophie testiculaire à la suite des oreillons*. Thèse, Paris, 1883.
(4) *Mém. de méd. militaire*, 1882, t. XXXVIII, p. 167.

quelquefois on voit se développer chez l'homme encore jeune tous les attributs du *éminisme*, avec hypertrophie des mamelles (1 cas).

L'atrophie semble plus fréquente à la suite des oreillons des adolescents qu'après ceux qui frappent les jeunes enfants.

La marche de l'atrophie est lente et progressive. D'abord mou et flasque, peu après la disparition de l'inflammation aiguë, le testicule diminue progressivement de volume, mais quelquefois rapidement.

Il est très rare que cette orchite se termine par suppuration, cependant Laveran cite un cas de Rouges où il y eut hydrocèle et abcès des bourses; il ajoute que Boyer a observé un cas d'abcès de l'épididyme, et Raveton vit la peau des bourses se mortifier.

Cette maladie générale est due probablement à la présence de microbes existant dans le sang et provoquant des troubles dans certains organes; mais malgré des recherches nombreuses on n'a pu encore les démontrer d'une façon absolue.

B. — ORCHITE AMYGDALIENNE

Sous ce nom, M. Joal (1) a décrit des accidents inflammatoires survenus du côté du testicule ou de la tunique vaginale et coïncidant avec des inflammations de la gorge. Nous empruntons à ce travail les détails suivants.

Déjà M. Verneuil, en 1857, avait fait paraître dans les Archives de médecine, un travail sur : *Les épanchements dans la tunique vaginale, métastatiques de l'arrière-bouche.*

Malgré la ressemblance qui semble exister entre ces accidents testiculaires et ceux qui accompagnent les oreillons, malgré les affirmations des auteurs qui prétendent n'avoir trouvé aucune lésion concomitante du côté des parotides, nous pensons qu'il s'agit là d'oreillons à forme bizarre.

Sans nous arrêter à discuter ce fait, nous rappellerons cependant que le professeur Bouchard, MM. Landouzy et Siredey considèrent l'amygdalite comme une affection générale et de nature infectieuse, sous le nom de fièvre amygdalienne.

D'après ces auteurs, on pourrait rencontrer dans quelques cas un retentissement de cette maladie sur l'ovaire et sur le testicule.

Cela serait d'accord avec l'idée de quelques auteurs étrangers, tels que le Dr Harvey et le Dr Crisp, qui admettent une relation entre les amygdales et les organes de la génération. Aussi a-t-on signalé des

(1) *Orchite et ovarite amygdalienne* (*Arch. gén. de méd.*, 1886, t. XVII, p. 513).

cas d'atrophie des testicules, à la suite de l'ablation des amygdales.

Cette affection surviendrait surtout dans l'adolescence, de douze à dix-huit ans. La lésion est presque toujours unilatérale.

La douleur, la pesanteur dans les bourses, indiquent le début de la maladie et attirent l'attention. Le testicule est volumineux, induré, et l'épididyme gonflé et résistant. On trouve du liquide en petite quantité dans la vaginale.

Cet état dure quelques jours seulement.

Il peut y avoir terminaison par abcès (un cas de Joal), ou par atrophie (Verneuil), constatée vingt ans après. La résolution totale est la règle habituelle.

C. — ORCHITE DE LA VARIOLE

Cette affection, mentionnée par quelques auteurs, Velpeau (1), Gosselin (2), mais mal connue au début, n'a été étudiée et analysée avec soin que par Béraud (3). Grâce à de nombreux examens cliniques et aux autopsies qu'il pratiqua, il put en donner une bonne description.

Les lésions qu'on trouve à l'autopsie portent principalement sur la vaginale et le tissu cellulaire qui entoure l'épididyme.

Nous avons déjà eu l'occasion de les décrire en partie à propos des vaginalites aiguës.

Quant aux lésions testiculaires ou parenchymateuses, elles sont rares, et encore bien mal définies. On les rencontre ordinairement en même temps que celles des enveloppes dont elles constituent pour ainsi dire un degré plus accentué.

D'après les faits publiés par Béraud, on trouverait le parenchyme testiculaire congestionné, plus rouge par places. Sur des coupes on constate des noyaux jaunâtres de nouvelle formation, qui sont indépendants des tubes testiculaires et forment à la surface du parenchyme (après l'ablation de l'albuginée) des reliefs assez marqués et caractéristiques.

Quinquaud (4), dans une épidémie observée à l'hôpital de la Pitié, put constater sur huit malades 3 cas d'orchite.

Celle-ci était évidemment d'origine variolique, puisque les malades n'avaient pas eu de blennorrhagie depuis plusieurs années.

(1) Voy. Velpeau, *Dict. encycl.* en XXX vol., art. TESTICULE.
(2) Orchite varioleuse (*Mém. de la Soc. de biol.* 1852).
(3) *Arch. gén. de méd.*, 1859, t. XIII, pp. 274, 577.
(4) *Arch. de méd.*, 1870, t. XVI, p. 329 (Variole).

Dans un cas, le testicule était volumineux, induré, avec œdème des bourses ; il y avait donc orchite parenchymateuse. De l'autre côté, la vaginalite était caractérisée par un épanchement considérable, qui a disparu rapidement.

Dans les deux autres cas, l'autopsie montra une lésion siégeant à la queue de l'épididyme. La séreuse était à ce niveau couverte d'exsudats jaunâtres ; il y avait à peine de liquide dans la cavité.

Une induration manifeste existait sur la queue de l'épididyme; cet amas de matière jaunâtre était développé surtout autour des canaux, elle était très visible sur des coupes. Au microscope, on constatait que la paroi était hypertrophiée, par prolifération du tissu conjonctif. Le contenu des tubes était graisseux.

La thèse de Taneril (1) contient aussi des observations intéressantes.

L'orchite ou vaginalite varioleuse se traduit par une douleur testiculaire spontanée et réveillée surtout par la pression. L'état grave des malades empêche souvent de reconnaître cette petite complication. Il faut donc procéder à une recherche spéciale pour la trouver.

Elle est ordinairement unilatérale, passagère, durant à peine quelques jours et ne laissant aucune trace sérieuse ni aucune lésion permanente (Béraud).

Dans la presque totalité des cas, en effet, l'orchite varioleuse se termine par résolution. La persistance de l'épanchement ou la suppuration n'auraient été jamais observées d'après Hardy.

Il existe cependant une observation, due à Ricord, de vaginalite suppurée survenue au cours d'une variole (2). Parfois aussi, il reste un noyau dur au niveau de la queue de l'épididyme.

On ne connaît pas de troubles momentanés ou permanents apportés à la fonction du testicule par cette complication. Il s'agit ici probablement d'une infection spéciale de la vaginale, de l'épididyme et du testicule, analogue à celle produite par d'autres maladies générales. Mais cette manifestation du virus variolique est assez bénigne, et ne mérite qu'une attention limitée, à cause de son peu d'importance mise en regard de la maladie générale.

Giraud (3) a cherché à montrer que l'orchite peut survenir à la suite de la vaccination comme une sorte de métastase succédant à l'inflammation produite par la pustule vaccinale; mais la démonstra-

(1) Thèse de Paris, 1872.
(2) Vulnot, *De la vaginalite suppurée.* Thèse de Paris, 1876, p. 14.
(3) *Mém. de méd. milit.*, 1882, t. XXXVIII, p. 180.

tion de ces faits n'est pas assez rigoureuse pour que nous nous y arrêtions.

D. — ORCHITE DE LA SCARLATINE

L'orchite de la scarlatine est rare. Nous avons déjà eu l'occasion de dire que l'on n'en connaît que deux observations.

L'une a été communiquée par Hénoch (1) à la Société de médecine de Berlin. Chez un garçon de huit ans, au dix-neuvième jour d'une scarlatine grave, un épanchement rapide se forme dans les deux tuniques vaginales, véritable hydrocèle aiguë, considérable, transformant le scrotum en une tumeur plus volumineuse que le poing. Après des incidents divers l'enfant mourut; le procès-verbal de l'autopsie ne fait pas mention de l'état des vaginales.

Le second fait a été observé par Horteloup (2). Il constata chez un enfant de six ans, au deuxième jour d'une scarlatine très confluente, que le scrotum présentait le volume d'un œuf de pigeon. Ici encore il y avait une collection dans la vaginale. Mais de plus, en déprimant le liquide avec le doigt, on arrivait facilement sur un épididyme dur, gonflé, présentant trois fois les dimensions d'un organe sain. Le malade guérit. Le gonflement de l'épididyme disparut avec le début de la desquamation cutanée, mais l'épanchement vaginal ne fut complètement résorbé que vers le quinzième jour.

E. — ORCHITE RHUMATISMALE

Étudiée d'abord par Bouisson (3), cette variété d'inflammation fut tour à tour admise par quelques auteurs et niée par d'autres.

Elle fut souvent confondue avec d'autres formes dont la cause passait inaperçue ou était difficile à découvrir. Cependant, elle semble exister réellement, et nous en trouvons des exemples dans les thèses pe Vache (4) et de Dhomont (5).

Les cas les plus nets sont ceux dans lesquels l'inflammation du tes-

(1) Hénoch (Ed.), *Berlin. med. Gesellsch.*, séance du 14 février 1815 (*Berlin. klin. Wochenschr.*, 1865, nº 12). L'observat. est rapportée *in extenso* par Clugnet, *Thèse citée*, p. 27.

(2) *Obs. rapportée* par V. Augagneur et D. Mollière, *Dict. encyclop. des sc. médic.*, 3e série, t. XVI, p. 578, art. TESTICULE (*pathologie*).

(3) *De l'orchite rhumatismale aiguë et chronique* (*Montpellier médical*, 1860, t. IV, p. 336).

(4) *Du rhumatisme uro-génital.* Paris, 1868.

(5) Thèse, Paris, 1880.

ticule a coïncidé avec un rhumatisme poly-articulaire, alors qu'on ne pouvait confondre cette manfestation avec l'inflammation de la glande séminale coïncidant avec une arthrite blennorrhagique.

D'après les faits les mieux étudiés et les plus probants, ce serait la vaginale qui serait surtout atteinte, à l'exclusion du testicule et de l'épididyme. Un épanchement plus ou moins abondant dans la vaginale serait le symptôme principal, qui durerait seulement de sept à huit jours pour disparaître rapidement sans laisser de traces appréciables.

F. — ORCHITE GOUTTEUSE

Longtemps méconnue, ou admise avec difficulté par la plupart des auteurs, cette variété semble prouvée par des observations bien nettes, publiées dans ces dernières années.

Cependant nous voyons encore M. Jaccoud et Labadie-Lagrave, en 1872 (1), considérer, malgré les affirmations de Rusch et de Gintrac, l'orchite goutteuse comme n'étant pas réellement établie. Ils pensent avec Garrod qu'il s'agit là d'affections anciennes de l'organe, plus ou moins méconnues et qui ne se seraient réveillées que sous l'influence d'une attaque de goutte.

M. Rendu, dans son article du *Dictionnaire encyclopédique*, ne signale pas cette complication de la goutte. Cependant, dans une discussion récente qui eut lieu en 1885 à la Société médicale des hôpitaux de Paris, M. Guyot présenta une observation tout à fait concluante. Il s'agit d'un homme qui, ayant eu comme antécédents des accidents rhumatismaux variés, fut pris sans cause appréciable d'une inflammation du testicule caractérisée par un gonflement douloureux de toute la glande. Quelques jours après survinrent des accidents caractéristiques de la goutte au niveau du gros orteil.

Le Dr Debout d'Estrées signala des faits analogues. A ce propos, M. Millard raconte qu'il a été atteint lui-même d'une orchite ayant la même origine et la même marche. Latil en cite un cas assez probant (2).

Enfin dans un travail récent sur M. le Dr Legalcher-Baron : les manifestations de la goutte sur les organes génitaux, nous trouvous le résumé des cas connus.

Le traitement général de la goutte agit en même temps sur la manifestation de cette maladie au niveau des articulations et sur l'orchite, sans laisser de trace.

(1) Art. Goutte, *Dict. de Jaccoud*, p. 618.
(2) *Soc. méd. des hôp.*, 25 févr. 1885; *Union méd.*, 1885, XXXIX.

G. — ORCHITE TYPHOIDE

Velpeau le premier montra le rapport de certaines formes d'orchite avec la fièvre typhoïde. D'abord peu connue, cette complication fut souvent observée depuis et devint le sujet de plusieurs travaux importants, de Chedevergne (1), Sadrain (2), Auguste Ollivier (3), Harrisson (4) et Larquier (5).

Elle survient le plus souvent chez les individus affaiblis et présentant les symptômes typhiques très prononcés. Cependant des fièvres légères peuvent présenter aussi cette complication. Ordinairement tardive, elle ne se montre qu'au moment de la convalescence. Un seul cas aurait été signalé au septième jour par Guyon (6). Un autre après guérison complète (Laveran).

Cette orchite débute brusquement par un gonflement douloureux qui atteint l'épididyme. Une fièvre intense se manifeste avec état général grave, faisant craindre une rechute de la maladie ou une complication plus grave.

L'anatomie pathologique faite par Hanot montre que les tubes sont remplis d'éléments embryonnaires sans aucun vestige d'épithélium, mais la paroi elle-même est intacte et parfaitement reconnaissable. Entre les tubes on remarque un épaississement produit par une prolifération cellulaire très active.

La terminaison ordinaire est la résolution lente, progressive et ne laissant aucune trace. Mais il arrive ici et plus souvent que dans toute autre variété d'orchite, qu'il se forme un abcès dans le testicule. Quelques faits publiés ne laissent aucun doute sur cette terminaison si fâcheuse.

L'abcès est aigu et rapide, tendant rapidement à envahir le scrotum, ou bien il est chronique à marche lente et insidieuse.

A la suite de l'ouverture de ces abcès, qui laisse une perforation de l'albuginée, le testicule s'élimine par lambeaux, et l'organe est complètement perdu.

Dans le cas de Hanot (7) l'abcès parut débuter par l'épididyme. Celui qu'il emprunte à Bouilly a aussi donné lieu à un abcès.

(1) Orchite dothiénentérique. Thèse de Paris, 1884.
(2) Thèse de Paris, 1882.
(3) *Revue de méd.*, 1883, III, p. 829.
(4) *The Lancet*, 1883, p. 997.
(5) Thèse, 1882.
(6) Thèse de Sadrain, p. 13.
(7) Hanot, *Soc. an.*, 1873 (*Orchite suppurée avec élimination spontanée du testicule pendant la convalescence d'une fièvre typhoïde*).

Dans un de ceux publiés par Harrisson (campagne d'Égypte) il y eut sphacèle du testicule, mais cet accident est peut-être dû à une ponction antécédente.

Un autre fait de Hanot (1) se termina par atrophie ; ce résultat semble unique.

Cette complication est toujours unilatérale ; souvent peu douloureuse, quelquefois, au contraire, très aiguë, elle s'accompagne de symptômes sérieux. Elle gagne successivement le testicule, l'épididyme et le canal déférent.

L'explication de cette complication est facile à trouver dans ce fait que la fièvre typhoïde infecte tous les tissus et tous les organes, et que le testicule est atteint au même titre que les autres. Telle est l'opinion défendue par Hallopeau.

Faudrait-il voir, au contraire, ici, un nouvel exemple de lésion par propagation d'une uréthrite purulente signalée chez les typhiques par quelques auteurs? Aucune preuve n'est donnée pour appuyer cette interprétation.

H. — ORCHITE DE CAUSES INFECTIEUSES DIVERSES

Sous le nom d'orchite, observée à la Guyane, le Dr Drago (2) décrit une variété d'inflammation du testicule, qui semble due à l'affaiblissement produit par le climat.

Le Dr Cazes aurait observé les mêmes phénomènes à Fort-de-France (Martinique) sur des soldats.

Elle survient chez les hommes qui sont dans la colonie depuis plusieurs mois.

Son début est lent, insidieux et peu douloureux, sauf un certain degré de tiraillement quand le scrotum est pendant.

La peau du scrotum est normale, la tunique vaginale intacte, mais les lésions se rencontrent sur le testicule, l'épididyme et le canal déférent.

Ordinairement au début, l'épididyme serait seul atteint ; il est gonflé, bosselé, mou et bientôt induré.

Le testicule devient volumineux, gonflé, dur, résistant, sans bosselures.

Enfin, le canal déférent est souvent augmenté de volume, dur, épais, et cette tuméfaction remonte jusqu'à l'anneau inguinal. Aucune trace d'inflammation n'existe ni du côté de la prostate ni

(1) *Arch. gén. de méd.*, t. II, 1878 (*Orchite dans une fièvre typhoïde*).
(2) Thèse de Paris, 1880.

dans le canal de l'urèthre. Ordinairement l'orchite est unilatérale.

La durée est de vingt à quarante jours. La résolution se fait complètement sans laisser de traces. Enfin, dans quelques cas, il peut y avoir récidive à intervalles plus ou moins éloignés.

Sous le nom d'*orchite paludéenne*, quelques médecins ont décrit une variété d'orchite très voisine de la précédente et qui surviendrait sous l'influence de l'empoisonnement palustre. Les principaux auteurs qui ont signalé cette orchite sont : Maurel (1), Girerd (2), Zacco, Smitt, Charvot (3), cette affection surviendrait principalement chez les vieux paludéens. Se développant assez rapidement, elle produit une augmentation notable du testicule et de l'épididyme confondus ensemble, durs et douloureux.

La fièvre est intense : 40°. La durée est de trois à six semaines. L'atrophie serait souvent le résultat de cette affection.

Maurel et Girerd admettent même une forme nouvelle à marche intermittente.

Le sulfate de quinine donné à haute dose serait un spécifique de cette affection.

Ainsi que l'un de nous l'a fait remarquer dans la discussion à la société de chirurgie à propos du travail de Charvot (rapport de Chauvel), il y a là une interprétation un peu exagérée, et le paludisme ne doit jouer qu'un rôle secondaire dans le développement de cette orchite. Nous croyons d'avantage au rôle du climat (pays intertropicaux) car on ne trouve pas cette affection dans les régions paludéennes d'Europe. Telle est aussi l'opinion que M. Ledentu exprime dans cette même discussion. Il rapproche ces faits de l'éléphantiasis et de l'hypertrophie du testicule qui l'accompagnent souvent.

Des orchites survenues dans le cours de la *pyohémie* ont été également signalées (4). Il s'agit là probablement d'inflammation survenant dans cet organe, comme dans les articulations ou dans d'autres organes de l'économie sous l'influence de l'empoisonnement général par les microbes pyogènes.

L'inflammation du testicule qui accompagne, quoique rarement, les *ostéites phlegmoneuses graves*, rentre encore dans le même cadre et ne constitue qu'une des complications d'une affection beaucoup plus générale.

(1) *Traité des maladies paludéennes de la Guyane*, 1883.

(2) *Des manifestations du paludisme sur les organes génitaux de l'homme*, in *Siècle méd.*, 1884.

(3) *Bull.* et *Mém. Soc. de chir.*, 1887, p. 594. Rapport de Chauvel.

(4) Gosselin et Walther, art. TESTICULE du *Dict. de méd. et de chir. prat.*

Orchite en général.

GÉNÉRALITÉS.

ROCHOUX, *Du siège et de la nature de la maladie appelée improprement orchite blennorrhagique* (*Arch. gén. de méd.*, 1833, t. II).

BÉRARD (Aug.), *Des divers engorgements du testicule*. Paris, th. Agrég., 1834.

MARC D'ÉPINE, *Mémoire sur l'orchite blennorrhagique* (*Soc. méd. d'obs.*, t. I, 1836).

SOULÉ, *Réfexions sur les orchites*, in *Journ. de méd. de Bordeaux*, 1846, p. 677.

MONDET, *Des différentes variétés d'orchites aiguës*. Th. Paris, 1857.

BACHELOT, *De l'orchite blennorrhagique aiguë*. Th. Paris, 1859.

ZOUCAS, *De l'orchite aiguë*. Th. Paris, 1859.

ASHHURST, *Observations dans la clinique chirurgicale* (*Orchites*), in *Americ. Journ. of med. sc.*, July, 1866.

BOYER, *Leçons sur l'orchite en général* (*Orchite catarrhale*). *Montpellier médical*, 1866, t. XVI, p. 126.

BONNIÈRE, *Traité des maladies contagieuses des organes génito-urinaires. Études pratiques sur l'orchite et l'épididyme blennorrhagique*, in *Mouvem. méd.*, n°s 5, 6, 7, 1868.

BAILEY (J.-R.), *Épididymite*, in *Philad. med. and surg. Rep. Nov.*, 16 th., 1872.

WENDELIN, *Cas d'épididymite*, in *Zinska Läk. Sällsk. Handl.*, XIII, p. 246, 1872.

JORDAN (J.), *Leçon clinique sur l'inflammation se propageant de l'épididyme à l'urèthre*, in *Med. Times and Gaz.*, 1876, march, 4 th.

HITCHCOCK (H.-K.), *Cas d'orchite aiguë*, in *Med. Times and Gaz.*, 1877, aug. 4 th.

OSBORN, *Diseases of testis*. London, 1879.

TERRILLON, *Épididymite expérimentale sur le chien; résultat de l'examen histologique; comparaison avec les lésions trouvées chez l'homme*, in *Bull. Soc. anat. de Paris*, 1880, LV, p. 462-464, et *Progrès méd.* Paris, 1881, IX, p. 240.

OTIS (J.-N.), *Épididymite; une leçon clinique*, in *Med. Gaz. N. Y.*, 1880, VII, 465-467.

TERRILLON, *Leçons de clinique externe faites à l'hôpital de la Pitié*, rédigées par Ch. Leroux et René Collin, in *Journ. des conn. méd.*, 1881-82. Paris, 1882, p. 40 et 109.

MITCHELL (J.-T.), *Épididymite; ses causes*, in *Med. Index, Rausas City*, 1884, V, p. 388.

BERGH (R.), *Contribution à l'étude du développement de l'épididymite blennorrhagique*, in *Monatsb. f. prakt. Dermat.*, Hamb., 1884, III, p. 161-168.

JUNKHOUSER (R.), *Étiologie de l'inflammation du testicule*, in *Saint-Louis Cour. med.*, 1886, XV, p. 295-301.

KOCHER, art. TESTICULE, in *Handruch der Allgemeinen and speciellen Chirurgie von Pitha et Billroth*. Stutgard, 1887.

VARIÉTÉS.

SAISON, *Observations de névralgie du testicule et de l'ovaire* (*France méd.*, 1875, n° 34).

Duplay, *Trois cas de prétendues orchi-épididymites par effort*, in *Arch. gén. de méd.*, 1876, sept., p. 353.

Delome (Henry), *De l'orchi-épididymite prétendue par effort*. Thèse de Paris, 1877.

Hammond, *Saint-Louis courier of Medecin*, may, 1880. *The London Medical Record*, J., 1881 (*Sur un nouveau traitement de la névralgie du testicule*).

Boyland, *Ann.* Specialist. Philad., 1881, II, p. 53 (*Névralgie du testicule*).

Guyot, *Soc. méd. des hôpitaux*, janv. 1885 (Un cas d'orchite goutteuse).

Latil, *Soc. méd. des hôpitaux*, 25 f. 1885 (Observation d'orchite goutteuse).

Bockhart (M.), *Sur l'inflammation pseudo-blennorrhagique de l'urèthre et de l'épididyme*, in *Monatsb. f. prakt. Dermat.*, Hamb., 1886, V, p. 134-156.

ACCIDENTS ET COMPLICATIONS.

Nélaton, *Abcès chronique du testicule*, in *Moniteur des hôpitaux*, 1855.

J. Guyot, *Péritonite par propagation*. Th. Paris. 1856.

Guyon, *Péritonite blennorrhagique* (*Gaz. des hôp.*, oct. 1856, p. 486).

Demarquay, *Plusieurs cas de suppuration, à la suite de l'incision de Velpeau, dans l'orchite aiguë*, in *Bull. gén. de thér.*, déc. 1858.

Civiale, *Traité pratique des maladies des organes génito-urinaires*, 3e édit., 1858.

Gosselin, *Péritonite au début d'une épididymite blennorrhagique* (*Clin. chir. de la Charité*. Paris, 1873, t. II, p. 361.

Volkmann, *Berlin. Klin.* Wochenschr., n° 53, p. 769, 1877 (*Fait d'infractus hémorrhagique du testicule suivi de gangrène spontanée*).

Polaillon, *Sur deux cas d'orchite parenchymateuse suppurée, suivie de l'élimination totale des tubes testiculaires*, in *Bull. Soc. clin. de Paris* 1878-1879, II, 261-265.

Kreitner (L.), *Vaginalite du testicule, avec orchite et gangrène du scrotum*, in *Allg.* Wien. *med. Ztg.*, 1879, XXIV, 339.

Gaucher (E.), *Sur deux cas d'orchite parenchymateuse suppurée, suivie de l'élimination totale des tubes testiculaires*, in *France méd.* Paris, 1879, XXVI, 42.

Huchard, *Observation d'orchite avec pseudo-étranglement interne*, in *Bull. Soc. méd.-prat. de Par.* (1884-5), 1886, n. s., I, p. 63.

Donzellini (P.), *Sur un abcès phlegmoneux prépéritonéal de la région inguino-abdominale gauche, accompagné de spermatite, orchite et gangrène du scrotum*, in *Gaz. med. di Torino*, 1885, XXXVI, p. 817-830.

Róna (S.), *Un cas de rétraction totale du testicule à la suite d'une orchite aiguë* (*Pest. med.-chir. Presse*, Budapest, 1886, XXII, p. 316).

TRAITEMENT.

Caze, *De l'emploi du collodion riciné, dans le traitement de l'orchite aiguë*, in *Gaz. des hôp.*, 1855.

Belleudy (Adrien), *Du traitement de l'épididymite*. Thèse Montpellier, 1867.

Nunn, *Traitement de l'orchite aiguë par l'application alternative du froid et du chaud*, in *Lancet*, January 5 th. 1867.

JORDAN, *Note sur la cure de l'orchite aiguë, en vingt-quatre heures*, in *Brit. med. Journ.*, fébr. 6 th. 1869.

GIRARD, *Traitement de l'orchite avec les lotions de nitrate d'argent* (*Arch. méd. belges*, 1870).

ROUSE (James), *Sur le traitement de l'orchite aiguë*, in *Saint-George's Hosp. Rep.*, IV, p. 251 s. q., 1870.

BEAUNIS, *Uréthrite; orchite droite, débridement de l'albuginée, abcès du testicule, gangrène et élimination de la substance testiculaire*, in *Gaz. méd. de Strasbourg*, n° 8; 25 avril 1870.

BIZARRI, *La solution de nitrate d'argent dans la cure de l'épididymite* (*Impaziali di Firenze*, 1873).

TACHARD, *De l'orchite blennorrhagique et de son traitement par la compression* (*Revue méd. de Toulouse*, 1873).

DITTEL, *Du traitement de l'épididymite et de l'orchite*. Th. Paris, 1873.

PONZONI (G.), *De l'orchite et de son traitement par le repos*, in *Gaz. med. ital.-lomb.*, 1874, n° 43.

KNAGGS (A.-G.), *L'usage de l'arnica, dans le traitement de l'orchite*, in *Brit. med. Journ.*, 1875, july 17 th.

WARREN (Edward), *Le traitement de l'orchite aiguë*, in *Lancet*, april 22 th. 1876.

SERTOLI, *Gaz. Lomb.*, n° 7, 1876 (*Ponction du testicule dans l'orchite aiguë*).

BELL (A.-R.), *La ponction dans l'orchite aiguë*, in *Lancet*, jan. 22 th. 1876.

SMITH (Henry), *La ponction du testicule dans l'orchite aiguë*, in *Lancet*, jan. 8 th., 29 th., and 22 th.; févr. 5 th.; march 11 th.; april 1 st. 1876.

BLOXAM (Astley), *Plusieurs cas d'orchite aiguë, traités par la ponction*, in *Lancet*, april 1 st. 1876.

LECLAIRE (Clinique de M. Thiry), *Considérations pratiques sur l'orchite aiguë et sur les avantages de la compression, dans le traitement de cette maladie*, in *Presse méd. belge*, 1876, 5 nov.

STREITZ, *Quelques cas d'orchite traités par la compression*, in *Arch. méd. belge*, 1877, nov., p. 357-361.

HORAND, *Une communication sur le traitement de l'orchite blennorrhagique*, in *Lyon médical*, 1877, n° 7.

MAC ELROY (Z.-C.), *Pathologie et conduite à tenir dans le traitement de l'inflammation aiguë du testicule. Illustrations cliniques*. Proc. Zanesville, *Acad. de méd.*, 11 sept. 1879). Cincin., *Lancet et Clin.*, 1879, n. s., III, 242.

ZEISSL (A.), *Traitement préférable de l'épididymite*, in *Ærztl. Ber. d. k. k. Allg. krankenh.*, 3 st. Wien, 1879, p. 198-207.

BOYLAND (G.-H.), *Traitement de l'orchite; ses variétés, sa pathologie, pronostic, traitement*, etc., in *Independ. Pract.*, Balt., 1880, I, 463-466.

WHITE (O.-A.) *Compression mécanique dans l'orchite*, in *Boston M. and J. J.*, 1880, CII, 99-101.

DUGAS (L.-A.), *Orchite aiguë traitée par l'application d'un bandage roulé*, in *New Orl. M. J.*, 1879-1880, n. s., VII, 683.

BLASHKO, *De l'enveloppement avec la bande de caoutchouc dans l'orchite* (*Allem. med. centralzeit.*, n° 72, 1880).

DUGAS, *New. Orl. med. scient. journ.*, 1879-1880, p. 683 (*Orchite aiguë traitée par le bandage roulé*).

HALEY (G.), *Le traitement de l'orchite*, in *Austral. M. J.*, Melb., 1880, n. s., II, 148.

WERTHEIM (G.), *Traitement de l'orchite et de l'épididymite*, in *Wien. med. Wochnschr.*, 1880, XXX, 685-687.

SCHRAUB, *Sur le traitement de l'orchite, ou plutôt de l'épididymite*, in *Allg. med. Centr.-Ztg.*, Berlin, 1880, XLIX, 1045.

ZEISSL (H.), *Traitement amélioré de l'épididymite*, in *Med.-chir. Centralbl.*, Wien, 1881, XVI, pp. 470, 482.

LOEBL (J.-M.), *Un nouveau pansement pour l'orchite et l'épididymite* (*Wien. med. Presse*, 1881, XXII, p. 637).

ROCHA (A.), *Sur une nouvelle méthode de guérir l'orchite blennorrhagique*, in *Riv. ital. di terap. ed ig.* Piacenza, 1882, II, p. 162.

WILSON (H.-C.), *Traitement de l'épididymite et de l'orchite; valeur de la ponction de la tunique vaginale*; in *Proc. Oregon M. Soc.* Portland, 1882, IX, p. 44-46.

LABÉDA (A.), *Sur la marche et le traitement de l'orchite aiguë blennorrhagique*, in *Gaz. méd.-chir. de Toulouse*, 1882, XIV, p. 218.

ROCHA (A.), *Contribution à l'étude du traitement des orchites*, in *Coimbra med.*, 1883, III, p. 113-116.

THIRY, *De la compression dans les orchites aiguës, simples et compliquées*, in *Presse méd. belge*, Brux., 1884, XXXVI, p. 353-357.

BOUDAUD (B.), *Du traitement de l'orchite par la compression et la sudation.* Paris, 1884, in-4°, n° 299.

WHARRY (R.), *Sur le traitement de l'épididymite au moyen de l'huile de santal jaune et sur son mode d'action*, in *Ann. surg.*, Saint-Louis, 1885, I, p. 386-388.

O'DANIEL (W.), *Phytolacca decandra dans l'orchite*, in *Atlanta M. et S. J.*, 1885-6, n. s., II, p. 340.

LOWNDES (J.-W.), *Sur le traitement de l'orchite et de l'épididymite*, in *Lancet*, Lond., 1886, II, p. 163.

PICOT, *Du traitement de l'orchite par les courants continus* (*Soc. méd. Indre-et-Loire*, 1887).

Orchites d'origine uréthrale.

FOUCHER, *Orchite consécutive au cathétérisme ; suppuration de la substance séminifère; mort par péritonite*, in *Gaz. des hôpit.*, 34, 1867.

POOLEY (J.-H.), *Les relations qui existent entre l'épididymite et l'urèthre* (lettre à l'éditeur), in *New-York med. Record*, 1871, p. 406.

HUTCHINSON (J.), *Sur l'orchite, en rapport avec l'irritation de la portion prostatique de l'urèthre* (*Leçon clinique faite à l'hôpital de Londres*), in *Lancet*, april 15 th. and 22 th., 1871.

GOSSELIN, *Orchito-épididymite chronique double, consécutive à un rétrécissement de l'urèthre* (*Gaz. des hôp.*, 9 sept. 1875).

OTIS (J.-N.), *Leçon clinique sur l'épididymite et l'hydrocèle, associées à un rétrécissement de l'urèthre* (*Boston M. and S. J.*, XCIX, 1878, p. 677).

Orchites infectieuses.

BOWER, *De l'orchite rhumatismale. Un cas*, in *Johnson's med. chir. Review*, 1834.

RILLIET, *De l'orchite consécutive aux oreillons*, in *Gaz. de Paris*, 1850.

LYNCH (S.-L.-J.), *Sur une épidémie de douze cas d'oreillons, suivis d'orchite*, in *Dublin Journal*, 1856.

JARJAVAY, *De l'orchite épidémique et des caractères qui la distinguent de l'orchite uréthrale*, in *Journ. de méd. et de chir. pratique*, août 1866.

BOYER (L.), *Leçons sur l'orchite en général, et spécialement sur les orchites catarrhales, rhumatismales, varioliques et blennorrhagiques*, in *Montpellier méd.*, 1866, février, p. 126; mai, p. 414.

GÉRIN-ROZE (C.), *Observation d'un cas de rhumatisme du testicule gauche*, in *Gaz. des hôp.*, n° 48, 1867.

COMBEAU, Th. Paris, 1887.

CHATAIN, *Rec. de mém. de méd. mil.*, 1875, p. 627.

CERVELLE, *Orchite aiguë compliquant certaines fièvres graves*. Th. Paris, 1874.

LEMARCHAND, *Des oreillons chez le soldat*. Th. de Paris, 1876.

JULOUX, *Orchite des oreillons* (*Mém. de méd. et de ch. milit.*, 1876).

COOMBS (C.-P.), *Cas d'orchite grave, à la suite de paracentèse*, in *Med. Press and Circ.*, 1876, febr., 23 th.

OSBORN (S.), *Parotidite et orchite aiguë*, in *Brit. med. Journ.*, 1877, octobr. 6 th.

MANBY (A.-R.), *Parotidite et orchite aiguë*, in *Brit. med. Journ.*, 1877, octbr. 27 th.

GIRARD, *Rec. de méd. mil.* 1838, p. 563.

LEREBOULLET, *Gaz. hebd.*, 1877.

SOREL, *Orchite ourlienne atrophiante; complications cérébrales; aphasie légère, mais prolongée*, in *Arch. de méd. et pharm. mil.* Paris, 1883, II, p. 429-431.

GREEN (J.-R.), *Deux cas; un cas d'inflammation goutteuse du testicule et un cas d'orchite ourlienne*, in *Bristol m.-chir. J.*, 1883, I, p. 227-232.

FERNANDEZ DE MENDIA (M.), *Orchite rhumatismale*, in *Rev. méd. vasco-navarra*. Victoria, 1883. II, pp. 2, 17.

TÉDENAT, *Contribution à l'étude de l'orchite ourlienne*, in *Montpell. méd.*, 1884, 2e s., III, p. 181-190.

LETULLE (M.), *Note à propos de la goutte testiculaire*, in *Bull. et Mém. Soc. méd. des hôp. de Paris*, 1885, 3e s., II, p. 33-36.

PIÉCHAUD, *Observation d'orchite goutteuse*, in *Bull. et Mém. Soc. méd. des hôp. de Paris*, 1885, 3e s., II, p. 37-39.

LEGALCHER-BARON (Ad.), *Des manifestations de la goutte sur les organes génitaux*. Paris, 1886, in-4°, n° 119.

SCHMITT, *Orchite double palvédenne; atrophie testiculaire* (*Arch. de méd. milit.*, 1887, p. 231).

CHAPITRE IV

TUBERCULOSE DU TESTICULE

Longtemps confondue avec d'autres altérations du testicule, surtout avec la maladie décrite sous le nom d'*orchite chronique*, la tuberculose du testicule n'a été définitivement séparée de ces affections que depuis quelques années; c'est aux travaux de l'école française et surtout à ceux de MM. Malassez et Reclus que nous devons cette unité pathologique actuellement bien définie.

Elle est désignée dans les publications diverses sous les noms les plus variés, dont les principaux sont : *orchite ou épididymite, caséeuse ou tuberculeuse; désorganisation ou affection scrofuleuse et strumeuse du testicule; sarcocèle tuberculeux*, etc.

Mais ces différentes expressions ne répondent souvent qu'à des variétés ou des localisations spéciales de la maladie. Elles ont été le plus souvent inspirées par l'idée qu'on se faisait alors de la nature ou de l'origine générale de cette affection.

Nous préférons lui donner la dénomination la plus généralement admise. Les lésions de la glande elle-même, de l'épididyme et de son canal excréteur seront étudiées dans leur ensemble, mais nous aurons soin d'indiquer ce que la maladie peut présenter de particulier pour chaque partie des organes génitaux.

Anatomie pathologique. — L'histoire de la tuberculose du testicule a subi les changements qui ont marqué celle de la tuberculose en général. Sous l'influence des idées de Laënnec on considérait deux variétés de tubercules; les uns se présentaient sous forme de petits nodules appelés aussi granulations, souvent visibles à l'œil nu et qui constituaient la caractéristique la plus nette de la tuberculose; les autres étaient constitués par des amas plus ou moins considérables circonscrits ou infiltrés dans le voisinage et formant le tubercule infiltré.

Sous l'influence de ces idées, la présence de granulations ou même de foyers caséeux suffisait pour faire admettre la tuberculose.

Plus tard, Virchow et ses élèves considérant que la granulation était seule caractéristique de la tuberculose, tout produit pathologique dans lequel cet élément ne se rencontrait pas était considéré comme en dehors de la diathèse. De là la confusion si regrettable entre les orchites chroniques caséeuses, et les orchites véritablement tuberculeuses. De là aussi cette distinction difficile entre deux variétes qui se confondaient dans un grand nombre de cas.

Depuis quelques années les idées de Virchow étaient abandonnées, et l'unicité de la tuberculose reconnue par plusieurs auteurs français, Thaon, Grancher, etc., pour la tuberculose en général; lorsque la découverte du bacille par le Dr Koch permit de donner à cette doctrine une confirmation plus certaine et à nous fournir de la tuberculose une caractéristique absolue.

Grâce à cette découverte, nous savons maintenant que la tuberculose, malgré les variétés de ses manifestations, est toujours la même dans ses produits essentiels et qu'il est facile de la différencier des autres affections.

Cette notion nouvelle a été d'un grand secours pour détruire le chaos qui existait depuis longtemps dans la description des orchites chroniques, qu'il était impossible de différencier les unes des autres. Nous verrons plus loin qu'elle a aussi une grande importance pour établir le diagnostic.

Actuellement la classe des orchites chroniques purement inflammatoires devient extrêmement restreinte, et il n'en existe que des exemples discutables en dehors de la tuberculose et de la syphilis. Nous devrons plus tard nous expliquer sur ce point.

Pour étudier avec soin les lésions que provoque la tuberculose, il est nécessaire de séparer cette étude en deux chapitres : l'un qui comprendra la description des lésions faciles à reconnaître à l'œil nu ou *Lésions macroscopiques ;* l'autre qui consistera à connaitre les détails intimes de ces lésions, ou *Lésions microscopiques.*

A. **Lésions macroscopiques.** — L'appareil séminal présente à l'œil nu des altérations qui sont le plus souvent très caractéristiques. L'épididyme, qui est ordinairement le premier et le plus sévèrement atteint, est augmenté de volume, bosselé et ordinairement d'une coloration jaunâtre qui indique la présence d'une matière de nature caséeuse.

Souvent une des bosselures est plus volumineuse que les voisines et nettement fluctuante ; elle a alors les apparences d'un abcès. Dans d'autres cas, cet abcès s'est vidé, et on constate une fistule qui s'ouvre d'une part vers l'extérieur, et d'autre part communique avec une cavité d'étendue variable.

Lorsque l'épididyme n'est pas atteint dans sa totalité par l'altération tuberculeuse, les nodosités et l'hypertrophie occupent le plus souvent la tête de l'organe. On a cru même que la queue de l'épididyme était atteinte seulement après la tête, en un mot, on a admis que jamais la queue de l'épididyme ne pouvait présenter la première l'altération tuberculeuse. Cette opinion n'est pas partagée par M. Reclus, qui croit à l'envahissement primitif de cette partie de l'épididyme dans quelques cas.

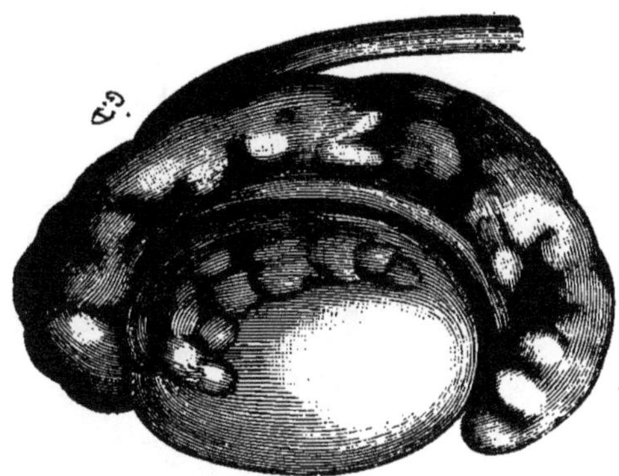

Fig. 25. — Tubercules de l'épididyme.

On voit aussi la tuberculose envahir presque uniformément toute l'étendue de l'épididyme, ainsi que le montre cette figure (fig. 25).

La première portion du canal déférent est très souvent altérée en même temps que l'organe précédent. On constate alors un épaississement plus ou moins notable des parois du canal, avec un aspect jaunâtre spécial. Mais ce qui caractérise surtout cette altération, c'est la présence de nodules arrondis, saillants, souvent multiples et pouvant donner à cette partie l'apparence d'un chapelet (fig. 26).

L'épididyme et le canal déférent ne présentent pas à l'œil nu de granulations grises, ordinairement les produits tuberculeux sont diffus et passent rapidement à l'état caséeux.

Il est rare de trouver des lésions semblables dans toute la longueur du canal ; cependant, dans le voisinage des vésicules séminales, elles se reproduisent souvent avec le même aspect.

Le testicule atteint par la tuberculose est devenu plus volumineux; sa consistance a augmenté dans certains points qui sont en outre remarquables par des saillies irrégulières. Au niveau des saillies, la coloration normale de l'organe a fait place à une teinte jaune caractéristique.

Cette apparence du testicule n'existe que lorsque les lésions profondes sont très accentuées. Au début de la maladie, l'aspect extérieur n'a pas changé, il faut pratiquer plusieurs coupes dans l'épaisseur de la glande pour constater la présence de nombreuses granulations (fig. 28), tandis que, dans les cas plus avancés, ce sont surtout les masses caséeuses, soit dures, soit ramollies qui occupent la place des tubes séminifères.

Enfin, quand les lésions sont plus anciennes, on constate des abcès caséeux, et des cavernes communiquant avec l'extérieur par des fistules.

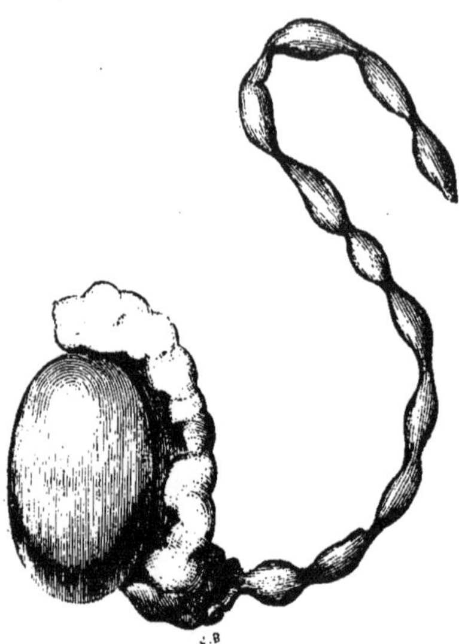

Fig. 26. — Tubercules de l'épididyme et du canal déférent.

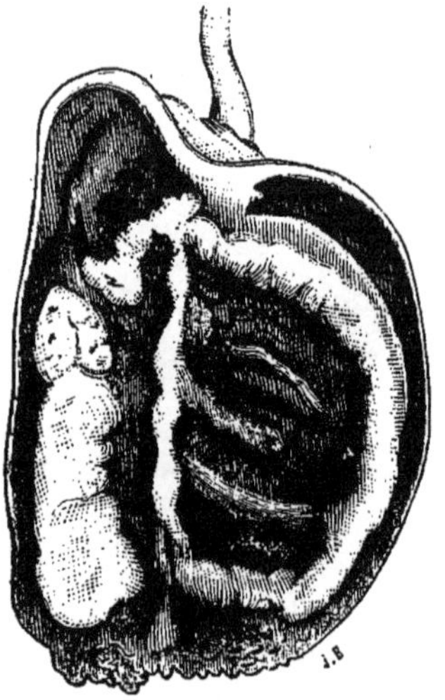

Fig. 27. — Cavernes tuberculeuses (Reclus).

Nous verrons plus tard, à propos de l'anatomie micrographique, en quoi consistent les altérations du parenchyme testiculaire.

Il ne faut pas oublier de signaler en même temps que les lésions de la glande séminale, l'épaississement considérable du tissu fibreux périphérique, épaississement qui est dû au processus inflammatoire chronique. Cette infiltration lardacée et fibreuse du tissu cellulaire masque les altérations profondes, en rend la dissection très difficile, et est une cause d'erreur pendant les explorations cliniques. On trouve donc ici, mais souvent avec une exagération notable, la même production inflammatoire périphérique que nous avons déjà signalée à propos de l'épididymite d'origine uréthrale.

Dans des cas très rares, on constate des dépôts de matière caséeuse, crétacée et calcaire, qui occupent spécialement le tissu cellulaire extérieur au canal déférent et à l'épididyme. Gosselin les a désignés sous le nom de *tubercules excentriques*. Ils se forment soit dans le tissu cellulaire où on les trouve ordinairement, soit dans le vas aberrans (Gosselin et Walther).

La fréquence de la tuberculose du *parenchyme testiculaire*, par rapport à celle de l'épididyme, a été diversement interprétée selon les auteurs. Les uns, comme Bégin et Larrey (1), déclarant qu'ils avaient souvent rencontré les tubercules du testicule et rarement ceux de l'épididyme, les autres au contraire avec Reclus (2), considérant la tuberculisation isolée du testicule comme un fait extrêmement rare.

Quoi qu'il en soit de ces opinions extrêmes, presque tous les auteurs sont d'accord sur ce point, que la tuberculisation de l'épididyme est particulièrement fréquente et que le plus souvent c'est par cet organe que débutent les lésions.

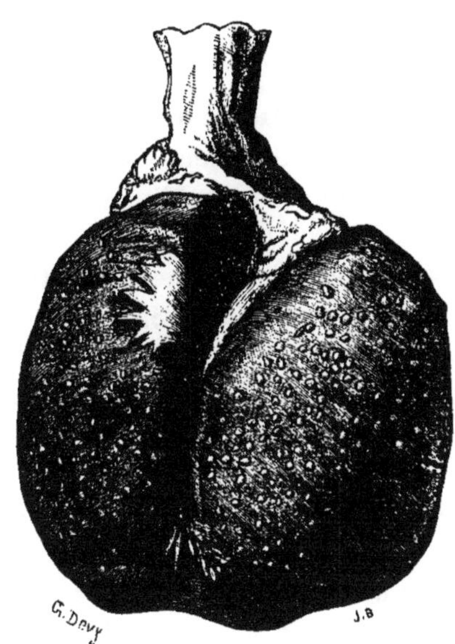

Fig. 28. — Granulations tuberculeuses du testicule (Osborn).

Il est bon d'ajouter cependant que l'exploration clinique, ne permettant pas toujours de reconnaître les altérations légères du parenchyme testiculaire, tendrait à faire exagérer la proportion relative des tubercules de l'épididyme. Les examens pratiqués après autopsies, permettent d'affirmer que l'affection testiculaire est fréquente. D'après Reclus, le testicule et l'épididyme seraient envahis simultanément dans plus des trois quarts des cas.

On peut aussi varier d'opinion sur la proportion des cas dans lesquels les deux épididymes sont pris en même temps, c'est-à-dire dans lesquels la maladie est bilatérale. Sur 79 cas il y aurait eu 58 fois une lésion unilatérale et 21 cas des lésions bilatérales.

Mais il faudrait une statistique beaucoup plus étendue pour juger ce point intéressant. Cela est d'autant plus important, que les observations ne sont pas prises à la même époque de la maladie et

(1) *Acad. de médecine*, 1852.
(2) Th. de Paris, 1876,

que tel malade, chez lequel un seul testicule est atteint, peut présenter une lésion bilatérale quelques jours ou quelques mois après.

Il serait cependant important de connaître ce rapport, comme nous le verrons à propos du traitement, des statistiques recueillies avec soin et pendant un laps de temps suffisant pourront seules résoudre cette question.

Il est rare que les altérations du testicule et de l'épididyme ne retentissent pas sur les enveloppes du scrotum.

La *tunique vaginale* présente les lésions ordinaires d'une vaginalite chronique. Elle est épaissie, très vasculaire, souvent pigmentée par places. Tantôt des adhérences fibreuses réunissent les deux feuillets dans toute leur étendue, tantôt au contraire on trouve du liquide, ordinairement peu abondant; enfin il n'est pas rare de voir la vaginale cloisonnée par des tractus fibreux et présentant un aspect aréolaire assez spécial.

Dans quelques observations, on signale la présence de granulations tuberculeuses soit sur la tunique vaginale elle-même, soit sur les fausses membranes, avec les caractères qui sont habituels dans la péritonite tuberculeuse.

Le plus souvent elles apparaissent quand les mêmes altérations existent déjà depuis quelque temps dans le testicule et l'épididyme.

Cependant le Dr Simonds, de Hambourg (1), qui a fait un travail très complet sur ce sujet, a vu des cas dans lesquels le testicule présentait encore des tubercules récents et peu nombreux.

Ce même auteur prétend qu'on a négligé à tort, jusqu'à présent, cette affection de la tunique vaginale qui n'est pas rare, puisqu'il en a receuilli douze cas intéressants.

Il ne partage pas l'opinion de Klebs qui, dans son traité, exprime cette opinion que la tunique vaginale est aussi rarement atteinte de tuberculose, que le péritoine l'est au contraire fréquemment.

Les accidents qui peuvent résulter de la présence des tubercules de la vaginale sont semblables à ceux qui surviennent dans les autres séreuses. Mais le plus souvent il y a formation d'une vaginalite sérofibrineuse et même purulente. La surface de l'albuginée devient fongueuse, il se fait une perforation et consécutivement on voit survenir un fongus bénin du testicule (Simonds). D'après les faits que nous avons observés, nous partageons volontiers cette opinion sur laquelle il sera utile d'insister à propos du fongus bénin.

(1) In *Deustches Arch. f. klin. med.* Leipzig, 1882-83, XVIII, p. 153-160, Sur la tuberculose de la tunique vaginale.

Les différentes couches du *scrotum* sont épaissies, lardacées, surtout dans le voisinage des trajets fistuleux, si fréquents dans cette affection, qui vont des foyers purulents à l'extérieur. Ces trajets sont souvent multiples; à leur niveau, la peau est adhérente à la glande par l'intermédiaire d'un tissu fibreux qui a la consistance d'un petit cordon dur. Quand la fistule se guérit, on peut voir disparaître cet épaississement fibreux, mais ce fait est rare.

On a signalé des fistules semblables avec trajets fibreux jusqu'au niveau du cordon. L'origine de ces altérations est le ramollissement des petits foyers caséeux qui se trouvent le long du canal déférent.

La tuberculisation de la glande séminale est rarement isolée; elle s'accompagne presque toujours de lésions semblables du côté des organes urinaires.

Les *vésicules séminales* sont augmentées de volume, beaucoup plus bosselées qu'à l'état normal; elles semblent, selon la comparaison de quelques auteurs, avoir été injectées avec une matière solidifiable, telle que du suif. Sur une coupe, on trouve des parties caséeuses crétacées ou ramollies; mais il est rare de constater des abcès véritables s'accompagnant de fistules.

Autour d'elles, le tissu cellulaire est extrêmement épaissi, et forme souvent une couche de près d'un demi-centimètre qui les unit aux parties voisines et surtout au fond de la vessie.

Ordinairement, les deux vésicules séminales sont altérées simultanément : on cite cependant des exemples dans lesquels une seule vésicule était malade. Mais il est bon de s'assurer par une coupe s'il n'y a pas une altération encore peu prononcée, occupant seulement la muqueuse du réservoir et qui ne donne lieu extérieurement à aucune déformation.

D'après nos observations cliniques, les lésions des vésicules précéderaient ou accompagneraient presque toujours l'altération de l'épididyme.

La *prostate* est aussi très souvent atteinte ; elle est tuméfiée, bosselée, tantôt dans toute son étendue, tantôt seulement au niveau d'un de ses lobes. Quelquefois même, le lobe moyen est augmenté de volume également et produit une déformation assez considérable de la glande. Les masses caséeuses, les foyers de ramollissement qui leur succèdent, les abcès, dus à l'inflammation de ces parties, sont disséminés dans les différents points de l'organe.

Il arrive quelquefois que les dépôts tuberculeux ne déforment pas trop la glande, et ne donnent pas lieu à une augmentation de volume notable. Cette apparence normale a fait admettre à quelques auteurs tels que Delfau, Béraud, que la tuberculisation déformait très peu la prostate; ils ont même prétendu que l'atrophie n'était pas rare. Cette dernière altération est le plus souvent le résultat de la formation d'un abcès qui s'est ouvert et a laissé après lui une perte de substance qui s'est cicatrisée.

Quand la prostate n'est atteinte que dans un de ses lobes, ou que la tuberculisation est prédominante sur l'un d'eux, ce dernier correspond presque toujours au testicule et au canal déférent le plus altéré.

On a beaucoup discuté pour savoir si la prostate pouvait être envahie primitivement ou même si la tuberculisation pouvait se limiter à cet organe; enfin on s'est demandé si la tuberculisation de la glande séminale entraînait presque toujours celle des organes profonds de la génération, ainsi que quelques auteurs l'avaient admis. Il est assez difficile de répondre d'une façon catégorique à toutes ces questions; cependant nous savons qu'il est bien rare que par l'examen clinique ou par l'anatomie pathologique, on ne constate que la tuberculisation de la prostate accompagne celle du testicule. Nous admettons, dans la plupart des cas, que le développement primitif de la tuberculose peut commencer dans les vésicules et la prostate.

Béraud et Robin citent des exemples de tuberculisation limitée à la prostate; mais ce fait est exceptionnel.

Quant à la nature des lésions et à leur aspect le plus ordinaire, on peut dire que le plus souvent on rencontre les dépôts tuberculeux à toutes les périodes de leur développement, depuis la granulation miliaire jusqu'au noyau caséeux, aux cavernes et aux fistules qui les accompagnent.

Thompson prétend que c'est vers les parties latérales de la glande, vers l'extérieur plutôt que vers les parties centrales, que se produisent les lésions.

La muqueuse de l'*urèthre* au niveau de la prostate est quelquefois parsemée de granulations grises (Guyon), et Dolbeau croyait que leur développement était, dans ce point, particulièrement précoce. Cette muqueuse est rouge, épaissie et très vasculaire. Aux granulations succèdent des ulcérations irrégulières analogues à celles qu'on rencontre dans la vessie.

Il peut même y avoir destruction d'une partie de la muqueuse, et communication d'une portion large de l'urèthre avec des cavernes creusées dans la prostate. Les lésions de la muqueuse uréthrale n'atteignent ordinairement pas la portion membraneuse, mais souvent elles se propagent du côté de la muqueuse vésicale où elles produisent des désordres très étendus.

La solidarité qui existe entre les organes urinaires et les organes génitaux, surtout chez l'homme, nous explique comment il arrive si souvent que la tuberculisation d'un des appareils se propage facilement à l'autre.

Soit que la formation tuberculeuse débutant dans le rein ou la vessie gagne l'appareil voisin, soit que l'inverse se produise dans d'autres circonstances, il n'en est pas moins très fréquent de trouver des lésions généralisées.

Du côté de la *vessie*, la muqueuse est épaissie, noirâtre, avec granulations tuberculeuses disséminées surtout dans le bas-fond. Plus tard on constate des ulcérations multiples à bords taillés à pic festonnés, et à fond jaunâtre pultacé. Les tuniques musculeuse et fibreuse sont épaissies et ont perdu leur souplesse; le péritoine altéré peut être garni de granulations. Nous avons même vu un cas dans lequel une ulcération tuberculeuse, occupant les parties latérales de la vessie, avait perforé la paroi, et donné lieu à un phlegmon de la fosse iliaque et à une fistule consécutive.

Les *uretères* peuvent être envahis également et de la même façon que la vessie.

Les altérations *rénales* occupant souvent les deux organes sont ordinairement considérables et se terminent par la formation de foyers et d'abcès tuberculeux, par l'ulcération et la destruction des bassinets et des pyramides; quelquefois avec des désordres périphériques extrêmement étendus.

Nous signalerons ici sans y insister, les cas de *tuberculose primitive du scrotum*, bien étudiés dans la thèse de Rochette (1) et dont nous parlerons plus loin.

Cette esquisse rapide de la généralisation tuberculeuse montre combien l'affection tend à envahir un certain nombre d'organes appartenant à l'appareil génito-urinaire et à produire plus tard des accidents mortels. Nous n'avons pas de données exactes qui permettent d'établir la fréquence relative des désordres de chacun de ces organes, nous savons seulement que leur développement simultané est loin d'être rare.

Si le rapport de la tuberculose du testicule avec celle des autres parties de l'appareil génito-urinaire est encore peu connu, on peut en dire autant de la fréquence de cette tuberculose locale, par rapport à celle d'autres organes, tels que le poumon.

(1) *Thèse de Paris*, 1885.

D'après Reclus, sur 500 phtisiques pulmonaires, 11 seulement portaient des manifestations tuberculeuses du testicule.

Dans un relevé de l'institut anatomo-pathologique de Prague, sur 1,317 tuberculeux, on a constaté trente-trois cas de dégénérescence du testicule, ce qui constitue une proportion semblable à celle donnée par la statistique précédente (Gosselin et Ch. Walther) (1).

L'obscurité qui règne encore sur ce point ne pourra être éclaircie que par des relevés portant sur un grand nombre de malades et recueillies avec soin.

B. **Lésions histologiques.** — La tuberculisation de la glande séminale peut se présenter sous des aspects très divers, surtout quand on tient compte de l'évolution de ses produits. Aussi, pour bien faire comprendre quelle est la nature histologique des masses tuberculeuses, il est nécessaire de remonter au début de l'affection et d'étudier avec détail les caractères qu'elle offre dès son origine. Nous aurons soin de laisser de côté les questions de doctrine, pour ne nous occuper que de la structure proprement dite du tubercule dans les différentes parties de l'appareil séminal.

a. *Testicule.* — Dans le testicule lui-même, on trouve une première lésion élémentaire qui est la granulation grise. Celle-ci est presque toujours placée sur le trajet d'un tube testiculaire, dont elle semble ne constituer qu'un renflement local.

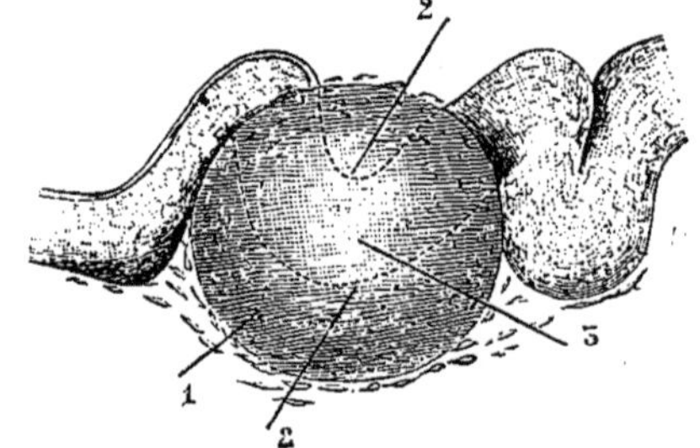

Fig. 29. — Granulation simple.

La partie centrale de cette petite masse correspond au tube séminifère, qui est remplacé à ce niveau par une substance légèrement opaque, granuleuse; elle paraît être due à la dégénérescence des produits préexistants. Sur les limites de la granulation on trouve le calibre du tube séminifère obturé par un amas de cellules qui ne sont que le résultat de la prolifération des cellules épithéliales, ainsi qu'on le constate un peu plus loin.

La zone périphérique ou la couche extérieure de la granulation est constituée par des éléments embryonnaires, très petits, disposés assez régulièrement et séparés par une quantité de fibres conjonctives. Cette couche se continue manifestement avec l'enveloppe du tube sémini-

(1) *Dict. de médecine et chir. pratique*, t. XXXV, art. Testicule.

fère, ce qui donne à la granulation un aspect fusiforme. On voit alors nettement que les couches extérieures de la granulation sont formées par une altération de la paroi du tube, laquelle est due à la prolifération des éléments cellulaires et à la dissociation des fibres conjonctives.

D'après Malassez, l'origine de la granulation grise, telle que nous venons de la décrire, ne laisserait aucun doute. Le seul point qui resterait à déterminer est celui de savoir si l'altération débute par l'endothélium ou par la paroi.

Le résultat de cette altération est l'obstruction des tubes séminifères, au même titre que celle qui accompagne la formation des granulations autour des vaisseaux sanguins.

Il est assez facile d'isoler ces granulations en cherchant à étirer le tube sur lequel elles se rencontrent. Mais quelquefois les tubes sont soudés ensemble, et il est presque impossible d'en extraire un complètement.

Sur des coupes très minces pratiquées au niveau des granulations, on constate des détails qui sont en rapport avec la description que nous venons de donner : une zone centrale dégénérée et granuleuse, limitée par la paroi du tube épaissie et dilatée : la partie périphérique formée par des éléments jeunes en couche concentrique : enfin dans le tissu cellulaire environnant, un travail de prolifération, évident, caractérisé par une accumulation d'éléments jeunes.

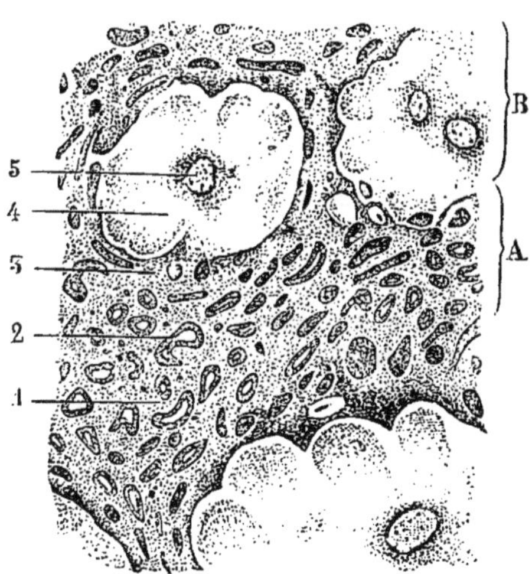

Fig. 30. — Granulations composées.

Ce travail de prolifération étendu autour de la granulation donne naissance à une masse plus volumineuse que MM. Malassez et Reclus désignent sous le nom de *granulations composées*. Cette zone extrinsèque, plus ou moins large, oblitère les vaisseaux sanguins et empêche ainsi l'arrivée de tous les éléments de nutrition au centre de la granulation. On s'explique de cette façon, comment la dégénérescence graisseuse et par conséquent la destruction lente des éléments nouvellement formés, se produit non seulement dans la granulation, mais dans les parties voisines. De là la formation de ces amas jaunâtres, granuleux, sans structure apparente, dont on ne peut deviner l'origine qu'en remontant à leur origine première, et en se rendant compte ainsi de ses différents modes de transformation.

Si nous supposons qu'un grand nombre de granulations se sont développées dans le voisinage les unes des autres, ou que la zone de prolifération qui leur est excentrique a pris une extension considérable, nous avons la clef de la formation de ces masses caséeuses, ordinairement irrégulières, ayant envahi une partie variable de l'organe glandulaire, et dont l'interprétation réelle a été si souvent méconnue par les anatomo-pathologistes.

La granulation dont la dégénérescence graisseuse est assez rapide et dont, par conséquent, les caractères morphologiques sont assez passagers, n'est pas le seul élément primitif qu'on rencontre dans la tuberculisation du testicule; on trouve aussi un élément qui a été décrit sous le nom de *granulation fibreuse.* Celle-ci a le volume d'un petit pois, elle est dure, ses couches périphériques sont transparentes et, examinée à l'œil nu, elle a l'apparence d'une tache ronde, d'un blanc laiteux.

Sa structure se rapproche de celle de la granulation grise ordinaire. Le centre est granuleux, la couche périphérique est formée par des éléments conjonctifs; mais avec cette différence que les fibres prédominent sur les éléments cellulaires et finissent même par faire disparaître ces derniers; de là la dureté spéciale à cette granulation et sa coloration presque caractéristique.

Autour de ces granulations existe également une zone de prolifération cellulaire. Il est rare du reste de les trouver isolées, et le plus souvent elles se développent en même temps que la granulation grise et que le tissu embryonnaire qui les environne. Mais leur dureté et la difficulté qu'elles éprouvent à dégénérer et à se ramollir, permet de les distinguer pendant longtemps des masses caséeuses qui les environnent.

Telles sont les données les plus précises que fournit l'examen microscopique de ces productions. Mais depuis quelques années la découverte de Koch a permis d'ajouter à ces détails un élément caractéristique : le bacille de la tuberculose.

Ce petit élément vivant doit être considéré comme la cause de la formation du tubercule, c'est l'irritation locale dont il est le point de départ, qui conduit au développement de la granulation.

Tous les travaux modernes et surtout l'expérimentation sur les animaux, démontrent la virulence de la tuberculose et le rôle que joue le bacille dans cet envahissement général de l'économie. Dans la tuberculose du testicule la recherche des bacilles, pratiquée avec soin, ne permet de les rencontrer que rarement (Cornil et Babès) (1), cependant leur présence nettement constatée (Langhans) (2) ne peut laisser aucun doute sur leur influence. Il faut ajouter du reste que celle-ci ne serait pas nécessaire dans tous les cas, puisque Malassez et Vignal (3) ont montré que certains produits, que la clinique et l'expérimentation démontrent être des tubercules, ne contenaient pas de bacilles. On y trouve des microcoques réunis en masses zoogliques, plus ou moins volumineuses. Aussi ces auteurs proposent de désigner cette forme sous le nom de *tuberculose zooglique* pour l'opposer à la *tuberculose bacillaire* de Koch.

Comme ces détails sont surtout relatifs à l'étude de la tuberculose et n'ont qu'une importance accessoire pour cette maladie localisée dans le testicule, nous renvoyons aux travaux sur la tuberculose en général.

b. *Corps d'Highmore, épididyme et canal déférent.* — L'examen histologique de la tuberculose au niveau des tubes séminifères nous a montré que la granulation tuberculeuse y était très fréquente et que les productions qui l'entourent pouvaient le plus souvent être considérées comme provoquées par elle. L'altération tuberculeuse paraît se passer différemment dans les parties que nous allons étudier actuellement. Ce fait résulte des travaux de M. Malassez exposés dans la thèse de Reclus.

Dans ces parties, on ne rencontre nulle trace de granulations, et le processus de la tuberculisation semble avoir débuté par une prolifération du tissu conjonctif de ces régions, avec caséification assez rapide.

Les lésions les plus accentuées se rencontrent au voisinage de la muqueuse, laquelle est bientôt envahie et remplacée par les produits caséeux. Ces derniers remplissent la lumière du canal déférent, et constituent cette matière granulo-graisseuse jaunâtre qui sort du canal lorsqu'on pratique une coupe transversale.

Au niveau des couches extérieures, le même produit caséeux se montre encore, mais entremêlé de quelques fibres musculaires ou élastiques, reliquat de la texture primitive.

Plus extérieurement, les cellules embryonnaires non altérées for-

(1) *Les bactéries et leur rôle dans l'an. et la path. des maladies infectieuses*, 2e éd. Paris, 1886.

(2) *Deutsche Chirurgie*, 50e livr. B, p. 309.

(3) Commun. à la *Soc. de Biologie*, mai 1883, p. 353.

ment des couches plus ou moins épaisses dans lesquelles on trouve des vaisseaux oblitérés.

Dans toutes les parties qui correspondent aux parois du canal déférent, la substance caséeuse est dure et résistante; et c'est elle qui donne à la partie correspondante du canal ordinairement renflé une dureté spéciale qui l'a fait comparer à un grain de chapelet.

Dans l'*épididyme*, l'altération semble avoir la même origine et la

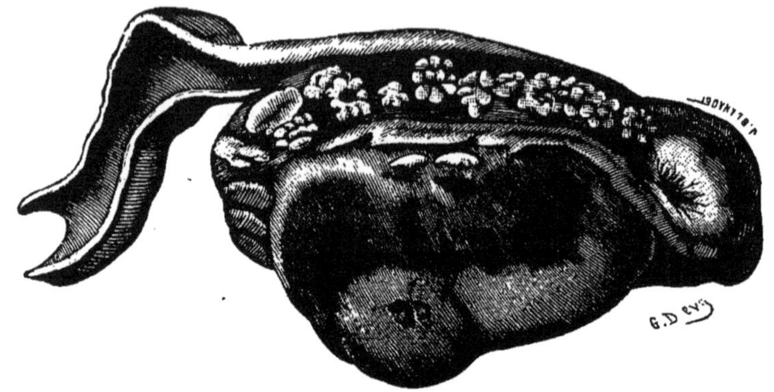

Fig. 31. — Coupe d'un épididyme tuberculeux.

même marche. Mais il existe une différence capitale qui tient à la petitesse du canal, à ses circonvolutions nombreuses et à l'union intime qui existe entre ses sinuosités, par l'intermédiaire d'un tissu cellulaire peu abondant.

Ici en effet, les lésions ne restent pas localisées; elles envahissent des circonvolutions voisines et forment bientôt une masse caséeuse de volume variable. Le ramollissement de cette partie constitue un abcès caséeux qui, ouvert à l'extérieur, donne naissance à une véritable caverne. Les parois, formées par la partie non encore ramollie, fournissent pendant longtemps la suppuration.

La tuberculisation du *corps d'Highmore* se présente avec des caractères analogues à ceux de l'épididyme, le tissu embryonnaire passant à l'état caséeux peu de temps après sa formation. Cependant à ce niveau, le ramollissement de la masse caséeuse paraît être moins rapide que dans l'épididyme.

Étiologie. — Nous ne savons rien de précis sur la cause de la tuberculisation du testicule.

D'après les idées les plus modernes et principalement depuis la découverte du bacille de la tuberculose, cette obscurité a, pour ainsi dire, augmenté encore.

Pourquoi le bacille pénètre-t-il dans la tête de l'épididyme? Pourquoi s'arrête-t-il en ce point pour y produire ses désordres habituels? Quelle est la voie de pénétration de ce microbe?

Autant de questions auxquelles une réponse satisfaisante est actuellement impossible.

Puisqu'on admet actuellement que la tuberculose est une maladie parasitaire, due à l'introduction d'un bacille, il serait utile de savoir par quelle voie cet organisme inférieur pénètre dans le testicule. Ce point intéressant de la tuberculose testiculaire n'a été qu'ébauché jusqu'à présent ; on n'a fait à ce propos que des hypothèses souvent rationnelles, mais nullement démontrées.

Nous trouvons, dans le traité de Conheim, une phrase qui indique bien quelle est la tendance de certains auteurs voulant démontrer la contagion de la tuberculose testiculaire par les voies génitales.

« Il lui semble au moins admissible qu'un homme puisse, pendant le coït avec une femme atteinte de tuberculose utérine, contracter lui-même une tuberculose uréthrale. »

Cette hypothèse a quelque raison d'être, s'il est vrai, ainsi que l'affirment M. Cornil et ses élèves, que le mucus utérin et vaginal, devenu purulent, dans la tuberculose utérine contienne des bacilles caractéristiques.

« La tuberculose génitale primitive, dit M. Verneuil (1), indépendante de la scrofule, naît peut-être simplement à la suite du coït par contagion directe, c'est-à-dire par progression du microbe tuberculeux à travers les voies génitales inférieures, jusqu'au point de l'appareil où il trouve les conditions locales favorables à son installation et à son développement. »

Mais par quelle voie arrive-t-il ainsi ? Probablement par le canal déférent.

Cela serait d'autant plus admissible qu'on trouve très souvent une lésion de la vésicule séminale ou de la région prostatique de l'urèthre ayant précédé l'invasion de l'épididyme. Lancereaux (2) a cherché à démontrer que la maladie gagnait toujours de la prostate vers le testicule.

Malgré toutes ces opinions qui ne reposent encore sur aucune preuve certaine, il vaut mieux avouer notre ignorance et dire qu'actuellement nous ne savons ni par quelle voie ni par quelle mécanisme les bacilles envahissent les organes génitaux.

(1) Thèse de Verchère, 1884, p. 88.

(2) Tuberculose primitive des voies génitales ou rénales des maladies des voies génito-urinaires, *Ann. des mal. des org. génito-urinaires*, t. I, 1884, p. 153.

Il est donc probable, à moins de preuves contraires, que les bacilles se fixent dans l'épididyme, comme ils se développent dans les articulations, dans le cerveau ou dans tout autre organe et que la circulation générale est le véhicule le plus probable de ces organismes.

Les traumatismes eux-mêmes, ordinairement si facilement accusés, peuvent à peine rendre compte de ce lieu d'élection. A peine peut-il produire une lésion locale, *lieu de moindre résistance*, qui a été souvent considérée comme provoquant plus facilement cette tuberculose locale. Mais le traumatisme vrai est rare, et nous connaissons nombre d'exemples dans lesquels la maladie, qui préexistait à l'état latent, n'a été reconnue qu'à propos d'un choc ou d'un froissement. Ce traumatisme léger aurait été incapable de produire une douleur vive s'il avait atteint un organe sain.

En résumé, le plus grand nombre des faits publiés ne permettent pas de trouver un traumatisme réel comme étant la cause réelle du développement de la tuberculose du testicule.

Certaines affections inflammatoires qui se localisent dans le testicule peuvent avoir une influence sur le développement de la tuberculose dans cet organe, au même titre que les affections pulmonaires aiguës semblent prédisposer à la tuberculisation du poumon.

Rilliet (1) cite un cas de tuberculose testiculaire et généralisée, à la suite d'une orchite ourlienne.

La tuberculose du testicule se présente surtout dans l'âge d'activité sexuelle, à partir de la puberté jusqu'à soixante ans. Elle est plus fréquente de quinze à trente-cinq ans, et devient très rare chez le vieillard.

Chez l'enfant, elle a été signalée quelquefois; un cas à trois ans et demi (Lloyd), un à dix-huit mois (Dufour), un autre à neuf mois (Prestat).

M. Launois (2), qui a fait sur ce sujet des recherches spéciales, prétend qu'on en trouve assez souvent des exemples, chez les enfants chétifs, nourris au biberon, nés de parents tuberculeux.

Les caractères de cette maladie sont identiques à ceux de l'adulte : le testicule est gros, dur, doublé de volume; l'épididyme bosselé et inégal et le cordon gros et bosselé.

Son évolution serait particulièrement lente et sans douleurs, aussi les observations cliniques sont rares. On peut aussi admettre que la cause de cette rareté n'est qu'apparente et est due au peu de survie de ces enfants déjà gravement atteints dans leur état général.

(1) *Gaz. de Paris*, 1850.
(2) *Revue mens. des mal. de l'enfance*, 1883, t. I, p. 228 et 232.

Une observation de Monks (1) qui a trait à une tuberculisation du testicule chez un enfant confirme ce que Launois a exposé.

Symptômes. — **1. Phénomènes du début.** — Avant d'étudier les symptômes de la tuberculisation du testicule, il est bon de rappeler que, chez un grand nombre de malades, on voit survenir des phénomènes précurseurs qui ont une grande importance pour le diagnostic de l'affection. Ils se produisent dans des points éloignés du testicule, mais ils sont toujours en rapport avec les organes génito-urinaires. On doit donc les considérer plutôt comme des symptômes propres à la tuberculisation générale de ces organes, qu'à l'affection spéciale des testicules; cependant leur importance est telle que nous devons les signaler ici et même insister sur certains détails qui leur sont propres.

Nous parlerons principalement : *des écoulements uréthraux répétés : des troubles de la miction : des hématuries.*

a. *Écoulements uréthraux répétés.* — Ces écoulements constituent un des symptômes précoces les plus fréquents du tubercule du testicule. Barnier (2) a beaucoup insisté sur leur valeur pronostique. Tantôt ils surviennent spontanément ou au moins sans cause appréciable; tantôt ils ne sont que le prolongement d'une blennorrhagie virulente ou de cause suspecte.

Leurs caractères principaux sont : l'absence presque totale de douleurs dans le canal de l'urèthre ; la nature de l'écoulement, qui est séro-purulent au lieu d'être épais et jaunâtre comme celui de la blennorrhagie; enfin leur ténacité exceptionnelle. Ce dernier caractère n'est pas absolu, car on connait beaucoup de cas dans lesquels cet écoulement a cessé momentanément, souvent en dehors de l'influence de tout traitement, pour reparaître après quelque temps et subire ainsi alternativement des périodes de croissance et de décroissance.

Les causes principales de ces rechutes sont, les excès de coït, les voyages prolongés, la marche, les excès de boisson, etc. Lorsqu'elles surviennent après le coït, on peut croire à une véritable contagion; mais il faut remarquer que généralement l'écoulement apparaît dès le lendemain, et qu'on ne trouve aucune inflammation du méat, ni de l'extrémité antérieure de l'urèthre. Nous ferons remarquer que ce catarrhe uréthral rappelle, par ses caractères généraux, le catarrhe des voies respiratoires qui précède presque toujours la tuberculisation pulmonaire. On peut également le comparer à la leucorrhée abondante qui indique chez la femme le début de la tuberculisation des organes

(1) Monks, *Brit. med. Journ. Lond.*, 1884, t. II, p. 1279.
(2) Barnier, *Des tubercules du testicule*, thèse de Paris, 1873.

génitaux. M. Brouardel dans sa thèse, et M. Bernutz dans une leçon clinique faite à l'hôpital de la Charité en 1872, insistent particulièrement sur cet écoulement, et en font un des caractères les plus utiles pour le diagnostic de la tuberculisation.

b. *Troubles de la miction.* — M. Guyon a particulièrement insisté sur les envies fréquentes d'uriner qui existent chez un grand nombre des individus menacés de tuberculose du testicule. Chez ces derniers, on ne trouve aucune lésion du canal ni de la vessie, mais en les examinant attentivement on constate soit des signes du côté du poumon, soit des entérites rebelles, soit, après quelque temps, une induration de l'épididyme.

M. Guyon (1) considère volontiers ce symptôme comme étant un phénomène hâtif de la tuberculisation en général, au même titre que la fistule à l'anus. D'après Barnier (2) le ténesme vésical constituerait un signe assez important pour que le diagnostic de tuberculisation probable fût établi.

Souvent, dans ce cas, l'introduction d'une bougie à boule provoque, dans le voisinage du col vésical, une douleur vive qui indique une irritation de cette région. Cette irritabilité est peut-être due au développement de granulations dans la muqueuse. Les envies fréquentes d'uriner sont souvent confondues avec celles qui accompagnent la polyurie ou le diabète ; mais il suffit de tenir compte de la quantité d'urine rendue dans les vingt-quatre heures, pour éviter l'erreur. Enfin, ce symptôme fait souvent croire à la présence d'une pierre dans la vessie, car les caractères de la douleur sont identiques.

Ici encore on peut établir la comparaison avec ce qui se passe du côté du poumon et du larynx : d'un côté, expulsion spasmodique des mucosités des voies aériennes : d'autre part, expulsion semblable du contenu de la vessie ; l'irritation due à la présence des produits tuberculeux étant la cause de ces troubles.

Il n'est pas rare de voir survenir, en même temps que des envies fréquentes d'uriner, une véritable rétention urinaire, laquelle est due probablement à l'exagération du spasme du col vésical.

Enfin il existe un phénomène voisin du précédent et qui reconnaît également pour cause l'irritation produite par la tuberculose ; nous voulons parler des *pertes séminales*, si fréquentes au début de la maladie. La tuberculisation de la prostate et des vésicules séminales doit être la cause principale de ce phénomène.

(1) L. Championnière. *Journal de Méd. et de Ch. prat.*, 1873.
(2) *Loc. cit.*

c. *Hématuries.* — Les hématuries précédant et plus tard même accompagnant la tuberculose des organes génitaux ont été signalées depuis un petit nombre d'années. Thomas Smith publia sur ce sujet un article dans *Bartholomew's Hospital Report* 1873, et l'un de nous en signala en France les premières observations dans la thèse de Stapfer (1). Souvent très abondante, et survenant sans causes bien déterminées, l'hématurie est un phénomène d'une grande valeur au point de vue du diagnostic, car elle est l'indice d'un trouble profond de la muqueuse vésicale. Elle peut précéder l'apparition du tubercule testiculaire de plusieurs mois, ou seulement de quelques semaines.

Leur analogie avec les hémoptysies qu'on observe au début de la tuberculose pulmonaire est très remarquable, et nous n'avons pas besoin d'y insister.

En résumé, ces symptômes tendraient à prouver, ainsi que l'affirment plusieurs auteurs, que l'altération des vésicules séminales, de la prostate et des parties voisines du canal de l'urèthre précède la lésion du testicule au moins dans un grand nombre de cas. Nous avons déjà insisté sur ce rapprochement.

Il serait utile d'établir une comparaison entre ces signes prémonitoires et certains modes de début de la tuberculose du testicule qui simulent l'orchite blennorrhagique, par la rapidité de leur apparition et l'acuité de leurs symptômes; nous décrirons plus loin cette variété comme une forme spéciale de la tuberculose du testicule.

Nous insisterons seulement, ici, sur la valeur relative de ces phénomènes. Il est certain que si les écoulements uréthraux ont une certaine importance pour le diagnostic prématuré de la tuberculose génitale, cela tient aussi bien à la présence de l'écoulement lui-même, qu'à l'ensemble des symptômes qu'on peut observer chez le même malade. Il faut tenir compte en effet de l'état du poumon, de la nutrition générale, de la constitution du malade, et surtout des antécédents héréditaires. Enfin nous savons que certains tempéraments, certaines constitutions particulières telles que l'herpétisme, l'arthritisme, peuvent être la cause d'une susceptibilité spéciale de la muqueuse uréthrale; aucun médecin n'ignore combien cette prédisposition amène souvent des écoulements de l'urèthre rebelles ou récidivants.

Le spasme vésical et les hématuries, surtout lorsqu'ils ne reconnaissent pas de causes facilement appréciables, doivent au contraire

(1) *Essai sur le diagnostic de l'hématurie vésicale causée par la tuberculisation* (Thèse de Paris, 1874).

être considérés comme des symptômes d'une grande valeur et d'une grande importance pour le diagnostic prématuré.

L'intérêt principal qui s'attache à la constatation de ces symptômes et à leurs rapports avec la tuberculisation, c'est qu'ils permettent d'instituer de bonne heure un traitement général ou local qui pourra enrayer la maladie ou l'atténuer d'une façon notable. Le repos des organes génitaux, la surveillance active de la nutrition générale peuvent avoir dans ce cas une influence considérable. Le pronostic ultérieur a, comme on voit, une grande importance quand il s'agit de prévenir dans certaines limites une affection aussi grave, M. Védrine (1) dans sa thèse a insisté beaucoup sur cette question.

2. Symptômes de la tuberculisation chronique du testicule. — Les symptômes de la tuberculisation sont assez différents suivant les périodes d'évolution de la maladie. Pour les étudier, on peut distinguer trois périodes assez nettes et dont la durée est extrêmement variable.

Première période. — Au début, on sent au niveau de l'épididyme une augmentation de volume, formant une masse dure, bosselée. La douleur spontanée est ordinairement presque nulle ; aussi, il n'est pas rare que les malades ne s'aperçoivent de cette affection que par hasard, en palpant le scrotum.

La tête de l'épididyme est, le plus souvent, atteinte seule au début : aussi certains auteurs ont-ils voulu voir là une loi générale, et opposer cette localisation du tubercule à celle de l'orchite blennorrhagique, qui provoque la formation d'une nodositité localisée à la queue de l'épididyme. Mais cette différence de siège entre les deux maladies n'est pas absolue, car l'affection peut débuter par la queue de l'épididyme ; le corps de l'organe est souvent pris en même temps ou peu après.

La grosseur des bosselures est naturellement très variable ; souvent l'épididyme tout entier est envahi et considérablement augmenté de volume dès le début.

Lorsque le testicule est altéré en même temps, la palpation permet de reconnaître qu'il a perdu en partie son élasticité, et par un examen attentif, on pourrra avoir la sensation de noyaux durs faisant plus ou moins saillie à la surface de l'organe.

Le canal déférent présentera lui-même une augmentation de volume notable, des irrégularités et même des nodosités assez souvent isolées,

(1) De certains modes de début du tubercule. Thèse. Paris, 1873.

et rappelant la disposition des grains d'un chapelet. Mais cela dans un petit nombre de cas.

Pendant toute cette période, les parties malades se déplacent facilement dans le scrotum, et ne présentent aucune adhérence.

Si la tunique vaginale contient du liquide, celui-ci masque en grande partie les signes précédents et les rend difficiles à apprécier. Cette hydrocèle peut être vidée par une ponction, quand elle est abondante, et les lésions du testicule deviennent ainsi très apparentes. Il arrive aussi que le liquide disparaît spontanément; mais, après quelque temps, la vaginale est plus profondément altérée.

Nous avons souvent constaté dans cette période un signe qui indique nettement que les deux feuillets de la vaginale ont contracté des adhérences ensemble. Il suffit de se rappeler que, à l'état normal, si on saisit entre le pouce et l'index le testicule en exerçant un légère pression, cet organe glisse et est expulsé facilement. Au moment où il quitte les deux doigts ainsi rapprochés, ceux-ci sentent une membrane mobile assez épaisse, lisse, qui n'est autre la séreuse pliée en double, elle se dérobe rapidement. Cette manœuvre indique que la membrane pariétale est libre et glisse facilement sur l'autre feuillet. Quand il y a adhérence, cette petite manœuvre ne réussit pas, le testicule fuit moins facilement entre les deux doigts et lorsqu'il a glissé, on ne trouve plus la sensation précédente.

Deuxième période. — La période de ramollissement peut survenir dans deux circonstances complètement différentes.

Après une évolution lente, indolente, et sans manifestations bien appréciables, apparaissent des phénomènes d'inflammation très nets qui sont souvent remarquables par leur acuité. Mais cette évolution aiguë et rapide est peu fréquente; on a affaire alors à la forme qui a été décrite sous le nom d'*orchite tuberculeuse,* laquelle sera décrite dans un paragraphe spécial.

Très souvent, au contraire, on constate au niveau de l'induration tuberculeuse un certain degré d'adhérence de la peau ; celle-ci change de coloration, devient rougeâtre, violacée, et après quelque temps, on peut percevoir à ce niveau un point ramolli et une fluctuation localisée.

Le ramollissement et la formation d'abcès se sont produits sans douleur appréciable, ni irritation locale manifeste, et le malade n'a eu notion de cette transformation. Le seul phénomène local qui soit bien net pendant cette évolution est une faible élévation de température qui accompagne presque toujours la formation de ces abcès.

Entre ces deux modes d'évolution de la tuberculose arrivant à la suppuration, il existe des intermédiaires nombreux suivant la rapidité de la suppuration, l'acuité des phénomènes inflammatoires et douloureux et l'importance des phénomènes généraux. Ceux-ci ne se présentent cependant que dans les cas d'orchite tuberculeuse aiguë, la forme chronique et subaiguë n'entraînant ordinairement aucun trouble important.

La durée de cette période est des plus variables, de même que l'étendue des désordres qu'elle produit, et cela tient principalement au volume primitif des productions tuberculeuses.

Troisième période. — Lorsque les abcès tuberculeux sont devenus sous-cutanés et que la peau est amincie, celle-ci s'ulcère légèrement, le pus sort au dehors, la tuméfaction s'affaisse ; il ne reste, après quelques jours, qu'un petit orifice. Le pus qui est évacué est souvent très fluide, peu coloré, et contient souvent des grumeaux qui représentent des débris de la matière tuberculeuse en voie d'élimination.

L'orifice, au lieu de s'obturer, continue à donner issue à une certaine quantité de liquide puriforme mélangé de petits grumeaux, alors il s'établit une véritable fistule. Celle-ci ne sera tarie qu'après l'élimination totale de tout le foyer tuberculeux correspondant, ainsi que nous l'apprend l'anatomie pathologique.

Il n'est pas rare de voir se produire plusieurs abcès, soit ensemble soit successivement, suivis d'autant de fistules qui présentent du reste des aspects très différents. Tantôt ce sont des orifices très petits, à peine apparents, cachés dans le fond d'un sillon produit par le froncement de la peau du scrotum ; tantôt l'orifice est large, et peut atteindre l'étendue d'une pièce d'un ou de deux francs, les bords sont amincis, décollés et violacés. Lorsque cet orifice augmente encore d'étendue, on voit sortir à travers la perte de substance de la peau une masse bourgeonnante limitée par les bords cutanés, elle est saillante à la surface du scrotum, et constitue ce qu'on a nommé *fongus bénin* du testicule.

Les abcès tuberculeux qui donnent naissance au fongus ne viennent pas tous du testicule lui-même. Souvent ils sont dus au ramollissement des produits tuberculeux plus superficiels et surtout de la vaginale. Aussi, après leur ouverture qui produit une ulcération étendue du scrotum, l'albuginée se trouve dénudée et mise au contact de l'air et des liquides. Cette membrane bourgeonne et bientôt, se trouve constituée une variété spéciale de fongus auquel on a donné le nom de fongus superficiel. Nous retrouverons ces faits dans le chapitre consacré au *fongus bénin.*

Les anciens auteurs, Astley Cooper, et d'autres croyaient que le liquide sortant par les fistules scrotales n'était autre chose que du sperme. Mais l'examen microscopique, pratiqué un grand nombre de fois, a démontré qu'il s'agissait là d'un écoulement séro-purulent analogue à celui qui succède aux abcès froids ou ossifluents. Des bacilles de la tuberculose peuvent se rencontrer dans ce liquide; ils sont ordinairement assez rares.

L'examen des fistules au moyen du stylet permet quelquefois de reconnaître l'origine réelle de la formation du pus, et la profondeur de l'altération. Nous avons vu que c'est surtout l'épididyme qui donne naissance à ces abcès suivis de fistules, au moins dans les premières périodes de la maladie. Plus tard, le testicule se ramollit également et est en partie détruit par la suppuration. Les abcès prenant naissance dans les parois scrotales et surtout dans la vaginale sont moins fréquents.

Si les fistules arrivent à s'oblitérer à la suite de l'élimination des produits tuberculeux, elles laissent une trace indélébile constituée par l'adhérence de la peau aux parties profondes. A ce niveau, le scrotum est froncé et présente une dépression facile à distinguer. Cette adhérence est ordinairement permanente et correspond à un petit cordon qui l'unit au testicule ou à l'épididyme.

3. Symptômes généraux. — Les manifestations générales qui peuvent accompagner la marche chronique de la tuberculose présentent des variétés considérables suivant les malades, et ne sont nullement en rapport, au moins dans la plupart des cas, avec les accidents locaux qui viennent d'être étudiés. Elles tiennent, en effet, beaucoup plus à la constitution du malade et aux manifestations de la diathèse sur des organes éloignés appartenant, soit à l'appareil urinaire, soit à l'appareil respiratoire.

Nous aurons donc à envisager ces phénomènes éloignés sous deux aspects différents, qui méritent une mention spéciale.

Un fait qui attire surtout l'attention, c'est l'apparence de santé vigoureuse et de résistance vitale, que présentent un certain nombre d'individus atteints de tuberculose testiculaire. Rien chez ces malades ne pourrait faire soupçonner une maladie aussi sérieuse localement, et pouvant avoir plus tard des conséquences générales aussi graves. Les antécédents eux-mêmes ne peuvent faire soupçonner la nature de la maladie, qui n'est éclairée que par l'examen local approfondi.

Quelques malades, cependant, présentent certains attributs du tempérament dit scrofuleux; ils peuvent porter des traces des manifestations antérieures de cette diathèse ; mais au moment où évolue l'affection testiculaire, ils peuvent avoir tous les attributs d'une bonne constitution.

Ces cas spéciaux, et qui semblent une anomalie en présence d'une affection aussi sérieuse que la tuberculose, ne constituent pas la règle. Un grand nombre de malades, au contraire, portent sur eux, soit des traces antérieures de la maladie constitutionnelle, soit des symptômes localisés de la même maladie. D'autres, enfin, ont un habitus extérieur ou des antécédents de famille tels, que la maladie locale testiculaire se rattache facilement à un ensemble pathologique évident.

Nous verrons plus tard combien ces données intéressantes peuvent être utiles pour le diagnostic de la tuberculose testiculaire au début, et surtout pour établir un pronostic certain ; elles serviront aussi à discuter le traitement le plus rationnel.

On trouvera dans la thèse de Fossard (1) des observations qui ne laissent aucun doute à ce sujet.

1. Symptômes de la tuberculisation aiguë ou orchite tuberculeuse. — Il est assez rare que la tuberculose du testicule débute par des phénomènes aigus qui rappellent complètement l'épididymite blennorrhagique. Il n'est donc pas étonnant que la nature de cette inflammation ait été méconnue pendant longtemps. C'est grâce au travail de M. Duplay (2), que l'attention a été attirée sur ce sujet et que plusieurs observations ont été publiées.

Rapidement, sans cause appréciable, le malade éprouve une douleur dans le scrotum, douleur localisée le plus souvent à l'épididyme. Outre cette localisation, on voit apparaître après quelques heures des irradiations du côté de la fosse iliaque et de la région lombaire.

En même temps se produit un gonflement de la région, lequel est dû à l'augmentation de volume de l'épididyme, à l'œdème inflammatoire des parties molles du scrotum, et le plus souvent à une certaine quantité de liquide épanché dans la vaginale (Reclus).

Le scrotum devient rouge, lisse, tendu. Lorsqu'on palpe avec soin les parties profondes, l'épididyme semble très volumineux, mais sans bosselures très appréciables.

On est donc en présence de tous les symptômes de l'épididymite blennorrhagique, et comme il est rare que le malade accuse la présence antérieure de nodosités dans l'épididyme, car il ne les a pas encore perçues, il est difficile d'établir la différence entre les deux affections.

(1) Orchite tuberculeuse. Thèse. Paris, 1855.
(2) *Union méd.*, 1860. (*De la tuberculisation galopante du testicule.*)

Mais la marche de l'inflammation va bientôt prendre un caractère particulier qui la différencie des autres variétés.

Aux phénomènes aigus qui caractérisent le début, succède une période de calme relatif dans laquelle les douleurs sont moins vives; mais le gonflement s'accentue, la partie la plus saillante s'accuse davantage, et après vingt ou vingt-cinq jours, la palpation permet de reconnaître, dans cette partie saillante, la présence d'une collection purulente. Après quelques jours, l'abcès s'ouvre spontanément et reste fistuleux.

On peut rencontrer plusieurs variétés dans la marche et la terminaison de ces abcès, selon la rapidité de leur formation et leur étendue; mais la production du pus n'en est pas moins une des caractéristiques les plus évidentes de l'inflammation tuberculeuse. Nous devons rappeler, en effet, combien il est rare de voir cette complication survenir dans le cours de l'épididymite blennorrhagique. Il est vrai qu'on peut trouver des cas dans lesquels une inflammation de nature bien déterminée s'est transformée par la tuberculose; Petersen en cite un exemple (1). Cette complication aété également signalée à la suite de l'orchite ourlienne par Rillet (2). Mais ce sont là des exceptions très rares qui ne méritent pas d'être discutées longuement.

Si l'inflammation tuberculeuse aiguë semble survenir quelquefois d'emblée dans l'épididyme et le testicule, il ne faut pas regarder ce fait comme étant la règle ordinaire, ni même peut-être le cas le plus fréquent. Souvent cette poussée aiguë a été précédée de l'augmentation de volume de l'épididyme avec bosselures et nodosités. Dans quelques cas, on trouve sur l'épididyme du côté opposé des masses tuberculeuses qui indiquent que son congénère devait probablement contenir des produits analogues. Un examen attentif du cordon, de la prostate et des vésicules séminales, permettra souvent de reconnaître des lésions caractéristiques déjà anciennes et qui indiqueront la nature de la maladie. Enfin, il n'est pas rare de trouver dans le canal de l'urèthre un écoulement séro-purulent survenu spontanément et qui n'est autre chose que de la blennorrhée tuberculeuse. En même temps que cette blennorrhée, quelques malades ont eu des hématuries, prélude éloigné de la tuberculisation des organes génitaux. Tous ces antécédents qui ont précédé l'apparition de l'inflammation aiguë; ont pu être ignorés du malade; il est donc souvent difficile de les affirmer.

(1) Petersen (Copenhague). Sur un cas d'épidymite blennorrhagique avec dégénérescence caséeuse. *Nordischt. Méd. arch.* 1871. Vol. III. N° 4.

(2) Un cas de tuberculose testiculaire généralisée à la suite d'orchite ourlienne. *Gaz. de Paris*, 1850.

Après l'ouverture de l'abcès, les phénomènes inflammatoires s'apaisent assez rapidement, il ne reste bientôt qu'une fistule analogue à celle que nous avons décrite dans la forme chronique de la tuberculose. A partir de ce moment, l'évolution de la maladie ne présente aucun caractère spécial qui la différencie de la tuberculose classique. Il peut se produire cependant, soit après guérison de la fistule, soit malgré sa persistance, de nouvelles poussées inflammatoires semblables à la première.

Si cette poussée aiguë se produit quelquefois sans cause apparente, il n'est pas rare de voir un coup, un choc, un traumatisme quelconque, accompagnés d'une douleur plus ou moins vive, devenir le point de départ de l'inflammation aiguë.

Mais ce qu'il faut surtout retenir de ces manifestations, c'est qu'il existe entre la tuberculisation franchement aiguë de l'épididyme et la même affection ayant une marche chronique, des intermédiaires nombreux, lesquels tiennent, soit au mode de début, soit à la marche même de l'affection.

Nous croyons, d'après les faits que nous avons pu observer, que dans la plupart de ces cas, il s'agit d'une tuberculose locale, à marche lente, chronique, inaperçue, qui, sous une influence quelconque, devient le siège d'une inflammation aiguë.

Plusieurs observations que nous possédons démontrent cette proposition, car avant l'apparition des phénomènes aigus, la tuberculose avait été constatée, sous forme de nodosités atoniques, non douloureuses et ayant pu facilement passer inaperçues après un examen peu minutieux.

Aussi, il nous semble que, sans vouloir détruire l'expression d'*orchite tuberculeuse*, qui indique bien cette inflammation aiguë, il serait bon de se rappeler que cette formule indique seulement une phase spéciale et passagère de certaines tuberculoses, phase accidentelle ; mais qu'elle ne constitue nullement une forme spéciale de l'envahissement de l'épididyme par le tubercule.

Diagnostic. — 1° *Dans la forme chronique.* — Le diagnostic de la tuberculose du testicule dans sa forme chronique est le plus souvent facile, et s'impose après un examen suffisamment complet. Cependant il existe une série de circonstances qui peuvent rendre ce diagnostic extrêmement délicat, il est alors nécessaire de tenir compte d'un certain nombre de signes, souvent difficiles à apprécier, pour arriver au but qu'on se propose.

Aussi, doit-on discuter ces signes dans les différentes périodes que parcourt la maladie. Nous les examinerons donc : 1° lorsque l'affection est localisée dans l'épididyme ; 2° quand elle occupe le testicule et l'épididyme en même temps ; 3° lorsqu'il y a ramollissement du tubercule et formation d'abcès ou établissement d'une ou plusieurs fistules.

Lorsque la tuberculose occupe seulement l'épididyme, elle se présente sous forme de noyaux arrondis, réunis les uns aux autres, occupant la tête ou le corps de l'organe. Ces bosselures sont résistantes et ordinairement peu douloureuses à la pression. Le canal de l'épididyme se perd complètement dans ces bosselures.

L'induration qui succède à l'épididymite uréthrale peut être confondue avec la tuberculose. Mais elle présente une forme plus allongée, elle occupe la queue de l'épididyme, elle est plutôt élastique : enfin, d'après M. Reclus, on peut sentir distinctement à son niveau le commencement du canal déférent qui décrit une anse, avant de suivre son trajet du côté de la région inguinale. Les commémoratifs ont ici une grande utilité, car dans les indurations de la queue de l'épididyme, il est bien rare que le malade n'indique pas qu'il a eu, dans le cours ou à la fin d'une affection uréthrale, une poussée aiguë du côté de l'épididyme, dont on trouve à ce moment les traces. Si la maladie tuberculeuse a débuté avec des phénomènes aigus, la difficulté peut être plus grande.

On peut confondre avec la tuberculose les petites indurations, qui d'après Dron, Fournier et autres, se développent dans l'épididyme sous l'influence de la syphilis, pendant la période secondaire. Mais il s'agit ici d'une petite masse arrondie, non douloureuse, sans bosselures secondaires. Les antécédents et la disparition de la petite tumeur sous l'influence du traitement spécifique, serviront au diagnostic. Ajoutons aussi que cette manifestation syphilitique est rare.

Quand le testicule est envahi en même temps que l'épididyme, et que ces deux parties sont confondues ensemble et entourées par des épaississements fibreux, résultant de l'inflammation chronique, il est souvent difficile de les différencier des tumeurs malignes, quelle que soit leur nature, ou de la syphilis. Il est même probable, d'après les faits publiés et ceux que nous avons pu observer, que c'est avec la tuberculose du testicule que les tumeurs malignes de cet organe ont été le plus souvent confondues.

Les tumeurs malignes (sarcôme, carcinôme, lymphadénôme etc.), occupent primitivement le testicule dont elles augmentent le volume en lui conservant sa forme et en aplatissant l'épididyme qui devient bientôt méconnaissable. Ordinairement, quand le tubercule se développe rapidement dans le testicule et l'épididyme, il donne lieu à des bosselures, des irrégularités qui ne surviennent dans les tumeurs malignes que plus tard et l'épididyme reste assez distinct.

Ces caractères sont ordinairement assez tranchés. Mais il est des cas dans lesquels le tubercule occupant tout l'organe, lui donne une apparence à peu près semblable à celle que produit le sarcôme ou le carcinôme. Bientôt surviennent quelques bosselures ramollies rappellant celles qui existent à la surface des tumeurs après un certain temps de leur développement, aussi il devient impossible d'éviter l'erreur.

Nous avons vu plusieurs fois pratiquer l'ablation d'un testicule volumineux dans lequel on croyait trouver une tumeur maligne, mais qui était, au contraire, rempli de masses caséeuses et de granulations dont l'origine n'était pas douteuse. Butlin (1) raconte l'histoire de faits analogues qui prouvent combien il est difficile d'éviter l'erreur. Cet auteur insiste sur ce fait que, dans ces formes douteuses, le scrotum était rarement adhérent, quand il s'agissait de cancers. Dans cette dernière affection, la consistance serait élastique et plus uniforme que dans la tuberculose.

L'hydrocèle, qui existe souvent en quantité plus ou moins variable, peut non seulement rendre le diagnostic difficile à cause de l'impossibilité d'un examen complet de l'organe testiculaire, mais elle peut aussi être confondue avec une hydrocèle simple, alors qu'elle ne constitue en réalité qu'un phénomène secondaire.

Dans la troisième période, lorsqu'il y a formation d'abcès et consécutivement d'une fistule, la tuberculose ne peut être confondue qu'avec l'orchite suppurée simple ou les gommes syphilitiques.

L'orchite suppurée est rare excepté dans les inflammations qui succèdent aux manœuvres pratiquées sur l'urèthre et chez les hommes affaiblis. Elle peut succéder à l'épididymite blennorrhagique dans des cas exceptionnels, mais autrefois ces faits ont été le plus souvent confondus avec l'épididymite tuberculeuse de forme aiguë. Elle donne rarement naissance à une fistule où celle-ci n'est que passagère. Aussi a-t-on actuellement une tendance à considérer comme étant de nature tuberculeuse toute suppuration chronique venant du testicule ou de l'épididyme.

Quand la gomme syphilitique du testicule se ramollit, qu'elle devient adhérente à la peau, elle simule un véritable abcès tuberculeux à cause de sa marche et de la façon dont elle évolue. C'est donc, le plus souvent, après son ouverture que le diagnostic devient possible, la nature des

(1) *Med. Times and Gaz.*, 1883, t. I, p. 608.

produits qui sont éliminés permettant d'éviter une méprise. Cependant, même dans ce cas, il peut y avoir encore erreur, car le bourbillon de la gomme simule assez facilement une masse caséeuse en voie d'élimination, mais non complètement ramollie. Tous les chirurgiens ont vu des cas semblables qui les ont mis dans un grand embarras.

Plus tard, quand une fistule est établie et devient permanente, elle ne présente par elle-même aucune apparence caractéristique, et elle peut être confondue avec la fistule qui succède à une gomme testiculaire éliminée. Dans ces conditions, aussi bien que dans la période qui correspond à l'élimination des produits caséeux, le traitement antisyphilitique pourra, en quelques semaines, lever tous les doutes. Des exemples nombreux prouvent que, dans ces cas, le traitement devient une véritable pierre de touche pour le diagnostic. Nous renvoyons au chapitre de la syphilis, pour les détails plus complets sur cette question.

Dans un certain nombre de faits, on pourra avoir recours à l'examen du pus séreux qui s'écoule des fistules. Nous avons vu déjà que ce pus contient des bacilles en petite quantité. La constatation de ces petits corps, après un examen minutieux, donnerait une preuve évidente de la tuberculose. Malheureusement cette recherche est difficile, longue et souvent infructueuse. Elle constitue cependant un signe positif quand le bacille a été nettement constaté.

Si le chirurgien est obligé d'intervenir activement et de pratiquer un grattage des parties malades, il pourra rencontrer soit dans les fongosités qui garnissent les trajets fistuleux, soit dans les parties caséeuses enlevées, les mêmes bacilles caractéristiques. Tous les doutes seraient ainsi levés sur la nature de la maladie.

Depuis quelques années, grâce aux connaissances que nous possédons sur la nature de la tuberculose, on a trouvé un moyen de diagnostic infaillible dans la tuberculose suppurée. Il consiste, dans les cas douteux, à inoculer à des animaux le produit de la suppuration. La production d'une tuberculisation locale ou généralisée indique bientôt qu'il s'agit d'une maladie semblable dans le testicule. Nous avons déjà employé ce moyen avec succès; mais il a l'inconvénient d'être long, car il faut attendre pendant plusieurs mois l'évolution de la tuberculose chez le lapin inoculé.

Enfin, à l'exemple de Damsch, on pourra, s'il existe du côté du canal de l'urèthre ou de la vessie, des phénomènes qui semblent se rattacher à la même affection, obtenir par l'examen des urines, la même preuve anatomique.

Le procédé le plus sûr est de pratiquer dans la chambre antérieure d'un lapin une inoculation avec ce sédiment. La tuberculose irienne qui succède à cette inoculation donne une preuve manifeste et non douteuse.

Damsch (1) rapporte le fait d'un homme de vingt-sept ans, ayant un catarrhe vésical datant de deux ans avec induration légère de l'épididyme. Le diagnostic était douteux. Une inoculation suivie de tuberculose locale, pratiquée dans la chambre antérieure de l'œil d'un lapin, leva tous les doutes.

Il suffit de laisser déposer l'urine après l'avoir mélangée à une quantité égale de solution de chlorure de sodium à 6 p. 100. Le sédiment contient quelquefois des bacilles reconnaissables après coloration.

Quant au diagnostic avec d'autres affections telles que l'hématocèle, la maladie kystique, etc., nous ne pouvons y insister, car la difficulté se présente beaucoup plus rarement, et on ne peut indiquer à ce propos aucun signe spécial.

Nous terminerons ce résumé rapide du diagnostic des affections tuberculeuses par cette notion générale, qu'il ne faut jamais oublier lorsqu'on soupçonne la tuberculose : c'est l'envahissement ordinaire et souvent concomitant par cette maladie de certains organes éloignés du testicule.

En dehors des phénomènes précurseurs ayant une allure spéciale et qui annoncent si souvent la tuberculose du testicule, il peut se produire des désordres concomitants dont la constatation permettra immédiatement de la différencier d'une autre maladie.

Il est bien rare que la tuberculose ait envahi depuis quelque temps l'épididyme et le testicule sans que la prostate et le canal déférent envahis à leur tour ne fournissent des signes caractéristiques : cela est vrai surtout pour la vésicule séminale. Celle-ci est plus difficile à explorer à cause de sa profondeur, mais une main exercée peut presque toujours l'atteindre en mettant le malade dans la position génu-pectorale. Le canal de l'urèthre, la vessie et le rein peuvent être altérés également, mais plus rarement et plus tardivement.

L'examen méthodique des vésicules séminales et de la prostate ne doit donc jamais être négligé.

Enfin le malade peut présenter les symptômes de tuberculose dans d'autres organes : poumons, ganglions, articulations; autant de pré-

(1) Damsch, *De l'inoculation de la tuberculose comme moyen de diagnostic, dans es lésions de l'appareil génito-urinaire* (*Deutches Arch. fklin. med. Leipzig*, 1882, XXXI, 75, 85).

somptions qui peuvent faire croire à la tuberculose testiculaire.

Il est donc permis de dire qu'il est assez exceptionnel de n'avoir pas, pour guider le diagnostic, quelque signe prochain ou éloigné qui, dans le cas où l'examen local laisse quelque indécision, ne puisse lever les doutes.

2° *Dans la forme aiguë.* — Quand l'épididyme est envahi brusquement par la tuberculose avec des phénomènes aigus et franchement inflammatoires, ou bien lorsque des noyaux tuberculeux de l'épididyme, jusqu'alors méconnus, s'enflamment et sont le siège d'une poussée aiguë, le diagnostic devient souvent embarrassant. Aussi n'est-il pas étonnant que cette forme ait été pendant longtemps méconnue et confondue avec l'épididymite uréthrale ou traumatique.

Ici, il est pour ainsi dire impossible d'établir, chez la plupart des malades, un diagnostic différentiel reposant sur des bases solides, dès le début de la maladie. Nous parlons surtout des cas dans lesquels l'épididyme est seul envahi.

Le développement primitif de l'inflammation, les symptômes qui l'accompagnent sont absolument les mêmes que ceux d'une épididymite uréthrale aiguë ou subaiguë.

La présence d'un écoulement uréthral est malheureusement une source d'erreur très fréquente, car elle permet de confondre l'épididymite tuberculeuse avec l'épididymite blennorrhagique. Il est, par conséquent, indispensable d'analyser avec soin les caractères de l'écoulement, son mode de début et les lésions concomitantes des organes profonds.

Deux circonstances seules permettront d'admettre une tuberculose à marche aiguë : l'état général du malade et certaines particularités portant sur le fonctionnement des organes voisins.

Chez un tuberculeux évident ou un scrofuleux à manifestations multiples, une épididymite survenue sans cause et surtout sans écoulement blennorrhagique, devra être soupçonnée avec raison.

Si les manifestations locales sont limitées à la tête de l'épididyme, et si on constate des bosselures douloureuses de la prostate, la tuberculose sera presque certaine. Enfin, le meilleur et souvent le seul moyen d'avoir un diagnostic bien net est l'expectation. Très souvent, en effet, la poussée inflammatoire épididymaire, au lieu de se résoudre et de se terminer par une simple induration à la queue de l'épididyme, subit dans la tuberculose une transformation. Souvent un abcès peu volumineux se développe, et on voit évoluer tous les phénomènes que nous avons décrits plus haut, lorsqu'un foyer caséeux aboutit à l'extérieur. Cet abcès devient caractéristique, car nous avons vu combien il était rare de voir l'épididymite blennorrhagique ou traumatique donner lieu à cet accident.

Marche et Pronostic. — Il est difficile de donner des indications précises sur le développement de la tuberculisation du testicule, surtout quand on ne s'occupe de la maladie que dans son ensemble. On doit donc faire quelques distinctions suivant les variétés locales et aussi suivant qu'il existe ou non un envahissement général de la tuberculose.

Comme toutes les manifestations de cette maladie, celle qui atteint le testicule et l'épididyme peut agir avec rapidité, détruire les organes en quelques années, par la formation de masses caséeuses volumineuses et la fonte de ces productions.

Mais il existe aussi une forme lente qui n'altérera l'organe que par étapes successives. Quelquefois, surtout au début, un seul abcès peut se former, il se vide au dehors et laisse après lui une fistule. Celle-ci est rebelle et dure plusieurs années; d'autres fois elle se tarit, et un cordon fibreux, unissant la peau du scrotum à l'organe malade, est le seul vestige de cet accident.

Cette manifestation peut être unique pendant plusieurs années, ce n'est que longtemps, après que le malade a d'autres manifestations locales ou générales de la tuberculose.

Un de nos malades, jeune encore, eut dix ans avant sa mort un abcès tuberculeux de l'épididyme du côté gauche. La fistule qui succéda à cet abcès persista six mois et se tarit. Toute trace de lésion tuberculeuse disparut, aucune autre ne se produisit ailleurs, lorsqu'il fut pris, après dix ans, de méningite tuberculeuse qui entraîna la mort en trois semaines.

Un autre malade eut une fistule anale, suite d'abcès, à l'âge de vingt-cinq ans, accompagnée d'état général mauvais. L'opération de la fistule amena rapidement la guérison et une amélioration notable de l'état général. Pendant huit ans il se crut guéri complètement.

Survint alors un abcès de l'épididyme droit, avec induration à gauche. Cette lésion guérit après une période fistuleuse de quatre mois. Le malade se rétablit complètement. Cinq ans après il mourut d'une tuberculose pulmonaire généralisée et rapide.

Des exemples semblables peuvent être multipliés et ont été fournis par de nombreux auteurs.

Lorsque la lésion est limitée à l'épididyme, elle reste plus facilement stationnaire et peut s'améliorer très rapidement au point de donner une guérison apparente assez prolongée sous l'influence du repos et d'un traitement général.

Ces faits prouvent que l'affection locale, après avoir produit des désordres plus ou moins profonds, peut se guérir spontanément ou après un traitement approprié et donner une guérison apparente très prolongée.

On connaît aussi de nombreuses observations dans lesquelles la tuberculose localisée à l'épididyme est restée stationnaire sous forme de nodosités bosselées. Ce n'est qu'après plusieurs années que le ramollissement est survenu et que les masses tuberculeuses furent éliminées.

Cette variabilité dans la marche et l'étendue des désordres s'applique aussi à l'envahissement de l'autre testicule. Il peut se produire presque simultanément des deux côtés, attendre plusieurs mois ou plusieurs années avant d'être manifeste ; il arrive quelquefois qu'il coïncide avec une poussée aiguë du côté de l'organe primitivement malade; enfin l'autre testicule peut rester intact jusqu'à la mort du malade.

Quelquefois l'envahissement du second organe est très tardif. Gibier (1) cite une observation dans laquelle le premier organe fut pris en 1874. Une fistule succéda à un abcès et dura pendant quatre ans pour se tarir complètement. En 1879 seulement l'autre organe fut envahi et devint bientôt la cause de dix fistules scrotales, lesquelles conduisirent à la castration.

Un de nous a observé un fait analogne. L'ablation d'un testicule tuberculeux et purulent fut pratiquée chez un homme de trente-huit ans. L'autre testicule et les organes plus profonds ne furent envahis que cinq ans après.

Le pronostic de la tuberculisation du testicule est grave, comme cela se présente pour tous les organes atteints de cette maladie.

Mais cette gravité peut se comprendre de plusieurs façons différentes ; suivant qu'on envisage l'organe en lui-même et les conséquences que peut avoir la tuberculisation sur son fonctionnement et sa propre substance; suivant que, au contraire, on tient compte surtout de l'envahissement des organes voisins ou éloignés et de la terminaison fatale qui succède à ces invasions successives.

La première hypothèse a déjà été discutée, à propos de l'anatomie pathologique et des désordres produits par la tuberculisation.

Le développement secondaire de la tuberculose dans les organes urinaires en connexion avec le testicule a été aussi étudié. Il ne reste donc à envisager que l'état des autres organes, les lésions lointaines venant compliquer la maladie du testicule ou la précédant.

(1) *Prog. méd.*, 1880, p. 1042.

Lorsque la tuberculose de l'épididyme et du testicule est un phénomène secondaire et qu'elle succède à la phtisie pulmonaire ou à quelque altération desorganes urinaires, elle ne peut entrer en ligne de compte dans le pronostic général. Aucun phénomène mortel ne peut se produire par le fait de la lésion testiculaire, ou au moins dans les cas où la mort est survenue, il ne s'agissait que d'accidents rares d'infection générale. Les malades meurent des autres manifestations tuberculeuses.

Si la tuberculose est primitivement fixée dans le testicule, nous avons vu déjà qu'elle peut rester longtemps localisée à cet organe, y évoluer, former des abcès, des fistules, et finalement guérir pour quelque temps. Mais il est rare que les autres parties de l'appareil génito-urinaire ne se prennent pas également, et qu'ainsi ne se produisent des désordres graves de ces organes, désordres qui deviennent fatalement mortels.

L'un de nous (1) a essayé, dans un travail publié en 1883, de donner quelques règles touchant la marche de cette tuberculose.

Les principales conclusions de ce mémoire étaient que, le plus souvent, la tuberculose primitive du testicule gagnait les organes génito-urinaires placés au-dessus lorsque ces derniers n'étaient pas déjà envahis précédemment ou simultanément et que la mort était due à des accidents du côté du rein ou de la vessie. La mort est plus rare par accidents pulmonaires, méningitiques ou cérébraux et péritonéaux secondaires. Mais il en existe cependant quelques exemples.

Pour M. Lancereaux (2), la tuberculose des organes génitaux serait toujours ascendante et débuterait par la prostate et les vésicules séminales pour atteindre ensuite le canal déférent et l'épididyme. Elle se conduirait comme la blennorrhagie et envahirait les organes dans le même sens. Il nie donc la tuberculose primitive du testicule. Nous croyons que cette formule est vraie dans le plus grand nombre des cas, ainsi que nous l'avons déjà dit; cependant nous connaissons des faits dans lesquels il serait difficile d'affirmer que l'épididyme n'a pas été envahi le premier; la vésicule et la prostate semblant intactes et restant pendant plusieurs années à l'abri de toute manifestation, malgré l'évolution des altérations testiculaires. Il est donc impossible de poser cette loi comme absolument démontrée.

La notion la plus générale que nous possédions sur le pronostic, est

(1) Terrillon et Lebreton, *Pronostic de la tuberculose primitive du testicule* (*Ann. des mal. des organes génit.-urin.*, 1882-83, t. I, pp. 142-161).

(2) Lancereaux, *Tuberculose primitive des organes génitaux* (*Ann. des mal. des org. gén.*, 1883, t. I, p. 153).

que la tuberculose testiculaire primitive est souvent un avant-coureur d'une manifestation plus grave et presque fatale au point de vue de l'existence. Elle peut évoluer lentement ou rapidement, se guérir momentanément pour reparaître après un intervalle qui a été de dix à quinze ans dans quelques cas; mais presque toujours elle reparaît localement ou dans d'autres organes, et la mort est le résultat de cet envahissement.

Il est donc nécessaire que le médecin, comme le chirurgien, emploie toutes ses ressources contre une maladie aussi grave.

Envisagée au point de vue des troubles qu'elle peut apporter dans les fonctions génitales, la tuberculose mérite aussi d'attirer l'attention.

Il n'est pas rare que les premières manifestations de la maladie dans un des épididymes, produisent une excitation génitale passagère, qui a été avouée nettement par des malades que nous avons interrogés à ce point de vue.

C'est dans le début de la tuberculose, surtout quand elle n'occupe encore qu'un des organes, que des malades ont rendu du sperme coloré par une certaine quantité de sang (sperme rose), qui a été souvent considéré comme un des signes d'orchite chronique, maladie qu'on confondait souvent avec la tuberculose. Nous avons vu plus haut, à propos de l'épididymo-orchite, que cette coloration du sperme est due à une altération des vésicules séminales. Il est certain que la tuberculose de ces vésicules peut produire quelquefois le même phénomène.

Lorsque les lésions tuberculeuses ont envahi d'une façon sérieuse l'épididyme, l'anatomie pathologique nous montre que cet appareil est le plus souvent oblitéré par l'altération qui envahit les parois du tube et oblitère son calibre. Il n'est donc pas étonnant que dans les cas où l'envahissement a gagné les deux épididymes, on ne trouve plus de spermatozoïdes dans le liquide séminal.

Gosselin a démontré que, dans ces cas, l'injection du canal déférent avec du mercure soumis à une pression suffisante, ne dépasse pas les parties malades de l'épididyme. Il se produit donc là quelque chose d'analogue, mais par un mécanisme différent, à l'oblitération qui succède à l'épididymite blennorrhagique.

Il est inutile d'ajouter que, lorsque le testicule est envahi, la formation des spermatozoïdes dans ces organes est également compromise; aussi on ne trouve, dans ces cas, aucune trace de sperme dans les tubes au voisinage du corps d'Highmore, même lorsque ces tubes ont conservé une apparence saine.

Généralement, lorsque les testicules sont atteints dans une assez grande étendue, ou lorsqu'ils ont été détruits en partie par le ramollissement et la suppuration, les désirs vénériens diminuent, mais on peut noter que sur la plupart des malades ils ne cessent que tardivement.

Traitement. — 1° **Traitement médical.** — Le traitement exclusivement médical ne s'adresse ordinairement qu'à l'état général du malade, lorsque ce dernier est affaibli et surtout quand il présente des symptômes de tuberculose vers d'autres organes. Il ne peut donc avoir qu'un effet indirect sur l'affection du testicule ou de l'épididyme, et il n'empêche que rarement la maladíe de suivre son cours. Aussi les chirurgiens ont-ils toujours été préoccupés de rechercher les moyens qu'on pouvait opposer aux manifestations tuberculeuses de cet organe.

Pour arriver à donner des indications assez précises sur le traitement local, il est nécessaire de tenir compte des différentes périodes par lesquelles passe l'évolution de la maladie et des variations qui peuvent se présenter dans les désordres qu'elle a produits.

Lorsque les tubercules, en se developpant dans l'épididyme, provoquent des phénomènes aigus (épidimymite tuberculeuse), on ne peut lui opposer que les moyens ordinairement employés dans les autres variétés d'inflammation aiguë, repos au lit, suspension de l'organe, applications émollientes à la surface des bourses, purgations et même la compression.

Si la tuberculisation se produit lentement, les mêmes moyens seront applicables, mais avec une rigueur bien moindre, puisque les douleurs et les phénomènes inflammatoires sont presque nuls. La plupart des chirurgiens ont recours en même temps à des moyens extérieurs, tels que pommades résolutives, emplâtre de Vigo, compression, etc. Mais rien ne prouve que ces substances aient une efficacité bien grande contre le développement des tubercules. Leur bénéfice principal doit être d'empêcher ou de retarder l'explosion de phénomènes aigus ou le ramollissement des parties tuberculeuses. Il n'est pas rare en effet de voir cet accident survenir à la suite d'un froissement, d'un choc, etc. Aussi, faut-il préserver le testicule de toutes ces causes d'inflammation.

2° **Traitement chirurgical.** — La période des abcès présente des indications chirurgicales beaucoup plus nettes. Lorsqu'un abcès est formé par ramollissement d'un foyer tuberculeux avec phénomènes inflammatoires plus ou moins accentués, le chirurgien ne doit pas hésiter à l'ouvrir en se mettant dans les meilleures conditions pour permettre l'écoulement facile des liquides. Le drainage bien employé devient une excellente méthode d'évacuation (1). Cette indication est formelle et ne peut être discutée qu'en la mettant en parallèle avec la castration, dont nous aurons à parler plus loin.

On ne doit pas oublier que l'ouverture de ces abcès doit être soumise aux règles générales de la chirurgie antiseptique, car les poches anfractueuses produites par la tuberculisation peuvent devenir le siège de l'altération des liquides, laquelle serait suivie de l'infection purulente ou septique qui entraînerait des accidents graves.

Si plusieurs abcès voisins se forment en même temps ou successivement, il sera nécessaire de les traiter de la même façon.

Quand la suppuration a produit des décollements étendus et que les cavités anfractueuses communiquent difficilement entre elles, il ne faut pas hésiter à les ouvrir largement et à les drainer avec soin.

Des lavages répétés avec les liquides antiseptiques serviront à entretenir la pureté des liquides et en même temps à entraîner les débris caséeux.

Ce traitement rationnel de la suppuration n'est le plus souvent que palliatif; il évite les désordres étendus du côté de la peau du scrotum et limite dans de certaines proportions les altérations produites par la maladie. Malheureusement, il n'empêche pas la paroi des cavités tuberculeuses de fournir du pus et d'avoir une tendance bien faible vers la cicatrisation. Aussi voit-on persister des fistules presque indéfinies ou tout au moins extrêmement lentes à guérir.

En présence de ces résultats et de ces fistules interminables, on a essayé des moyens plus efficaces pour arriver à une guérison plus rapide.

Le but principal de ces méthodes chirurgicales a toujours été d'irriter plus ou moins violemment et surtout de détruire plus ou moins profondément, les surfaces qui donnent du pus, de façon à les modifier et à permettre aux tissus sous-jacents de fournir une cicatrice.

Des injections irritantes constituées par l'alcool, la teinture d'iode, une solution faible de chlorure de zinc ou toute autre substance analogue ont fréquemment été employées.

Les résultats obtenus par ces injections irritantes ont été souvent très bons, en les répétant un nombre de fois suffisant. Elles ont surtout leur utilité dans les anciennes fistules, lorsque les masses caséeuses ont déjà été éliminées, et que les trajets ne présentent plus que des fongosités empêchant la cicatrisation.

Pour arriver à un résultat plus actif, la plupart des chirurgiens ont

(1) Hugonet, Paris, Th. Paris, 1877. *Traitement du sarcocèle tuberculeux par le drainage.*

cherché à détruire la paroi même des cavités ou des fistules, par des moyens variés, d'après l'exemple de Malgaigne (1).

Actuellement en partant du même principe, on procède contre ces abcès d'après la même méthode qui est employée contre les abcès froids ou tuberculeux des autres régions. Un débridement large permet d'arriver sur les foyers caséeux ou fongueux. Au moyen d'une curette en acier à bords tranchants, toutes les portions malades sont enlevées jusqu'à ce qu'on arrive sur les parties fibreuses, vasculaires, qui limitent les produits morbides.

Cette méthode, qui a été employée un grand nombre de fois par Volkmann et d'autres chirurgiens, donne d'excellents résultats. Quand elle a été pratiquée largement de façon à n'épargner aucune partie malade, elle laisse après elle une cavité saignante qui a une grande tendance à fournir une cicatrisation rapide. Nous avons eu l'un et l'autre plusieurs fois l'occasion de traiter ainsi les masses caséeuses de l'épididyme ramollies, et le résultat a été rapide et parfait. Mais nous ajouterons que pour arriver à ce résultat, il est nécessaire que les lésions ne soient pas trop étendues et surtout n'aient pas envahi trop profondément le testicule.

Déjà Bérard (2) avait eu l'idée de débrider largement ce foyer caséeux et de faire sortir les parties malades au moyen de pressions qui produisaient une véritable énucléation. Ce procédé fut abandonné, car les parties caséeuses qui se détachaient facilement, étaient seules éliminées; mais les parois de la poche malade restaient intactes; or comme elles contiennent toujours des parcelles de tubercules non ramollis, la guérison était rare.

La cautérisation énergique et profonde capable de produire des eschares qui, en s'éliminant, entraînent des parties malades, a donné aussi des améliorations rapides.

Un grand nombre de substances ont été employées pour arriver à produire des escharres ou des cautérisations profondes. Les trochisques de minium recommandés par Dupuytren, la potasse caustique, qui a donné des guérisons entre les mains de Thierry (3) et de Buisson (4); la pâte de Canquoin, employée par Bonnet (5) et Philippeaux (6); telles ont été les principales substances ordinairement usitées.

(1) *Revue méd.-chirurg.*, 1861, t, X, p. 23.
(2) Th. de concours d'agr., 1834.
(3) *Revue méd.-chirurg.*, t. XIV, p. 297, 1853.
(4) *Contr. à la chir.*, p. 402.
(5) Thèse de Paris, 1843, p. 36.
(6) *Traité de la cautérisation*, Paris, 1851, p. 540.

Mais le cautère actuel paraît avoir des avantages marqués ainsi qu'il résulte des observations publiées par M. le professeur Verneuil (1) et du travail de son élève M. Aubain (2).

M. Verneuil agit de la façon suivante. Après avoir endormi le malade, il plonge à plusieurs reprises un cautère effilé dans les fistules, de façon à atteindre autant que possible les parties profondes. La réaction qui succède à cette manœuvre est relativement faible ; après quelques jours, l'eschare se détache et à sa suite tombent les débris de matière caséeuse. Il est facile de comprendre que si ces dernières ne sont pas trop abondantes, elles pourront sortir rapidement, et le trajet ainsi constitué se cicatrisera facilement. Malheureusement on peut faire à ce procédé le même reproche qu'à tous ceux qui lui sont analogues, c'est la difficulté d'atteindre complètement les parties profondes.

Des tentatives ont été faites pour étendre davantage l'emploi de ce moyen en plongeant la pointe du fer rouge, non seulement dans les fistules, mais aussi dans les bosselures qui décèlent la présence de la matière tuberculeuse, en un mot de détruire les parties qui entourent le foyer central ; cependant la plupart des chirurgiens sont d'avis qu'il n'est pas prudent d'irriter, d'enflammer et de faire suppurer des parties malades qui peuvent rester pendant longtemps à l'état stationnaire, sans donner lieu à des troubles manifestes.

La cautérisation au fer rouge n'en est pas moins un procédé puissant, à portée de tous, ne présentant aucun inconvénient, et capable de déterger rapidement les produits tuberculeux ; mais il doit être réservé aux affections tuberculeuses déjà anciennes, s'accompagnant de fistules chroniques et intarissables. Il est surtout bon d'attendre que les phénomènes inflammatoires aigus qui accompagnent la formation des abcès aient complètement disparu, et que le processus soit devenu tout à fait chronique.

Avant d'ouvrir les abcès on peut essayer de les traiter par une méthode nouvelle qui consiste à introduire dans sa cavité, après l'évacuation du pus, une petite quantité d'éther iodoformé.

Cette injection recommandée par Mosetig (de Vienne) a donné dans les différentes variétés d'abcès froids des résultats encourageants et souvent merveilleux. M. Verneuil et son élève Verchère l'ont vulgarisée en France (3).

(1) *Bull. de la Soc. anat.*, 11 oct. 1871.
(2) Thèse de Paris, 1873.
(3) *Gaz. des hôp.*, p. 1882, LV, p. 818 et *Journ. de méd. et de chir. prat.*, 1885, LVI, 157.

Nous l'avons essayée plusieurs fois sur des abcès tuberculeux du testicule assez volumineux, et deux fois sur quatre nous avons eu un succès complet. Dans les deux autres cas, l'abcès se reproduisit rapidement, la peau s'ulcéra et on vit sortir non pas du pus, mais une sérosité jaunâtre, fait déjà signalé dans les autres abcès froids. Les fistules persistèrent.

Il est probable que dans les deux premiers cas l'éther iodoformé avait agi sur une poche unique, dont la surface était entièrement ramollie, et dont la paroi ou le pourtour ne contenait plus de masses caséeuses à éliminer. L'iodoforme a donc pu modifier toute la poche et provoquer sa cicatrisation.

Dans les deux autres, au contraire, il semble que des masses caséeuses, attenantes à la poche ou voisines d'elle, n'ont pas été atteintes et ont été cause de la persistance du mal.

Nous croyons que ce moyen peut rendre des services dans les abcès contenant du pus très liquide et ne reposant pas sur une base caséeuse trop volumineuse. Mais l'expérimentation longtemps prolongée pourra seule éclairer sur sa véritable valeur.

3° **Castration.** — Les différentes méthodes de traitement que nous venons d'énumérer peuvent donner, surtout dans des cas limités, des résultats rapides et durables. Mais ils n'empêchent pas la formation de nouveaux foyers, ou le ramollissement de ceux qui sont déjà formés; malgré la guérison momentanée on voit survenir de nouveaux abcès et de nouvelles fistules qui demandent des interventions réitérées.

Aussi un assez grand nombre de chirurgiens ont-ils proposé de faire une opération radicale et d'enlever la glande séminale, de façon à détruire tous les foyers futurs de suppuration et à se mettre à l'abri des accidents dont ils peuvent être la cause.

On a même proposé d'enlever également le cordon lorsqu'il était atteint (1).

Mais une idée plus générale est venue se joindre au bénéfice immédiat qu'on attendait de la castration, c'est la présomption acquise depuis quelques années, qu'on supprime ainsi le danger auquel expose un foyer de tuberculose localisée.

Il paraît probable, en effet, que la tuberculisation, après avoir envahi un organe ou un point limité de l'organisme et avoir provoqué des accidents locaux plus ou moins prolongés, peut à un moment donné s'étendre au reste de l'économie. Dans ces conditions le foyer

(1) Valeriani, *Ann. univ. méd. et chirurg.* Milan, 1879, p. 403 (*Tuberculose du testicule; castration avec résection du cordon au galvano-cautère*).

primitif, d'abord purement local, devient le point de départ d'une propagation de la maladie, c'est-à-dire un véritable foyer d'infection.

La castration aurait alors un double but : supprimer un foyer de suppuration permanent ou intermittent ; enlever un foyer d'infection tuberculeuse qui plus tard compromettra fatalement la vie du malade. De là aussi sont nées les deux indications principales de la castration : castration hâtive pour débarrasser le plus rapidement possible le malade de son foyer d'infection future ; castration tardive, lorsque le malade et le chirurgien ne voient plus que ce moyen de tarir une source de suppuration, qui ne veut céder à aucun autre moyen. Cette dernière indication s'impose assez souvent, mais elle n'a qu'une importance purement locale.

La castration a, comme toutes les opérations radicales, des partisans et des adversaires. Nous avons déjà discuté cette question, l'un et l'autre, dans divers articles, auxquels nous renvoyons pour plus de détails (1).

Les premiers sont convaincus qu'ils mettent par ce moyen le malade à l'abri d'une infection tuberculeuse généralisée, au moins dans un grand nombre de cas. Ils insistent sur l'amélioration de l'état général qui succède à la castration (Richet, Tillaux). Ils font valoir le bénéfice que retire de cette intervention le malade chez lequel on supprime les longues suppurations, la formation de nouveaux abcès se succédant continuellement, et le dégoût qu'il éprouve et qu'il inspire. Autant de raisons bonnes en elles-mêmes et qui ont fait parmi les chirurgiens des partisans convaincus de la castration.

Les seconds ont invoqué contre cette opération ; les dangers de la castration, quoique ceux-ci aient beaucoup diminué depuis l'emploi des méthodes antiseptiques ; l'influence morale que peut avoir sur le malade la perte d'une des glandes séminales ; la tristesse, la tendance au suicide qui seraient souvent le résultat de la castration (Verneuil) ; enfin la guérison possible au moins pour plusieurs années sans opération radicale.

On a ajouté également, parmi des considérations opposées à la castration hâtive ce fait assez fréquent, que l'ablation d'un des testicules produit quelquefois une poussée inflammatoire aiguë du côté de l'autre organe jusqu'alors indemne. Les affections concomitantes du côté de la prostate, de la vessie, des reins et même du poumon, constitueraient également une contre-indication à la castration.

(1) Monod, *Tuberculose testiculaire et castration*, in *Progrès méd.*, 1883, 797-824. — Terrillon, *De l'intervention chirurgicale dans la tuberculose testiculaire*, in *Progrès méd.*, 1886, III, 37, 39 ; *Leçons de clinique chirurgicale*, rédigées par le Dr Routier, Paris, 1887.

Ces opinions contradictoires prouvent bien que les chirurgiens sont loin d'être d'accord sur les indications et les bénéfices de la castration. Cependant, si on se reporte aux faits qui ont été publiés et aux résultats qu'ils ont donnés, on voit que dans un grand nombre de cas, l'opération radicale est le seul moyen de sauver l'autre testicule lorsqu'il est encore sain, et d'empêcher la propagation de la maladie.

Les observations publiées démontrent, en effet, que l'ablation du testicule n'est nullement contre-indiquée lorsque les organes profonds sont atteints (prostate, vésicule séminale), et nous connaissons des faits dans lesquels, le testicule enlevé, il y eut une amélioration dans l'état général du sujet et même dans l'état local. Il se passe là quelque chose d'absolument analogue à ce qu'on voit se produire après certaines amputations, résections ou ruginations osseuses pratiquées chez les phtisiques. Plusieurs chirurgiens français et étrangers, tels que Savary (*Lancet*, janvier 1878), Maunder (*Lancet*, janvier 1879), ont publié des cas de ce genre, et dernièrement encore Bryant fit paraître un travail sur ce sujet (*Lancet*, octobre 1881, p. 753).

Enfin les chirurgiens qui admettent cette doctrine n'hésitent pas à enlever les deux testicules lorsqu'ils sont atteints tous les deux profondément, préférant ainsi empêcher la propagation à distance et ne s'occupant pas du côté moral. Puzey (1) a pratiqué ainsi une double castration chez le même individu et il se loue de son intervention. Il est bien entendu que le malade doit être exactement prévenu des conséquences que cette double opération peut avoir au point de vue des organes génitaux d'une part, et d'autre part au point de sa santé générale.

La castration étant admise en principe, il reste à déterminer à quelle époque elle doit être pratiquée. Doit-on enlever le testicule aussitôt que l'épididyme est atteint d'une façon manifeste par la maladie? Doit-on au contraire attendre que des abcès aient détruit une partie de la glande ou qu'une fistule permanente se soit établie?

Ici encore les chirurgiens sont loin d'être d'accord, et s'il semble très logique d'enlever un testicule tuberculeux, au même titre qu'on enlève un ganglion atteint de la même affection, il semble d'un autre côté que, à cause de la région et de la fonction de l'organe, on doive hésiter pendant un certain temps, et surtout jusqu'à la formation de désordres plus considérables, à pratiquer une opération radicale.

Il est facile de voir, d'après cette courte discussion, combien il est

(1) *Med. press. and circ.* Lond., 1886, XLI, 496.

difficile de se prononcer d'une façon absolue sur l'opportunité de la castration et principalement sur le choix du moment opportun pour la pratiquer.

De nombreux faits de castration hâtive et ayant, d'une façon certaine et démontrée, empêché l'extension de la tuberculose ou au moins reculé pendant longtemps sa réapparition, pourront seuls permettre de donner une solution définitive à cette question si importante. Ces preuves, nous ne les possédons pas encore, et nous ne sommes nullement certains d'empêcher la maladie d'évoluer dans l'avenir. Sachant du reste que dans un grand nombre de cas, si ce n'est dans tous, les organes plus profonds tels que la prostate, les vésicules séminales sont primitivement atteints, nous devons rester dans une grande réserve à ce sujet.

Nous résumerons donc, de la façon suivante, notre opinion sur la castration.

Tant que l'épididyme est seul atteint et qu'il n'y a pas de désordres profonds dans le testicule, nous croyons qu'il est bon de s'abstenir de toute intervention chirurgicale. Si les foyers tuberculeux sont peu nombreux, se ramollissent lentement, et n'ont pas donné lieu à des désordres trop étendus, l'extraction radicale des parties caséeuses avec la curette coupante peut permettre la cicatrisation des plaies et la conservation d'une partie de la glande, et cela sans récidive pendant très longtemps. Lorsque les désordres sont profonds, étendus, et qu'on a toutes les chances de voir des abcès et des fistules successives détruire le testicule, donner lieu à une infirmité dégoûtante et affaiblir le malade, il ne faut pas hésiter à pratiquer la castration même des deux côtés, car le malade ne peut qu'en tirer un grand bénéfice pour le présent et pour l'avenir.

Pour ce qui est de la castration double, d'emblée ou successive, nous n'en dirons rien de spécial, en renvoyant aux considérations précédentes. Le chirurgien devra encore tenir compte de toutes les raisons énumérées plus haut, avant de proposer un sacrifice aussi complet.

GÉNÉRALITÉS.

Delpech, *De l'état tuberculeux du testicule*, in *Mémorial des hôpitaux du Midi*, t. II, Montpellier, 1830.

Sommer, *Concomitance du sarcocèle tuberculeux avec les affections tuberculeuses du poumon*, in *Med. Ztg. in Preussen*, 1836.

Lebert (H.), *Traité pratique des maladies scrofuleuses et tuberculeuses*. Paris. 1849.

RICORD, *Tuberculisation des voies génito-urinaires liée à une diathèse tuberculeuse*, in *Bull. de l'Acad. de méd.*, 29 juin 1852, t. XVII, p. 791.

TEIRLINK, *Sur un cas de tuberculose primitive de l'épididyme*, in *Union*, nos 38 et 40, 1852.

DUFOUR, *De la tuberculisation des organes génitaux de l'homme*. Paris, thèse, 1854.

FOSSARD, *De l'orchite tuberculeuse*. Paris, thèse, 1855.

BOUISSON (E.-F.), *De l'affection tuberculeuse du testicule*, in *Tribut à la chirurgie*. Paris, 1861, t. II, p. 375.

CASTIER (E.-H.), *Étude clinique sur le sarcocèle tuberculeux*. Thèse, Paris, 1866.

PACKARD, *Affection tuberculeuse du testicule*, in *Americ. Journ.*, 1867, Jul., p. 135.

SALLERON, *Mémoire sur l'affection tuberculeuse des organes génitaux de l'homme*, in *Arch. génér. de méd.*, 1869, juillet et août, et in *Rec. de mém. de méd. mil.*, 1871, mars, p. 193-228, avril, p. 273-294.

BECK, *Infiltration caséeuse et abcès multiples du testicule*, in *Deutsche Klinik*, 1870, nos 1 et 2.

PETER, *De la tuberculisation des organes génitaux chez l'homme et la femme*, in *Union méd.*, 1870, n° 97.

BIRCH-HIRSCHFELD (J.-V.), *Un cas de tuberculose miliaire à la suite d'épididymite*, in *Arch. d. Heilkunde*, 1871, p. 556.

RICHARDSON (El.), *Affection tuberculeuse du testicule*, in *Philad. med. Times*, febr. 15 th. 1872.

NICAISE, *Des tubercules du testicule*, in *Gaz. méd. de Paris*, 1873, n° 32.

MOUGIN (E.), *De l'épididymite caséeuse*, in *Gaz. des hôp.*, n° 96, 1873 et thèse Paris, 1873.

CARTAZ, *Tuberculose génito-urinaire, avec hernie du testicule; gangrène du membre inférieur*, in *Progrès méd.*, n° 36, 1874.

SAVORY (Wm), *Extrait d'une leçon clinique, sur la relation du tubercule et d'autres affections du testicule*, in *Lancet*, January, 30 th. 1875.

TIZZONI (Pise) et GAULE (Darmstadt), *Contribution à la tuberculose du testicule*, in *Arch. für pathol. Anat.* Bd 63, p. 386-400, 1875.

ANTAL GÉZA, *L'infiltration caséeuse du testicule chez l'homme*, in *Orvosi hetilap*, 1875, nos 23-32.

GARIN, *Observation de tuberculose des organes génito-urinaires*, in *Lyon méd.*, n° 18, 1876.

MALASSEZ, *Note sur le siège et la structure des granulations tuberculeuses du testicule* (*Arch. de phys. nom. et path.*, 1876).

TIZZONI (G.), *Sur l'orchite chronique caséeuse, avec observation sur la cellule géante*, in *Riv. clin. di Bologna*, 1877, nos 4 et 5.

GOLAY et GARCIA, *Tubercules des organes génito-urinaires; troubles oculaires de cause indéterminée*, in *Progrès méd.*, 1877, n° 14, p. 269.

GAULE (J.), *Recherches anatomiques sur la tuberculose du testicule*, in *Virchow's Archiv*, 1877, LXIX, p. 64 et 213.

NORTON (A.-T.), *Sur la tuberculisation des testicules; leçon clinique*, in *Med. Press et Circ.*, Lond., 1879, n. s., XXVIII, 130.

GARVARRY, dit CHARPENEL (Paul), *Du testicule tuberculeux*. Montpellier, 1879. in-4°, n° 17.

MOSSÉ (A.), *Tuberculose génito-urinaire; lésions très avancées des testicules et de la vessie; ulcération du bassinet; tubercules du rein* (*Progrès médical*. Paris, 1879).

DELASIAUVE, *De la tuberculisation des organes génitaux*, in *J. d. conn. méd. prat.* Paris, 1880, 3e s., II, 67.

VERNEUIL, *Tuberculose du testicule*, in *Praticien*. Paris, 1879, II, 91.

DUNLOP, *Affections tuberculeuses du testicule*, in *Glasgow M. J.*, 1880, XIII, 236-238.

GIBIER, *Orchite tuberculeuse*, in *Progrès méd.* Paris, 1880, VIII, 1042.

DESMET (E.), *Orchite tuberculeuse, ses caractères et son traitement*, in *Presse méd. belge*. Brux., 1880, XXXII, 329.

MACEWEN, *Tuberculose du testicule*, in *Glasgow M. J.*, 1880, XIII, 70.

CUETO (R.), *Testicule tuberculeux*, in *Gac. med. de la Habana*, 1880-1, III, 394-1.

DESNOS, *Orchite tuberculeuse suppurée; psoïtis; infection purulente*, in *Progr méd.* Paris, 1880, VIII, 389.

BOTTINI (E.), *Tuberculose de l'épididyme droit; castration; guérison*, in *Osservatore*, Torino, 1880, XVI, 451.

TERRILLON, *De la tuberculisation des organes génitaux de l'homme*, in *J. d. conn. méd. prat.* Paris, 1880, 3e s., II, 25.

GRUGET, *Testicule tuberculeux*, in *J. de méd. de l'Ouest*. Nantes, 1881, XV, p. 108.

RANSOHOFF (J.), *Tuberculose du testicule*, in *Cincin. Lancet et Clinic*, 1881, n. s., VII, p. 413-416.

TERRILLON, *Leçons de clinique de la Pitié*, 1882, publ. par le *Progrès médical*, 1881-82.

LANCEREAUX (E.), *Tuberculose primitive des voies génitales et des testicules; propagation aux ganglions prévertébraux; compression de la veine cave et veine porte; péritonite tuberculeuse*, etc., in *Ann. d. mal. d. org. génito-urin.* Paris, 1882-3, I, p. 154-159.

BORNHAUPT (T.), *De la tuberculose du testicule*, in *Tr. Internat. M. Cong.*, 7e sess., Lond., 1881, I, p. 388-311.

WALDSTEIN (L.), *Contribution à la connaissance des affections tuberculeuses du testicule*, in *Arch. f. path. Anat.*, etc. Berlin, 1881, LXXXV, p. 399-445.

WELCH (H.-G.), *Ablation d'un testicule tuberculeux*, in *Med. et Surg. Reporter*. Phil., 1882, XLVII, p. 121.

BRIGGS (C.-S.), *Désorganisation scrofuleuse du testicule; castration*, in *Nashville J. M. et S.*, 1882, n. s., XXX, p. 99.

CHAPPLAIN, *Tuberculose des organes génito-urinaires*, in *Marseille méd.*, 1882, XIX, p. 266-270.

ENGLISCH (J.), *Sur la tuberculose des organes génito-urinaires*, in *Mitth. d. Wien. med. Doct.-Coll.*, 1882, VIII, p. 29-32.

VON BREUNING (G.), *Affections scrofuleuses des organes sexuels*, in *Med.-chir. Centralbl.* Wien, 1882, XVII, p. 541-543.

RECLUS, *Tubercule du testicule*, in *Bull. Soc. anat. de Par.*, 1882, 4e s., VII, p. 16.

MIGUEL Y VIGURI, *Sarcocèle tuberculeux, mort par péritonite*, in *An. de ciruj.* Madrid, 1883, II, p. 201-207.

ALLEN, *Sarcocèle tuberculeux, consécutif à des tumeurs tuberculeuses du pont de Varole*, in *Austral. M. J.* Melbourne, 1883, n. s., X, p. 226.

SCHOULL (M.-E.), *Tuberculose du testicule*, in *Progrès méd.*, nos 8 et 9, 1883.

LAUNOIS (P.-E.), *De la tuberculose du testicule chez les jeunes enfants*, in *Rev. mens. d. mal. de l'enf.* Par., 1883, I, 228-232.

NICOLAYSEN (J.), *Tuberculose du testicule*, in *Norsk Mag. f. Lægevideusk.* Christiania, 1883, XIII, p. 407-421.

Bond (J.-W.) et Windle, *Deux cas de tuberculose des organes génito-urinaires mâles; remarques*, in *Lancet*, Lond., 1883, II, p. 101.

Collinet (L.), *Considérations sur la tuberculose des organes génito-urinaires chez l'homme*. Paris, 1883, in-4°, n° 115.

Verneuil (A.), *Hypothèse sur l'origine de certaines tuberculoses génitales dans les deux sexes*, in *Gaz. hebd. d. méd.* Par., 1883, 2° s., XX, pp. 225, 246.

Gerster (A.-G.), *Tuberculose du testicule*, in *Med. Rec.*, N.-Y., 1884, XXV, p. 105.

Bryson, *Epididymite tuberculeuse*, in *Saint-Louis Cour. med.*, 1884, XII, p. 270-273.

Paggi (A.), *Un cas de tuberculose primitive du testicule*, in *Sperimentale*. Firenze. 1884, LIII, p. 59-63.

Wyeth (J.-A.), *Tuberculose du testicule*, in *Med. Rec. N.-Y.*, 1884, XXV, p. 305, et in *N.-York M. J.*, 1884, XXXIX, p. 334.

Walsham, *Deux cas de tuberculose testiculaire, avec symptômes anormaux*, in *Brit. M. J.* Lond., 1884, I, p. 855.

Terrillon, *Tuberculose génitale*, in *Gaz. d. hôp.* Par., 1884, LVII, p. 122.

Lyttle (H.-G.), *Tuberculose de l'appareil génito-urinaire*, in *N.-York M. J.*, 1885, XLI, p. 685-687; disc., 708.

Fernet (C.), *De l'infection tuberculeuse par la voie génitale*, in *Bull. et Mém. Soc. méd. d. hôp. de Paris*, 1885, 3° s., I, p. 420-446.

Rockwell (J.-W.), *Tuberculose génito-urinaire, surtout celle du rein et du testicule*, in *N.-York M. J.*, 1885, XLI, p. 32-35.

Altenberg (H.), *Sur la tuberculose testiculaire*. Hersfeld, 1885, in-8°.

Lyttle (H.-G.), *Tuberculose de l'appareil génito-urinaire*, in *Quart. Bull. Clin. Soc., N.-Y. Post-Grad. M. School et Hosp.* N.-Y., 1885-6, I, p. 148-153.

Salomonsen (L.-W.), *Orchite tuberculeuse*, in *Hosp.-Tid.* Rjobenh., 1886, 3. R., IV, p. 513.

Bryson (J.-P.), *Note clinique sur l'inflammation caséeuse ou tuberculeuse des organes génito-urinaires*, in *Saint-Louis Cour. méd.*, 1886, XV, p. 113; disc., 172.

Puzey, *Case of tuberculous testicles*, in *Liverpool M.-Chir. J.*, 1887, VII, 226.

VARIÉTÉS.

Duplay (S.), *De la tuberculisation galopante du testicule*, in *Union méd.*, 2° s., 1860.

Hunin (V.-H.), *Du sarcocèle tuberculeux*. Thèse Paris, 1866.

Maunder (C.-F.), *Orchite chez un vieillard de 84 ans*, in *Brit. med. Journ.*, 1876, déc. 9 th.

Reclus (P.), *Hernie du testicule d'origine tuberculeuse*, in *Bull. Soc. Anat. de Par.*, 1882, LVII, p. 372-375 et in *Progrès méd.* Par., 1883, XI, p. 269.

Rochette (Et.-J.), *Essai sur la tuberculose primitive du scrotum*. Thèse, Paris, 1885, in-4°, n° 2.

Reclus (P.), *Fongus tuberculeux du testicule*, in *Sem. méd.* Paris, 1887, VII, p. 30.

TRAITEMENT.

Malgaigne, *De la résection partielle, dans la tuberculose du testicule; discussion*, in *Arch. gén.* et *Bull. de l'Académie*, juillet-sept. 1851.

WALTON (H.), *Affection scrofuleuse des testicules; castration*, in *Lancet*, may 20 th. 1871.

SMITH (Henry), *Tumeur scrofuleuse du testicule droit; ablation; guérison*, in *Medic. Times and Gaz.*, march 25 th. 1876.

HOFMOKL, *Epididymite tuberculeuse gauche; castration; pansement à l'iodoforme; guérison*, in *Ber. d. K. K. Krankenaust. Rudolphstiftung in Wien* (1884), 1885, p. 403.

— *Orchite tuberculeuse des deux testicules; castration totale; guérison*, in *Ber. d. K. K. Krankenaust. Rudolphstiftung in Wien* (1884), 1885, p. 404.

VERNEUIL, *Traitement du testicule tuberculeux par les cautérisations au fer rouge*, in *J. de méd. et chir. prat.*, Par., 1885, LVI, p. 157.

BLOXAM (J.-A.), *Case of strumous disease of both testicles; remoral*, in *Med. Press and Circ.* Lond., 1886, n. s., XLII, p. 90.

PUZEY, *Deux sarcocèles tuberculeux, chez le même individu; ablation*, in *Med. Press and Circ.* Lond., 1886, n. s., XLI, p. 496.

TERRILLON, *De l'intervention chirurgicale dans la tuberculose du testicule*, in *Leçons de clinique chirurgicale*, rédigées par le Dr Routier, 1887, p. 102 (publication du *Progrès médical*).

PUZEY, *Two tuberculous testicles removed from the same patient*, in *Med. Press and Circ.* Lond., 1887, n. s., XLI, p. 496.

BLOXAM (J.-A.), *Cas d'affection strumeuse des deux testicules; ablation*, in *Med. Press and Circ.* Lond., 1886, n. s., XLII, p. 90.

BRIGGS (C.-S.), *Strumous degeneration of testicle, with hyctocele of tunica vaginalis; castration*, in *Nashville J. M. and S.*, 1887, n. s., XXXIX, p. 18.

LE CLERC (R.), *Tuberculose du testicule; castration*, in *Progrès méd.* Paris, 1879, VII, 922, et in *Bull. Soc. anat. de Par.*, 1880, 4e s., IV, p. 258-260.

RICHET, *De l'abrasion et de la castration dans l'épididymite caséeuse*, in *Union méd.* Paris, 1879, 3e s., XXVIII, 781-787.

VOGL, *Epididymite caséeuse; castration; guérison*, in *Aerztl. Int. Bl. München*, 1880, XXVII, p. 394.

MC INTYRE (J.-H.), *Orchite chronique; dégénérescence du testicule; castration*, in *Saint-Louis Clin. Rec.*, 1880-1, VII, 10.

TERRILLON, *Essai critique sur le traitement de la tuberculisation du testicule*, in *Bull. gén. de thérap.*, etc. Par., 1882, CII, p. 140-158.

VERNEUIL, *Tuberculose testiculaire, trajets fistuleux; traitement chirurgical par la cautérisation ignée, sans castration*, in *Gaz. d. hôp.* Par., 1882, LV, p. 818.

ARANGO, *Tuberculose du testicule; castration, guérison* (*Cron. méd. qued. de la Habana*, 1887, XIII, 208).

LAENNEC, *Tuberculisation généralisée immédiatement après l'ablation d'un testicule tuberculeux; observation et réflexions* (*Gaz. méd. de Nantes*, 1886-87, p. 117).

CHAPITRE V

SYPHILIS DU TESTICULE

La syphilis peut atteindre le testicule, comme la plupart des autres organes de l'économie, elle est capable de produire ici des lésions de nature variable et dont les modes d'évolution sont aussi très différents.

Pendant longtemps confondues avec des altérations survenues sous une autre influence, les lésions syphilitiques du testicule ne sont réellement bien connues et surtout nettement différenciées que depuis quelques années.

L'analyse microscopique et une connaissance plus exacte de la structure de certains tissus morbides, ont certainement eu la plus grande part dans cette connaissance plus parfaite. Un des travaux les plus importants sur cette question est le mémoire de Ricord (1). Plus tard nous trouvons les travaux de Fournier (2), Malassez et Reclus (3).

Actuellement les anatomo-pathologistes admettent deux lésions principales, qui sont : l'*orchite syphilitique interstitielle*, ainsi nommée à cause de son processus spécial, et les *gommes du testicule*. Ces deux altérations se combinent du reste très souvent, ce qui a engagé M. Reclus à les décrire ensemble sous le nom de : *altérations scléro-gommeuses*.

Nous retrouvons la même idée émise par Brissaud dans une observation analysée dans les bulletins de la Société anatomique (4) sous le

(1) Ricord, *Journ. de chir. de Malgaigne*, 1843, t. I, p. 161. (*Des affections vénériennes du testicule*).

(2) *Du sarcocèle syphilitique*, Paris, 1875.

(3) *Sur les lésions histologiques de la syphilis du testicule*, in *Arch. de phys. nom. et path.*, Paris, 1881, VIII, p. 946-986 ; et Reclus, *De la syphilis du testicule*, Paris, thèse, 1882, avec 6 pl.

(4) *Bull. Soc. anat.*, 1881, t. LVI, p. 375.

nom d'*orchite scléro-gommeuse*. Cependant, à cause de leur texture spéciale et de leur évolution distincte, il nous a semblé préférable de les décrire séparément.

La syphilis atteint l'épididyme d'une façon spéciale et souvent indépendamment du testicule, de même elle produit des désordres particuliers chez l'enfant. Aussi nous nous occuperons de ces variétés d'altération dans des paragraphes distincts.

Nous aurons à décrire successivemeut : 1° l'orchite syphilitique : 2° la gomme du testicule : 3° l'épididyme syphilitique : 4° la syphilis dn testicule chez l'enfant. Enfin nous terminerons par l'étiologie, le diagnostic et le traitement de la syphilis du testicule en général.

§ 1. — Orchite syphilitique.

Les désordres qui résultent de l'envahissement du testicule par la syphilis se présentent à l'examen macroscopique avec des caractères souvent bien différents. Ils sont ordinairement peu caractérisés à l'œil nu ; ainsi s'explique la difficulté de leur interprétation avant l'emploi méthodique de l'examen microscopique.

Pour les étudier, il faut les passer en revue non seulement dans l'organe lui-même, mais aussi dans ses annexes, et les envisager séparément au point de vue des lésions macroscopiques et des lésions histologiques.

A. **Lésions macroscopiques.** — Le testicule au début est volumineux, lourd, doublé ou triplé de poids. Sur une coupe, au lieu de trouver une masse molle, jaunâtre, on voit la substance glandulaire dure, rosée et comme injectée. Si on veut tirer les tubes testiculaires, ils se laissent difficilement décoller de leurs voisins, et résistent au point de se briser en lambeaux très courts.

Le *rete testis* est notamment plus altéré, il disparait pour laisser place à une masse d'aspect fibroïde, d'où partent des prolongements qui se rendent dans diverses directions.

Souvent ces travées fibreuses sont épaissies, très visibles et semblent remplacer les tubes absents.

Ordinairement ces lésions ne sont pas uniformes et n'occupent pas tout l'organe ; elles sont disséminées par segments ou par îlots qui laissent entre eux des parties d'apparence saine.

L'albuginée a subi soit un épaississement général, soit un épaississement partiel, sous forme de plaques irrégulières. Elle est à ce niveau dense, comme cartilagineuse. Souvent elle est froncée et présentant par places des enfoncements assez marqués.

Quand on cherche à la détacher des parties sous-jacentes, il est impossible de la séparer, comme à l'état normal, du parenchyme testiculaire; celui-ci reste adhérent à sa face profonde et s'enlève par lambeaux.

On voit alors que les parties de l'albuginée qui sont enfoncées et flétries correspondent à des tractus fibreux intra-testiculaires, qui semblent la retenir et l'entraîner vers le centre de l'organe.

Quand la lésion précédente est combinée avec des gommes, ce qui se présente souvent, on trouve celles-ci disséminées dans l'organe et présentant un volume très variable.

Les gommes arrondies, jaunâtres, grosses comme des têtes d'épingle ou comme des petits pois, sont ou voisines et comme agglomérées, ou séparées les unes des autres par une certaine étendue de tissu scléreux. M. Cornil en a vu plusieurs ainsi disséminées.

L'albuginée peut être envahie par le tissu gommeux. On trouve à sa surface des saillies très prononcées, qui sont apparentes soit du côté du parenchyme, soit du côté de la surface interne. Quelquefois réunies en petites masses elles forment alors une nodosité épaisse. Leur aspect est plutôt blanc que jaunâtre, mais l'histologie les montre composées de tissu gommeux.

Il est assez rare que la maladie du testicule n'entraîne pas autour d'elle la formation de désordres variés qui seraient mieux désignés sous le nom de lésions *péri-testiculaires.*

De même que l'inflammation aiguë de l'épididyme due à la blennorrhagie s'accompagne de désordres périphériques du côté du tissu cellulaire voisin, de la vaginale et même du scrotum, de même cette inflammation chronique due à la syphilis se complique de désordres analogues. Mais ceux-ci varient suivant que la marche de la maladie est aiguë ou chronique.

La différence qui les sépare consiste dans ce fait, que dans le premier cas, les lésions disparaissent rapidement et se terminent par résolution complète ou presque complète, tandis que dans le second elles se développent lentement, sourdement, mais tendent à persister et à constituer des reliquats fibreux quelquefois indélébiles.

Cela est tellement vrai, que nous verrons en décrivant les formes à début aigu ou rapide de la syphilis interstitielle, que les désordres rapidement développés autour du testicule par cette poussée aiguë persistent peu et disparaissent rapidement ; tandis que ceux qui apparaissent ensuite, quand la maladie a repris sa marche lente, persistent plus longtemps.

La *vaginale*, au début, contient souvent une certaine quantité de liquide citrin (Gosselin) (1), n'ayant aucun caractère spécial ; il est semblable à celui de l'hydrocèle. La quantité de liquide est ordinairement faible, rarement aussi abondante que dans la plupart des hydrocèles ordinaires.

On a discuté beaucoup sur la proportion des cas d'orchite syphilitique compliqués d'hydrocèle. Les uns, comme Reclus, l'admettent dans la moitié des cas environ. Les autres, comme Jullien, la considèrent comme un fait assez rare.

Il est probable qu'on ne peut arriver à trouver une moyenne rigoureuse, car la présence du liquide est souvent passagère et peu durable.

On ne doit pas confondre cette vaginalite qui accompagne l'orchite avec ces cas rares et peu probants dans lesquets l'hydrocèle constituerait à elle seule une affection spécifique décrite sous le nom de *vaginalite secondaire*.

Lorsqu'il n'y a pas de liquide ou que celui-ci se résorbe, la vaginale est altérée des lésions inflammatoires ; tantôt ce sont de simples exsudats fibrineux, au niveau des culs-de-sacs supérieurs de la vaginale ; tantôt des tractus fibreux plus denses, plus épais, accolant par places les deux parois de la séreuse et rendant sa surface irrégulière.

Le plus souvent, dans les cas anciens ou dans ceux qui présentent des lésions testiculaires étendues, on trouve une oblitération totale de la vaginale, une véritable symphyse. Rollet, Virchow, Kocher, Reclus, en ont signalé de nombreux exemples.

Dans ces conditions les deux feuillets accolés s'épaississent, deviennent fibreux, ne peuvent plus être séparés, et quelquefois cette néo-formation prend l'apparence fibro-cartilagineuse, en totalité ou par places. Le testicule plus ou moins altéré se trouve au milieu de cette coque fibreuse irrégulière.

Comme le testicule est presque toujours envahi le premier, on peut considérer les lésions qui se développent du côté de l'*épididyme* comme des désordres de voisinage ou produits par l'extension de la maladie.

Souvent peu altéré au début, l'épididyme ne change par lui-même ni d'aspect ni de volume. Mais il se développe autour de lui des

(1) *France médicale*, mars 1875.

dépôts fibreux, épais, durs, qui l'englobent, le masquent, et font qu'il se trouve confondu plus ou moins complètement avec la masse totale.

Ces produits se déposent quelquefois dans toute sa longueur, alors l'épididyme prend l'aspect d'un corps allongé, surmontant le testicule, peu distinct de ce dernier et irrégulier (Rohmer). Souvent ils n'occupent qu'une ou plusieurs régions de cet organe et forment ainsi des nodosités plus ou moins volumineuses. L'épididyme peut aussi se remplir de gommes, surtout au niveau de la tête (Virchow), ce qui augmente encore cet aspect irrégulier.

Au moment où la sclérose du testicule se produit avec l'atrophie qui est consécutive, l'épididyme conservant son volume et sa forme constitue au-dessus de lui une masse distincte et reconnaissable.

Dans ces cas l'épididyme est encore intact, perméable et seulement blanchâtre, anémié par la pression des productions fibreuses qui l'enserrent. Plus tard il s'atrophie aussi par un processus de sclérose qui envahit ses parois, et il devient une portion accessoire du testicule également diminué de volume.

Ici encore, les produits fibreux péri-épididymaires restent volumineux, durs et plus accentués que ceux qui sont autour du testicule. Ces lésions périphériques peuvent elles-mêmes être envahies par des productions gommeuses dont le point de départ est dans l'épididyme (Cornil).

Enfin, ces lésions ne sont pas toujours limitées aux tissus les plus voisins du testicule. Elles envahissent également les *enveloppes scrotales*, qui s'épaississent, deviennent adhérentes et finissent par se souder à la surface du testicule.

B. **Lésions histologiques.** — Les altérations syphilitiques du testicule ont été étudiées en France par plusieurs auteurs et notamment par M. Fournier et par MM. Malassez et Reclus.

L'orchite syphilitique est caractérisée par l'augmentation des éléments celluleux, par la transformation fibreuse des nouveaux éléments conjonctifs, et enfin par la rétraction de ce tissu nouveau, produisant une atrophie de la partie active du testicule, qui se trouve étouffée. Ces trois stades n'existent pas en général aussi tranchés, mais ils rendent assez bien compte de la marche ordinaire du processus. On trouve, en effet, dans les premières périodes de l'affection, une augmentation très notable des éléments cellulaires et fibreux de l'albuginée, des cloisons intertubulaires et même du tissu cellulaire immédiatement appliqué autour des tubes du parenchyme. Il se produit dans ces points une formation exagérée de petites cellules réunies en amas ou formant des traînées le long des faisceaux conjonctifs préexistants.

Bientôt ces éléments embryonnaires s'organisent, s'allongent, deviennent fusiformes et finissent par constituer du tissu fibreux de nouvelle formation. En même temps que se produit cette augmentation de tissu fibreux qui caractérise ce qu'on a appelé l'*orchite interstitielle*, se développent du côté des tubes séminifères des altérations intéressantes à noter. La paroi du tube, normalement très mince, s'hypertrophie; elle devient épaisse, d'apparence fibreuse, et diminue ainsi progressivement le calibre du canal. Les cellules épithéliales, contenues dans la cavité de ce tube ainsi modifié, s'altèrent et finissent même par disparaître.

On voit donc qu'il ne s'agit pas seulement ici de la compression des tubes par l'exagération du tissu fibreux des cloisons intra-testiculaires, ainsi que certains auteurs l'admettent encore, mais qu'on a affaire à un processus plus général, attaquant la glande dans ses parties les plus intimes. En un mot, l'expression d'*orchite interstitielle* ne serait pas juste, si on devait la prendre dans toute sa rigueur.

En même temps, de petites gommes embryonnaires et souvent des gommes plus volumineuses sont parsemées dans le tissu ainsi altéré. Quelques-unes peuvent prendre un développement exagéré que nous étudierons dans le chapitre consacré à cette lésion.

On conçoit facilement qu'une formation fibreuse, aussi abondante que celle dont nous venons de parler, produise fatalement tous les désordres qu'on désigne ordinairement sous le nom de *sclérose diffuse*. Nous insisterons sur ces détails à propos de l'atrophie du testicule. Le tissu fibreux se rétracte et transforme bientôt le testicule en une masse très petite, bosselée, irrégulière et qui, examinée au microscope, ne présente qu'un tissu fibreux dense, parsemé de quelques tubes eux-mêmes atrophiés et de quelques rares vaisseaux sanguins.

L'altération que nous venons de décrire n'occupe pas toujours toute l'étendue du testicule, il arrive souvent qu'une partie, une moitié seulement de l'organe est atteinte. Cette localisation de la maladie constitue probablement le cas le plus fréquent, surtout dans les premières phases de l'affection.

Au milieu de tous ces désordres, les artères et les veines du parenchyme sont altérées à un haut degré. Les capillaires entourés d'une mince couche d'éléments cellulaires sont bientôt englobés dans une prolifération abondante.

Cette inflammation péri-vasculaire joue un rôle si important et déjà si remarquable dès le début de la maladie, que Brissaud (1) la considère comme ayant une action prépondérante sur le point de départ de cette affection.

Les capillaires eux-mêmes altérés sont bientôt oblitérés, ce qui modifie considérablement la nutrition des parties.

En même temps les petits vaisseaux subissent la même altération. Leur tunique fibreuse ou adventice s'épaissit, s'indure, leur calibre diminue et l'altération finale survient plus ou moins rapidement.

Tous ces phénomènes s'ajoutent pour accentuer le caractère proliférant et plus tard sclérotique de la maladie.

Pendant que le testicule est malade, l'épididyme peut subir des modifications semblables, et être transformé plus ou moins complètement en tissu scléreux, mais tardivement.

Nous avons vu que l'albuginée était atteinte par l'altération syphilitique et qu'elle subissait des lésions semblables à celles du tissu fibreux du reste de l'organe. Il se forme alors des épaississements partiels de cette membrane fibreuse, épaississements qui forment relief à la surface de la glande du côté de la tunique vaginale. On les attribue souvent à la formation de petites gommes sous-albuginées. Ceci nous explique comment il peut y avoir retentissement sur la tunique vaginale, laquelle contient au début une certaine quantité de liquide.

L'examen clinique nous fera reconnaître ces bosselures qui sont facilement senties par l'exploration extérieure de la glande.

Les deux testicules sont assez souvent atteints en même temps ou à un intervalle très rapproché, lorsque la maladie est abandonnée à elle-même.

Un des caractères intéressants de cette lésion spécifique est la facilité avec laquelle les altérations peuvent disparaître, se résoudre, pour ainsi dire, dans les premières périodes, alors que la transformation fibreuse n'est pas encore complète et indélébile. Cette disparition peut être telle que l'organe reprenne complètement son apparence normale et ses fonctions. Malheureusement il n'en est pas toujours ainsi et souvent, comme nous l'avons déjà indiqué, le testicule s'atrophie.

C. **Atrophie.** — Le processus de l'orchite syphilitique interstitielle (*sclérose diffuse*) se termine souvent par l'atrophie. Le testicule se présente alors avec un volume, un aspect particulier et une consis-

(1) *Testicule scléro-gommeux* (*Bull. Soc. anat.* Paris, 1881, 373-396).

tance spéciale. Réduit aux dimensions d'un haricot, il est bosselé, dur, recourbé sur lui-même et surmonté par l'épididyme, qui a pris souvent un aspect analogue.

L'examen histologique fait voir que l'atrophie est constituée par une prolifération du tissu fibreux qui a envahi les espaces inter-canaliculaires et par sa rétraction qui a entraîné la destruction de l'organe. La tunique albuginée épaissie se confond avec le tissu fibreux interstitiel.

Les canaux spermatiques, qui ont subi une altération fibreuse et

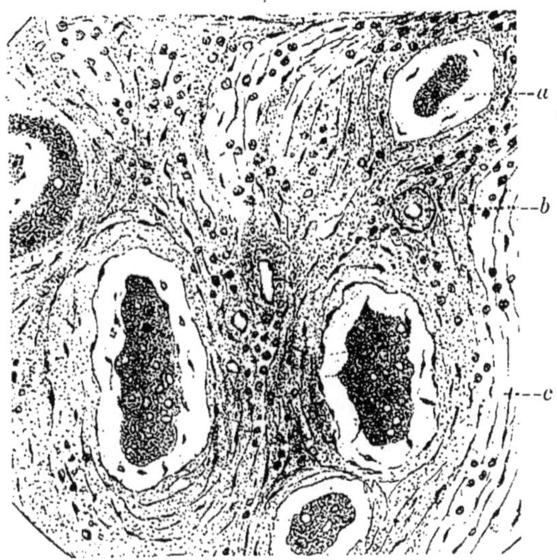

Fig. 32. — Atrophie par sclérose diffuse (testicule syphilitique). — *a*, conduit en voie d'atrophie ; *b*, vaisseau enveloppé d'un tissu conjonctif dense ; *c*, tissu conjonctif intercanaliculaire devenu fibreux.

ont été réduits à un filament plein, encore reconnaissable au début, finissent par disparaître presque complètement.

Il est bon d'ajouter que l'atrophie ainsi produite et arrivée à son degré ultime pourrait très difficilement être différenciée de celle qui est le résultat de certaines variétés d'orchites, telles que l'orchite traumatique.

L'atrophie totale du testicule peut, dans certaines circonstances, se produire avec une grande rapidité et, en quelques mois, devenir complète. Le plus souvent la marche est lente et la durée du processus dépasse quelquefois une année.

Elle se produit quelquefois sans aucun désordre apparent ; le testicule devient mou, diminue de volume et s'atrophie lentement. C'est ce processus auquel Ricord a donné le nom de : *castration sous-albuginée*, pour montrer le caractère particulier de cette atrophie.

Il n'est pas rare aussi de constater une orchite syphilitique, avec ses caractères cliniques ordinaires, qui a duré un an et même davantage sans entraîner de diminution dans le volume du testicule, puis tout à coup le travail de rétraction se produit rapidement jusqu'à l'atrophie définitive.

Lorsque les gommes du testicule se ramollissent et se vident au dehors, la perte de substance qui en résulte peut être assez abondante pour que la destruction de l'organe soit plus rapide et plus profonde encore.

D'après plusieurs auteurs, lorsque les gommes ont été superficielles, le testicule après guérison n'a pas sensiblement diminué de volume, il peut reprendre son aspect normal.

Quand les gommes ont été profondes et surtout quand à leur place s'est développé un fongus étendu, la guérison ne se produit qu'en laissant après elle un organe atrophié ratatiné et dur comme celui que nous venons de décrire.

Symptômes. — Il est impossible de donner une symptomatologie se rapportant exactement aux variétés que peut présenter la syphilis testiculaire, surtout quand on sait que les caractères de cette maladie peuvent changer aux différentes périodes de son développement.

Cependant, on peut en indiquer les traits principaux.

Dans l'orchite interstitielle ou orchite syphilitique, plusieurs caractères ont une grande importance. La glande est doublée ou triplée de volume ; sa consistance est dure, ligneuse, avec une certaine élasticité.

Le testicule est non seulement plus volumineux, mais il devient plus lourd. La forme qu'il prend est souvent spéciale et caractéristique, il est aplati transversalement et prend l'aspect d'un galet aplati transversalement. Quelquefois lisse ou à peine irrégulier à sa surface, il présente souvent des bosselures, véritables nodosités superficielles qui sont dues à la production des gommes ou aux altérations scléreuses de l'albuginée.

On peut trouver aussi des parties plus molles, qui correspondent aux portions du testicule non envahies. L'épididyme est le plus souvent englobé dans les formations fibreuses qui entourent le testicule et il est quelquefois difficile de le différencier de la glande. Le point où émerge le canal déférent permet seul de reconnaître sa position. Nous avons vu du reste qu'il est ordinairement aplati, rubané et difficile à suivre au milieu des productions fibreuses qui l'entourent.

Le phénomène qui frappe le plus, et qu'on peut constater par une palpation méthodique, lorsqu'on étudie les caractères que nous venons d'indiquer, c'est l'indolence presque absolue des parties altérées. Cette indolence tout à fait spéciale, et qui est surtout manifeste lorsqu'on comprime les parties les plus dures de la glande, constitue un fait tellement exceptionnel dans les maladies du testicule, qu'il peut être considéré comme un des meilleurs signes pour le diagnostic de la syphilis. Elle peut persister pendant toute la durée de l'évolution de la maladie.

Le testicule est lourd et son poids apparent correspond à la consistance qu'il présente. Souvent cette pesanteur est la cause principale des tiraillements, des douleurs qu'éprouve le malade pendant la marche, lorsqu'il ne porte pas de suspensoir. Ces tiraillements douloureux existent surtout le long du cordon et dans l'aine.

A côté des cas dans lesquels le testicule est dur et volumineux, on en rencontre souvent d'autres dans lesquels il est mou, indolent et diminue de volume, sans réaction ni symptômes apparents autres qu'une légère sensibilité, nous avons déjà indiqué cette variété si bien décrite par Ricord.

Un certain degré d'hydrocèle accompagne quelquefois la syphilis du testicule. Quelques auteurs ont discuté sur la fréquence et le degré d'abondance de cet épanchement dont nous avons déjà parlé à propos de l'anatomie pathologique.

Nous avons vu des hydrocèles assez volumineuses de 60 grammes et plus, accompagner le sarcocèle syphilitique et se résorber d'elles-mêmes pendant l'emploi du traitement spécifique.

Le scrotum qui dès le début ne présente souvent aucune altération devient adhérent, légèrement épaissi, d'une couleur plus foncée. L'adhérence est ordinairement généralisée, elle se produit sur toute la surface du testicule ou quelquefois seulement sur une des faces latérales.

Pendant toute l'évolution de la maladie, ces parties indurées et soudées plus ou moins les unes aux autres présentent toujours une température locale plus élevée que celles du côté opposé. C'est là un phénomène que nous avons toujours constaté. Il indique nettement qu'il s'agit bien là d'une inflammation lente, profonde et progressive.

Pendant plusieurs semaines et même plusieurs mois, le testicule malade présente les mêmes caractères sans grande variation.

Lorsque la maladie est abandonnée à elle-même, on peut voir survenir plusieurs terminaisons différentes. Tantôt une ou plusieurs gommes se développent à la surface, s'ulcèrent, se vident et se terminent, comme nous le verrons plus loin, en laissant après elles une atrophie ou une destruction plus ou moins complète du testicule. Ce fait est rare. Tantôt, au contraire, sans bruit, sans douleur, sans aucun symptôme manifeste, il se produit une rétrocession lente du gonflement; le testicule se ratatine en devenant plus dur et plus fibreux encore. Le scrotum s'assouplit, revient sur lui-même et bientôt on ne trouve plus, caché dans les replis de ce dernier, qu'un petit noyau dur et bosselé, appendu au canal déférent, et qui est le seul vestige du testicule atrophié pour toujours.

Marche. — L'orchite interstitielle a une marche insidieuse, chronique, lente, et pouvant rester stationnaire pendant plusieurs mois; tel est son caractère le plus ordinaire.

En présence de certains faits bien observés, on s'est demandé depuis quelque temps si cet envahissement ne pouvait pas dans certaines circonstances se présenter avec un caractère aigu et même franchement inflammatoire, contrairement à la marche ordinaire de la lésion syphilitique.

La réponse à cette question est assez délicate, car plusieurs auteurs ne signalent pas de forme aiguë au début de la syphilis testiculaire.

Cependant, il est certain que la syphilis peut débuter avec une rapidité et une acuité telles qu'elle simule une orchite aiguë. Ricord affirme avoir vu quelquefois ce mode d'évolution. Reclus, dans son mémoire, en cite plusieurs exemples personnels ou empruntés à d'autres auteurs, et déjà en 1862 Letourneur (1) (de Nantes) présenta une pièce anatomique de syphilis à développement rapide, qui fut examinée par Ranvier. Le testicule atteint d'une façon aiguë avait été enlevé parce qu'on supposait qu'il s'agissait d'une affection tuberculeuse.

M. Duplay publia une observation de cette variété dans la *France médicale* (2); nous en trouvons une autre de A. Broca (3) publiée plus récemment.

Dans ces conditions, on voit le testicule devenir rapidement douloureux, doubler de volume, en même temps que le scrotum prend une teinte rouge et est légèrement adhérent. Ordinairement l'épididyme n'est pas atteint.

Le phénomène de la douleur constitue un caractère spécial à cette forme, car ordinairement le testicule syphilitique n'est pas douloureux. Cet organe peut rester englobé dans la tuméfaction et difficile à séparer

(1) *Bull. Soc. anatomique*, juin 1862.
(2) *France médicale*, 1876, p. 173.
(3) *Syphilis testiculaire bilatérale, à début brusque et douloureux* (*Gaz. hebd.* 1883, t. X, p. 181-183).

des parties périphériques indurées. Cette dernière disposition est importante à connaître, car elle permet de différencier ces poussées inflammatoires des épididymites uréthrales ou tuberculeuses.

Le début en est souvent assez brusque, avec irradiation douloureuse dans l'aine et la région lombaire. Mais la douleur se localise rapidement dans le testicule, où elle devient quelquefois très aiguë. Elle dure rarement plus de cinq ou six jours. Après quelques semaines, la même poussée peut se produire sur la glande opposée et évoluer de la même façon.

Plusieurs observations de cette variété de l'orchite aiguë syphilitique ont été publiées dans la thèse de M. Cassine (1), inspirée par M. le professeur Fournier. Ces poussées paraissent coïncider, dans la plupart des cas, avec l'apparition de nouvelles lésions secondaires, plaques muqueuses, ecthyma du cuir chevelu, etc.

Si l'affection est abandonnée à elle-même, les désordres qui avaient débuté avec une certaine acuité reprennent bientôt l'allure chronique qui leur est ordinaire. Quelquefois ce mode de début, dont le chirurgien n'a pas été témoin, ne peut être reconstitué que par les renseignements du malade, qui a été primitivement soigné pour une épididymite aiguë simple.

Cette orchite aiguë s'accompagne volontiers de la production d'une certaine quantité de liquide dans la vaginale. Le liquide se résorbe rapidement quand la maladie passe à l'état chronique; mais il peut persister dans quelques cas.

Il est difficile de savoir quelle est la proportion relative de ces débuts inflammatoires aigus, par rapport aux autres formes ordinaires de la maladie. Les faits bien étudiés sont encore trop récents et trop peu nombreux.

Cependant, il est permis d'admettre que ce début inflammatoire étant actuellement bien établi, on le trouvera à l'avenir plus souvent mentionné. Malgré cette réserve, on peut affirmer dès maintenant qu'il constitue un phénomène intéressant à connaître. L'un de nous, pendant un séjour de neuf mois dans le service de Clinique externe de la Charité, a pu en observer deux cas bien nets.

Nous verrons plus loin, en parlant du diagnostic, comment on pourra éviter la confusion avec les autres affections aiguës du testicule ou de l'épididyme, cette forme du début de la syphilis ayant des caractères semblables à ceux de l'orchite blennorrhagique. En général,

(1) Cassine, *Du sarcocèle syphilitique, à début inflammatoire et douloureux*. Th. Paris, 1886.

l'absence d'écoulement blennorrhagique au moment de son apparition permettra de penser à l'affection syphilitique, surtout si le malade avoue l'envahissement antérieur.

D'après les recherches de Cassine, elle débuterait en moyenne quatre ans (de 1 à 7 ans) après le chancre, et se verrait surtout dans les formes graves de la syphilis. Souvent on avait vu se développer, avant son apparition ou en même temps qu'elle, des accidents secondaires variés et tenaces ou revenant facilement.

§ 2. — Gommes du testicule.

Nous avons donné les raisons qui nous ont engagés à décrire à part la gomme syphilitique.

Nous ajoutons que nous nous conformons à l'usage le plus répandu; car tous les auteurs les ont décrites séparément. Tout récemment Huber (1) en a fait une description spéciale, ainsi que M. Fournier.

Étude anatomique. — D'après les auteurs modernes, les altérations produites par la syphilis dans le tissu cellulaire péricanaliculaire, et dans les canaux eux-mêmes s'accompagnent presque toujours de la formation de gommes. Celles-ci peuvent se présenter avec des apparences très diverses et qui méritent d'être décrites avec soin afin de ne pas les confondre avec d'autres productions.

Tantôt on ne trouve que de petits nodules appréciables seulement au microscope et constitués par des amas de cellules embryonnaires.

Ils existent entre les canalicules, et sont constitués par de petites cellules arrondies qui peuvent être mélangées avec des éléments plus volumineux, ordinairement situés au centre. Ces nodules sont arrondis et limités, ou irréguliers et se diffusant dans les parties voisines.

Ces mêmes productions peuvent présenter, au lieu d'un grand nombre de petites cellules, une exagération de ces mêmes éléments, qui ont une tendance à s'altérer, à prendre un aspect granuleux, et, finalement, à donner à ces petites masses une apparence jaunâtre, qui rappelle l'aspect des gommes volumineuses que nous décrirons plus loin.

Les nodules, ordinairement d'un petit volume, sont quelquefois en petit nombre et on ne les rencontre qu'avec difficulté.

D'autres fois ils sont tellement nombreux qu'ils ont presque entièrement envahi le parenchyme de l'organe. Il semble que cette dernière disposition soit la condition de cette apparence clinique qui a

(1) Huber, *Casuistique de l'orchite gommeuse* in *Deutsch. Arch.*, VI, p. 104 1869.

permis de comparer le testicule ainsi altéré à un organe rempli de petits grains de plomb (Ricord).

Ce qui constitue le caractère le plus important de ces petits amas cellulaires, c'est la facilité avec laquelle ils se réunissent, s'accolent les uns aux autres, s'agglomèrent, pour constituer une masse plus volumineuse ayant la dimension d'un gros pois, d'une noisette et même davantage, et constituent ainsi ce qu'on connait vulgairement sous le nom de *gomme*.

Cette masse, ordinairement arrondie, quelquefois légèrement diffuse, devient le siège d'une dégénérescence granulo-graisseuse occupant principalement le centre, et qui correspond à l'altération que nous avons déjà signalée dans chacun des petits nodules en particulier.

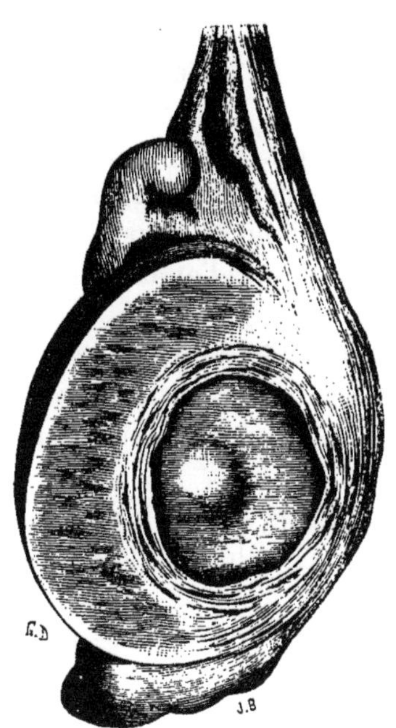

Fig. 33. — Gomme du testicule entourée de sclérose (Malassez et Reclus).

En même temps, se développe dans le tissu voisin un travail spécial de séparation ; il semble que le tissu sain réagisse d'une façon particulière pour isoler complètement le produit morbide. Aussi, sur une coupe transversale comprenant la gomme et le tissu du testicule, peut-on voir plusieurs zones concentriques que M. Reclus divise de la façon suivante : une zone fibreuse périphérique, une bordure rouge, une bordure claire et une partie caséifiée.

La zone fibreuse est constituée par le parenchyme testiculaire sclérosé ; des faisceaux fibreux disposés parallèlement, unis aux débris des tubes du testicule atrophié et fibreux, la constituent en grande partie. Cette couche est souvent épaisse et résistante.

Les deux zones suivantes sont constituées par quelques tractus fibreux minces, entre lesquels se trouvent des cellules embryonnaires plus ou moins altérées, de grands éléments cellulaires dont nous avons parlé à propos des nodules ; enfin, les vaisseaux sont en grande partie oblitérés.

Les masses centrales caséeuses et mortifiées sont formées par des éléments cellulaires et fibreux en dégénérescence plus ou moins avancée et souvent méconnaissables.

Au début de cette transformation, on voit encore nettement que ces parties étaient composées par des amas de nodules assez distincts les uns des autres. Plus tard, lorsque la désorganisation est complète, il est impossible de reconnaître nettement cette structure.

La gomme ainsi constituée va subir une évolution variable qu'il est très utile de connaître au point de vue clinique.

La production gommeuse du testicule peut disparaître spontanément et surtout sous l'influence du traitement approprié. Il est probable que dans ce cas la substance granulo-graisseuse qui la constitue, se liquéfie et se résorbe lentement pour ne laisser ensuite aucune autre trace qu'une cicatrice rayonnée.

Mais il peut se produire ici ce qui se présente souvent dans d'autres régions : la gomme se vide à l'extérieur et donne lieu à une perte de substance ou à une suppuration plus ou moins prolongée. Cette fistule, quelquefois rebelle, a été signalée par quelques auteurs (West (1), Bertholle (2).)

La perte de substance ainsi produite devient dans certaines circonstances le point de départ d'un bourgeonnement exagéré de la substance testiculaire, bourgeonnement qui prend le nom de *fongus syphilitique*, à cause de son apparence spéciale. Nous l'étudierons dans un paragraphe spécial.

Ces différentes terminaisons de la gomme syphilitique demandent quelques explications, car elles sont rares, et si actuellement elles sont généralement admises par tous les auteurs, pendant longtemps on a nié leur réalité.

Ricord affirmait que la syphilis du testicule ne se terminait jamais par suppuration. Pour lui, les gommes du tissu cellulaire des bourses étaient seules capables de s'ulcérer.

Cette opinion, trop exclusive, est actuellement abandonnée depuis que Rollet (3) (de Lyon) a démontré, au moyen d'observations très probantes, que les gommes pouvaient non seulement se ramollir et se vider au dehors, mais aussi devenir le point de départ d'un fongus.

Bertholle avait fait voir aussi que la gomme, après s'être vidée à l'extérieur, pouvait devenir fistuleuse et que cette fistule était susceptible de guérir par le traitement ioduré.

Fournier, West, Huber, admirent aussi ce mode de terminaison.

(1) West, *Gomme suppurée du testicule* (*Dublin quarterly Journ. of Med. sc.*, 1859).
(2) Bertholle, *Gomme du testicule terminée par fistule* (*Union méd.*, 1868, t. I, p. 57).
(3) Rollet, *Du sarcocèle gommeux syphilitique* in *Recherches cliniques et expérimentales sur la syphilis*, 1861 (Paris).

L'un de nous (1) publia une observation de gomme superficielle du testicule, terminée par suppuration. Enfin, Reynier fit paraître un mémoire sur ce sujet en 1879 (2).

La seule question qui mérite d'être discutée, c'est de savoir quel est le siège de ces gommes qui arrivent à se vider au dehors.

La lecture des observations publiées nous fournit la conviction que toutes les gommes du testicule peuvent avoir cette terminaison, quel que soit leur siège. Peut-être celles qui occupent la tunique albuginée sont elles plus prédisposées que les autres à s'ulcérer, à cause de leur siège superficiel qui les expose aux chocs ou aux froissements.

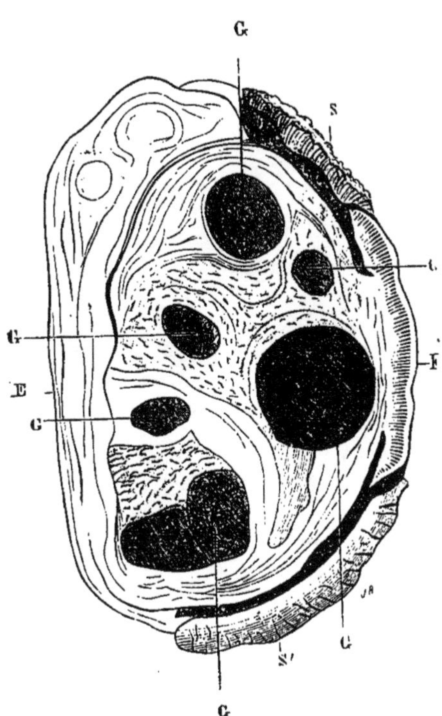

Fig. 34. — Coupe d'un testicule syphilitique avec fongus (Kocher). — E, épididyme; F, fongus; G, gomme; S', scrotum.

Quant à la distinction entre les gommes du tissu cellulaire du scrotum et celles qui occupent la surface du testicule, nous la croyons subtile. Il nous semble qu'il y a là une erreur d'interprétation, et que la saillie produite par la gomme en voie de ramollissement à la surface du scrotum, a pu faire croire à son siège superficiel, alors qu'elle était adhérente par sa base à la glande séminale.

Il est probable que, après l'élimination des produits de la gomme, les tubes et le parenchyme testiculaire sortent par l'ouverture, bourgeonnent, constituant cette masse connue sous le nom de *fongus profond ou interstitiel*.

Celui-ci a l'aspect d'un champignon, de volume variable, à surface granuleuse, rougeâtre et humide, étalée sur le scrotum. Si on soulève les bords du chapiteau, on voit que cette masse se prolonge à travers l'orifice du scrotum,

(1) Terrillon, *Contribution à l'étude des gommes du testicule ou sarcocèle gommeux* (*Progrès méd.*, 1878).

(2) *Contribution à l'étude du sarcocèle gommeux* (*Arch. gén. de méd.* Paris, 1879, t. CXLIII, p. 366-410).

pour se continuer avec le testicule ordinairement diminué de volume.

Il est probable que ce processus, qui conduit au bourgeonnement à l'extérieur de la substance testiculaire, est le résultat de l'ouverture de l'albuginée en un point. Par cette ouverture, la substance de l'organe a une tendance à faire issue au dehors, car elle est contenue dans une poche fibreuse qui se rétrécit et la chasse au dehors.

Dans le cas où la gomme est superficielle et contenue dans l'albuginée ou dans son voisinage, mais où la substance du testicule elle-même n'est pas éliminée, il n'y a aucune tendance à la sortie du parenchyme glandulaire et à la formation du fongus.

En résumé, la tendance à la formation du fongus profond tient, selon nous, plutôt au siège primitif de la gomme et à ses connexions avec le parenchyme glandulaire, qu'à la suppuration elle-même. Ainsi se trouve expliquée la différence qui existe entre les divers modes de terminaison des gommes suppurées.

Lorsque la gomme est superficielle et occupe les parois du scrotum, il peut se produire un fongus par un autre mécanisme. L'albuginée mise à nu dans une certaine étendue, par la perte de substance produite aux dépens des parois scrotales, se couvre de bourgeons charnus. Ceux-ci augmentent en hauteur, végètent assez abondamment et bientôt font saillie au dehors avec un aspect spécial. C'est le *fongus superficiel* des auteurs, lequel ne vient pas du parenchyme du testicule lui-même, comme le précédent, mais de la surface albuginée.

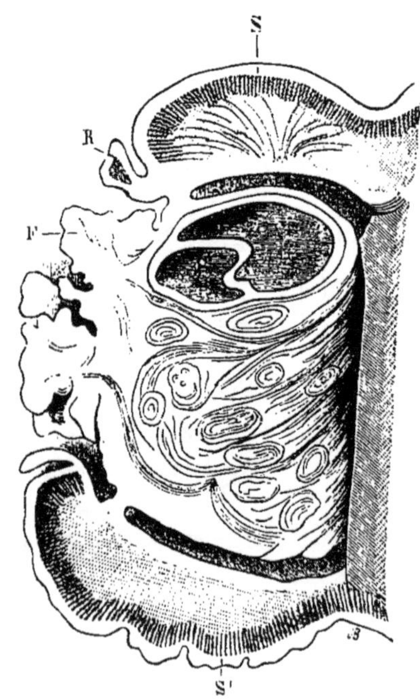

Fig. 35. — Fongus (Kocher). — S, scrotum ; F, fongus ; R, épididyme.

Ainsi constituées, ces deux variétés de fongus ont un aspect spécial, avec leur surface framboisée, d'un rouge pâle, humide et visqueuse. Aussi les reconnaît-on assez facilement.

Leur structure histologique est celle des bourgeons charnus exubérants, situés à la surface ; elle ne présente rien de spécial. Mais au-dessous de cette couche de bourgeons charnus superficiels se trouve du tissu fibreux assez dense et bien organisé qui se continue par sa profondeur avec le parenchyme de l'organe dont ses tubes sont plus ou moins altérés, suivant que l'affection primitive l'a spécialement atteint.

Il ne faut pas oublier que ce processus inflammatoire s'accompagne de désordres périphériques qui envahissent le scrotum.

Celui-ci devient rouge, s'épaissit et s'indure de façon à prendre tous es caractères d'un faux éléphantiasis. La tunique vaginale s'oblitère. Aussi, dans les formes anciennes, tout l'ensemble du scrotum d'un côté, surmonté de la masse fongueuse, a pris un tel aspect et une telle consistance qu'il est absolument impossible de se rendre compte de l'état du testicule et de l'épididyme englobés dans la masse fibreuse.

Un caractère particulier de cette lésion est l'indolence du fongus, qu'on peut irriter, cautériser et même écraser sans provoquer de vives douleurs.

Nous verrons plus loin, à propos du traitement, que ce fongus est rebelle à la plupart des topiques mis à sa surface, mais il peut se modifier avec une très grande rapidité lorsqu'on soumet le malade à la médication spécifique. On voit alors cette masse s'affaisser, se flétrir et bientôt, malgré l'étendue de la perte de substance du scrotum, la cicatrisation s'établit définitivement.

La production des gommes dans le testicule peut se faire dans un seul organe, c'est le cas le plus ordinaire; mais dans quelques circonstances elle peut envahir aussi l'autre testicule. La terminaison par fongus après l'ouverture de la gomme peut se produire en même temps ou simultanément dans les deux glandes séminales. M. Sée (1) a cité un exemple de double fongus syphilitique, guéri rapidement par le traitement interne.

Une observation de Broca (2) indique aussi que la lésion était bilatérale.

Nous étudierons tous ces détails plus longuement dans le chapitre consacré au *Fongus bénin* du testicule.

L'épididyme peut être aussi le siège de gommes suppurées et fistuleuses (3).

Enfin, il n'est pas rare de rencontrer, en même temps que les manifestations syphilitiques du testicule, d'autres désordres de même nature, du côté des organes éloignés. Cet état de généralisation in-

(1) *Gaz. hebd. de méd.* Paris, 1879, pp. 263, 268.
(2) *Loc. cit.*
(3) Bertholle, *loc. cit.*

dique une gravité plus grande de l'affection et une tendance à l'envahissement, auquel il faut faire une grande attention.

Nous trouvons une observation de Vital (1) dans laquelle, en même temps que des lésions viscérales multiples, on trouvait des tumeurs gommeuses dans les deux testicules.

D'autres auteurs, tels que Zeissl (2), ont signalé des faits analogues, dans lesquels il y avait hépatite, splénite et même polyarthrite syphilitiques, en même temps qu'un sarcocèle syphilitique.

Nous pourrions citer un certain nombre d'autres exemples semblables, mais c'est là une conséquence banale de la syphilis tertiaire, qui peut, comme on sait, apparaître simultanément dans plusieurs points de l'économie.

Marche clinique. — L'évolution de la gomme du testicule présente des caractères assez variables.

Le plus souvent, la production nouvelle se forme dans le testicule en ne provoquant aucun phénomène qui attire l'attention du malade. Elle se dépose *à froid*, pour ainsi dire.

Sauf la tuméfaction localisée qu'elle forme à la surface de l'organe, lorsqu'elle acquiert un certain volume, rien ne vient révéler sa présence. Aussi, n'est-il pas rare de trouver par hasard ces productions, soit sur le vivant, soit sur le cadavre ; ce dernier cas est fréquent.

Il faut même ajouter que la gomme peut se développer complètement et même disparaître spontanément sans avoir donné de signes bien évidents.

Dans d'autres circonstances, qui se présentent plus souvent en clinique, la gomme en se développant provoque autour d'elle des phénomènes de réaction plus ou moins intenses, allant jusqu'à l'inflammation bien déterminée, avec des douleurs qui attirent l'attention du malade.

Ces douleurs profondes, sourdes, lancinantes, surtout au début de la formation de la gomme, irradient quelquefois le long du cordon, dans la région du rein et du côté des lombes. Elles indiquent qu'il se produit là une irritation des nerfs testiculaires.

Il se passe quelquefois dans la marche de ces gommes un phénomène assez intéressant, qui consiste dans une série de poussées douloureuses et légèrement inflammatoires, auxquelles succède une période d'accalmie, bientôt suivie d'une nouvelle poussée.

(1) In *Rec. de mém. de méd. milit. fr.*, n° 150, 1868.
(2) In *Allg. Wien. med. Ztg*, 1870, XXIV, 349.

Lorsque la gomme, soit profonde, soit albuginée, doit évoluer vers l'extérieur, on voit apparaître une bosselure proéminente qui a une tendance à gagner la face profonde du scrotum et à devenir adhérente à la peau. Celle-ci s'épaissit, rougit, et après quelque temps menace de s'ulcérer.

Ce phénomène ne s'accompagne que d'une douleur modérée, surtout au début. Plus tard, quand il y a des signes d'inflammation, il peut y avoir quelques douleurs, de la gêne locale et de la rougeur du scrotum.

Après quelques jours, la peau devient mince, violacée, adhérente et on peut percevoir les signes d'une inflammation manifeste. Ce processus est ordinairement lent, et varie suivant l'épaisseur des tissus superficiels et le degré d'inflammation qui accompagne le travail d'élimination de la gomme.

Si la petite tuméfaction est abandonnée à elle-même, on voit, à son sommet, la peau s'altérer, devenir violacée, puis d'un brun jaunâtre, bientôt se forme une eschare véritable qui tombe spontanément.

La plaie qui en résulte laisse suinter une certaine quantité de liquide jaunâtre, légèrement filant, mais puriforme plutôt que purulent. Ce liquide ressemble à une solution de gomme arabique, de couleur jaunâtre; c'est cette apparence qui a fait donner à ce produit le nom de *gomme.* On voit aussi apparaître des filaments jaunes ou blanchâtres qui ressemblent, d'après la comparaison de M. Fournier, à des morceaux d'étoupe ou de filasse, détrempés dans l'eau, c'est le bourbillon gommeux.

L'élimination de ce produit se fait petit à petit, par morceaux séparés, qui tombent dans le pansement chaque fois qu'on le renouvelle, qu'on tire facilement au dehors avec des pinces. Mais en même temps l'orifice s'agrandit, devient égal à une pièce de 1 ou 2 francs; ses bords sont violacés, décollés, flottants. Dans quelques cas on trouve au milieu des lambeaux, dont nous venons de parler, et qui sont identiques à ceux des autres gommes, des débris évidents des tubes séminifères, qui sortent avec le tissu qui est en voie d'élimination.

Le siège le plus habituel de cette élimination de la gomme est la partie antérieure du scrotum.

Un des caractères les plus saillants pendant le développement des gommes testiculaires est l'absence de douleurs. Cette indolence caractérise du reste la syphilis du testicule en général, tant qu'il ne vient pas se joindre aux désordres, déjà existants, une réaction inflammatoire périphérique, qui précède souvent le ramollissement et l'issue de la gomme.

§ 3. — Épididymite syphilitique.

La syphilis peut atteindre isolément l'épididyme. Ordinairement cette lésion survient pendant la période secondaire et même au début de cette période, c'est-à-dire du troisième au sixième mois. Balme l'a vue survenir cinq mois après l'infection primitive, puis après le dixième mois et même huit à dix ans après.

Le Dr Dron (de Lyon) a le premier appelé l'attention sur cette forme de manifestation syphilitique dans un mémoire publié dans les *Archives générales de médecine* en 1863. M. Fournier a également insisté sur cette affection dans ses leçons sur le sarcocèle syphilitique (1875); il propose de la désigner sous le nom de : *épididymite secondaire* (1).

D'après ces auteurs, l'affection syphilitique de l'épididyme consiste dans une infiltration, sous forme d'une nodosité facilement appréciable, au niveau de la tête de l'épididyme. Le volume de cette nodosité égale celui d'un pois, d'une noisette, mais très rarement il est aussi gros qu'une petite noix.

Sa forme rappelle celle de la partie de l'organe atteinte ; elle est arrondie, ou allongée et olivaire. Enfin, elle est remarquable par sa dureté et son indolence ; car, on peut la palper, la presser même violemment entre les doigts, sans faire éprouver au malade aucune douleur.

Il est rare qu'elle s'étende au corps et à la totalité de l'épididyme : mais il est assez fréquent de trouver cette lésion dans les deux épididymes. On peut même ajouter qu'elle est aussi souvent bilatérale que unilatérale.

Les caractères anatomiques de cette nodosité dure et indolente ne sont pas connus actuellement ; car on n'a pas encore eu l'occasion de faire l'autopsie de malades atteints d'une semblable lésion. La facilité avec laquelle elle disparait sous l'influence d'un traitement approprié est une raison suffisante pour expliquer la difficulté qu'on éprouvera pendant longtemps encore à connaître sa structure.

Il est probable que la nodosité syphilitique, lorsqu'elle occupe la

(1) Plusieurs travaux plus récents publiés en France et à l'étranger ont fait complètement connaître cette affection : Sigmund, 1868, *Sur la syphilis de l'épididyme* (in *Wiener Medec. Presse*, 1868, n° 2). Tédenat, 1881, *Étude sur les affections syphilitiques du testicule* (*Montpellier méd.*, 1881, t. XLVII, p. 507-524). Pascalis, *De l'épididyme syphilitique*, 1884, in-4°; Pinner, *Sur l'épididyme syphilitique* (*Berl. klin. Vochench.*, 1884, XXI, p. 655-658). Schadeck, *Épididymite interstitielle syphilitique* (*Saint-Péters. Méd. Wchuschr*, 1885, p. 438. Reclus, *Bull. et Mém. Soc. de ch.*, 1885. p. 894 ; Szadeck, *Épididymite syphilitique*, 1886 (*Gaz. lek Warzawa*, 126).

tête de l'épididyme, a été confondue pendant longtemps avec la tuberculisation, car celle-ci occupe le plus souvent cette portion de l'organe au début de son développement. L'épididymite blennorrhagique a moins de chance d'être confondue avec elle, puisqu'elle ne laisse de traces qu'au niveau de la queue.

Cependant M. Reclus décrit une variété de lésion syphilitique de l'épididyme qui serait diffuse, et ressemblerait à l'épididymite blennorrhagique ou tuberculeuse. N'ayant pas eu l'occasion de voir de semblables faits, nous ne pouvons que les signaler.

La rareté de cette localisation de la syphilis et la facilité avec laquelle on peut la confondre avec une autre a empêché certains médecins de croire à la réalité de cette manifestation spéciale; mais le travail de Dron et les recherches cliniques de M. Fournier et autres syphiliographes ne permettent pas de discuter la certitude de l'infiltration secondaire. D'après Tédenat, cette affection qui passe souvent inaperçue serait au contraire assez fréquente quand on la recherche avec soin. Il l'a rencontrée huit fois sur trente-deux cas de syphilis, et trois fois elle était bilatérale.

Quoi qu'il en soit de ces opinions diverses, il est certainement très utile de reconnaître et de diagnostiquer, peu de temps après son apparition, cette variété d'affection secondaire. En effet, le diagnostic précis évitera de penser à une tuberculose au début et permettra de guérir rapidement la nodosité syphilitique en donnant le traitement approprié.

Malheureusement, l'indolence de la maladie empêche souvent le malade de s'apercevoir d'une nodosité dans l'épididyme ou d'attirer l'attention du médecin sur cette manifestation de peu d'importance. Le plus souvent la découverte en est faite par hasard.

De même que nous n'avons aucune notion sur la nature exacte de cette nodosité secondaire, de même nous ne savons pas quelles sont ses suites au point de vue de la fonction testiculaire ni même quelle peut être sa persistance; les cas qui ont été étudiés le plus attentivement s'étant toujours terminés par une guérison rapide, sans laisser ni trace locale ni troubles fonctionnels, grâce à l'emploi méthodique du traitement antisyphilitique.

Il est fait mention, dans le compte rendu de la Société de pathologie de Londres (1), d'une petite tumeur d'origine syphilitique de l'épididyme, survenue chez un enfant. Elle disparut rapidement sous l'in-

(1) *The British med. Journ.*, 25 mars 1882.

fluence du mercure et de l'iodure de potassium : aussi, le présentateur n'hésite pas à croire qu'il s'agit là d'une petite tumeur syphilitique de l'épididyme d'origine congénitale. C'est le seul cas qui ait été signalé jusqu'à présent.

La maladie peut même remonter ou se localiser au delà de l'épididyme, sur le cordon, ainsi que Lancereaux (1) et Broca (2) en ont donné un exemple.

Nous ajouterons que pour plusieurs auteurs cette affection se trouve souvent combinée à des altérations semblables du côté du testicule.

§ 4. — Syphilis du testicule chez l'enfant.

L'histoire de la syphilis du testicule chez l'enfant nouveau-né est encore toute récente, et ce n'est que vers l'année 1862 que North (3) en signale un premier cas. Il trouva chez un enfant de quatorze mois, né de parents syphilitiques et couvert d'une éruption spécifique, le testicule gauche gros comme un œuf de pigeon, lourd et non douloureux à la pression. Sous l'influence d'un traitement mixte, le testicule diminua et redevint normal au bout de quatre à cinq semaines.

Depuis cette époque d'autres auteurs ont publié des observations de même genre, principalement en Angleterre : Thomas Bryant (4), Henning (5), Lewin (6), Henoch (7).

Mais le travail le plus important sur le sujet est celui qui a été publié par M. Hutinel (8). C'est à lui que nous emprunterons les principaux détails de cette description. Son mémoire s'appuie sur un assez grand nombre d'observations prises à l'hôpital des enfants et suivies d'examens microscopiques très complets.

Le scrotum est ordinairement sain ; lorsqu'on le palpe avec soin, on trouve le testicule augmenté de volume, puisqu'il peut atteindre depuis les dimensions d'une noisette jusqu'à celles d'un œuf de pigeon. Il est dur, pesant, non douloureux à la pression.

L'épididyme est intact à sa surface.

Ordinairement l'examen à l'œil nu de ce testicule, après une section transversale de son parenchyme, ne démontre rien d'apprécia-

(1) Lancereaux, *Traité de la syphilis*, 1866.
(2) *Loc. cit.*
(3) North, *Med. Times and Gazette*, 1862, t. I, p. 403.
(4) Th. Bryant, *Med. Times and Gaz.*, 1863, t. II, p. 614 (*Guy's Hospital*). Un cas.
(5) Henning, *Jarbuch für Kinder Krankheiten*, 1872.
(6) Lewin, *Berlin. Klinische Wochens.*, 13 A., n° 2, 3, 10, 17, janv. 1876.
(7) Henoch, *Société méd. de Berlin* (*Berlin. klin. Wochens.*, 1877, n° 33, p. 483).
(8) Hutinel, *Revue mens. de méd. et de chir.*, 1878.

ble, si ce n'est une congestion intense et l'aspect charnu du tissu.

Mais l'examen microscopique fait bientôt reconnaître des lésions assez nettes.

Dans les cas récents, on constate de petits amas de cellules embryonnaires accumulées le long des travées fibreuses et surtout le long des vaisseaux. Il est probable qu'il s'agit là de petites gommes embryonnaires. Les tubes séminifères sont intacts au début. Il existe donc ici une prolifération interstitielle bien évidente.

Plus tard les tubes séminifères sont atteints également. Les parois s'épaississent et rétrécissent ainsi le calibre central. C'est par ce mécanisme que se produit petit à petit l'atrophie de ces tubes, qui sont transformés en filaments fibreux.

Les lésions que nous venons de décrire sont disséminées dans toute la glande et ont une marche assez régulière. Ces deux caractères les différencient de celles qui se développent chez l'adulte et qui sont ordinairement plus localisées, laissent intactes certaines portions de l'organe, et ont une marche plus irrégulière. Il est inutile d'ajouter que si l'enfant continue à vivre et n'est pas soumis au traitement spécifique, l'atrophie complète de l'organe atteint doit être la règle. Il est possible, d'après l'opinion de M. Hutinel, qu'un certain nombre des atrophies testiculaires qui sont constatées à l'âge de la puberté ne reconnaissent pas d'autre cause.

Il est rare de ne pas trouver les deux testicules malades en même temps, mais à des degrés différents. Cette dualité de la lésion est donc ici beaucoup plus fréquente que chez l'adulte, qui n'a, le plus souvent, qu'un testicule envahi, au moins pendant quelque temps.

On constate très fréquemment, en même temps que l'affection du testicule, d'autres manifestations évidentes de la maladie du côté de la peau et dans d'autres organes, principalement dans le foie.

Quant à la proportion des enfants syphilitiques dont le testicule serait ainsi altéré, elle est difficile à établir d'une façon exacte. Cependant cette manifestation ne doit pas être rare chez eux, puisque M. Hutinel semble l'avoir rencontrée dans la proportion de un tiers.

Elle a été signalée plusieurs fois chez des enfants nés avant terme.

La syphilis héréditaire peut se rencontrer, non seulement chez l'enfant nouveau-né, mais elle peut aussi apparaître à une période plus avancée de la vie; ainsi Brocq (1) signale un fait dans lequel

(1) Brocq, In *Ann. de dermat. et de syph.* Paris, 1883. IV, p. 287-289.

une manifestation syphilitique tardive apparut dans le testicule en même temps que des lésions analogues (gommes) se montraient à la langue.

Étiologie de la syphilis du testicule. — On a recherché depuis longtemps quelles pouvaient être les causes pour lesquelles le testicule devenait, à un moment donné, le siège d'une manifestation syphilitique.

Parmi les auteurs qui se sont occupés de cette question, les uns ont considéré qu'il s'agissait là d'une lésion syphilitique survenue sans cause appréciable, se produisant dans cet organe comme elle se développe dans le foie, dans les os, etc., sans raison bien définie.

Les autres, au contraire, tels que M. Verneuil et quelques-uns de ses élèves, voient dans le choix de cet organe par le virus syphilitique le résultat d'une tare organique spéciale, produite soit par le surmenage génital (Fournier), soit par la continence prolongée (Ricord), soit par un traumatisme plus ou moins violent.

Les inflammations antérieures, surtout blennorrhagiques, seraient également l'origine d'un appel spécial de la syphilis (Ricord).

Ces causes, difficiles à démontrer et souvent banales, ne nous expliquent en rien la prédilection du virus pour cet organe isolé.

Aussi, avec Dupuytren, devons-nous être très réservés quand il s'agit d'accepter une étiologie aussi mal définie et devons-nous considérer l'envahissement du testicule comme un phénomène ordinairement spontané ou dont la cause nous échappe absolument dans un grand nombre de cas.

Il est cependant bien avéré que, dans quelques circonstances, un traumatisme nettement démontré a été le point de départ d'une orchite syphilitique. Reclus en cite plusieurs exemples dans sa thèse; mais il s'agit là certainement d'une exception, et on peut dire sans hésiter que presque toujours l'orchite syphilitique survient à l'insu des malades, qui ne s'aperçoivent de cette altération que par hasard, grâce à l'indolence ordinaire de la maladie.

On s'est demandé également à quelle époque de l'évolution de la syphilis apparaissaient le plus souvent les manifestations testiculaires.

Ici encore les auteurs ne pensent pas tous de même. Les uns, d'après Ricord, en feraient une manifestation précoce de la syphilis dite *tertiaire*. En d'autres termes, le testicule ne serait envahi que lorsque la syphilis aurait épuisé la série de ses atteintes du côté de la peau et des muqueuses.

Ce serait donc vers la troisième ou quatrième année de la maladie, ou même plus tard, que l'on verrait apparaître le plus fréquemment le testicule syphilitique.

Cette opinion est beaucoup trop absolue, et plusieurs exemples ont montré que le testicule pouvait être envahi pendant la période secondaire et même à son début : au cinquantième jour (Vidal de Cassis), après trois mois (Nélaton, Reclus), et des cas semblables sont loin d'être rares. On pourrait donc ranger cette localisation dans la période secondaire, au même titre que certaines iritis et hépatites syphilitiques; en tout cas, elle rentre dans la période secondo-tertiaire ou au début de cette dernière.

L'écart est souvent considérable, car, d'après Tédenat, Kocher, Bumstead (1), on a vu des intervalles variant depuis cinq à six mois jusqu'à douze et seize ans.

La fréquence de cette localisation, par rapport aux cas de syphilis survenus chez l'homme, est presque impossible à établir d'une façon exacte; on ne peut avoir à ce sujet que des données approximatives. Ce qui paraît certain, c'est que la syphilis testiculaire est une manifestation viscérale relativement fréquente et qui peut être mise ainsi en parallèle avec celle du foie.

Nous citerons à ce propos les chiffres indiqués par M. Reclus :

« Dans une bonne thèse de 1876, M Balme publie un relevé de la clientèle civile du professeur Fournier. Sur un total de 2,300 observations, il y a 70 cas de sarcocèle, soit environ 1 sur 30. Chez 37 syphilitiques examinés pendant la première moitié de l'année, dans le service de M. Vidal, nous ne trouvons qu'une orchite scléro-gommeuse; proportion à peu près semblable à celle de la précédente statistique. Enfin, M. Leprévost, interne de M. Horteloup, nous a signalé 5 lésions du testicule chez 192 vérolés examinés à l'hôpital du Midi, soit 1 sur 38. Tous ces chiffres semblent concorder, mais pour conclure, il faudrait un nombre de faits beaucoup plus considérable ».

La malignité apparente ou réelle de la syphilis, rendue évidente par les manifestations extérieures, joue-t-elle un rôle dans le développement de l'orchite syphilitique? A-t-elle une influence sur l'intensité des lésions testiculaires? Telles sont les questions qu'on a essayé de résoudre, mais sans arriver, comme cela se voit souvent, à fournir des données bien positives.

Il est probable, et plusieurs auteurs en sont persuadés, que la

(1) Bumstead, *On veneral diseases*, 3e éd., p. 611.

syphilis grave atteint souvent le testicule; mais on connaît tant d'exemples dans lesquels, après une syphilis d'allures bénignes ou suivie de manifestations tellement faibles qu'elle a pu passer inaperçue, le testicule a été envahi sourdement et lentement, qu'on peut toujours s'attendre à voir cette manifestation se produire, quelle que soit la bénignité apparente de la maladie.

En résumé, les causes occasionnelles qui ont été invoquées sont, pour la plupart, assez problématiques, surtout quand on tient compte du début indolent et souvent inaperçu de la maladie. Aussi, on peut affirmer que presque toujours la maladie est spontanée.

Diagnostic. — Le testicule syphilitique est très difficile à différencier des autres maladies de cet organe ; aussi, il a été souvent et longtemps confondu sous le nom d'orchite chronique, avec d'autres affections. Actuellement les signes en sont mieux connus et mieux appréciés; aussi peut-on indiquer quelques caractères qui permettront de le reconnaître. M. Duplay (1) a surtout insisté sur quelques-uns de ces signes.

Dans la forme chronique ordinaire, quand le testicule a augmenté de volume, il est lourd, aplati transversalement, dur, élastique et indolent à la pression. Il est, le plus souvent, impossible de différencier le testicule de l'épididyme, celui-ci étant appliqué sur le bord supérieur et ne faisant aucune saillie appréciable. On constate à la surface de la glande une foule de petites saillies égales qui donnent une apparence granuleuse et chagrinée. Le canal déférent, la prostate, sont sains et le canal de l'urèthre est intact.

Ces divers signes, quand ils sont bien évidents, permettent de différencier la syphilis de la tuberculose. Ici, l'épididyme est bosselé et pendant longtemps distinct du testicule. On sent dans le testicule des masses distinctes, isolées, appréciables à la palpation, laquelle est ordinairement douloureuse. Il y a tendance au ramollissement assez rapide des bosselures. Le canal déférent est souvent bosselé et altéré ainsi que la prostate.

Dans les cas où l'inflammation subaiguë a gagné les enveloppes du scrotum et où les parties profondes sont masquées par l'épaississement inflammatoire, la difficulté devient beaucoup plus grande. Alors, en effet, le scrotum épaissi, enflammé, adhérent, est douloureux à la pression et provoque même des élancements spontanés chez beaucoup de malades. Dans la tuberculose, le scrotum est envahi dans une moins

(1) Duplay, *Sarcocèle syphilitique; diagnostic différentiel des tumeurs du testicule* (*France méd.*, 1876, p. 23-173).

grande étendue. Il devient adhérent, surtout par places, au niveau des bosselures, et la douleur est plus profonde, car elle tient surtout à la tuberculose de l'épididyme ou du testicule.

Dans la période de ramollissement des gommes, l'aspect seul du produit qui s'élimine permet de faire le diagnostic : la matière jaunâtre, filamenteuse, se détachant par morceaux et adhérente au fond d'une cavité dont l'orifice est formé par des bords décollés, a une apparence caractéristique. Le liquide qui s'écoule est plutôt séro-purulent que franchement purulent. La gomme s'élimine lentement; plusieurs semaines quelquefois sont nécessaires pour sa destruction, en dehors du traitement. Après l'élimination, il peut rester une fistule, mais elle est extrêmement rare comparée aux fistules de la tuberculose.

Nous avons déjà parlé des caractères spéciaux de l'orchite syphilitique à marche aiguë.

Pronostic. — Fonctions du testicule syphilitique. — Il est une question qui n'est pas encore bien étudiée à propos de la syphilis du testicule, c'est celle de savoir ce que devient la fonction de cet organe pendant l'évolution des lésions dont il est le siège.

Il est probable que lorsque la maladie n'affecte qu'une partie de l'organe, les spermatozoïdes peuvent encore se former dans les tubes testiculaires intacts. Nous avons vu en effet que, histologiquement, quelques-uns parmi eux peuvent avoir conservé leur intégrité, même lorsque la maladie a envahi la plus grande partie de la glande. Virchow est de cet avis et dit avoir constaté la présence de spermatozoïdes dans quelques cas.

Lorsqu'un seul testicule est pris, l'autre fonctionne normalement, et il est difficile de savoir comment se comporte le testicule malade. Aussi ne peut-on avoir des renseignements précis que lorsque ces deux glandes sont atteintes. Or il semble que malgré l'intégrité apparente d'une partie des tubes, ceux-ci ne fonctionnent plus et ne produisent plus de spermatozoïdes.

Du reste les tubes séminifères peuvent continuer à sécréter normalement alors que l'excrétion du sperme, son issue du côté de l'épididyme ou du canal déférent, peut être rendue impossible ou difficile par la formation sur ce trajet de quelque lésion syphilitique.

Il est donc difficile de préciser les cas dans lesquels la fonction testiculaire cesse ou au contraire persiste, tout en n'oubliant pas que l'atrophie de l'organe telle que nous l'avons décrite l'abolit complètement.

Mais ce qui intéresse particulièrement le chirurgien et c'est là un point qui a été étudié par plusieurs auteurs et notamment par Vidal (de Cassis) (1) et, plus tard, par Bryson (2), c'est le retour possible de la fonction après la guérison de la maladie. On a cité à ce propos les faits les plus curieux et qui prouvent l'énergie avec laquelle se fait la réparation des tubes et des cellules épithéliales servant à la spermatogenèse. M. Gaultier a vu, chez un malade, réapparaître les spermatozoïdes après la guérison d'un sarcocèle syphilitique double, traité par l'iodure de potassium. Les frictions mercurielles unies à l'iodure de potassium firent revenir après six semaines les érections et les éjaculations avec spermatozoïdes, chez un malade sur lequel un double sarcocèle syphilitique avait aboli depuis quelque temps jusqu'aux désirs vénériens.

Bien d'autres faits de même genre ont été signalés qui ne laissent aucun doute sur ce retour de la fonction testiculaire.

Ce qui échappe à nos connaissances, c'est la façon dont ces désordres s'atténuent et le caractère intime des modifications qui se produisent, dans le cas où la guérison intervient.

Doit-on penser, comme le croit M. Reclus, qu'il existait dans ces cas une intégrité relative d'une partie de la glande, dont les produits ne pouvaient être excrétés grâce à quelque lésion syphilitique du corps d'Highmore par exemple, et que ces lésions ont disparu ensuite?

Doit-on voir, au contraire, dans ces faits, un de ces exemples de la transformation d'un épithélium canaliculaire ulcéré en un épithélium nouveau, sain et fonctionnant normalement?

Il est difficile d'affirmer une de ces opinions plutôt que l'autre. Cependant nous aurions une tendance à pencher vers la seconde explication. Il est probable en effet qu'il peut se passer ici quelque chose d'analogue à ce qui se présente dans d'autres organes sécrétants tels que le rein, par exemple. Nous savons que l'épithélium de cet organe peut se renouveler et reprendre ses caractères normaux après avoir été longtemps altéré. Il n'est donc pas impossible que les mêmes transformations se produisent dans les canalicules du testicule qui n'ont pas été envahis par sclérose et dont l'épithélium seul a souffert.

Lorsqu'un seul testicule s'atrophie et reste ainsi altéré d'une façon indélébile, on peut voir l'autre glande intacte ou guérie par le fait du traitement, augmenter de volume et devenir le siège d'une véritable

(1) *Du sarcocèle syphilitique, ses effets sur le testicule et la virilité* (*Mém. Soc. chirurg.*, 1851, t. II, p. 92).

(2) *Syphilitic azoospermism* (*Saint-Louis Cour. méd.*, 1882, t. VII, p. 495-499).

sécrétion compensatrice. Vidal (de Cassis) a signalé des faits qui paraissent prouver cette compensation.

En même temps que les spermatozoïdes ne sont plus sécrétés dans les orchites syphilitiques doubles, on voit survenir de l'impuissance. Les malades n'ont plus de désirs vénériens ou ne peuvent plus les satisfaire.

Cependant, cet état ne survient que lentement, dans les périodes avancées de la maladie. Il n'est pas rare de rencontrer des malades qui, malgré l'envahissement des deux testicules à des degrés divers, pratiquent encore le coït et ne semblent pas avoir vu diminuer leur puissance génésique. Enfin quelques-uns peuvent encore accomplir l'acte vénérien, mais leur sperme ne contient plus de spermatozoïdes. Nous avons été témoins d'un cas de ce genre.

Traitement. — Le seul traitement des manifestations testiculaires de la syphilis est celui qu'on oppose ordinairement à cette maladie dans ses manifestations générales. Mais il est utile de faire une distinction importante suivant la période pendant laquelle apparaît l'accident syphylitique. Si celui-ci est précoce et succède au chancre primitif, après quelques mois ou une et deux années, il est absolument nécessaire d'avoir recours aux deux médicaments spécifiques, le mercure et l'iodure de potassium, employés simultanément.

Quand l'accident est tardif, et surtout lorsqu'il s'agit d'une gomme ou d'une orchite scléreuse volumineuse et très dure, l'iodure de potassium doit être préféré et administré seul ou associé au mercure, pourvu que la dose soit suffisante.

Il est nécessaire en effet de donner ce médicament à dose élevée, laquelle est ordinairement de 3 à 5 grammes, suivant la susceptibilité de certains sujets. Tous les chirurgiens ont cité des exemples de malades qui, ayant absorbé pendant plusieurs semaines ou plusieurs mois l'iodure de potassium à la dose de 50 ou 60 centigrammes, sans obtenir aucun résultat, guérirent rapidement quand la dose se rapprocha de 3 ou 4 grammes et quelquefois davantage.

Voici quelques indications sur la façon dont le traitement doit être institué.

Dans les premières périodes, quand il s'agit de l'épididymite syphilitique, d'une poussée aiguë de syphilis interstitielle ou de la forme chronique beaucoup plus fréquente, le sirop de Gibert, à la dose de une ou deux cuillerées à bouche par jour, sera le meilleur médicament.

Si le sirop de Gibert est mal toléré, ce qui est assez fréquent, on pourra se servir d'une solution préconisée par Vidal, et que nous avons employée avec succès :

Deuto-iodure d'hydrargire	15 centigr.
Iodure de potassium	15 grammes.
Eau distillée	50 —
Sirop de quinquina	450 —

Ne pas filtrer. Agiter.

Pour l'administrer, on doit l'ordonner à la dose de deux cuillerées à bouche par jour dans de l'infusion de menthe ou de tilleul, avant le déjeuner et le dîner.

Si on préfère s'adresser au mercure seul, on pourra employer le protoiodure d'hydrargire à la dose de 1 à 5 ou 6 centigrammes.

Les pilules de Dupuytren sont aussi avantageuses, ces pilules contiennent 1 centigramme de sublimé, uni à 1 centigramme d'extrait d'opium.

Un moyen excellent consiste aussi à prendre la liqueur de Van Swieten ; une cuillerée à bouche de cette solution contenant environ 1 centigramme de sublimé. Une ou deux cuillerées par jour seront nécessaires suivant la tolérance.

Si le mercure ne peut être supporté par l'estomac et l'intestin, on emploiera les frictions mercurielles à la dose quotidienne de 3 ou 4 grammes en frictions sous les aisselles, à la racine des cuisses ou sur la peau des mollets.

Depuis quelques années on a préconisé les injections sous-cutanées d'une solution de sublimé. Ce sel est dissous dans un liquide albumineux (1) ou dans de la peptone ou dans la vaseline liquide (Balzer) ; d'autres conseillent aussi d'une solution de sublimé dans du sel marin ; on peut injecter chaque jour dans le tissu sous-cutané 1 centigramme de sublimé.

L'injection doit se faire dans les points où se trouve plus abondamment de la graisse, notamment à la fesse.

Ordinairement douloureuse, quelquefois produisant de l'inflammation locale et des abcès, cette méthode est prônée par les uns, discréditée par les autres. Cependant, elle semble agir avec rapidité, à cause de l'absorption facile des substances.

Les injections de calomel semblent avoir aussi amené quelques bons résultats.

L'iodure de potassium sera administré seul dans un liquide ou un

(1) Terrillon, *Traitement de la syphilis par les injections de peptone mercuriel* (*Bull. génér. de th.*, 1881).

sirop quelconque, ou même en pilules, malgré la difficulté de conservation de ces dernières.

Si l'estomac ne peut le tolérer, on pourra le donner par la voie rectale, uni à un jaune d'œuf, dans un lavement.

Il sera utile de commencer toujours par des doses faibles en augmentant ensuite progressivement de 0gr,50 à 0gr,60 par jour. Nous avons cependant remarqué que quelques malades sont plus incommodés par des doses faibles que par des doses élevées, administrées dès le début; aussi devra-t-on le donner avec quelque précaution.

Ce n'est qu'en agissant avec énergie et persévérance qu'on pourra dans les cas rebelles obtenir un résultat qu'on aurait quelquefois attendu pendant plusieurs semaines.

Quelles que soient les périodes de la maladie ou la nature des manifestations, il faudra toujours agir d'après les préceptes que nous venons d'indiquer.

La médication mixte ou simplement iodurée fait disparaître les gommes non encore ramollies. Si celles-ci sont molles et sur le point de s'ouvrir au dehors, on voit sous l'influence du traitement les parties malades se limiter, l'évacuation du bourbillon gommeux a lieu rapidement, et la guérison elle-même ne se fait pas attendre. Cette guérison rapide a pour avantage d'empêcher dans quelques cas le développement d'un fongus secondaire.

Dans des lésions plus anciennes, la même méthode produit des résultats aussi merveilleux; des fistules anciennes, traces de gommes suppurées, se guérissent en quelques semaines; des fongus déjà invétérés s'affaissent, les bourgeons disparaissent et la cicatrisation d'une plaie souvent très étendue ne se fait pas attendre.

Cette médication est tellement active et énergique que, de l'aveu de tous les auteurs, elle constitue le plus souvent un critérium, une pierre de touche, qui permet d'assurer le diagnostic quelquefois douteux. Pour eux, toute tuméfaction suspecte du testicule qui résiste au traitement antisyphilitique est constituée par une tumeur maligne; il est rare que la marche de la maladie ne donne pas raison au traitement.

Le mercure peut être administré isolément, surtout dans des cas de syphilis récentes; la nodosité spécifique de l'épididyme est principalement justiciable de ce médicament.

Ce traitement doit toujours, dans les cas de syphilis accentuée, et surtout quand on intervient quelque temps après l'apparition des accidents, être surveillé avec soin.

Le mercure agit sur l'estomac, sur les gencives et sur l'intestin. Son emploi sera donc modéré ou modifié suivant les susceptibilités des malades.

Quant à l'iodure de potassium qui doit être administré à doses assez élevées, il peut produire des accidents d'iodisme aigu ou chronique : coryza, enchifrènement, catarrhes du pharynx, éruptions diverses, acné, purpura. Il faut alors modérer l'emploi des médicaments pendant quelques jours pour permettre la tolérance.

Le traitement local n'a aucune importance, et ne peut constituer qu'un adjuvant. Cependant, l'immobilisation, la suspension, la compression même, servent dans beaucoup de cas, surtout quand il y a quelque phénomène d'inflammation, en aidant le traitement général.

Nous ferons cependant une exception pour l'usage de l'emplâtre de Vigo. Celui-ci appliqué en bandelettes sur les bourses semble avoir une influence manifeste sur la disparition des infiltrations scléreuses, soit qu'il agisse par l'absorption du mercure avec lequel il est constitué, soit que la compresion qu'il exerce joue le rôle principal.

Il est nécessaire de renouveler les applications, car les bandelettes ne doivent pas rester en place plus de cinq à six jours. Cet emplâtre sera un adjuvant utile quand il sera appliqué sur les fongus plus ou moins saillants.

Des topiques extérieurs peuvent être utilisés, tels que l'iodoforme, l'iodol, le camphre en poudre, etc., sur les ulcérations et les plaies fongueuses.

Quelques chirurgiens ont proposé d'enlever le testicule syphilitique, lorsqu'il est en partie désorganisé ou que le traitement n'a pas une action satisfaisante sur la marche de la guérison. La plupart n'ont pas agi de propos délibéré, mais ont enlevé l'organe malade, commettant une méprise et confondant cette affection avec la tuberculose ou le sarcome. Ces faits ont permis d'établir l'anatomie pathologique de la maladie, mais ils ne prouvent pas qu'on doive imiter ceux qui ont enlevé cet organe, à moins qu'il soit complètement désorganisé par les fistules et la suppuration. Nous ne trouvons que quelques chirurgiens qui ont de parti pris pratiqué la castration; ainsi Parker (1) en rapporte un exemple.

On a proposé contre le fongus saillant et rebelle une opération chirurgicale qui aurait pour but de détruire rapidement la partie exubérante et de favoriser la cicatrisation.

(1) Parker, *In Tr. South. Car. M. Ass. Charleston*, 1886, p. 71.

Plusieurs chirurgiens ont eu recours à la cautérisation, à l'incision, etc., pour détruire la partie la plus saillante du fongus et hâter ainsi la cicatrisation.

Actuellement, lorsque le diagnostic est établi d'une façon certaine, nous repoussons toute intervention du chirurgien, car nous avons la confiance la plus absolue dans le traitement général, qui seul suffit dans le plus grand nombre des cas.

L'organe atrophié, qui persiste à la suite de pertes de substances étendues ou lorsque le traitement général a été employé trop tardivement, constitue un reliquat souvent inutile au point de vue fonctionnel, mais très utile au point de vue moral. Il est toujours bon de le conserver.

L'hydrocèle qui accompagne souvent le début de la maladie est ordinairement passagère, ainsi que nous l'avons indiqué; aussi ne doit-on pas s'en préoccuper. Si elle gêne par son volume, une ponction simple, sans injection irritante, empêche souvent le retour du liquide (Fournier).

Ricord, *Du sarcocèle syphilitique. Bull. gén. de thér.*, Paris, 1840.

Hélot, *Mémoire sur le testicule syphilitique*, in *Journ. de chir. de Malgaigne*, 1846, p. 103 et 129.

Lejeal, *Du sarcocèle syphilitique*, th. Paris, 1855.

Lebrun, *Du sarcocèle syphilitique*, th. Paris, 1855.

Venot (de Bordeaux), *Du sarcocèle syphilitique*, th. Paris, 1858.

De Méric, *Fongus du testicule dans la syphilis. The Lancet*, 1859, mars.

Bergh, *Sur la syphilis du testicule. Hosp. Tiendende*, nos 9, 11, 1861.

Lancereaux, *Traité de la syphilis*. Paris, 1866.

Grégoric (Pakrac, Esclavonie), *Sur un cas d'orchite syphilitique, avec ulcérations*, in *Memorabilien*, n° 4, 1871.

Puel, *Sarcocèle syphilitique*. Th. Paris, 1873.

Fournier, *Du sarcocèle syphilitique. Ann. de dermatologie*, 1875, t. IV, p. 224 et *Mouvement médical*, 1875.

Nepveu, *Mémoires de chirurgie*, 1875. *Gomme du testicule*, p. 495 et *Fongus bénin.*

Balme, *De l'épididymite syphilitique*. Th. Paris, 1876.

Mulreany, *Affections blennorrhagiques et syphilitiques du testicule. Phil. med. and surg. Reporter*, avril 1876.

Hutchinson, *Testicule syphilitique. Med. Times and Gaz.*, 1878, vol. II, p. 707.

Zeissl (H.), *Ein Fall von Hepatitis, Splenitis, Sarkocele, Polyartritis und Tarsitis syphilitica, zum fünften Male. Allg. Wien. med. ztg.*, 1879, XXIV, 358, 368, 387, 398.

Jullien, *Traité pratique des maladies vénériennes*, 1879, p. 774-926.

Jacobsen, *Testiculo sifilitico (con reflexiones por Dr Bargo). Gac. med. de la Habana*, 1880-1, III, 15-18.

Minière (Théodore), *Symptômes et diagnostic du testicule syphilitique*. Paris, thèse, 1881.

Tédenat (E.), *Étude sur les affections syphilitiques du testicule*, in *Montpell. méd.*, 1881, XLVII, p. 438-455, p. 507-524.

Rosenthal, *Syphilitic orchitis. Med. Bull. Philad.*, 1882, IV, 111, 113.

Reclus (P.), *De la syphilis du testicule*. Par., 1882, 8°.

Reclus, *Gommes suppurées du testicule. Prog. méd.* Par., 1882, X, p. 287 et *Soc. an.* — *Fongus syphilitique du testicule. Prog. médical.* Par., 1882, X, 191 et *Soc. an.*

Pascalis, *Épididymite syphilitique*. Th. Paris, 1884.

Rohmer, *Le sarcocèle syphilitique*. Par., 1883, J.-B. Baillière, 139 p., 8°.

Carson, *Testicule syphilitique*, in *Saint-Louis Cour. med.*, 1885, XIII, p. 262-264.

Alnitz, *Pachyvaginalite syphilitique*, th. Paris 1886.

Mauriac, *Fongus syphilitique du testicule. Bull. Méd.* Paris, 1887, p. 195-198.

CHAPITRE VI

ATROPHIE DU TESTICULE

Longtemps décrite comme une affection spéciale, succédant le plus souvent à une maladie aiguë, l'orchite chronique comprenait un cadre fort étendu.

A mesure que l'étude des maladies du testicule a été plus complète, on a découvert que ce nom servait à désigner des affections diverses, mais dont la plupart reconnaissaient pour causes des lésions nettement définies, telles que la tuberculose et la syphilis. On a donc été amené à séparer de l'orchite chronique simple, des affections à marche chronique il est vrai, mais ayant des caractères tellement spéciaux, une anatomie pathologique tellement particulière, qu'on était obligé de les décrire séparément.

Ce travail de revision et de classement, qui a été complété surtout depuis quelques années, a diminué d'une façon si remarquable l'importance de l'orchite chronique que, actuellement, quand on cherche dans les travaux spéciaux, quand on regarde de près les malades, il est difficile, sinon impossible, de reconnaître l'orchite chronique ; la tuberculose et la syphilis ayant presque tout accaparé.

Il existe cependant un état particulier du testicule qui succède à certaines lésions primitivement aiguës et persiste un certain temps, pour aboutir à un reliquat spécial, dernier terme de l'inflammation, c'est cet état qu'on nomme l'*atrophie*.

Entre l'état aigu d'une part, et l'état atrophique réel et définitif, on trouve une période spéciale qui représenterait l'état chronique.

Mais il s'agit de savoir si cette phase intermédiaire, variable par sa durée, ses symptômes et ses caractères, mérite une description spéciale et peut constituer une maladie particulière dans le cadre de la nosologie.

Pour nous rendre compte de la difficulté qu'il y a à décrire à part cet état passager et aussi pour avoir une opinion arrêtée sur ce sujet, nous n'avons qu'à passer en revue les différentes affections anciennement comprises sous le nom d'orchite chronique.

Nous avons vu déjà, à propos de la tuberculose, que cette maladie forme des amas caséeux qui pendant longtemps ont été décrits sous le nom d'*orchite chronique*, *caséeuse* ou *apostémateuse* (Forster). Virchow croyait qu'elle n'avait aucun rapport avec la tuberculose; de là cette erreur qui a été détruite par les travaux de l'école française, par Thaon, Grancher, etc., qui ont montré que tous ces produits, caséeux ou non, étaient dus à l'évolution de la tuberculose, laquelle est une maladie unique avec des manifestations locales souvent différentes.

La syphilis du testicule avec induration du tissu cellulaire au début et augmentation du volume de la glande était aussi considérée comme une orchite chronique. Déjà Gosselin (1) disait qu'elle était une cause fréquente d'atrophie du testicule. Bien indiquée par Virchow sous le nom d'*orchite interstitielle*, nous avons vu qu'il était préférable de décrire cette affection dans son ensemble avec les autres manifestations de la syphilis.

On a aussi désigné sous le nom d'épididymite ou orchite chronique ce reliquat d'inflammation aiguë, qui persiste sous la forme d'une nodosité occupant la queue de l'épididyme et si bien décrite par Gosselin.

Il y a bien là, pendant un certain temps, un processus chronique qui dure pendant quelques semaines, ayant pour caractère spécial l'induration et la douleur à la pression; mais tout cela dure peu de jours et s'atténue bientôt, au point qu'il est extrêmement rare que les phénomènes persistent longtemps, sauf une petite nodosité dure et qui n'est plus douloureuse.

En présence de cette affection légère, qui succède immédiatement à l'état aigu et disparaît bientôt, nous avons pensé qu'il n'y avait pas lieu de la séparer de l'épididymite aiguë dont elle est la suite naturelle.

Cornil et Ranvier (2) considèrent que dans certains cas l'orchite aiguë peut se transformer en orchite chronique, qui à la longue s'abcéderait. Elle donnerait à sa suite une perte de substance du scrotum et d'une partie de la glande. Celle-ci, bourgeonnant abondamment au travers de cet orifice scrotal, formerait une variété de *fongus bénin*.

(1) Trad. de Curling, p. 81.
(2) *Histologie pathologique*, t. II, 1884, p. 658.

Mais cette complication de l'orchite, prenant à un moment donné une marche chronique, ne constitue pas une maladie à part, et nous avons préféré la décrire à propos de la suppuration du testicule ou de la formation du fongus.

Enfin, doit-on faire rentrer dans l'orchite chronique les faits signalés par l'un de nous (1) à propos des transformations qui se passent après l'âge adulte dans les testicules ectopiés?

Il s'agit là, en effet, d'une véritable sclérose, lente et à marche chronique, qui se termine par une atrophie de l'organe. Malgré cette apparence nous ne pensons pas qu'il soit nécessaire de rattacher ce désordre spécial de la glande à une véritable orchite chronique, car le processus de cette sclérose est latent, passe inaperçu, et le seul reliquat important qu'on constate c'est l'atrophie progressive et finale.

Après cette énumération on peut donc conclure que la description de l'orchite chronique est impossible à établir, puisqu'il ne s'agit le plus souvent que d'une phase passagère, plus ou moins lente à évoluer et qui correspond à plusieurs maladies différentes, actuellement séparées les unes des autres par la clinique et par l'anatomie pathologique. Il est seulement permis d'affirmer que certaines orchites deviennent chroniques à un moment donné et peuvent plus ou moins rapidement aboutir à l'atrophie totale de l'organe.

Nous n'avions donc qu'à décrire à propos de chaque variété d'orchite la phase de l'état chronique propre à chacune d'elles; c'est ce que nous avons fait.

Mais alors restait une difficulté. Convenait-il de décrire l'atrophie du testicule avec toutes ses modalités, malgré l'origine différente de la cause qui l'avait produite? Devions-nous au contraire, à l'exemple de M. Reclus et de son élève M. Galesco (2), tourner la difficulté, et décrire l'atrophie comme étant une orchite chronique?

Cette dernière interprétation constitue, d'après nous, une erreur; car on ne peut confondre une maladie à évolution lente et chronique, avec le simple reliquat de plusieurs maladies différentes. Nous avons préféré user du cadre le plus rationnel, le plus clinique, et réunir dans un chapitre unique les atrophies testiculaires d'origine variée. Nous éliminons les atrophies d'origine congénitale ou ectopiques qui ont été déjà étudiées, car elles constituent plutôt des arrêts de développement que des atrophies proprement dites.

(1) Monod, Observations de castration inguinale, avec remarques sur le procédé employé et l'état anatomique du testicule ectopique. *Bull. et mém. de la Soc. de chir.*, 1887, page 510.

(2) *De l'orchite chronique*, *Th.*, Paris, 1887.

Nous montrerons que l'atrophie n'est qu'une conséquence de plusieurs états différents et qu'elle constitue une lésion définitive qui est à peu près la même dans tous les cas, par ses caractères macroscopiques, histologiques et par ses conséquences générales.

Étiologie. — L'atrophie de la glande séminale est extrêmement fréquente ; elle reconnaît des causes multiples que nous avons déjà en partie passées en revue. Il est utile néanmoins de présenter une vue d'ensemble de cette altération anatomique, afin de mieux faire ressortir les différences qui existent entre ses diverses variétés.

Après avoir défini ce qu'il faut entendre par atrophie du testicule, il convient donc de rechercher les causes si variées auxquelles succède le retrait du testicule.

Nous décrirons ensuite les divers types anatomiques qui correspondent aux nombreuses variétés d'atrophie pour passer ensuite en revue les symptômes et le pronostic.

Il n'y a en effet à proprement parler atrophie d'un organe que lorsque ce dernier, après avoir parcouru toutes les phases de son évolution normale, subit une diminution de volume qui en détermine le retrait brusque, lent ou graduel.

On pourrait même, pour éviter toute confusion, décrire la lésion qui nous occupe sous un autre nom, celui de *sclérose*, qui exprimerait à la fois l'idée anatomique et clinique qui correspond le mieux au processus atrophique de la glande séminale.

En dehors des processus morbides qui peuvent entraîner à leur suite l'atrophie de la glande séminale, il convient de signaler en première ligne l'atrophie, pour ainsi dire physiologique, du testicule qui survient sous l'influence des seuls progrès de l'âge. On sait en effet que chez le vieillard la plupart des organes subissent une involution rétrograde qui entraîne une diminution notable de leur volume. Le testicule n'échappe point à cette loi générale, et l'on peut dire qu'à partir de cinquante à soixante ans, le testicule est en général toujours atteint d'un léger degré d'atrophie, qui s'accentue encore à mesure que les progrès de l'âge viennent définitivement mettre un terme à son fonctionnement périodique.

Il existe donc tout d'abord une variété d'atrophie dont tous les auteurs ont parlé et qui fait pour ainsi dire partie de l'évolution normale de la glande : c'est l'*atrophie sénile du testicule.*

Mais, à côté de cette atrophie pour ainsi dire normale et consécutive aux progrès de l'état sénile, il existe une foule de circonstances diverses.

de lésions inflammatoires ou de maladies générales et locales qui ont pour aboutissant ultime, au point de vue spécial qui nous occupe, l'atrophie en masse du testicule.

Les conditions dans lesquelles cette lésion de la glande peut se produire sont en effet si nombreuses qu'on peut dire en thèse générale que l'atrophie du testicule est la conséquence finale de tous les processus morbides qui ont directement ou indirectement compromis la vitalité de l'organe.

Pour mettre un peu d'ordre dans une étiologie aussi complexe, nous décrirons successivement deux ordres de causes. Tantôt en effet on peut invoquer comme cause première du retrait de la glande une lésion locale du testicule ou de son voisinage, tantôt on ne trouve que des maladies éloignées qui ont agi secondairement sur lui.

Il nous est donc permis de décrire deux variétés d'atrophie au point de vue étiologique :

Les atrophies par lésions locales;

Les atrophies de cause éloignée par vice de nutrition.

A. — *Les atrophies de cause locale* sont de beaucoup les plus fréquentes et constituent l'immense majorité des atrophies de la glande.

Elles correspondent à diverses variétés cliniques qui se ressemblent par leurs points essentiels, mais qui se distinguent quelquefois les unes des autres par des détails que nous apprendrons à mieux connaître en étudiant l'anatomie pathologique de la sclérose du testicule.

Aussi convient-il de distinguer dans l'étiologie des atrophies de cause locale plusieurs classes distinctes.

On peut tout d'abord dire que ce sont les diverses variétés d'*orchite vraie* qui fournissent la plus large part dans les scléroses atrophiques du testicule. Mais toutes les variétés d'orchite ne produisent pas au même degré l'atrophie de la glande.

C'est l'orchite qui survient dans les maladies générales, par exemple, dans le *typhus* et surtout dans les *oreillons*, qui entraîne le plus souvent une atrophie rapide et une dégénérescence scléreuse prompte. Voici, en effet, les conclusions de M. Laveran (1) : « L'orchite ourlienne constitue le principal danger chez l'adolescent et même chez l'adulte. Les oreillons se compliquent d'orchite simple ou double deux fois sur cinq. L'atrophie survient sept fois sur dix orchites métastatiques. » D'autres,

(1) Du diagnostic et de la prophylaxie des oreillons chez l'adulte et en particulier de l'orchite ourlienne (*Bull. de la soc. méd. des hôp.*, 1878-79).

comme l'*orchite traumatique* (1), l'*orchite blennorrhagique* ou l'*orchite rhumatismale*, n'exercent que plus lentement leur action et ne compromettent l'organe qu'à échéance plus ou moins éloignée, sauf les cas de perte de substance. Nous avons déjà indiqué ce résultat à propos de l'épididymo-orchite blennorrhagique.

Les auteurs anglais tels que Astley-Cooper et Curling, mais surtout M. Bouisson (de Montpellier), ont cherché à démontrer que l'orchite rhumatismale n'était pas rare et qu'elle pouvait se terminer par atrophie. Galesco, dans sa thèse, cite un cas d'atrophie double par rhumatisme chez un homme de 61 ans. Malheureusement la plupart de ces faits ont été étudiés d'une façon très incomplète et ne sont pas toujours démonstratifs.

Gosselin signale l'observation d'un jeune homme de seize ans adonné à la masturbation, chez lequel les deux testicules s'atrophièrent l'un après l'autre par le fait d'une inflammation légère s'accompagnant de gonflement et d'un peu de douleur.

Brodie et quelques autres auteurs avaient signalé des faits analogues (Curling).

Nous avons déjà parlé longuement des nombreux cas d'atrophie survenant à la suite de causes traumatiques, dans lesquels l'organe a presque totalement disparu au point de ne laisser qu'un noyau dur à peine appréciable par la palpation dans le scrotum.

Parmi les autres variétés d'orchite nous citerons l'*orchite tuberculeuse* et l'*orchite syphilitique*, qui tantôt entraînent la sclérose en masse de l'organe sans phénomènes d'inflammation aiguë, tantôt au contraire produisent dans le testicule des tumeurs gommeuses ou tuberculeuses qui détruisent tout ou partie du parenchyme et entraînent secondairement la sclérose de la partie non envahie par le néoplasme.

Cette énumération nous montre que les inflammations aiguës de la glande génitale tiennent une grande place dans l'étiologie de l'atrophie.

Les affections inflammatoires *des enveloppes* peuvent avoir aussi la même influence.

Il est bien rare qu'un organe glandulaire ne soit pas influencé par les maladies qui atteignent son voisinage. Celles-ci ont d'autant plus de chances d'agir, qu'elles atteignent des parties plus immédiatement appliquées contre la glande, et qu'elles sont plus capables de gêner

(1) Bell, Atrophie testiculaire due à une orchite succédant à un choc (*Lancet* (London), 1881, page 333).

sa circulation. Les affections des séreuses en particulier retentissent presque toujours sur les organes de leur voisinage.

Il n'est donc pas étonnant que le testicule subisse la loi commune et que les altérations de la tunique vaginale soient capables de produire des troubles dans la circulation et la nutrition de la glande, au point de provoquer l'atrophie. Telle est l'opinion défendue par Hjelt (1) dans un travail sur l'atrophie des parties génitales.

Les différentes variétés de vaginalite chronique peuvent avoir à la longue cette fâcheuse influence; c'est ce que nous allons montrer d'après les faits les mieux étudiés. Il existe cependant une grande différence entre les deux variétés : la vaginalite hydropique (hydrocèle) et la vaginalite hémorrhagique (hématocèle).

L'*hydrocèle*, lorsqu'elle est très volumineuse, produit, ainsi que nous l'avons vu dans le chapitre qui est consacré à cette maladie, des désordres du côté de l'épididyme; les canaux de cet organe sont étalés, étirés, et finissent par disparaître presque complètement.

Le testicule lui-même est assez fortement comprimé par la présence du liquide, qui l'entoure presque de toutes parts, et son parenchyme présente une pâleur caractéristique que Gosselin a considérée comme un signe assez important, pour l'autoriser à admettre une maladie spéciale sous le nom d'*anémie du testicule* (2). Jusqu'à cette période, il n'y a donc pas atrophie proprement dite de la glande, celle-ci subit seulement des troubles de la circulation tels que son fonctionnement est altéré, ainsi que le prouve l'examen des spermatozoïdes rares et dégénérés (Lannelongue et Marimon). Plus tard même, quand l'anémie est très prononcée, il peut y avoir absence complète de spermatozoïdes dans toutes les voies séminales, canal déférent, épididyme et testicule (Gosselin).

Cependant l'atrophie peut se produire dans quelques cas, ainsi que plusieurs auteurs l'ont signalé. Curling en a vu plusieurs exemples ainsi que Gosselin. Elle ne serait pas le résultat de la compression, mais au contraire d'une inflammation propagée par voisinage au parenchyme testiculaire et venant de la vaginale.

Cette atrophie résultant de l'inflammation du voisinage serait encore plus fréquente dans l'*hématocèle*. Celle-ci ne produit au début que des troubles circulatoires; on trouve le plus souvent le testicule anémié et entouré d'une masse de fausses membranes épaisses ou de tissu fibreux qui le masque presque complètement.

Mais plus tard, et assez rapidement, on voit se produire une véri-

(1) Jinska Läkarsüllsk förhandl. Bd. XVII, p. 46, 1876.
(2) Gosselin. Trad. de Curling, p. 81.

table atrophie. Curling cite un cas dans lequel la glande avait entièrement disparu; il en est de même de Brodie, de Gosselin. La glande est alors réduite à un très petit volume, et son fonctionnement est absolument nul.

On a cependant cité quelques exemples d'hématocèles très anciennes dans lesquelles la glande, comprimée et anémiée, semblait ne présenter aucune altération appréciable de son tissu.

Malheureusement, dans la plupart des cas, les examens histologiques n'ont pas été pratiqués avec soin, cependant nous savons que dans des faits récents, déjà signalés par nous, les altérations des canaux et de l'épithélium ont été décrites avec soin; ce qui explique l'atrophie du testicule survenant secondairement.

Comme il est rare que les deux vaginales soient atteintes en même temps d'hématocèle, nous ne savons pas quelle est l'influence de cette affection sur le fonctionnement de l'organe et les désirs vénériens.

Comme dernière variété d'atrophie consécutive à des lésions locales, nous pourrions citer enfin un type un peu spécial décrit par l'un de nous, celui de l'*atrophie vraie par ectopie*, qui rentre d'ailleurs dans le cadre de l'atrophie traumatique, puisque nous avons vu que la sclérose était en pareil cas corrélative à la situation anormale du testicule et aux traumatismes fréquents auxquels il est exposé, ainsi que nous l'avons montré en traitant de l'ectopie.

L'*éléphantiasis* du scrotum, malgré le volume considérable des tissus qui entourent le testicule, laisse souvent ce dernier organe intact. Aussi doit-on, d'après plusieurs auteurs, s'efforcer de les conserver quand on pratique l'opération. Il y a cependant de nombreuses exceptions à cette règle, puisque le docteur Adams, qui a observé cette maladie à Madère, a constaté que presque tous ceux qui en étaient atteints avant l'âge de la puberté n'acquéraient pas les caractères ordinaires de la virilité et que leur testicule s'atrophiait.

Chez les adultes, l'éléphantiasis peut produire aussi quelquefois l'atrophie testiculaire. Peacock a signalé l'atrophie chez plusieurs individus atteints d'éléphantiasis et observés à l'hôpital des lépreux de Colombo, à Ceylan. Lawrence et Curling en ont vu également des exemples.

M. Ledentu (1) rapporte cependant des cas bien observés dans lesquels il semble y avoir eu une hypertrophie de la glande séminale coïncidant avec l'éléphantiasis du scrotum. L'un de nous a vu également un cas (2) dans lequel le testicule semblait plus gros.

(1) Ledentu, *Bull. et mém. de la Société de chirurgie*, 1887, page 622.
(2) Terrillon, *Bull. et mém. de la Soc. de ch.*, 1887, page 624.

Mais il est difficile d'avoir des renseignements précis sur l'augmentation réelle du testicule, qui, dans ces cas, est masqué par l'épaississement des tissus périphériques.

Telle est l'étiologie de l'atrophie de cause locale ; elle se résume assez simplement : les diverses variétés d'inflammation du testicule et les affections des enveloppes, en particulier l'hématocèle, peuvent produire l'atrophie.

B. — *Les atrophies de cause éloignée*, dues probablement à un trouble de nutrition de la glande, sont plus rares.

On peut les ranger sous trois chefs :

1° Les atrophies par lésions vasculaires ;

2° Les atrophies d'origine nerveuse ;

3° Les atrophies par action toxique.

1° Les atrophies par *lésions vasculaires* sont nettement démontrées, quoique le nombre des observations de ce genre soit assez restreint. On doit citer en première ligne l'atrophie qui succède au varicocèle.

Le *varicocèle*, affection si fréquente et si nettement limitée, a souvent attiré l'attention à propos des conséquences qu'il peut avoir sur la nutrition du testicule. Curling dit dans son livre : « Lorsque, dans un varicocèle, la dilatation des veines du cordon est considérable et qu'elle s'est opérée rapidement, elle réagit sur la nutrition de la glande au point d'en déterminer l'atrophie ; il en est de même quand le varicocèle est ancien. Le testicule subit une atrophie plus ou moins rapide, s'accompagnant presque toujours de disparition des animalcules spermatiques. » Gosselin en cite des exemples, M. Reclus en a signalé deux dans sa thèse.

Barwell prétend que le testicule qui correspond à un varicocèle volumineux « n'est pas d'un bien grand usage ».

Dernièrement M. Pearce Gould présentait à la Société clinique de Londres (nov. 1880) deux jeunes gens âgés de dix-sept et dix-huit ans, qui avaient une atrophie considérable du testicule gauche, à la suite de l'apparition d'un varicocèle depuis cinq ou six mois.

On peut dire cependant que ces faits sont relativement rares, puisque James Paget, Astley-Cooper et d'autres prétendent que le varicocèle ne constitue qu'une infirmité ennuyeuse à cause du sentiment de pesanteur qui existe dans la région, mais qu'elle ne présente aucun danger pour le testicule.

Le varicocèle, étant spécialement une affection de l'adolescence, n'a de retentissement sur le testicule qu'à cette époque, ainsi que le prouvent la plupart des observations publiées.

En dehors des cas où l'atrophie reste d'ailleurs toujours légère, on sait que les lésions diverses de la circulation artérielle peuvent entraîner l'atrophie de la glande. Les expériences d'A. Copper sur la ligature de l'artère spermatique, les faits cliniques de Miflet, de Dombrowe, de Wardrop et de Bourgeois, mettent hors de doute l'atrophie du testicule d'origine artérielle.

2° *Les atrophies d'origine nerveuse* sont assez peu connues, malgré le nombre considérable d'observations dont on dispose.

Curling (1), Klebs, Rokitansky, Forster, Montmollin, Larrey (2), ont publié les cas très probants d'atrophie du testicule à la suite d'une lésion encéphalique ou médullaire.

D'après l'état actuel de nos connaissances sur l'influence que le système nerveux a sur la nutrition des organes, il ne doit pas nous paraître extraordinaire qu'une maladie de ce système provoque l'atrophie de la glande séminale. Il est vrai que l'atrophie d'origine nerveuse est bien plus fréquente dans certains tissus tels que les muscles, les os, que dans les parenchymes glandulaires, mais le fait cependant existe.

Nous trouvons dans les auteurs plusieurs exemples bien nets de ce genre d'influence sur le testicule.

Certaines formes de paraplégie, surtout celles qui succèdent aux lésions traumatiques de la moelle, ont amené l'atrophie testiculaire. Curling donne l'observation d'un individu de trente-deux ans qui vit son testicule s'atrophier dans le cours d'une paraplégie complète, conséquence d'une blessure de la région dorsale vers sa partie moyenne; la blessure remontait à deux ans.

La même atrophie survint chez un individu atteint depuis trois ans d'une paraplégie complète, causée par une fracture avec dislocation particlle de la première et de la seconde vertèbre lombaire. Wardrop rapporte un cas d'atrophie du testicule chez un homme qui avait reçu un coup violent dans la région lombaire.

La plupart de ces faits reconnaissent pour cause une lésion de la moelle dans le voisinage de l'origine des nerfs spermatiques, ou une affection de ces nerfs eux-mêmes. Du reste M. Brown-Séquard, dans ses expériences sur la section et la régénération de la moelle chez les cobayes, a constaté que les testicules subissaient une diminution de volume.

Un travail important sur ce sujet a été publié par Obolen-

(1) Trad. franç., p. 73.
(2) *Mém. de chir. milit.*, vol. II, p. 66.

sky (1). Il a fait des expériences sur les lapins et celles-ci lui ont démontré que la section des nerfs spermatiques entraînait l'atrophie du testicule et de l'épididyme. Il signale aussi un cas d'atrophie chez l'homme après une blessure de la moelle.

Les traumatismes sur le crâne ont été dans quelques circonstances suivis du même résultat.

Curling a constaté ce fait chez un homme de cinquante-neuf ans qui avait subi un traumatisme grave de la région postérieure de la tête, deux ans et demi auparavant.

Un blessé dont l'histoire est racontée par Larrey vit survenir l'atrophie des deux testicules après avoir reçu une balle qui avait atteint la nuque en rasant la protubérance occipitale externe. Il en fut de même chez un autre auquel un coup de sabre avait enlevé la partie postérieure de l'occipital. Lallemand cite un fait analogue.

Gorringe (2) parle d'un cas d'atrophie du testicule à la suite d'un traumatisme du cou et du dos.

Par le fait d'une lésion du cervelet, un malade dont Montmollin rapporte l'observation, perdit également ses deux testicules (3).

Un de nous a pu observer un cas analogue chez un individu qui présentait les symptômes d'une paralysie générale aiguë et qui se plaignait fréquemment de douleurs dans la région postérieure de la tête.

Il semble donc que le cervelet ou les parties postérieures du cerveau peuvent être considérés comme des centres nerveux spécialement destinés aux organes de la génération et leur servant de centre trophique. Ce rapport entre le testicule et les parties postérieures des centres encéphaliques avait été anciennement admis par certains physiologistes, et il est encore défendu actuellement par quelques-uns.

La fréquence des atrophies d'origine nerveuse serait même plus considérable qu'on ne pourrait le croire ; Klebs pose en principe que dans les paraplégies le testicule s'atrophie une fois sur trois, ce qui constitue une proportion assez forte.

Mais c'est surtout au début des paraplégies traumatiques que l'atrophie du testicule se montre comme phénomène saillant.

La diminution de volume est assez rapide et peut évoluer en quelques semaines, tantôt sans phénomènes inflammatoires, comme dans le cas

(1) La section du nerf spermatique et son influence sur le testicule. *Centralbl. fur die med. Wissench.*, n. 32, 1867.

(2) Cas d'atrophie du testicule à la suite de traumatisme du cou et du dos. In *Prov. Journ.*, 1846.

(3) Montmollin, *Soc. méd. de Neufchâtel*, séance du 26 mars 1875.

de Gorringe, tantôt avec tous les caractères d'une inflammation aiguë de la glande.

Tous ces faits tendraient donc à faire admettre un centre trophique pour le testicule, mais la localisation de ce centre dans le cervelet ou la moelle n'est pas nettement définie, malgré les apparences. Le docteur Morelot, qui dans sa thèse (1) a étudié complètement cette question, n'a pu arriver à aucune conclusion.

Nous signalerons également les *atrophies probablement congénitales* qui se rencontrent fréquemment chez les enfants idiots et épileptiques et sur lesquelles MM. Bourneville et Sollier ont appelé l'attention (2). Mais nous n'avons pas de renseignements suffisants sur l'anatomie pathologique de cette variété d'atrophie testiculaire.

3° L'*atrophie d'origine toxique* doit être signalée comme dernière cause d'atrophie, mais sans nous y arrêter, car cette variété ne nous semble nullement démontrée. On a incriminé l'usage interne de l'iode ; les applications iodées (Parker), (Cullerier) (3). Mais il faut émettre quelques doutes sur la possibilité d'un tel processus.

Anatomie pathologique. — A. **Lésions microscopiques.** — Le testicule atrophié peut se présenter sous deux types distincts qu'il importe de décrire à part. Tantôt en effet on trouve les lésions d'une *sclérose diffuse* de la glande portant sur tous ses éléments indistinctement ; tantôt au contraire il s'agit d'une *sclérose systématique* portant uniquement sur les canalicules spermatiques.

Toutes les variétés d'atrophie que nous avons énumérées ne produisent pas en général indistinctement l'une ou l'autre forme.

Tandis que l'orchite syphilitique chronique, par exemple, doit être considérée à sa période d'atrophie comme un type de sclérose diffuse, l'atrophie sénile, au contraire, doit être considérée comme un type non moins bien défini de sclérose systématique. Il existe, il est vrai, entre ces deux variétés de sclérose des formes de transition ; mais d'une façon générale il y a deux types assez tranchés dans l'anatomie pathologique de l'atrophie scléreuse du testicule.

Nous prendrons pour type de l'atrophie en masse du testicule, de la *sclérose diffuse*, l'atrophie d'origine syphilitique qui est la mieux étudiée et la mieux décrite.

Souvent cette atrophie est bilatérale, et, bien qu'à des degrés différents, elle a envahi les deux testicules.

(1) Contribution à l'étude de l'atrophie du testicule. Thèse, Paris, 1881.

(2) Des anomalies des organes génitaux chez les idiots et les épileptiques. *Progrès médical*, 1888, p. 125.

(3) *Mém. Soc. de chir.* Paris, t. II.

La sclérose porte à la fois sur le testicule et l'épididyme, bien que ce dernier soit toujours moins réduit que le testicule lui-même. Celui-ci est souvent dans cette forme à peine aussi volumineux qu'un haricot. La glande a acquis une consistance considérable; elle n'est plus formée que par une masse dure ne donnant plus cette sensation spéciale à la fois molle et élastique du testicule normal.

A la coupe on trouve un tissu fibreux, dur, compact, criant sous le scalpel et contenant parfois dans son épaisseur des parties calcifiées. Sur la surface on remarque que les cloisons sont épaissies, que l'albuginée est épaissie, qu'elle est souvent adhérente aux enveloppes du testicule. Vichow décrit cette lésion sous le nom de *périorchite et orchite interstitielle* (fig. 36-37).

L'aspect général de la surface de la coupe est blanchâtre, les canali-

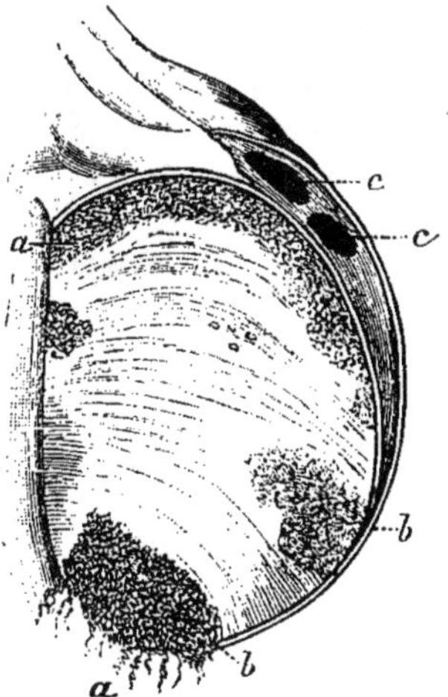

Fig. 36. — Testicule un peu hypertrophié et induré. — *a*, *a*, restes du parenchyme normal; *b*, *b*, oblitération de la vaginale par périorchite et albuginite; *c*, *c*, restes de la cavité vaginale.

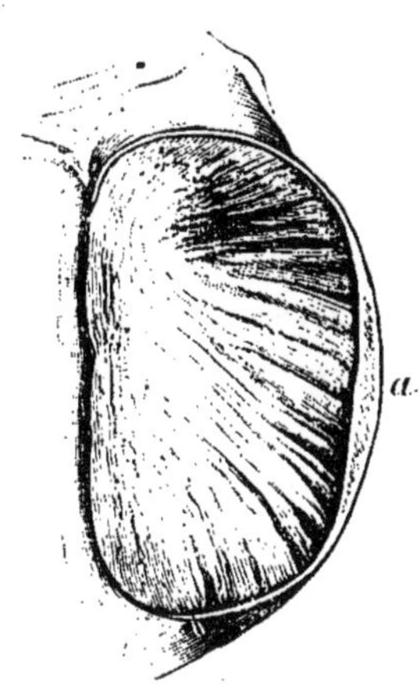

Fig. 37. — Testicule atrophié et induré. — *a*, épaississement considérable de l'albuginée avec rétraction.

cules y apparaissent comme des points béants sur la surface de la coupe. Cet aspect est surtout marqué dans le *rete testis* et dans l'épididyme.

Tout le testicule en un mot semble s'être transformé en une masse homogène et compacte dans laquelle persistent encore quelques vestiges des canalicules.

Le travail de calcification parfois très étendu qui se rencontre quelquefois, semble être un épisode possible de ce travail de transformation fibreuse, et serait, d'après Werra, en rapport avec l'interruption partielle de l'irrigation sanguine.

Ce type de sclérose est, comme nous l'avons dit déjà, souvent réalisé dans la syphilis atrophique du testicule; on peut encore le voir se produire à la suite des orchites graves, primitives ou secondaires, et en particulier dans les fongus bénins du testicule et dans les anciennes hématocèles.

Le testicule est transformé en une masse allongée, bosselée, dure et surmontée de l'épididyme également induré.

Cette forme est cependant relativement rare et ne se présente qu'exceptionnellement.

Plus commune est la deuxième forme de sclérose du testicule, la *sclérose systématique*, dans laquelle rentrent la plupart des cas d'atrophie que nous avons mentionnés.

Le plus souvent en effet les lésions inflammatoires ou trophiques portent plus spécialement leur action sur certaines parties de la glande et entraînent à leur suite des altérations chroniques qui tendent à se limiter à certains éléments du tissu de l'organe.

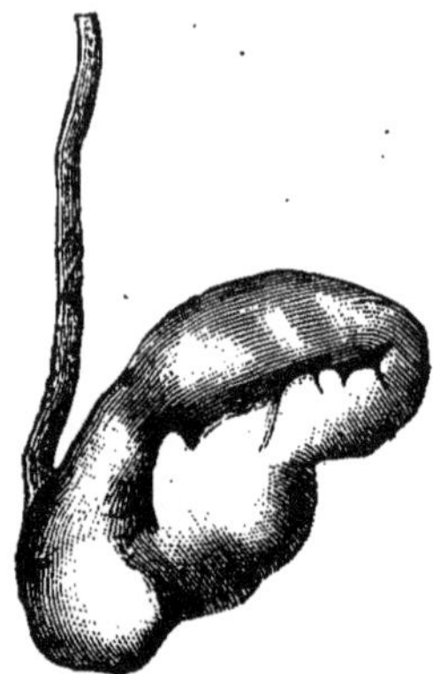

Fig. 38. — Atrophie du testicule.

Nous prendrons pour type de cette variété de sclérose, l'*atrophie sénile*, où elle se présente à son plus haut degré de pureté.

D'une façon générale la forme du testicule et de l'épididyme est conservée; l'atrophie porte principalement sur le testicule lui-même qui a subi en général une forte réduction de volume (fig. 38).

La consistance est seulement un peu différente de celle du testicule sain, elle est simplement plus dure et moins élastique. Il semble que le parenchyme soit diminué de volume et incapable de remplir l'albuginée.

A la coupe, le tissu semble plus dur et plus consistant, il ne crie point sous le scalpel. C'est seulement au niveau de l'épididyme que la consistance devient presque fibreuse et assez résistante.

L'aspect de la surface sur une coupe rappelle assez bien celle du testicule normal. Les canalicules sont distincts, plus distincts même souvent qu'à l'état normal, ils s'effilent avec la plus grande facilité, se séparant sans effort sur une très grande longueur.

L'albuginée semble seulement un peu épaissie. Les cloisons de la glande et le *rete testis* sont plus denses qu'à l'état normal. L'épididyme est plus franchement fibreux, sa coloration est un peu jaunâtre.

Sur la surface de la coupe on aperçoit des vaisseaux saillants et béants.

Tel est l'aspect macroscopique du testicule sénile qui représente, comme nous l'avons dit, le type de la sclérose systématique. Ses caractères sont tout à fait différents de celui du testicule syphilitique, dont il diffère sur presque tous les points. L'atrophie est peu accentuée, la consistance et l'aspect général presque normaux. Au contraire, dans l'atrophie syphilitique, l'atrophie était considérable, la transformation fibreuse évidente, la calcification possible.

Il y a donc là, d'après un examen superficiel, deux types bien distincts de l'atrophie du testicule.

B. **Lésions histologiques.** — Les deux variétés, que l'examen à l'œil

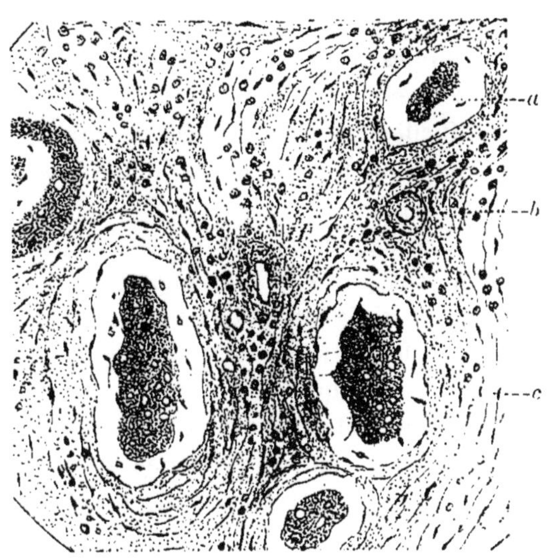

Fig. 39. — Atrophie par sclérose diffuse (testicule syphilitique). — *a*, conduit en voie d'atrophie ; *b*, vaisseau enveloppé d'un tissu conjonctif dense ; *c*, tissu conjonctif canaliculaire devenu fibreux.

nu permet déjà de séparer, se distinguent encore bien plus nettement par l'analyse histologique.

Dans la sclérose *diffuse*, par exemple, dans l'orchite chronique syphilitique, on observe sur les coupes de l'organe que le fait dominant, la modification morphologique essentielle survenue dans la glande malade, est *la néoformation de tissu conjonctif dans les espaces intertubulaires.*

Ce tissu conjonctif, tantôt embryonnaire, tantôt franchement fibreux, suivant que la lésion est ancienne ou récente, se trouve parsemé d'éléments cellulaires arrondis et fusiformes dont les proportions varient suivant l'âge de la lésion.

Les parois propres des canalicules ont en partie disparu et le tout se fusionne avec la gangue conjonctive de nouvelle formation. Le seul vestige de leur paroi est la membrane anhyste limitante, hypertrophiée, qui sépare l'épithélium de la tunique propre du canalicule.

Le calibre des tubes est réduit à des proportions extrêmement minimes; au lieu de rester cylindriques, ils se sont aplatis, et sont devenus ovoïdes par suite des compressions inégales qu'ils doivent supporter. Beaucoup sont même réduits à une simple fente au milieu de laquelle, comme seul vestige de l'existence de l'épithélium, se rencontrent quelques débris cellulaires pigmentés ou granuleux.

Les tubes qui sont encore en partie recouverts par un épithélium ne présentent à leur centre aucune cellule réellement intacte.

Toutes les cellules qui persistent sont en pleine dégénérescence granulo-graisseuse. Leurs contours sont effacés, leur noyau à peine visible ne fixe que difficilement les matières colorantes et n'apparaît sur la surface de coupe que sous forme d'une masse centrale à peine colorée.

Souvent d'ailleurs on remarque que la sclérose diffuse, surtout celle qui succède à la syphilis de l'organe, est irrégulièrement répartie dans l'intérieur de la glande, et l'on peut ainsi suivre, pour ainsi dire, pas à pas les transformations graduelles des éléments constitutifs.

On voit qu'à mesure que la prolifération interstitielle conjonctive s'accentue, la fusion entre l'élément conjonctif intertubulaire et l'élément péritubulaire devient plus intime et plus parfaite; le calibre des tubes se rétrécit progressivement en subissant une fonte granuleuse qui d'abord efface leurs contours, puis leur fait subir une involution rétrograde qui diminue progressivement leur nombre.

L'albuginée, distincte encore sur les coupes où la sclérose n'est encore qu'au début, ne tarde pas, dès que l'organisation de la néoformation conjonctive interstitielle est complète, à faire intimement corps avec elle sans ligne de démarcation bien tranchée.

Du côté de l'épididyme les lésions sont de même nature et ne diffèrent que par des points de détail. L'épithélium se conserve cependant plus longtemps. malgré la disparition complète de la paroi propre musculaire et conjonctive des tubes.

Quand la sclérose n'est point trop ancienne on peut trouver des dilatations kystiques de certains conduits, à côté d'autres conduits complètement atrophiés et disparus.

Ce qui domine, comme on le voit, dans la sclérose diffuse du testicule c'est la néoformation conjonctive du tissu conjonctif intertubulaire, la sclérose en masse de toute la glande et la disparition progressive de l'élément épithélial.

Le même processus s'observe généralisé ou localisé dans toutes les circonstances où, soit par le fait d'un traumatisme, soit par le fait d'une compression ou d'une perte de substance, une orchite se développe.

C'est ainsi, par exemple, que dans l'hématocèle ancienne, Pilliet a trouvé l'atrophie. C'est encore suivant ce même processus qu'on voit se combler les pertes de substances de la glande, ou se terminer les contusions fortes du testicule chez les animaux.

Les modalités de la sclérose diffuse peuvent cependant varier dans certaines limites; mais le fait essentiel qui caractérise l'orchite atrophique diffuse, c'est *la néoformation conjonctive dans les espaces intertubulaires.*

L'atrophie sénile représente le deuxième type des atrophies scléreuses du testicule, celui d'une sclérose élective *systématique* portant de préférence son action sur certains éléments de la glande.

Les caractères histologiques de cette variété de sclérose ont été étudiés par le Dr Arthaud dans sa thèse (1).

Les modifications observées portent principalement sur le diamètre des tubes, sur l'état de leurs parois, sur l'épithélium lui-même, et enfin sur l'état des vaisseaux de la glande. Le fait qui domine, au point de vue du diamètre des canaux, est le rétrécissement progressif de leur lumière.

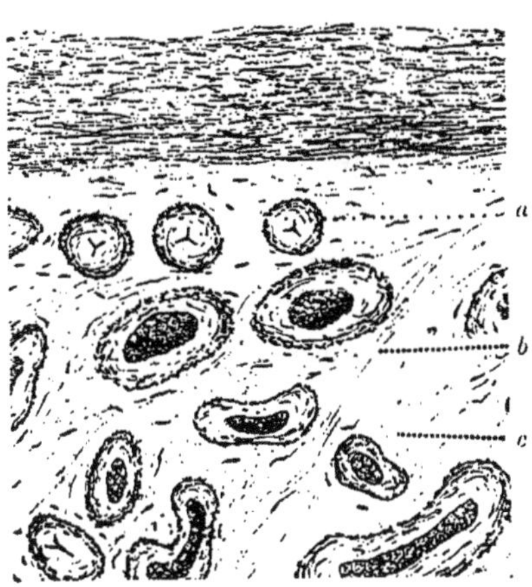

Fig. 40. — Atrophie par sclérose systématique (coupe demi-schématique d'un testicule sénile). — *a*, conduit atrophié réduit à sa tunique ; *b*, conduit en voie d'atrophie ; *c*, tissu conjonctif canaliculaire légèrement densifié.

Le mécanisme de cette rétraction, qui peut aller jusqu'à l'oblitération complète, est très net. La paroi du conduit s'est en pareil cas considérablement épaissie. Elle se montre comme formée de deux couches, l'une externe, qui, au lieu d'être constituée comme chez l'enfant ou même chez l'adulte par des éléments cellulaires concentriques, a pris un aspect franchement fibreux; l'autre interne, anhyste, homogène.

(1) Étude sur le testicule sénile. Thèse, Paris, 1885.

Cette dernière couche semble jouer un rôle important dans l'oblitération du conduit; car, tandis que la couche striée externe, devenue fibreuse, semble surtout s'élargir par ses couches externes, la couche anhyste s'avance dans la lumière du conduit sous forme de bourrelets onduleux, bien décrits par Langhans, et arrive à transformer peu à peu ce conduit en une fente linéaire.

On a beaucoup discuté sur la nature de ces deux couches; l'externe semble surtout constituée chez l'adulte par des éléments cellulaires à noyaux ovoïdes, parallèles à la direction du conduit, qui s'organisent en tissu fibreux concentrique chez le vieillard.

La couche interne s'est montrée, dans nos observations, constituée par une matière homogène sans trace d'éléments cellulaires; ce n'est qu'exceptionnellement que nous l'avons vue prendre elle-même l'aspect fibreux et contenir des noyaux.

C'est surtout dans les scléroses systématiques très anciennes que cette apparence s'est montrée, telle que Langhans la signale.

A côté de ces modifications si importantes des parois du tube, il importe de signaler les lésions propres de l'épithélium.

Au début des scléroses systématiques, les cellules épithéliales commencent déjà à présenter des contours moins nets, leur protoplasma devient plus granuleux, leurs noyaux plus pâles et moins apparents; les cellules qui se montrent dans la lumière du canal se chargent de granulations graisseuses et pigmentaires.

Dans les tubes plus altérés, les couches épithéliales ont diminué de nombre, la dégénérescence granulo-graisseuse et pigmentaire s'est accentuée. Enfin, dans les tubes réduits à une simple fente linéaire, ne se trouvent d'autres vestiges de l'élément épithélial que quelques débris granuleux et quelques particules pigmentaires qui dessinent et font ressortir cette fente, dernier vestige de la lumière du conduit.

A côté de ces modifications importantes de la paroi des canalicules, on remarque, au contraire, que le tissu conjonctif intercanaliculaire est peu modifié. Il est plus dur qu'à l'état normal, constitué par des faisceaux connectifs lâches et peu adhérents aux parois des tubes. D'autre part, la tunique albuginée reste très nettement limitée, même au niveau du *rete testis*, où la ramification des cloisons fibreuses la rend plus adhérente.

Seuls, les vaisseaux artériels présentent quelques lésions qui consistent essentiellement dans l'endopériartérite classique des petits vaisseaux.

Du côté de l'épididyme les lésions sont identiques. Il convient de noter seulement la dilatation possible de quelques conduits, et l'apparition assez commune de petits kystes, dont l'un de nous a étudié la structure en collaboration avec le Dr Arthaud (1).

Telles sont les lésions les plus habituelles du testicule sénile qui nous a servi de type.

Nous avons retrouvé des lésions semblables dans les orchites traumatiques légères, dans l'atrophie ectopique, que nous avons déjà étudiée, dans les orchites spécifiques peu intenses, et, enfin, dans les orchites par lésions nerveuses ou vasculaires.

Ceci suffit pour faire comprendre que l'immense majorité des atrophies testiculaires se présente sous ce deuxième type et affecte presque toujours les caractères de la sclérose systématique.

Pour montrer la différence qui sépare cette variété de la première, il suffit de les mettre en parallèle.

Pour la sclérose diffuse le fait dominant est *la néoformation conjonctive inter-canaliculaire*. Dans la sclérose systématique, au contraire, c'est la *sclérose péri-canaliculaire* portant sur les parois des tubes seuls, qui constitue le fait dominant.

Dans l'un et l'autre cas l'élément épithélial se trouve secondairement atteint. Sa disparition progressive est la cause première des désordres physiologiques qui marquent le symptôme clinique dominant de l'atrophie du testicule en général.

Symptômes et diagnostic. — La consistance et le volume du testicule atrophié varient suivant bien des circonstances et surtout d'après les causes : tantôt il est dur, bosselé, de consistance fibreuse et irrégulière dans sa totalité, tantôt, au contraire, il est mou ; on doit presser avec une certaine force pour sentir au centre une partie dure et résistante.

Ordinairement la sensibilité testiculaire, si facile à provoquer quand le testicule est sain, est abolie. Il ne persiste quelquefois qu'une sensibilité assez vive, avec douleur localisée à la pression, mais celle-ci est bien différente de la sensibilité dite testiculaire.

Le diagnostic de l'atrophie du testicule est, en général, facile à faire, lorsque la glande est isolée et n'est marquée par aucune altération du scrotum ou de ses enveloppes immédiates. Par une palpation méthodique on trouve un petit corps allongé, bosselé le plus souvent, surmonté quelquefois d'une masse plus petite et qui se continue avec le canal déférent (fig. 38). Elle est mobile dans le scrotum et quelquefois difficile à saisir au milieu des parties molles.

(1) Monod et G. Arthaud, Contribution à l'étude des altérations du testicule ectopique et de leurs conséquences (Infécondité). *Arch. gén. de méd.*, 1887, t. II, 641-652.

Quand l'atrophie est double, il est possible de la diagnostiquer, non seulement par l'exploration directe, mais aussi par l'étude des phénomènes éloignés qui en sont la conséquence ordinaire, surtout chez les jeunes gens. L'absence des spermatozoïdes dans les éjaculations, souvent l'impuissance virile, l'embonpoint précoce, sont autant de signes importants.

Quand les parois scrotales ou la vaginale sont malades et épaissies, il est difficile de savoir si le testicule est atrophié. La perception pour le malade d'une sensation testiculaire spéciale en un point donné peut seule démontrer que le testicule n'est pas atrophié.

Pronostic. — Conséquences de l'atrophie. — L'atrophie du testicule peut avoir des conséquences très variées, et malheureusement dans quelques cas elles peuvent être très étendues.

Localement, on ne peut guère signaler que la *névralgie*. Celle-ci quelquefois commence pendant la période de rétraction pour persister lorsque l'atrophie est définitive. Souvent, les phénomènes douloureux ne se montrent qu'après l'atrophie complète. Elle peut être durable et persister assez longtemps, malgré tous les efforts de la thérapeutique, pour qu'on soit obligé de pratiquer l'ablation de l'organe atrophié, ainsi que nous en avons cité des exemples dans le chapitre qui traite de la névralgie du testicule.

D'après un certain nombre d'auteurs, l'atrophie d'une des glandes séminales survenant dans le cours de l'adolescence ou même plus tard, aurait pour conséquence l'hypertrophie du testicule du côté opposé. Il se passerait ici un phénomène de compensation assez semblable à celui qui existe pour un des reins, lorsque l'autre est rudimentaire.

Il est certain qu'il n'est pas rare de trouver dans ces conditions un testicule assez volumineux, mais comme le volume normal de l'organe varie dans des proportions considérables, il est bien difficile d'affirmer qu'il y a là une hypertrophie compensatrice, quoique le fait paraisse probable.

Les troubles fonctionnels qu'entraîne l'atrophie du testicule peuvent être de deux ordres bien distincts. Ils peuvent se réduire simplement à l'absence des spermatozoïdes dans le canal déférent et la vésicule séminale correspondant à l'organe atrophié. Si l'autre testicule fonctionne normalement, le sperme éjaculé contiendra des animalcules normaux, mais en moindre quantité que dans le sperme ordinaire. Enfin, l'atrophie d'un seul organe n'aura aucun retentissement sur les désirs vénériens et les facultés viriles.

Dans le cas où les deux organes sont atrophiés, ce qui est le plus rare, il peut y avoir, non seulement altération du sperme, qui ne contient plus de spermatozoïdes, mais diminution et abolition de l'instinct de la génération. Les troubles peuvent être même plus généralisés et plus éloignés, et porter sur l'ensemble de l'individu en provoquant le développement de certains caractères propres à la femme. On a décrit ce phénomène général sous le nom de *féminisme*. Gérard (1) en a décrit un exemple bien remarquable. Il faut remarquer toutefois que ces modifications de l'état général et de l'apparence extérieure ne surviennent ordinairement que chez les hommes dont les testicules se sont atrophiés à une époque voisine de la puberté. Plus tard, les modifications ne surviennent plus, ou sont peu accentuées.

Il se passe donc ici quelque chose d'analogue à ce qui survient chez les individus privés de leurs testicules par la castration. Cependant les eunuques présentent ordinairement des troubles généraux plus intenses que les individus dont le testicule est simplement atrophié.

Il est rare que l'atrophie des testicules produise le féminisme très complet : elle provoque le plus souvent des troubles du côté de la mamelle. Les exemples de cette hypertrophie sont nombreux, et M. Lereboullet, qui a fait sur ce sujet un travail important (2), a pu en réunir un assez grand nombre. Il a présenté, entre autres, devant la Société médicale des hôpitaux, un jeune homme de vingt-deux ans, atteint d'une atrophie complète des deux testicules par le fait d'une orchite succédant aux oreillons. Ce jeune homme était impuissant ; il présentait en même temps une hypertrophie mammaire assez considérable. On percevait à la palpation tous les caractères d'une glande volumineuse avec des lobes hypertrophiés et des grains très faciles à sentir.

M. Gaillet (de Reims) a vu chez un jeune homme, auquel il avait fait l'ablation d'un testicule, les seins se développer d'une façon considérable. Il a pu extraire de la glande du lait riche en colostrum. Nélaton cite des exemples analogues (3).

Cependant, Cliquet (4), dans un cas semblable, ne put obtenir qu'un peu de liquide contenant des débris épithéliaux.

(1) Observation de féminisme coïncidant avec une atrophie complète des deux testicules. *In Rec. de Mém. de méd. milit.*, Paris, 1878, XXXIV, p. 630.

(2) Hypertrophies mammaires et atrophies des testicules à la suite de certaines orchites. *Soc. méd. des hôpitaux*, 1877 et *Gaz. hebdomadaire*, août 1877.

(3) *Gaz. des hôp.*, 1856.

(4) De l'état de la glande mammaire consécutive à l'atrophie du testicule. *Trib. Méd. N.* 1877.

Ainsi, l'atrophie d'un seul testicule peut quelquefois produire l'hypertrophie du sein correspondant, ou même des deux seins, d'après les observations publiées par Gubler, Larrey, Rendu.

Follin et Duplay, dans leur Traité de pathologie, admettent sans restriction le rapport qui existe entre ces désordres du côté du sein et l'atrophie testiculaire (1). « Il semble aujourd'hui démontré que, dans la plupart des cas, l'hypertrophie mammaire est liée à l'atrophie des organes génitaux soit congénitale soit accidentelle. » Les individus qui en sont atteints sont chétifs, d'apparence lymphatique et présentent des allures féminines.

Malgré cette affirmation, il faut cependant se rappeler que l'hypertrophie mammaire peut survenir chez des individus, surtout parmi les jeunes gens, qui ne présentent ni anomalie des organes génitaux ni atrophie du testicule, mais ces faits constituent certainement l'exception.

La nature de cette hypertrophie a été différemment interprétée. Jules Cloquet, qui présenta une observation intéressante de gynécomastie devant l'Académie de médecine, montra que l'élément glandulaire n'entrait en rien dans l'hypertrophie de l'ensemble, et qu'il y avait là simplement une accumulation graisseuse localisée.

M. Horteloup (2), dans sa thèse d'agrégation, croit qu'après l'atrophie du testicule, l'hypertrophie mammaire n'est que le résultat d'un trouble général de l'économie avec infiltration graisseuse localisée. Il s'appuie pour défendre cette opinion sur ce fait que l'hypertrophie peut survenir chez des individus qui n'ont aucune lésion des organes génitaux et chez lesquels l'élément glandulaire n'avait aucune raison pour s'hypertrophier. Cependant, des faits bien observés prouvent que la glande peut être envahie elle-même.

M. Lereboullet donne une explication très rationnelle de cette anomalie apparente, qui consiste dans l'hypertrophie mammaire survenant tantôt sans cause appréciable au moment de la puberté, tantôt par le fait d'une atrophie testiculaire :

« On peut aisément comprendre que ces hypertrophies se produisent, quand on songe que, chez l'enfant nouveau-né, l'état anatomique et physiologique de la glande mammaire est, en beaucoup de points, comparable à celui que l'on doit observer, pendant la lactation, chez la femme adulte, et que, très fréquemment à l'époque de la puberté, on voit les seins augmenter de volume et devenir très sen-

(1) *Path. externe*, t. V, p. 666.
(2) *Des tumeurs du sein chez l'homme*. Th. de conc. Paris, 1872.

sibles. Cependant, quand on voit l'hypertrophie mammaire survenir, non à l'époque de la puberté mais longtemps après, aussitôt après l'atrophie de l'un ou des deux testicules, on ne peut plus prétendre qu'il n'y ait pas une relation directe entre les deux phénomènes. L'hypertrophie mammaire est la conséquence de l'atrophie du testicule. Il y a entre ces deux phénomènes une relation de cause à effet, relation qui se trouve établie par les observations d'un assez grand nombre de médecins. »

D'après Faneau de la Cour (1), l'atrophie du testicule chez les tuberculeux produit l'impuissance et provoque l'apparition des symptômes du féminisme.

L'atrophie sénile a pour effet des troubles de sécrétion du sperme qui sont probablement en rapport avec les désordres que nous avons étudiés du côté des tubes spermatiques. Duplay (A.), en 1862 (2), fit un travail important sur les modifications que subissent les spermatozoïdes sous l'influence de l'âge. Ils subissent des altérations dans leur forme et la longueur de l'appendice ; leur volume diminue également.

Nous n'avons pas trouvé d'indications sur la chute de la barbe après l'atrophie des glandes séminales, ainsi qu'elle survient quelquefois à la suite de la castration, d'après Godard et d'après lord Macarthey, qui observa des cas de castration en Chine.

(1) *Du féminisme et de l'infantilisme chez les tuberculeux.* Th. de Paris, 1871.
(2) Recherche sur le sperme des vieillards (*Arch. gén. de méd.*, t. XXX, 1862).

CHAPITRE VII

FONGUS BÉNIN DU TESTICULE

Historique. Définition. — Avant d'étudier les tumeurs proprement dites du testicule, nous devons entrer dans quelques détails sur une affection spéciale de cet organe, longtemps confondue avec les tumeurs, et qui, cependant, ne constitue pas une maladie à part. Elle peut être considérée comme le reliquat ou la résultante d'une affection antécédente de nature variable. Nous avons déjà eu l'occasion d'en parler à propos de chacune des altérations du testicule : traumatisme, inflammation, tubercules, syphilis, qui peuvent lui donner naissance.

Les discussions qui ont eu lieu à propos du mode de formation et de la structure de cette pseudo-tumeur, les traitements divers qui ont été proposés pour la combattre, sont les raisons principales qui militent en faveur d'une description isolée.

L'expression de *fongus bénin* est ordinairement opposée à celle de *fongus malin;* on doit réserver celle-ci aux excroissances qui surmontent une tumeur maligne du testicule lorsque celle-ci, après avoir ulcéré le scrotum, fait issue au dehors sous forme d'une masse végétante et d'apparence fongueuse.

Le premier auteur qui donna à cette affection le nom de fongus bénin est Callisen: il le décrit de la façon suivante : « Si de la surface de la tunique albuginée ou de la tunique vaginale des excroissances s'élèvent, entourent à la fin tout le testicule et figurent un squirrhe ou un fongus, la substance du testicule lui-même ne s'écartant que peu ou point de l'état normal, le mal se comporte comme un lipome, et à peu près jamais ne devient un squirrhe ou un carcinome. »

Callisen, qui écrivait cette phrase en 1800, admettait donc que le fongus était purement superficiel et n'attaquait en rien le parenchyme testiculaire.

Quelques années après, Samuel Cooper (1807) déclare que le fongus vient souvent de la substance glanduleuse elle-même; mais il n'en donne aucune démonstration anatomique.

Ce fut Lawrence qui, le premier, reconnut la présence des tubes testiculaires dans la masse végétante, et démontra ainsi la réalité du fongus testiculaire.

En 1830, Astley Cooper, tout en admettant cette lésion qu'il considère comme le résultat d'un abcès ayant perforé l'albuginée, décrit la tumeur fongueuse sous le nom de *tumeur granuleuse* (granular swelling).

Pour lui, ce n'est pas le parenchyme du testicule lui-même qui s'échappe au dehors de l'albuginée pour former le fongus, mais ce sont des végétations nées des parois de l'abcès qui font issue au dehors et bientôt débordent, par un orifice plus ou moins large, la surface du scrotum pour constituer une masse fongueuse.

Brodie insiste sur cette même variété en montrant par quel mécanisme se produit la sortie du parenchyme testiculaire à travers la tunique albuginée ouverte.

Nous arrivons ensuite à une période plus récente, dans laquelle l'histoire du fongus bénin est complétée par des documents plus précis et bien discutés.

Jarjavay (1), dans son mémoire, admet nettement deux variétés de fongus, l'une, qu'il désigne sous le nom de *fongus superficiel*, qui n'est autre que l'affection indiquée par Callisen; l'autre, qu'il appelle *fongus glandulaire*, qui est celui décrit par Lawrence.

Depuis cette époque on discute surtout sur l'origine et la cause réelle du fongus. Deville (2) démontre qu'il reconnaît souvent pour cause un abcès tuberculeux. Rollet (1858) insiste sur ce fait que le fongus bénin succède quelquefois à la fonte et à la perforatiou d'une gomme syphilitique.

Enfin, M. Hennequin (3), en 1865, reprend toutes ces discussions, et, depuis lors, on admet assez généralement ces deux variétés de tumeur fongueuse, qu'on peut désigner de la façon suivante.

Le *fongus superficiel* (fig. 41) serait dû à la végétation du tissu conjonctif de l'albuginée exposée à l'air et aux liquides irritants de la suppuration, après la perforation des enveloppes du scrotum. Ce serait une simple hernie du testicule à travers une perforation scrotale (*prolapsus testiculaire* de Kocher).

(1) *Des différentes formes de fongus testiculaire*, in *Arch. générales de méd.*, juin 1849.
(2) *Fongus et hernie du testicule* (*Moniteur des hôp.*, 1853).
(3) *Du fongus bénin du testicule*. Paris, th., 1865.

Le *fongus profond* (fig. 42) serait le résultat de l'issue du parenchyme glandulaire à travers une perte de substance de l'albuginée. Après avoir perforé le scrotum, il viendrait s'étaler à sa surface sous forme d'un champignon fongueux.

Mais, si l'origine anatomique du fongus superficiel n'est plus soumise à aucune discussion, et si tous les auteurs admettent qu'il succède à la production de bourgeons végétants à la surface de l'albuginée, il n'en est plus de même à propos du fongus profond.

Après avoir été considéré comme étant le résultat de l'inflammation

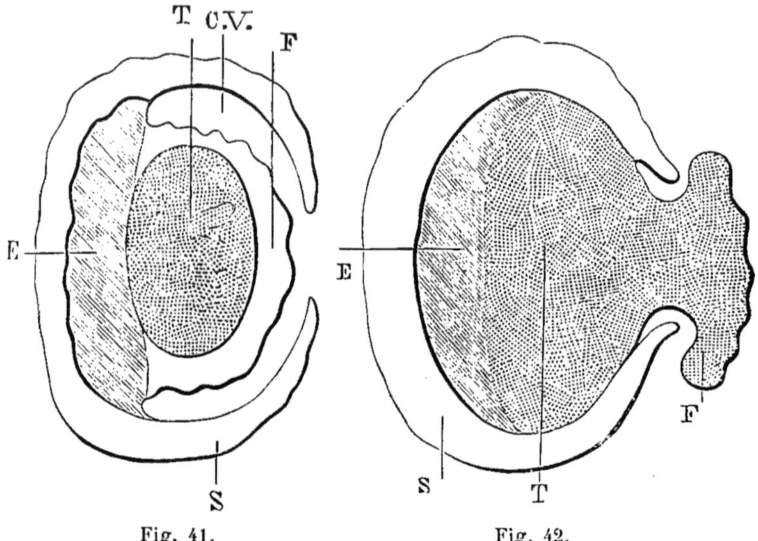

Fig. 41. Fig. 42.

E, épididyme; F, fongus; S, scrotum; T, testicule; C.V, cavité vaginale.

et de la prolifération du parenchyme testiculaire lui-même, faisant issue à travers l'albuginée, certains auteurs admettent maintenant que presque toujours il a une autre origine.

M. Reclus (1), reprenant les idées de A. Cooper, cherche à démontrer que le fongus profond se développe presque toujours aux dépens de la face interne et bourgeonnante d'un abcès ou d'une gomme, et qu'il ne contient que très rarement des tubes testiculaires. Lorsqu'il succède à l'ouverture d'une gomme syphilitique, ce serait le tissu scléro-gommeux entourant la cavité vide de son contenu qui, en proliférant et faisant issue au dehors, formerait le fongus.

Dans certains cas, le fongus naîtrait de la face interne de l'albugi-

(1) *Fongus syphilitique du testicule* (*Progrès méd.*, 1882, t. X, page 19

née à la suite de l'évidement du parenchyme testiculaire survenu par le fait d'un abcès ou d'une plaie de cet organe.

Mais des faits bien étudiés, tels que celui de Rémy (1), prouvent que, dans certains cas, le parenchyme lui-même peut sortir de l'albuginée, s'enflammer, augmenter de volume, surtout par prolifération du tissu cellulaire, et constituer ainsi un véritable fongus parenchymateux contenant des tubes séminifères plus ou moins altérés dans son intérieur.

Ce fongus parenchymateux a été admis par de nombreux auteurs, parmi lesquels nous pouvons citer Jarjavay, Follin et Duplay (2) et Schwartz (3).

Nous admettons également que cette variété existe, tout en étant persuadés qu'elle est relativement rare ; mais elle nous semble suffisamment prouvée par les faits publiés.

Il est nécessaire d'ajouter une dernière remarque : on ne devra pas confondre, ainsi que l'ont fait quelques auteurs, ce fongus avec l'évidement simple du testicule. Nous avons vu, en effet, à propos du traumatisme et des abcès du testicule, que le parenchyme de la glande peut, dans certaines circonstances, faire issue au dehors sous forme d'une petite masse jaunâtre filamenteuse. Ces filaments s'éliminent petit à petit et se détruisent par mortification. Le testicule se vide, pour ainsi dire, et, après quelques jours, cet organe est réduit à la membrane albuginée revenue sur elle-même et formant un noyau très petit.

Ce processus, qu'on a désigné quelquefois sous le nom de *fonte du testicule*, ne constitue pas le fongus, car il est passager et assez rapide, tandis que le fongus proprement dit est une affection lente et à développement presque progressif.

Mais on peut supposer que, pendant cette période d'élimination, le tissu glandulaire s'enflamme et que le tissu conjonctif qu'il contient prolifère abondamment ; cette substance enflammée, faisant issue au dehors, se couvre bientôt de bourgeons charnus, et on pourra voir alors se constituer un fongus parenchymateux profond.

Ce mécanisme de la formation du fongus parenchymateux a été bien étudié dans diverses circonstances, et il est notamment indiqué par M. Duplay (4) à propos du fongus traumatique.

(1) Note histologique sur un cas d'orchite traumatique interstitielle terminée par un fongus bénin (*Journal de l'anat. et de la phys.*). Paris, 1880, p. 170.

(2) *Path. ext.*, t. VII, page 322.

(3) Art. Testicule. *Encyclopédie chirurgicale*, page 317, 1887.

(4) *Fongus du testicule. Fongus tuberculeux* et *Fongus traumatique* (*Gazette des hôp.*, t. LIII, p. 249, 1880).

Le même phénomène a été observé à la suite de l'évidement d'une gomme syphilitique dans une observation de M. Letenneur, et dont l'anatomie pathologique a été faite par Ranvier (1).

Le fongus bénin est une affection qui ne se rencontre guère que chez l'adulte, car c'est à cette époque de la vie que la tuberculose et la syphilis agissent le plus souvent sur le testicule.

Les exemples chez les vieillards sont rares.

On connaît un cas de fongus bénin chez un enfant de deux ans : ce fait a été rapporté par Fusci (2).

Développement du fongus. — Le mode de développement du fongus n'est pas toujours le même et diffère suivant les maladies du testicule qui lui donnent naissance.

Le plus souvent, le chirurgien n'est appelé à le constater que lorsqu'il est entièrement formé ; cependant, il peut quelquefois assister à son évolution ; c'est ce qui a permis d'étudier celle-ci assez complètement.

Le fongus bénin traumatique succède à une plaie du scrotum, souvent assez étendue, et qui a laissé le testicule faire issue en totalité ou en partie à travers la solution de continuité de ses enveloppes.

Le plus souvent, on peut empêcher la surface du testicule de séjourner au contact de l'air en réunissant avec soin les bords de la plaie scrotale, et en les soutenant et les rapprochant avec des bandelettes. Mais il arrive quelquefois que, par le fait d'une perte de substance trop étendue du scrotum qui empêche la réunion de la plaie scrotale, la surface de l'albuginée est en contact avec l'air. Alors on voit la membrane fibreuse du testicule se recouvrir de bourgeons et constituer un fongus superficiel. Quand l'albuginée, au lieu d'être intacte, est ouverte par le traumatisme, le tissu de la glande peut sortir, s'enflammer et constituer un fongus parenchymateux.

Cette variété est la plus rare.

Toutes les causes qui, en dehors du traumatisme, détruiront une partie plus ou moins grande du scrotum ou le perforeront, pourront produire le même résultat, c'est-à-dire l'issue de l'albuginée au dehors à travers l'ouverture ainsi produite ; de là le bourgeonnement de sa surface.

Le sphacèle des parois scrotales dû à des causes variées, et surtout celui qui succède aux phlegmons diffus des bourses d'origine urinaire, peut être une des causes fréquentes du fongus. Soffiantini (3)

(1) Cornil et Ranvier, *Histologie pathologique*, t. II, p. 659.
(2) In *Gior. Internat. d. sc. med.* Napoli, 1879, LXVII, 490-497, 2 pl. *Fongus du testicule chez un enfant de deux ans.*
(3) *Giorg. ital. d. mal ven.* Milano, 1884, XIX, p. 289.

en cite un exemple assez remarquable qui a été observé à la suite d'une inflammation gangréneuse.

Les abcès succédant aux orchites, surtout à celles d'origine uréthrale, peuvent avoir la même terminaison. Mais les deux causes les plus fréquentes du fongus sont la syphilis ou plutôt la gomme syphilitique ouverte et ulcérée, et la tuberculose, quand celle-ci donne lieu à des abcès.

Dans la syphilis, l'apparition du fongus se fait à des époques variables de la maladie ; tantôt il semble apparaître quelque temps après le début de la contagion, vers la deuxième ou troisième année ; tantôt il est tardif et ne se montre que plusieurs années après (Moustier).

L'évolution du fongus est lente, et le testicule est malade pendant plusieurs mois avant que le fongus se développe.

Voici comment les choses se présentent ordinairement : une gomme se développe ; elle est d'abord dure, légèrement saillante, puis elle se ramollit et envahit la peau du scrotum. Celle-ci s'ulcère ; ainsi se forme un orifice plus ou moins large, qui laisse sortir un liquide visqueux, puis les débris jaunâtres de la gomme.

Après cette élimination, et du fond de cette cavité, sort une masse fongueuse qui végète au dehors, déborde le scrotum ; le fongus est constitué.

Si la gomme est superficielle, on aura un fongus de l'albuginée. Mais ce fait est rare ; ordinairement la gomme testiculaire naît dans l'intérieur du testicule après destruction de l'albuginée dans une étendue variable, alors elle fait issue au dehors.

Le fongus profond ou parenchymateux ainsi constitué peut, d'après ce que nous avons déjà dit, contenir des tubes séminifères mélangés au tissu de granulation. Dans ce cas, le parenchyme même du testicule enflammé a été le point de départ de la végétation.

Dans la tuberculose, les choses se passent plus rapidement, et souvent avec un caractère un peu aigu, car la masse tuberculeuse qui se ramollit pour donner naissance au fongus s'abcède quelquefois rapidement. L'abcès tuberculeux perfore le scrotum, le détruit dans un espace souvent étendu ; par cet orifice large, le testicule sort, et l'albuginée mise à nu végète rapidement.

M. Reclus explique cette ouverture du scrotum par la fonte de pro duits tuberculeux développés dans l'épaisseur du scrotum et mettant ainsi à nu l'albuginée après leur ramollissement.

Nous croyons que l'origine de l'abcès tuberculeux est trop vaguement indiquée par cette expression « abcès du scrotum », et nous pensons que l'on peut considérer l'origine de ces abcès comme étant plus localisée, et nous croyons que souvent cette suppuration vient de la vaginale.

Nous avons vu déjà, p. 387, à propos des désordres de cette membrane dans la tuberculose du testicule, qu'elle est souvent altérée, ainsi que Simonds l'a démontré.

C'est donc la vaginale plus ou moins cloisonnée par de fausses membranes qui suppure, au même titre que la plèvre, les articulations et le péritoine altérés par la tuberculose.

Les couches scrotales sont amincies et perforées par l'abcès qui tend à faire issue au dehors, et, lorsque celui-ci est ouvert, comme il entraîne la destruction d'une portion du scrotum et de la partie correspondante de la vaginale pariétale, une certaine étendue de l'albuginée se trouve mise à nu. Maintenue ainsi au contact de l'air, elle végète, se couvre de granulations qui s'étalent au dehors par la large ouverture pratiquée dans le scrotum.

Telle est l'explication qui nous semble la plus rationnelle pour indiquer le mécanisme de cette formation du fongus superficiel. Les abcès venant de l'épididyme ne peuvent perforer le scrotum dans un point correspondant à l'albuginée et ne peuvent donner lieu à cette forme de fongus.

Quand des masses tuberculeuses profondes intra-testiculaires se ramollissent et font issue au dehors à travers une perforation de l'albuginée et du scrotum, il peut y avoir fongus profond, par un mécanisme analogue à celui des gommes syphilitiques ramollies.

Mais cette production du fongus profond tuberculeux paraît plus rare, à cause du peu de fréquence des abcès tuberculeux intra-testiculaires.

Anatomie pathologique. — Le *fongus superficiel* est d'une faible épaisseur. Il est constitué par une couche de bourgeons charnus, qui naissent de l'albuginée et végètent au dehors.

Tantôt il occupe toute la surface de cette membrane, si le testicule est sorti en entier à travers une ouverture assez large du scrotum; tantôt il se développe seulement sur une partie de la membrane d'enveloppe du testicule, celle qui est en rapport avec l'extérieur et mise au contact de l'air.

Ces bourgeons charnus ont la structure ordinaire de ceux qui recouvrent les plaies en voie de suppuration ; ils sont cependant plus gros, plus saillants et plus vasculaires que ceux qu'on trouve à la surface des plaies simples. Leur base semble se confondre avec le tissu de l'albuginée (fig. 41).

Celle-ci, au niveau du fongus, est épaissie, altérée et très vasculaire. Cette lésion s'étend quelquefois à une petite distance de la partie recouverte par le fongus.

Enfin, il est rare que le tissu parenchymateux sous-jacent et immédiatement appliqué à l'albuginée ainsi épaissie ne participe pas au processus inflammatoire chronique (Cornil et Ranvier, Duplay). Quelquefois cette altération occupe une zone assez épaisse du testicule.

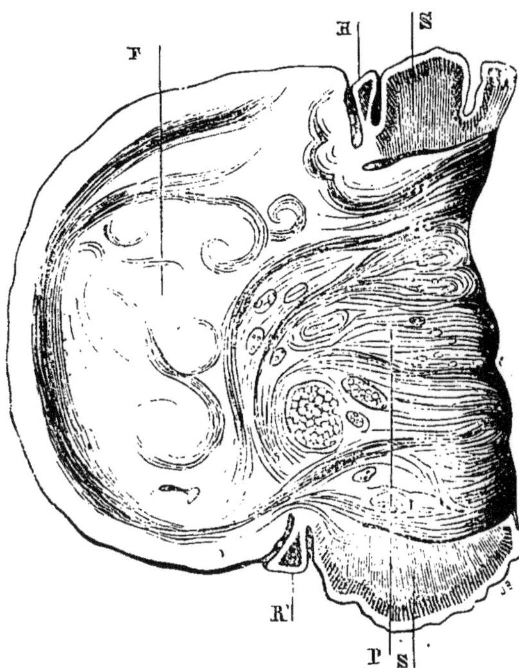

Fig. 43. — Fongus (Kocher). — T, testicule; R, épididyme; S, scrotum; P, fongus.

La partie superficielle de la tumeur donne lieu à un écoulement séro-purulent qui est quelquefois très abondant. Ce liquide est composé par des globules purulents et du mucus, qui le rend adhérent aux parties sur lesquelles il séjourne. Il irrite la peau du scrotum, qui est rouge et peut être légèrement ulcérée dans le voisinage, surtout au niveau des parties déclives.

Cette masse fongueuse présente les plus grandes variétés dans son volume et son apparence extérieure, mais, en général, elle ne dépasse guère le volume d'un œuf de pigeon. Au lieu d'être arrondie, elle peut présenter les formes les plus bizarres, qui sont dues soit à la disposition de l'ouverture scrotale, soit à la cause profonde qui lui a donné naissance.

Le *fongus profond* est plus épais, surtout vers le centre, qui se perd dans l'épaisseur du testicule. Lorsqu'on pratique une coupe sur cette tumeur, on trouve la confirmation des dispositions signalées plus haut, c'est-à-dire qu'elle se prolonge dans l'intérieur du testicule lui-même (fig. 43 et 44). Mais sa structure intime doit être analysée avec plus de précision.

On constate d'abord que le fongus est constitué par une masse jaunâtre, assez dense, sillonnée par des vaisseaux et des tractus fibreux plus ou moins saillants. Cette substance, qui a été signalée par Astley Cooper, Brodie et Curling, était considérée par eux comme un produit de l'orchite chronique.

Cette étude anatomo-pathologique a été faite avec soin par Romano (1) et par Cornil et Ranvier (2). Ces derniers admettent qu'il s'agit ici d'un processus inflammatoire chronique qu'ils rattachent à l'orchite chronique, dans certains cas. Ils admettent aussi l'origine tuberculeuse et syphilitique. Cette partie fongueuse a la structure des bourgeons charnus, constituant ainsi un *véritable granulome*, c'est ainsi que la désignent certains auteurs.

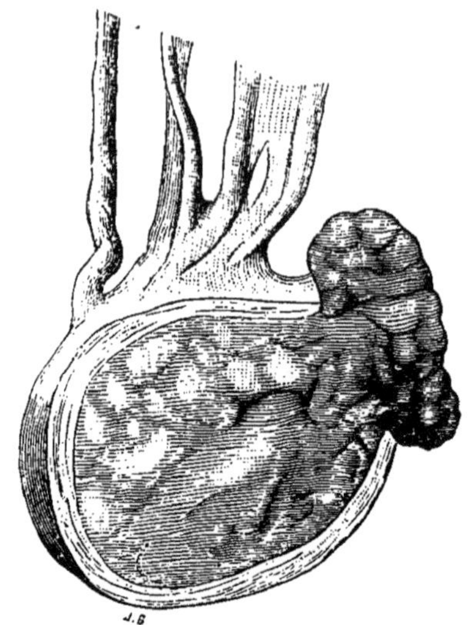

Fig. 41. — Fongus tuberculeux (musée Dupuytren, nº 535).

Si le fongus profond ne vient pas du bourgeonnement de la substance testiculaire enflammée, on trouve alors dans toute l'épaisseur du foyer et même dans son pédicule, du tissu conjonctif aux différents états de son développement, tissu embryonnaire, faisceaux conjonctifs en voie d'organisation fibreuse et un grand nombre de vaisseaux qui sillonnent ce tissu dans tous les sens. La partie la plus profonde du pédicule se continue avec un tissu fibreux plus dense qui le sépare du parenchyme testiculaire. Cette partie fibreuse doit être l'enveloppe de la gomme tuberculeuse ou syphilitique qui a été la cause première du foyer.

Lorsque le fongus profond est le résultat de l'inflammation de la substance du testicule, il a une structure différente et plus compliquée. On trouve vers les parties centrales et surtout au niveau des parties pédiculées de la tumeur, des tractus brunâtres contournés sur eux-mêmes, qui ne sont autres que des tubes séminifères plus ou moins altérés, séparés les uns des autres par la substance précédente.

L'examen microscopique montre que la substance jaunâtre vasculaire qui forme une partie de la masse, n'est autre chose qu'un tissu

(1) *Du fongus bénin et autres néoplasmes du testicule qui prennent l'aspect fongueux*, in *Morgagni Disp.*, IV-V, p. 297 et 403, 1873.

(2) *Loc. cit.*

embryonnaire dont les éléments sont plus ou moins altérés; celui-ci est le résultat de l'inflammation chronique qui accompagne toute suppuration ancienne. Les tubes testiculaires qu'on trouve dans la masse de la tumeur ont subi des altérations variables. En général, leurs parois sont épaissies; ils sont séparés les uns des autres par une quantité plus ou moins grande de tissu embryonnaire; enfin, souvent ils sont oblitérés ou remplis d'une matière granulo-graisseuse.

Pour donner une idée exacte de ces lésions nous n'avons qu'à reproduire une description assez complète qui est due à M. Rémy (1). En pratiquant une coupe dans l'épaisseur de la tumeur on peut distinguer les différentes couches suivantes :

1° Une couche corticale ayant un demi centimètre d'épaisseur, constituée par du tissu conjonctif, dont les faisceaux sont maintenus par une substance plastique homogène, très dense et permanente, de granulations moléculaires.

2° Une couche centrale grise et jaunâtre, d'apparence myxomateuse, mais de consistance ferme, où l'on trouve, mélangés avec les éléments conjonctifs, de nombreux tubes séminifères. Ceux-ci sont altérés, leurs parois amincies et leur calibre diminué; par places ils sont complètement oblitérés.

Le pédicule de la tumeur est constitué par les canaux de l'épididyme, et par la partie inférieure du cordon spermatique.

Toute la tumeur est très vasculaire et contient des branches artérielles volumineuses.

De l'albuginée partent des tractus fibreux qui rayonnent dans la tumeur. Cette membrane est épaissie et plus vasculaire. Enfin, la cavité vaginale est oblitérée par des adhérences anciennes. Quelquefois elle peut n'être oblitérée que partiellement et alors on trouve des petits espaces remplis de liquide (Duplay).

Symptômes. — Les deux variétés du fongus que nous venons d'étudier ont un aspect à peu près uniforme qui empêche de les différencier l'une de l'autre d'une façon très nette, dans un grand nombre de cas. Aussi, la description que nous en donnerons sera la même pour les deux espèces. Cependant, comme il peut se rencontrer certains signes assez bien définis pour donner à chacun des fongus un caractère particulier spécial, nous aurons soin de les indiquer chemin faisant.

Le fongus se présente ordinairement sous l'apparence d'une masse

(1) *Loc. cit.*

de volume variable, arrondie, d'aspect jaunâtre et dont la surface est chagrinée. Elle s'étale sur le scrotum, en le recouvrant à une petite distance. Si on soulève les bords qui sont indépendants de la surface cutanée, on constate bientôt que la peau est perforée circulairement et forme un orifice arrondi, par lequel la masse extérieure se continue au moyen d'un pédicule avec les organes profonds, qui est le testicule plus ou moins altéré.

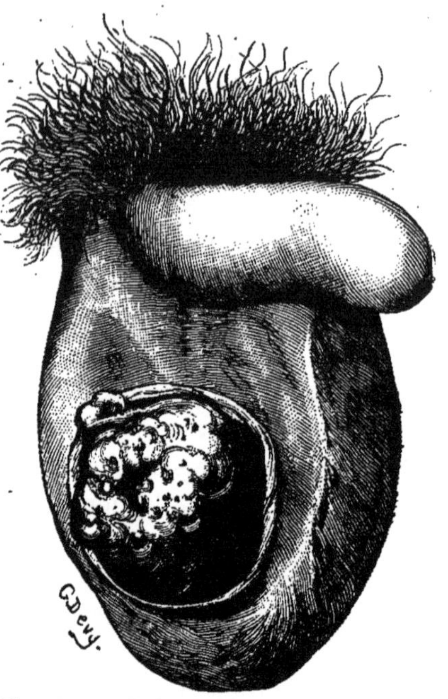

Fig. 45. — Fongus bénin, d'après Péan (moulage hôpital Saint-Louis).

En un mot, on peut comparer le fongus à un champignon dont la base se confond avec le testicule, dont le col est entouré par la peau du scrotum perforé et dont la partie saillante déborde plus ou moins sur la surface scrotale (fig. 44 et 45).

Un stylet introduit sous le rebord cutané qui limite cet étranglement du pédicule de la tumeur, peut quelquefois pénétrer à une faible distance, ce qui indique que la paroi scrotale est décollée circulairement.

La surface du fongus, souvent recouverte d'une couche de mucus purulent, est toujours humide et la quantité de liquide qu'elle fournit chaque jour peut être assez abondante pour nécessiter un pansement fréquemment renouvelé. Elle est peu sensible à la pression; on peut la toucher, la piquer, sans provoquer une douleur vive. Les douleurs spontanées sont également rares. Cependant, Jarjavay a signalé des cas dans lesquels le fongus était devenu le siège d'une sensibilité vive et aiguë qui était ranimée par le moindre attouchement ou les frottements même superficiels.

Si on saisit le fongus entre les doigts et qu'on le presse transversalement, il est ordinairement indolore. Cependant, dans le fongus superficiel, en comprimant transversalement la masse sur laquelle repose le fongus, on provoque aussitôt la douleur testiculaire caractéristique. Ceci indique que le testicule est intact au-dessous du fongus. C'est là un signe différentiel entre le fongus superficiel et le fongus profond, sur lequel a insisté spécialement Rollet (de Lyon).

Mais le fongus superficiel est encore reconnaissable par le caractère suivant : en arrière de la masse fongueuse, la forme du testicule, souvent surmonté par l'épididyme induré, est encore perceptible. Dans le fongus profond, la glande normale est à peine sentie et semble avoir disparu dans la masse fongueuse.

L'écoulement du pus à la surface du fongus entretient toujours sur les parties voisines du scrotum un état de rougeur et d'irritation manifeste. Celui-ci est épaissi, ridé et forme des bourrelets durs sur lesquels repose la masse végétante.

Ordinairement le fongus bénin est peu saignant à sa surface ; on n'a signalé que quelques cas qui aient donné une hémorrhagie réelle et surtout inquiétante.

Cette affection constitue une infirmité dégoûtante à cause de la suppuration permanente qu'elle entretient. Elle met le malade dans l'impossibilité de faire des marches prolongées ou de se livrer à ses occupations, soit à cause des douleurs qu'il éprouve, ce qui est heureusement assez rare, soit à cause des pansements abondants qui doivent être disposés à sa surface. Aussi, elle a un grand retentissement sur l'état moral des malades, qui deviennent tristes, moroses et hypocondriaques.

Marche et pronostic. — Le fongus du testicule a une marche variable suivant les cas et aussi suivant sa nature ou sa cause.

Lorsqu'il a une tendance à guérir, ce qui est rare sans l'emploi de quelque traitement local ou général, on voit après quelque temps les granulations s'affaisser, la suppuration séro-purulente diminuer et se tarir, et bientôt apparait vers la périphérie une ligne cicatricielle qui tend à s'accroître et à gagner de proche en proche le centre des masses granuleuses.

Ce processus se montre surtout quand le fongus est peu végétant et ne dépasse pas beaucoup le niveau du scrotum.

Dans les fongus saillants et assez gros il est assez fréquent de voir la masse s'affaisser, rentrer, pour ainsi dire, dans le fond du scrotum et être recouverte par les enveloppes de ce dernier, qui se rencontrent en avant de lui, à mesure que sa surface se cicatrise.

Quant à l'intégrité du testicule après la guérison, elle varie beaucoup suivant les circonstances et suivant la forme du fongus. Dans le fongus profond, ordinairement la glande a disparu en partie formant un noyau dur, ratatiné et bosselé, uni à l'épididyme et adhérant au scrotum par une cicatrice enfoncée.

Quand le fongus est superficiel, le testicule peut conserver sa forme et sa consistance normales, mais le scrotum lui est uni par une cicatrice assez étendue.

Diagnostic. — Le fongus du testicule est ordinairement assez facile à diagnostiquer, surtout lorsqu'il se présente avec des caractères assez tranchés et qu'il n'a pas encore pris un développement exagéré.

Mais il est des cas dans lesquels le diagnostic présente une assez grande difficulté.

A cause de son importance au point de vue du pronostic et du traitement, il est utile d'indiquer quelques signes qui permettront de le différencier des affections qui peuvent le simuler et aussi de reconnaître ses variétés.

Le cancer ulcéré et végétant sous forme de champignon extérieur au scrotum est très rare (Curling). Il se présente avec l'aspect d'une masse sanieuse, donnant une grande quantité de liquide qui souille les linges de pansement. La surface est anfractueuse, saignant facilement au moindre contact et souvent spontanément. Enfin, il repose ordinairement sur un testicule très volumineux. En même temps se manifeste de la cachexie et il est rare qu'on ne rencontre pas les ganglions prélombaires altérés et volumineux. Le champignon cancéreux sort par un orifice du scrotum dont les bords sont déchiquetés.

Par ces différents caractères, ordinairement bien tranchés, il est donc facile de reconnaître le cancer végétant. Nous reviendrons sur ces détails à propos de l'étude des tumeurs ulcérées du testicule.

Lorsqu'on a reconnu la nature du fongus et qu'on est assuré qu'il s'agit d'un fongus bénin, il faut encore rechercher quelle est sa variété, s'il est superficiel ou profond, et quelle est la cause qui lui a donné naissance.

Le *fongus superficiel*, d'origine traumatique ou inflammatoire, est très rare. Il fait peu de saillie, n'a que peu de tendance à augmenter, bientôt il reste stationnaire. Comme il est constitué par la surface de l'albuginée faisant issue à travers une perte de substance du scrotum et couverte de bourgeons charnus, il est ordinairement facile de voir que cette surface granuleuse se continue directement avec le testicule sans pédicule intermédiaire.

Les circonstances dans lesquelles il s'est produit éclaireront également le diagnostic. Il succède à un traumatisme qui a laissé une plaie du scrotum par laquelle le testicule a fait plus ou moins hernie. On peut même ajouter que la production du fongus superficiel est le résultat de la négligence avec laquelle a été soignée cette plaie scrotale, car on l'évite facilement en appliquant un pansement qui repousse le testicule dans les enveloppes scrotales ou, ce qui est encore préférable, en réunissant la plaie scrotale au moyen de sutures aussitôt après qu'elle a été produite (Duplay) (1).

Il résulte aussi souvent d'une gangrène du scrotum, ou d'un phlegmon diffus gangréneux de cause urinaire, sur lesquels nous avons déjà insisté.

Le fongus superficiel d'origine tuberculeuse forme un champignon à pédicule large et se continuant par sa base avec la surface du testicule. L'orifice scrotal par lequel il sort n'a pas l'apparence d'un trou déchiqueté, mais les bords de la peau ne paraissent pas se continuer avec la partie fongueuse.

La surface est d'un rouge vif et constituée par une série de petites granulations fines qui font un relief peu prononcé.

La consistance est molle dans toute la partie exubérante, mais on sent que celle-ci repose sur une partie plus profonde, élastique, qui est le testicule.

En palpant cette partie malade, on provoque une douleur obtuse, profonde : la douleur testiculaire. Souvent il est impossible de sentir, en arrière de la masse sur laquelle repose le fongus, les indurations de l'épididyme.

Ordinairement sur quelques points de la surface se voient quelques parties ulcérées ou d'autres portions saillantes présentant une couche pultacée grisâtre qui se détache difficilement. La suppuration et l'écoulement de liquide sont peu abondants.

Nous n'insistons pas sur les autres caractères utiles pour le diagnostic que l'on peut rencontrer du côté du cordon, de la prostate, car nous avons déjà insisté sur ces signes lointains et qu'il faut toujours rechercher avec soin. Ils formeront très souvent un appoint très important pour éclairer le diagnostic; on sait, en effet, que les lésions tuberculeuses des organes génitaux urinaires sont rarement isolées. Enfin, l'état général du malade mettra souvent sur la voie du diagnostic.

Le fongus parenchymateux ou profond se continue nettement par un pédicule profond avec la masse testiculaire plus ou moins altérée.

Dans la plupart des cas il est d'origine traumatique ou syphilitique et a succédé à un abcès gommeux assez étendu qui a détruit une partie de l'albuginée et du scrotum. La substance testiculaire restante s'en-

(1) *Gaz. des hôpit.*, 1880, p. 50.

flamme, bourgeonne par l'orifice extérieur et le fongus est constitué.

Les mêmes circonstances peuvent faire succéder le fongus parenchymateux à l'ouverture d'un abcès tuberculeux intra-testiculaire, ouvert au dehors et donnant le même résultat.

La syphilis se reconnaîtra à ses signes généraux et à ce fait que le testicule est englobé dans le fongus et qu'il est peu sensible à la pression.

Si le fongus profond succède à une plaie ou à un abcès profond, les commémoratifs éclaireront le diagnostic.

Traitement. — Avant d'essayer aucun traitement contre le fongus bénin, il est absolument nécessaire de connaître la cause qui lui a donné naissance et la nature de la maladie.

Nous avons déjà vu que le fongus d'origine syphilitique s'améliore rapidement et se cicatrise même assez rapidement sous l'influence du traitement spécifique : mercure et surtout iodure de potassium à haute dose. Le traitement général agit surtout dans les cas de fongus petits et peu étendus, car, s'il est volumineux, ancien et très végétant, il est souvent nécessaire d'employer un moyen plus énergique, quelquefois même l'ablation.

Dans tous les fongus, à quelque variété qu'ils appartiennent, on a toujours cherché à favoriser l'organisation des bourgeons charnus qui le constituent. Les cautérisations répétées de la surface avec diverses substances ont souvent donné de bons résultats. L'emploi des emplâtres de Vigo et de diachylon, en les mettant à l'abri du contact de l'air, procure quelquefois une amélioration rapide.

Mais un des meilleurs moyens consiste à les recouvrir de poudres antiseptiques, acide borique, camphre. Celle qui semble avoir l'influence la meilleure sur la cicatrisation de ces bourgeons est l'iodoforme en poudre ou l'iodol.

Souvent c'est après avoir essayé en vain ces différentes substances qu'on est forcé d'intervenir autrement.

Plusieurs auteurs ont recommandé les cautérisations profondes avec le fer rouge, la potasse caustique, la pâte de Canquoin, etc. En laissant après la chute de l'eschare ainsi produite une surface bourgeonnante moins exubérante que la précédente, cette méthode fournit une plaie qui tend à se cicatriser. Cette destruction peut être renouvelée.

Quand le fongus est pédiculé, et que sa base d'implantation est assez étroite, quelques chirurgiens ont proposé de se servir de la ligature, qui agit en étranglant cette partie et mortifiant la portion végétante du fongus. Mais ce moyen est lent et souvent très douloureux. La ligature élastique pourrait, dans quelques fongus petits, saillants et très pédiculés, rendre service.

Souvent l'excision de la masse fongueuse a été pratiquée avec succès. Celle-ci est faite avec le bistouri, mais surtout avec le thermocautère, qui permet de faire cette ablation sans hémorrhagie. Severin propose l'excision suivie d'une cautérisation énergique de la surface de sécrétion. Ce moyen a été souvent employé par M. Verneuil (Moutier).

Syme, voulant arriver à la guérison par un moyen rapide, proposa d'exciser la partie saillante du fongus et de réunir d'un côté à l'autre, au-devant de lui, les bords du scrotum préalablement avivés.

Cette méthode paraît avoir donné de bons résultats. Syme faisait vers la base du fongus une incision circulaire qu'il prolongeait en haut et en bas en forme d'ellipse. La peau était disséquée avec soin, et ainsi mobilisée elle était portée au-devant du fongus d'un côté à l'autre. Le tout maintenu par des bandelettes de diachylon. Nous croyons cependant qu'elle est rarement indiquée actuellement.

Enfin, en présence du volume étendu de certains fongus, de la destruction presque certaine du testicule, surtout quand il s'agit du fongus profond et parenchymateux, on a pratiqué la castration.

Celle-ci, peu recommandée par la plupart des chirurgiens qui désirent conserver aux malades leur testicule, en tout ou en partie, serait surtout applicable aux cas de tuberculose. Quoique le plus souvent le fongus occupe la surface de l'albuginée, on ne devrait enlever cet organe qu'à cause des désordres qui existent du côté de l'épididyme et du testicule en même temps que le fongus. Ce moyen radical ne doit être recommandé que dans certaines circonstances, quand les désordres sont très étendus. Les conditions dans lesquelles la castration doit être pratiquée ont déjà été étudiées à propos de la tuberculose. Nous renvoyons donc à ce chapitre.

GÉNÉRALITÉS.

BARING, *Sur le fongus sarcomateux du testicule.* Göttingen, 1833.
BONNET (de Lyon), *Fongus du testicule*, in *Gaz. des hôp.*, 1849.
GOYRAND (d'Aix), *Fongus du testicule*, in *Revue méd. de Malgaigne*, 1849.
HERFF, *Sur le fongus bénin et la tuberculose du testicule.* Thèse. Giessen, 1853.
A. GUÉRIN, *Fongus du testicule.* Présentation par Olivier (*Soc. an.*, 1867.)
SISTACH, *Note sur une nouvelle espèce de fongus parenchymateux du testicule*, in *Gaz. méd. de Paris*, 1867, n° 42 et n° 45.
POZZO DI BORGO, *Considérations sur le fongus bénin du testicule.* Thèse, Paris, 1874.

A. Moutier, *Étude sur le fongus bénin du testicule*. Thèse, Paris, 1875.

Staar (Van der), *Un cas de fongus bénin du testicule*, in *Weekblad von het Nederl. Tydschr.*, 1877, n° 12.

Marc Sée, *Fongus syphilitique double des testicules*. Guérison. (*Gaz. hebd.*, 25 a., 1879.)

Nepveu, *Fongus bénin du testicule*, in *Mémoires de chirurgie*, Paris, 1880 (Delahaye).

Matlakowski (W.), *Fongus médull. du testicule*, in *Pam. Towarz. Lek. Warszaw.*, 1881, LXXVII, p. 52-61.

Saboia (V.), *Fongus bénin du testicule*, in *União med.* Rio de Jan., 1881, I, p. 6-19.

Villeneuve, *Fongus bénin du testicule*, in *Gaz. hebd. de méd.* Paris, 1883, 2e s., XX, p. 98.

Reclus, *Fongus du testicule* (*Semaine médicale*, 1887 et *Cliniques chirurgicales*. Masson, 1887, et *Gaz. des hôpitaux*, 1887).

Giraud (J.), *Du fongus du testicule*, in *Marseille méd.*, 1887, XXIV, p. 65-68.

Poncet (A.), *Fongus tuberculeux parenchymateux ou profond*. *Lyon médical*, 1887, p. 545.

CHAPITRE VIII

NÉVRALGIE DU TESTICULE

La névralgie du testicule est une affection spéciale qui paraît due à un état particulier des nerfs qui pénètrent dans cet organe, état dont nous ne connaissons pas encore les caractères anatomiques.

Comme les symptômes douloureux qui caractérisent cette affection paraissent tantôt se passer dans la glande elle-même, tantôt irradier sur le trajet des nerfs, certains auteurs, à l'exemple de A. Cooper (1) et de Curling (2), avaient cru devoir décrire deux affections différentes : l'une, qu'ils désignaient sous le nom de testicule irritable (*irritabile testis*), l'autre, à laquelle ils reconnaissaient une nature plus nettement névralgique à cause des irradiations qui ont lieu sur le trajet des nerfs du cordon.

Mais Gosselin a fait observer que ces deux affections se confondent complètement dans certains cas, au point qu'il est difficile d'établir une distinction entre elles, et qu'une description isolée devient absolument impossible.

Plusieurs faits que nous avons pu observer, ainsi que la lecture des observations publiées, nous ont convaincu que la réflexion de Gosselin était parfaitement juste, et que, souvent, la nature intime de la névralgie nous échappe d'une façon absolue.

Étiologie. — Pour faire une étude complète de cet état douloureux de la glande séminale et de ses dépendances, il est utile d'établir une distinction entre deux grandes variétés qui diffèrent surtout par la cause ou l'origine de la douleur.

(1) *Le trait. ch. du fongus test.* Londres et Edimb., *Montly Jour.*, 1848.
(2) A. Cooper, trad. Chassaignac et Richelet, 1839, p. 444 à 449.
(3) Curling, trad. Gosselin, 1857, p. 443 à 455.

Tantôt la glande séminale est douloureuse sans présenter aucune altération apparente; ces faits sont les plus rares.

Tantôt, au contraire, il existe une lésion portant sur la glande elle-même ou sur des parties éloignées des organes sexuels.

Nous aurons donc à étudier trois classes de névralgies, au point de vue de leur origine et de la cause probable de cette affection.

1° Névralgie sans altération notable de la glande.

2° Névralgie symptomatique d'une lésion du testicule ou de son canal excréteur.

3° Névralgie symptomatique d'une lésion périphérique ou éloignée du testicule.

1° Névralgie sans altération de la glande. — Parmi les cas de névralgie du testicule qu'on peut observer, il existe une classe spéciale dans laquelle les douleurs ne paraissent être le résultat d'aucune altération appréciable du côté du testicule ou de l'épididyme. La glande séminale est bien le siège d'une douleur souvent localisée en un point, mais la disparition momentanée de cette douleur, les améliorations passagères, indiquent, qu'à ce niveau, il n'y a aucune altération constante. Dans ce cas, il y aurait donc une névralgie essentielle ou plutôt ne reconnaissant comme cause qu'une altération passagère et difficile à définir, et ce serait à elle que A. Cooper appliquerait spécialement l'épithète de *irritabile testis.*

Mais ces faits sont rares; aussi certains auteurs n'ont-ils pas craint de rejeter cette variété de névralgie, prétendant que toujours on trouvait une lésion appréciable du testicule, de l'épididyme ou d'une partie de l'appareil.

Gosselin nie presque absolument cette névralgie essentielle (1); dans les cas de névralgie qu'il a pu observer il a toujours trouvé une cause capable d'expliquer la douleur.

Telle est aussi l'opinion de Kocher (2). Cependant, A. Cooper et Curling citent des faits bien observés qui semblent rentrer dans cette catégorie. Curling (3) signale un testicule conservé au musée du collège des chirurgiens de Londres et qui fut extirpé par W. Blizard pour une névralgie rebelle; ce testicule cependant paraissait sain.

Que devons-nous penser de cette contradiction? Dans quel camp devons-nous nous ranger?

Sans vouloir trancher complètement cette question, car l'investiga-

(1) Trad. Curling, p. 448.
(2) In Pitha et Billroth, 2e édition, 1887, art. Testicule.
(3) *Loc. cit.*, p. 451.

tion des affections testiculaires ou péri-testiculaires est toujours délicate, difficile et peut laisser passer inaperçues quelques lésions très minimes, nous dirons que cette forme, malgré sa rareté, existe quelquefois.

Un malade, que nous avons longtemps examiné et suivi, nous a présenté un exemple très net de cette maladie essentielle, qui a disparu à la suite de l'emploi des douches.

Mais ce qui nous permet d'admettre cette forme de névralgies, malgré sa rareté, c'est la constatation de cette affection chez des jeunes enfants présentant les attributs de l'hystérie chez l'homme.

M. Charcot a le premier étudié quelques-uns de ces faits, à propos desquels l'un de nous a fait une communication devant la Société de chirurgie (1).

Chez ces enfants, la douleur testiculaire pouvait être comparée à celle qui existe chez certaines femmes hystériques au niveau de l'ovaire. Ceux qui présentent cette variété de névralgies offrent tous les attributs ordinaires de l'hystérie : anesthésie cutanée limitée ; diminution du champ visuel ; anesthésie du pharynx, etc.

La douleur du testicule peut, chez eux, être le point de départ d'un *aura*, qui provoque des accès hystériques parfaitement caractérisés.

Les froissements et surtout les pressions portant sur le testicule lui-même produisent, au niveau de l'organe, une douleur violente, angoissante, et peuvent entraîner des crises nerveuses.

Sur ces malades, nous avons observé également que la peau du scrotum était le siège d'une sensibilité très vive, superficielle, et que les moindres attouchements provoquaient une contraction du crémaster.

Il est probable que la connaissance de ces faits éveillera l'attention sur cette variété de névralgie du testicule, et que les exemples de cette curieuse affection se multiplieront ; c'est cette considération qui nous a engagés à les signaler avec quelques détails.

On pourrait aussi rapprocher de ces faits certaines observations dans lesquelles le testicule était devenu douloureux par le fait de contractions brusques du crémaster, affection qui a été décrite sous le nom de : *Rétraction spasmodique du testicule.*

Cet accident se rencontre ordinairement au moment du coït ou d'un effort, et provoque une douleur très vive par le choc brusque du testicule contre l'anneau inguinal externe. Ordinairement cette douleur est passagère comme la cause qui l'a produite et le testicule redescendu

(1) Terrillon, *De la névralgie du testicule et de ses rapports avec l'hystérie chez l'homme* (*Bull. et mém. Soc. de ch.*, 1886, p. 797).

à sa place n'est plus douloureux. Mais, à côté de ces cas, il en existe d'autres dans lesquels cette contraction du crémaster s'est transformée en véritable contracture qui a été assez tenace pour rester permanente pendant quelques heures ou quelques jours; on cite même un cas où cet état dura près de cinq mois, pendant lesquels le crémaster contracturé maintint le testicule dans cette situation vicieuse. La douleur serait alors à peu près continue et durerait autant que persiste la contracture et la compression du testicule, qui en sont la cause principale.

A côté de ces faits nous pouvons citer ceux publiés par Lœver (1). Cet auteur a décrit un état particulier du crémaster qui se contracte alternativement et se détend de façon à faire monter et descendre le testicule avec rapidité. Les mouvements d'ascension provoquent un état douloureux du testicule qui rappelle la névralgie avec irradiation le long du cordon. Lœver a donné à cette affection le nom de *orchichorée* ou *danse du testicule*.

Cette affection se rencontrerait surtout chez les enfants nerveux et prédisposés ou se livrant à l'onanisme avec excès. Cependant, la masturbation, difficilement avouée par les malades, a souvent été indiquée à tort comme causant les névralgies. Ici, la névralgie semble due à une excitation trop vive ou trop prolongée des glandes séminales. Peut-être pourrait-elle rentrer dans la classe des névralgies par troubles généraux, comme ceux de l'hystérie.

On a aussi signalé d'autres causes banales de la névralgie du testicule, telles que la goutte, les troubles digestifs (Brodie), mais ces faits sont rares et difficiles à expliquer.

2° Névralgie symptomatique d'une lésion du testicule ou de son conduit excréteur. — A. *Altération de l'épididyme.* — Il est certain qu'un grand nombre des cas de névralgies succède à l'inflammation de l'épididyme d'origine blennorrhagique ou uréthrale. Cette inflammation, qui se termine par la formation d'une nodosité très appréciable, entretient une irritation locale, laquelle se manifeste quelquefois par une douleur persistante, irradiée, très pénible.

Les névralgies, qui s'établissent au niveau de l'induration, persistent et l'épididyme se rapproche de cet état douloureux que nous avons étudié à propos de l'épididymite aiguë, et qui a motivé la dénomination d'*épididymite à forme névralgique*.

Celle-ci peut avoir précédé la névralgie chronique dont nous nous

(1) In *Deutsch Klin.*, 1868.

occupons actuellement ou bien cette dernière peut s'établir d'emblée longtemps après la guérison de l'inflammation aiguë. On s'accorde généralement à considérer cette névralgie comme le résultat de l'oblitération des voies séminales au niveau du nodule qui persiste dans la queue de l'épididyme et à la rétention de sperme qui en est la conséquence.

Langenbeck a beaucoup insisté sur cette cause, car il a vu un cas dans lequel la névralgie était due à l'épaississement de l'épididyme, à l'induration de la queue de cet organe, et aux adhérences de la vaginale à son niveau.

Humphrey cite un fait dans lequel l'origine avait été un abcès de l'épididyme.

Brodie a vu un homme chez lequel existait une petite induration de l'épididyme, et qui éprouvait une douleur vive quand on touchait cette partie. La marche et le moindre froissement provoquaient la même douleur.

Enfin, Kocher parle d'un homme de cinquante-cinq ans qui portait au niveau de la tête de l'épididyme une petite tumeur dure (fibrome ou névrome), laquelle était le point de départ d'une névralgie très intense.

Des tumeurs fibreuses de l'épididyme peuvent avoir le même effet. Souvent ces tumeurs sont complexes et formées de muscles lisses (myomes) ou d'un mélange de tissu fibreux et musculaire (léio-myomes).

Nous avons été témoins d'un cas de cette nature opéré par l'un de nous (1). Il s'agissait d'un fibro-myome de l'épididyme provoquant des douleurs qui cessèrent après l'ablation.

M. Méricourt (2), en 1885, avait signalé des faits analogues avec névralgie ; il s'agissait de léio-myomes.

Les kystes de l'épididyme et la spermatocèle, s'accompagnent parfois aussi de névralgie. Dans ces cas, l'excitation génitale et l'érection provoquent l'apparition ou l'augmentation des douleurs, ce qui fait croire que la rétention du sperme était une des causes de la douleur.

Nous avons cité ces exemples pour montrer que des affections diverses du conduit excréteur peuvent produire de la névralgie ; mais ces causes peuvent être plus multipliées et plus complexes que celles que nous avons indiquées.

Lorsque la cause existe au niveau de l'épididyme, on peut souvent la constater facilement. Cet organe lui-même dans toute son étendue

(1) Terrillon, *Fibro-myomes de l'épididyme*. In *Congrès de chirurgie*, 1885, p. 582. — Paris, 1886.

(2) Méricourt, *Léio-myomes de l'épididyme* (*Revue de médecine*, Paris, 1886).

ou seulement au niveau du point exact où se trouve la petite tumeur, est le siège de la douleur vive qui irradie du côté du cordon.

B. *Altérations du testicule.* — A la suite d'une orchite, on peut voir survenir aussi un état névralgique de la glande; ainsi Genandert (1) raconte qu'un homme de vingt-cinq ans qui avait été atteint d'orchite double avait eu à la suite une névralgie du testicule. Il éprouvait la sensation qu'aurait fourni le testicule serré et comprimé violemment avec une corde; après le coït, la douleur devenait moindre. Des applications locales de glace sur le scrotum, pendant trois jours, diminuèrent cette douleur qui finit par disparaître.

Des lésions anciennes du testicule amènent souvent la même lésion. Ainsi l'*atrophie*, surtout celle qui succède au traumatisme, provoque quelquefois un état névralgique rebelle à tous les traitements, et qui pousse les malades à demander l'ablation du testicule.

Curling cite le cas d'une névralgie survenue chez un jeune homme à la suite d'une atrophie du testicule causée par une inflammation traumatique. L'ablation fut pratiquée à cause du caractère rebelle de l'affection, et on trouva l'épididyme induré et fibreux.

L'un de nous (2) dans un cas déjà cité, a eu l'occasion d'enlever également un testicule atrophié et qui était remonté dans l'anneau inguinal, où il s'était fixé. L'inflammation de cet organe était survenue à la suite d'un effort. Il provoquait des douleurs vives sous l'influence du moindre attouchement, de la marche, et des mouvements de la cuisse correspondante. Le testicule enlevé était atrophié et fibreux; l'épididyme, encore reconnaissable, était moins altéré que la glande elle-même.

Enfin, parmi les altérations bizarres constatées sur des testicules atteints de névralgie, nous trouvons un cas de Parker (3), dans lequel l'extirpation du testicule fut pratiquée pour une névralgie persistante; on trouva comme lésion une ossification complète de la tunique albuginée.

3° Névralgies symptomatiques de lésions périphériques ou éloignées du testicule. — Les causes de la névralgie du testicule, qui ne résident pas dans cet organe lui-même, mais sur des parties périphériques, sont nombreuses, et la plupart agissent sur des nerfs qui sont en connexion directe avec cette glande ou qui s'anastomosent avec ces derniers.

(1) Genandert, In *Gaz. médic. de Lyon*, 1867. *Observat. d'*irritabile testis.
(2) Terrillon, *Annales des organes génito-urinaires*, 1885.
(3) Parker, In *South Car. Ass. Charleston*, 1886, p. 70.

Nous verrons plus loin que ces connexions nerveuses sont bien démontrées par le trajet de la névralgie.

Le varicocèle joue un rôle assez fréquent comme cause de la névralgie du testicule; c'est cette douleur qui engage souvent les malades à demander le secours de la chirurgie. Il est vrai qu'ici on rencontre quelquefois une lésion du testicule qui est en partie atrophié et altéré.

Le traitement chirurgical du varicocèle, quel que soit le procédé employé, amène une guérison de la névralgie et du varicocèle; les exemples en sont nombreux.

Une hydrocèle a quelquefois le même effet, et la névralgie peut être intense et assez rebelle. Pitha cite un cas de disparition de l'état névralgique, après le traitement et la guérison de l'hydrocèle par l'incision.

On a cité aussi des faits de névralgie dus au développement de corps étrangers dans la vaginale.

Mais, à côté de ces lésions périphériques au testicule ou assez voisines de lui pour influencer l'organe directement, on trouve des causes plus éloignées, et qui ont leur effet sur lui par l'intermédiaire du système nerveux, ce sont de vraies névralgies *par irradiation*.

Les maladies du rein jouent un rôle principal dans cette classe, et cela s'explique par les connexions intimes entre le système nerveux des deux organes.

Ainsi, la colique néphrétique s'accompagne souvent d'une douleur irradiée du côté du testicule, celui-ci devient sensible spontanément ou à la pression, au moindre frottement. En même temps le crémaster se contracte et attire le testicule vers l'anneau inguinal.

Cet état est ordinairement passager et disparaît quand la cause a cessé et que le calcul est descendu dans la vessie.

Mais quelquefois il persiste et peut rester stationnaire et même prédominer quand des calculs irritent d'une façon continue les bassinets ou l'uretère.

On a vu des cas dans lesquels la douleur testiculaire, irradiée du côté du cordon, était tellement prédominante que la douleur rénale passait inaperçue et que la colique néphrétique était méconnue.

Le même phénomène peut se passer dans certaines néphrites aiguës et douloureuses, avec irradiation dans le testicule.

Les affections de la vésicule séminale ont le même retentissement. Nous avons vu un cas de vésiculite aiguë qui s'accompagnait d'une douleur vive du côté du testicule.

La rétention du sperme dans cet organe a la même influence, mais passagère et ne durant qu'autant que la rétention.

Les maladies de la prostate présentent les mêmes conditions de propagation.

Ultzmer (cité par Kocher) a constaté une véritable névralgie testiculaire ou au moins une sensibilité très vive de cet organe, lorsque le cathéter atteignait la portion prostatique de l'urèthre.

Les irritations vives et permanentes de la muqueuse de l'urèthre peuvent avoir la même influence; ainsi, Réveillé-Parise signale un cas fort intéressant, dans lequel la névralgie avait apparu subitement dans le testicule et le cordon, avec sensation d'angoisse et des vomissements; elle reparaissait à intervalles périodiques à trois mois de distance. Elle cessa par la sortie par l'urèthre d'une petite pierre qui avait amené deux accès de rétention d'urine en quinze jours.

Nous signalerons aussi les cas de névralgies ilio-scrotales (Chaussier) avec irradiation dans le testicule, et qui semblent être des névralgies essentielles d'un rameau nerveux.

Enfin, la hernie inguinale, surtout quand la pelote du bandage qui sert à la maintenir est mal supportée, peut donner lieu aussi à une névralgie s'irradiant dans le testicule.

Symptômes de la névralgie du testicule. — Les symptômes de la névralgie du testicule sont assez variables; il est difficile de les ramener, par la description, à un type uniforme; cependant, il est possible d'indiquer les principaux caractères de cette affection.

Ordinairement le testicule est très impressionnable à la moindre pression; le froissement le plus léger, le simple contact des vêtements, sont vivement ressentis par le malade. Une position vicieuse du testicule, même dans le décubitus horizontal, suffit pour réveiller la douleur. Ainsi, quelques malades ne peuvent dormir sans se coucher du côté opposé à la partie malade dans la crainte que le testicule sain, reposant sur l'autre, ne presse sur lui et ne provoque une douleur insupportable.

Souvent l'impression du froid ou du chaud à la surface du scrotum exaspère cette sensibilité, et les changements atmosphériques semblent avoir eux-mêmes une influence manifeste.

Lorsqu'on palpe la partie malade, on ne peut le faire qu'avec une grande circonspection, car le moindre attouchement est très douloureux.

Mais ce qui frappe le plus dans le résultat de cette exploration, c'est que ce n'est pas toute l'étendue de l'organe qui est le siège ou le point de départ de cette douleur. Ordinairement, ainsi que l'a fait remarquer Cooper, un seul point quelquefois très limité est le siège de la douleur, et ce point siège tantôt sur le testicule, tantôt sur l'épididyme. Ce dernier organe est ordinairement sensible dans toute son étendue, quand il est le point de départ de la névralgie.

Le malade éprouve aussi une sensation de pesanteur et de plénitude très marquée; il lui semble que l'organe est engorgé et tendu.

Le coït a une influence qui diffère beaucoup suivant les malades; ainsi, les uns, comme un malade de Cooper (1), éprouvent un soulagement momentané après le coït, mais ce soulagement est suivi d'une exacerbation assez vive pendant les jours suivants; d'autres au contraire, accusent une exacerbation marquée chaque fois que le coït est pratiqué.

Ces symptômes locaux s'accompagnent très souvent de douleurs irradiées qui remontent sur le trajet du cordon et des nerfs spermatiques, atteignent la région lombaire et peuvent envahir plusieurs des troncs nerveux voisins, ilio-lombaire, obturateur, crural. L'irradiation s'étend quelquefois à tous les nerfs du plexus qui sont en connexion avec les filets qui se rendent aux organes atteints.

M. Mauriac a particulièrement insisté sur ces névralgies secondaires et il a décrit avec soin leur caractère, leur marche et les points douloureux qui les caractérisent.

L'attitude des malades, surtout dans la station debout ou lorsqu'ils marchent, est souvent caractéristique. Le corps fortement penché en avant, ils tiennent les jambes écartées et marchent lentement et avec précaution; souvent même ils portent instinctivement la main au niveau du scrotum pour protéger les parties malades; cette courbure en avant est encore exagérée quand la névralgie irradie dans les lombes.

Un caractère spécial qui accompagne quelquefois la névralgie est la contracture du crémaster; celui-ci, en se contractant, entraîne le testicule en haut, près de l'anneau inguinal externe.

Quand cette contraction n'est pas permanente, elle se produit quelquefois brusquement sous une influence variable. Enfin, on voit quelquefois cette contracture réflexe tellement accentuée, qu'elle se produit par le simple attouchement du scrotum, de la peau des parties voisines ou de la racine de la cuisse, lorsque le malade est debout.

(1) *Loc. cit.*, p. 442.

Un des caractères de cette affection, qui lui est commun avec les névralgies des autres organes ou des autres régions, consiste dans les variations qui se présentent dans les phénomènes douloureux.

Ceux-ci procèdent souvent par crises, qui surviennent soit spontanément, soit sous l'influence d'une cause légère, telle qu'une pression ou un simple froissement. Le malade éprouve alors, souvent presque instantanément, une douleur intense, excruciante, qui irradie dans l'aine et les lombes, et le force à s'étendre, à cesser toute occupation, souvent à prendre une position spéciale, seule capable de le soulager légèrement.

Les crises sont souvent tellement violentes, que la face devient grippée, le malade est anxieux, pousse des gémissements et est en proie à une véritable torture.

Cet état peut durer un temps variable, depuis quelques minutes jusqu'à plusieurs heures.

Heureusement, les crises ne sont pas toujours aussi violentes, et elles se bornent à des douleurs vives et irradiées, qui diminuent après quelques minutes, pour laisser dans le testicule une sensation de pesanteur assez pénible.

Enfin, la névralgie présente presque toujours des rémissions, quelquefois même des arrêts complets, pendant lesquels le malade se croit guéri et complètement débarrassé. Dans quelques cas, ces rémissions consistent simplement dans une diminution telle des symptômes, que le malade n'est que légèrement incommodé.

Mais la moindre cause, un froissement, un écart de régime, le coït exagéré, suffisent pour ramener la névralgie avec son cortège ordinaire de phénomènes si pénibles.

Marche et pronostic. — La marche et la durée de cette névralgie sont absolument variables, comme les caractères cliniques qu'elle nous présente ordinairement.

Elle est remarquable par ses intermittences et ses rémissions.

Lorsqu'elle est marquée par des crises, celles-ci reviennent à intervalles variables, ou au contraire avec une certaine régularité, surtout si elles sont sous l'influence de l'impaludisme, ainsi que cela a été constaté.

En général, c'est une maladie rebelle, résistant à la plupart des traitements employés, et pouvant durer des mois et des années, sans que le malade éprouve un soulagement réel et surtout une guérison durable.

L'état général est vivement impressionné par cet état de souffrance considérable, et souvent si pénible, surtout quand on tient compte de l'état moral qui accompagne toujours les maladies de l'organe de la génération.

Aussi les malades maigrissent, des troubles dyspeptiques surviennent, accusant ainsi une perturbation profonde, et les malheureux patients arrivent à réclamer une opération radicale qui seule est capable de les soulager.

A. Cooper raconte que trois fois il a consenti à faire des castrations, malgré son opinion, mais poussé à cette nécessité par l'état de souffrance de ses malades, et surtout par la crainte de voir survenir des accidents généraux graves ou d'apprendre que le suicide aurait été la dernière ressource de ces malheureux.

Un de nous (1) a été conduit à pratiquer une castration dans un cas de névralgie. Il est vrai de dire qu'ici le testicule était atrophié à la suite d'une orchite traumatique, et que la névralgie s'était établie après l'atrophie. Le malade guérit complètement.

Malgré ces cas extrêmes on signale un certain nombre de guérisons, même pour des névralgies longtemps rebelles; guérisons qui restent définitives.

Un fait curieux rapporté par Curling, et dont un de nous a pu recueillir un exemple, consiste dans l'apparition tardive, c'est-à-dire quelques mois après le début de la maladie, d'une induration de l'épididyme, s'accompagnant même de phénomènes inflammatoires locaux. Nous aurons à discuter plus tard la cause de cette tuméfaction.

La névralgie du testicule est une affection qui, par elle-même, n'est pas grave, mais elle peut avoir une influence sur l'état général du malade, et surtout sur son état moral, non seulement à cause de la souffrance qu'il éprouve, mais aussi et principalement à cause de la nature de l'organe qui est le siège de la névralgie.

L'absence de sommeil, ou dans quelques autres cas, l'impossibilité de marcher ou de faire un mouvement, maintient les malades dans un état précaire et les affaiblit.

Enfin, le caractère rebelle de cette maladie est particulièrement remarquable; aussi le malade épuise-t-il tous les remèdes possibles, et souvent même en arrive à demander la castration.

Traitement. — Le nombre des traitements employés contre cette affection est difficile à préciser, car il en est de la névralgie du testi-

(1) Terrillon, *Ann. des org. génito-urin.*, 1885.

cule comme de toutes les névralgies rebelles; tout a été essayé, mais la guérison n'a que rarement couronné ces essais.

Cependant, au milieu de ce chaos, il est utile d'indiquer les principaux moyens employés, et principalement ceux qui semblent avoir eu pour résultat soit un soulagement, soit une guérison durable de la maladie. Nous laisserons de côté les médications internes consistant dans l'emploi des substances généralement considérées comme antinévralgiques, telles que le sulfate de quinine, la morphine, l'aconitine, etc., lesquelles ont pu servir d'adjuvant pour le traitement, mais n'ont pas donné, par elles seules, des résultats suffisants.

Il ne s'agira donc ici que des applications locales.

Le repos et la position horizontale constituent le meilleur moyen de soulagement pour les malades, qui sont quelquefois obligés de garder cette position pendant des semaines, et même des mois, sous peine de voir survenir une exacerbation de leurs douleurs. La position du testicule lui-même a une grande importance, car son poids, en tiraillant le cordon, suffit souvent pour produire une augmentation de la douleur et une recrudescence de l'affection.

On doit aussi veiller à la liberté du cours des matières fécales, car nous savons que souvent les fèces accumulées dans l'S iliaque compriment les nerfs qui se rendent au cordon et produisent de la douleur. Le passage des gaz en abondance dans le gros intestin peut avoir la même influence. Il est donc nécessaire d'atténuer autant que possible cette cause de douleurs.

Les applications locales ont eu souvent un effet favorable, soit pour calmer la douleur pendant quelque temps, soit même pour amener la guérison après un emploi méthodique et prolongé.

Les corps réfrigérants ont surtout été recommandés par A. Cooper, Curling et autres; les compresses trempées dans l'eau glacée, le nitrate de potasse enfermé dans une vessie, et surtout la glace pilée ont donné souvent des résultats merveilleux.

Ces applications calment ordinairement la douleur, après quelques instants, quelquefois après avoir procuré une exacerbation légère.

Pendant tout le temps que dure cette réfrigération, la douleur disparaît et le bien-être persiste pendant plusieurs heures, quelquefois plusieurs jours après la cessation.

Mais il faut surveiller avec attention l'emploi de ce moyen, afin d'empêcher la congélation du scrotum; aussi doit-on avoir soin d'interposer entre la vessie remplie de glace et la peau plusieurs doubles de linge.

Le chlorure de méthyle, employé avec succès par le Dr Debove pour les névralgies, peut trouver ici une heureuse application.

Il est très rare que les malades ne soient pas soulagés par ce moyen, qui procure souvent la guérison, quand il est employé avec persistance.

Les révulsifs variés, tels que vésicatoires, teinture d'iode, emplâtres vésicants, etc., ont aussi amené des améliorations notables, et doivent être recommandés.

Une application de six à douze sangsues sur le trajet du cordon a donné aussi des résultats rapides; certains malades ne pouvaient être soulagés que par l'emploi de ce moyen.

L'électricité, appliquée sous forme de courants continus, faibles, doit aussi être employée dans quelques cas. Elle a donné à l'un de nous une réussite complète, une guérison permanente dans un cas rebelle. Il suffit, pour cela, d'appliquer sur la région scrotale un des pôles, l'autre étant placé sur la région lombaire. Deux à quatre couples de Bunsen suffisent pour produire un effet lent.

Enfin, un grand nombre d'autres moyens ont été essayés avec succès, et sont recommandés par leurs auteurs; mais il ne faut pas toujours s'attendre à un succès certain dans tous les cas.

Dernièrement Hammond (1) a publié deux cas de guérison par un procédé original qu'il a, le premier, employé. Il s'agit d'une compression énergique des éléments du cordon au niveau du pubis, au moyen d'une pelote maintenue appliquée avec une bande de caoutchouc. L'application a duré quinze minutes ; le soulagement a été immédiat et durable, malgré l'intensité de la névralgie.

L'auteur croit que cette compression locale suffit pour briser ou altérer la plupart des tubes nerveux des nerfs qui se rendent au testicule, et produire ainsi un ébranlement salutaire. On pourrait donc comparer ce qui se passe ici, avec l'effet produit par l'élongation brusque d'un nerf, laquelle agit si manifestement sur certaines névralgies traumatiques ou essentielles. Cette opération n'a pas été essayée, mais nous pensons qu'elle pourrait rendre des services.

Pour ce qui est de la castration, c'est un moyen radical qu'on peut appliquer quand le testicule est atrophié ou malade.

Doit-on suivre l'exemple de Cooper qui a enlevé des testicules, sur la demande du malade? Nous ne le pensons pas.

Il faut tout d'abord s'attaquer à la cause de la névralgie quand on a pu la reconnaître. Si des phénomènes inflammatoires persistent dans

(1) *St-Louis Courier of medicine*, mai 1880. Sur un nouveau traitement de la névralgie du testicule.

les nodosités de la queue de l'épididyme, il faudra agir par la compression.

Pour les nodosités de l'épididyme, on a employé l'électrisation qui semble avoir donné quelques bons résultats.

Si on soupçonne la présence d'un petit kyste de l'épididyme, on pourra le ponctionner avec une aiguille de la seringue de Pravaz et injecter quelques gouttes de liquide irritant, pour amener l'oblitération de ce kyste. Mais s'il existe une tumeur dure, fibreuse, un lio-myome sur cet organe, il ne faut pas hésiter à enlever cette cause locale de la névralgie. On obtiendra ainsi une guérison, comme nous l'avons vu chez un de nos malades.

Dans le varicocèle, la ligature par tous les procédés connus, ainsi que l'enroulement des veines, ont donné des guérisons; on suppose que ce résultat est dû à la destruction des nerfs compris dans la ligature.

Nélaton a proposé la section des nerfs du cordon, opération délicate, qui peut donner une amélioration momentanée; mais souvent les nerfs se ressoudent, et la névralgie peut reparaître. Il faudrait alors réséquer une portion assez étendue des nerfs pour avoir un résultat plus durable.

Liégey, *Note sur l'orchite névralgique*, in *Journ. de méd. de Bruxelles*, mai 1868.

Lazarus (J.) (Czernowitz), *Névralgie du testicule*, in *Wiener med. Presse*, 1872, n° 30.

Saison, *Observations de névralgie du testicule et de l'ovaire* (*France méd.*, 1875, n° 34).

Roux (G.-F.), *De la névralgie du testicule*. Thèse de Paris, 1876, n° 446.

Boyland (G.-H.), *Névralgie du testicule* (*Am. Specialist.* Phil., 1881, II, p. 53).

Gritti (R.), *De la cure chirurgicale de la spermatalgie, avec observation clinique*, in *Gazz. med. ital. lomb.* Milano, 1883, 8e s., V, p. 15-18.

Ultzmann, *Névroses des organes génito-urinaires de l'homme* (trad. de l'allemand, par Henri Picard). Paris, 1883, in-8.

Carmouze, *Contribution à l'étude de la névralgie testiculaire*. Thèse de Bordeaux, 1888.

CHAPITRE IX

KYSTES — SPERMATOCÈLE

ARTICLE Ier

KYSTES

Définition. Synonymie. — Les kystes de la glande séminale sont habituellement décrits sous le nom de *kystes de l'épididyme*. Cette dénomination est justifiée par le siège habituel de ces tumeurs, au-dessus ou au-dessous de l'épididyme, ainsi que par les rapports étroits, apparents ou réels, qu'ils affectent, soit avec lui, soit avec la portion du testicule, le *rete testis*, à laquelle il fait immédiatement suite. Il est certain cependant que toutes les collections kystiques de l'appareil séminal ne prennent pas naissance dans l'épididyme.

On a encore donné aux kystes de l'épididyme le nom de *kystes spermatiques*, parce que l'on découvre souvent dans le liquide contenu une quantité plus ou moins considérable de spermatozoïdes. Le fait n'est pas constant, et n'a pas, comme nous le montrerons, au double point de vue de la pathogénie et du diagnostic de ces tumeurs, l'importance qu'on pourrait croire. Il est cependant assez fréquent pour que le nom qui le rappelle puisse être adopté.

Par contre, nous écartons absolument celui de *spermatocèle*, très usité en Allemagne ; cette désignation, si caractéristique, doit, selon nous, être réservée à une affection bien définie, tout à fait distincte des kystes du testicule ou de l'épididyme, et qui mérite une étude à part.

Nous avons déjà dit ailleurs que nous n'acceptions pas davantage la dénomination d'*hydrocèle enkystée* donnée à l'affection qui nous occupe. Le mot prête à confusion. Si, en effet, le kyste de l'épididyme, lorsqu'il a acquis un certain volume, peut revêtir certains des caractères cliniques de l'hydrocèle vaginale, il en diffère cependant par trop de points essentiels, par sa structure, son siège, son point de départ, la nature de son contenu, etc., pour qu'il soit possible de les rapprocher l'un de l'autre par une désignation commune.

Il est à peine besoin de dire qu'il ne sera pas question à cette place de l'affection connue sous le nom de *maladie kystique du testicule*. On s'accorde, en effet, à la séparer absolument de la catégorie des kystes simples, et à la ranger parmi les tumeurs néoplasiques du testicule. Nous la retrouverons plus tard, lorsque nous ferons l'histoire de ces dernières.

Fréquence. — La fréquence relative des kystes du testicule et de l'épididyme n'est pas la même pour l'anatomiste et pour le clinicien. Pour le premier, en effet, ils sont d'une fréquence telle, qu'elle a frappé tous ceux qui, dans les autopsies, se sont astreints à l'examen systématique de l'appareil séminal. Pour le second, au contraire, ils constituent sinon une affection absolument rare et exceptionnelle, du moins une de celles que l'on ne rencontre que de loin en loin.

Nous pouvons, à cet égard, citer les relevés faits à la clinique du professeur Albert (de Vienne), par son assistant le Dr Hochenegg, auteur d'un travail intéressant sur les kystes du testicule, que nous aurons, au cours de cet article, plusieurs fois occasion de citer. Ce travail repose sur l'examen de 332 testicules, recueillis sur des cadavres de vieillards ou d'adultes apportés à l'Institut anatomo-pathologique de Vienne.

De ses recherches anatomiques, Hochenegg conclut qu'en moyenne un homme sur cinq serait atteint de kyste de l'épididyme ou du testicule, tandis que, sur plus de 6000 malades traités à la clinique d'Albert, on ne releva, au cours de l'année 1884, que 3 faits de kystes du testicule; bien plus, pendant les trois années précédentes, aucun cas de ce genre ne s'était présenté à l'observation.

Ces chiffres montrent que le plus souvent, sur le vivant, les kystes de l'appareil séminal passent inaperçus; nous verrons, en effet, qu'il en est toute une catégorie dont l'étude n'a jamais été faite que sur le cadavre.

Division. — Relativement simple, lorsqu'on l'envisage seulement au point de vue clinique, l'histoire des kystes de l'appareil séminal devient singulièrement obscure, lorsque l'on considère les hypothèses multiples qui ont été émises sur leur pathogénie, et leurs nombreuses variétés anatomiques.

Aussi bien ne peut-on s'attendre à trouver, dans un livre comme celui-ci, un examen détaillé de toutes les théories émises, sur le mode de formation de ces tumeurs, ni une étude minutieuse de toutes leurs variétés. Nous nous bornerons à mettre en lumière les points qui nous paraîtront essentiels à la bonne entente du sujet.

Le professeur Gosselin, dans un travail déjà ancien, et qui a servi de point de départ aux recherches de ceux qui l'ont suivi dans cette voie, a bien montré que les kystes, dits de l'épididyme, peuvent être divisés en deux grandes classes.

1° Les *petits kystes* ou *kystes sus-épididymaires* siègeant habituellement à la face convexe de la tête de l'épididyme, demeurant ordinairement petits, et échappant, par cela même, à l'examen clinique.

2° Les *grands kystes* ou *kystes sous-épididymaires* naissant au-dessous de la tête de l'épididyme, entre l'épididyme et le testicule. Ils acquièrent ordinairement des dimensions telles qu'ils peuvent être reconnus sur le vivant. Ce sont les seuls qui aient pour le clinicien un réel intérêt pratique.

Pour Gosselin, ces deux variétés de tumeurs constituaient deux affections absolument distinctes ayant une origine et une pathogénie propres. Il n'admettait pas que jamais un petit kyste pût, en se développant, donner lieu à un grand kyste.

Cette manière de voir, acceptée par les auteurs classiques, n'a pas été cependant universellement admise. Broca en France, Kocher en Allemagne, tout en étant d'avis opposé sur l'origine de ces tumeurs, s'accordent au moins pour repousser la séparation, tout artificielle à leurs yeux, qui a été faite entre elles d'après leur volume. Les deux variétés ainsi établies ne seraient que deux formes d'une même affection, à deux phases diverses de développement; les *grands* kystes ne sont pour eux que le résultat de l'ampliation des *petits*.

Quelque simple et satisfaisante pour l'esprit que soit cette opinion, elle ne nous paraît pas s'appuyer sur des preuves suffisantes pour être adoptée sans discussion. Du reste, les caractères tout particuliers des petits kystes, leur siège habituel, leur peu d'importance clinique, leur fréquence même justifient, pour le praticien, une distinction dont le pathologiste seul pourrait contester la valeur.

Nous nous conformerons donc à l'usage et nous étudierons successivement, à l'exemple de Gosselin, dans deux paragraphes distincts, les *petits* et les *grands kystes*, nous réservant de discuter, à propos de leur pathogénie, la question encore controversée de leur nature et de leur origine exacte.

Dans un dernier paragraphe, nous grouperons diverses autres variétés de collections kystiques (*kystes séreux*, *hydrocèle* dite *multiloculaire kystes hydatiques*) qui ont été ou seulement rencontrées sur le cadavre, ou reconnues sur le vivant.

§ 1. — Petits kystes.

Tous les auteurs qui, depuis les recherches de Gosselin, se sont occupés de l'anatomie normale ou pathologique du testicule, ont signalé la fréquence des *petits kystes* de cet organe. Il suffit d'ouvrir au hasard sur le cadavre, comme l'un de nous a eu occasion de le faire à l'amphithéâtre de l'hospice d'Ivry, un certain nombre de tuniques vaginales, pour rencontrer quelques-unes de ces petites tumeurs, arrondies, plus ou moins saillantes, solides en apparence, mais présentant, à la coupe, une petite cavité remplie de liquide.

On ne les trouve cependant pas à tous les âges. Tout à fait exceptionnels chez l'enfant, rares jusqu'à trente et trente-cinq ans, les petits kystes de l'épididyme ne deviennent extrêmement communs qu'à partir de quarante ans. Chez les vieillards, ils existent au moins sur les deux tiers des sujets (Gosselin). Nous attirons, dès à présent, l'attention sur ce dernier point, qui a, pensons-nous, pour la recherche de la pathogénie de ces productions, une certaine importance.

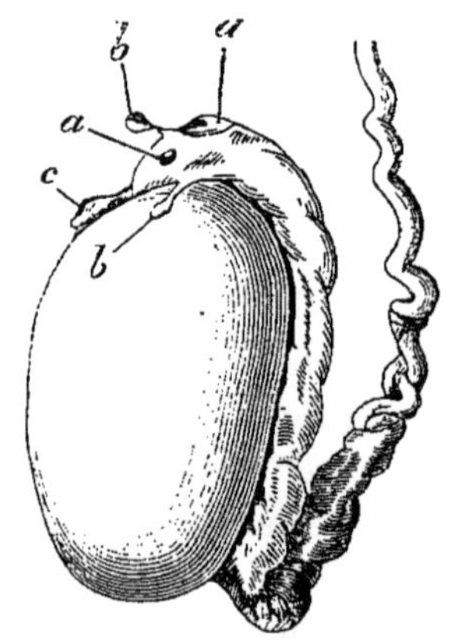

Fig. 46. — Petits kystes de l'épididyme (d'après Curling).

Anatomie pathologique. — *a.* **Caractères extérieurs.** — Le *siège* habituel des petits kystes est la face convexe de l'extrémité libre de la tête de l'épididyme. Assez souvent encore ils siègent à la partie moyenne de l'organe et au voisinage de la queue ; très exceptionnellement en rapport avec la face inférieure de l'épididyme, ils occupent presque toujours sa face supérieure, plus rapprochés, en général, de son bord externe que de l'interne.

Situés sous la séreuse qu'ils soulèvent plus ou moins, jamais, suivant Gosselin, ils ne se trouveraient dans l'épaisseur de l'épididyme. Cette assertion n'est pas entièrement exacte ; une dissection minutieuse permet presque toujours de découvrir profondément, entre les tubes, sinon des tumeurs kystiques nettement formées, du moins des dilatations cavitaires, qui sont pour nous des kystes en voie de développement.

Leur *nombre* est variable. Rarement uniques, plus souvent multiples, on peut en trouver quatre, cinq ou bien davantage, réunis ou disséminés à la surface de l'épididyme. Dans un cas observé par l'un de nous, il existait un véritable état granuleux de l'épididyme dû à une agglomération de nombreux petits kystes. Cette disposition est exceptionnelle. La plus fréquente est celle d'un kyste plus volumineux autour duquel se montrent deux ou trois autres plus petits.

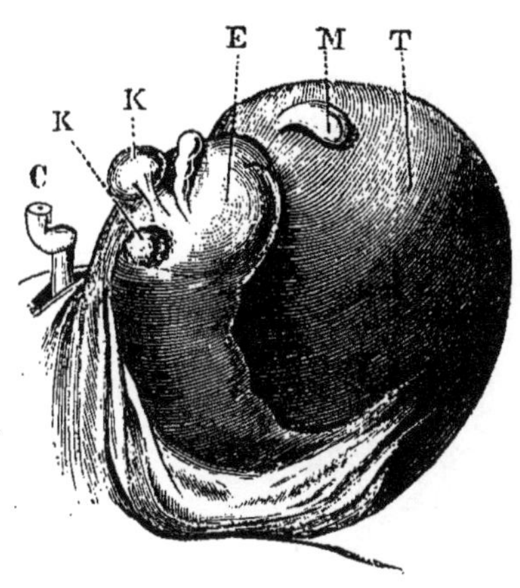

Fig. 47. — Petits kystes de l'épididyme pédiculés et sessiles (d'après Hochenegg). — T, testicule. — E, épididyme. — C, canal déférent. — M, hydatide non pédiculée de Morgagni. — K, K, kystes.

Leur *volume*, toujours peu considérable, a été comparé à celui d'une tête d'épingle, d'un grain de millet ou d'un gros pois au plus.

Ordinairement sessiles et à base assez large, ils sont parfois pédiculés et se présentent sous forme de petits polypes, faisant saillie dans la vaginale ; ces petits polypes kystiques ont été confondus avec l'hydatide de Morgagni, qui occupe à peu près le même siège. Leur pédicule peut être très mince, comme éraillé et sur le point de se déchirer (fig. 47).

Alors même qu'elle est sessile, la tumeur, lorsqu'elle a acquis un certain volume, peut, comme l'a montré Gosselin, être détachée tout d'une pièce par une sorte d'énucléation qui semble laisser intact le parenchyme sous-jacent. Nous verrons dans un instant que cette indépendance du kyste n'est pas aussi complète qu'elle le paraît.

Ces petites saillies sont translucides ; elles ont tantôt un aspect opalin, tantôt une teinte jaune ambré.

Leur consistance est ferme ; elle rappelle celle du cartilage ; cet état est dû à la tension du liquide contenu.

A la piqûre celui-ci s'échappe, ordinairement clair, transparent, parfois un peu plus consistant ; il ne contient que peu ou point d'albumine. Au microscope on n'y trouve, outre quelques granulations moléculaires sans caractères définis, que des cellules épithéliales, soit normales, soit altérées, de même nature que celles qui sont contenues dans les canaux de l'épididyme.

Comme Gosselin, jamais nous n'y avons découvert trace de spermatozoïdes. Au dire de Kocher, Lewin aurait été plus heureux, huit fois dans ses recherches, qui ont porté sur cent testicules, il a pu établir l'existence de spermatozoïdes dans de petits kystes de l'épididyme. Leur absence n'est donc pas un fait aussi constant qu'il a été dit.

b. **Structure.** — La *structure* de la paroi kystique est intéressante à noter. Elle permet de se rendre compte de l'origine de la tumeur. C'est sur ce point qu'ont surtout porté nos recherches personnelles (1). On

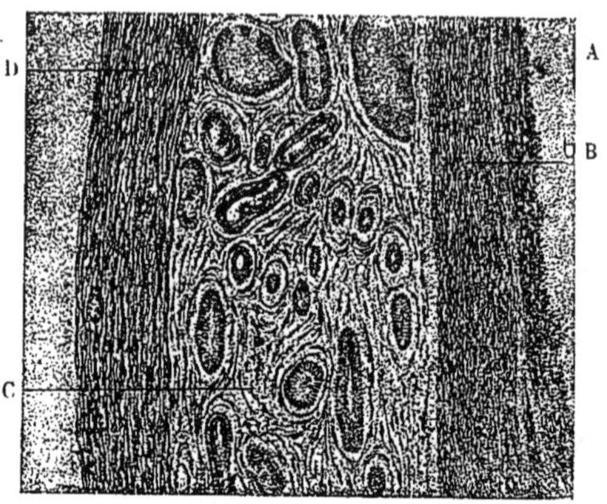

Fig. 48. — Coupe de la paroi d'un kyste isolé (Monod et Arthaud). — A, cavité du kyste. — B, paroi propre du kyste avec débris épithéliaux à sa surface. — C, restes du parenchyme épididymique en voie de transformation scléreuse très avancée, avec conduits, les uns dilatés, les autres réduits à des dimensions presque nulles. — D, vaginale épaissie et parsemée de noyaux.

admettait autrefois que cette paroi était constituée par une enveloppe cellulo-fibreuse sans caractères particuliers, absolument close de toutes parts; une injection de mercure ou d'une substance plus pénétrante, telle que l'essence de térébenthine, poussée dans l'épididyme, ne parvenait jamais à pénétrer dans la cavité.

Ce dernier fait est vrai. Mais ce que nous contestons, c'est que la paroi kystique soit constituée d'une façon aussi simple qu'elle le parait au premier abord.

Nous avons pu démontrer que, dans certains cas, la membrane limitante externe des kystes, si mince, qu'elle semble réduite à un feuillet fibreux, qui ne serait autre, pour Gosselin, que la vaginale soulevée, se compose, en réalité, des trois couches suivantes (fig. 48) : 1° une

(1) Monod (Ch.), *Note sur la pathogénie des petits kystes de l'épididyme* (*Congrès français de chirurgie*, 1re session, 1885, p. 552). *V. aussi* Monod et Arthaud, mémoire cité à l'*Index bibliographique*.

couche de tissu conjonctif à faisceaux parallèles et assez denses; c'est la séreuse vaginale; 2° une couche constituée par une gangue conjonctive englobant des conduits épididymaires, les uns dilatés, les autres à peu près totalement atrophiés, c'est le tissu propre de l'épididyme, présentant des altérations sur lesquelles nous reviendrons dans un instant; 3° une couche de tissu conjonctif dense, c'est la paroi propre du kyste.

Cette dernière couche est bien limitée et nettement séparée de la précédente sur toute la périphérie du kyste. Ce fait permet de comprendre comment l'énucléation de ces tumeurs est relativement facile, et comment le liquide, injecté dans les conduits épididymaires, ne peut pénétrer dans une cavité ainsi circonscrite.

La disposition que nous venons de décrire n'est pas constante. Sur certaines pièces la paroi kystique est réduite à deux couches : les faisceaux conjonctifs de la séreuse et ceux qui représentent la paroi propre du kyste; la couche parenchymateuse a disparu ou n'a jamais existé, en raison de la situation plus superficielle de la tumeur.

Il suffit cependant qu'elle ait été bien constatée pour faire naître la pensée que le kyste s'est développé dans l'épaisseur même du parenchyme épididymaire.

Pathogénie. — L'étude que nous venons de faire de la structure de la paroi kystique et de ses rapports avec le parenchyme épididymaire jette évidemment sur la question de l'origine réelle des petits kystes de l'épididyme une lumière toute nouvelle.

Elle nous permet de laisser de côté toutes les théories qui reposent sur un fait anatomique, admis par Gosselin comme absolument démontré, à savoir : la séparation complète qui, au dire de cet auteur, existerait entre la paroi du kyste et l'épididyme. Cette séparation est, nous venons de le voir, plus apparente que réelle.

On ne saurait plus nier aujourd'hui que c'est bien dans l'épaisseur de l'épididyme que le kyste prend naissance.

Il nous reste à rechercher aux dépens de quels éléments de l'organe se forme la tumeur, et suivant quel processus elle naît et se développe.

Nous avons établi, à cet égard, dans le travail que nous citions tout à l'heure, que les petits kystes de l'épididyme devaient être considérés comme étant le résultat de l'ampliation de certaines dilatations ampullaires dont les conduits de l'épididyme peuvent être le siège; ces dilatations étant elles-mêmes sous la dépendance des modifications qui, à partir d'un certain âge, tendent à se faire dans la glande séminale de l'homme.

Nous résumerons les principaux arguments sur lesquels repose cette hypothèse.

On peut tout d'abord, pour établir les relations étroites qui relient les tumeurs que nous étudions aux conduits de l'épididyme, faire remarquer la ressemblance qui existe entre le revêtement épithélial de ces derniers et celui qui tapisse la face interne de la paroi kystique. L'épithélium kystique forme rarement une couche complète; il manque souvent par places, sans doute par suite d'accidents de préparation; mais partout où on le rencontre il rappelle, par ses caractères, celui des conduits de l'épididyme. Le fait est d'autant plus évident que la tumeur est moins volumineuse.

Mais c'est surtout l'étude du parenchyme épididymaire lui-même, dans les parties voisines des kystes, qui ne laisse aucun doute sur le mode de formation de ceux-ci.

Chez presque tous les sujets qui ont dépassé la cinquantaine, même en l'absence de toute altération kystique, existent, à des degrés divers, des lésions que l'on pourrait appeler les lésions séniles de l'épididyme. Ces lésions consistent essentiellement en un travail de sclérose qui envahit progressivement tout l'organe séminal, non seulement dans sa portion épididymaire, mais encore au niveau du testicule lui-même (1).

Cet état s'accuse déjà à un examen superficiel. Sous la pression du doigt, l'organe paraît plus dur, le tissu parenchymateux est comme condensé; à la coupe cependant sa résistance n'est que peu modifiée, et la surface de section n'est pas notablement altérée.

A l'examen microscopique, il est facile de reconnaître que cette apparence résulte d'une transformation scléreuse du tissu conjonctif intra-épididymaire. La densification de ce tissu, qui paraît se produire d'abord autour des ramifications vasculaires, s'étend bientôt aux faisceaux qui entourent les conduits épididymaires.

A cette altération se rattache, pour nous, la production des petits kystes de l'épididyme. En effet, en même temps que cette sclérose péricanaliculaire, se produit une modification du calibre des conduits épididymaires, qui apparaissent les uns plus larges, les autres plus étroits qu'à l'état normal.

Les canaux élargis sont le siège d'une véritable dilatation variqueuse; leur épithélium se desquame en partie et tombe dans la cavité du conduit; cette cavité, se renflant plus ou moins par places,

(1) *Voy.* Arthaud (G.), *Étude sur le testicule sénile.* Thèse de Paris, 1885.

est comblée par une exsudation albumineuse contenant des débris de cellules épithéliales. D'autres conduits sont, au contraire, évidemment diminués de calibre. Ils sont resserrés, étouffés sous l'influence de la compression qu'exercent sur eux les couches conjonctives stratifiées qui les enveloppent; leur lumière, de plus en plus petite, peut être complètement effacée (fig. 49).

On comprend comment ce double processus de dilatation d'une partie du canal, et de disparition atrophique de l'autre, peut aboutir à la formation de cavités kystiques. Il est rationnel d'ad-

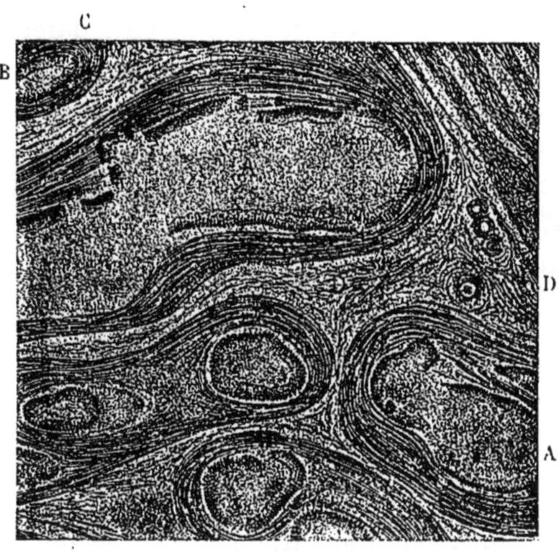

Fig. 49. — Coupe d'un épididyme parsemé de petits kystes (Monod et Arthaud). — A,A, dilatations ampullaires de conduits dont l'épithélium est en partie desquamé. — B, conduit en voie d'atrophie. — C, sclérose péricanaliculaire autour du conduit. — D, tissu conjonctif moins dense interposé aux conduits.

mettre que les véritables kystes, qui se voient à côté de simples dilatations ampullaires, ne sont autres que celles-ci à une phase ultérieure de développement. Aucun autre caractère bien tranché ne les distingue les uns des autres, sauf cependant le volume habituellement plus considérable du kyste, et peut-être aussi la nature de son contenu qui devient plus franchement albumineux et colloïde.

On sait, du reste, que les choses se passent de la sorte dans le rein et dans les glandes, dont le conduit excréteur a été oblitéré. Là, comme dans l'épididyme, se produit une sclérose péricanaliculaire diffuse entraînant la dilatation de certains canaux, le rétrécissement de certains autres et, en dernière analyse, la formation de cavités kystiques aux dépens des dilatations partielles dont les conduits sont le siège.

L'absence habituelle de spermatozoïdes dans la cavité des petits kystes de l'épididyme n'est pas, pour nous, en contradiction avec l'hypothèse que nous défendons. D'abord le fait, comme nous l'avons vu, n'est pas constant. Le serait-il, au reste, que l'on peut se demander si ces éléments, qui font défaut au moment où l'on pratique l'examen du kyste, n'existaient pas à une période antérieure de son développement. Nous rappelons que c'est par hasard, pour ainsi dire, à l'autopsie de vieillards succombant à des affections diverses, que ces tumeurs sont ordinairement découvertes; elles datent probablement de loin et leur contenu a pu se modifier. Le petit volume de ces productions n'est pas une raison suffisante pour affirmer qu'elles sont récentes; il paraît bien établi, en effet, que les kystes de la tête de l'épididyme n'ont, en général, aucune tendance à s'accroître et restent habituellement petits.

La théorie que nous proposons pour expliquer la formation des petits kystes de l'épididyme s'appuie sur l'examen microscopique des pièces que nous avons eues entre les mains; étude qui, chose étrange, paraît n'avoir jamais été faite et qui fournit des résultats absolument démonstratifs. Elle cadre bien avec ce que l'on sait du siège et de la multiplicité de ces tumeurs, de leur fréquence, de l'âge auquel elles se développent; toutes circonstances qui s'accordent mal avec l'hypothèse habituellement reçue qui rattache leur origine à des modifications survenues dans les vestiges du corps de Wolff.

Gosselin, dans son premier mémoire, écrivait que ces kystes se formaient « en vertu d'une tendance particulière, se manifestant à « l'époque où le fonctionnement normal pour la sécrétion du sperme « commence à se ralentir ». Nous avons donné corps à cette hypothèse — qui n'était qu'une simple vue de l'esprit, mais avait cependant pour base des faits bien observés, — en montrant que les petits kystes sus-épididymaires, comparables aux kystes d'involution de la glande mammaire, n'étaient en somme que des épiphénomènes du travail de sclérose, qui aboutit plus tard à l'atrophie sénile du testicule.

Est-ce à dire que les petits kystes de l'épididyme se forment tous, suivant le mécanisme que nous venons d'indiquer? Nous ne voudrions pas le soutenir. Ceux, en particulier, qui se rencontrent, très exceptionnellement il est vrai, chez l'enfant, ne sauraient avoir pareille origine. Il faut sans doute, pour ceux-ci, se rattacher à l'une des hypothèses dont nous aurons à nous occuper plus loin, et qui s'appliquent à d'autres variétés de kystes de l'appareil séminal (transformation kystique des vestiges du corps de Wolff ou de l'hydatide de Morgagni, rétrécissement congénital ou acquis, traumatisme ou inflammation des conduits épididymaires, etc.).

La théorie pathogénique que nous adoptons ne vise en somme que les petites cavités kystiques, habituellement sus-épididymaires, qui se développent chez l'adulte et surtout chez le vieillard. Nous avons vu que ce sont de beaucoup les plus fréquentes.

Marche. Terminaison. Diagnostic. — Nous avons déjà dit que le caractère propre des petits kystes de l'épididyme, d'après Gosselin, était de rester tels, et d'échapper par conséquent sur le vivant à toute exploration. Nous pourrions donc nous borner à l'étude anatomique qui précède, et passer sous silence l'histoire clinique de ces tumeurs, si nous n'avions, à cet égard, deux réserves à faire.

Nous devons tout d'abord faire remarquer qu'il n'est pas démontré que l'assertion de Gosselin soit absolument fondée. Sans aller jusqu'à soutenir, avec Broca, que la distinction établie entre les petits et les grands kystes n'a aucune raison d'être, et que les premiers ne sont que la première phase des seconds — ce qui n'est certainement pas conforme à la réalité des faits — il est permis cependant de se demander si, dans certains cas, le kyste sus-épididymaire ne peut dépasser le volume sous lequel il se présente habituellement sur le cadavre.

L'un de nous a eu récemment occasion d'observer un fait qui vient, nous semble-t-il, à l'appui de cette opinion. Le sujet de cette observation était un homme de soixante-trois ans, qui faisait remonter à deux mois et demi environ le début de la tuméfaction testiculaire pour laquelle il venait nous consulter. Celle-ci était fluctuante, ne siégeait évidemment pas dans la vaginale, reposait sur une masse dure qui paraissait être épididymaire et n'avait pas l'indépendance que présentent d'habitude les kystes spermatiques vulgaires. Une ponction donna issue à 50 grammes d'un liquide citrin, ne contenant pas de spermatozoïdes. Quelques mois plus tard, ce malade revenait nous voir, la tumeur ponctionnée s'était reproduite ; de plus, elle était enflammée et contenait, comme on put s'en assurer plus tard, en l'incisant, du sang et du pus. En outre, une seconde collection s'était formée, indépendante de la première ; on constata, lors de la ponction, qu'elle ne renfermait qu'un liquide transparent. L'âge du malade, l'apparition relativement récente de ces tumeurs, le fait même de leur duplicité, leur siège à la partie antérieure et supérieure du scrotum, leurs relations intimes avec l'épididyme et non avec le testicule, le caractère du liquide contenu, toutes ces circonstances, dont quelques-unes ne se révélèrent qu'au moment de l'intervention, nous conduisirent à penser, malgré le volume acquis par la collection, que nous avions eu affaire à des kystes sus-épididymaires, kystes d'involution, datant sans doute de loin, mais n'étant devenus appréciables qu'au jour où l'accroissement exceptionnel qu'ils avaient subi les avait rendus accessibles à l'exploration.

Le second point que nous voulons mettre en relief, concerne la rupture possible de ces tumeurs et les conséquences possibles de cet accident. Il n'est pas rare, chez les vieillards, de trouver au niveau de la tête de l'épididyme de petites saillies, plus ou moins pédiculées, absolument vides, qui peuvent être considérées comme les traces de petits kystes rompus. On a admis que le contenu de la tumeur ainsi ouverte se déversait dans la vaginale, puis, par voie d'irritation, pouvait être l'origine de certaines hydrocèles. Nous avons déjà mentionné ce fait, en traitant de l'étiologie de l'hydrocèle.

§ 2. — Grands kystes.

Nous désignons sous ce nom les kystes qui siègent ordinairement au-dessous de la tête de l'épididyme, entre cet organe et le testicule (*kystes sous-épididymaires*), et dont le liquide, habituellement opaque ou opalin, tient alors en suspension des spermatozoïdes (*kystes spermatiques, kystes à spermatozoïdes*).

Anatomie pathologique. — *a.* **Caractères extérieurs et structure.** — Le *volume* de ces kystes est loin d'être toujours considérable, comme pourrait le faire croire le nom que leur a donné Gosselin. L'expression de *grands kystes* signifiait simplement, dans la pensée de cet auteur, que, contrairement aux *petits kystes*, ils acquièrent habituellement des dimensions qui les rendent accessibles à l'exploration du chirurgien. En somme, leur volume est variable; il en est qui ne sont pas plus gros qu'une noix; d'autres, et ils ne sont pas rares, sont comparables à une petite orange; parfois ils égalent les hydrocèles les plus volumineuses. On connaît des cas exceptionnels dans lesquels le liquide contenu s'éleva jusqu'à 1600 (Stanley), et même 2000 grammes (Curling).

Leur *siège* peut être regardé comme à peu près constant. Pour le bien apprécier, il faut observer la tumeur lorsqu'elle est encore de moyen volume. On reconnaît alors qu'elle est située au-dessous de la tête de l'épididyme, entre cet organe et le testicule ; en dehors de la vaginale, dont elle soulève ou refoule le feuillet viscéral. Elle est donc, en cet état, bien distincte du testicule, caractère appréciable sur le vivant, et qui facilite le diagnostic. Lorsque le kyste est très volumineux, les rapports avec le testicule peuvent être moins évidents; il a l'apparence d'une hydrocèle et semble en avoir la situation. Mais, toujours, par une dissection attentive, on retrouve, caché derrière la tumeur ou sur l'un de ses côtés, le testicule avec sa tunique vaginale intacte.

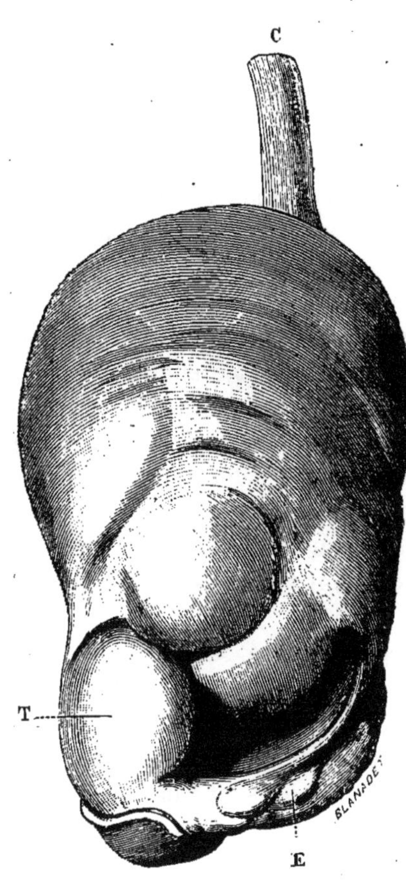

Fig. 50 (obs. personnelle). — Kystes multiples de l'épididyme figurant un kyste multiloculaire. L'épididyme (E) est éloigné du testicule (T) par suite du développement des tumeurs.

A mesure que le kyste prend de l'accroissement, il repousse l'épididyme en l'éloignant du testicule, et tend à l'étaler à sa surface. Lorsqu'en pareil cas l'on examine avec soin l'épididyme, on voit qu'à partir du point où il paraît faire corps avec le kyste, les tubes sont aplatis et séparés les uns des autres. A un certain degré de distension, il devient très difficile de les suivre; dans les kystes très volumineux, il semble qu'ils soient complètement interrompus par cet aplatissement de la tête. Il peut résulter de cette disposition un obstacle absolu au cours du sperme; c'est là, en effet, comme l'a montré Gosselin, un des modes d'oblitération des voies spermatiques.

Les vaisseaux efférents du testicule affectent aussi, on le conçoit, les rapports les plus intimes avec la surface extérieure de la tumeur. Lorsque l'on regarde par transparence la paroi kystique, on peut souvent apercevoir, dans son épaisseur, des traînées longitudinales, qui ne sont autres que les vaisseaux efférents ou mieux quelques tubes dissociés de la tête de l'épididyme.

Nous verrons plus loin que ces relations étroites entre le kyste et les conduits excréteurs du testicule peuvent rendre compte de la présence de spermatozoïdes dans le liquide contenu.

Le kyste sous-épididymaire est ordinairement unique et uniloculaire. Il n'est pas rare, cependant, qu'autour d'une tumeur principale soient groupées d'autres plus petites, de volumes inégaux ; l'ensemble figurant un kyste multiloculaire (fig. 50). En réalité, toutes ces cavités restent indépendantes les unes des autres. La poche principale est simple, unie à sa surface et sans cloisonnement. Il est assez rare d'y rencontrer des brides saillantes; plus rare encore de trouver plusieurs cavités secondaires communiquant ou non entre elles. Curling cite cependant et figure un exemple de cette disposition.

La *structure* de la paroi kystique est très simple. Elle se compose de deux couches, une tunique fibreuse ordinairement assez mince, qui peut cependant, à la longue, acquérir une notable épaisseur, et un revêtement épithélial. Celui-ci est, dans les tumeurs anciennes, constitué par des cellules pavimenteuses aplaties, disposées sur une seule couche ; dans les kystes jeunes, l'épithélium est cylindrique, à cellules étagées en plusieurs couches (Hochenegg).

b. **Liquide contenu**. — Le liquide contenu présente habituellement des caractères tout particuliers, qui donnent à ces kystes une place à part, parmi les tumeurs des bourses.

Il est parfois séreux, transparent et ne diffère pas de celui d'une hydrocèle ordinaire. Le plus souvent il est gris, opalin ; et lorsqu'on l'examine au microscope, on reconnaît qu'il contient une quantité plus ou moins considérable de spermatozoïdes. La teinte opaline est d'autant plus accentuée que les spermatozoïdes sont plus nombreux.

Parfois le liquide est blanc laiteux, cette coloration paraît due à la présence de gouttelettes graisseuses en suspension.

Ajoutons enfin, pour ne rien oublier, que dans des cas assez rares, observés par d'autres et par nous-mêmes, les kystes de l'épididyme fournissent, à la ponction, un liquide absolument aqueux, limpide comme le cristal de roche, semblable à celui que contiennent certains kystes para-ovariens. Nous verrons quelle interprétation il convient de donner à ces faits.

En dépit de ces diverses exceptions, la règle est que le liquide des grands kystes de l'épididyme contienne des spermatozoïdes, d'où le nom de kystes spermatiques, souvent donné à ces tumeurs.

Nous avons déjà dit que, cependant, même dans celles qui méritaient ce nom, la présence des éléments du sperme n'est pas constante. Il peut arriver que, constatés à une première ponction, ils fassent défaut à une seconde; ou bien encore que, manquant lors de la première intervention, ils apparaissent seulement plus tard. Ces cas sont exceptionnels. Le plus souvent le liquide est dès l'abord spermatique, et demeure tel, pendant toute la durée de l'affection.

Ce sont les plus gros kystes qui contiennent le plus habituellement des spermatozoïdes ; ils sont parfois en nombre prodigieux, cachant tous les autres éléments de la préparation. Dans les kystes de petit ou de moyen volume, le liquide est assez souvent séreux (Gosselin); circonstance qui a fait supposer que les éléments spermatiques ne pénétraient que secondairement dans la tumeur (v. *Pathogénie*).

Les spermatozoïdes des kystes de l'épididyme peuvent avoir tous les caractères de ceux des voies séminales. Ils sont normalement constitués, très vivaces et ont, lorsqu'on examine le liquide à l'état frais, des mouvements à peu près semblables à ceux dont ils jouissent dans le sperme éjaculé. Souvent, et cela surtout lorsque le kyste est ancien et a subi quelque altération, les spermatozoïdes ont encore l'apparence normale, mais ils sont immobiles. D'autres fois, enfin, ils sont réduits en fragments plus ou moins distincts ; on arrive cependant habituellement à reconnaître ceux qui correspondent à la tête et dont l'aspect est caractéristique.

La découverte des spermatozoïdes dans certaines collections des bourses est due à Liston (1843) (1). On ignorait encore, à cette époque, les conditions dans lesquelles le phénomène se produisait. C'est à Gosselin que revient le mérite d'avoir montré que les spermatozoïdes ne se rencontrent pas indifféremment dans toutes les tumeurs liquides du scrotum, mais seulement dans les kystes de l'épididyme.

Il semble bien cependant que, dans quelques cas très rares, le liquide de l'hydrocèle vaginale vulgaire peut en contenir.

Nous ne tiendrons pas compte, pour établir ce fait, des observations recueillies sur le vivant, d'après l'examen des liquides retirés par la ponction. Il peut arriver, en effet, que le trocart en pénétrant dans une hydrocèle vaginale atteigne en même temps un kyste épididymaire voisin, et que la présence des spermatozoïdes dans la vaginale s'explique par cette communication purement accidentelle.

Deux pièces recueillies sur le cadavre, l'une par Paget, l'autre par

(1) A Liston, et non à Velpeau, comme on l'a cru pendant longtemps; Broca (*) a parfaitement établi ce point de priorité. Presque en même temps que Liston, un autre chirurgien anglais, Lloyd, signalait le même fait.

(*) Broca (P), *Traité des tumeurs*. Paris, 1866, in-8, t. II, p. 29.

Curling, démontrent, au contraire, d'une façon absolument certaine, que l'on peut trouver dans la vaginale un liquide trouble, contenant des spermatozoïdes, mais en petite quantité. Paget et Curling supposaient qu'en pareil cas un kyste épididymaire coexistait avec l'hydrocèle et s'était spontanément rompu dans la vaginale. Sur la pièce de Curling on voyait, en effet, trois petits kystes épididymaires intacts, saillants du côté de la vaginale, et un quatrième rompu (1).

L'*analyse chimique*, comme l'a montré M. Méhu, établit, entre le liquide des kystes de l'épididyme et celui de l'hydrocèle, des différences capitales.

Ils sont tous deux franchement alcalins. Mais tandis que le liquide de l'hydrocèle contient toujours non seulement de l'albumine coagulable, mais de la fibrine dissoute (v. *Hydrocèle*), l'une et l'autre substance font à peu près complètement défaut dans le liquide du kyste. Le premier appartient au groupe des liquides dits *séreux*, qui ont la plus grande ressemblance avec le sérum sanguin, et sont manifestement d'origine inflammatoire (pleurésie aiguë, hydrothorax, ascite, hydarthrose, hygroma). Le second fait partie du groupe des liquides dits *séroïdes*, dont la composition s'éloigne beaucoup de celle du sérum, et qui comprend encore le liquide céphalo-rachidien, celui des kystes hydatiques, l'humeur aqueuse de l'œil, etc.; l'inflammation n'a rien à voir dans leur production (Méhu).

Pathogénie. — Pour expliquer d'une façon complète la pathogénie des grands kystes de l'épididyme, il faut évidemment rendre compte à la fois du mode de formation de la poche kystique et de la présence, souvent constatée dans le liquide contenu, d'animalcules spermatiques.

La théorie, proposée tout d'abord par Gosselin, répondait bien à cette double question. Il admettait que l'un des vaisseaux efférents du testicule se rompait à la suite d'une violence extérieure; une petite quantité de sperme, s'échappant à travers la rupture, s'épanchait dans le tissu cellulaire voisin, et s'y enkystait en s'entourant d'une membrane formée aux dépens du tissu conjonctif; la surface interne de cette poche fournissait de la sérosité qui se mélangeait au sperme. Ainsi se formeraient les kystes de l'épididyme qui contiennent un liquide opalin chargé de spermatozoïdes.

(1) Roth (*) a récemment soutenu que la pénétration des spermatozoïdes dans la vaginale résulterait plutôt de l'existence anomale, mais plus fréquente qu'on ne le croit, d'un *vas aberrans*, se détachant de l'épididyme et s'ouvrant directement dans la séreuse. Il a constaté sur le cadavre la réalité de cette disposition.

(*) Roth (M.), *Ueber das Vas aberrans der Morgagni'schen Hydatide* (*Arch. f. pathol. Anat. et Phys.* Berlin, 1880, t. LXXXI, p. 47).

Gosselin a, depuis lors, abandonné cette manière de voir, qui manquait, comme il le reconnaissait lui-même, d'une démonstration rigoureuse. Il a fini par se rallier à l'hypothèse, adoptée en France par la plupart des auteurs, d'après laquelle le point de départ de ces tumeurs serait dans un débris persistant des canaux du corps de Wolff.

Cette idée, indiquée pour la première fois par Follin (1) dans son mémoire bien connu, reprise dans leurs thèses inaugurales par Marcé en France et Lorenz en Allemagne, a été plus nettement formulée encore par M. Verneuil (2) devant la Société de chirurgie; elle est complètement acceptée par Broca, qui lui a donné tout le développement qu'elle comporte dans un intéressant chapitre de son *Traité des tumeurs* (3).

On sait que Follin a démontré que les débris du corps de Wolff, représentés chez la femme par le corps de Rosenmüller, le sont chez l'homme par le *vas aberrans* de Haller, par quelques canalicules situés près de la tête de l'épididyme et peut-être par l'hydatide de Morgagni (4). Ces vestiges se présentent, chez l'homme comme chez la femme, sous forme de canalicules tapissés d'épithélium qui persistent toute la vie (5). Dans les deux sexes ils peuvent être le point de départ de kystes. Chez la femme, ce sont les kystes para-ovariens; chez l'homme, les kystes de l'épididyme. Le kyste, dans l'un et l'autre cas, est primitivement séreux; la présence, chez l'homme, de spermatozoïdes dans le liquide serait, comme nous le montrerons plus loin, un incident de leur évolution.

Suivant une seconde hypothèse, qui a aussi vu le jour en France, bien qu'elle n'y soit pas communément admise, les grands kystes de l'épididyme résulteraient des dilatations partielles des canaux excréteurs du testicule. Ils appartiendraient, par conséquent, à la grande classe des kystes par rétention des produits de sécrétion, bien étudiés par Virchow.

Pour Kocher, la grande majorité des kystes de l'épididyme auraient cette origine. Il s'appuie pour soutenir cette opinion sur certains cas bien démontrés, dont quelques-uns constatés par lui-même, d'imper-

(1) Follin (E.), *Recherches sur les corps de Wolff*. Thèse de Paris, 1850, in-4, p. 45.

(2) Verneuil (A.), *Recherches sur les kystes de l'organe de Wolff dans les deux sexes* (*Mém. de la Soc. de chirurgie*, 1857, t. IV, p. 58).

(3) Broca (P.), *Traité des tumeurs*. Paris, 1866, in-8, t. II, p. 99 et suiv.

(4) L'hydatide de Morgagni serait, d'après une autre théorie, le reste du canal de Müller.

(5) Giraldès a montré, depuis, que l'on retrouvait au milieu des éléments du cordon un autre débris du corps de Wolff (le corps innominé) aux dépens duquel se forment certains kystes du cordon.

méabilité de l'épididyme, coïncidant avec des kystes de cet organe. Les produits de la sécrétion spermatique ne pouvant librement se faire jour au dehors, retenus, par conséquent, dans les canaux qu'ils parcourent, on comprend que, de ce fait, puisse résulter une pression excentrique, s'exerçant en arrière de l'obstacle ; de là aussi, la dilatation possible des conduits, dans les points où leurs parois sont faibles ou mal soutenues par les tissus voisins. Les canaux du *rete* et les *vasa aberrantia* satisfont à ces conditions de moindre résistance. Aussi est-ce à leurs dépens que se formeraient la plupart des kystes sous-épididymaires.

Il ne serait pas nécessaire du reste, pour que cet effet se produise, que l'oblitération épididymaire soit complète. Une imperméabilité partielle, un simple rétrécissement des canaux d'excrétion, peut amener une rétention, partielle aussi, mais suffisante pour provoquer la dilatation de l'un des conduits, la circulation continuant à se faire dans les canaux voisins. Kocher fait remarquer à ce sujet que, dans aucun autre organe glandulaire, les obstacles à l'excrétion ne sont aussi considérables, ni aussi nombreux, que dans l'appareil séminal — longueur du trajet parcouru, coudures multiples des conduits, modifications de calibre, etc. Le simple épaississement des produits de sécrétion pourrait même, dans certains cas, déterminer le ralentissement de la circulation du sperme et la dilatation des conduits qui le contiennent. C'est, du moins, ce qui ressort d'une observation rapportée par Hochenegg dans son mémoire.

Cette théorie qui rattache l'origine de certains kystes de l'épididyme à la dilatation partielle des conduits séminifères, a été soutenue, il y a longtemps déjà, par Dolbeau. Il s'appuyait, pour cela, sur l'examen de plus de 100 testicules injectés au mercure, et étudiés de près.

Dès 1856, il défendait cette thèse, au sein de la Société anatomique (1). Il a résumé plus tard (1862) ses vues à ce sujet dans un travail plus étendu (2). Il montrait qu'il n'était pas rare de rencontrer sur le trajet des vaisseaux efférents, soit des dilatations en fuseau, soit des petites tumeurs kystiques renfermant un liquide chargé de spermatozoïdes. Par analogie avec ce qui se passe dans les mamelles, où il avait pu suivre tous les intermédiaires, Dolbeau admettait que la dilatation fusiforme était le premier degré du kyste proprement dit ; en augmentant, la dilatation changeait d'aspect et se présentait sous forme d'une petite tumeur sphérique ; en même temps,

(1) Dolbeau (F.), *Bulletins de la Société anatomique*, 1856, 2e série, t. I, p. 20 et 1858, 2e série, t. III, p. 134.
(2) V. l'*Index bibl.*

la communication entre les kystes et le canal excréteur s'oblitérait et finissait par disparaître. En effet, constamment, dans ses expériences, les dilatations fusiformes se laissaient facilement remplir par le mercure; mais jamais celui-ci ne pénétrait dans les tumeurs sphériques. Jamais non plus il ne lui fut possible de trouver, même à la coupe, la moindre communication entre ces tumeurs et les voies spermatiques.

Plus récemment Reclus (1) signalait aussi la fréquence des dilatations ampullaires de la queue de l'épididyme, et, supposant que les mêmes phénomènes pouvaient se passer au niveau de la tête de cet organe, émettait l'hypothèse que l'on pourrait expliquer, de la sorte, le mode de formation des kystes spermatiques.

M. Verneuil, dans une note déjà ancienne, insérée au *Bulletin de la Société de chirurgie* (2), et son élève Villegente, dans une thèse plus récente (1874), ont également soutenu que les kystes de l'épididyme paraissent résulter de la dilatation latérale des canaux excréteurs du testicule. Par des injections ils ont pu établir que, soit vers la queue de l'épididyme, soit surtout au niveau des cônes et des tubes droits, pouvaient exister des renflements latéraux, des cæcums, des appendices en doigt de gant, qui, s'étranglant de plus en plus, finissent par se séparer du conduit séminifère et par former une cavité indépendante.

On lit enfin dans l'*Anatomie descriptive* de M. Sappey (3), que « les vaisseaux efférents présentent fréquemment, à leur point de départ, des dilatations partielles du volume d'un petit grain de plomb », que « sur leur trajet, on trouve quelquefois des kystes, qui, au début, communiquent aussi avec la cavité du conduit, mais qui cessent de communiquer avec celle-ci dès qu'ils ont acquis le volume d'un pois. »

Tous ces témoignages concordent donc et portent à admettre que les kystes spermatiques ou grands kystes de Gosselin peuvent résulter de la dilatation des canaux excréteurs du testicule.

On a objecté à cette théorie, si simple en apparence, l'impossibilité que l'on éprouve presque toujours à démontrer l'existence de la disposition anatomique, qui y correspond, à établir par conséquent d'une façon indubitable, que le point de départ du kyste est bien dans un canalicule séminifère dilaté.

Ce n'est pas à dire cependant que cette union entre le kyste et les

(1) Reclus (P.), *Bullet. de la Société anatomique*, 1875, 3e série, t. X, p. 266.
(2) Verneuil (A.), *Bulletin de la Société de chirurgie*, 1857-58, 1re série, t. VIII, p. 412
(3) Sappey (C.), *Traité d'anatomie descriptive*, 2e édit. Paris, 1874, t. IV, p. 610.

voies séminales, pour difficile qu'elle soit à trouver, n'existe pas en réalité ou n'ait pas existé à la première période de formation de la tumeur. Il se peut qu'elle échappe à un examen superficiel; il se peut aussi que le kyste ait fini par s'isoler complètement. Nous avons vu que, pour Dolbeau, cette dernière circonstance est la règle.

Il n'en est cependant pas toujours ainsi. Dans un fait fort bien analysé par Steudener la communication avait persisté, et put être dé-

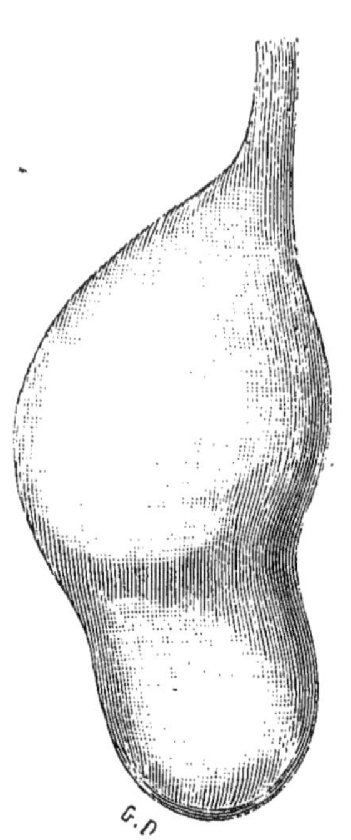

Fig. 51. — Kyste de l'épididyme (d'après Steudener).

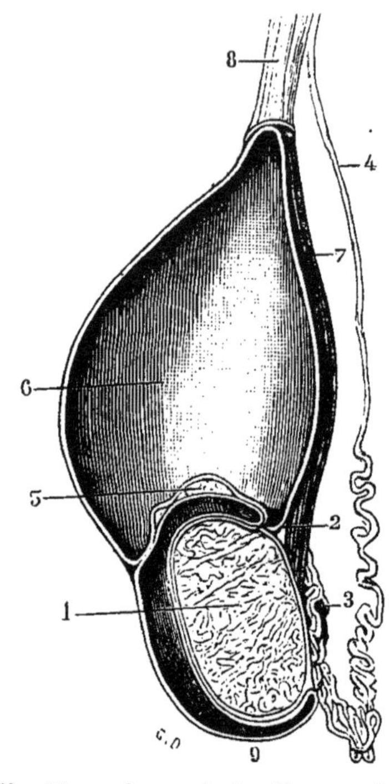

Fig. 52. — Coupe de la pièce représentée dans la figure précédente.

1, testicule. — 2, origine du kyste sur le testicule. — 3, corps de l'épididyme. — 4, canal déférent. — 5, tête de l'épididyme entre la paroi du kyste et la tunique vaginale. — 6, cavité du kyste spermatique. — 7, vaisseaux et nerfs du testicule. — 8, cordon spermatique. — 9, cavité de la tunique vaginale.

montrée. Il y avait adhérence entre le kyste et l'extrémité supérieure de la glande, en un point qui correspondait à la partie supérieure du *rete testis*, et cela, sur une étendue qui ne dépassait pas 3 millimètres de long sur 1 millimètre et demi de large. On put reconnaître sur la coupe qu'un certain nombre de canaux séminifères s'ouvraient dans la cavité du kyste à travers de petits orifices, qui admettaient à peine une fine soie de sanglier. Les figures ci-jointes, empruntées au mémoire de

Steudener, montrent les rapports du kyste avec l'appareil testiculaire (fig. 51 et 52). On comprend que des trajets aussi peu considérables puissent facilement passer inaperçus.

Une observation semblable a été publiée dans le même recueil par Rosenbach.

Luschka rapporte aussi avoir observé un cas où le kyste communiquait librement avec une dilatation du conduit épididymaire, comparable à une hydatide vésiculaire.

Kocher, enfin, dans un cas, réussit à remplir les canaux efférents au moyen d'une injection de carmin poussée dans la cavité d'un kyste épididymaire.

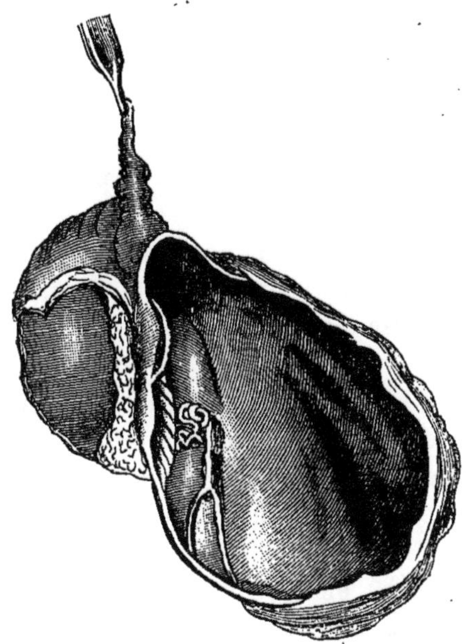

Fig. 53 (d'après Kocher) montrant : le testicule à gauche, le kyste à droite; entre les deux l'épididyme; en haut le canal déférent encore muni de la canule à injection. Sur la paroi du kyste un groupe de canaux du *rete* distendus par le mercure; l'un d'eux isolé porte une ouverture par où s'échappe une goutte de métal injecté; celui-ci lancé par le canal déférent a donc pu pénétrer jusque dans la cavité du kyste.

Ces faits parlent donc en faveur d'une communication réelle entre la cavité du kyste et les conduits séminaux.

On pourrait encore en rapprocher ceux où une injection mercurielle, faite dans le canal déférent, a pu pénétrer jusque dans le kyste. Le métal distend d'abord l'épididyme, puis vient sourdre à la surface interne de la cavité kystique, par un petit orifice qui devient nettement appréciable.

Curling et Queckett ont, les premiers, donné la démonstration de cette disposition intéressante qui a été, depuis lors, retrouvée par quelques autres observateurs. Mais il est fort probable que, dans la plupart des cas de ce genre, comme le soutient Curling, la communication se fait, à une époque relativement tardive, par rupture d'un des canalicules qui rampent à la surface du kyste.

Nous devons dire cependant que, sur une pièce préparée et étudiée par Kocher (fig. 53), la disposition des parties était telle, qu'il était difficile de croire à une ouverture accidentelle.

Quelle que soit d'ailleurs la théorie que l'on adopte sur le mode de formation de ces kystes, un point demeure en suspens et demande éclaircissement. Quelle est la raison de la présence si fréquente des spermatozoïdes dans le liquide contenu? Quel est le mécanisme de leur pénétration dans la poche kystique?

L'explication de ce fait anatomique se rattache nécessairement, comme nous le disions plus haut, à l'étude de la pathogénie des kystes de l'épididyme.

Deux solutions du problème ont été proposées, qui ne se contredisent pas absolument l'une l'autre, et s'appliquent certainement chacune à un certain nombre de faits différents.

Suivant une première hypothèse, la pénétration des spermatozoïdes dans la cavité kystique serait originelle, *primitive;* elle serait intimement liée au mode de formation du kyste.

On comprend que cette manière de voir soit défendue par ceux qui attribuent aux kystes de l'épididyme une origine séminale. La tumeur se formant, pour eux, aux dépens d'un conduit efférent dilaté, il est facile de comprendre que les spermatozoïdes normalement contenus dans les conduits puissent se retrouver dans la cavité kystique.

On pourrait bien plutôt, si tel est bien le mode de développement du kyste, se demander comment les spermatozoïdes peuvent y faire parfois défaut. Ne devrait-on même pas voir, dans cette absence, un argument puissant contre l'origine séminale des kystes de l'épididyme?

Nous ne le pensons pas. Nous avons vu, en effet, que l'orifice qui fait communiquer la cavité kystique avec les voies séminales, et dont l'existence est, dans certains cas, indubitable, ne persiste ordinairement pas; il s'oblitère et le liquide spermatique ne peut plus, dès lors, aborder la cavité. On comprend que, dans ces conditions, le kyste, s'il existe depuis un certain temps déjà, puisse ne plus contenir de spermatozoïdes. Il n'est pas démontré, en effet, que les éléments actifs du sperme demeurent toujours intacts dans le liquide kystique. On ne sait pas exactement combien de temps cette conservation est possible, mais il est certain qu'elle ne peut être indéfinie.

Il est plus facile encore d'expliquer l'absence de spermatozoïdes dans le liquide, si l'on admet avec d'autres auteurs, que leur pénétration est non primitive, comme nous venons de le supposer, mais bien *secondaire*, se faisant, par conséquent, dans un kyste déjà formé.

Curling, qui a le premier formulé cette hypothèse, s'appuie, pour la défendre, sur une disposition anatomique, dont nous avons déjà fait mention plus haut. Il a vu qu'à mesure que la tumeur augmente de volume, les canaux qui relient l'épididyme au testicule, ainsi que ceux de la tête de l'épididyme, sont tiraillés et s'étalent sur le kyste. En pareille situation, leur rupture devient facile; il suffit alors de la plus légère contusion pour la déterminer et établir une communication entre le kyste et les voies séminales. Et, en effet, en analysant les observations publiées, Curling a remarqué que souvent la tumeur s'était formée peu à peu, à la suite d'un coup reçu sur les bourses; bien plus, dans deux cas, il était évident qu'une petite tumeur avait existé, sans s'accroître, avant le traumatisme; tandis que, depuis lors, elle s'était manifestement développée.

L'orifice ainsi formé ne reste pas nécessairement béant; il est probable au contraire que, bien souvent, il est obstrué, par suite de la compression qu'exerce sur les parties voisines le kyste distendu. Cette occlusion est définitive ou seulement momentanée, l'ouverture redevenant libre, lorsque la tumeur est vidée par la ponction.

Cette théorie est aujourd'hui généralement adoptée. Elle a l'avantage de pouvoir s'appliquer aussi bien aux kystes d'origine séminale, qui ne sont plus en communication avec leur lieu d'origine, qu'à ceux qui auraient toujours été complètement indépendants des conduits séminifères.

Elle permet, du reste, de se rendre compte des cas divers qui se rencontrent dans la pratique. L'absence de spermatozoïdes dans le liquide fourni par la ponction d'un kyste, qui a tous les caractères cliniques du kyste spermatique, s'explique par le fait que l'opération a été pratiquée avant que la communication dont nous venons de parler se soit établie. Leur présence, au contraire, lors d'une ou de plusieurs ponctions successives, indique une communication persistante. Enfin la constatation de leur existence à une première ponction, leur disparition à une seconde, permettent de penser que l'ouverture s'est oblitérée pendant le temps qui s'est écoulé entre les deux interventions.

Quelle conclusion convient-il en somme de tirer de l'exposé des diverses hypothèses que nous venons de passer en revue?

Il nous semble que deux cas peuvent se présenter.

Nous admettons volontiers que les kystes sus-épididymaires résultent parfois de la dilatation de quelques vestiges du corps de Wolff.

Nous ne reproduirons pas les arguments qui ont été invoqués à l'appui de cette hypothèse, qui manquera toujours cependant d'une démonstration rigoureuse. Il est probable qu'elle s'applique à un certain nombre de faits et particulièrement à ceux où la tumeur donne à la ponction un liquide clair et transparent comme de l'eau de roche, et où elle s'est développée chez des sujets encore jeunes.

Mais nous inclinons à croire que, le plus souvent, le kyste doit être en relation originelle soit avec les canaux du *rete testis*, soit avec les conduits efférents, soit encore avec les *vasa aberrantia*, plus nombreux qu'on ne pense au voisinage de la tête de l'épididyme.

Cette théorie qui cadre bien avec ce que l'on sait du développement des kystes en général, qui repose sur les recherches anatomiques des auteurs que nous avons cités, rend, en outre, bien compte du siège habituel de ces tumeurs et du grand volume qu'elles peuvent acquérir, le tissu cellulaire qui entoure les vaisseaux efférents étant lâche et se prêtant facilement à la formation et au développement de la poche kystique.

L'absence ou la présence de spermatozoïdes ne suffit pas, comme nous l'avons vu, pour nier ou pour affirmer l'origine séminale de ces tumeurs. Il paraît bien établi, en effet, que la pénétration des éléments du sperme dans leur cavité peut être secondaire, suivant le mécanisme indiqué par Curling. La communication qui s'établit entre le kyste et les voies spermatiques peut donc se faire, aussi bien lorsque la tumeur est primitivement indépendante de l'appareil séminal (kystes Wolffiens), que lorsqu'elle s'est développée aux dépens des canalicules excréteurs. Dans ce dernier cas cependant, l'existence des spermatozoïdes dans le liquide doit être plus fréquente, puisqu'elle peut résulter, soit de la persistance de la communication originelle du kyste avec les voies séminales, soit d'une communication secondaire s'établissant, lorsque la tumeur a déjà acquis un certain volume.

Étiologie. — L'importance que l'on peut attacher à la recherche des causes déterminantes des grands kystes de l'épididyme varie suivant la théorie pathogénique à laquelle on donne la préférence.

Il est clair que nous ne savons rien des causes qui peuvent provoquer la formation de kystes développés aux dépens des débris du corps de Wolff. Aussi, pour ceux qui rattachent à cette origine la grande majorité des kystes de l'épididyme, les données étiologiques, acceptées par certains auteurs, sont-elles sans valeur.

Si l'on admet, au contraire, que les kystes de l'épididyme sont habituellement des kystes de rétention, on comprend que l'on soit porté à faire entrer en ligne de compte, pour expliquer la formation de la tumeur, toutes les causes capables d'arrêter ou d'entraver l'excrétion spermatique.

Il faut reconnaître cependant que l'on manque, à cet égard, de données positives; ou plutôt il est acquis, particulièrement depuis les travaux de Gosselin, qu'une oblitération totale des voies d'excrétion ou bien n'a aucun retentissement en amont de l'obstacle, ou bien entraîne une dilatation générale du canal épididymaire. Jamais, en pareil cas, on n'observe les lésions circonscrites, qui pourraient être l'origine de kystes de l'épididyme (V. *Spermatocèle*).

Il n'en serait pas de même de certaines formes d'obstructions partielles. De quelques faits recueillis par Hochenegg, il paraît en effet résulter que les kystes de l'épididyme s'accompagnent parfois d'épaississements sous-séreux, de synéchies plus ou moins étendues, d'origine inflammatoire ou traumatique, siégeant au niveau de la tête de l'épididyme, ou dans les replis qui relient celui-ci au testicule. Il est permis d'admettre que des lésions de cet ordre peuvent déterminer l'oblitération de quelques canaux efférents. On sait, du reste, que les malades font souvent remonter à un coup, antérieurement reçu, le début de la tumeur qu'ils portent.

Nous n'en dirons pas davantage sur ce point qui appelle assurément de nouvelles recherches.

Nous avons déjà parlé de la *fréquence* relative des kystes de l'épididyme.

Pour ce qui est de l'*âge* auquel ils se développent de préférence, les relevés de Hochenegg et de Kocher établissent qu'à partir de vingt-cinq ans les grands kystes de l'épididyme peuvent se rencontrer à tous les âges. Leur fréquence semble cependant être plus grande après qu'avant quarante-cinq ans.

Symptômes. — Les caractères extérieurs d'un kyste de l'épididyme varient avec son âge et, par conséquent, avec le *volume* qu'il présente.

Au début, lorsque ses dimensions ne dépassent pas celles d'un grain de raisin par exemple, il forme au-dessous de l'épididyme, sur les confins du testicule, dans la région du *rete testis*, une saillie manifeste, mais qui ne se distingue pas nettement des parties qui l'avoisinent. Plus tard, la tumeur, plus grosse, arrondie, tendue, fluctuante cependant, semble encore adhérer à la partie supérieure du testicule; mais un examen attentif permet de reconnaître qu'elle ne se confond pas avec la glande ; elle en est séparée par une rainure plus ou moins profonde, toujours appréciable.

Le kyste a alors acquis à peu près le volume du testicule ; c'est à cette période qu'il peut en imposer pour un testicule supplémentaire.

A mesure qu'il s'accroit, il s'étale sur le bord supérieur du testicule, en le masquant plus ou moins ; il le force, de plus, à s'incliner de façon à prendre une position presque horizontale. La glande séminale peut, dans presque tous les cas, être encore reconnue au-dessous de lui, et en demeure plus ou moins indépendante. Si le sillon de séparation devient moins net, la distinction sera encore, cependant, le plus souvent possible, si l'on tient compte de la douleur caractéristique que provoque la pression du testicule, d'une part, et, d'autre part, de la transparence du kyste, ordinairement facile à percevoir.

La *forme* du kyste varie avec le volume qu'il a acquis. Presque sphérique au début, il tend à s'allonger en boudin à mesure qu'il grossit et qu'il gagne du côté du cordon. S'il augmente encore, la partie supérieure se trouve ordinairement distendue plus que l'inférieure, ce qui donne à la tumeur arrivée à son plus grand développement l'aspect d'une poire dont la grosse extrémité serait en haut et la petite en bas. Cet aspect de poire renversée et la position horizontale du testicule seraient, d'après certains auteurs, absolument caractéristique (Pitha, Hochenegg). Il faut savoir cependant que cette disposition est loin d'être constante.

La tuméfaction est ordinairement lisse, sans saillies ni aspérités. Exceptionnellement, elle est bosselée et paraît constituée par un certain nombre de poches agglomérées. Nous avons vu, en effet, que les kystes de l'épididyme sont quelquefois multiples et se groupent ensemble pour former une tumeur à plusieurs loges isolées ou communiquant entre elles.

La *transparence* qui existe habituellement a pu cependant, dans quelques cas, faire défaut, soit parce que la paroi de la poche est épaissie, soit parce que le liquide lui-même est lactescent, et par conséquent, opaque. Dans ces conditions, lorsque, d'autre part, une grande distension de la poche rend la fluctuation obscure, une ponction exploratrice pourra être nécessaire pour fixer le diagnostic.

Les *signes fonctionnels* des kystes de l'épididyme sont nuls ou peu accentués. Ils ne provoquent ordinairement ni douleur ni gêne d'aucune sorte. Leur volume étant, en général, peu considérable, ils ne donnent même pas lieu aux sensations de pesanteur et de tiraillement que l'on observe dans les hydrocèles volumineuses.

Curling dit cependant avoir observé chez certains individus, porteurs d'un kyste spermatique de volume moyen, une douleur notable, irradiant du côté des lombes, ne diminuant pas, comme dans l'hydrocèle vaginale, à la suite de la suspension des bourses ou par la position horizontale, disparaissant, par contre, lorsque le liquide était évacué par la ponction ; caractères qui tendraient à faire croire que cette douleur était due à la compression, exercée sur l'épididyme par la tumeur distendue.

On a signalé et nous avons constaté nous-mêmes, dans certains cas, l'existence d'une sensation de pesanteur et de tension toute spéciale, parfois même une réelle augmentation de volume du kyste (Dauvé) (1) à la suite d'une continence prolongée ; phénomènes qui disparaissaient après le coït, et semblaient bien, par conséquent, devoir être rapportés à des relations intimes de la tumeur avec les voies séminales. Ces sensations appartiennent bien plutôt, comme on le verra, au spermatocèle vrai qu'au kyste de l'épididyme.

Nous terminerons cette revue clinique, en rappelant qu'il n'est pas rare que le kyste de l'épididyme soit *bilatéral*, l'une des tumeurs l'emportant habituellement en volume sur celle du côté opposé.

Lorsqu'il est unilatéral, il paraît un peu plus fréquent à droite qu'à gauche.

Il n'est pas rare non plus de voir coïncider une hydrocèle vaginale avec un kyste de l'épididyme.

Marche. Développement. — Les kystes de l'épididyme ont une marche particulièrement lente. Parfois des années se passent, sans qu'ils paraissent aucunement s'accroître. D'autres fois ils présentent une augmentation subite de volume et cela, suivant certains auteurs, à la suite d'un coup ou d'une violence extérieure. En règle générale, leur développement, quelque lent qu'il soit, est continu et progressif.

Ils peuvent arriver ainsi, chez certains sujets, et lorsque l'on n'a rien fait pour enrayer leur marche, à un volume énorme. Ils distendent alors le scrotum et remontent le long du cordon jusqu'à l'anneau inguinal externe. Nous avons déjà cité le fait de Curling dans lequel on retira d'un kyste de l'épididyme près d'un litre de liquide. Les cas de ce genre sont rares. Ceux où la tumeur est de volume moyen sont de beaucoup les plus fréquents.

(1) Dauvé (P.), *Gaz. des hôpitaux de Paris*, 1867, n° 34, p. 133.

Il est absolument exceptionnel que la tumeur franchisse le canal inguinal et pénètre dans l'abdomen. Nous ne connaissons qu'un seul exemple d'un développement semblable. Il a été observé par Lister chez un homme de soixante ans; le kyste existait depuis quatorze ans (1).

Les kystes de l'épididyme peuvent être, comme l'hydrocèle vaginale, le siège de complications diverses. Ils peuvent, ou spontanément ou à la suite d'une ponction, s'enflammer et suppurer, accident qui n'est pas toujours sans gravité. D'autres fois l'inflammation est sourde et évolue lentement; il en résulte un épaississement considérable des parois du kyste qui deviennent, dans certains cas, fibro-cartilagineuses et même calcaires. C'est à la suite d'un processus analogue que des vaisseaux peuvent se développer dans la poche kystique, vaisseaux dont la rupture amène la transformation du kyste simple en hématocèle. Nous ne faisons que rappeler ces faits qui ont été plus longuement étudiés à propos de l'hydrocèle.

Enfin, parfois, à la suite d'une contusion, le kyste de l'épididyme se rompt. La minceur habituelle de la paroi kystique rend cet accident peut-être un peu plus fréquent ici que dans l'hydrocèle vaginale. Comme pour celle-ci, la rupture peut être l'origine d'une guérison définitive; plus souvent la solution de continuité se répare et le kyste se remplit de nouveau.

Diagnostic. — Il n'est ordinairement pas difficile. Il repose essentiellement sur ce fait que l'on trouve dans le scrotum une tumeur tendue, transparente, fluctuante, à côté de laquelle on peut, par la palpation, reconnaître le testicule qui lui adhère, qui se meut avec elle, mais conserve néanmoins une indépendance manifeste.

Ces caractères suffisent pour distinguer le kyste de l'épididyme de l'hydrocèle vaginale, dans laquelle le testicule, confondu avec la tumeur, ne peut être reconnu que par la palpation profonde ou par l'examen à la lumière transmise.

Dans les cas douteux la ponction, donnant issue à un liquide opalin, plus ou moins chargé de spermatozoïdes, mettrait fin à toute hésitation.

Nous devons rappeler cependant que l'absence de spermatozoïdes, dans une tumeur liquide des bourses évidemment indépendante du testicule, ne suffit pas pour infirmer le diagnostic de kyste séminal. Nous avons suffisamment insisté plus haut sur ce fait, pour qu'il soit inutile d'y revenir ici.

Il résulte également des recherches anatomiques antérieurement

(1) Baker (J.), *On a remarkable case of spermatocele*, obs. rec. dans le service de Lister (*Edinb. med. Journ.*, juin 1877, t. XXII, p. 1085).

exposées que la présence de spermatozoïdes dans le liquide fourni par la ponction n'est pas une raison suffisante pour affirmer, d'une façon absolue, l'existence d'un kyste de l'épididyme, puisque, dans quelques cas, les éléments spermatiques ont pu être trouvés dans l'hydrocèle vaginale simple.

Le kyste de l'épididyme se reconnaît, en somme, à certains signes dont aucun n'est pathognomonique, mais dont l'ensemble permet, dans la grande majorité des cas, un diagnostic suffisamment précis.

Pronostic et Traitement. — Outre les complications, assez rares d'ailleurs, dont il a été fait mention plus haut, nous n'avons à signaler ici, au point de vue du *pronostic* des kystes de l'épididyme, que l'influence fâcheuse que la tumeur peut, en se développant, exercer sur l'excrétion spermatique. Il résulte, en effet, de ce que nous savons du siège occupé par la tumeur, que l'épididyme soulevé, éloigné du testicule, est comme étalé à la surface du kyste.

Bien plus, la tumeur, naissant habituellement dans la région des vaisseaux efférents, finit par atteindre ceux-ci directement, en les comprimant, au point d'intercepter le cours du sperme. Gosselin a en effet, dans son mémoire déjà cité, démontré que les kystes de l'épididyme pouvaient, par ce mécanisme, produire une véritable oblitération des voies spermatiques.

Cette affection, aux allures bénignes, et dont les malades ne se préoccupent habituellement pas, ne saurait donc être combattue trop tôt.

Tous les moyens de *traitement* conseillés contre l'hydrocèle vaginale trouvent ici leur application. Nous n'en referons pas l'énumération.

Nous ne croyons pas que la ponction simple ait jamais suffi à amener la guérison. Mieux vaudrait cependant s'en contenter, si le malade refusait toute autre intervention, que de laisser la tumeur s'accroître et amener les inconvénients dont nous venons de parler.

La ponction suivie de l'injection d'une substance irritante serait, d'après Liston et Sédillot, dans les kystes de l'épididyme, plus souvent suivie de récidive que dans l'hydrocèle.

Le fait n'est pas tellement établi qu'il y ait lieu de recourir d'emblée à l'incision de la tumeur.

On n'hésiterait pas, d'autre part, après un premier échec des procédés d'irritation, à s'adresser à la méthode sanglante. L'incision du kyste, avec excision des parois, s'il y a lieu, paraît être sans danger et donner les meilleurs résultats. D'après Hochenegg, elle serait d'usage courant à Vienne, dans le service d'Albert.

Il conseille même d'avoir, de préférence, recours à l'extirpation complète du sac. Si l'on se résout à ce dernier parti, l'opération devra être conduite avec précaution, en raison du voisinage des éléments du cordon et des rapports intimes que ceux-ci affectent avec la paroi du kyste.

§ 3. — Kystes divers.

A. **Kystes séreux**. — Nous réunissons sous ce titre certaines variétés tout à fait exceptionnelles de kystes du testicule, qui offrent ce double caractère de ne contenir qu'un liquide séreux, sans spermatozoaires, et de paraître, au point de vue de leur développement, entièrement indépendants des conduits séminifères.

Ils diffèrent encore des collections kystiques que nous avons étudiées

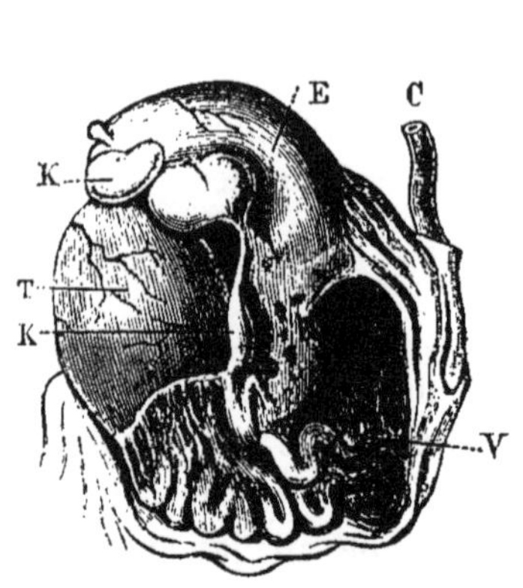

Fig. 54. — Kystes séreux multiples, recueillis chez un homme de 35 ans (avec varicocèle). — T, testicule. — E, épididyme. — C, canal déférent. — V, varicocèle. — K, kystes, au nombre de quatre, de forme variable, situés sous la séreuse, au niveau du bord concave de l'épididyme, indépendants les uns des autres.

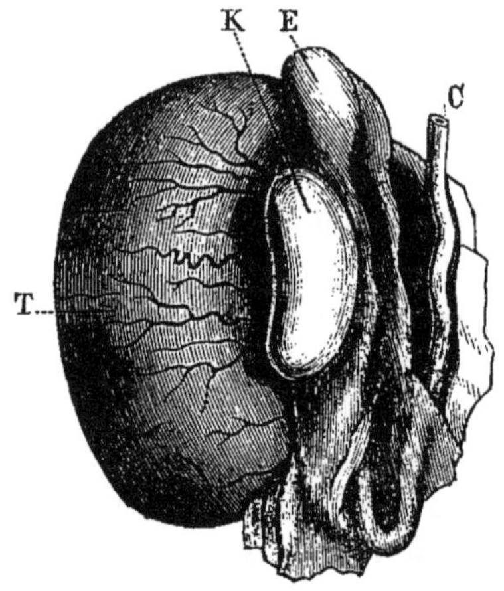

Fig. 55. — Kyste séreux recueilli chez un homme de 32 ans. — T,E,C, comme ci-contre. — K, kyste volumineux, en forme de haricot, situé sous la séreuse le long du bord libre du corps de l'épididyme et le cachant en partie.

jusqu'ici par ce fait que, loin de se rencontrer, comme celles-ci, en certains lieux d'élection, ils peuvent siéger en un point quelconque de l'appareil testiculaire. Ordinairement en contact avec l'épididyme, au niveau du corps et de la queue de cet organe, ou bien situés dans le sillon qui sépare l'épididyme du testicule, ils peuvent aussi se développer à la surface du testicule lui-même. On en a encore trouvé sur le feuillet pariétal de la vaginale, à distance de l'épididyme et du testicule.

Les figures ci-jointes que nous empruntons à Hochenegg donneront une idée des variétés que l'on peut rencontrer (fig. 54-58).

Superficiels, situés sous la séreuse qu'ils soulèvent, ils sont habituellement petits et de forme variable, tantôt sphériques, tantôt plus ou moins allongés. Leurs parois sont minces, transparentes, constituées par du tissu fibreux et tapissées à leur surface interne par un épithélium pavi-

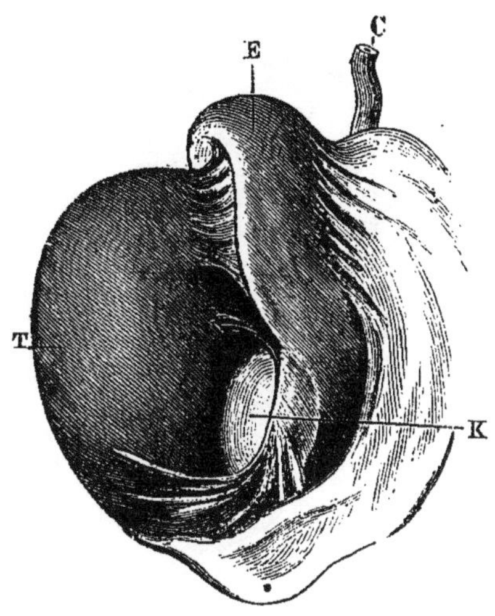

Fig. 56. — Kyste séreux recueilli chez un individu d'âge inconnu. — T,E,C, comme ci-dessus. — K, kyste, volume d'une noisette, forme d'un œuf, développé dans le feuillet séreux qui unit l'épididyme au testicule, repoussant manifestement en arrière la queue de l'épididyme.

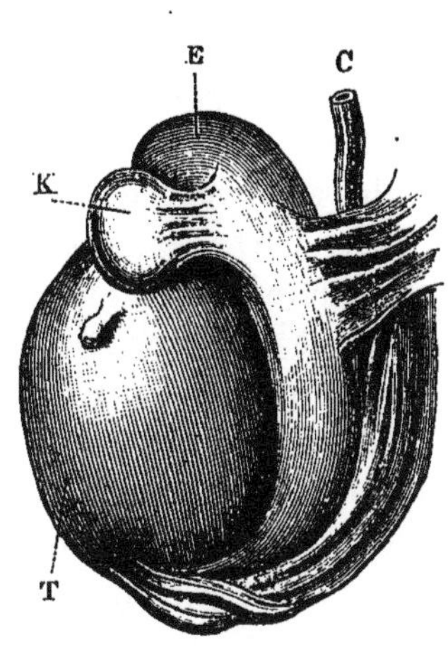

Fig. 57. — Kyste séreux probablement développé aux dépens de l'hydatide de Morgagni. — T, E, C, comme ci-dessus. — K, kyste, volume d'une cerise, avec pédicule large, le reliant à l'épididyme.

menteux. Leur contenu est en général de la sérosité pure, dans laquelle on ne découvre, au microscope, d'autres éléments figurés que quelques cellules épithéliales, plus ou moins altérées, détachées de la paroi.

La pathogénie de ces tumeurs est des plus obscures, et, à vrai dire, pour la plupart, inconnue.

A quelques-unes, Hochenegg croit pouvoir assigner une origine lymphatique. Nous reproduisons ci-contre (fig. 58) le dessin d'une pièce, recueillie par lui, sur laquelle on distinguait, en effet, une série de petites vésicules kystiques, qui par leur apparence noueuse, par leur siège dans les replis séreux qui unissent le testicule et l'épididyme, donnaient assez bien l'impression de dilatations occupant des vaisseaux lymphatiques. Hochenegg s'appuie encore, pour soutenir cette hypothèse, sur l'extrême minceur de leur paroi, et sur l'existence, à la face interne de celle-ci, d'une simple couche endothéliale. Il a observé trois fois cette disposition (1).

Le même auteur admet que certains kystes non spermatiques de l'épididyme ne sont autres que d'anciens foyers hémorrhagiques sous-albuginés enkystés.

C'est du moins ainsi qu'il croit pouvoir expliquer le mode de formation de petites cavités de la grosseur d'un pois, à paroi épaisse et dure, à contenu brunâtre et épais, découvertes par lui au niveau de l'épididyme.

La plupart des kystes dont il vient d'être question n'ont été vus que sur le cadavre, ou bien encore ont été rencontrés par hasard, lors de l'opération d'une hydrocèle par incision. Habituellement petits, ils ne s'étaient accompagnés d'aucun signe qui eût permis de les reconnaître.

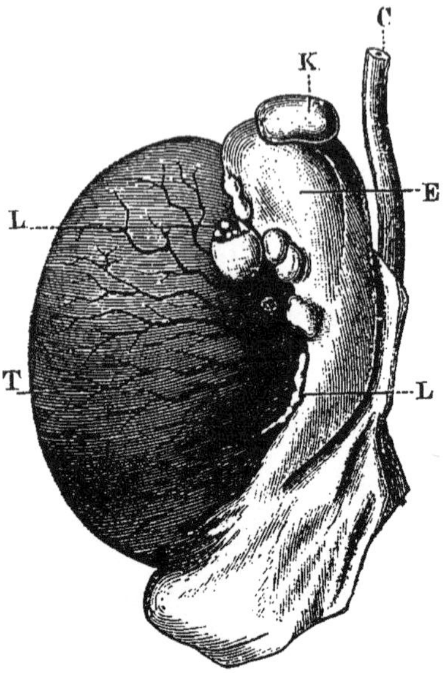

Fig. 58. — Kyste séreux, probablement d'origine lymphatique. — T,E,C, comme ci-dessus. — K, kyste séreux probablement développé aux dépens de l'hydatide de Morgagni. — L, kystes lymphatiques très nombreux, de volumes différents, indépendants les uns des autres, se suivant en chaîne presque ininterrompue, le long du bord libre du corps de l'épididyme, depuis le ligament supérieur, jusque dans le ligament inférieur.

Leur histoire clinique est donc nulle. Aussi nous contentons-nous d'avoir mentionné leur existence sans y insister davantage.

B. **De l'hydrocèle dite multiloculaire. Kystes intra-vaginaux.** — C'est encore à cette place qu'il convient de dire un mot de l'affection décrite par certains auteurs, sous le nom d'*hydrocèle multiloculaire*; désignation mauvaise, car il s'agit évidemment, dans les cas auxquels

(1) Bien antérieurement déjà (1872) Nepveu (*) avait décrit, sous le nom de *dilatations kystiques lymphatiques*, de petits kystes découverts par hasard, sur le cadavre, par Dupuy dans une autopsie. Ces petites tumeurs, comme dans le cas figuré par Hochenegg, siégeaient au milieu du repli de la vaginale qui relie la queue de l'épididyme au testicule. Elles avaient un aspect bosselé, un contenu pâteux, dans lequel on ne découvrit au microscope que des granulations très nombreuses et des cellules semblables aux globules blancs du sang et de la lymphe; cette matière pâteuse était complètement incolore. Ces kystes, après l'examen le plus attentif, ne furent trouvés reliés à aucune néoformation canaliculaire. Leur origine purement *lymphatique* ne parut pas douteuse.

(*) Nepveu (G.), in *Observation présentée à la Société anatomique*, par Dupuy (*Bullet. de la Soc. anat.*, 1872, 3e sér., t. VII, p. 217).

elle s'applique, de kystes multiples contenus dans la vaginale.

On en jugera par les deux faits suivants dont nous empruntons l'analyse à Kocher.

Le premier lui a été communiqué par Langenbeck. Homme de vingt-huit ans; tuméfaction scrotale datant d'un an et demi, qui, dans les derniers temps, avait pris un accroissement plus rapide, et s'était accompagnée de douleurs. La tumeur avait fini par acquérir le volume du poing; elle avait la forme d'une poire allongée, était fluctuante, transparente, un peu sensible à la pression; le cordon était sain. Une première ponction ne fournit qu'une cuillerée à thé de liquide; une seconde ne donna rien. L'incision de la tumeur laissa, au contraire, s'échapper plusieurs onces de sérosité claire, jaunâtre, qui était contenue dans des kystes nombreux, indépendants les uns des autres.

La deuxième observation a été recueillie par Steinthal à la clinique de Czerny. Homme de vingt-deux ans; à l'âge de quatorze ans, plaie de la moitié droite du scrotum, à la suite d'une chute sur un morceau de bois pointu; depuis lors, lente tuméfaction de cette partie. La tumeur était grosse comme une pomme, et avait tous les caractères de l'hydrocèle vulgaire; trois ponctions successives suivies d'injections irritantes étant restées sans résultat, on prit le parti de pratiquer l'incision de la poche. Issue d'un liquide semblable à celui de l'hydrocèle; on aperçoit en même temps, au fond du sac, nombre de kystes petits et grands, contenant, eux aussi, de la sérosité claire, jaunâtre. Ces poches enlevées, le testicule apparaît recouvert d'une albuginée normale. On parvint à découvrir à la face interne de quelques-uns de ces kystes un endothélium délicat; leur paroi était formée par du tissu conjonctif avec veines dilatées et beaucoup de vaisseaux oblitérés.

Il est bien difficile, d'après ces faits, d'apprécier la nature exacte de l'affection; plus difficile encore d'expliquer l'origine des kystes qui la constituent.

Le *diagnostic*, avant l'intervention, sera le plus souvent impossible; ou plutôt sera-t-on presque fatalement conduit à confondre ces kystes multiples qui distendent la vaginale avec l'hydrocèle vulgaire.

On comprend que le seul *traitement* qui convienne en pareil cas soit l'incision de la tumeur. Dans les deux cas que nous avons rapportés elle a pu seule procurer la guérison (1).

(1) Voy. encore sur la question assez obscure de l'hydrocèle multiloculaire les observations et travaux suivants : Socin (A.) et Rauch (E.), *Jahresb. ü. d. chir. Abtheil. d. Spit. zu Basel* (1883), Bâle, 1884, p. 93. — Leser (E.), *Centralbl. f. chir.*, 1885, t. XII, p. 17. — Steinthal (C. F.), *ibid.*, p. 705. — Hilchenki (N.), *Russ. med.*, Saint-Pétersbourg, 1886, t. IV, p. 10.

C. **Kystes hydatiques.** — Dans une note sur la maladie hydatique du foie en Islande, communiquée à la Société de chirurgie, au nom du Dr Guérault (1), par Gosselin, en 1857, on lit « que les hydatides, qui occupent en général le foie, ont été trouvées dans d'autres organes, voire aussi sous la peau *et même dans la tunique vaginale* ». Aucun fait n'est apporté à l'appui de cette assertion.

D'après Kocher, Cramer et A. G. Richter auraient vu la cavité vaginale remplie d'hydatides dont le volume allait pour quelques-unes jusqu'à celui d'un œuf de pigeon. Il s'agit évidemment là de cas absolument exceptionnels, et dont l'interprétation prêterait peut-être à certaines critiques.

A. Cooper, sous le nom d'*hydatide animale du testicule* (2), mentionne un cas où le kyste siégeait dans l'épididyme. Il avait été découvert par hasard sur le cadavre. Dans l'intérieur du kyste « se trouvait une hydatide ressemblant à une perle, parfaitement libre, détachée de la poche dans laquelle elle était contenue; cette hydatide était remplie d'un liquide aqueux. » Il n'est pas, dans ce cas encore, suffisamment établi qu'il s'agissait là d'un véritable kyste hydatique (3).

Enfin, M. Péan rapporte avoir trouvé, sur le cadavre, un kyste siégeant dans le testicule lui-même, et dans lequel il découvrit, au microscope, des débris d'hydatide (4).

ARTICLE II.

SPERMATOCÈLE.

Avec Curling nous réservons le nom de *spermatocèle* aux faits où l'on a pu constater ou soupçonner une accumulation de sperme dans les conduits séminaux dilatés. La tuméfaction ainsi formée est comparable aux tumeurs laiteuses du sein ou *galactocèle*.

C'est à tort, selon nous, que quelques auteurs (Bouisson, Kocher) comprennent, sous cette dénomination, les kystes à spermatozoïdes que

(1) Guérault (M.-H.), *Note sur la maladie kystique du foie en Islande*, etc. (*Bulletin de la Soc. de chir.*, Paris, 1856-57, 1re série, t. VII, p. 432).

(2) A. Cooper, *loc. cit.*, p. 451.

(3) A. Cooper distingue bien cependant cette variété d' « hydatides », production animale vivante, dont le germe « est déposé dans le corps et qui s'y développe », — et qui paraît bien répondre, par conséquent, aux kystes hydatiques vrais — des *hydatides* ou *maladie hydatique*, nom sous lequel il décrit les kystes simples ou maladie enkystée du testicule.

(4) Péan (J.), *Diagnostic et traitement des tumeurs de l'abdomen et du bassin.* Paris, 1885, t. II, p. 442 (fig. 79).

nous venons d'étudier. Nous avons vu, en effet, que la présence des éléments propres du sperme dans ces tumeurs n'est pas constante, et ne résulte très probablement que d'une circonstance accidentelle; et d'autre part que leur absence, dûment constatée dans certains cas, ne modifie pas la physionomie générale de l'affection.

La spermatocèle telle que nous la comprenons présente deux degrés distincts; dans l'un il y a simple distension passagère des conduits séminaux; dans l'autre, la dilatation, soit diffuse, soit circonscrite sous forme de tumeur, est permanente ou, du moins, de plus longue durée.

1er DEGRÉ. — DISTENSION PASSAGÈRE.

Ce premier degré de la spermatocèle, bien indiqué par Brachet dans un travail déjà ancien, consiste dans la réplétion exagérée de l'appareil séminal, se produisant à la suite d'une continence prolongée, ou d'un orgasme vénérien intense, non suivi d'effet. Il est probable qu'en pareil cas la distension porte à la fois sur la glande, sur les vésicules séminales et sur l'épididyme, mais en fait ce n'est qu'au niveau de ce dernier qu'elle devient nettement appréciable. Le conduit épididymaire facilement dilatable, mal soutenu par le tissu cellulaire lâche qui l'entoure, cède à la pression; l'organe est dur, gonflé, douloureux; il forme un relief comparable à celui que l'on observe dans l'épididymite.

Le testicule lui-même peut être douloureux à la pression, mais n'augmente pas de volume; ce que l'on comprend bien si l'on songe à la disposition anatomique des tubes séminifères, trop faibles pour se laisser dilater sans se rompre, et saisis, d'autre part, dans les cloisons fibreuses résistantes qui les entourent. Nous ne savons pas si on a jamais exploré les vésicules séminales, dont la réplétion certaine pourrait être constatée par le toucher rectal.

La spermatocèle par distension serait, d'après Bouisson, très fréquente chez les adolescents et les adultes, dans l'une ou l'autre des circonstances que nous avons dites.

Le fait suivant rapporté par cet auteur est un bon exemple de spermatocèle, survenue à la suite d'une excitation vénérienne non satisfaite.

Un jeune commis voyageur, très porté aux plaisirs vénériens, et jouissant d'une robuste santé, fit un voyage dans un coupé de diligence auprès d'une femme, dont la vue et la proximité développèrent chez lui une excitation qu'il ne put satisfaire, et qui néanmoins se prolongea assez longtemps. Tourmenté par des érections pendant toute une nuit, et forcé par beaucoup de raisons à une continence complète, il ressentit après quelques heures des douleurs dans la région de l'épididyme, et s'aperçut, lorsqu'il descendit de voiture, que les testicules étaient pesants et douloureux. La marche embarrassée exigeait que les membres inférieurs fussent écartés et les pas lents et mesurés. A chaque effort pour la progression, une douleur assez vive et particulière, ayant le caractère de celles qui tiennent à la compression et à la distension des testicules, se faisait sentir au niveau des épididymes et se propageait à la fois dans le canal inguinal et dans la région lombaire. Déjà, dans des circonstances analogues, le sujet avait éprouvé une sensation douloureuse dans la même région, qui s'était dissipée spontanément au bout de quelques heures; mais, cette fois, les phénomènes locaux étaient si prononcés qu'il crut devoir requérir un avis médical. En examinant la région affectée, et après avoir entendu la narration du malade, Bouisson n'eut aucune peine à reconnaître une spermatocèle par distension des canaux de l'épididyme, et rassura le malade en lui annonçant que cette affection se dissiperait par le repos horizontal, par l'usage d'un suspensoir et par l'application de compresses trempées dans de l'eau blanche. Le rétablissement ne tarda pas à être complet; mais le jeune homme dont l'ardeur n'avait pas diminué, et dont les canaux étaient très dilatables, resta sujet à cet engorgement de l'épididyme, qu'une continence de quelques jours ou une impression morale, résultant d'une lecture érotique ou de toute autre excitation, suffisaient à reproduire. Bouisson eut occasion de revoir plusieurs fois cet individu. Il était, au moment où l'observation fut publiée, âgé de trente-huit ans, et présentait au niveau des épididymes un développement anormal et une mollesse fongueuse particulière avec variabilité dans le volume.

Brachet (1) rapporte plusieurs cas semblables, dans lesquels, contrairement au précédent, la distension était unilatérale. D'après lui, la spermatocèle siège ordinairement dans l'un des deux épididymes, rarement des deux côtés à la fois.

Dans une observation plus récente de Cavasse, la tuméfaction occupait un seul testicule. Il est vrai que l'épididyme opposé avait été atteint antérieurement d'inflammation, au cours d'une blennorrhagie, ayant donné lieu à une induration locale persistante. De ce côté, par conséquent, la fonction ne s'accomplissait sans doute que d'une façon incomplète.

Il s'agit encore dans ce cas d'un homme jeune (28 à 30 ans), éprou-

(1) Brachet (J.), Mém. cité à l'*Index bibl.*, p. 376 et suiv.

vant auprès d'une femme de violents désirs qu'il ne peut satisfaire. Au bout de quelques minutes survient une douleur qui se montre d'abord à l'orifice externe du canal inguinal, envahit bientôt le testicule, remonte ensuite le long du cordon et se propage jusqu'au périnée. Le testicule devient dur et gros, la peau des bourses rougit; la marche est difficile ou impossible. Les apparences sont celles d'une épididymite au début. Le malade n'ayant pas voulu se soustraire à la cause qui les provoquait, ces accidents se reproduisirent à quinze et vingt reprises. Il suffisait toujours, pour y mettre un terme, du repos dans la position horizontale, d'un bain, d'un lavement opiacé; deux fois une éjaculation les fit cesser immédiatement.

L'affection se présente rarement avec des caractères aussi nets et surtout avec une intensité aussi grande. Tout se borne habituellement à une distension douloureuse de l'épididyme, pas toujours constatée par le médecin, se reproduisant chez des sujets continents, huit à dix fois par an, et durant de quelques heures à quelques jours. Plus souvent encore des pertes séminales involontaires ou provoquées font que la distension n'atteint pas ce degré extrême où elle devient presque un état pathologique.

De toute façon le trouble est léger; il se dissipe de lui-même ou cède aux moyens les plus simples. Il est probable qu'aucune lésion n'en provoque l'apparition. Il en est autrement dans la forme suivante: celle-ci ne se peut produire que s'il existe un obstacle matériel à l'excrétion du sperme.

2e DEGRÉ. — DILATATION PERMANENTE.

L'existence de cette forme de spermatocèle, qui à notre sens mériterait seule ce nom, a été mise hors de doute par Gosselin dans ses recherches sur les *oblitérations des voies spermatiques* (1).

Les expériences plus récentes de notre collègue et ami Brissaud sur les effets de *la ligature du canal déférent* (2), tout en confirmant d'une façon générale les conclusions de Gosselin, les ont modifiées sur quelques points, complétées sur d'autres.

Dans un cas d'oblitération du canal déférent, dans deux cas d'oblitération du canal de l'épididyme au niveau de la queue de l'organe,

(1) Gosselin (L.), *Mémoire sur les oblitérations des voies spermatiques*, lu à l'Académie de médecine, le 29 juin 1847 (*Archives génér. de médec.*, 1847, 4e série, t. XIV, p. 405), et *Nouvelles études sur l'oblitération*, etc... (*Ibid.* 1853, 5e sér., t. II, p. 257).

(2) Brissaud (E.), *Étude anatomo-pathologique sur les effets de la ligature du canal déférent* (*Arch. de phys. norm. et pathol.* Paris, 1880, 2e sér., t. VII, p. 769).

Gosselin a pu constater que ces lésions s'accompagnaient d'un état de dilatation, comme variqueuse, de l'épididyme. Le conduit épididymaire se dessinait par des circonvolutions beaucoup plus volumineuses qu'à l'ordinaire, et se traduisait à la simple vue par une couleur jaune bien prononcée. En certains points, cette dilatation semblait atteindre au moins six fois le calibre normal du conduit. M. Brissaud a constaté de même que lorsqu'on examine un testicule, peu après la ligature du canal déférent, on est frappé du développement énorme de l'appareil épididymaire. Plus tard, au contraire, les canaux de l'épididyme, chez le lapin du moins, tendraient à revenir sur eux-mêmes par suite d'une cirrhose épithéliale, analogue à la cirrhose biliaire qui succède à l'oblitération du canal cholédoque.

Le testicule, dans les cas observés par Gosselin, n'avait subi aucune altération. La sécrétion spermatique avait continué à se faire, comme en témoignait l'existence de spermatozoïdes dans le liquide que contenait l'épididyme distendu ; cette persistance de la fonction expliquerait l'absence bien constatée de toute atrophie de la glande. Celle-ci ne présentait aussi aucune dilatation apparente.

M. Brissaud, en effet, de même que A. Cooper (1), Curling (2), Godard (3) et Gosselin (4) lui-même, dans des expériences analogues aux siennes, a pu constater que le testicule, à la suite de la ligature du canal déférent, ne subissait, en apparence, aucune altération. A peine serait-il, dans les premiers jours, sensiblement plus gros qu'à l'ordinaire, mais sans que pour cela sa consistance soit modifiée, sans qu'il présente en rien l'aspect d'un organe enflammé. Plus tard, cette augmentation de volume n'existe plus ; l'apparence de la glande est, à l'œil nu, absolument celle d'un testicule normal.

Il en est tout autrement si l'on fait intervenir le microscope dans cette étude : M. Brissaud nous a fait connaître, à cet égard, les faits les plus intéressants (5).

Les modifications que l'on peut constater dans le testicule diffèrent suivant que l'examen est fait dans les premiers jours qui suivent la ligature du canal déférent, ou, au contraire, à une période plus avancée.

(1) Cooper (A.), *Œuvres*, etc., trad. Chassaignac et Richelot. Paris, 1837, p. 423.
(2) Curling (Th.), *Traité*, etc., trad. franç., p. 12.
(3) Godard (E.), *Mém. de la Soc. de biologie*, 1859, 3e sér., t. I, p. 339.
(4) Gosselin (L.), 2e *Mém.* (*Nouv. études*, etc.), *l. c.*, p. 258.
(5) Il importe de noter que les faits observés par M. Brissaud ne l'ont été que chez les animaux (lapins), qu'on avait laissé cohabiter avec des femelles. Chez ceux que l'on maintenait isolés, le testicule, à la suite de la ligature du canal déférent, ne présentait, même au microscope, aucune altération appréciable.

Le premier effet de l'obstruction du canal déférent est la dilatation de toutes les cavités séminifères en amont de la sténose. Nous avons vu à quel point l'épididyme était atteint. Contrairement à ce que pensait Gosselin, les tubes séminifères le sont également. Ils peuvent devenir deux ou trois fois plus gros qu'à l'état normal. Mais la structure de leurs parois ne se modifie point; celles-ci conservent absolument leurs caractères normaux. Les cellules spermatiques contenues dans les tubes ne subissent non plus aucune altération pathologique; elles ne se présentent cependant pas sous leur aspect normal. Sans entrer dans le détail de cet examen, nous dirons seulement que l'apparence des cellules, l'augmentation considérable de leur nombre et de leur volume indique que le travail de spermatogenèse, loin d'être aboli, continue de s'effectuer et s'exagère d'une façon notable.

Il n'y a, en somme, dans le testicule pendant les premiers jours qui suivent la ligature du canal déférent (période qui peut varier de 5 ou 6 jours à 2 ou 3 septenaires), aucune lésion morbide proprement dite, mais une simple altération fonctionnelle consistant en un notable surcroît d'intensité de la sécrétion spermatique.

Dans la seconde période, l'aspect se modifie; les tubes dilatés reviennent sur eux-mêmes, les cellules spermatiques diminuent de volume et de nombre; elles sont en l'état qu'elles présentent dans le testicule d'un individu qui, sorti de l'enfance, n'est pas encore arrivé à l'état adulte. Le testicule, après la période de suractivité extrême qu'il a traversée, est ramené à l'état d'*adolescence*, que l'on peut observer chez les jeunes sujets, dont l'appétit génésique n'a pas encore été éveillé. M. Brissaud n'explique pas le mécanisme suivant lequel se produit ce phénomène. Mais le fait existe; il importait de le signaler.

On voit, du moins, que pas plus à cette deuxième période qu'à la première, la glande ne présente aucune altération, qui puisse se révéler à l'œil nu.

Les recherches de M. Brissaud n'ont donc fait que confirmer l'opinion émise par Gosselin, concernant l'intégrité apparente du testicule et la conservation de la fonction spermatique.

Gosselin avait remarqué, d'autre part, que la dilatation de l'épididyme en amont de l'obstacle n'accompagne pas nécessairement les oblitérations du canal épididymaire. Elle manquait absolument dans une deuxième série de cas qu'il avait pu recueillir; ce qui tiendrait, selon lui, soit à ce que la maladie étant plus ancienne, les parties étaient revenues peu à peu à leur état normal, soit à ce que la sécrétion spermatique avait, à la longue, notablement perdu de son activité.

Sur ce point encore, il semble bien que notre excellent maître avait vu juste. M. Brissaud nous apprend, en effet, que « l'inflammation épithéliale du canal épididymaire qui succède à la ligature du canal déférent est suivie, à échéance variable, d'une épididymite interstitielle qui peut aboutir à l'oblitération des conduits de l'épididyme ». Cet effet n'étant pas d'ailleurs constant, on peut admettre aussi que l'état de torpeur fonctionnelle, dans lequel la glande, comme nous venons de le voir, finit par tomber à la suite de l'oblitération de son canal excréteur, suffit à expliquer que, dans les cas anciens, l'épididyme puisse ne plus être dilaté.

Il résulte cependant de l'étude d'une pièce, découverte par Bouisson dans le musée de Montpellier, que la dilatation du canal épididymaire peut, au contraire, aller en augmentant sans cesse, au point de transformer l'épididyme en une seule et vaste poche, « sorte de bassinet substitué à l'épididyme et se continuant avec le canal déférent, comme le bassinet du rein se continue avec l'uretère » (1).

A cette étude anatomique des dilatations permanentes de l'épididyme ou du testicule, il est difficile d'opposer une étude clinique correspondante.

Les faits dont il vient d'être question résultent de recherches sur le cadavre ou d'expériences sur les animaux. Il paraît donc difficile d'établir les caractères auxquels, sur le vivant et chez l'homme, il serait possible de reconnaître ce second degré de la spermatocèle (2).

Gosselin fait, au reste, très justement remarquer, à ce sujet, que la dilatation variqueuse de l'épididyme pourrait très bien ne donner lieu à aucun symptôme appréciable. La lésion ne retentit pas sur la sécrétion spermatique, n'apporte par conséquent, de ce fait, aucun trouble dans l'état général de l'individu; d'autre part, la distension des parties n'étant pas telle qu'il en résulte un état local fâcheux, on comprend que l'affection puisse passer complètement inaperçue.

(1) Le fait est assez rare pour que nous reproduisions la description de Bouisson dans les termes mêmes où il nous l'a donnée :

« Une coupe faite avec soin et dans le sens vertical de manière à n'intéresser que le corps du testicule met à nu une cavité située au niveau de l'épididyme et du sillon qui le sépare de la glande. Le développement de cette cavité, qui est lisse à l'intérieur et dont les parois sont épaissies et racornies par l'alcool, est assez grand pour contenir le volume d'une noisette. L'épididyme a disparu, pour ainsi dire, pour faire place à cette cavité, dont l'extrémité supérieure infundibuliforme se continue avec le canal déférent, tandis qu'elle reçoit, par sa partie inférieure, les conduits excréteurs qui lui arrivent après avoir traversé le corps d'Highmore. »

Il est fâcheux que, sur cette pièce, l'état du canal déférent n'ait pas été noté, et que l'on ne sache, par conséquent, rien sur la cause qui avait pu provoquer cette lésion singulière.

(2) Il sera fait mention plus loin [v. *Castration* (*indications*)] d'un cas de ligature du canal déférent, chez l'homme, qui n'a donné lieu à aucun incident.

Le même auteur se demande, cependant, si certains engorgements inflammatoires, si les douleurs qui se prolongent parfois longtemps après la guérison apparente de l'orchite, si enfin les névralgies testiculaires décrites par A. Cooper n'auraient pas quelquefois pour cause une de ces oblitérations.

Le fait suivant rapporté par Crompton (1) semble venir à l'appui de cette opinion.

Il s'agit d'un homme atteint d'une affection qui semblait être une névralgie du testicule droit. La douleur, qui souvent cessait entièrement, devenait excessive avant et après le coït, au point de déterminer presque une défaillance. M. Crompton, en examinant le malade, trouva, près du point où commence le canal déférent, une petite tumeur, indépendante du testicule, et qui était le siège de la douleur. Il put nettement, et à plusieurs reprises, constater que, pendant les accès, cette tumeur grossissait presque à vue d'œil, au point d'atteindre le volume d'une féverole, et qu'entre temps la douleur allait toujours en augmentant. S'il examinait brusquement la partie il n'y découvrait aucun gonflement, mais aussitôt qu'il avait touché le scrotum, la tumeur commençait à se montrer et grossissait jusqu'à ce que la douleur devînt excessive. Quand il n'y avait pas de tumeur, le malade ne souffrait point. On apprit qu'à l'âge de dix-huit ans, cet individu avait eu une blennorrhagie et une orchite consécutive à droite, et l'on constata l'existence d'un noyau solide à la queue de l'épididyme. Crompton supposa que c'était là un cas de rétrécissement siégeant à l'origine du canal déférent.

Dans une autre observation que nous empruntons à Bouisson (2) la tuméfaction était absolument indolente; le diagnostic est au reste, dans ce cas, plus douteux encore que dans le précédent.

Un jeune soldat entre à l'hôpital avec une tumeur siégeant dans la région de l'épididyme et qui avait été qualifiée de varicocèle. Cette tumeur molle, imparfaitement fluctuante, se formait surtout pendant les excitations vénériennes et disparaissait par la pression exercée de bas en haut sur le trajet du cordon. La position verticale ne la faisait pas reparaître, lorsqu'elle s'était effacée par la pression, et elle se reproduisait lentement pendant le décubitus dorsal, ce qui la distinguait évidemment d'un varicocèle ou d'une petite hernie. Elle était d'ailleurs indolente et s'était formée à l'insu du malade, qui n'y attachait pas grande importance.

Bouisson ajoute que le diagnostic de cette tumeur avait été l'objet

(1) Curling (T. B.), *loc. cit.*, édit. franç., p. 441.
(2) Bouisson (F.), Mém. cité à l'*Index bibl.*, p. 312.

de quelques doutes. Pour lui, il n'hésite pas à y voir une spermatocèle contenue dans une dilatation sacciforme de l'épididyme, se continuant avec le canal déférent non oblitéré.

Nous avons reproduit intégralement ces deux faits qui sont à peu près les seuls exemples jusqu'ici publiés de spermatocèle avec tumeur. C'est assez dire combien l'histoire clinique de cette affection est imparfaite et appelle de nouvelles recherches.

Kystes.

MORGAGNI (B.), *De sedibus et causis morborum*. Lettre XLIII, art. 17 et suiv. *Édition latine*, in-4°. Ebroduni, in Helvetia, 1779.

LISTON (R.), *A few observations on encysted hydrocele*, in *Med.-chirurg. Transact.*, Londres, mai 1843, 2e s., t. VIII, p. 216.

LLOYD (E.), *On the presence of spermatozoa in the fluid of hydrocele*, in *Med.-chirurg. Transact.*, Londres, juin 1843, 2e s., t. VIII, p. 368.

DALRYMPLE (J.), *On the cause of the occasional presence of spermatozoa in the fluid drawn from the sac of common hydrocele of the tunica vaginalis*, in *Med.-chirurg. Transact.*, Londres, 1844, 2e s., t. IX, p. 18.

PAGET (J.), *An account of the examination of a cyst containing seminal fluid*, in *Med.-chirurg. Transact.*, Londres, 1844, 2e s., t. IX, p. 398.

GOSSELIN (L.), *Recherches sur les kystes de l'épididyme, du testicule et de l'appendice testiculaire*, in *Arch. gén. de méd.*, Paris, 1848, 4e s., t. XVI, p. 24 et 163.

CURLING (T.-B.), *Observations on the occurrence of spermatozoa in the fluid of hydrocele*, in *The monthly Journ. of med. science*. Edimbourg, sept. 1849, n. s., n° 39, p. 1023.

MACDONNEL (R.), *Observations on hydrocele of the tunica vaginalis; large hydrocele radically cured; spermatozoa found in the fluid*, in *The London med. Gaz.*, Londres, 1849, t. XL, p. 1049.

BROCA (P.), *Kyste séreux de l'épididyme*, in *Bull. Soc. anat.*, Paris, 1851, t. XXVI, p. 393.

COOPER (B.), *Lectures on clinical surgery*, in *The med. Times and Gaz.*, Londres, 1852, n. s., t. V, p. 209.

PAGET (J.), *Seminal cysts*, in *Lect. of surg. pathology*. Londres, 1853, in-8°, t. II, p. 52.

SÉDILLOT (C.), *De l'hydrocèle spermatique*, in *Gaz. méd. de Strasbourg*, 1853, n° 2, p. 33.

GOSSELIN (L.), *Lettre adressée au prof. Sédillot sur l'hydrocèle enkystée spermatique*, in *Bull. gén. de thérap. méd. et chir.* Paris, 1853, t. XLIV, p. 110.

UHDE (C.), *Hydrocele mit Samenfäden. Anatomische Untersuchung.* in *Deutsche Klinik*. Berlin, 1853, t. V, p. 216.

LUSCHKA (H.), *Die Appendiculargebilde des Hodens*, in *Virchow's Archiv*, Berlin, 1854, t. VI, p. 310.

FOUCHER (E.), *Kyste de l'épididyme*, in *Bull. Soc. anat.* Paris, 1856, t. XXXI, p. 19.

MARCÉ (L.), *Des kystes spermatiques ou hydrocèle enkystée spermatique*. Thèse de Paris, 1856, n° 7.

BLASIUS (E.), *Beobachtung einer Hydrokele spermatica*, in *Neue Beiträge zur praktischen Chirurgie*. Leipzig, 1857, p. 185.

Coulon, *Kyste de l'épididyme*, in *Bull. Soc. anat.*, Paris, 1858, t. XXXIII, p. 133.

Lewin (G.), *Studien ueber Hoden : samenführende Cysten.*, in *Deutsche Klinik.* Berlin, 1861, t. XIII, p. 248.

Rokitansky (C.), *Lehrb. der path. Anat.*, 3e édit. Vienne, 1861, in-8°, t. III, p. 395.

Demarquay (J.), *Kyste du testicule ou de la tête de l'épididyme contenant un liquide semblable à du lait. — Maladie improprement appelée* galactocèle *par Vidal (de Cassis)*, in *Gaz. des hôpitaux.* Paris, 1862, 6 sept., p. 414.

Dolbeau (F.), *De la dilatation des canaux excréteurs, comme origine de certains kystes*, in *Gaz. hebd. de méd. et de chir.* Paris, 1862, t. IX, p. 292.

Bœckel (E.), *Hydrocèle enkystée de l'épididyme à contenu spermatique*, in *Gaz. des hôpitaux.* Paris, 1863, p. 518.

Velpeau (A.), *Kyste spermatique de l'épididyme; hydrocèle concomitante*, in *Gaz. des hôpit.* Paris, 1863, p. 322.

Grohe (F.) [de Greifswald], *Ueber Bewegung der Samenkörper*, in *Arch. f. path. Anat.* Berlin, 1865, t. XXXII, p. 401.

Broca (P.), *Traité des tumeurs.* Paris, 1866-69, in-8°, t. II, p. 29, 46 et 99.

Christôt, *Hydrocèle de l'épididyme*, in *Gaz. méd. de Lyon*, 1866, n° 15, p. 389.

Virchow (R.), *Path. des tumeurs* [Trad. franç., par Aronssohn]. Paris, 1867, in-8°, p. 276.

Steudener (F.), *Ueber Spermatocele*, in *Arch. f. klin. Chir.* Berlin, 1869, t. X, p. 362.

Hulke (W.), *An encysted hydrocele*, in *Transact. of the path. Soc.* Londres, 1871, t. XXI, p. 277.

Rosenbach (J.), *Ueber einen Fall von Spermatocele*, in *Arch. f. klin. Chirurg.* Berlin, 1871, t. XIII, p. 220.

Ultzmann (R.), *Zur microscopisch-chemischen Diagnose der Spermatocele*, in *Wien. med. Presse.* Vienne, 1871, n° 9, p. 217 et p. 247.

Cazeneuve et Daremberg, *Nature du liquide contenu dans les kystes spermatiques*, in *Journ. de l'Anat. et de la Physiol. norm. et path.* Paris, 1874, t. X, p. 447.

Beregszászy (J.), *Zur Kenntniss der Spermatocele*, in *Wien. med. Presse.* Vienne, 1874, n° 36, p. 838.

Peitavy, *Eine Spermatocele cystica*, in *Arch. f. klin. Chir.* Berlin, 1874, t. XVI, p. 687.

Villegente (Ant.), *Du mode de formation des kystes spermatiques.* Thèse de Paris, 1874, n° 26.

Méhu (C.), *Des liquides de l'hydrocèle de la tunique vaginale et de l'hydrocèle enkystée de l'épididyme*, in *Arch. gén. de méd.* Paris, 1875, 6e sér., t. XXV, p. 527.

Roth (M.), *Ueber Enstehung der Spermatocele*, in *Virchow's Archiv.* Berlin 1876, t. LXVIII, p. 101.

Bricard (E.), *Des kystes spermatiques.* Thèse de Paris, 1877, n° 84.

Menzel (A.), *Ueber Spermatozoen nach Studien an einer Spermatocele*, in *Verhandl. des 6ten Congr. der deutschen Gesellsch. f. Chir.*, 1877, t. II, p. 1, et *Arch. f. klin. Chir.*, 1877, t. XXI, p. 518.

Parrini (C.), *Di un caso di spermatocele intravaginale. Storia clinica e considerazione* in *Commentario di clin. di Pisa.* Pise. août 1877.

Coats (J.), *Spermatocele*, in *Glascow med. Journ.*, mars 1879, p. 247.

Deladrière (C.), *Essai sur les hydrocèles enkystées au-dessus de la vaginale.* Thèse de Paris, 1879, n° 510.

PASSOT, *Kyste du méso-testis de cause traumatique*, in *Rec. de mém. de méd. de chir. et de pharm. militaires*. Paris, 1879, 3e s., t. XXXV, p. 435.

LESSING (F.), *Spermato-hydrocele and hernia*, in *Transact. of the Minnesota State med. Soc.*, St-Paul, 1881, p. 67.

DELATTRE (J.), *Étude sur les kystes spermatiques*. Thèse de Paris, 1882, n° 345.

DENUCÉ (M.), *Kyste séreux sous-épididymaire*, in *Bullet. de la Soc. anatom.* Paris, 1884, 4e sér., t. IX, p. 599.

ALBERT (E.), *Ueber Spermatocelen*, in *Anz. der k. k. Gesellsch. der Aerzte in Wien*. 1885, n° 20, et *Lehrb. der Chir. u. Operationslehre*, 3e éd., Vienne et Leipzig, 1885, t. III, p. 565 et suiv.

HOCHENEGG (J.), *Ueber Cysten am Hoden u. Nebenhoden*, in *Wien. med. Jahrb.*, Vienne, 1885, p. 149.

MONOD (Ch.) et ARTHAUD (G.), *Pathogénie et structure des petits kystes de l'épididyme*, in *Arch. de phys. norm. et path.* Paris, 1885, 3e s., t. V, p. 233.

LANNELONGUE (O.) et ACHARD (Ch.), *Traité des kystes congénitaux*. Paris, 1886, p. 445.

DE BIRAN (A.), *Contribution à l'étude des grands kystes de l'épididyme*, Thèse de Paris, 1887, n° 99.

HOTH (G.), *Ueber Spermatocele*, Inaug. Dissert., Würzburg, 1887.

Spermatocèle.

PORTAL (A.), *Du spermatocèle*, in *Précis de chir. prat.* Paris, 1768, in-8°, 2e part., p. 677.

BRACHET (J.-L.), *Observations et réflexions sur la fistule spermatique et sur la tumeur spermatique ou spermatocèle* (travail lu à la Société de médecine, séance du 17 juin 1826), in *Journ. gén. de Méd., de Chir. et de Pharm.*, Paris, 1826, t. XCV, p. 348.

CAVASSE, *Un point de l'histoire du spermatocèle* (Comm. à la Soc. des sc. médic.), in *Gaz. des hôpitaux*, Paris, 1860, p. 378.

BOUISSON (F.), *Du spermatocèle*, in *Montpellier médical*, 1863, t. X, p. 307.

CHAPITRE X

TUMEURS

Considérations générales. — Classification. — Division du sujet. — L'histoire des tumeurs du testicule, telle qu'elle était comprise il y a peu d'années encore, était bien simple. La plupart des néoplasmes de la glande séminale étaient réunis sous le nom vague de *cancer du testicule* ou de *sarcocèle*. A peine faisait-on place, à côté de ces productions dont le pronostic était nécessairement fatal, à des tumeurs plus rares et moins bien connues, que l'on considérait comme bénignes (tumeurs fibreuses, cartilagineuses, calcaires, etc...). Le cancer, au contraire, était une affection commune. L'étude anatomique du tissu qui le constituait n'était pas, il est vrai, poussée très loin. On reconnaissait bien qu'il se présentait à l'œil nu sous des aspects divers, mais ces différences extérieures paraissaient n'avoir pas grande importance. Par contre, l'évolution du mal avait été bien observée. Les signes par où il se révèle, sa marche, ses terminaisons étaient étudiés avec soin et formaient un tableau clinique qui n'a guère, depuis lors, été retouché.

Les progrès de l'anatomie pathologique rendent notre tâche moins aisée. Le microscope aidant, on a appris, pour le testicule comme pour les autres régions du corps, à distinguer, dans le cancer des anciens, des formes anatomiques diverses, carcinome proprement dit, sarcome, myxome, lymphadénome, etc..., dont l'étude s'impose évidemment à nous. Malheureusement, à ces connaissances anatomiques plus précises ne correspondent pas des notions cliniques équivalentes. On est bien souvent encore obligé, dans la pratique, de s'en tenir à la notion ancienne du *sarcocèle cancéreux*, c'est-à-dire à celle d'une tumeur maligne, d'un pronostic fatal si l'on n'intervient pas, et qui, en dépit de l'intervention la plus radicale, reparaît presque toujours, soit sur place, soit dans les ganglions abdominaux. La nature histologique de la tumeur enlevée n'éclaire même pas toujours sur son degré de gravité. On a vu, en effet, certaines productions considérées jusqu'alors comme de nature bénigne, telles que l'enchondrome ou certaines tumeurs kystiques, se comporter à la façon des néoplasmes de la plus mauvaise nature. D'autres, au contraire, qui, par leur structure histologique, autorisent le pronostic le plus grave, échappent parfois, contre toute attente, à la loi, pour ainsi dire fatale, de la récidive. De là pour le clinicien une nouvelle source d'embarras.

Reconnaissons cependant que des efforts, qui n'ont pas toujours été vains, ont été faits pour établir entre les diverses tumeurs du testicule des distinctions cliniques correspondant aux variétés anatomiques récemment découvertes. Mais cette étude, faute de documents suffisants, n'a pu encore être conduite assez loin pour que l'on puisse déjà songer à reconnaître, au lit du malade, chacune des formes dont le microscope a révélé l'existence.

Il ne faut point, au reste, s'attendre à rencontrer dans le testicule des types aussi tranchés que dans d'autres régions. Dans les organes génitaux de l'homme, comme dans ceux de la femme, les néoplasmes sont presque toujours atteints par des dégénérescences diverses, *colloïde*, *angiomateuse*, *kystique*, à l'époque où l'on pratique l'examen, après ablation ou après la mort. Ces altérations du type primordial sont presque la règle dans la plupart des tumeurs du testicule et en altèrent assez profondément la constitution pour qu'il soit difficile de porter un diagnostic précis. Il faut ajouter qu'il est fréquent de rencontrer, dans les glandes séminales, des tumeurs complexes que nous décrirons sous le nom de *tumeurs mixtes*, dont il est souvent plus malaisé encore de donner une bonne définition.

Est-il possible, du moins, en se plaçant à un point de vue purement anatomique, de grouper ces diverses productions suivant une classification rationnelle?

L'un de nous, dans un travail écrit en collaboration avec le Dr Arthaud (1), a fait une tentative en ce sens, en se fondant sur la double notion de la structure et de l'étiologie des néoplasies testiculaires. Partant de l'hypothèse bien connue aujourd'hui, et bien près d'être démontrée, de Cohnheim sur l'origine embryonnaire des tumeurs en général, nous avons été conduits à nous demander si cette théorie pathogénique n'était pas applicable aux tumeurs de la glande sémi-

(1) Monod (Ch.) et Arthaud (G.), *Considérations sur la classification des tumeurs du testicule* (*Revue de chirurgie*. Paris, 1887, t. VII, p. 165).

nale, et ne permettait pas d'éclaircir quelques points obscurs ou difficiles de leur histoire.

Pour certaines d'entre elles, l'hésitation n'est pas possible. Personne ne met en doute l'origine embryonnaire des tumeurs que l'on peut réunir sous le nom de *tératomes* et qui comprennent les *inclusions fœtales* et les *kystes dermoïdes*. Nous discuterons en temps et lieu les diverses hypothèses émises sur le mode exact de développement de ces tumeurs. Nous aurons même à nous demander si les tératomes appartiennent bien au groupe des tumeurs testiculaires proprement dites. Il nous suffit pour le moment de savoir que, pour quelques-uns d'entre eux du moins, la théorie qui place leur point de départ dans un vice d'évolution des feuillets blastodermiques semble ne pouvoir être sérieusement contestée.

Or, il ressort de l'étude de leur constitution anatomique que les trois feuillets blastodermiques doivent participer à leur formation. On comprend qu'il en soit ainsi, si l'on admet qu'ils prennent naissance dans les premiers jours de la vie embryonnaire, au moment de la formation des organes génitaux, c'est-à-dire à une époque où l'on peut constater, dans la région caudale de l'embryon, une fusion presque physiologique des trois feuillets. Cette circonstance est, on le conçoit, éminemment favorable à la scission et à la séparation d'une masse isolée, composée d'éléments empruntés à chacun d'eux. On trouvera donc plus tard dans ces tumeurs complètement développées, soit du tissu conjonctif et musculaire, si les lames du feuillet moyen sont comprises dans l'invagination, soit du cartilage si les protovertèbres ont participé à l'inclusion, soit encore des débris épithéliaux à type cylindrique ou pavimenteux suivant que l'endoderme ou l'ectoderme auront été intéressés.

Il n'existe à cet égard, selon nous, entre les tératomes contenant plusieurs types de tissus et les kystes dermoïdes simples du testicule qu'une différence de degré qui est sans importance, et qui ne nous interdit pas de rapprocher ces deux variétés de tumeurs l'une de l'autre (1). Il est possible, en effet, de trouver entre elles, par l'analyse minutieuse des observations, tous les intermédiaires depuis le tératome le plus compliqué en apparence, jusqu'au kyste dermoïde vulgaire, réduit, semble-t-il, à une paroi dermo-épidermique limitant une cavité à contenu pilo-sébacé. Presque toujours, dans la tumeur la

(1) Nous laissons de côté, dans cette discussion, les tératomes plus compliqués encore, mieux appelés tumeurs organoïdes qui, comme nous le verrons, doivent être assimilés aux monstruosités doubles.

plus simple, un examen complet permet de découvrir quelque point de structure plus complexe, qui la rattache aux formes précédentes.

C'est par un raisonnement et des constatations analogues qu'il est possible d'établir entre les tératomes et les *tumeurs mixtes* du testicule un rapprochement semblable, qu'explique pour nous une réelle communauté d'origine.

On sait que l'on décrit sous le nom de *tumeurs mixtes* de la glande séminale des productions de nature compliquée qui ne peuvent être rangées, pour cette raison, dans aucune des grandes catégories de néoplasmes. On y rencontre les tissus les plus divers, cellules épithéliales, disposées comme dans le carcinome, éléments embryonnaires comme dans le sarcome, tissus cartilagineux divers, kystes à contenu et à revêtement épithélial variables, parfois même du tissu osseux véritable, des fibres musculaires lisses et striées et même du tissu nerveux.

Il n'y a, on le voit, aucune différence fondamentale entre la structure des tumeurs mixtes et celle des tératomes.

L'existence dans ces derniers d'une cavité kystique unique et considérable ne suffit pas pour les mettre complètement à part. Il s'agit là d'une circonstance qui ne modifie pas la structure intime de la tumeur et qui n'a, au point de vue où nous nous plaçons, qu'une valeur relative. La présence absolument constante de l'épithélium pavimenteux, ou de ses dérivés, dans les tératomes kystiques; son absence fréquente dans les tumeurs mixtes, constituent un caractère différentiel plus important. On ne saurait cependant s'appuyer sur ce seul fait pour créer deux catégories de tumeurs. D'ailleurs, si l'on veut bien passer en revue les nombreux exemples que l'on possède des tumeurs mixtes du testicule, on se convaincra rapidement que certaines d'entre elles représentent des types de transition entre les tératomes et les tumeurs pures. On doit donc admettre que ces deux familles de néoplasmes ont une même origine.

On comprend facilement d'autre part comment il peut se faire qu'à la suite d'un trouble survenu dans l'évolution de l'embryon quelques cellules, détachées des feuillets blastodermiques, demeurent incluses dans la glande séminale et deviennent plus tard le point de départ d'une tumeur mixte. Quand l'inclusion, et c'est le cas le plus fréquent, n'intéresse que le feuillet moyen et le feuillet interne, les tumeurs produites seront ces enchondromes mixtes, ces sarcomes avec ilots de cartilage, ces myomes hétérogènes si fréquents dans la glande génitale. L'inclusion d'un tube de Pflüger donnera lieu à un néoplasme épithélial; mais, presque toujours, quelques cellules des protovertèbres ou des lames latérales viendront fournir, dans la tumeur adulte, soit des perles cartilagineuses, soit des fibres musculaires.

La théorie de Cohnheim permet donc de comprendre la formation d'autant de variétés de tumeurs mixtes qu'il y a de combinaisons possibles entre les divers éléments du feuillet moyen et des feuillets qui l'avoisinent.

Les *tumeurs pures* forment le troisième groupe des néoplasmes du testicule.

On peut *à priori* les diviser en deux classes: les tumeurs d'origine *mésodermique* et les tumeurs d'origine *endodermique.*

a. — La première classe comprend les *chondromes*, les *myxomes*, les *sarcomes*, les *angiomes*, les *lymphadénomes*, les *myomes.*

Tous ces types de néoplasmes se rencontrent dans la glande génitale, mais rarement sous une forme pure.

Nous avons montré qu'entre les tumeurs mixtes et les tératomes il existe une analogie très grande et que cette parenté s'expliquait par la communauté d'origine. Entre les tumeurs mixtes et les tumeurs pures, les types de transition sont encore plus nombreux, nous pourrions donc déjà admettre, par cela seul, l'origine embryonnaire des tumeurs pures.

On peut encore, en faveur de cette hypothèse, invoquer les considérations suivantes: les chondromes, les myomes, les sarcomes offrent parfois une structure nettement embryonnaire; certains îlots de cartilage sont formés de cartilage fœtal; on y trouve des fibres musculaires se présentant sous les diverses formes que l'on rencontre chez l'embryon; enfin certaines tumeurs renferment des cellules angioplastiques, qui donnent à la tumeur l'aspect classique des néoplasmes à myéloplaxes, dont la nature a été mise hors de doute par Malassez et l'un de nous.

Ces faits permettent de supposer que les vues de Cohnheim peuvent s'appliquer à cette première catégorie de néoplasmes.

b. — La deuxième classe des tumeurs pures comprend les tumeurs endodermiques; ce sont les *tumeurs épithéliales* proprement dites; elles peuvent, avec les tumeurs mixtes, compter parmi les plus fréquentes.

On sait que les tumeurs épithéliales peuvent, en raison de leur structure et de leur évolution, se présenter sous deux formes: la forme *typique* rappelant l'aspect du tube glandulaire normal; la forme *métatypique* ou *carcinome* dans le sens où ce mot est pris par

Waldeyer. Ces deux formes existent-elles dans le testicule ? il est facile de l'établir.

La forme *typique* de l'épithélioma du testicule est représentée par la tumeur décrite sous le nom de *maladie kystique du testicule*. Cette affection, en raison de sa parenté avec la dégénérescence kystique de l'ovaire, en raison de sa structure et de son développement, est aujourd'hui décrite sous le nom d'*épithélioma myxoïde*.

Les formes *atypiques* sont plus nombreuses et offrent plusieurs variétés.

On trouve des tumeurs très voisines de la maladie kystique que les anciens auteurs décrivaient sous le nom de *sarcome kystique*, de *cysto-adénomes*. Ces productions morbides ne représentent aujourd'hui que des phases plus avancées, des modalités atypiques de la maladie de Malassez.

Plus commun est l'épithélioma franchement atypique (*carcinome*). Le plus souvent il se présente sous la forme d'une tumeur très diffuse à stroma peu abondant ; c'est la forme *encéphaloïde* des anciens. La variété *squirrheuse* est rare et la science n'en compte que quelques cas bien étudiés par Nepveu.

On peut d'ailleurs observer d'autres apparences dues soit à la disposition relative du stroma et des cellules, soit à des dégénérescences secondaires. Parfois en effet le stroma est comme réticulé, c'est le carcinome réticulé. Dans d'autres cas, la tumeur par infiltration pigmentaire prend l'aspect mélanique. La dégénérescence produit d'autres aspects : la destruction des boyaux épithéliaux, l'enflure des capillaires, la formation de lacs sanguins donnent lieu à l'aspect du carcinome hématode. Mais ces variations sont sans grande importance, au point de vue de la classification, et l'on peut à peu près toujours reconnaître, dans de semblables tumeurs, l'origine épithéliale.

Nous n'insisterons pas sur la nature et la pathogénie du carcinome testiculaire, ce que nous avons dit à propos des tumeurs mixtes suffit à faire comprendre comment la loi de Cohnheim peut rendre compte du développement des tumeurs épithéliales. Remarquons, toutefois, que la considération du point de départ habituel des carcinomes du testicule vient à l'appui des idées théoriques exposées plus haut. S'il est vrai, en effet, que ces productions prennent naissance entre la glande et l'épididyme, on peut voir, dans ce fait, la confirmation de l'hypothèse de Cohnheim qui fait provenir les boyaux épithéliaux du carcinome d'un tube de Pflüger, arrêté dans son évolution.

Nous nous sommes efforcés de montrer comment les théories pathogéniques aujourd'hui classiques, pour les kystes dermoïdes et les inclusions fœtales, peuvent s'étendre à toutes les tumeurs du testicule. Il devient, dès lors, possible de déduire de ces remarques une classification rationnelle des néoplasmes de la glande séminale. Cette classification aura l'immense avantage de relier, par une vue d'ensemble, les productions de nature si diverse dont l'organe qui nous occupe peut devenir le siège.

C'est en nous appuyant sur ces données théoriques que nous sommes arrivés à dresser le tableau suivant :

- 1re *classe*. **Tératomes.** — Tumeurs développées aux dépens des trois feuillets du blastoderme.
  - Inclusions fœtales.
  - Kystes dermoïdes.
- 2e *classe*. **Tumeurs mixtes.** — Tumeurs développées aux dépens de deux feuillets ou de plusieurs éléments d'un seul.
  - Tumeurs endo- ou ecto-mésodermiques.
    - Epithéliome typique ou atypique
      - sarcomateux.
      - myxomateux.
      - chondromateux.
      - myomateux.
      - lipomateux.
  - Tumeurs mésodermiques.
    - Endothéliome typique ou atypique
      - myxomateux.
      - chondromateux.
      - myomateux.
      - lipomateux.
- 3e *classe*. **Tumeurs pures.**
  - 1er *groupe*. Tumeurs développées aux dépens du feuillet interne ou de ses dérivés. — (Tumeurs endodermiques.)
    - Adénome.
      - Formes bénignes de la maladie kystique.
    - Epithéliome typique.
      - Epithélioma myxoïde typique.
      - Sarcome kystique des anciens auteurs.
    - Epithélioma métatypique.
      - Carcinome réticulé.
      - — colloïde.
      - — hématode.
      - — mélanique.
  - 2e *groupe*. Tumeurs développées aux dépens du feuillet moyen. — (Tumeurs mésodermiques.)
    - Type endothélial.
      - Angiome.
        - Angiome et lymphangiome plexiformes.
      - Endothéliome typique.
        - Angiome embryonnaire ou sarcome à myéloplaxes.
        - Lymphangiosarcome.
        - Lymphadénome.
        - Lymphome.
      - Endothéliome métatypique (sarcome).
        - Sarcome embryonnaire ou fuso-cellulaire.
        - Lymphosarcome.
        - Endothéliome métatypique nucléaire.
    - Type adulte ou différencié.
      - Tumeurs conjonctives.
        - Chondrome.
        - Myxome.
        - Lipome.
        - Fibrome.
      - Tumeurs musculaires.
        - Rhabdomyome.
        - Liomyome.

Il y aurait évidemment avantage à se baser sur cette classification pour faire l'étude des tumeurs du testicule, et à trouver un parallélisme exact entre le type anatomique et le type clinique.

Malheureusement il est impossible, dans un ouvrage didactique comme celui-ci, de suivre un pareil ordre d'étude. Nous l'avons déjà dit, l'insuffisance de nos connaissances est encore telle que l'on ne peut passer successivement en revue les diverses variétés de tumeurs dont nous venons de faire l'énumération, en appuyant cette étude sur des examens anatomiques assez nombreux; et surtout en appliquant à chacune d'elles une description clinique correspondante.

Nous suivrons une marche moins scientifique peut-être, moins précise en apparence, mais plus conforme aux résultats actuellement acquis de l'anatomie pathologique et de la clinique.

Tout d'abord, nous laisserons de côté, pour le moment, les *tératomes* (*inclusions fœtales* et *kystes dermoïdes*) qui, en raison des nombreuses discussions auxquelles ces tumeurs ont donné lieu et de l'incertitude qui règne encore dans certains esprits sur leur nature, réclament une étude séparée.

Pour ce qui est des *tumeurs mixtes*, la plupart d'entre elles appartiennent à ce qui a été décrit jusqu'ici en clinique sous le nom de sarcocèle cancéreux. La confusion entre ces tumeurs, d'une part, le *sarcome* et le *carcinome purs*, d'autre part, est absolue. C'est ce groupe de néoplasmes que nous visions particulièrement tout à l'heure, lorsque nous disions qu'il est encore impossible de mener de front l'étude anatomique et clinique de certaines tumeurs du testicule.

Force nous sera donc, et ce sera notre premier article, d'envisager d'ensemble la grande classe de productions vulgairement connues et décrites sous le nom de *cancer du testicule*.

Dans une étude d'abord purement anatomique, après avoir décrit l'aspect qu'elles présentent à l'œil nu, nous montrerons les formes histologiques multiples que peut revêtir le cancer du clinicien (tumeurs mixtes, sarcome, carcinome et leurs variétés).

Les considérant ensuite au point de vue clinique, nous indiquerons les caractères généraux communs à la plupart d'entre elles, tout en cherchant si, pour quelques-unes du moins, certains traits particuliers ne permettent pas, avant l'ablation, d'en soupçonner la nature exacte.

Nous passerons ensuite successivement en revue quelques tumeurs, *maladie kystique*, *enchondrome*, *lymphadénome*, ayant à la fois une structure anatomique bien tranchée, et des caractères cliniques propres, qui en ont, dans quelques cas, rendu le diagnostic possible.

Sous le nom de *tumeurs diverses*, nous étudierons, enfin, quelques tumeurs rares du testicule, qui n'auront pas trouvé place dans les catégories précédentes.

ARTICLE PREMIER

CANCER DU TESTICULE. — SARCOCÈLE CANCÉREUX (CARCINOME, SARCOME, TUMEURS MIXTES).

§ 1. — Étude anatomique.

A. — Caractères macroscopiques.

Quelle que soit sa structure histologique exacte, le cancer du testicule peut se présenter sous deux formes, très différentes d'aspect, de tout temps distinguées par les anatomo-pathologistes : la forme *dure* et la forme *molle*, qui correspondent assez bien aux deux variétés décrites par les anciens auteurs sous le nom de *squirrhe* et d'*encéphaloïde*.

a. **Forme molle ou encéphaloïde.** — Le *cancer mou* ou *encéphaloïde* est de beaucoup le plus fréquent ; il peut être considéré comme le type ordinaire des tumeurs malignes du testicule.

C'est habituellement une tumeur volumineuse, de consistance plutôt molle que ferme, ovoïde, conservant, en l'exagérant, la forme de la glande séminale. Sa surface extérieure est ordinairement régulière, tant qu'elle n'a pas franchi les limites de l'albuginée. A mesure cependant que l'affection progresse, des bosselures se montrent en différents points de la masse; tardivement, l'enveloppe fibreuse est perforée et laisse apparaitre un champignon fongueux. Nous verrons que la peau elle-même peut alors être atteinte et la production se montrer à l'extérieur.

A la coupe, l'aspect de la tumeur n'offre rien de caractéristique; rien qui permette, par exemple, de reconnaitre, à première vue, qu'il s'agisse plutôt d'un carcinome que d'un sarcome. On a sous les yeux une surface molle, pulpeuse, peu vasculaire, de coloration allant du gris sombre au blanc caséeux ou jaunâtre, rarement homogène; la consistance et la coloration variant suivant les régions que l'on considère. A côté des points mous ou de véritables foyers de ramollissement occupés par une bouillie jaune ou rougeâtre, on peut trouver des parties plus dures, blanches et comme fibreuses. Celles-ci, toujours en moindre proportion, s'étendent parfois dans la masse principale, sous forme de bandes qui la divisent en lobes d'inégale dimension. Des hémorrhagies partielles, des noyaux apoplectiques contribuent encore à modifier l'aspect que nous venons de décrire. Ailleurs, de véritables cavités kystiques, contenant un liquide transparent ou coloré par le sang, se rencontrent sur la surface de coupe.

Parfois, tout un département de la tumeur a subi la dégénérescence caséeuse résultant soit de la métamorphose graisseuse des cellules, soit d'oblitérations vasculaires partielles.

On conçoit sans peine les figures très variables auxquelles donnent lieu ces diverses modifications qui coexistent habituellement dans la même tumeur (fig. 59 et 60).

Par le raclage, on obtient un suc d'autant plus abondant que l'examen de la tumeur a été plus différé. On sait que ce caractère auquel on attachait autrefois une grande importance appartient aussi

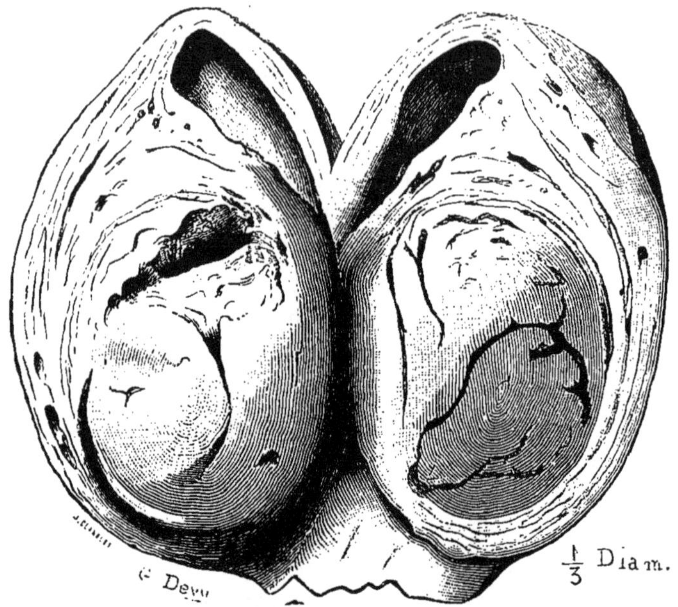

Fig. 59. — Sarcome ou cancer (Musée Dupuytren).

bien au sarcome qu'au carcinome, à condition qu'un certain temps se soit écoulé depuis l'ablation de la tumeur; sur la pièce fraîche cependant il est certainement plus accentué dans le carcinome mou que dans le sarcome. Le suc, dit cancéreux, résulte en somme de la désagrégation plus ou moins facile des éléments cellulaires compris dans un stroma d'une faible densité.

Il est habituellement impossible, à la simple inspection, de retrouver le *tissu testiculaire* normal. Celui-ci n'est cependant pas toujours complètement détruit; dans les tumeurs encore jeunes, on peut, mais à l'aide du microscope seulement, en découvrir quelques débris, soit disséminés dans la masse, soit plutôt refoulés à la périphérie. Mais le cas est exceptionnel.

L'*épididyme* lui-même est ordinairement perdu dans la masse néoplasique. Dans vingt-trois cas, où son attention fut attirée sur ce point, Kocher n'a trouvé que huit fois l'épididyme intact, quinze fois il était malade.

L'aspect est différent, lorsqu'on a la bonne fortune, ce qui arrive rarement, de rencontrer une tumeur jeune encore et en voie de développement. Dans trois cas, Kocher a pu surprendre ainsi la lésion au début, et constater qu'elle était limitée à la partie centrale de la

$\frac{1}{3}$ Diam.

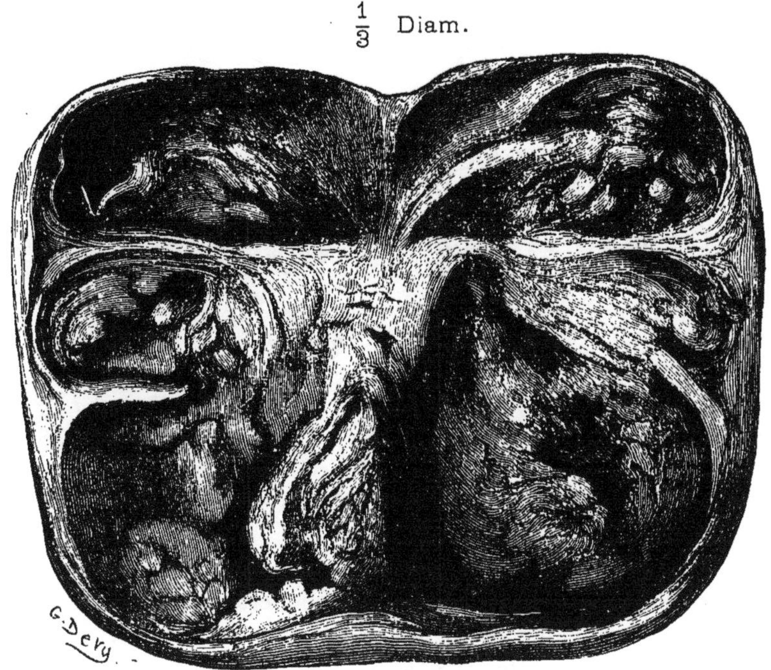

Fig. 60. — Cancer ramolli.

glande (fig. 61). Elle s'étend ensuite vers la périphérie, en suivant les lobules de la glande.

Le *rete testis* est envahi de bonne heure, mais jamais cependant il ne serait le premier atteint. Cette opinion est en contradiction avec celle de Curling, avec celle même qui était soutenue par l'auteur que nous venons de citer, dans la première édition de son Traité.

Des faits plus nombreux seraient peut-être nécessaires pour trancher cette question, sans grande importance d'ailleurs, du point de départ exact du carcinome du testicule.

Il paraît, du moins, bien établi que le siège primitif du mal ne serait pas, comme l'admettait autrefois Robin, la queue de l'épididyme. L'erreur dans laquelle on peut tomber, à cet égard, tiendrait, d'après Kocher, à ce que souvent, au début, la partie antérieure du testicule peut rester intacte ; la partie postérieure de la glande malade *coiffe* l'antérieure à la façon de l'épididyme et peut être prise pour lui ; en réalité celui-ci, lorsqu'on y prend garde, est retrouvé plus en arrière encore et parfaitement sain (fig. 62).

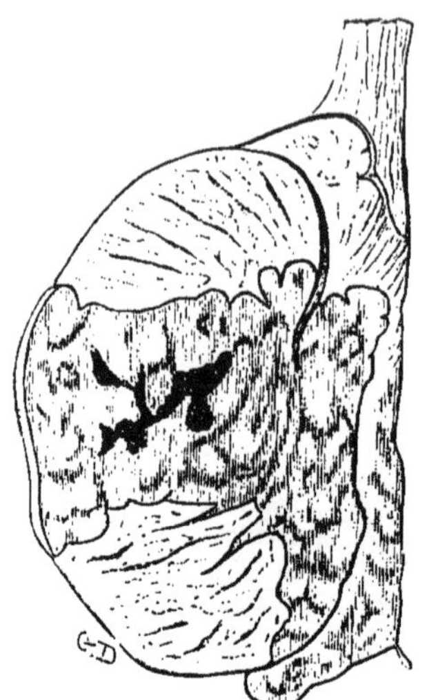

Fig. 61. — Cancer du testicule au début.

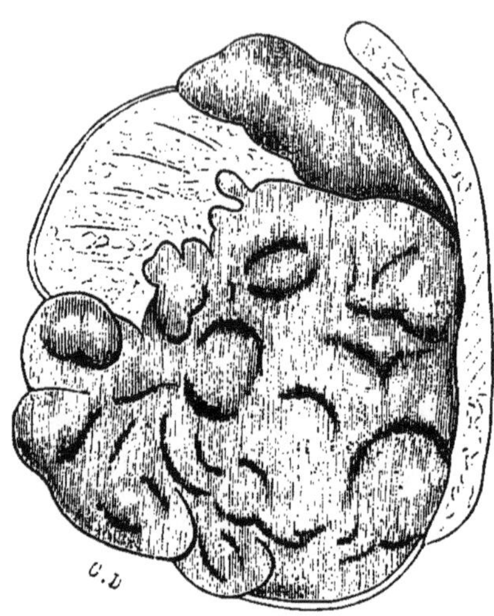

Fig. 62. — Cancer du testicule, sept mois après le début.

Les remarques qui précèdent s'appliqueraient, d'après certains auteurs, au carcinome plutôt qu'au sarcome du testicule. Il est certain en effet que, sous cette dernière forme, le cancer de la glande séminale peut être limité, pour un temps du moins, à l'épididyme. Il en était ainsi dans un fait observé par Péan (1). Nous reproduisons ci-contre deux figures empruntées à cet auteur, et qui se rapportent à ce cas intéressant (fig. 63 et 64).

La *vaginale* peut être saine, ou présenter toutes les lésions qui sont le propre de la vaginalite, depuis le simple épaississement jusqu'aux fausses membranes, plus ou moins abondantes, à tous les degrés d'organisation.

La cavité qu'elle circonscrit est souvent effacée par suite des adhérences qui se sont établies entre les deux feuillets de la séreuse ; ou

(1) Péan (J.), *Ouv. cité*, t. II, p. 460.

bien elle persiste et renferme alors un peu de sérosité claire ou sangui-

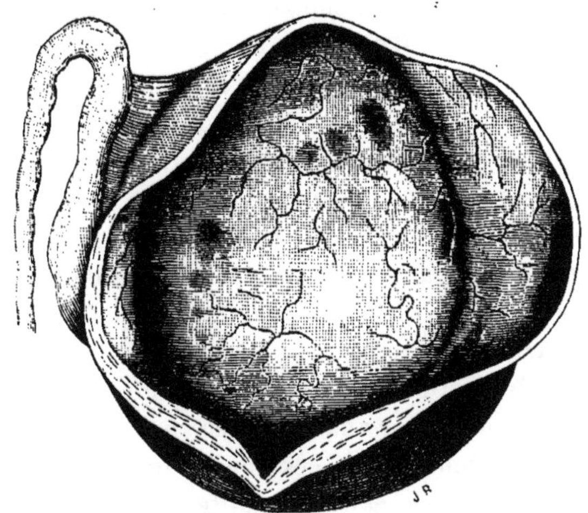

Fig. 63. — Sarcome de l'épididyme (le testicule est aplati et logé dans les enveloppes de la tumeur).

nolente. L'oblitération peut être partielle et la cavité divisée en loges contenant ou non du liquide. Dans les cas rares où l'albuginée est détruite, le tissu néoplasique s'étale à l'intérieur de la vaginale.

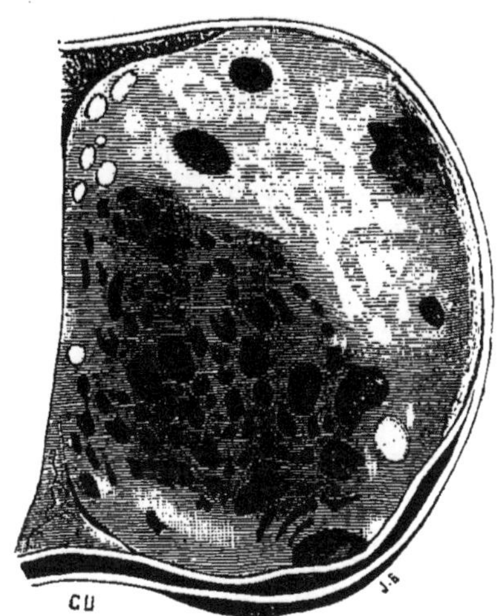

Fig. 64. — Coupe de la tumeur précédente. Le tissu de la tumeur est hémorrhagique et contient par places des kystes et des noyaux cartilagineux.

M. Boursier (1) a bien montré que cette hydrocèle symptomatique était le résultat d'un véritable processus inflammatoire provoqué dans la vaginale par la tumeur sous-jacente. Elle serait, pour cette raison, d'autant plus fréquente, que l'épididyme est lui-même plus promptement atteint.

Le *cordon* peut avoir conservé ses dimensions et son aspect normaux. Souvent il est déjà tuméfié et manifestement dégénéré. Cet envahissement parait se faire plus vite dans le sarcome que dans le carcinome.

b. **Forme dure ou squirrhe.** — La *forme dure* du cancer du testi-

(1) Boursier (P.-A.), *Étude sur les hydrocèles symptomatiques des tumeurs du testicule*. Thèse de Paris, 1880, n° 8.

cule peut correspondre de tous points à la description qui précède, à ceci près que la tumeur, à la coupe, présente un tissu ferme, grisâtre, assez uniforme d'aspect. Il s'agit, en pareil cas, d'une lésion semblable, mais à une phase probablement moins avancée ; la tumeur n'a pas encore, du moins, été le siège de ces ramollissements, de ces transformations kystiques, de ces épanchements sanguins qui en modifient si profondément l'apparence extérieure.

Tout autre est le *carcinome fibreux* ou *squirrhe* vrai, qui doit être considéré comme constituant une variété spéciale de néoplasie testiculaire, ayant à l'œil nu un aspect caractéristique et, comme nous le verrons, une structure propre.

Le squirrhe du testicule avait été longtemps admis sans preuves suffisantes et seulement par analogie avec ce qui s'observe ailleurs. Un examen plus approfondi des pièces montra qu'on s'en était laissé imposer par les apparences, et qu'en réalité le carcinome fibreux du testicule n'existait pas. Telle était la conclusion à laquelle était arrivé Rindfleisch, par exemple, dans son Traité classique.

Depuis lors, Nepveu (1), reprenant ces recherches, montra que dans les observations anciennes de A. Cooper, Curling, Dolbeau, il s'était bien agi de véritables squirrhes de la glande séminale. A ces faits il en joignit trois personnels recueillis dans le service de M. Verneuil, et quelques autres empruntés à divers auteurs. Il parvenait ainsi à réunir neuf cas de squirrhe vrai du testicule, d'après lesquels il a donné une bonne description de l'affection. Nous ne ferons guère que la reproduire dans ses traits essentiels, car notre expérience sur ce point est à peu près nulle (2).

Le volume du testicule atteint de squirrhe est habituellement peu considérable. Il est comparable à celui d'un œuf de poule, quelquefois d'un œuf de pigeon. Si l'on rapproche de ce fait le développement parfois colossal des cancers mous du même organe, le contraste est frappant.

Le tissu de la tumeur est très dense, dur, compact ; il crie sous le scalpel. Sur une coupe, il paraît généralement blanchâtre, rosé en quel-

(1) Nepveu (G.). *Squirrhe du testicule* (Mém. lu au *Congrès de l'Associat. franç. pour l'avancement des sciences*, Paris, 1878, et *Arch. génér. de médecine*, Paris, 1879, 7e sér., t. III, p. 129).

(2) Nous n'avons trouvé, parmi les faits publiés depuis le travail de Nepveu, que celui de Clark (*), observé chez un homme de 52 ans, dans lequel le diagnostic anatomique de *squirrhe du testicule* paraît avoir été vérifié par le microscope.

(*) Clark (H. E.), *Scirrhus of the testicle and spermatic cord* (*Glasgow med. journ.*, 1883, t. XIX, p. 67 et 236).

ques points. On y remarque surtout les tractus, rendus plus évidents par un courant d'eau, qui le traversent, irradiant en éventail du *rete testis* et du corps d'Highmore jusqu'à l'albuginée. Nous verrons que cette production abondante de tissu fibreux est, à l'examen microscopique, la lésion caractéristique du squirrhe testiculaire.

L'épididyme n'est généralement plus reconnaissable. Les deux feuillets de la vaginale sont le plus souvent soudés entre eux par des adhérences, sur une plus ou moins grande étendue. Deux fois on a noté l'infiltration du cordon spermatique et du canal déférent, jamais l'extension jusqu'à la prostate ou aux vésicules séminales.

B. — Caractères microscopiques. Évolution.

Nous avons déjà eu occasion de dire combien l'étude de la structure et de l'évolution des tumeurs du testicule offre de sérieuses difficultés. Cela est particulièrement vrai pour les productions diverses réunies sous le nom de sarcocèle cancéreux. Tendance à la diffusion que présentent les formes les plus typiques en apparence, dégénérescences fréquentes et variées frappant tout ou partie de la masse morbide, complexité des tissus ou des éléments qui peuvent entrer dans la constitution du néoplasme, tout semble réuni pour obscurcir le sujet.

Aussi l'anatomo-pathologiste le plus exercé doit-il bien souvent renoncer à formuler un diagnostic anatomique précis et se trouve-t-il contraint de suspendre son jugement.

Une description, conduite de façon à laisser de côté ces cas difficiles, serait de pure convention et ne mériterait pas créance.

D'autre part, un ouvrage comme celui-ci ne comporte évidemment pas une étude des cas particuliers très divers qui peuvent se rencontrer dans la pratique; ce serait se noyer dans le détail, ou, pour employer une expression bien applicable ici, se perdre dans l'infiniment petit.

Nous chercherons un moyen terme entre ces deux façons de faire également fâcheuses, une généralisation hâtive et fausse, et un exposé trop minutieux à force de vouloir être exact.

Pour cela, nous attachant aux cas simples dont on peut trouver quelques exemples, nous les prendrons pour point de départ de notre étude. Nous signalerons ensuite, et chemin faisant, les combinaisons et les complications qui peuvent altérer la physionomie primitive du néoplasme, au point de le rendre parfois méconnaissable.

Nous terminerons enfin par l'étude des tumeurs dites *mixtes*, dont la détermination anatomique est souvent plus difficile encore.

On se souviendra seulement que ces cas obscurs et d'un diagnostic embarrassant sont, dans la glande séminale, infiniment plus fréquents que les cas simples.

Nous étudierons donc successivement le *carcinome* du testicule et ses variétés;

Le *sarcome* du testicule et ses variétés;

Les *tumeurs mixtes* du testicule.

Ces diverses formes anatomiques nous paraissent correspondre au *sarcocèle cancéreux* des cliniciens.

1. Carcinome.

On peut considérer aujourd'hui comme établi que la plupart des tumeurs du testicule, d'une constitution suffisamment simple pour ne pas être rangées parmi les tumeurs mixtes, sont construites sur le type de l'épithélioma atypique (carcinome), à forme diffuse le plus souvent, avec stroma embryonnaire et très grêle, parfois avec stroma fibreux.

Ces carcinomes sont, du moins, beaucoup plus fréquents que les sarcomes, avec lesquels ils ont été souvent confondus. (V. *Sarcome.*)

Malgré la rareté relative du carcinome à stroma fibreux, c'est cependant la variété dure ou squirrheuse que nous prendrons pour type, dans l'étude qui va suivre. La structure, en effet, en est simple et donne une idée nette de la lésion.

Il sera facile de rattacher à la description que nous en donnerons les diverses autres *formes* qui se peuvent rencontrer.

Formes simples. — Nous décrirons sous ce nom le *carcinome fibreux* ou *squirrhe*, le *carcinome mou* ou *médullaire* et le *carcinome réticulé.*

a. Carcinome fibreux. Squirrhe. — Le *carcinome dur* ou *fibreux*, dit aussi par quelques auteurs *carcinome simple*, mérite bien, dans certains cas, ce dernier nom. Il se présente alors avec les caractères bien connus du carcinome alvéolaire classique, se réduisant à ces deux termes : stroma conjonctif circonscrivant des espaces cavitaires ou alvéoles; grandes cellules épithéliales contenues dans ces alvéoles.

Stroma. — Le stroma est plus ou moins dense suivant l'âge du mal. Au début il est nettement fibrillaire et l'on y distingue, en colorant les préparations, les éléments cellulaires du tissu conjonctif. Il tend plus tard à devenir de plus en plus fibreux et de moins en moins riche en cellules. Cette évolution s'accuse cliniquement par la dureté de la tumeur et le retrait de la masse.

On a justement comparé ce processus à la sclérose qui envahit certains organes parenchymateux.

La trame du squirrhe peut donc être considérée comme formée par des trabécules conjonctives, parfois très épaisses, qui traversent, en tous sens, le tissu de la tumeur.

Cellules. — C'est dans les mailles de ce stroma que l'on rencontre les cellules dites cancéreuses, de formation nouvelle, et parfois des débris de la glande elle-même.

Les cellules sont ordinairement volumineuses, rondes et polygonales, à gros noyau, à protoplasma clair et granuleux, de formes et de dimensions très variables; ayant tous les caractères des cellules épithélioïdes du carcinome. Elles rappellent souvent par leur

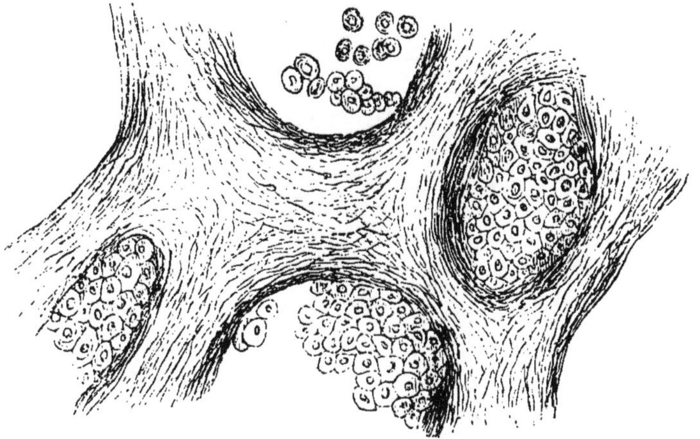

Fig. 65. — Cancer du testicule, alvéoles remplies de cellules épithéliales et stroma fibreux (d'après Kocher; figure schématique).

aspect les cellules épithéliales qui normalement tapissent les canalicules séminifères. Cette ressemblance donne à penser que le carcinome a bien pu prendre son point de départ, comme on l'a soutenu, dans l'intérieur de la glande; nous verrons qu'il y a, en faveur de cette opinion, d'autres arguments et de plus probants.

Ces éléments cellulaires sont d'autant plus abondants que la tumeur est plus jeune. Plus tard on les retrouve plus rares, emprisonnés et comme étouffés dans les étroits alvéoles que le tissu fibreux circonscrit de toutes parts.

Ce n'est qu'exceptionnellement que l'on découvre encore des traces du tissu glandulaire normal. Nepveu signale cependant dans quelques cas l'existence, à la périphérie, de quelques tubes séminifères atrophiés, contenant des cellules épithéliales dégénérées, le plus souvent méconnaissables ; le canalicule ne se distingue plus alors que par sa forme et par la bouillie athéromateuse qu'il renferme.

b. Carcinome mou ou médullaire. — Le *carcinome mou* ou *médullaire* se présente sous des aspects histologiques divers qui ne sont pas tous d'une détermination également facile.

Le diagnostic anatomique repose toujours sur la recherche du

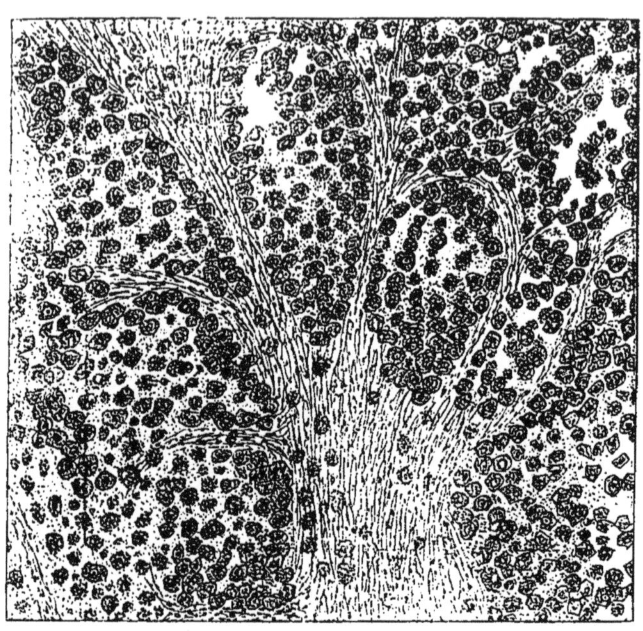

Fig. 66. — Coupe histologique d'un carcinome du testicule (obs. pers.).

stroma de la tumeur, la nature des cellules contenues, et l'agencement réciproque de ces deux parties.

Le cas le plus simple est celui où la texture générale du tissu se rapproche de celle que nous venons de décrire, et consiste, ici encore et d'une façon évidente, en un système d'alvéoles, dont la paroi est conjonctive et la cavité remplie de cellules.

Le carcinome médullaire se distingue, à première vue, du squirrhe par ce fait que l'élément cellulaire y domine, tandis que la trame conjonctive demeure à l'arrière-plan. Les espaces alvéolaires sont plus larges et occupent, dans le champ de la préparation, une place plus considérable (fig. 66).

De plus, le stroma lui-même est chargé de cellules. Il est rarement fibreux. Le plus souvent, sur une étendue plus ou moins grande, il est absolument embryonnaire, constitué soit par des cellules rondes offrant l'aspect du sarcome embryonnaire, soit par des éléments fusiformes semblables à ceux du sarcome fasciculé, soit encore par des cellules étoilées faisant penser à une production myxomateuse.

Lorsque, comme il arrive souvent dans les formes tout à fait molles, cette disposition se retrouve dans la grande masse de la tumeur, il en résulte que celle-ci paraît uniquement formée par des cellules et qu'à un examen superficiel on pourrait croire avoir affaire à un sarcome. Une étude plus attentive permet cependant de distinguer une trame conjonctive fine, disparaissant presque sous l'active prolifération dont elle est le siège; les cellules indifférentes du stroma, arrondies ou fusiformes, tendent à se grouper en séries ou en traînées, de façon à limiter des alvéoles, ou, du moins, à ménager des espaces dans lesquels sont contenus des éléments cellulaires d'un autre ordre et d'un caractère tout différent.

Ceux-ci sont plus volumineux, polymorphes, à gros noyaux, ont en somme l'aspect des cellules que l'on trouve habituellement dans le carcinome, et dont nous signalions plus haut la présence dans le squirrhe du testicule. Elles constituent l'élément caractéristique du tissu; constatation faite de leur existence et du siège qu'elles occupent, il devient possible d'assigner à la tumeur sa véritable place dans le cadre nosologique.

c. Carcinome réticulé. — Dans le *carcinome réticulé*, qui n'est qu'une variété du carcinome médullaire, mais que nous devons signaler à part, car il a été particulièrement bien étudié au testicule, le diagnostic anatomique est souvent aussi très embarrassant. Les difficultés sont de même ordre que dans le cas précédent.

Le stroma est en général, cependant, plus facilement reconnaissable. Il offre une disposition plus régulière. Ce ne sont plus, il est vrai, les grandes travées du squirrhe, mais un réticulum à mailles assez étroites, limitant des alvéoles, qui ne contiennent qu'un nombre restreint de cellules.

Ici encore, c'est surtout la forme des cellules contenues dans ce réseau, ainsi que leur volume, qui empêchent de confondre ces tumeurs soit avec le sarcome alvéolaire, qui en est cependant bien voisin, soit avec le lymphadénome à grosses cellules. Dans l'une et l'autre de ces deux dernières variétés de néoplasme se trouve un véritable réticulum, mais il est occupé par des cellules embryonnaires dans le sarcome, par des cellules lymphatiques dans le lymphadénome.

Il faut ajouter que, dans ces cas difficiles, la recherche des petits *vaisseaux* qui parcourent la tumeur, l'étude de leur structure et de leur disposition viennent éclairer le diagnostic. Dans les diverses variétés de carcinome, les capillaires sont contenus dans l'épaisseur des trabécules, ils ont une paroi distincte et se présentent, au microscope, avec un double contour très net. Dans le sarcome, au contraire, les vaisseaux sont à parois embryonnaires ou dépourvus de parois propres ; le sang est en contact direct avec les cellules.

Comme dans le squirrhe, et plus communément encore, les *canalicules spermatiques*, dans le carcinome médullaire, disparaissent rapidement, au point de ne laisser aucune trace. On a cependant trouvé quelques vestiges de parenchyme dans des tumeurs encore jeunes. C'est en analysant avec soin des cas de ce genre que l'on est parvenu, comme nous le verrons plus loin, à avoir quelques notions sur le *point de départ* et le *mode de développement* du tissu néoplasique.

Formes compliquées. — Variétés. — Certaines formes compliquées s'écartant parfois considérablement des types relativement simples que nous venons de décrire sont, avons-nous dit, fréquentes au testicule.

Elles peuvent être rattachées à des modifications survenant soit dans la charpente conjonctive du néoplasme, soit dans les cellules qui y sont contenues, soit encore dans la glande elle-même profondément altérée, mais non complètement détruite.

a. Carcinome hématode. — De ces variétés l'une des plus communes résulte de la vascularisation excessive du tissu morbide. La tumeur prend l'aspect des productions autrefois décrites sous le nom de *fongus hématode*, et que l'on désigne plus habituellement aujourd'hui sous celui de *cancer télangiectasique*, *carcinome érectile* ou *hématode*.

Cette transformation s'observe souvent lorsque le cancer franchit les limites de l'albuginée et de la vaginale, pour s'étaler, à la façon d'un champignon ou d'un *fongus*, sur la face externe du scrotum. Mais elle se produit aussi dans des tumeurs encore contenues sous les enveloppes scrotales.

A l'œil nu, l'apparence est celle d'une production franchement vasculaire ou érectile. Sur une coupe, on découvre habituellement des foyers hémorrhagiques disséminés, provenant de la rupture des minces vaisseaux qui parcourent le tissu.

Il est facile de se rendre compte, au microscope de la cause anatomique de ces modifications extérieures. Le stroma de la tumeur est parcouru par un nombre considérable de vaisseaux fins. Ils sont tellement multipliés par places qu'ils arrivent à former, presque à eux seuls, la charpente du néoplasme. Il en était ainsi dans une tumeur du testicule examinée par Rindfleisch. Nous donnons ci-contre une figure reproduisant ce fait intéressant.

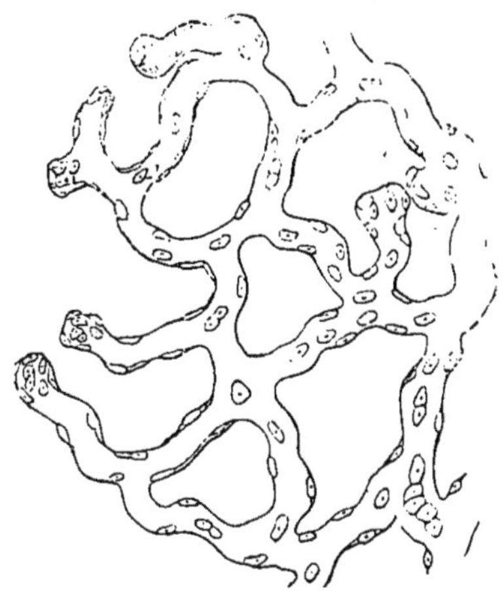

Fig. 67. — Cancer télangiectasique du testicule. Stroma avec capillaires très larges, portant des appendices en cul-de-sac, indiquant leur formation par bourgeonnement.

Rarement, au reste, la lésion se borne à la multiplication et à la dilatation des petits vaisseaux; ceux-ci se mettent ordinairement en communication avec certaines cavités alvéolaires, dont le contenu disparaît par voie de dégénérescence colloïde ou muqueuse. Il se produit, par ce mécanisme, un véritable tissu caverneux, qui contribue singulièrement à donner à la tumeur l'aspect érectile ou hématode.

b. Cysto-carcinome. — Immédiatement à côté de la variété précédente on peut placer, par ordre de fréquence, les transformations kystiques dont le carcinome du testicule peut être le siège (*cysto-carcinome, cancer kystique*).

Nous ne parlerons ici que pour mémoire des cavités irrégulières résultant d'un ramollissement partiel, de la *fonte kystique*, pour employer l'expression reçue, de certains départements de la tumeur. Cet état s'explique par la transformation graisseuse et caséeuse des cellules du carcinome, et leur destruction sur place. Ainsi se forment des foyers d'apparence kystique, de véritables pertes de substance, dans lesquelles on retrouve des débris cellulaires, des globules sanguins altérés et un liquide muqueux plus ou moins coloré par le sang. Cette évolution régressive, qui est ordinairement sous la dépendance d'oblitérations vasculaires partielles, se produisant dans l'épaisseur de la tumeur, peut s'observer dans toute variété de carcinome, quel qu'en soit le siège. Nous n'y insistons pas davantage.

Il en est autrement des véritables kystes à paroi propre et à épithélium distinct, qui se rencontrent fréquemment dans les tumeurs du testicule et qui en rendent la définition histologique souvent fort difficile.

Ces productions kystiques ne sont pas, comme on l'a soutenu, propres au carcinome. Elles existent aussi dans le sarcome, et, semble-t-il, avec une fréquence égale; mais il ne faut pas oublier que le sarcome kystique des anciens auteurs n'est bien souvent qu'un carcinome méconnu.

Nous ne reproduirons pas toutes les hypothèses auxquelles ces tumeurs d'apparence kystique ont donné lieu. Nous nous contenterons de dire sous quel aspect les kystes se présentent dans le carcinome du testicule, et comment on a essayé de se rendre compte de leur mode de développement.

Les kystes du carcinome testiculaire peuvent offrir toutes les variétés de forme, de nombre et de volume que l'on peut imaginer. Ce sont ou de rares cavités, ordinairement groupées en un point de la tumeur, ou des kystes multiples, disséminés dans toute la masse. De forme parfois arrondie, au point qu'au premier coup d'œil on les prendrait volontiers pour de simples tubes testiculaires considérablement agrandis, ils sont plus souvent allongés ou ovalaires, ou bien revêtent l'apparence la plus irrégulière, se réduisant souvent à des espaces inégalement creusés dans l'épaisseur des tissus.

Mais toujours, et c'est là ce qui les distingue des simples foyers de ramollissement, ils sont limités par une paroi continue, à la surface de laquelle, sur des pièces suffisamment fraîches, on peut retrouver un véritable revêtement épithélial.

La paroi est conjonctive; l'épithélium infiniment variable. C'est tantôt une simple couche de cellules cylindriques ou caliciformes, les premières parfois à cils vibratiles; tantôt un véritable revêtement stratifié, formé de plusieurs couches de cellules, dont la disposition varie de la profondeur vers la surface : celles qui sont en contact avec la paroi sont régulièrement prismatiques et perpendiculairement implantées; plus superficiellement, elles deviennent irrégulières, globuleuses, évidemment caduques, se mêlant au contenu de la cavité qu'elles contribuent à former.

Ce contenu lui-même varie. Ses qualités dépendent probablement de la nature de l'épithélium qui revêt les parois de la cavité. Ce peut être un liquide absolument clair et transparent comme de l'eau, ne renfermant aucune particule solide; plus souvent il est filant, visqueux, parfois presque concret, ou se coagulant facilement par l'action des liquides servant à la conservation des pièces. Sous l'une et l'autre forme il peut être coloré, si quelque vaisseau rompu s'est mis en communication avec le kyste; il sera franchement hémorrhagique ou simplement teinté en jaune ou en brun par les matières colorantes du sang, suivant l'étendue et l'ancienneté de la rupture.

On a longtemps admis que le point de départ de ces kystes ne pouvait être que dans les cavités existant normalement dans la glande, c'est-à-dire dans les canalicules spermatiques.

Cette opinion, soutenue par A. Cooper et par Cruveilhier, pour les tumeurs kystiques du testicule qu'ils considéraient comme des cancers alvéolaires, est actuellement encore défendue par Rindfleisch. Il est difficile d'en démontrer la vérité. On n'a jamais pu, en effet, croyons-nous, observer entre les cavités kystiques et les tubes séminifères normaux des formes intermédiaires indiquant le passage de l'état normal à l'état pathologique. Les kystes les plus petits, ceux qui, par leur diamètre, se rapprochent le plus des canalicules spermatiques, en diffèrent absolument par la nature de leur revêtement épithélial.

On pourrait plutôt, avec Talavera, appliquer aux formations kystiques du carcinome testiculaire la théorie soutenue par Malassez pour les tumeurs kystiques (épithéliome kystique) du même organe. Les kystes se développeraient au sein même du stoma conjonctif de la tumeur, et cela aux dépens de petits amas épithéliaux, apparaissant dans les lacunes du tissu conjonctif. Ces amas, d'abord pleins, se creusent d'une cavité centrale qui, peu à peu, prend la forme et les proportions d'un véritable kyste (1).

Rappelons, d'ailleurs, que le carcinome testiculaire n'est autre chose qu'une modalité atypique de l'épithéliome kystique. Le cysto-carcinome ne serait donc, en se plaçant à ce point de vue, qu'une tumeur en voie de transformation, contenant à la fois des parties typiques et des parties atypiques.

Il n'est pas probable que toujours les kystes du carcinome se forment suivant le mode que nous venons d'indiquer. Il est une autre explication de leur développement qui répond sans doute à bien des cas. La cavité résulterait simplement de la métamorphose kystique de l'alvéole carcinomateux, par dégénérescence colloïde et destruction des cellules qui en occupent le centre. Les

(1) On peut, d'une façon analogue, expliquer la présence, dans ces tumeurs, de *perles épidermiques*. Nous avons vu, en effet, que les cavités kystiques offrent souvent un revêtement épithélial stratifié, dont les différentes couches peuvent être comparées, par leur structure et par leur évolution, à celles de l'épiderme normal. Les cellules les plus internes se détruisent et tombent dans la cavité. Mais elles peuvent aussi persister, subir sur place une sorte de transformation cornée. La cavité n'est plus alors remplie de liquide, mais occupée par une accumulation de cellules épithéliales, dite *perle épidermique*.

cellules qui subsistent à la périphérie prennent l'aspect d'éléments épithéliaux et forment, sur la paroi de l'alvéole transformé, un revêtement continu.

A vrai dire, nous croyons que les deux hypothèses sont conciliables ou plutôt qu'elles correspondent à deux variétés distinctes de productions kystiques. Dans certains carcinomes du testicule, on trouve des cavités contenant un liquide clair, analogue à celui que l'on observe dans la maladie kystique du testicule; ces cavités sont tapissées par un revêtement épithélial encore assez typique et continu. Ce sont là les kystes auxquels s'applique l'hypothèse développée par Malassez. Dans d'autres cas on rencontre, coexistant ou non avec la forme précédente, des cavités à contenu colloïde renfermant un plus ou moins grand nombre d'éléments cellulaires en voie de dégénérescence, dont les parois sont tapissées par des cellules plus atypiques et ne formant pas un revêtement continu. Ces kystes sont pour nous des *kystes de dégénérescence* se formant d'après le mécanisme dont nous avons parlé en second lieu.

c. Carcinome mélanique. — Mentionnons encore, pour mémoire et afin de ne laisser de côté aucune des formes possibles du cancer du testicule, le *carcinome mélanique.* Il n'a jamais été, que nous sachions, rencontré primitivement au testicule, mais seulement à l'état de tumeur secondaire dans les cas de généralisation d'un carcinome mélanique, développé dans une autre région.

Développement. Histogenèse. — Birch-Hirschfeld qui, l'un des premiers, a donné une bonne étude anatomique du carcinome du testicule, est aussi celui qui a le mieux vu son mode de développement.

Pour lui, le point de départ du carcinome testiculaire est à l'intérieur des canalicules spermatiques, dans les cellules épithéliales qui tapissent leur surface interne.

Pour établir ce fait, il ne suffisait pas de la ressemblance évidente qui existe entre les cellules épithélioïdes du carcinome et les cellules épithéliales de la glande. Il fallait pouvoir suivre pas à pas, pour ainsi dire, la transformation des canalicules altérés en alvéoles du cancer.

Ce processus paraissait parfaitement net dans une pièce examinée par Talavera, au laboratoire d'histologie du Collège de France, et dont nous avons pu nous-mêmes prendre connaissance. On y trouvait deux variétés d'espaces cavitaires. Les uns circulaires, situés au voisinage des tubes séminifères normaux, plus larges que ceux-ci, mais de même aspect, encore pourvus d'une membrane propre, et remplis par des cellules épithélioïdes; les autres, de forme irrégulière, tout à fait analogues à ceux que l'on rencontre communément dans le carcinome, dans lesquels, par conséquent, les cellules contenues étaient en rapport direct avec le stroma conjonctif, sans interposition d'une membrane propre qui avait disparu. Entre ces deux variétés se trouvaient des formes intermédiaires conduisant insensiblement de l'une à l'autre. Par places, au niveau de tubes relativement intacts, on distinguait des bourgeons ramifiés partant de la paroi et pénétrant dans les tissus voisins.

Il était permis de conclure de cette disposition que la prolifération épithéliale née dans les tubes séminifères, après avoir fait disparaître la membrane propre, s'était répandue au dehors et avait, de proche en proche, amené la transformation du parenchyme glandulaire.

Birch-Hirschfeld avait été amené à soutenir la même opinion, acceptée d'ailleurs par Waldeyer, par une constatation plus directe encore. Il était parvenu, dans un cas de cancer du testicule, à isoler quelques boyaux cellulaires, offrant l'aspect de tubes séminifères, à l'aide d'une solution faible d'acide chlorhydrique. Sur ces boyaux épithéliaux, on pouvait apercevoir, de distance en distance, des renflements noueux, indices de l'active prolifération dont ils étaient le siège. Quelques-uns de ces renflements paraissaient s'élargir rapidement pour plonger dans le tissu de la tumeur. Cette apparence, rapprochée de celle fournie par les coupes minces, conduisait à admettre que l'élément glandulaire du testicule prend part à la formation de la tumeur, ou en d'autres termes que le point de départ de celle-ci est dans l'épithélium intra-canaliculaire.

Plus récemment Langhans, dans la deuxième édition du Traité de Kocher, est arrivé à la même conclusion par l'étude attentive et minutieuse de quelques cas de carcinome testiculaire, dans lesquels le tissu glandulaire était en partie conservé.

Ces faits nous permettent donc de ranger le carcinome du testicule dans la catégorie des tumeurs épithéliales (carcinomes épithéliaux, épithélioma métatypique) (1).

Nous avons cependant une restriction à faire à l'exposé qui précède.

(1) Tizzoni (Voy. *Index bibl.*, 1876) a décrit sous le nom d'*épithélioma* du testicule un carcinome dont le point de départ intra-canaliculaire semblait des plus évidents. La même origine est indiquée dans un fait bien étudié de Lagrange (*Bull. Soc. anat.*, 1882, p. 575). — Voy. encore : Caponotto, *Epitelioma del testiculo* (*Osservatore* Turin, 1883, t. XIX, p. 372).

Un point est hors de contestation, c'est la nature épithéliale des éléments qui constituent la tumeur. Mais rien ne nous autorise à conclure que les canalicules spermatiques préexistants soient le point de départ de la production morbide. On a démontré, en effet, que la tumeur était formée sur un plan analogue à celui du testicule, mais on n'a nullement prouvé qu'il y ait, entre elle et la glande, une véritable continuité de tissu. Nous serions tout au contraire portés à admettre, comme l'a fait Malassez pour la maladie kystique, que les boyaux épithéliaux qui ont été pris pour des canalicules spermatiques normaux se forment aux dépens des germes embryonnaires inclus dans la glande génitale à une période plus ou moins avancée de leur développement. Cette manière de voir est seule compatible avec la théorie de Cohnheim, que nous avons longuement développée plus haut.

C'est là, au reste, une controverse portant sur le mode de développement de la tumeur, qui ne touche en rien à la nature épithéliale de ces productions, adoptée aujourd'hui, sans conteste, par la plupart des histologistes.

Mode de propagation et de généralisation. — Le cancer du testicule, comme toutes les productions de ce genre, quel qu'en soit le siège, tend à se propager au loin en infectant toute l'économie.

On sait que cette généralisation peut se faire de deux façons, soit par contiguïté en suivant la voie lymphatique ou veineuse, soit par continuité, c'est-à-dire par envahissement successif et de proche en proche des tissus qui environnent le foyer primitif du mal.

Au testicule la propagation par les lymphatiques est de beaucoup la plus fréquente. Elle se révèle à l'examen cadavérique par la tuméfaction des ganglions lombaires, aboutissant normal des lymphatiques de la glande séminale.

Cette tuméfaction peut acquérir des proportions énormes. Dans un cas observé par l'un de nous elle remplissait tout l'abdomen. A ce degré, les organes voisins, la veine cave, l'aorte, les nerfs lombaires, le rein lui-même peuvent être comprimés, déplacés ou soulevés; de là résultent des troubles de voisinage ou à distance dont nous aurons à tenir compte.

Nous ne discuterons pas la question encore controversée du mécanisme intime de cette propagation. Y a-t-il simple transport des éléments du cancer par les lymphatiques, ou ceux-ci sont-ils eux-mêmes envahis par le tissu morbide? Y a-t-il pour le testicule, comme M. Debove l'a constaté pour le cancer du sein, une véritable *lymphangite cancéreuse*? Nous ne connaissons pas de recherches ayant spécialement porté sur ce point. Il est plus que probable que l'infection peut se faire de l'une et l'autre façon.

La propagation ne s'arrête pas toujours aux ganglions lombaires, elle peut s'étendre à ceux du médiastin, aux ganglions bronchiques, et même aux ganglions du cou.

On peut encore trouver des foyers secondaires dans la colonne vertébrale, dans le foie, dans le poumon, dans le mésentère ; parfois même des noyaux sont disséminés dans tout le péritoine. Il n'est pas toujours possible, dans ces divers cas, de déterminer exactement le chemin suivi par les produits d'infection.

La propagation se fait aussi, bien que plus rarement, par voie veineuse. On a pu, du moins, constater la pénétration du tissu cancéreux dans les veines, soit dans les veines testiculaires au niveau de la tumeur primitive, soit dans les veines caves ou dans les veines rénales (Broca), lorsque les ganglions lombaires sont déjà envahis. On peut expliquer ainsi le transport en nature de fragments de tissu morbide, qui peuvent être au loin l'origine de foyers secondaires.

La généralisation du cancer du testicule de proche en proche, ou par *continuité*, est rare, en raison de ce fait, déjà indiqué, que le mal est longtemps contenu à l'intérieur de l'albuginée. Mais lorsqu'il a franchi la barrière que cette membrane lui formait, il envahit rapidement les enveloppes des bourses, gagne la peau, et rien ne s'oppose plus à sa dissémination,

C'est aussi à cette période de l'évolution du cancer testiculaire que les ganglions de l'aine, où se rendent les lymphatiques du scrotum, peuvent être atteints à leur tour, et former un nouveau centre de propagation.

Il est difficile de fixer d'une façon précise l'époque à laquelle se fait ou commence à se faire la généralisation du cancer du testicule. La tuméfaction des ganglions lombaires peut en effet, sur le vivant, échapper pendant longtemps à la plus minutieuse inspection ; et d'autre part on a bien rarement occasion d'examiner, sur le cadavre, des tumeurs assez jeunes pour qu'il soit possible de surprendre le début de la propagation lymphatique.

Il est certain du moins que celle-ci doit être précoce. Nous verrons en effet que bien rarement les malades, même opérés de bonne heure, échappent à la récidive ; et celle-ci se fait presque toujours non au niveau de la tumeur primitive, mais dans les ganglions ; preuve suffisante que ceux-ci étaient déjà infectés au moment de l'intervention chirurgicale. Au reste, la remarquable richesse de la glande séminale en lymphatiques rend bien compte de cette propagation rapide.

2. Sarcome.

Nous suivrons, pour l'étude anatomique du sarcome du testicule, un plan analogue à celui que nous avons adopté pour celle du carcinome. Prenant pour type de notre description les cas où la tumeur présente une texture simple et plus ou moins caractéristique, nous rattacherons à cette première forme les diverses variétés que l'on peut rencontrer dans la pratique.

Nous appuierons cette étude soit sur les examens personnels que nous avons pu faire des pièces que nous avons eues entre les mains, soit sur les travaux des auteurs que nous avons déjà eu occasion de citer, Kocher, Nepveu, Talavera, Langhans, etc.

Nous retrouvons ici des difficultés d'interprétation semblables à celles que nous avons rencontrées pour le carcinome. On s'explique ainsi les divergences qui existent entre les observateurs qui ont cherché à apprécier la fréquence du sarcome testiculaire ; Virchow, par exemple, le considérant comme très rare, Rindfleisch estimant au contraire que, de toutes les tumeurs du testicule, le sarcome est l'une des plus fréquentes.

Tout en reconnaissant qu'il est peut-être encore impossible de se prononcer entre ces deux opinions opposées, nous inclinons, d'après notre expérience personnelle, vers la première. Nous croyons, en effet, que nombre de tumeurs, décrites sous le nom de sarcomes, ne sont bien souvent autre chose que des carcinomes dont le stroma est peu abondant et offre une structure nettement cellulaire. La fréquence relative du sarcome du testicule aurait été, par suite, beaucoup exagérée.

Kocher, dans la deuxième édition de son Traité, exprime un avis semblable. Il s'appuie, pour le formuler, sur de nouveaux examens, faits à sa demande par Langhans, desquels il résulte que, dans la plupart des cas où le diagnostic anatomique du néoplasme avait été douteux et où l'on avait été disposé à porter celui de sarcome, il s'agissait en réalité de carcinome. Le carcinome serait donc la forme anatomique sous laquelle se présenterait habituellement le sarcocèle des cliniciens.

Cette manière de voir est absolument d'accord avec nos propres observations.

Description générale et développement. — Le sarcome est, on le sait, une tumeur essentiellement constituée par un tissu de cellules qui paraissent en contact direct les unes avec les autres, sans interposition de substance intercellulaire, ou, du moins, celle-ci est-elle réduite à une matière molle, amorphe, interposée entre les cellules et difficilement reconnaissable.

Le sarcome du testicule semble, à en juger du moins par les préparations que nous avons eues sous les yeux, s'éloigner, par un point du moins, de ce type général.

La *substance intercellulaire* est en effet, dans le sarcome du testicule,

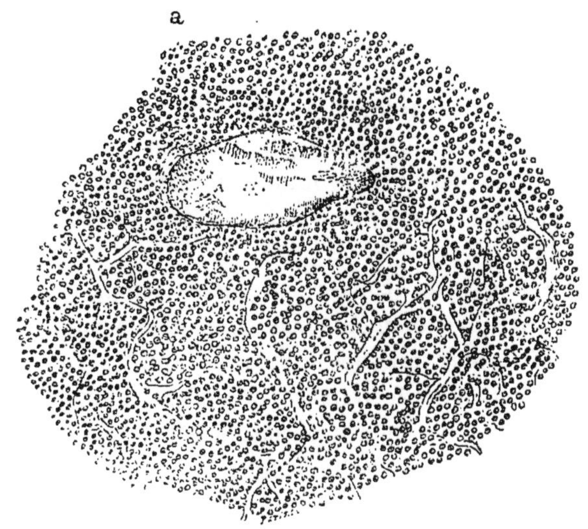

Fig. 68. — Coupe microscopique d'un sarcome médullaire du testicule. Au milieu se voit la section d'un tube séminifère (figure schématique).

ordinairement plus largement représentée que dans les sarcomes des parties molles. Elle peut l'être au point d'en imposer pour un véritable stroma intercellulaire.

Le plus souvent cependant, elle ne se présente que sous forme d'une substance amorphe et grenue, entourant les cellules et les séparant les unes des autres; d'autres fois, au contraire, il est possible par des procédés délicats d'étude de reconnaître que le tissu de la tumeur est parcouru par un fin réseau fibrillaire, dans les mailles duquel sont placées les cellules.

C'est aux tumeurs, dans lesquelles cette disposition est nettement appréciable, que Billroth a donné le nom de *sarcome alvéolaire* et Lücke celui de *sarcome lymphoïde*.

Nous avons dit qu'en pareil cas la confusion avec le carcinome alvéolaire est facile et a été souvent faite. Pour l'éviter on s'appuiera non seulement sur le caractère des cellules, qui sont embryonnaires dans le sarcome, épithéliales dans le carcinome — distinction qui est parfois difficile à établir, — mais surtout sur ce fait, que, dans le sarcome, il est toujours possible de démontrer entre chacune des cellules l'existence d'une certaine quantité de substance intercellulaire, très peu abondante parfois, mais indubitable (Langhans).

Cette substance, dans les formes tout à fait molles du sarcome, en particulier dans le sarcome à cellules rondes, peut être tellement réduite qu'en réalité les cellules paraissent directement juxtaposées.

Les *cellules* du sarcome du testicule sont ou petites, rondes, assez régulières de forme, ou allongées en fuseau. Suivant que l'une ou l'autre de ces variétés prédomine, le sarcome est dit *embryonnaire* (*rondo-cellulaire*) ou *fusiforme;* celui-ci est beaucoup moins fréquent que celui-là.

Il n'est pas rare de trouver, en même temps que ces deux formes de cellules, d'autres éléments beaucoup plus volumineux, à plusieurs noyaux, véritables plaques à noyaux multiples. Parfois enfin les cellules du sarcome affectent, au moins par places, une forme polyédrique, qui rappelle celle des cellules épithéliales du carcinome, ce qui contribue à augmenter les difficultés de diagnostic dont nous avons déjà parlé.

Les *vaisseaux* qui parcourent la tumeur sont ordinairement volumineux, à parois minces, en contact direct avec les cellules. Il n'y a rien là qui soit particulier au sarcome du testicule. Ils peuvent être assez abondants pour donner à la tumeur l'aspect d'une production vasculaire.

Langhans, en étudiant de plus près les rapports des cellules et des vaisseaux dans quelques cas de sarcome du testicule, a pu constater une disposition intéressante. Le tissu de la tumeur, riche en cellules, se subdivisait en îlots tantôt arrondis, tantôt allongés, espacés les uns des autres par un tissu conjonctif lâche; au centre de ces îlots se montrait la coupe d'un gros vaisseau sanguin, dont la tunique externe était amincie, tandis que l'endothélium était manifestement épaissi (fig. 69).

Nous verrons, dans un instant, l'importance que cette disposition périvasculaire peut avoir au point de vue de l'histogenèse de ces productions.

Dans la grande majorité des cas, on ne retrouve pas dans la tumeur trace du parenchyme testiculaire. Lorsqu'il est en partie conservé, on constate que la néoplasie s'est développée dans l'intervalle des tubes testiculaires. Ceux-ci sont séparés les uns des autres par des espaces beaucoup plus considérables qu'à l'état normal, et paraissent disparaître peu à peu devant l'envahissement du tissu nouveau, formé dans leur voisinage. Ils se présentent habituellement sous l'aspect de fragments isolés, reconnaissables à leur forme et à l'épithélium qu'ils contiennent. Leur paroi propre se confond plus ou moins avec le tissu néoplasique. La lumière du canal est cependant respectée ; elle renferme des cellules épithéliales, qui sont ou simplement augmentées de volume et de nombre, ou déjà en voie de dégénérescence graisseuse (Kocher, Nepveu).

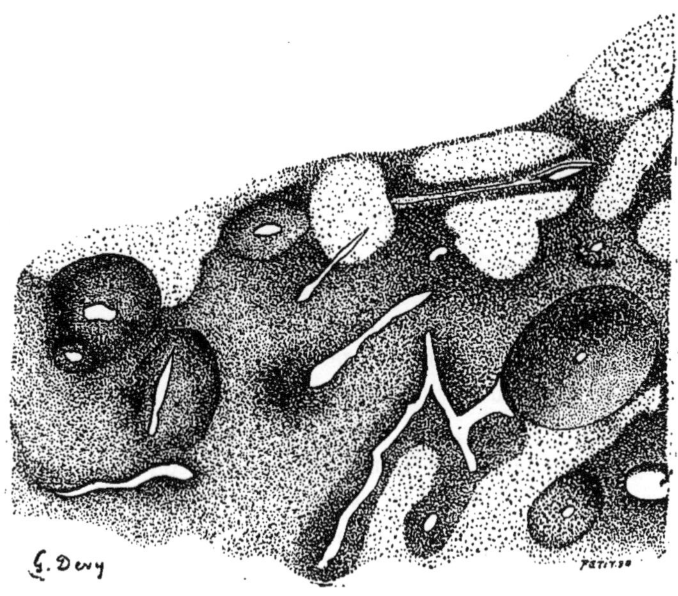

Fig. 69. — Sarcome du testicule. Disposition péri-vasculaire du tissu néoplasique (d'après Langhans).

Au niveau de l'épididyme l'apparence est analogue. Le tissu morbide occupe l'intervalle qui sépare les canaux épididymaires. Le contenu de ceux-ci est en voie d'hyperplasie manifeste; quelques-uns sont véritablement bourrés d'épithélium (Nepveu). Cette hyperplasie paraît précéder la disparition complète du conduit.

Est-il possible de tirer des constatations qui précèdent quelques conclusions sur le *mode de développement* du sarcome testiculaire?

Celle-ci du moins paraît évidente, à savoir, que le contenu épithélial du tube séminifère ne prend aucune part à la formation de la tumeur. Le tissu néoplasique se développe dans l'intervalle des tubes. Ceux-ci portent pendant un temps la trace d'une irritation de voisinage; puis ils finissent par disparaître devant les progrès du mal. Langhans a pu, dans un cas, surprendre l'envahissement du tube, sous forme de petites cellules rondes, semblables à celles qui constituaient la masse de la tumeur, pénétrant dans le canal séminifère, entre son épithélium et sa tunique propre.

Mais cette donnée toute négative ne résout pas la question du point de départ anatomique du sarcome.

Les hypothèses qui ont été émises à ce sujet ont varié avec celles qui ont eu cours sur le mode de développement du sarcome en général.

Tant que l'on a admis, sans conteste, l'origine conjonctive du sarcome, on était porté à croire que le sarcome du testicule prenait naissance dans le tube séminifère, non aux dépens de son épithélium, ce qui n'est pas admissible, mais des éléments conjonctifs de sa tunique propre.

Un fait constaté par Langhans est en contradiction avec cette manière de voir. Il a pu voir en effet, dans un cas, que la paroi des tubes, loin de disparaître, comme cela aurait dû advenir si le tissu nouveau s'était formé dans son épaisseur, était non seulement bien conservée, mais encore manifestement épaissie. Il en conclut avec raison que le point de départ du sarcome n'est pas dans la paroi des tubes séminifères, que la disparition de ceux-ci est secondaire, et ne survient qu'à une phase plus avancée du mal.

Ses observations n'ont pu, au reste, le conduire, sur le point en litige, à une conclusion définitive. Pour nous — en tenant compte, d'une part, des recherches récentes qui tendent de plus en plus à établir l'origine endothéliale du sarcome, et d'une autre part de la tendance remarquable, découverte par Langhans lui-même, qu'affecte dans certains cas le tissu néoplasique à se grouper autour des vaisseaux comme d'un centre, — nous pensons qu'il convient de généraliser le fait et de considérer le sarcome du testicule comme dérivant de l'endothélium vasculaire.

Le groupement périvasculaire du sarcome a été aujourd'hui trop souvent signalé (1) pour qu'il ne nous soit permis de voir, dans cette disposition, autre chose qu'une simple coïncidence, et il convient, à notre avis, d'en déduire, à l'exemple de Waldeyer, de Recklinghausen et de leurs élèves, la nature endothéliale des cellules du sarcome.

Cette idée qui est aujourd'hui à peu près généralement admise pour les sarcomes des séreuses, pour les sarcomes mélaniques de la choroïde et d'autres encore, nous semble devoir être étendue aux tumeurs conjonctives du testicule.

Les relations intimes, signalées par l'un de nous entre les cellules angioplastiques du sarcome à myéloplaxes et les vaisseaux de la tumeur, nous paraissent trop en accord avec la description de

(1) Nous reproduisons ci-contre deux figures empruntées à M. Pilliet (*), montrant la disposition des vaisseaux et des cellules dans un *sarcome périvasculaire* de l'encéphale. On sera frappé de la ressemblance qui existe entre l'une de ces figures

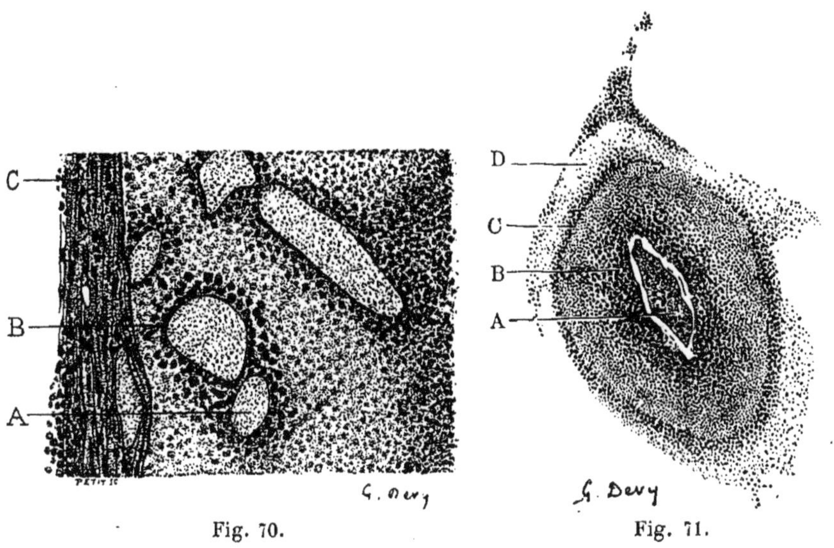

Fig. 70. Fig. 71.

Fig. 70. — A, vaisseaux très dilatés et remplis de globules rouges; B, cellules volumineuses groupées en collerettes à deux ou plusieurs rangs autour des vaisseaux; C, substance blanche du cerveau.

Fig. 71. — A, lumière d'un vaisseau; B, couche de cellules volumineuses, situées immédiatement en dehors du vaisseau, et se continuant par toutes les transitions avec la couche suivante; C, couche de cellules beaucoup plus petites et plus serrées; D, couche de désintégration granuleuse.

et celle que nous avons empruntée à Langhans (fig. 69), dans laquelle cet auteur représente le *groupement périvasculaire* des cellules, découvert par lui dans un sarcome du testicule.

(*) Pilliet (A.), *Arch. de physiologie*, 1887, 3e série, t. X, p. 570, pl. XX.

Langhans, pour que nous hésitions à faire de l'endothélium des vaisseaux la souche commune des productions sarcomateuses de la glande génitale.

Il est cependant possible que l'endothélium de la vaginale puisse, dans certains cas, être le point de départ d'une autre variété de sarcome. Nous verrons que telle est l'interprétation qui peut être donnée des faits, bien rares d'ailleurs, de sarcomes limités à la vaginale. (V. *Tumeurs de la vaginale.*)

Il est probable qu'il existe, dans le testicule comme dans d'autres organes entourés d'une séreuse, comme dans le cerveau par exemple, deux grandes variétés de sarcomes, le sarcome papillaire ou diffus né aux dépens de la séreuse, le sarcome périvasculaire résultant de la prolifération de l'endothélium ou du périthélium des tractus vasculaires.

Mais, jusqu'à nouvel ordre, nos recherches en ce sens, ainsi que les descriptions fournies par les divers observateurs, ne nous permettent pas de conclure en ce sens.

On a recherché encore, pour le sarcome comme pour le carcinome du testicule, dans quelle région de la glande la néoplasie prenait naissance.

Nous ne possédons, à cet égard, aucune donnée positive; ou plutôt les documents relatifs à cette question, réunis par certains auteurs, ont perdu toute valeur, depuis que l'on a dû reconnaître que la plupart des cas, désignés par eux sous le nom de sarcome, n'étaient autres que des carcinomes.

Nous ne saurions donc dire si la lésion débute par l'épididyme ou par le testicule lui-même. Le fait restera longtemps encore controversé, car les observations de sarcome du testicule sont rares. Plus rares encore ceux où la tumeur recueillie est assez jeune pour que son étude serve utilement à la discussion; très rapidement les diverses parties de l'organe forment une masse commune où tout est confondu (1).

(1) La rareté même des cas de ce genre ne donne que plus d'intérêt à une observation de M. Trélat, présentée par M. Coudray à la Société anatomique (*Bull. de la Soc. anat.*, 1882, 4e série, t. VII, p. 540. *Rapport par* Segond, *ibid.*, 1883, 4e série, t. VIII, p. 32). L'affection avait eu toutes les allures cliniques du cancer. L'examen macroscopique confirma cette impression, mais l'étude histologique de la production, exactement limitée à l'épididyme, ne put établir d'une façon précise s'il s'agissait d'un sarcome ou d'une simple lésion inflammatoire. M. Cornil n'en conclut pas moins, d'après les diverses circonstances du fait, à un *Sarcome jeune de l'épididyme*.

Variétés. — *a.* Fibro-sarcome. Myxo-sarcome. — Nous rapprochons ces deux variétés l'une de l'autre, parce que toutes deux sont caractérisées par les modifications survenues dans la substance intercellulaire de la tumeur.

Le *fibro-sarcome* ou sarcome dur offre une consistance plus ferme que le sarcome médullaire, mais n'a cependant jamais la dureté du squirrhe. Dans un cas observé par l'un de nous, la tumeur était remarquable par son petit volume (fig. 72).

Au microscope, les cellules forment encore la partie principale de la tumeur, mais il existe entre elles un tissu intermédiaire évi-

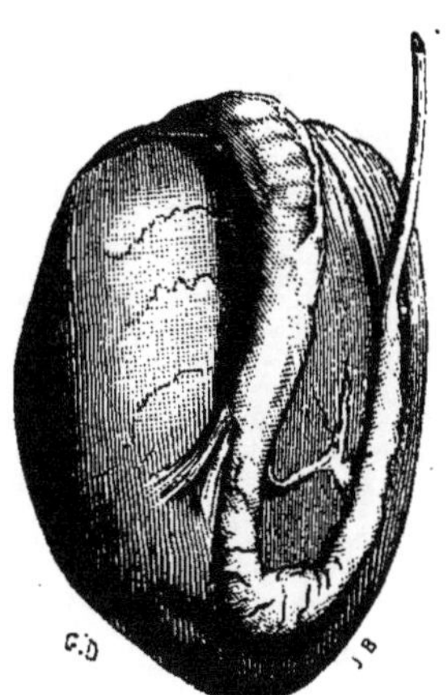

Fig. 72. — Fibro-sarcome (obs. personnelle).

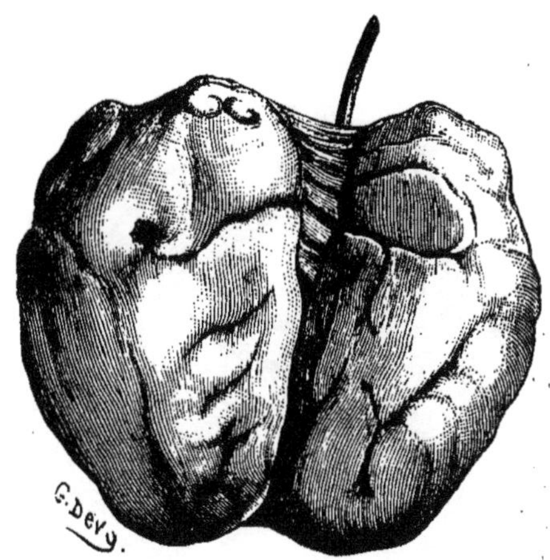

Fig. 73. — Même tumeur (coupe).

dent. Il est nettement fibrillaire, prenant même par places l'aspect fasciculé.

Les cellules, habituellement volumineuses, ont l'apparence fusiforme, qui a été considérée comme propre à la tumeur dite fibroplastique. On sait que cette disposition n'a rien de caractéristique; elle correspond simplement à une phase d'évolution plus avancée des tissus embryonnaires.

Dans le *myxo-sarcome* le tissu intermédiaire a tous les caractères du tissu myxomateux : masse transparente, amorphe, parsemée de grandes cellules conjonctives anastomosées entre elles. A l'œil nu, les parties franchement myxomateuses s'accusent par leur apparence, qui est celle d'une gélatine molle.

Les cas où cet état existe dans toute l'étendue d'une tumeur du testicule, dans lesquels, par conséquent, on devrait considérer le néoplasme comme un *myxome pur*, sont excessivement rares. (V. *Myxome.*)

Presque constamment, il s'agit d'un sarcome reconnaissable, par places, à ses caractères habituels, avec mélange de parties ayant subi la transformation myxomateuse (*sarco-myxome*).

Dans le fibro- comme dans le myxo-sarcome on peut, sur les tumeurs encore jeunes, constater que le tissu néoplasique s'est développé entre les canalicules et non dans leur cavité.

b. Cysto-sarcome. — « Il est probable », disent Cornil et Ranvier,

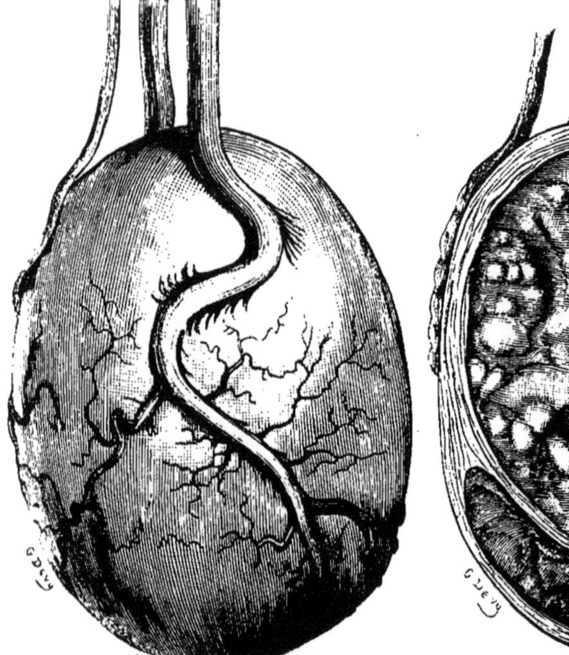

Fig. 74. — Sarcome-kystique (obs. personnelle).

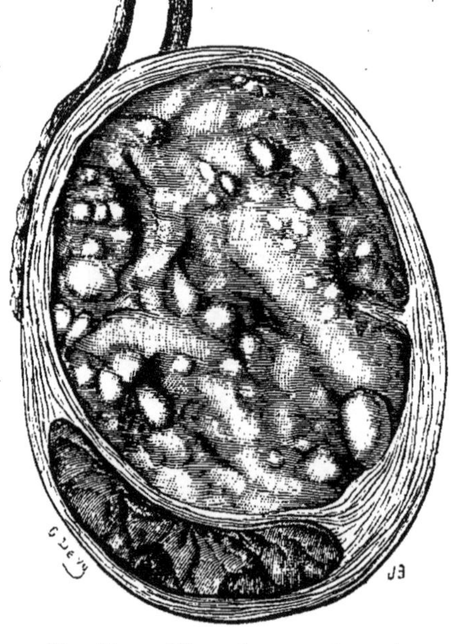

Fig. 75. — Même tumeur (coupe).

« que l'on a confondu, sous le nom de *sarcome kystique* du testicule, des tumeurs aussi dissemblables par leur marche que par leur structure; une analyse bien faite conduira sans doute à établir entre elles des distinctions importantes. »

Nous ne pouvons que souscrire à ces paroles. Nous avons déjà montré en traitant du carcinome et nous verrons, quand nous étudierons la tumeur kystique du testicule, combien la question est obscure, et le diagnostic anatomique, dans les cas de ce genre, difficile. Nous avons dit que dans le carcinome vrai on pouvait rencontrer de véritables kystes tapissés d'épithélium ; on verra, d'autre part, que certaines tumeurs kystiques de la glande séminale, presque exclusivement constituées par des kystes, méritent une place à part dans le cadre des tumeurs testiculaires. Il semble bien qu'une dernière catégorie de productions kystiques du testicule ne soit autre que des sarcomes modifiés.

Dans le sarcome kystique, disent les auteurs que nous venons de citer, le tissu fibreux ou sarcomateux, fasciculé par places, embryonnaire en d'autres points, parsemé souvent d'îlots de chondrome, ou mélangé à des parties en voie de transformation myxomateuse, est interposé aux tubes séminifères et aux kystes. Ceux-ci sont de volume variable depuis un grain de chènevis jusqu'à une noisette, et sont remplis d'un liquide séreux ou colloïde. Ils sont tapissés à leur surface interne d'un épithélium qui se détache et remplit la cavité kystique, en subissant la dégénérescence muqueuse. De leurs parois végètent des excroissances papillaires revêtues d'épithélium. L'épithélium de ces kystes est formé tantôt de cellules plates, tantôt de cellules cylindriques, ou bien encore de cellules cylindriques à cils vibratiles.

Nous avons personnellement observé un fait de ce genre (fig. 74). Il n'est pas douteux pour nous que les tumeurs, répondant à la description qui précède, méritent le nom de sarcome kystique.

c. SARCOME ANGIOPLASTIQUE. — Il a été établi que certaines tumeurs, autrefois décrites sous le nom de *cancer hématode*, devaient être rangées parmi les sarcomes.

L'un de nous a eu occasion d'observer un fait de cet ordre, dont l'étude détaillée, faite de concert avec le Dr Malassez, a été publiée dans les *Archives de Physiologie* (1). La tumeur du testicule était trop altérée pour pouvoir être soumise à l'examen microscopique ; mais il était facile d'étudier dans les ganglions lombaires, où le mal s'était propagé, la nature et l'évolution du processus morbide.

A l'œil nu, le tissu pathologique paraissait constitué par une masse pulpeuse de coloration rougeâtre, évidemment vasculaire, avec foyers hémorrhagiques et points caséeux disséminés.

Au microscope, la tumeur était surtout remarquable par la présence, à côté d'éléments sarcomateux plus ou moins volumi-

(1) Malassez et Monod, *Sur les tumeurs à myéloplaxes* (sarcomes angio-plastiques) (*Arch. de physiol. norm. et pathol.* Paris, 1878, 2e sér., t. V, p. 375, pl. 24 et 25).

neux, de grandes masses protoplasmiques à noyaux multiples, plaques à noyaux multiples ou *myéloplaxes* de Robin, *cellules géantes* de Virchow.

L'existence de ces grandes cellules, dans une tumeur évidemment sarcomateuse, montrait, une fois de plus, que la tumeur dite à myéloplaxes ne constitue pas une variété spéciale de néoplasme, mais n'est qu'une forme particulière de sarcome. La présence de ces éléments dans une tumeur des parties molles établissait, d'autre part, qu'ils n'appartiennent pas exclusivement, comme on l'a dit, aux tumeurs d'origine osseuse.

Nous avons, de plus, à propos de ce fait intéressant, montré la signification morphologique de ces éléments singuliers, que l'on peut rencontrer dans les tissus normaux et pathologiques les plus divers, et, en particulier, dans les tissus vasculaires en voie de développement. Nous avons fait voir les relations qui existaient entre ces cellules et les capillaires sanguins. Nous avons pu conclure de l'examen de nos préparations que, comparables aux *cordons angioplastiques* de Rouget, aux *cellules vaso-formatrices* de Ranvier, les *cellules à noyaux multiples* n'étaient autres que des vaisseaux en voie de développement et arrêtés dans leur évolution.

De là le nom de *sarcome angioplastique* que nous avons proposé de donner à cette tumeur.

Il est certain que bien des tumeurs vasculaires, tumeurs dites sanguines, fongus et cancer hématode, appartiennent à la même catégorie que la précédente.

d. SARCOME NÉVROGLIQUE. — Nous ne connaissons qu'un seul fait de *sarcome névroglique du testicule*, recueilli dans le service de M. Verneuil par Cauchois (1). Il mérite, en raison de sa rareté même et de l'intérêt à la fois anatomique et clinique qu'il présente, plus qu'une simple mention.

La tumeur développée, semblait-il, en six semaines, à la suite d'un effort, chez un homme de 64 ans, avait été prise pour une hydrocèle avec épaississement de la vaginale. Une ponction faite ne ramena que du sang et plusieurs flocons d'un tissu mou, pulpeux, cérébriforme. On se décida, au bout de quelques jours, à inciser largement la vaginale. La cavité séreuse se montra remplie de sang rouge brun, mélangé à des concrétions d'aspect analogue aux débris pulpeux fournis par la ponction. La tunique vaginale elle-même était épaissie ; le

(1) Cauchois (Ch.), *Sarcome névroglique du testicule et de la tunique vaginale*, etc. (*Bullet. de la Soc. anat.*, Paris, 1872, 3e sér., t. VII, p. 289).

testicule paraissait intact. Il semblait donc qu'on eût affaire à une hématocèle. Toutefois la nature des productions spéciales susdites parut suspecte, et M. Verneuil crut plus sage de réséquer une grande partie de la tunique vaginale et de la faire examiner au microscope.

Cet examen, pratiqué au laboratoire du Collège de France, permit à M. Ranvier de conclure que le tissu pathologique présentait « les « caractères de ce que Virchow a décrit dans les centres nerveux sous « le nom de *gliome mou*, *sarcome névroglique* de Cornil et Ranvier, « *tumeur à myélocites* de Robin. »

En présence d'un semblable diagnostic anatomique, M. Verneuil n'hésita pas à faire subir au malade une opération plus radicale, consistant dans l'ablation complète de la glande qui avait été laissée en place. Le parti était sage, car, en fendant le testicule, on trouva qu'il était transformé en un tissu blanc, avec noyaux de substance molle, pulpeuse, ayant au microscope les mêmes caractères que le néoplasme de la vaginale.

Il est tout à fait exceptionnel de rencontrer, en dehors des centres nerveux, et particulièrement au testicule, des tumeurs de ce genre. Cornil et Ranvier (1) font, au reste, très justement remarquer que le gliome mérite à peine une place à part dans le cadre nosologique; qu'il n'y faut voir qu'une variété de sarcome, présentant, par places, une tendance à l'organisation dans le sens de la névroglie.

e. Sarcome mélanique. — Nous rappellerons que les tumeurs mélaniques du testicule sont habituellement secondaires. Elles sont de même structure que la tumeur primitive. Les observations de ce genre sont si rares qu'il est impossible de dire si le sarcome mélanique se généralise plus souvent au testicule que le carcinome. On sait, du moins, que la transformation mélanique paraît plus fréquente dans le sarcome que dans le carcinome.

Mode de propagation. Généralisation. — Il est admis, et le fait est généralement vrai, que le sarcome se propage de proche en proche. Cette règle se vérifie habituellement pour le sarcome du testicule, la tumeur récidive sur place après ablation, le tissu pathologique gagne le long du cordon et forme une tumeur inguinale. Plus tard elle peut se généraliser, et l'on trouve, à l'autopsie, des noyaux secondaires dans les viscères, poumon, foie, cerveau, etc.

Mais il serait inexact de dire que le système lymphatique et ganglionnaire soit toujours respecté. Nous avons cité plus haut un cas

(1) Cornil et Ranvier, *Manuel d'Histol. pathol.*, 2e édit., Paris, 1884, t. I, p. 165.

observé par nous où les ganglions lombaires dégénérés formaient une énorme tumeur de récidive. Le fait est relativement fréquent pour les formes molles du sarcome, qui ont toute la malignité du carcinome et parfois même, nous l'avons vu, une certaine analogie de structure.

3. Tumeurs mixtes.

Nous avons déjà eu occasion de dire ce que l'on doit entendre sous le nom de *tumeurs mixtes* du testicule; productions bâtardes, à aspect extérieur, très variable, ne présentant cependant aucun trait qui, à première vue, les distingue essentiellement du sarcocèle vulgaire; dans lesquelles on découvre, au microscope, les éléments les plus divers, éléments embryonnaires, cellules épithéliales variées, soit accumulées dans des espaces alvéolaires, soit étalées et formant le revêtement interne de cavités kystiques disséminées, cellules de cartilage, tissus calcifiés et même os véritable, fibres musculaires lisses ou striées, etc.

Ces tumeurs sont très communes dans le testicule. Les considérations que nous avons présentées plus haut sur la pathogénie et la classification des tumeurs de la glande séminale permettent de se rendre compte à la fois et de cette fréquence et des particularités de leur constitution.

Si l'on veut bien, en effet, admettre avec nous qu'à une certaine période de la vie embryonnaire les éléments des feuillets blastodermiques, presque confondus entre eux et en même temps très voisins de l'organe génital, peuvent être partiellement inclus dans ce dernier et devenir le point de départ de néoplasies qui se développent ultérieurement, on comprend que des tissus divers, variant avec les parties incluses, puissent entrer dans la constitution des tumeurs ainsi formées.

Ce que nous avons déjà dit, à cet égard, nous dispense d'entrer dans de plus longs développements.

Il est bien évident, d'autre part, que de pareilles productions se prêtent mal à une description, qui, pour être complète, devrait entrer dans le détail des faits, très différents les uns des autres, qui se rencontrent dans la pratique.

Les formes qui paraissent les plus fréquentes sont celles qui correspondent aux désignations suffisamment expressives de *sarco-enchondrome*, *chondro-carcinome*, et *sarco-carcinome*. On conçoit que bien d'autres combinaisons sont possibles.

L'anatomo-pathologiste, en présence de l'une de ces tumeurs, devra constater d'abord qu'elle n'est pas simple, ce qui n'offre ordinairement aucune difficulté; il s'efforcera ensuite de distinguer, parmi les divers tissus qu'il découvre, celui qui prédomine et peut être considéré comme formant la caractéristique de la production.

Cette détermination est évidemment de la plus grande importance, lorsqu'il s'agira de se prononcer sur le pronostic d'une pareille lésion. Elle présente malheureusement de grandes difficultés. On devra se souvenir, à cet égard, que certains éléments valent plus par leur qualité, si l'on peut s'exprimer ainsi, que par leur quantité; qu'il n'y a, par exemple, aucune parité à établir, au point de vue de la gravité de l'affection, entre les éléments du cartilage et les cellules épithéliales qui peuvent coexister, en nombre variable, dans la même tumeur. Un examen minutieux, complet, sans oubli, sera donc toujours nécessaire. Il faudra, de plus, tenir compte, dans cette étude, non seulement de la nature des éléments, mais de leur âge, de leur agencement réciproque, de la rapidité plus ou moins grande de leur évolution.

Quelque soin que l'on y apporte, le plus souvent on restera dans le doute sur la nature exacte du néoplasme. Celle-ci ne devient évidente que si la tumeur récidive après ablation; le tissu des tumeurs de récidive étant ordinairement simple et reproduisant l'élément principal et vraiment fondamental de la tumeur primitive.

§ 2. — Étude clinique.

Dans l'étude clinique qui va suivre nous aurons surtout en vue le cancer du testicule ou sarcocèle, dans sa forme ordinaire, celle qui se présente vulgairement à l'observation.

Étiologie. — *Fréquence.* — La fréquence du cancer du testicule n'est pas considérable. Il ne figure que 5 fois (soit 1,06 p. 100) sur les 471 cas de mort par cancer, relevés par Marc d'Espine (de Genève) dans une statistique souvent citée (1). La proportion est plus faible encore (0,76 p. 100) dans le relevé, dressé par Sibley, de tous les cas de cancer primitif observés à l'hôpital de Middlesex, pendant une période de quatre ans (2). Ce chiffre s'élève à 3,8 p. 100,

(1) Marc d'Espine, *Essai analytique et critique de statistique mortuaire*, etc... Genève, 1838.

(2) Sibley (S.), *A contribution to the Statistics of Cancer* (*Medico-chirurgical Transactions*, Londres, 1859, t. XLII, p. 111).

si l'on ne tient compte, pour établir la proportionnalité, que des cancers développés chez l'homme (1).

Ce dernier résultat peut être rapproché de celui de W. Baker (2), qui sur 500 cas de cancer en compte 14 siégeant aux testicules, soit exactement 2,8 p. 100.

Si l'on veut bien rapprocher de ces chiffres (3) ceux qui, d'après les mêmes auteurs, expriment le degré de fréquence du cancer de l'utérus (15 p. 100 d'après d'Espine, 30 p. 100 d'après Sibley), ou du cancer du sein (8,5 p. 100 d'après d'Espine, 36,7 p. 100 d'après Sibley, 53,8 d'après Baker), on se fera une idée plus exacte encore de la rareté relative du cancer du testicule.

C'est là, en somme, le seul point que nous ayons voulu mettre en relief. Nous ne pensons point, en effet, que l'on puisse, de ce qui précède, tirer aucune conclusion sur la fréquence absolue du cancer du testicule. Les différences considérables que l'on a pu constater entre les documents statistiques, reproduits ci-dessus, montrent que l'on ne doit leur accorder qu'une valeur très approximative. Il n'en reste pas moins que, parmi les néoplasmes du testicule, le cancer est le plus fréquemment observé.

Côté atteint. — Il est rare que le cancer du testicule envahisse simultanément ou successivement les deux organes. Vidal (de Cassis) avait même soutenu que le fait seul de la bilatéralité de la lésion permettait d'affirmer qu'elle n'était pas de nature cancéreuse. C'était aller trop loin. Gosselin avait déjà fait remarquer qu'il existe des faits bien observés (Denonvilliers, Demarquay) de cancer développé à la fois dans les deux testicules. D'autres faits semblables ont été publiés depuis lors. Ces cas sont cependant exceptionnels; ils se rapportent probablement toujours à des sarcomes. Il n'en reste pas moins que, de règle, le cancer du testicule, et tout particulièrement le carcinome, est unilatéral.

Nous ne chercherons pas si le testicule droit est plus souvent

(1) Les chiffres exacts de la statistique de Sibley sont les suivants :

Total des cas de cancer observés........	520	
Dont : chez la femme....................	415	520
chez l'homme....................	105	

Ce sont les cancers du sein (191) et de l'utérus (156) qui élèvent à ce point le total des cas de cancer chez la femme.

(2) Baker (W. M.), *Contribution to the statistics of cancer* (*Medico-chirurgic. Transactions*, Londres, 1862, t. XLV, p. 389.

(3) Nous laissons à dessein de côté la statistique de Lebert qui, de l'aveu de l'auteur lui-même, ne peut servir à juger de la fréquence comparative du cancer. Lebert fait remarquer, en effet, qu'il s'est surtout attaché à recueillir des observations rares, présentant un certain intérêt anatomique.

affecté que le gauche, et inversement. La question est sans importance et nous ne trouvons point d'ailleurs, dans les auteurs, d'éléments suffisants pour y répondre.

Age. — On s'accorde, en général, à reconnaître que le cancer du testicule se développe à une époque moins avancée de la vie que les autres cancers. L'âge moyen de la vie, entre trente et quarante ans, paraît être celui où il se montre de préférence.

Le tableau suivant que nous empruntons à Ludlow (1) donne une assez bonne idée de la fréquence relative du cancer du testicule suivant l'âge :

Avant l'âge de 5 ans	5 cas.
De 15 à 20 ans	1 —
De 20 à 30 ans	11 —
De 30 à 40 ans	22 —
De 40 à 50 ans	6 —
De 50 à 70 ans	6 —

On voit par là que, très rare chez les adolescents puisque, sur 51 observations Ludlow n'en a relevé qu'une seule se rapportant à des sujets de quinze à vingt ans, il n'est pas inconnu dans l'enfance. L'un de nous, à propos d'un fait personnel que nous avons déjà eu occasion de citer, a pu en réunir jusqu'à 30 cas empruntés à divers observateurs, total qui représente, il est vrai, tous les faits de ce genre publiés dans une période de soixante-dix ans (2).

La plupart de ces petits malades sont des enfants en bas âge. Dans plus de la moitié des faits, c'est au cours de la première année et souvent dans les six premiers mois de la vie, que le mal a débuté; parfois même il paraît remonter à la naissance. De un à deux ans, les cas sont encore relativement nombreux; de trois à quatre ans, ils deviennent très rares; à partir de cet âge, ils sont absolument exceptionnels. On est porté à se demander si cette circonstance ne vient pas à l'appui de l'hypothèse de l'origine embryonnaire de certaines formes, au moins, du cancer du testicule.

Les vieillards seraient proportionnellement moins souvent atteints. On cite les cas où le cancer du testicule se développe chez des sujets ayant dépassé la soixantaine.

Le tableau, donné par Kocher dans la dernière édition de son livre

(1) Curling, *Ouvr. cité*, trad. franç., p. 388.

(2) Monod (Ch.), *Le cancer du testicule chez les enfants* (*Le Progrès médical*, Paris, 1884, p. 427 et suiv., et *Leçons de clinique chirurgicale*, Paris, 1884, in-8°, p. 77). On trouvera dans notre *Index bibliographique* l'indication de tous les cas qui nous ont servi à rédiger ce travail; nous y avons joint ceux qui nous avaient alors échappé, ou qui ont été récemment publiés.

— et qui présente cet intérêt que les 37 cas rassemblés par lui se rapportent à des cancers vrais, histologiquement démontrés — confirme les résultats qui précèdent. Il arrive, en effet, à cette conclusion que, 28 fois sur 37, la tumeur s'est développée chez des sujets âgés de vingt-cinq à quarante-cinq ans. Deux fois seulement les malades avaient dépassé la soixantaine (1).

Hérédité. — L'influence de l'hérédité, communément admise, par analogie avec ce que l'on observe pour le cancer d'autres régions, est, pour le testicule, loin d'être démontrée. Lebert, dans 7 cas où les renseignements donnés permettaient cette recherche, a vu que, dans un seul, l'hérédité avait pu jouer un rôle plus ou moins évident. Nous sommes arrivés à une conclusion analogue dans nos recherches sur le cancer du testicule chez les enfants : dans un seul cas, sur les 30 réunis par nous, l'influence héréditaire parut pouvoir être mise en cause (2).

Traumatisme. — L'action du traumatisme a été discutée. Il est certain que, bien souvent, les malades attribuent à un coup, à une contusion, à un froissement quelconque, l'origine de leur mal. Mais, comme toujours, en pareil cas, l'on peut se demander si la violence subie n'a pas seulement attiré l'attention sur une lésion qui existait déjà.

Il nous a paru cependant que, particulièrement chez l'enfant, le traumatisme avait pu, sinon provoquer l'apparition de la tumeur, du moins en activer le développement.

Au reste, pour ceux qui partagent les vues de Cohnheim sur l'origine des tumeurs, il n'est pas irrationnel d'admettre qu'une violence extérieure puisse favoriser l'éclosion d'un germe inclus à la période embryonnaire, qui, sans cette cause déterminante, aurait pu rester plus longtemps improductif.

On s'expliquerait de même, chez l'adulte, l'action non seulement des traumatismes, mais celle des fatigues exagérées et surtout des excès vénériens, dont l'influence a paru, dans certains cas, très réelle.

Kocher n'hésite pas à reconnaître que le traumatisme joue parfois un rôle important dans le développement du cancer du testicule. Il a

(1)

Avant 20 ans	0
Entre 20 et 30 ans	11
— 30 et 40 ans	18
— 40 et 50 ans	2
— 50 et 60 ans	4
— 60 et 70 ans	2
Total	37

(2) Obs. d'Hutchinson (*Transact. of the pathol. Soc. of London*, 1857, t. VIII, p. 280).

pu, 6 fois, constater que la tuméfaction de la glande avait nettement succédé à un coup porté. L'un de ces cas est le suivant : un homme de trente et un ans reçoit dans les bourses un coup de pied de cheval : douleur vive qui va croissant; le lendemain, tuméfaction et augmentation de température locale ; au bout de quinze jours, le testicule est gros comme un œuf; castration. Il faut ajouter que, depuis sept ans, la glande était de ce côté plus grosse que du côté opposé; mais la tuméfaction restait stationnaire.

Nous rapporterons plus loin une observation de Lagrange, dans laquelle le gonflement du testicule, succédant à un coup, marche avec une telle rapidité que la castration doit être pratiquée au bout de trois mois. On avait cru tout d'abord à une orchite traumatique aiguë. Il s'agissait, en réalité, d'un carcinome.

L'action du traumatisme, en pareil cas, ne paraît pas douteuse. On aura toujours, par contre, de la peine à établir celle qu'il convient d'attribuer à la *syphilis* ou à une *blennorrhagie antérieure*.

Pour admettre, en effet, la transformation d'un testicule syphilitique en cancer, il faudrait établir que la tuméfaction qui a précédé l'évolution du néoplasme était bien de nature spécifique, ce qui sera presque toujours impossible. Plus rares encore sont les cas où le cancer du testicule paraîtra succéder, d'une façon certaine, à une épididymite blennorrhagique.

Symptomatologie. — Le premier phénomène qui frappe le malade atteint de cancer du testicule est l'augmentation de volume de la glande. Presque toujours il accuse aussi une sensation de tiraillement et de pesanteur, qui contribue à attirer son attention du côté de la bourse malade. Le plus souvent il s'inquiète peu de cet état et ne demande aucun conseil. Se fût-il, au reste, adressé à un médecin, que celui-ci, à cette période du mal, aurait été obligé de suspendre son jugement et d'attendre l'apparition de signes plus caractéristiques.

Ceux-ci ne tardent pas à se montrer. La lésion s'affirme de plus en plus et se présente dans la grande majorité des cas avec les caractères suivants.

A la vue, l'augmentation de volume est encore le fait prédominant. Elle est, on le comprend, très variable : variable avec l'âge de la maladie et probablement aussi avec les formes anatomiques auxquelles on a affaire, certaines ayant une allure plus rapide que d'autres.

Toujours est-il que le volume du testicule atteint, qui, pendant un certain temps, ne va pas au delà de celui d'une grosse bille ou d'une petite orange, acquiert assez vite des dimensions beaucoup plus considérables. On peut dire qu'en moyenne, au bout d'un an, il semble gros comme le poing fermé d'un adulte. Cette limite est, dans certains cas, très largement dépassée. Nous avons fait représenter dans la figure ci-jointe (fig. 76) les organes génitaux d'un homme opéré par l'un de nous, chez lequel la bourse malade descendait jusqu'à mi-cuisse, en offrant un développement circonférenciel proportionné; vrai *testi-*

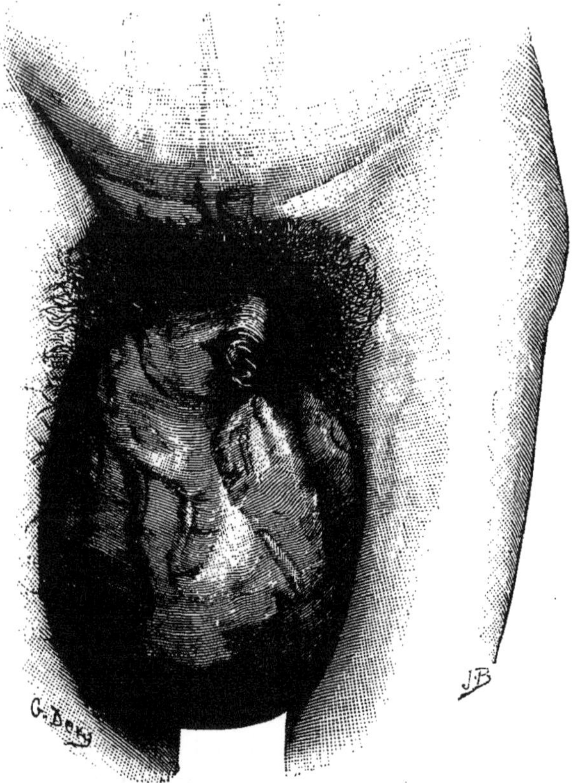

Fig. 76. — Cancer volumineux du testicule droit.

cule de taureau, suivant une comparaison assez juste, et communément employée.

On a cité des cas où la tumeur pesait plusieurs kilogrammes. Récemment Le Garrec (1) présentait, à la Société de chirurgie, un sarcome du testicule du poids de 4 kilogrammes. On en a signalé de plus volumineux encore : celui observé par Johnson (Curling), par exemple (10 kilogr.).

(1) Le Garrec, *Bullet. et Mém. de la Société de chirurgie*, 1884, n. s., t. X, p. 195.

Il est remarquable que, même dans ces cas extrêmes, la tumeur conserve une forme ovoïde qui ne s'éloigne pas sensiblement de celle d'un testicule normal. Cette apparence est plus nette encore lorsque l'augmentation de volume est moins considérable ; on croirait facilement à une simple hypertrophie inflammatoire ou diathésique de la glande. Bien souvent, cependant, des bosselures, toujours appréciables au palper avant de l'être à la simple inspection, modifient l'aspect général de la tumeur et lui impriment une certaine irrégularité de forme.

Le scrotum peut ne présenter longtemps d'autre altération, sensible à l'œil, que son état évident de distension, résultant de la présence de la masse sous-jacente ; la peau paraît plus lisse et comme amincie. Assez rapidement cependant, elle est parcourue par des veines dilatées, bleuâtres, marque extérieure d'une gêne de circulation dans les parties profondes. Ce n'est que tardivement, à la période d'ulcération, que les enveloppes des bourses, atteintes elles-mêmes par les progrès du mal, deviennent adhérentes par places et finissent par faire partie intégrante du néoplasme. Certaines parties du scrotum sont violacées, rougeâtres ; encore un peu, et une perforation se produira donnant passage à la masse incluse.

Par le palper, on apprécie la consistance de la tumeur et les inégalités de surface qu'elle peut présenter.

La règle est que le cancer du testicule, au moins pendant les premiers stades de son développement, offre une consistance sensiblement uniforme dans toutes ses parties. Dans quelques cas cependant, tout à fait au début, on peut découvrir dans la glande une induration limitée. Nous avons, à diverses reprises, pu constater ce fait chez des malades qui étaient venus nous consulter de bonne heure ; la marche ultérieure du mal, ou l'examen des parties après castration, ayant d'ailleurs toujours confirmé le diagnostic porté. Mais le plus souvent l'hypertrophie de l'organe, pendant toute la première phase de la maladie, est et demeure totale, sans bosselures ni indurations localisées.

La sensation perçue par la main n'a rien de caractéristique : masse plutôt dure que molle, ou du moins offrant une résistance élastique, ne donnant l'impression ni d'une tumeur franchement solide ni d'une collection liquide manifeste.

Souvent cependant, même à cette période, la fluctuation, à la partie antérieure de la tumeur, est évidente. Elle est due à l'épanchement d'un peu de liquide dans la cavité vaginale, demeurée en tout ou en partie libre d'adhérences. Mais il est facile de s'assurer que cette fluctuation est superficielle ; en déprimant avec le doigt la couche liquide, on perçoit nettement au-dessous d'elle l'existence d'une partie dure, qui n'est autre que la masse néoplasique sous-jacente. Gosselin avait depuis longtemps attiré l'attention sur ce signe qui, loin d'obscurcir le diagnostic, lui vient plutôt en aide ; le contraste entre la sensation de franche fluctuation formée par la collection vaginale, et celle de dureté relative que donne la tumeur elle-même, ne laisse aucun doute sur la nature certainement solide de celle-ci.

Les inégalités de surface ou les différences de consistance que peut présenter le cancer testiculaire tiennent à diverses causes.

Au début l'épididyme, dont on devra toujours rechercher la situation, pourra former à la partie postérieure de la tumeur une saillie distincte, reconnaissable à sa continuité avec le cordon. Mais de bonne heure il se confond avec la masse principale, et ne peut plus être retrouvé.

Plus tard, c'est dans l'épaisseur même du néoplasme que l'on découvrira des points plus durs, alternant avec des parties molles, sensations dues, soit à des ruptures vasculaires et aux épanchements sanguins qui en sont la conséquence, soit à des ramollissements partiels du tissu morbide, soit au contraire à l'existence de parties fibreuses et cartilagineuses, formant des nodosités que le doigt reconnaît aisément. A mesure que l'affection progresse, de véritables bosselures, molles le plus souvent, se dessinent à la surface du testicule ; elles correspondent le plus souvent à des formations kystiques, ou simplement à des points où l'albuginée, jusque-là intacte, se laisse envahir, ou, du moins, cède sous la pression de l'active prolifération qui se poursuit au-dessous d'elle.

La tumeur soulevée paraît lourde à la main. Ce caractère n'a pas cependant, comme l'a très bien montré Nélaton (1), au point de vue de la distinction à établir entre les tumeurs solides et liquides des bourses, toute l'importance que l'on pourrait croire. La différence qui peut exister entre elles n'est pas telle qu'il soit possible de tirer de ce signe, au lit du malade, aucune conclusion de valeur sur la nature de la tuméfaction.

C'est aussi par la palpation, en explorant avec soin les parties, que l'on pourra constater que la douleur testiculaire caractéristique disparaît promptement.

(1) Nélaton (A.), *Poids spécifique des tumeurs du testicule* (*Arch. générales de médecine*, Paris, 1857, 5e sér., t. X, p. 738, et *Éléments de pathologie chirurgicale*, Paris, 1858, t. V, p. 564).

On comprend qu'elle persiste tant qu'une certaine portion de la glande ou seulement son appareil excréteur demeurent intacts: mais cette période dure peu. Ce n'est pas celle, du reste, où le malade s'inquiète de son état et vient demander secours.

La conservation de la sensibilité testiculaire est donc rarement observée, et ne peut que rendre le diagnostic plus difficile. Sa disparition constitue, au contraire, un bon signe de l'envahissement de la glande par le néoplasme.

Les *symptômes fonctionnels* du cancer du testicule se réduisent souvent à peu de chose. Tout peut se borner à ceux qui ont été signalés comme phénomènes de début, et qui ne font que s'accentuer davantage : tiraillements dans les aines, dans les reins ; sensation de pesanteur, et par suite, gêne plus ou moins notable de la marche.

Les douleurs dites lancinantes font le plus souvent défaut. Ce n'est pas cependant que l'affection soit habituellement indolente. Le testicule peut être seulement sensible à la pression et aux froissements, sensibilité qui peut de bonne heure éveiller l'attention du malade. D'autres fois, plus ou moins rapidement, ce sont de véritables et vives souffrances, pouvant revêtir une forme névralgique ; souffrances ou bien locales, ou bien se propageant à distance dans l'aine, aux lombes, parfois à la hanche ou dans la cuisse. Dans quelques cas elles siègent presque exclusivement dans la région des reins. Elles augmentent par la marche, par les efforts ; mais, fait intéressant, le repos ne suffit pas à les faire complètement disparaître.

L'étude de la lésion locale sera toujours complétée par celle de l'*état des parties voisines*.

Nous avons déjà parlé de l'aspect de la *peau* et des modifications qu'elle peut subir à la longue.

Nous avons dit aussi qu'un épanchement facilement reconnaissable pouvait se faire dans la *cavité vaginale*. Cette hydrocèle symptomatique, qui a été étudiée avec soin par M. Boursier dans une thèse intéressante, est ordinairement peu abondante. Elle tend même à disparaître spontanément avec les progrès de la lésion testiculaire, soit que la vaginale ait été perforée et envahie par la néoplasie, soit que les adhérences provoquées par la lésion sous-jacente, gagnant en étendue, finissent par oblitérer la séreuse. Il n'est pas rare, à la faveur précisément de ces adhérences, de rencontrer des épanchements partiels, ormés dans les parties de la vaginale demeurées libres. Ces collections limitées et nettement fluctuantes peuvent être prises pour des kystes ou des parties ramollies de la tumeur. L'erreur est sans importance, la règle étant, dans l'une ou l'autre de ces hypothèses, de respecter ces foyers de vraie ou de fausse fluctuation.

Tout à fait exceptionnels sont les épanchements abondants, analogues à ceux de l'hydrocèle ordinaire. M. Boursier en cite cependant quelques cas (Després, Herpin), et insiste sur les difficultés de diagnostic qu'entraîne une telle disposition. On comprend qu'en pareil cas la tumeur puisse passer inaperçue, ou ne révèle sa présence qu'après une ponction évacuatrice.

Le liquide de l'hydrocèle symptomatique peut être absolument semblable à celui de l'hydrocèle ordinaire. Souvent aussi il est coloré, teinté de sang, ou même franchement sanguinolent.

M. Boursier a cherché à établir la fréquence relative de l'hydrocèle dans les diverses variétés de cancer et les caractères propres qu'elle pourrait présenter, suivant les cas; mais il n'est arrivé à aucun résultat précis. Il constate d'autre part que les cancers à marche rapide semblent causer plus souvent une vaginalite adhésive, avec ou sans épanchement enkysté, — qui doit d'ailleurs, lorsqu'il existe, passer habituellement inaperçu — qu'une hydrocèle libre facilement reconnaissable.

Il est habituel que le *cordon* à son origine soit augmenté de volume. Les veines qui le parcourent sont plus saillantes et plus épaisses. On a pu même constater que l'artère spermatique devenait plus grosse et plus distincte qu'à l'état normal; dans un cas rapporté par Curling, elle paraissait avoir les dimensions d'une radiale. Par contre, l'envahissement du cordon sur toute sa longueur est un phénomène relativement tardif; il manque souvent jusqu'aux dernières périodes de la maladie, alors même que les ganglions auxquels se rendent les lymphatiques qui le traversent sont déjà pris.

Il est à peine besoin de dire que les *ganglions de l'aine* demeurent indemnes, tant que la lésion est limitée à la glande et n'a pas intéressé les enveloppes des bourses (1).

Il en est tout autrement des ganglions dits *lombaires* ou *prévertébraux*, auxquels aboutissent les lymphatiques du testicule. Ceux-ci sont certainement malades de très bonne heure. Nous en avons pour preuve

(1) Très exceptionnellement cependant, comme l'a montré Broca (*), alors que le scrotum est encore intact, les ganglions de l'aine pourraient être pris. Ils seraient alors infectés par voie rétrograde, ou mieux par propagation, de proche en proche, de l'altération qui a envahi les ganglions profonds.

(*) Broca (P.), *loc. cit.*, t. I, p. 268.

la trop grande fréquence des récidives intra-abdominales, même dans les cas où la castration a été faite hâtivement, alors qu'il n'existait encore aucun signe appréciable de généralisation (voy. *Pronostic*).

La tuméfaction des ganglions abdominaux peut être considérable (1) et provoquer, dans les derniers stades de la maladie, l'apparition de phénomènes secondaires (ascite, œdème des parois abdominales, œdème des jambes) qui l'emportent dans le tableau clinique sur la maladie primitive. Il peut même arriver que celle-ci demeure absolument à l'arrière-plan ; à une lésion du testicule, très petite en apparence et qui, sur le vivant, passe presque inaperçue, correspond une tumeur abdominale énorme. L'examen cadavérique a pu seul, dans quelques cas, permettre une vue exacte de la marche suivie par le mal. Nous avons, dans notre chapitre d'anatomie pathologique, cité une observation personnelle où les choses se présentaient sous cet aspect. Tout récemment encore, l'un de nous a pu suivre un malade qui portait au testicule une petite induration qui parut sans importance et resta telle jusqu'à la fin ; sa véritable nature ne se révéla que par une généralisation abdominale rapide accompagnée d'ascite et d'œdème des jambes, et par une cachexie progressive qui, en quelques mois, aboutit à la mort.

Curling cite deux cas, empruntés à Brodie et à Cruveilhier, où des malades atteints de cancer du testicule devinrent paraplégiques, par suite de l'envahissement secondaire de la colonne vertébrale et de la compression de la moelle. Deux faits semblables sont rapportés par Kocher ; dans l'un, qui appartient à Quincke, on avait cru, sur le vivant, à un mal de Pott vulgaire ; l'autopsie révéla seule la véritable origine du mal.

Nous avons vu, en traitant de l'anatomie pathologique, les autres foyers possibles de généralisation du cancer du testicule, foie, poumon, péritoine, etc... Ils ne sont habituellement reconnus qu'à l'autopsie. Les signes qui leur sont propres se confondent avec ceux de la cachexie qui frappe les malades, et qui n'est elle-même que l'expression visible de cette généralisation viscérale.

Symptômes généraux. — Un fait intéressant, et noté par la plupart

(1) Une observation de Lermoyez (*Bullet. de la Soc. anat.*, 1883, 4e sér., t. VIII, p. 448) est un bon exemple du développement énorme et rapide que peut prendre la tumeur abdominale. Celle-ci avait acquis, en une période clinique de moins de deux mois, le poids de vingt kilogrammes et paraissait grosse comme une tête d'enfant. Dans le fait que nous avons observé avec M. Malassez (sarcome angioplastique), la tumeur abdominale avait acquis des proportions plus considérables encore.

des observateurs, est le peu de retentissement que le cancer du testicule, pendant une période souvent assez longue, peut avoir sur l'état général. Certains malades même, porteurs d'une tumeur d'un notable volume, conservent toutes les apparences de la santé. Ce n'est que lorsque les ganglions abdominaux sont envahis, et surtout lorsque les viscères sont atteints à leur tour, que l'état cachectique se déclare.

Les phénomènes qui le caractérisent ne présentent rien de spécial; c'est, comme pour les autres cancers de l'économie, la pâleur de la face, la décoloration générale des téguments, leur teinte jaune pâle, tous les signes d'une extrême anémie. L'inappétence, la faiblesse grande et de plus en plus accentuée, souvent de l'insomnie, provoquée ou non par les souffrances, complètent le tableau clinique.

Souvent, même après une castration hâtive, les signes d'une cachexie progressive, indiquant la généralisation du néoplasme, se montrent avant que les ganglions lombaires puissent être sentis par la palpation.

Marche. Durée. — La marche du cancer du testicule est variable. Les différences que l'on observe à cet égard dépendent, sans doute, de la diversité des formes anatomiques du mal. Mais les distinctions que l'on peut faire entre celles-ci, au lit du malade, ne sont pas assez précises pour que l'on puisse en tenir compte dans l'étude de l'évolution de la maladie. Nous demeurerons donc, comme nous l'avons fait jusqu'ici, dans des termes généraux, et nous nous contenterons d'indiquer, avec les auteurs classiques, l'allure habituelle du cancer du testicule. Seul le squirrhe prêtera à quelques considérations particulières (1).

Il est de règle d'assigner au cancer du testicule trois périodes : l'une de début, l'autre de maladie confirmée, la troisième de généralisation et de cachexie, qui peut aussi être celle d'ulcération.

La période de début est celle où la tuméfaction de l'organe, peu accentuée et ne causant encore aucune douleur véritable, n'attire guère l'attention du malade. Sa durée est évaluée à un an environ. En

(1) Il est bien rare que le cancer du testicule succède à un cancer du scrotum gagnant en profondeur et envahissant la glande sous-jacente par voie de continuité. Curling dit, dans la première édition de son Traité, et répète, dans la quatrième, qu'il ne connaît pas un seul exemple de cette marche du mal. Deux observations de Hamilton (de Dublin) (*), dans lesquelles il dit avoir constaté la dégénérescence du testicule, consécutive à un épithélioma de la peau des bourses (cancer des ramoneurs), méritent donc au moins une mention.

(*) Hamilton (de Dublin), *The Dublin journal of medic. science*, 1875, t. LIX, p. 278

d'autres termes il arrive souvent que les malades peu soigneux, ou peu disposés à se préoccuper de leur santé, tardent pendant un an à venir demander conseil.

Il en est autrement lorsque, la lésion ne cessant de progresser, le testicule atteint et dépasse le volume d'une hydrocèle ordinaire, et surtout lorsqu'à cette altération évidente se joignent de réelles souffrances. C'est la deuxième période ou période de maladie confirmée, celle où le malade sollicite en général une opération radicale, et où le chirurgien, la lésion paraissant encore locale, n'hésite pas à la lui accorder. Cette période peut durer, elle aussi, toute une année. C'est, en effet, au cours de la seconde année, à partir du début, que la plupart des castrations ont été pratiquées (1).

Ce temps écoulé, la dernière période ou période de cachexie commence. Nous verrons plus loin jusqu'à quel point l'ablation du testicule peut en retarder l'apparition. Nous supposons en ce moment que le mal a été abandonné à lui-même. Fatalement alors, si la vie se prolonge, les téguments envahis, puis ulcérés, finissent par donner passage à des végétations, véritable *fongus cancéreux*, à surface anfractueuse et déchiquetée, fournissant un liquide séro-sanguinolent, souvent fétide.

Il est rare cependant que l'on assiste à cette dernière phase de l'affection. Le plus souvent, les malades sont emportés auparavant par la propagation du mal aux ganglions et aux viscères.

La repullulation locale soit dans le cordon, soit dans la cicatrice, soit plus exceptionnellement encore dans la peau du scrotum, n'est, en effet pas fréquente. Il nous a été facile cependant d'en réunir quelques cas (2).

C'est, en général, au commencement ou au cours de la troisième année que la terminaison fatale survient. Paget assignait au cancer du testicule une durée moyenne de vingt-trois mois.

Telles sont la marche et la durée habituelles du cancer du testicule.

(1) Les chiffres donnés par Kocher dans la dernière édition de son traité ne modifient pas sensiblement nos conclusions. Recherchant, chez 32 malades, le temps écoulé entre le début du mal et la première consultation demandée au médecin, il établit que, 14 fois, cette première visite eut lieu avant le douzième mois ; 11 fois, dans les six mois qui suivent; soit en somme 25 fois, 18 mois après le début, au plus tard; 7 fois seulement au bout de la 2e, 3e, 4e et même 6e année.

(2) Voy. Moxon, *Trans. of the pathol. Soc. of London*. Londres, 1870, t. XX, p. 157 (Récidive dans le scrotum). — Maunoir, *Bullet. de la Soc. anat.*, Paris, 1873, 3e sér., t. VIII, p. 33 (Récidive dans la cicatrice). — Pirotais (de Fougères), *Gaz. des hôpit.* Paris, 1873, n° 194 (Récidive dans la plaie). — De Vischer (Ch.), *Bullet. de la Soc. de médec. de Gand.*, janv. 1875 (Récidive dans les ganglions de l'aine). — Moutard-Martin, *Bullet. de la Soc. anat.* Paris, 1876, 4e sér., t. I, p. 96 (Récidive dans la cicatrice).

Parfois les événements se précipitent bien davantage, ou, au contraire, prennent une allure beaucoup plus lente.

La première alternative est plus fréquente que la seconde. Il ne manque pas d'exemples de cancers du testicule, évoluant avec une extrême rapidité. Chez un malade dont la pièce a été présentée à la Société anatomique, la tumeur avait atteint, en cinquante jours, le volume des deux poings. Dans un cas observé par Socin (de Bâle), on trouvait déjà des ganglions abdominaux trois mois après le début; dans un autre, des noyaux secondaires se montraient dans le foie, au bout de neuf mois seulement.

L'un de nous a vu deux jeunes gens, l'un de seize, l'autre de dix-neuf ans, mourir de généralisation au douzième mois et au treizième mois. L'un de ces malades avait été opéré au septième mois; il mourut aussi rapidement que l'autre; il s'agissait, dans ce cas, d'un sarcome embryonnaire.

Parfois ces cancers à marche rapide s'accompagnent d'une sorte de réaction inflammatoire locale. Le malade rapporte d'ailleurs les accidents dont il souffre à un coup récemment reçu; on croit tout d'abord n'avoir affaire qu'à une orchite traumatique.

Il en fut ainsi dans l'observation suivante de Lagrange (1). Un soldat encore jeune se contusionna la bourse droite; quelques jours après, le testicule devint gros et douloureux. On crut à une orchite aiguë, mais, le volume allant en augmentant les jours suivants, on pensa à une tumeur maligne. Trois mois après le début, la castration fut pratiquée; on reconnut un volumineux carcinome encéphaloïde et kystique en pleine voie de développement.

L'un de nous a pu observer un cas à peu près semblable; c'était chez un homme de trente-deux ans qui, à la suite d'une contusion légère, vit son testicule gauche devenir douloureux, augmenter de volume et présenter tous les caractères d'une orchite aiguë, avec phénomènes généraux assez sérieux. Au bout de six semaines, le volume ayant augmenté au point d'atteindre celui du poing, et les caractères du cancer aigu n'étant pas douteux, on procéda à la castration. Il s'agissait d'un sarcome à petites cellules ayant débuté dans le voisinage du corps d'Highmore, s'infiltrant, pour ainsi dire, entre les tubes testiculaires et les étouffant.

Tel est encore un cas de Sydney Jones (2) observé chez un homme

(1) Lagrange, *Carcinome du testicule à marche très rapide, ablation* (*Bull. de la Soc. anat.* Paris, 1881, 4e sér., t. VI, p. 575).

(2) Jones (S.), *The Lancet*, 7 mars 1885, t. I, p. 425.

de 21 ans. La tumeur, dont le début coïncidait avec un coup reçu, mesurait, au bout de 8 mois, 11 pouces 3/4 dans son plus grand diamètre. Elle fut enlevée ; sept mois plus tard, le malade mourait avec généralisation abdominale (sarcome à petites cellules).

Ces formes rapides se rencontrent, de préférence, chez les enfants et les hommes encore jeunes.

Plus rares sont les cas à évolution très lente, où la tumeur met plusieurs années à se développer. Cette marche, qui est presque la règle, comme nous le verrons, dans le squirrhe du testicule, s'observe aussi, mais exceptionnellement, dans le sarcocèle vulgaire, plus particulièrement chez les sujets ayant dépassé la cinquantaine.

Entre ces deux extrêmes se placent tous les degrés intermédiaires.

La forme suivante est fréquente : marche relativement lente pendant des mois, parfois pendant un an ou plus; puis poussée presque subite, qui double ou triple en quelques semaines le volume de la tumeur. Parfois à une poussée aiguë succède une période de calme, qui est elle-même suivie d'une poussée nouvelle. La tumeur progresse ainsi, par étapes successives, jusqu'à acquérir des dimensions énormes. Cette marche a, du reste, été souvent signalée dans les tumeurs cancéreuses en général, quel qu'en soit le siège ; il n'y a là rien d'absolument spécial au testicule.

Le *squirrhe*, disions-nous plus haut, est la seule des variétés anatomiques du cancer du testicule dont le diagnostic pourrait être établi avant l'ablation ; il mérite, à cet égard, une mention spéciale. M. Nepveu a donné un bon résumé des caractères qui permettent de le reconnaître.

C'est chez les vieillards qu'il a été le plus souvent observé. Il apparaît et se développe sourdement, sans produire ni gêne ni douleur. Il est remarquable par sa dureté, vraiment caractéristique, et par le petit volume qu'il acquiert. La glande paraît à peine plus grosse qu'à l'état normal, parfois même elle semble s'atrophier; elle est alors réduite à une petite masse irrégulière, adhérente à la peau, qui présente, en somme, en raison de cette apparence extérieure, beaucoup d'analogie avec le cancer atrophique de la mamelle, si bien étudié par Velpeau. Le cordon spermatique serait, dans cette forme, assez souvent atteint (Curling).

Ce qui achèverait de caractériser le squirrhe du testicule, c'est l'extrême lenteur de son développement. Dans un cas observé par Dolbeau, la durée de l'affection fut d'au moins huit ans. Cette très longue durée doit cependant être considérée comme exceptionnelle. La marche semble être toujours moins rapide que dans les variétés communes du cancer du testicule. La mort survint au bout de deux ans, dans une observation rapportée par A. Cooper.

Les ganglions prévertébraux sont parfois pris de bonne heure et acquièrent, dans certains cas, un volume considérable. C'est particulièrement dans le squirrhe du testicule que l'on peut observer le fait, que nous signalions plus haut, d'une tuméfaction ganglionnaire volumineuse, accompagnant une tumeur testiculaire petite, qui passe quelquefois presque inaperçue.

Pronostic. — On peut dire que, d'une façon générale, le cancer du testicule constitue une affection très grave qui entraîne fatalement et rapidement la mort, celle-ci survenant d'ordinaire par propagation ganglionnaire, par généralisation viscérale, ou par cachexie sans localisation évidente.

Une intervention hâtive ne pourrait-elle atténuer la sévérité de ce pronostic? Pour notre part, sans être en mesure de le prouver, nous croyons que, pour le cancer du testicule comme pour d'autres cancers, une ablation faite en temps opportun peut avoir un effet vraiment utile. On pourrait même soutenir que le cancer du testicule, limité qu'il est par l'albuginée, formant à la glande une enveloppe solide, est, à cet égard, dans de meilleures conditions que le cancer d'autres régions. Malheureusement il faut compter avec la propagation ganglionnaire, qui, aux organes génitaux, paraît être particulièrement rapide.

On comprend donc combien il serait intéressant de savoir, au moins approximativement, à quel moment cette propagation commence à se faire. Il est probable qu'il s'écoulera encore un long temps, avant que l'on puisse arriver, sur ce point, à une conclusion certaine. On ne peut, en effet, pour y parvenir, compter sur l'observation directe, les ganglions prévertébraux étant trop profondément situés pour qu'il soit possible, sur le vivant, de surprendre leur altération au début ; et d'autre part, il est trop évident que les autopsies, qui seules permettraient de faire cette constatation d'une façon précise, seront toujours fort rares. Il ne reste donc, pour résoudre ce problème, d'autre ressource que l'étude attentive de l'histoire des opérés, de la forme et de l'époque de la récidive. On comprend les difficultés de tout genre que soulèvent de telles investigations.

Kocher a essayé de se livrer à cette enquête ; mais les résultats auxquels il est arrivé sont encore bien insuffisants. Sur 38 observations, 18 fois seulement est notée l'époque où, sur le vivant, la tuméfaction des ganglions prévertébraux a été manifeste. Elle a été constatée :

1 fois	3 mois		après le début.
2 —	4 —		—
3 —	6 —		—
1 —	10 —		—
2 —	1	an	—
4 —	1 1/2	—	—
1 —	2	—	—
1 —	4 1/2	—	—

Il est évident qu'un pareil relevé, renfermant des chiffres aussi dissemblables, n'éclaire pas beaucoup la question. Nous en tirons du moins cette conclusion, que la propagation ganglionnaire parfois, et très exceptionnellement, reculée jusqu'à deux et quatre ans, est habituellement effectuée à la fin de la première année, ou au plus tard dans la première moitié de la seconde, puisque, dans 10 cas sur 15, elle pouvait être constatée de six à dix-huit mois après le début de la lésion scrotale.

On se souviendra, d'autre part, qu'elle peut être infiniment plus rapide, et que l'intervention chirurgicale, pour être opportune, ne saurait être trop hâtive.

Il n'est pas douteux, du reste, que la fréquence et la rapidité de la récidive ou de la généralisation doivent varier avec la forme anatomique du mal. Nous avons déjà dit combien nos renseignements à ce sujet sont imparfaits. Nous devons nous contenter de faire remarquer que les formes molles du cancer semblent être particulièrement malignes, tandis que les formes dures, et surtout le squirrhe, paraissent donner plus de répit au malade.

Nous rappelons également que le cancer du testicule, chez les enfants, présente une gravité exceptionnelle. L'un de nous, dans un travail déjà cité, a établi que la mort survient chez eux, en moyenne un an après le début. La castration, quelque prompte qu'elle soit, ne paraît pas capable d'enrayer la marche de l'affection. Chez les jeunes gens et les adultes, le cancer du testicule est aussi de ceux qui sont le plus rapidement mortels. Sa gravité paraît être en proportion inverse de l'âge du sujet. C'est chez les vieillards que l'évolution serait la plus lente.

Bien rares sont les cas, rapportés par les auteurs, de survie à la suite de castration pour cancer. Baring, dans un travail déjà ancien (1833), cite certains faits où la guérison a duré quatre ans sans récidive et avec une santé générale parfaite; dans l'un, ce bon état s'est maintenu pendant quatorze ans. Curling mentionne quatre observations (dont deux personnelles) dans lesquelles les opérés ont survécu pendant cinq, neuf, douze et quinze ans. Cette période a été de douze ans dans une observation de Paget; de quatorze ans dans une autre de Baum; de dix-neuf ans dans celle de Confevron (1).

On peut, il est vrai, se demander si dans tous ces cas le diagnostic porté a été suffisamment vérifié. Ce doute n'existe pas dans le fait de M. Guyon, que nous avons déjà eu occasion de citer dans une autre partie de cet ouvrage (2). La nature du néoplasme (carcinome réticulé) fut établie par un examen microscopique soigneusement fait. Dix ans plus tard le malade vivait encore. Il s'agissait, il est vrai, d'un testicule ectopique, mais rien n'établit que l'ectopie constitue une circonstance favorable à la non-récidive. On pourrait bien plutôt soutenir la proposition contraire, la situation du testicule à l'aine n'étant pas pour faciliter une ablation complète.

La certitude du diagnostic anatomique donne encore de l'intérêt aux faits suivants, tous empruntés à des auteurs modernes et dans lesquels l'absence de récidive a été constatée pendant deux ans (Winiwarter), trois ans (Volkmann, Poinsot, Jalaguier), quatre ans et demi et huit ans et demi (Kocher).

Ces cas relativement favorables n'en sont pas moins exceptionnels. La règle paraît être que les malades succombent, six mois en moyenne après l'opération, par généralisation abdominale et viscérale et la cachexie qui en résulte.

Il résulterait, en somme, de ce qui précède que la castration ne donne, en général, guère de survie aux opérés. Nous avons dit, en effet, que l'intervention avait lieu le plus souvent au cours ou à la fin de la seconde année. Si la mort survient six mois plus tard, le temps écoulé entre le début du mal et l'issue fatale se réduit à deux ans et demi. Or ce chiffre représente à peu près exactement, de l'aveu unanime, celui de la durée moyenne du cancer du testicule abandonné à lui-même.

Faut-il conclure de là que l'on doive, en cas de cancer du testicule avéré, renoncer à toute chirurgie active? Nous ne le pensons pas. Nous avons dit, en effet, qu'il n'est pas démontré qu'une intervention très précoce ne puisse avoir de meilleurs résultats que ceux

(1) De Confevron (de Langres), *Guérison d'un cancer encéphaloïde du testicule* (*Bull. de l'Acad. de médecine*. Paris, 1870, t. XXXV, p. 789).

(2) V. chapitre *Anomalies*, p. 73.

constatés jusqu'ici. D'autre part, on est toujours en droit d'espérer que l'on aura affaire à une de ces formes de cancer à malignité atténuée, à récidive moins fatale ou du moins plus retardée, dont on possède des exemples certains.

Les progrès concordants de l'anatomie pathologique et de la clinique permettront peut-être un jour de fixer avec plus de sûreté les bases de ce pronostic.

Dès aujourd'hui, et sans préciser autrement le diagnostic anatomique, l'on peut dire que les chances de survie paraissent être en raison directe de la lenteur relative de l'évolution du mal, de la consistance de la tumeur et de l'âge du malade.

Dans les conditions contraires — marche rapide, tumeur molle, sujet jeune, — la castration, quelque hâtive qu'elle soit, sera ordinairement sans effet utile.

Diagnostic. — Le diagnostic du cancer du testicule, facile lorsque la maladie est confirmée et se manifeste par l'ensemble des signes vraiment caractéristiques qui ont été énumérés plus haut, offre au contraire, au début, à l'époque précisément où l'intervention serait efficace, de réelles difficultés.

Les quelques indications qui suivent se rapportent à cette période, pendant laquelle certaines affections du testicule et de ses enveloppes, non douloureuses, à évolution plus ou moins lente, peuvent être facilement confondues avec le cancer du testicule.

Telle est, par exemple, l'*orchite syphilitique*, à marche chronique. On tiendra compte de l'existence d'accidents syphilitiques antérieurs, avoués ou non par le malade, circonstance absolument insuffisante par elle-même pour imposer un diagnostic; de la consistance plus ferme de la tumeur; des nodosités dures qui parsèment parfois sa surface; de son indolence, telle que l'on peut manier le testicule et même le presser avec force sans provoquer de souffrance, sans même réveiller la sensibilité testiculaire normale, qui, au début du cancer, n'est ordinairement pas complètement abolie; de la forme de la tumeur, qui est celle du testicule, mais aplati transversalement; enfin, et surtout, dirons-nous, de l'action du traitement spécifique qui, bien conduit, amène assez vite dans la tuméfaction, si elle est d'origine syphilitique, des modifications certaines. L'envahissement du testicule opposé, si fréquent dans la syphilis, si rare dans le cancer, constituera encore un élément précieux de diagnostic.

Une *tuberculose testiculaire et épididymaire*, à marche lente, avec tuméfaction notable, portant principalement sur la glande, sans abcès, peut aussi en imposer pour un cancer. Nous avons été témoin d'un cas semblable, dans lequel le volume, l'aspect extérieur de la tumeur, l'absence de bosselures épididymaires, l'intégrité du cordon et de la prostate, le bon état général du malade et la bonne qualité de ses antécédents ne portaient pas à songer au testicule tuberculeux. D'ordinaire l'existence de l'une ou l'autre des circonstances que nous venons d'énumérer éveille l'attention et permet d'éviter l'erreur.

Mais la faute la plus souvent commise et la plus facile à commettre consiste à confondre le cancer du testicule avec l'*hématocèle vaginale*. La similitude entre les deux affections est parfois si grande qu'une ponction exploratrice pourra seule permettre de les différencier (1). On tiendra compte cependant, pour penser plutôt à une hématocèle, du début souvent brusque de la tumeur, ou du moins de son accroissement subit, des rechutes avec phénomènes douloureux, de l'existence certaine d'une hydrocèle antérieure.

Lorsque cet ensemble de circonstances fait défaut, toutes les présomptions seront en faveur du cancer; et cela d'autant plus qu'on ne saurait oublier sa fréquence relative comparée à la grande rareté de l'hématocèle (2).

L'erreur, au reste, ne serait pas, en ce cas, de très grande importance; les hématocèles, assez volumineuses et assez dures pour ressembler à ce point au cancer, étant le plus souvent justiciables de la castration.

Il peut arriver enfin que l'hydrocèle symptomatique qui accompagne souvent le cancer du testicule soit prise pour une *hydrocèle vaginale* simple. Il faut pour cela que le liquide soit abondant, ce qui est absolument exceptionnel. Si cette erreur était commise d'ailleurs, elle serait vite reconnue par la ponction Le liquide évacué, il sera facile de constater l'existence, dans l'épaisseur de la glande, d'un gonflement qui n'existe jamais à ce degré dans l'hydrocèle ordinaire. La nature même du liquide viendrait, s'il en était besoin, en aide au diagnostic; souvent, en effet, celui-ci contient du sang, soit en quantité suffisante pour le colorer d'une façon manifeste, soit en faible

(1) Nous avons cité plus haut, au chapitre *Hématocèle* (p. 277), un fait de Gosselin dans lequel la ponction, faite dans un volumineux kyste hématique qui s'était creusé au centre d'une tumeur du testicule, loin d'éclairer le chirurgien, l'avait au contraire induit en erreur. La pièce se référant à ce cas a été présentée par Moutard-Martin à la Société anatomique (*Bulletin de la Soc. anat.*, 1876, 4e série, t. I, p. 656).

(2) Nélaton répétait volontiers à ses élèves que cette seule considération lui suffirait, dans un cas douteux, pour porter le diagnostic de cancer plutôt que celui d'hématocèle.

proportion, toujours reconnaissable cependant à l'examen microscopique.

Le diagnostic des diverses *variétés* anatomiques, confondues sous le nom de cancer du testicule, sera le plus souvent impossible. Seul le squirrhe pourra parfois être assez facilement reconnu sur le vivant, nous avons dit plus haut à quels caractères.

Ne pourrait-il en être de même pour le carcinome médullaire et le sarcome? On l'a pensé, à tort, croyons-nous, ou du moins l'étude clinique des tumeurs du testicule n'est-elle pas encore, nous semble-t-il, assez avancée pour que l'on puisse établir, entre ces deux formes, une distinction fondée.

Nous rappellerons cependant ce qui a été dit à ce sujet, ne fût-ce que pour attirer sur ce point l'attention des observateurs.

D'après Kocher, le sarcome se développerait chez des sujets relativement jeunes; il constituerait une tumeur moins volumineuse, plus dure que le carcinome; les ganglions abdominaux seraient plus souvent indemnes. Le cordon, par contre, serait envahi de bonne heure; et les enveloppes des bourses moins tardivement atteintes; l'une et l'autre circonstance résultent du mode de propagation du sarcome, qui procède de proche en proche et par continuité de tissu, plutôt que par infection lymphatique, à distance.

Plus souvent aussi que le carcinome, le sarcome débuterait par l'épididyme, ou, du moins, cet organe serait-il plus rapidement intéressé. Il résulterait de ce dernier fait, en raison des relations vasculaires qui existent entre la séreuse testiculaire et l'épididyme, que la vaginale deviendrait, plus souvent et plus promptement que dans le carcinome, le siège d'un épanchement liquide. Enfin, dernier trait, il ne serait pas absolument rare de trouver dans le sarcome les deux testicules malades.

Les caractères inverses appartiendraient au carcinome.

En réalité, il n'est pas un de ceux assignés au sarcome qui ne puisse se rencontrer dans le carcinome vrai. Tout au plus pourrait-on admettre que de leur réunion, bien constatée, dans un cas déterminé, résulte une présomption en faveur de la nature du néoplasme.

Traitement. — Le seul traitement qui convienne, dans le cas de cancer avéré du testicule, sous bénéfice des réserves formulées plus haut, est l'ablation de la tumeur. Nous renvoyons, pour ce que nous aurions à dire sur la technique de cette opération, au chapitre *Castration*.

Nous ne mentionnerons ici que pour mémoire les tentatives qui ont été faites pour amener, par des moyens indirects, la disparition du mal. Une seule mérite que l'on s'y arrête un instant, à savoir : la *ligature de l'artère spermatique*, faite dans le but d'atrophier le néoplasme (1).

Harvey (2) fut le premier à faire un essai en ce sens. Dans son ouvrage sur la génération, il dit avoir plusieurs fois traité avec succès les tumeurs du testicule par la ligature ou la section de l'artère spermatique. Mais, comme le fait remarquer Broca, il semble bien qu'il n'ait qu'une seule fois obtenu, par ce moyen, une guérison complète; car il a soin de dire que, dans d'autres cas, l'efficacité de la ligature s'est bornée à rendre plus facile l'extirpation ultérieure de la tumeur.

L'idée et ce commencement d'exécution passèrent complètement inaperçus. Divers chirurgiens, au commencement de ce siècle, songèrent, il est vrai, à appliquer la ligature des artères à la cure des goitres, des tumeurs érectiles, voire même du cancer des os (A. Cooper); mais ce fut Maunoir qui, le premier, sans connaître les faits d'Harvey, essaya de nouveau de faire atrophier une tumeur de testicule, désignée par lui sous le nom de *sarcocèle*, par la ligature des artères du cordon (3). Ses deux premières opérations lui donnèrent le résultat qu'il cherchait; mais il ressort de la lecture de ses observations que les tumeurs ainsi traitées, considérées par lui comme cancéreuses, n'étaient, en réalité, que des testicules tuberculeux (Broca). Il reconnait, du reste, que l'on ne peut, par sa méthode, guérir les fongus médullaires du testicule, affection à ses yeux plus grave que le cancer, et aussi incurable par l'extirpation que par toute autre méthode.

Maunoir n'eut pas d'imitateurs. Ce n'est que dans ces derniers temps (1875) que M. Lannelongue eut l'occasion de mettre en pratique la méthode du chirurgien de Genève (4). C'était chez un homme de 47 ans, entré à l'infirmerie de Bicêtre, porteur d'une tumeur de nature douteuse, dont le début remontait à un an, et qui avait fini par acquérir le volume du poing. A la suite de la ligature de l'artère spermatique, la tuméfaction diminua progressivement au point d'être

(1) V. à ce sujet un intéressant chapitre de Broca (*loc. cit.*, t. I, p. 429), auquel nous empruntons la plupart des détails qui vont suivre.

(2) Harvey (G.), *Exercitationes de generatione animalium*. Londres, 1651, in-4°, p. 63 (Exercit. 18, *quinta ovi inspectio*).

(3) Maunoir (C.-Th.), *Nouvelle méthode de traiter le sarcocèle sans extirper le testicule*. Genève, 1820, in-8.

(4) Lannelongue (O.), *Tumeur du testicule traitée et guérie par la ligature de l'artère spermatique* (*Gaz. des hôpit.* Paris, 1875, n° 4, p. 25).

réduite, au bout de 8 mois, à une nodosité grosse comme une noix. M. Lannelongue, en raison même du bon résultat obtenu, malgré la marche rapide du mal et certains caractères cliniques qui étaient ceux du cancer, est porté à croire qu'il s'agissait là plutôt d'un simple testicule syphilitique. Le traitement spécifique, tenté à deux reprises, était cependant resté sans effet.

Il ressort avec évidence de ce qui précède que la ligature de l'artère spermatique, lorsqu'elle a donné quelque résultat favorable, n'avait pas été appliquée à des tumeurs manifestement malignes. Elle doit, selon nous, être absolument rejetée de la thérapeutique du cancer vrai du testicule (1).

ARTICLE II

MALADIE KYSTIQUE.

Historique. — C'est à A. Cooper que l'on doit la première description d'une tumeur du testicule, d'un aspect tout particulier, paraissant exclusivement constituée par des cavités multiples de dimensions variées, considérée par lui comme le résultat d'une transformation kystique de la glande, ou mieux des tubes séminifères; affection toujours bénigne; devant, par conséquent, être absolument distinguée des divers néoplasmes du testicule. Il la désigne sous le nom de *Maladie kystique du testicule* (*Cystic disease of the testis*).

Cette manière de voir ne fut pas acceptée, sans conteste, par les auteurs qui suivirent. On ne tarda pas, en effet, à remarquer que des productions, qui avaient toutes les apparences extérieures de celle décrite par A. Cooper, récidivaient après ablation ou se généralisaient, à la façon des tumeurs les plus malignes.

On fut ainsi amené à admettre deux variétés de tumeurs kystiques, l'une bénigne, l'autre maligne (Curling, Gosselin).

La distinction était absolument juste au point de vue clinique. Mais devait-on dès lors conserver dans le groupe des tumeurs kystiques, tel que l'avait compris A. Cooper, des tumeurs semblables en appa-

(1) L'action de la ligature des vaisseaux sur la glande séminale a été récemment étudiée, mais à un point de vue purement scientifique, par le Dr Dubrowo (de Saint-Pétersbourg), dans une note intitulée : *Sur quelques changements histologiques du testicule après la ligature des vaisseaux du cordon* (*Comptes rendus de la Soc. de biologie*, 1876, 6e sér., t. III, p. 195). — Voy. aussi un travail plus important et d'une portée plus générale de Miflet (G.), *Ueber die pathologischen Veränderungen des Hodens, welche durch Störungen der localen Blutcirculation veranlasst werden* (*Arch. f. klin. Chirurg.* 1879, t. XXIV, p. 399-427, avec 1 pl.).

rence, dont la marche et la fin étaient, d'autre part, si profondément différentes; en d'autres termes l'examen microscopique ne devait-il pas faire découvrir dans ces productions quelques caractères différentiels, permettant d'établir entre elles une séparation anatomique, correspondant à la distinction clinique reconnue nécessaire ?

Un effort en ce sens avait déjà été fait, dès 1854, par le professeur Trélat. Dans un intéressant travail publié dans les *Archives de médecine*, il montrait, à propos d'une observation recueillie dans le service de Nélaton, que la véritable tumeur kystique du testicule, formée de kystes dont les parois sont constituées par du tissu fibreux sans aucun mélange de tissus hétéromorphes, pouvait et devait être absolument distinguée du cancer.

La confusion n'en persista pas moins. Dans un mémoire paru en 1865, travail remarquable d'ailleurs, et le plus complet qui ait été publié sur le sujet qui nous occupe, Conche (de Lyon) ne décrit pas moins de six variétés de tumeurs kystiques du testicule, dont trois avec mélange de « matière et de cellules cancéreuses ». Il est manifeste que, parmi les cas réunis par Conche, il en est qui n'appartiennent pas à la catégorie des tumeurs kystiques vraies. L'examen microscopique des pièces, dans les observations réunies par Conche, est d'ailleurs le plus souvent insuffisant. La constatation de « matière et de cellules cancéreuses » ne suffit plus aujourd'hui pour caractériser une tumeur.

Il faut en venir aux recherches de Malassez (1874-1875), pour trouver une bonne étude anatomique de la tumeur kystique du testicule. Il fut dès lors admis que l'on ne devait comprendre, sous ce nom, que des néoplasies d'un type bien défini, comparables, comme nous le verrons, à certaines tumeurs kystiques de l'ovaire.

Il semblait naturel de faire un pas de plus dans cette voie, et de considérer ces tumeurs, de structure en somme assez simple, comme étant de nature essentiellement bénigne. Ainsi se trouvait démontrée vraie la conception primitive d'A. Cooper, appuyée cette fois sur un examen anatomique minutieux et sur l'observation clinique.

Cette manière de voir fut défendue par Perriquet dans une thèse devenue classique. Analysant avec soin une observation recueillie dans le service de Terrier, observation qui avait été le point de départ des recherches de Malassez, et la rapprochant de celles antérieurement publiées, il arrivait à admettre que « la maladie kystique du testicule est une affection toujours bénigne », que, «si les auteurs ont admis deux types de maladie kystique, l'une bénigne, l'autre maligne, c'est qu'ils ont confondu, sous ce nom, des affections très diverses ».

La suite des événements se chargea de montrer que cette conclusion, si satisfaisante pour l'esprit, était prématurée. L'opéré de Terrier, sur lequel avait été recueillie la tumeur considérée par Perriquet comme le type de la maladie kystique bénigne du testicule, succombait, à quelque temps de là, avec une généralisation dans les ganglions lombaires (1).

Quoi qu'il en soit, l'étude anatomique de Malassez demeure entière. Elle suffit pour établir que dans le testicule, comme l'avait montré A. Cooper, peut se développer une tumeur essentiellement constituée par des kystes, bien différente des tumeurs compliquées de kystes dont nous avons parlé plus haut.

Nous discuterons, à propos du pronostic, la question de la bénignité de cette affection, qui ne doit pas, selon nous, entrer en ligne de compte dans une classification anatomique des tumeurs du testicule.

Anatomie pathologique. — 1. *Caractères extérieurs.* — La tumeur kystique du testicule se présente habituellement sous forme d'une masse assez régulièrement ovoïde, d'un volume parfois considérable, d'un poids qui a pu varier de 125 jusqu'à près de 500 grammes, n'offrant, dans son aspect extérieur, aucun caractère qui frappe particulièrement l'attention.

La tunique vaginale est généralement épaissie, et contient souvent un peu de liquide séreux. D'autres fois elle est absolument saine.

La surface du testicule est ordinairement lisse et unie, et la tunique albuginée intacte ; parfois, cependant, celle-ci est amincie par places, et soulevée par de petites saillies transparentes, seul indice qui permette dans certains cas de soupçonner, avant l'incision, la nature du tissu sous-jacent.

L'épididyme est tantôt normal, tantôt, surtout dans les tumeurs volumineuses, aplati et atrophié, au point de devenir presque méconnaissable. Mais ces lésions paraissent être d'ordre purement mécanique. Jamais l'épididyme n'est envahi par le néoplasme. Le cordon est également intact.

Sur une coupe, l'aspect de la tumeur devient vraiment caractéristique. Elle paraît exclusivement composée par une quantité considérable de cavités kystiques, très rapprochées les unes des autres, de toutes formes et de toutes dimensions, généralement sphériques

(1) Terrier (F.), *Bull. et Mém. de la Société de chirurgie.* Paris, 1878, t. IV, p. 239.

cependant, et d'un volume variant de celui d'une tête d'épingle à celui d'un œuf de pigeon (fig. 77).

Les kystes ouverts laissent échapper un contenu qui varie d'un point à un autre. C'est le plus souvent un liquide citrin, transparent, parfois très limpide, parfois plus ou moins visqueux ; ailleurs il est rougeâtre ou demi-sanguinolent.

Kocher a admis, d'après la nature plus ou moins épaisse du contenu de ces kystes, deux variétés, les kystes muqueux et les kystes athéromateux, ceux-ci renfermant surtout des particules graisseuses. Cette distinction est sans importance.

Certaines poches sont remplies par une substance blanchâtre,

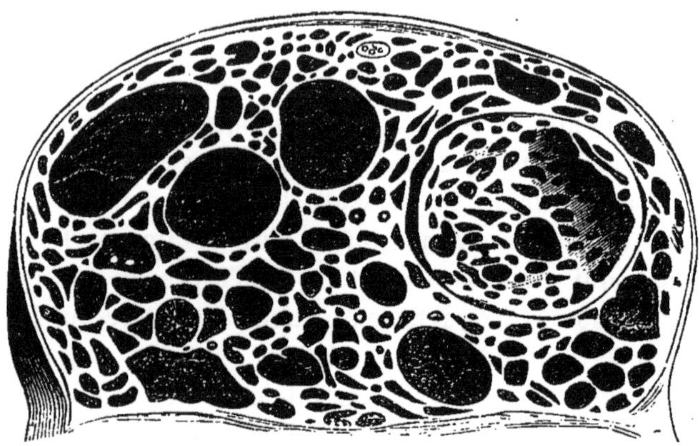

Fig. 77. — Tumeur kystique du testicule (d'après Péan).

nacrée, ayant l'aspect d'une perle, d'où le nom de *tumeurs perlées* donné par Cruveilhier aux tumeurs qui les contiennent.

Il n'est pas rare enfin de rencontrer, à la surface interne de quelques cavités, de petits prolongements villeux qui se détachent de la paroi sous forme de bourgeons.

Ces kystes, dont nous venons d'indiquer la disposition générale, sont contenus dans une trame très mince par places, plus épaisse dans d'autres, qui offre à l'œil nu l'aspect du tissu fibreux.

A la surface, entre la masse kystique et l'albuginée, on trouvait, dans la pièce si bien étudiée par M. Malassez, formant une couche mince, d'une épaisseur moyenne de 2 à 3 millimètres, un tissu rougeâtre qui n'était autre que la substance testiculaire, atrophiée, refoulée à la périphérie de la tumeur, et lui constituant une sorte de coque incomplète.

L'existence de cette coque testiculaire, qui, en raison sans doute de son extrême minceur, paraît avoir échappé à la plupart des observateurs, est nettement signalée aussi par M. Trélat dans un fait recueilli par lui dans le service de Nélaton. Elle éclaire singulièrement, comme nous le verrons, la question jusqu'ici obscure de la pathogénie de la tumeur kystique du testicule.

2. *Caractères microscopiques. Structure.* — Nous étudierons successivement, à l'exemple de Malassez, et en nous guidant sur sa description, le stroma de la tumeur, les cavités kystiques et leur contenu, la coque testiculaire périphérique.

Le *stroma* est constitué par des faisceaux de fibrilles conjonctives, généralement disposés par plans parallèles à la surface des cavités kystiques; on y découvre, en outre, quelques rares fibres élastiques très fines, et un certain nombre de fibres musculaires lisses; les vaisseaux y sont peu nombreux. Par places, et surtout dans le voisinage immédiat des kystes qui contiennent des prolongements villeux, le tissu conjonctif du stroma est infiltré d'éléments embryonnaires, formant de petits nids ou foyers isolés.

En aucun point, malgré l'assertion contraire de quelques auteurs, Malassez n'a pu trouver, dans ce tissu intermédiaire, quoi que ce soit qui rappelle de près ou de loin les tubes séminifères.

Les *kystes* offrent à considérer leur paroi, l'épithélium qui la tapisse et leur contenu.

La paroi propre est formée par un tissu conjonctif condensé ayant les caractères des tissus cornés.

Les cellules épithéliales que l'on rencontre à sa surface interne sont très nombreuses et présentent les plus grandes variétés de forme et de dimension. On se rend bien compte de ces dispositions diverses en étudiant par dissociation, sous le microscope, le produit du raclage de la paroi.

Ces cellules sont ou assez grandes, à un ou deux noyaux, polygonales lorsqu'elles sont vues de face, fusiformes quand on les examine de profil; ou plus petites, polyédriques, assez épaisses. D'autres sont cylindro-coniques, pleines, sans cils vibratiles; ou, au contraire, cylindriques avec plateau et cils vibratiles. Beaucoup enfin, et ce sont les plus nombreuses, ont tous les caractères des cellules caliciformes du type le plus pur, avec leur infinie et élégante diversité de formes.

Ces diverses variétés peuvent se rencontrer dans une même cavité kystique, comme il est facile de s'en assurer sur des coupes de la tumeur, faites après durcissement. Elles ne sont cependant pas irrégulièrement mêlées les unes aux autres, mais réunies par groupes de cellules de même espèce (fig. 78).

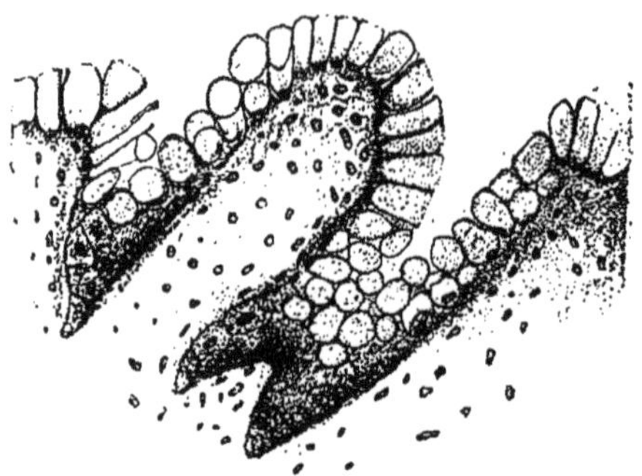

Fig. 78. — Coupe de la paroi d'un kyste montrant un revêtement continu de cellules caliciformes (d'après Malassez, ainsi que les deux figures suivantes).

Le *contenu* des kystes est un liquide albumineux, tenant en suspension des cellules semblables à celles qui tapissent la paroi, les unes

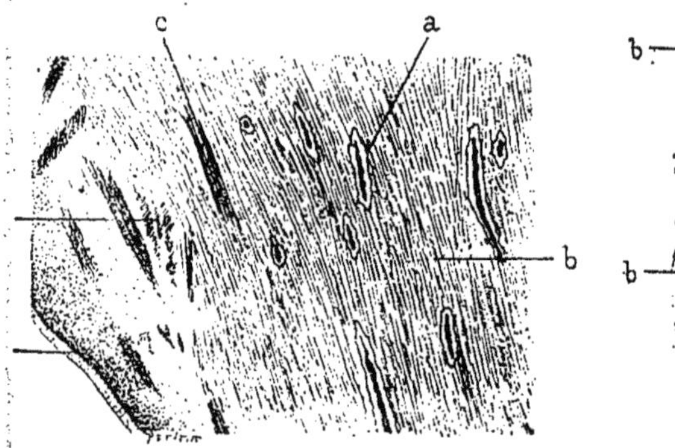

Fig. 79. — Coupe de la coque testiculaire au voisinage du tissu morbide (gross. 30/1). — *a*, tubes séminifères atrophiés; *b*, tissu fibreux intertubulaire; *c*, faisceaux musculaires coupés en long; *d*, faisceaux musculaires coupés en travers; *e*, paroi kystique revêtue de son épithélium.

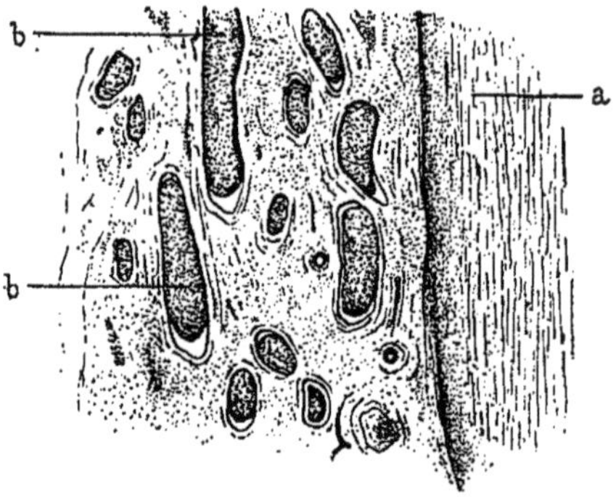

Fig. 80. — Coupe de la coque testiculaire au voisinage de l'albuginée (gross. 30/1). — *a*. albuginée; *b*, tubes séminifères. — N. B. Ces deux figures sont prises sur la même préparation et se font suite, en supposant que la portion droite de la fig. 79 fait immédiatement suite à la portion gauche de la fig. 80.

bien conservées, les autres plus ou moins dégénérées, et des granulations graisseuses disséminées ou réunies en groupes irréguliers.

La substance blanche, comparée par les auteurs à de la cire blanche, à du talc, à des perles de la plus belle eau, que contiennent certaines cavités — qui peut d'ailleurs se rencontrer dans toute tumeur du testicule accompagnée de kystes vrais — est due, comme nous avons déjà eu occasion de le dire, à une évolution particulière des cellules épithéliales qui tapissent la paroi kystique ; au lieu de se détruire et de se désagréger sur place, elles persistent, et s'accumulent de façon à former de véritables globes ou perles épidermiques.

Il est facile de reconnaître dans le tissu rougeâtre, formant à la tumeur une *coque périphérique*, la substance testiculaire refoulée, présentant cependant des altérations notables, mais d'ordre purement mécanique. Les tubes séminifères sont aplatis et séparés les uns des autres par un tissu conjonctif dense, qui leur adhère et empêche leur étirement. Ces lésions sont d'autant plus nettes que le point examiné est plus rapproché du tissu néoplasique (fig. 79 et 80). La lumière du canal s'efface de plus en plus, l'épithélium disparaît, la membrane propre du tube perd elle-même peu à peu ses caractères et finit par se confondre avec le tissu fibreux. La disparition du canal séminifère par voie d'atrophie devient ainsi complète.

Nulle part on ne réussit à découvrir un de ces conduits dilatés, paraissant se transformer en une cavité kystique. Ce fait seul suffirait à ruiner l'hypothèse qui place dans ces canaux le point de départ de la tumeur kystique du testicule.

Pathogénie. — La pathogénie de la maladie kystique du testicule demeure le point le plus obscur de son histoire.

Deux opinions principales ont été soutenues à ce sujet :

Pour certains auteurs le point de départ de la formation kystique serait dans les tubes séminifères (A. Cooper, Curling). Kocher s'est rangé à cette manière de voir, en précisant certains détails. La dilatation des canalicules est pour lui, comme pour A. Cooper et Curling, le premier point à considérer. Mais, de plus, les cellules contenues entrent en prolifération active ; des bourgeons latéraux, d'abord remplis de cellules, apparaissent sur la paroi du canalicule dilaté, vont à la rencontre les uns des autres et s'entre-croisent. Les cellules disparaissant plus tard par voie de ramollissement ou de liquéfaction, il ne reste plus que des espaces cavitaires irrégulièrement découpés; ceux-ci ne sont autres que les kystes multiples qui constituent la tumeur complètement développée.

La tumeur kystique ne serait ainsi pour Kocher, comme pour Langhans, qu'un *adénome* du testicule plus ou moins modifié.

A cette théorie Malassez a opposé une objection capitale, qui résulte de l'examen anatomique des pièces; jamais, avons-nous dit, il n'est parvenu à surprendre la transformation du canalicule dilaté en cavité kystique. La dilatation des canaux séminifères paraît elle-même n'être qu'une vue de l'esprit, qui ne repose que sur une grossière ressemblance de forme.

Une opinion toute différente avait été déjà soutenue par le professeur Trélat et par Conche dans les travaux que nous avons cités plus haut. Pour le premier, les kystes sont néogènes ; ils résultent de l'organisation, dans le testicule, d'un produit nouveau qui envahit la substance testiculaire, en la refoulant peu à peu. Pour le second, le siège primitif du mal est dans le tissu conjonctif de la glande, dans lequel se développe simultanément, et sous une influence inconnue, du tissu fibreux, des kystes et des épithéliums divers.

Ces explications, qui ont le défaut de manquer de précision, sont du moins d'accord avec ce fait anatomique intéressant, sur lequel nous avons déjà insisté, à savoir que la substance testiculaire peut se retrouver relativement intacte, ou, du moins, simplement atrophiée et non envahie par la dégénérescence kystique, à la périphérie de la masse pathologique.

La théorie de l'origine extra-canaliculaire de la tumeur kystique n'a vraiment été établie d'une façon certaine que depuis les recherches de Malassez.

Il a montré, en effet, que dans les cavités, même les plus petites, dont le volume ne dépasse guère celui des tubes séminifères, on trouve un épithélium totalement différent de celui qui existe dans ceux-ci à l'état normal. Comme, d'autre part, il n'a pu découvrir entre les tubes séminifères et les kystes une forme intermédiaire indiquant la transformation progressive des premiers, on comprend qu'il se soit refusé à ne voir dans les cavités de la tumeur kystique que des canalicules dilatés.

Pour lui c'est très probablement dans le tissu conjonctif intertubulaire du testicule que ces cavités prennent naissance, et cela par un mécanisme analogue à celui qui préside à la formation de certains kystes de l'ovaire. De petits amas de cellules épithéliales apparaissent dans les lacunes de ce tissu conjonctif ; ces amas, pleins d'abord, se creusent ensuite d'une cavité centrale. Cette cavité s'agrandit peu à peu ; les liquides qu'elle contient proviennent soit d'exsudations vasculaires, soit de sécrétions fournies par les cellules épithéliales qui la tapissent. L'accroissement de la tumeur résulte de l'augmentation de volume des cavités primitives, et surtout de la formation, par le même processus, de nouveaux kystes (1).

(1) Nous devons ajouter que Langhans, dans la dernière édition du Traité de Kocher, repousse absolument l'idée de Malassez et appuie sa propre hypothèse, de

En raison de son origine évidemment épithéliale, et de l'existence d'un revêtement épithélial continu dans les cavités qui la constituent, Malassez a proposé de ranger la tumeur kystique du testicule dans la famille des *épithéliomes*. Le revêtement épithélial étant de plus disposé en véritables couches, ce qui fait ressembler les parois kystiques à certaines muqueuses normales, ce caractère sera exprimé en ajoutant au terme général d'épithéliome celui de *myxoïde*, qui indique la variété à laquelle on a affaire.

Pour nous, tout en souscrivant sans réserve à la nature épithéliale de la tumeur kystique du testicule, nous trouvons qu'il convient d'en distinguer plusieurs variétés. Certaines de ces tumeurs ont, en effet, une allure calme, une structure nettement glandulaire, et méritent le nom d'*adénome*. D'autres plus complexes, à prolifération plus énergique, correspondent exactement à la description de Malassez, ce sont les *épithéliomes myxoïdes*. Enfin quelques-unes, avec leurs boyaux cellulaires, leur stroma parsemé de kystes, confinent au *cysto-carcinome*, elles représentent des modalités diffuses, ou, suivant le terme classique, des formes atypiques de la maladie de Malassez.

C'est en raison de ces différences de structure, et pour conserver une certaine unité dans notre description clinique, que nous avons laissé à la tumeur que nous étudions le nom de *maladie kystique* qui est communément accepté et a l'avantage de ne préjuger en rien sa nature.

Signes. Marche. — La tumeur kystique du testicule se développe lentement, silencieusement sans qu'aucun phénomène autre que l'augmentation même des dimensions de la glande n'attire l'attention du malade.

Le volume qu'elle atteint n'est pas habituellement considérable. Il est comparé par les auteurs à celui d'un œuf de dinde, d'une pomme de moyenne grosseur, etc. Le cas de Curling, dans lequel elle mesurait 15 centimètres de long sur 9 de large, est exceptionnel.

Sa forme est assez régulièrement ovoïde; elle rappelle celle du testicule. Ce caractère, déjà signalé par A. Cooper, noté depuis dans la plupart des observations, a une certaine importance pour le diagnostic.

Sa surface est lisse, sans bosselures apparentes à la vue, ni sensibles au doigt.

La palpation ne permet de constater ni la dureté d'une tumeur évi-

l'origine glandulaire du kystome (adénome) du testicule, sur des arguments intéressants, pour le détail desquels nous sommes obligés de renvoyer le lecteur au travail original et aux importantes figures qui l'accompagnent.

demment solide, ni la fluctuation franche des collections liquides. C'est une sensation intermédiaire, qui éveille cependant l'idée d'une production dont quelques parties seraient liquides. D'autres fois, sur toute son étendue, la tumeur offre une certaine dépressibilité, sans être nulle part évidemment fluctuante. Ces caractères sont presque toujours de telle nature que l'on garde l'impression qu'une ponction exploratrice sera nécessaire pour éclairer ce point du diagnostic.

On ne confondra pas les sensations incertaines dont il vient d'être question avec la fluctuation vraie, mais superficielle, que pourrait donner une hydrocèle symptomatique concomitante, rare d'ailleurs et toujours peu abondante.

A la lumière transmise, la masse qui distend le scrotum paraît absolument opaque, sauf dans le point qui correspond à la collection vaginale lorsqu'elle existe, et lorsqu'elle est assez considérable pour que ce mode d'exploration lui soit applicable.

La pression ne cause habituellement aucune douleur. En aucun point, du moins, on ne parvient à provoquer la douleur spéciale que détermine la pression exercée sur le testicule.

Les douleurs spontanées sont aussi absolument absentes. A peine quelques malades ont-ils accusé la sensation de lourdeur et de tiraillement que l'on peut observer dans toute tumeur du testicule, parvenue à un certain degré de développement.

Les parties voisines sont intactes. La peau du scrotum conserve son aspect normal, et glisse à l'aise sur les parties sous-jacentes. Le cordon est sain ; on a signalé la turgescence des veines qui le parcourent ainsi que celle des vaisseaux du scrotum. Ce signe n'a pas grande importance, bien que A. Cooper en ait fait un des caractères propres à la tumeur kystique.

L'état général est bon. Les ganglions lombaires ne sont pas augmentés de volume.

Ajoutons enfin que la tumeur est toujours unilatérale. Il ne paraît pas qu'elle se développe de préférence d'un côté plutôt que de l'autre.

En somme, comme l'a très bien fait remarquer Perriquet, les caractères de la tumeur kystique du testicule sont presque tous négatifs. Il n'en est aucun qui puisse être considéré comme pathognomonique, aucun même qui mette, avec quelque certitude, sur la voie du diagnostic.

Diagnostic. — La maladie kystique du testicule a été et sera souvent méconnue. Cependant, lorsque l'on se trouvera en présence d'une tumeur manifestement testiculaire, et non point limitée à l'épididyme; tumeur non évidemment solide; conservant la forme générale de la glande; développée lentement et sans douleur, chez un homme jeune encore; siégeant de plus d'un seul côté des bourses, — le diagnostic de maladie kystique pourra être sérieusemeut discuté.

Le premier soin du chirurgien, en pareil cas, sera de s'assurer qu'il ne s'agit ni d'une *hydrocèle*, ni d'une *hématocèle*. Il a pour cela à son service deux moyens de diagnostic d'une importance capitale : la recherche de la transparence, qui fait bien rarement défaut dans l'hydrocèle; au besoin la ponction exploratrice, si l'hydrocèle est à parois épaisses, ou lorsque les signes propres à l'hématocèle, et particulièrement la marche souvent si caractéristique de la maladie, ne l'auront pas suffisamment éclairé.

Ces deux affections éliminées, il ne s'arrêtera pas longtemps à l'idée d'un *testicule syphilitique*, qui se présente habituellement sous l'aspect d'une tumeur remarquablement dure, d'un volume modéré et presque toujours bilatérale, moins encore à celle d'un *testicule tuberculeux*, dont les lésions se limitent bien rarement à la glande, en respectant l'épididyme.

Il sera donc nécessairement amené à songer aux *néoplasmes* divers qui peuvent se développer dans le testicule, et particulièrement à ceux que l'on a vu s'accompagner de collections liquides.

Or, si l'anatomie pathologique enseigne que des kystes ou des pseudo-kystes se rencontrent dans presque toutes les tumeurs du testicule, dans aucune du moins, comme dans la tumeur kystique, ils ne sont aussi nombreux, ni aussi régulièrement répartis.

Ce n'est pas que dans celle-ci la fluctuation soit plus nette et plus facile à percevoir. Bien au contraire, il arrive souvent que, dans les tumeurs solides avec kystes, ce caractère, là où il peut être constaté, est plus évident que dans la tumeur kystique. Mais il est plus limité; à côté de parties évidemment molles, d'autres apparaissent manifestement solides; de là résultent des irrégularités de surface et des inégalités de consistance qui ont une grande importance pour le diagnostic.

La tumeur kystique présente, au contraire, le plus souvent une surface unie et régulière. De plus, si l'on ne découvre aucun point qui soit franchement fluctuant, on est frappé du moins de la dépressibilité générale de la tumeur. A. Cooper insistait déjà sur ce signe, qui paraît vraiment propre à la maladie kystique. Il est assez difficile, comme le fait remarquer M. Trélat, d'exprimer exactement par des mots la nature de la sensation ainsi perçue, mais la main qui l'aura une fois éprouvée ne saurait plus s'y tromper.

Cette analyse exacte des résultats fournis par la palpation est absolument nécessaire si l'on veut essayer de distinguer la maladie kystique de l'enchondrome du testicule et particulièrement de l'enchondrome kystique.

Il est bien rare en effet que, dans l'enchondrome, les parties demeurées cartilagineuses ne puissent être reconnues à leur dureté spéciale, contrastant avec la mollesse des points devenus kystiques.

A tous autres égards, les deux affections n'offrent, comme nous le verrons, que des analogies. Toutes deux, en effet, se développent lentement et sans douleur, s'observent souvent chez des sujets encore jeunes, frappent enfin le testicule plutôt que l'épididyme. Aussi le diagnostic toujours difficile devra-t-il souvent rester en suspens.

Il sera, au contraire, relativement facile de ne pas confondre la maladie kystique avec la tumeur franchement maligne du testicule (sarcome, carcinome), surtout s'il s'est écoulé un certain temps depuis la première apparition du mal. La marche du cancer du testicule est toujours plus rapide, et reste bien rarement indolente dans toutes ses périodes; tôt ou tard il présente des irrégularités ou des bosselures qu'on n'observe pas dans la tumeur kystique; tôt ou tard aussi le mal local finit par retentir sur l'état général de la santé.

Reconnaissons cependant que si l'affection est de date récente, la plupart de ces caractères distinctifs feront défaut : force sera donc, dans ce cas encore, de réserver tout jugement définitif.

Terminaison. Pronostic. — La tumeur kystique du testicule mériterait évidemment le nom de *bénigne* qui lui a été souvent donné, s'il était démontré qu'elle a toujours la structure simple qu'elle présente parfois, et qu'elle ne récidive ou ne se généralise jamais après ablation.

Cette preuve est malheureusement encore à faire.

Il paraît bien établi cependant que, dans certains cas, cette heureuse terminaison a été observée, et que quelques opérés sont restés définitivement guéris. D'autres au contraire ont succombé, au bout d'un temps variable, à une généralisation que rien, au moment de l'opération, ne permettait de prévoir. Nous avons dit qu'il en fut ainsi du malade dont l'observation sert de base au travail de M. Perriquet.

Les faits de ce genre montrent que, quelque bénigne qu'ait été l'allure de la maladie, le pronostic ne pourra être définitivement établi qu'après l'ablation de la tumeur, et, d'autre part, que l'on ne saurait porter trop de rigueur et de soin dans l'examen des pièces ainsi recueillies.

Il existe, en effet, à côté de la tumeur kystique vraie, des formes anatomiques très voisines en apparence, par leur aspect extérieur, et même par leur structure générale, mais dans lesquelles un examen histologique complet permet de découvrir des parties cartilagineuses ou sarcomateuses, ou l'un et l'autre tissu réunis. Il s'agit alors d'une de ces *tumeurs mixtes*, dont nous avons dit la fréquence au testicule. Le pronostic en pareil cas doit être très réservé.

On ne doit pas non plus oublier la parenté signalée plus haut entre la tumeur kystique et le carcinome. Tout épithéliome myxoïde, au testicule comme à l'ovaire, peut en effet devenir diffus, se propager au loin, et prendre avec sa modalité atypique les caractères du carcinome malin et sa tendance à la généralisation. Il est probable que dans le cas de M. Perriquet cette transformation était en voie de s'accomplir, et que les points où elle avait commencé à se produire avaient échappé à l'examen, malgré le soin qui y avait été apporté.

Traitement. — La castration est évidemment le seul traitement dont il puisse être question dans un cas de tumeur kystique confirmée. Ce que nous venons de dire montre que l'opération doit être faite de bonne heure ; on risque en effet, en temporisant, de laisser se produire dans la tumeur des modifications qui aggravent singulièrement le pronostic.

ARTICLE III

ENCHONDROME

Historique. Fréquence. — J. Müller, à qui l'on doit la première description de l'enchondrome en général (1836), paraît aussi avoir le premier signalé l'existence de l'enchondrome du testicule, d'après un fait observé par Dieffenbach (1).

Depuis lors, bien des observations isolées ont été publiées, mais peu de travaux d'ensemble consacrés à l'étude générale du sujet.

Parmi ces derniers nous citerons les thèses de Gyoux (1861), et de Adam (1874), et l'important mémoire de Dauvé présenté à la Société de chirurgie, à propos d'un malade opéré par le Dr Godard en 1861. Plus récemment, le Dr Poinsot (de Bordeaux) communiquait à la même

(1) J. Müller, *Ueber den feineren Bau und die Formen der krankhaften Geschwülste*. Berlin, 1838, p. 48.

Société une observation d'enchondrome chez un enfant, qu'il faisait suivre de remarques intéressantes sur le pronostic de l'affection (1).

En Allemagne Billroth (2), dans son étude sur les kystomes du testicule, Virchow, dans un paragraphe de son *Traité des tumeurs*, ont précisé certains points de la structure de l'enchondrome du testicule imparfaitement connu jusqu'à eux, et cherché, en particulier, à se rendre compte du mode de développement de la néoplasie.

Kocher, enfin, résumant les travaux parus antérieurement, et joignant à ceux-ci le résultat de ses propres recherches, a écrit sur la question, dans l'Encyclopédie de Pitha et Billroth, un excellent chapitre reproduit, presque sans modifications, dans sa seconde édition.

Une même difficulté, l'appréciation exacte de la valeur des faits publiés, a arrêté les auteurs qui ont voulu serrer la question de près. Tous se sont efforcés, avec plus ou moins de succès, de distinguer l'enchondrome vrai des cas complexes où le cartilage ne constitue qu'un élément accessoire.

Or, si l'enchondrome pur est rare, les faits de la seconde espèce abondent, au contraire. Rien n'est plus fréquent que de rencontrer des éléments cartilagineux, mélangés aux tissus en apparence les plus variables, dans les tumeurs du testicule.

C'est ainsi que Dauvé, sur 28 cas réunis par lui, n'en a trouvé que 10, où le cartilage formait l'élément principal de la tumeur ; 6 fois, il était associé à la maladie kystique, 10 fois à l'encéphaloïde, 2 fois au testicule tuberculeux. Et encore verrons-nous que les 10 premiers cas de Dauvé ne peuvent pas être tous considérés comme des exemples d'enchondrome pur.

Kocher a fait un relevé analogue. Dans 12 cas de kystome ou de kysto-adénome, la présence du cartilage est notée 8 fois ; la même complication est signalée 7 fois dans 37 cas de carcinome, et 2 fois seulement dans 41 cas de sarcome. En d'autres termes, elle est l'exception dans le sarcome, survient dans environ 1/5 des cas pour le carcinome, dans 2/3 des cas pour le kystome.

Quelle est, en regard de cette proportion considérable des tumeurs composées, la fréquence réelle de l'enchondrome pur ?

Parmi les huit cas considérés comme tels par Dauvé, il en est qui sont plus que douteux, soit qu'à l'œil nu déjà la nature de la tumeur

(1) Poinsot (de Bordeaux), *Contribution à l'histoire clinique des tumeurs du testicule* (*Bullet. et Mém. de la Soc. de chirurgie*, Paris, 1878. Nouv. série, t. IV, p. 196).

(2) Billroth (R.), *Zur Entwickelungsgeschichte u. chirurg. Bedeutung des Hodencystoids* (*Virchow's Archiv*, Berlin, 1885, t. VIII, p. 433).

ne soit pas évidente, soit que l'examen histologique ait été insuffisant. Ce sont les observations de A. Cooper, de Sonon, de Richet.

Aux cinq faits qui peuvent être conservés (Paget, Zambaco, Dauvé, Lhonneur et Verneuil), Kocher en ajoute deux personnels et encore inédits, et un déjà ancien dû à O. Weber (1) — en tout 8 cas.

Nous ne trouvons nous-même à joindre à ce total, que les faits de Demarquay, Poinsot et Th. Anger (2), qui nous paraissent hors de contestation (3).

Les exemples d'enchondrome pur se réduisent donc, ces éliminations faites, à 11 cas (4). Il n'est pas besoin d'insister davantage pour montrer la rareté relative de cette variété de degénérescence de la glande séminale.

Il est possible cependant, d'après ces faits, de tracer une histoire suffisamment complète de l'enchondrome du testicule.

Anatomie pathologique. — a. *Caractères macroscopiques.* — L'aspect extérieur de l'enchondrome du testicule n'offre ordinairement rien de caractéristique. Il se présente, comme la plupart des néoplasies testiculaires, tant qu'elles sont encore contenues dans l'albuginée, sous forme d'une tumeur ovoïde, à grosse extrémité tournée en bas. Sa surface est unie et régulière ; sa consistance, en certains points, remarquablement dure ; ses dimensions moyennes. Nous reviendrons sur ces divers caractères, lorsque nous étudierons les signes de l'affection.

L'examen de la coupe fournit des renseignements plus précis.

Le couteau dirigé d'avant en arrière du bord convexe et antérieur de la tumeur vers les parties profondes, de façon à la diviser en deux, ouvre d'abord la tunique vaginale. Celle-ci est rarement distendue par du liquide. Sa cavité est, au contraire, habituellement effacée, occupée par des adhérences partielles ou totales qui unissent les deux feuillets de la séreuse. Ces adhérences limitent parfois une cavité isolée qui contient un peu de sérosité.

(1) O. Weber, *Allgem. mediz. Centralzeitung*, 1860, et Kocher, *l. c.*

(2) Demarquay (J. N.), *Union médicale*, 1862, n° 28, n. s., t. XIII, p. 447. — Poinsot, *loc. cit.* — Anger (Th.), *Bullet. et Mém. de la Soc. de chirurg.*, 1878, n. s., t. IV, p. 235.

(3) A ces observations il faudrait peut-être ajouter celle de Parker (F.), publiée sous ce titre : *Enchondroma; deposit of bone in testis; small cyst* (*Transact. of the South Carolin. medic. Association*, 1883, p. 95), dont nous n'avons pu nous procurer le texte original.

(4) Nous laissons intentionnellement de côté l'observation absolument insuffisante de Zambianchi (*Bulletins de la Soc. anatomique*, 1874, p. 592), celle de E. Cruveilhier et de Maunoir (*ibid.*, 1873, p. 329 et 760), dans laquelle il s'agissait d'un enchondrome mixte (V. Marion, thèse citée à l'*Index bibl.*, p. 64) et même celle d'Adam (thèse citée à l'*Index bibl.*) qui semble devoir être plutôt rangée parmi les kystomes.

L'albuginée qui vient ensuite est intacte et se laisse facilement détacher du tissu sous-jacent; on a noté sa minceur, attribuée à la distension qu'elle a subie.

Au-dessous de l'albuginée, on trouve fréquemment une couche mince, d'aspect parcheminé, étalée à la surface de la tumeur, qui n'est autre que la substance testiculaire conservée. Cette disposition, que l'on ne rencontre avec pareille netteté que dans la maladie

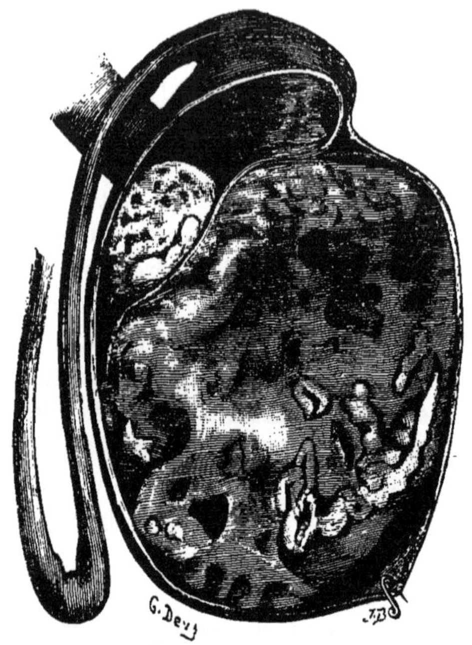

Fig. 81. — Enchondrome du testicule et de l'épididyme (d'après Péan).

kystique, est importante à noter. Nous verrons quelle conséquence on peut en tirer, au point de vue du mode de développement du néoplasme.

Le tissu propre de la tumeur apparaît ensuite. Il revêt parfois l'aspect tout à fait caractéristique du tissu cartilagineux. Il est alors constitué par des noyaux isolés, de la grosseur d'une cerise, d'une noix ou même d'un œuf, reconnaissables à la saillie qu'ils font sur la coupe, à leur apparence hyaline, transparente, à leur coloration blanc bleuâtre, à leur consistance ferme et élastique, caractères qui, dès le premier abord, rappellent ceux du cartilage. Ces noyaux sont séparés les uns des autres par des cloisons ou travées fibreuses parcourues par des vaisseaux qui leur donnent une coloration rougeâtre. Ces travées peuvent être elles-mêmes envahies par le cartilage (Lhonneur).

Ce cas n'est pas le plus fréquent. Plus souvent le tissu néoplasique paraît formé d'une multitude de petites masses juxtaposées ou enchevêtrées les unes dans les autres. Les unes ont l'aspect de grains ou de nodosités arrondies ; les autres revêtent la forme de petits cylindres ayant quelques millimètres de diamètre, ramifiés et entre-croisés entre eux, tantôt comme pelotonnés autour d'un point central, tantôt formant comme des tourbillons irréguliers. Cette apparence est telle que la plupart des observateurs qui l'ont décrite ont été portés à en conclure que les éléments cartilagineux de formation nouvelle s'étaient développés à l'intérieur même des canaux séminifères ou dans les vaisseaux lymphatiques dilatés de la glande. Et, de fait, il est certain que grains et cylindres sont contenus dans des cavités arrondies, et dans des boyaux allongés, lisses à leur surface interne, d'où ils peuvent être facilement extraits sans déchirure. Nous verrons plus loin ce qu'il faut penser de l'hypothèse à laquelle cette disposition a donné lieu.

Dans ce cas comme dans le précédent, tantôt la nature du tissu morbide se reconnaît au premier coup d'œil, grâce à sa dureté, à son aspect nacré, à sa coloration blanchâtre; tantôt le cartilage est, au moins par places, mou et comme diffluent; il faut alors absolument le secours du microscope pour savoir à quelle variété de tissu on a affaire.

L'aspect fourni par la coupe d'un enchondrome du testicule peut être considérablement modifié par les diverses transformations que subit si aisément le tissu cartilagineux pathologique. Nous y reviendrons. Mais, dès à présent, il convient de remarquer qu'il résulte de la fréquence même de ces modifications que l'apparence de la tumeur est rarement uniforme dans toutes ses parties. Alors même qu'elles ne se sont pas encore produites, la prédominance partielle des tissus interstitiels de nature conjonctive, dans lesquelles le cartilage est comme englobé, peut produire un effet analogue, sans que pour cela le néoplasme cesse d'appartenir à la classe des enchondromes.

Nous en dirons autant des kystes dont la présence en quantité parfois considérable a été signalée par quelques observateurs.

Ici, cependant, une distinction est nécessaire. Nous avons vu, en étudiant la maladie kystique du testicule, qu'il n'est pas rare de trouver, concurremment avec les kystes, dans les cloisons qui les séparent, du tissu cartilagineux parfois abondant; mais il est manifeste que les kystes constituent la lésion principale, le cartilage n'est point prédominant. Tous les cas de ce genre, alors même qu'ils ont été décrits par les auteurs sous le nom d'enchondrome, ont été par nous volontairement laissés de côté.

Inversement on peut rencontrer, dans l'enchondrome pur, un certain nombre de cavités kystiques, qui ne jouent cependant vis-à-vis du tissu cartilagineux que le rôle d'une altération secondaire ou accessoire. Ces kystes, ordinairement petits, sortes de vacuoles creusées dans l'épaisseur des masses cartilagineuses, contiennent un liquide peu abondant, filant, semblable à du blanc d'œuf. Lorsqu'ils acquièrent un grand volume, il faut un examen attentif pour apprécier avec exactitude la nature réelle de la tumeur. L'intervention du microscope peut seule éclairer le diagnostic, en permettant de rechercher le mode de développement de ces cavités et les rapports qu'elles affectent avec le tissu cartilagineux.

L'examen à l'œil nu permet encore, dans certains cas, de reconnaître le siège anatomique, sinon le point de départ exact de la néoplasie. Dans les observations de Lhonneur, de Verneuil, qui peuvent être considérées comme des types de la maladie, il est dit que l'*épididyme*, distendu et comme déroulé, mais sain d'ailleurs, s'étalait sur le bord postéro-supérieur de la tumeur; celle-ci s'était donc manifestement développée dans la glande testiculaire elle-même. Ce cas paraît être le plus fréquent. Il peut se faire cependant que l'épididyme ne soit pas retrouvé; il est comme perdu dans la masse néoplasique. La marche du mal est alors habituellement plus rapide et la propagation épididymaire peut être considéré comme secondaire.

Le *cordon*, plus souvent encore que l'épididyme, demeure intact. Dans le cas de Paget, cependant, on découvrit une série de petites tumeurs cartilagineuses s'étendant jusque dans le canal inguinal. Mais il s'agit ici encore d'un enchondrome évoluant très vite,et emportant le malade, peu après l'ablation, par généralisation viscérale. Dans tous les autres faits réunis par nous, alors même que cette terminaison fatale s'est produite, le cordon, au moment de l'opération, semblait sain.

La *vaginale* dans l'enchondrome pur est ordinairement intacte ou renferme un liquide clair, citrin, parfois assez abondant (cas de Poinsot).

b. *Caractères microscopiques. Développement.* — Ces deux questions sont connexes. C'est en étudiant au microscope la structure de la tumeur que l'on a pu chercher à se rendre compte de son mode de développement.

On trouve dans l'enchondrome du testicule, et souvent réunies dans la même tumeur, toutes les variétés de *cartilage* décrites dans l'enchondrome en général, quel qu'en soit le siège, depuis le tissu cartilagineux vrai, hyalin, jusqu'à celui qui est constitué par des cellules ramifiées, et dont la substance fondamentale est molle et presque liquide.

La variété la plus fréquemment rencontrée est le cartilage hyalin. Il se montre sous forme de petits îlots dans lesquels souvent, à la périphérie, le cartilage vrai tend à se confondre par une transition presque insensible avec le tissu conjonctif voisin.

La disposition des parties est alors la suivante. Au centre des îlots, la substance fondamentale est parfaitement hyaline et homogène ; elle contient des cellules caractéristiques, soit isolées soit réunies par groupes, parfois très volumineuses. A la périphérie, celles-ci sont plus aplaties, plus petites et prennent une forme allongée ; la substance fondamentale devient plus opaque, apparaît comme striée, et se charge bientôt de véritables fibres qui donnent au tissu l'aspect d'un fibro-cartilage. Plus en dehors encore, se montre une zone de tissu conjonctif, soit avec ses cellules nombreuses et son aspect nettement fibrillaire, soit avec les caractères du tissu embryonnaire en voie de développement. Ces petits îlots sont souvent microscopiques ou à peine visibles à l'œil nu. En se soudant les uns aux autres, ils finissent par constituer les masses plus volumineuses que nous avons décrites plus haut.

C'est dans les cas de ce genre que Virchow avait cru trouver la preuve de l'origine du cartilage aux dépens du tissu conjonctif de la glande. Tantôt la substance fondamentale persisterait en partie, le tissu nouveau possède alors les caractères du fibro-cartilage, qui peut lui-même ultérieurement se transformer en cartilage hyalin ; tantôt le tissu conjonctif revenu tout entier à l'état embryonnaire donne directement naissance au cartilage vrai.

Mais il faut reconnaître que cette conception théorique n'est rien moins que démontrée par l'examen des pièces. On trouve, en effet, dans ces tumeurs enchondromateuses toutes les formes de transition entre la cellule embryonnaire et le cartilage vrai ; mais le plus souvent on ne peut saisir le point de passage entre le tissu fibreux et le cartilage.

Il est plus juste de dire que l'on peut suivre sur un enchondrome les phases diverses par lesquelles passent les cellules formatrices du cartilage chez l'embryon. On assiste, pour ainsi dire, dans certains cas, au développement progressif du cartilage, à partir du moment où les cellules rondes s'entourent d'une gangue hyaline sécrétée par elles, jusqu'à celui où la substance fondamentale, devenue plus dense, englobe des cellules cartilagineuses adultes.

Il est donc fort probable que c'est aux dépens des cellules cartilagineuses embryonnaires, en suivant le même processus que chez l'embryon, que se développe le tissu cartilagineux pathologique.

Si ces vues se confirment, elles viendraient singulièrement à l'appui de la théorie qui assigne à l'enchondrome, comme aux autres tumeurs du testicule, une origine embryonnaire. Son point de départ serait, dans cette hypothèse, soit les lames proto-vertébrales, soit des débris détachés de la corde dorsale si indistincte et si mal délimitée dans la région où siège, chez l'embryon, la glande génitale.

Nous avons vu que la disposition du cartilage dans l'enchondrome du testicule peut être toute différente de celle que nous venons de rappeler; qu'il se présente, parfois, sous l'aspect de petits cylindres allongés et tortueux, ou de grains arrondis, — les uns comme les autres, reconnus au microscope comme formés de cartilage très pur — sans connexion apparente avec le tissu conjonctif ambiant, contenus dans des cavités de même forme, qui ont été prises pour des canaux séminifères ou des vaisseaux lymphatiques dilatés. Il semblait naturel d'admettre, en pareil cas, que le cartilage prend naissance dans ces cavités et dérive de leurs parois.

Virchow (1) dans un cas bien étudié par lui, et, plus tard, dans son Traité des tumeurs, a parfaitement montré que ce n'est là qu'une apparence qui ne doit pas en imposer; qu'une étude plus attentive permet d'établir que ces petites masses cartilagineuses, qui paraissent isolées, se continuent, en réalité, avec le tissu connectif interstitiel, d'où elles semblent provenir. On peut établir d'autre part qu'elles n'affectent avec les parois des cavités qui les contiennent que des rapports de simple contiguité; toujours il existe entre la surface interne de celles-ci, recouverte d'une couche continue de cellules plates, et la surface externe du cartilage, un espace appréciable comblé par une substance muqueuse plus ou moins chargée de cellules (Billroth) (2).

Le professeur Verneuil, qui, sur la pièce de Lhonneur, a lui aussi étudié avec soin ce point d'anatomie pathologique (3), tout en admettant que le cartilage puisse prendre naissance dans l'intérieur des tubes séminifères, reconnaît que rien n'autorise à croire qu'il dérive

(1) Virchow (R.), *Fibrocystoid des Hodens, mit Enchondrom und Cholesteatom combinirt* (*Virchow's Archiv*, Berlin, 1855, t. VIII, p. 401).
(2) Billroth (R.), *ibid.*, p. 437.
(3) Verneuil (A.), *Bullet. de la Soc. de chir.*, Paris, 1861. 2e série. t. II. p. 704.

directement de l'épithélium ; sur plusieurs préparations, en effet, la partie contenue était séparée de la paroi par une couche mince d'épithélium.

Nous admettrons donc avec Virchow que la pénétration des éléments cartilagineux dans ces cavités est secondaire et pour ainsi dire purement mécanique. Le cartilage, qui a pris naissance, dans ces cas comme dans les précédents, au sein du tissu conjonctif — probablement, d'après ce qui a été dit plus haut, aux dépens de germes embryonnaires — rencontre sur son chemin, à mesure qu'il se développe, ces espaces dilatés, y pénètre et les remplit plus ou moins.

Quelle est la nature exacte de ces cavités et comment se forment-elles ? Pour Queckett (1), pour Curling, d'après des observations déjà anciennes, pour M. Verneuil, d'après le fait mieux étudié que nous venons de citer, ces espaces cavitaires ne sont autres que les tubes séminifères dilatés. M. Verneuil, en particulier, a pu voir la paroi du tube épaissie, et sa lumière agrandie, comblée tantôt par des amas d'épithélium glandulaire, tantôt par de petites masses cartilagineuses. Cette disposition n'est pas la plus fréquente. Plus souvent la paroi de la cavité, dans laquelle le cartilage est contenu, se réduit à une lame conjonctive bordée de cellules plates, rappelant bien plutôt l'aspect que peut présenter un vaisseau lymphatique élargi. Paget avait déjà remarqué que les masses enchondromateuses, sur la pièce qu'il a eu occasion d'étudier, pénétraient dans les lymphatiques; Billroth, Virchow ont pu constater le même fait.

Avec ces derniers auteurs nous admettons que dans la majorité des cas, il faut chercher dans une dilatation anormale des vaisseaux lymphatiques de la glande la véritable origine des cavités occupées par le cartilage. Les recherches de Ludwig et Tomsa, et celles de Tommasi, démontrant l'existence dans le testicule, soit à l'état normal, soit à l'état pathologique, de vastes cavités lymphatiques, concordent avec cette opinion.

On peut ajouter avec Virchow que l'enchondrome ayant habituellement, comme nous le verrons dans un instant, son point de départ dans le *rete testis*, il doit résulter de ce fait seul une gêne considérable dans le cours de la lymphe qui favorise la production des dilatations lymphatiques. Lorsque celles-ci existent, la pénétration du tissu pathologique dans ces cavités se comprend aisément.

Le second élément à considérer, dans toute tumeur cartilagineuse,

(1) Queckett (J.), *Medic.-chir. Transact.*, Londres, 1853, t. XXXVI, p. 451.

est le *tissu interstitiel* qui sépare les masses cartilagineuses dont nous venons d'étudier la structure et le mode de développement.

Nous avons déjà dit que ce tissu intermédiaire était habituellement conjonctif, pouvant par places acquérir les qualités d'un véritable tissu fibreux. Ailleurs au contraire, même dans l'enchondrome pur, il se montre chargé de cellules jeunes, embryonnaires et prend l'aspect du tissu sarcomateux. Le cartilage n'en constitue pas moins, pendant une longue période, la partie prédominante de la tumeur.

Il peut n'en être plus de même, lorsque celle-ci est examinée à une époque plus avancée de développement. Lorsque l'on considère en effet, dans son ensemble, l'histoire du développement de l'enchondrome, il est ordinairement possible d'y distinguer deux phases successives, l'une dans laquelle le néoplasme reste stationnaire ou présente, au moins, une tendance peu marquée à l'accroissement; l'autre dans laquelle il semble subir une véritable poussée, à la suite de laquelle ses dimensions ont notablement augmenté. Or cet accroissement relativement brusque se fait aux dépens non du cartilage, mais du tissu intermédiaire qui paraît prendre alors une prépondérance considérable. Ce fait a été bien mis en relief par Rindfleisch (1). « Aussi, dit-il, si l'on examine un testicule extirpé à cette époque (c'est-à-dire après la poussée dont nous venons de parler), on voit que le noyau enchondromateux est logé dans une masse sarcomateuse très développée, et qu'il existe des noyaux sarcomateux considérables à côte de l'ancienne tumeur cartilagineuse. » On ne s'étonnera donc pas, si l'on trouve, dans des tumeurs peu volumineuses et plus jeunes, une proportion relativement plus grande de tissu cartilagineux, que dans des tumeurs déjà anciennes.

Ces cas touchent de bien près, nous l'avouons, à ceux où les tissus cartilagineux, sarcomateux, voire même myxomateux, se mélangent en proportion telle qu'il devient impossible de savoir dans quelle catégorie la tumeur peut être rangée — à ceux, par conséquent, où l'on est en présence d'une tumeur *mixte*, et non de l'enchondrome vrai que nous avons seul présentement en vue. On voit qu'en pareille circonstance, le diagnostic anatomique ne repose pas uniquement sur l'examen actuel des parties, mais qu'il convient de faire entrer en ligne de compte, dans le jugement que l'on porte, la notion de l'évolution du mal et autant que possible, celle de l'âge des divers tissus examinés.

c. *Dégénérescences diverses. Kystes.* — L'enchondrome du testicule

(1) Rindfleisch (E.), *Traité d'histologie pathologique*, trad. franç., Paris, 1873, in-8°, p. 546.

peut être, disions-nous plus haut, le siège de dégénérescences variées qui en modifient considérablement l'aspect primitif.

La plus fréquente de ces altérations secondaires est le ramollissement du tissu pathologique. Cet état était même considéré autrefois comme habituel; l'on admettait que la tumeur passait toujours par deux phases successives, celle de crudité et celle de ramollissement (Dauvé). Sans aller jusqu'à dire que les choses se passent nécessairement ainsi, on se souviendra, du moins, qu'à cette manière de voir correspond un fait anatomique très souvent observé.

Le ramollissement de l'enchondrome résulte de la transformation muqueuse de la substance fondamentale, à laquelle se joint souvent la dégénérescence graisseuse des cellules cartilagineuses.

Cette double lésion aboutit à la formation de foyers plus ou moins nombreux et plus ou moins considérables, qui ne se rencontrent pas ordinairement dans toute l'étendue de la tumeur. Souvent même un de ces foyers l'emporte sur les autres par ses dimensions; il se présente sous forme d'une cavité hérissée de saillies dures, déchiquetées, constituées par des débris de tissu cartilagineux. Les foyers les plus volumineux sont remplis par un liquide crémeux verdâtre, tenant en suspension une grande quantité de granulations graisseuses et des amas de cellules cartilagineuses altérées, mais encore reconnaissables au microscope (Verneuil). Ailleurs la matière contenue n'est pas liquide; ce sont des produits de régression demi-solides, parfois mélangés à du sang, pouvant figurer un véritable noyau apoplectique (Demarquay). Entre ces cavités considérables et d'autres, à peine visibles à l'œil nu, on peut observer tous les intermédiaires.

On comprend que, lorsqu'une pareille disposition occupe une grande portion de la tumeur, celle-ci puisse avoir l'aspect d'une production polykystique.

Ces kystes, dits de ramollissement, qui ne sont autres en somme que des espaces irréguliers creusés dans le tissu cartilagineux, qui n'ont, par conséquent, d'autres parois que les débris de ce tissu même, doivent être absolument distingués d'autres cavités, très différentes au double point de vue de leur origine et de leur structure, que l'on peut aussi rencontrer dans l'enchondrome du testicule.

Ces dernières, de volume variable, mais habituellement petites, pourvues d'une paroi propre, que tapisse un épithélium dont les caractères se rapprochent de ceux d'une membrane muqueuse, sont tout à fait analogues aux kystes que l'on observe dans le testicule atteint de maladie kystique. Il est probable que, comme ceux-ci, elles se développent, de toutes pièces, dans le tissu intertubulaire, aux dépens d'amas épithéliaux préexistants; nous n'insistons pas sur ces faits, dont nous avons déja eu occasion de parler longuement.

Il nous est impossible de dire dans quelles proportions ces kystes de formation nouvelle peuvent se rencontrer dans l'enchondrome vrai, l'attention n'ayant pas été suffisamment attirée sur ce point. On comprend que les cas où ils existeraient en grand nombre serviraient de transition entre l'enchondrome et la maladie kystique, affections qui ont entre elles tant de points de contact.

Peut-on, en dehors des deux variétés précédentes, trouver dans l'enchondrome du testicule des cavités kystiques d'un autre ordre? Les tubes séminifères et les vaisseaux lymphatiques dilatés peuvent-ils, comme on l'a dit, donner naissance à des kystes? Le fait ne nous paraît pas *a priori* impossible, bien que jusqu'ici insuffisamment démontré. Il nous semble, par exemple, que l'on a faussement considéré comme résultant d'une dégénérescence kystique des canaux séminifères certaines cavités, pourvues d'une paroi propre et d'un épithélium variable qui ne serait autre que l'épithélium glandulaire plus ou moins modifié. Pour nous ces kystes sont de formation nouvelle et appartiennent à la catégorie de ceux qui viennent d'être décrits.

Il en est autrement des cavités kystiques sans paroi propre, sans épithélium apparent, ou dont la surface épithéliale, réduite à une simple couche de cellules plates, ne peut être démontrée que par l'imprégnation d'argent. Ces kystes, décrits par M. Verneuil sous le nom de kystes lacunaires, et regardés par lui comme des bourses séreuses accidentelles, ont très probablement leur point de départ dans des dilatations lymphatiques.

Nous avons groupé, pour plus de clarté, dans les lignes qui précèdent, à propos des kystes de ramollissement, tout ce qui a trait à la structure et au développement des divers kystes qui peuvent se rencontrer dans l'enchondrome, bien qu'ils ne soient pas tous, comme on l'a vu, d'origine régressive.

Nous revenons maintenant aux autres modifications nutritives dont la tumeur peut être le siège. Nous n'avons que peu de chose à en dire.

La *dégénérescence graisseuse* des cellules est rare. Nous avons vu qu'elle pouvait accompagner le ramollissement muqueux de la substance fondamentale.

Peu fréquentes aussi, comme dans tous les enchondromes glandulaires, sont la *calcification* et l'*ossification* du tissu cartilagineux. On trouvait cependant dans la pièce de Lhonneur de nombreuses lamelles, aiguilles et particules osseuses, pourvues d'ostéoplastes. Mais cette transformation paraissait limitée au tissu fibreux de la tumeur. Elle était à son summum, dans le corps d'Highmore et se poursuivait dans les cloisons conjonctives interlobulaires, sans jamais, semblait-il, envahir le tissu cartilagineux proprement dit.

4. *Point de départ. Mode de propagation.* — On s'accorde aujourd'hui à reconnaître que c'est probablement dans le *rete testis*, et sans doute dans le tissu fibreux, si abondant dans cette région de la glande, qu'il faut placer le *point de départ* de l'enchondrome du testicule.

A l'appui de cette manière de voir on peut produire les arguments suivants. Nous nous contentons de les énumérer sans les développer longuement.

Nous rappellerons d'abord l'intégrité habituelle de l'épididyme, d'où découle nécessairement la notion que le tissu pathologique prend habituellement naissance dans le testicule lui-même.

En second lieu, le *rete testis* a paru, sur certaines pièces, être le siège des principaux noyaux de la tumeur ; de ce point comme d'un centre la néoplasie rayonnait en divers sens.

Il faut enfin noter que le plus souvent, comme nous le disions plus haut, on trouve, à la périphérie, une couche mince formée par le parenchyme testiculaire intact. Il semble que ce dernier ait été refoulé par les produits, de formation nouvelle, nés en dehors de lui.

Les tubes séminifères que l'on retrouve enclavés dans la tumeur ne sont, nous l'avons vu, le siège que de lésions mécaniques ; ils sont dilatés, plus ou moins déformés ; mais il n'a jamais pu être établi que le cartilage eût pris naissance aux dépens soit de leur épithélium, soit de leurs parois. On a pu surprendre, au contraire, comme nous l'a montré l'examen histologique, des relations au moins apparentes entre le tissu néoplasique et les éléments fibreux ou conjonctifs de la glande.

Ce fait est d'ailleurs d'accord avec la loi générale du développement de l'enchondrome, quel qu'en soit le siège.

On comprend que, dans ces conditions, le *rete testis* puisse être, de préférence, le lieu d'origine de l'enchondrome. Nous trouvons ici encore un rapprochement à faire entre l'enchondrome et la maladie kystique dont le point de départ dans le *rete testis*, ou, du moins, en dehors du parenchyme testiculaire, est à peu près démontré.

Les considérations qui précèdent ne sont pas, comme on va le voir, sans jeter quelque lumière sur la question du *mode de propagation* de l'enchondrome du testicule,

Il est bien établi que, dans les cas où la généralisation du mal se produit, c'est par la voie lymphatique que se fait l'envahissement. L'observation de Paget est, à cet égard, tout à fait démonstrative. Du lieu de l'opération partaient deux vaisseaux lymphatiques dilatés remplis par du tissu cartilagineux; ils se rendaient dans une tumeur volumineuse qui fut considérée comme un ganglion lymphatique malade; les poumons étaient eux-mêmes le siège d'abondantes masses cartilagineuses. Dans un fait rapporté par Kocher, le cordon et l'épididyme étaient sains, mais par contre on trouva un ganglion lymphatique en pleine dégénérescence cartilagineuse. Dans le cas de Dauvé, le mal parut également s'être propagé par les lymphatiques du cordon jusque dans les ganglions lombaires.

Ces faits suffisent à montrer la part que prend le système lymphatique à la propagation de l'enchondrome.

Paget conclut de ce qu'il avait observé que l'affection avait son point de départ dans les lymphatiques et particulièrement dans ceux du corps d'Highmore. Nous avons dit pourquoi cette hypothèse ne nous paraît pas pouvoir être admise. Nous retenons, du moins, de la remarque de Paget qu'il reconnaît, avec nous, que le *rete testis* peut être le siège primitif de la néoplasie.

Or, nous avons déjà eu occasion de faire remarquer que cette disposition anatomique doit nécessairement entraîner une gêne dans le cours de la lymphe et une dilatation des canaux qui la charrient; d'où résulterait la pénétration facile du tissu cartilagineux dans ces cavités agrandies. S'il en est bien ainsi, on trouverait dans ce fait une explication suffisante de la généralisation de l'enchondrome par la voie lymphatique.

Étiologie. — On est frappé, en parcourant les observations d'enchondrome du testicule, du nombre relativement grand des cas où un traumatisme quelconque, coup ou froissement, est indiqué par les malades, comme ayant précédé l'apparition de la tumeur.

Tous les cas cités n'ont pas cependant, à ce point de vue, égale valeur. Dans celui de Paget, par exemple, le gonflement existait avant le traumatisme, celui-ci n'a fait que hâter la marche du mal; dans celui de Lhonneur le malade croit avoir subi un froissement du testicule; dans celui de Zambaco le coup a porté sur la cuisse. Par contre, le malade de Verneuil affirmait avoir reçu une forte contusion sur les bourses, ayant laissé après elle, dans la glande, un petit noyau dur et douloureux, qui peu à peu prit de l'accroissement. L'observation de Demarquay est plus démonstrative encore ; à la suite du coup, il y eut de la douleur avec des phénomènes inflammatoires très accentués et une tuméfaction du testicule qui persista; celle-ci augmenta par poussées successives accompagnées de vives douleurs.

Ces deux faits suffisent pour qu'il soit possible d'affirmer que, dans certains cas du moins, le traumatisme a une influence réelle sur le développement de l'enchondrome du testicule.

Deux des observations publiées se rapportent à des enfants : celle de Weber, où l'affection était congénitale; celle de Poinsot, où elle parut chez un jeune garçon de quatre ans.

Ces cas sont exceptionnels. L'enchondrome du testicule est loin d'être cependant une maladie de l'âge mûr ou de la vieillesse. Le plus âgé des sujets atteints, dans les observations où ce détail est indiqué, avait 45 ans, le début du mal remontait à 5 ans (cas de Verneuil); le plus jeune, abstraction faite des enfants, avait 24 ans. La plupart ont de 30 à 40 ans.

Signes. Marche. — Lorsqu'on cherche à se rendre compte, par la lecture des observations publiées, du mode d'évolution de l'enchondrome testiculaire, on y distingue facilement deux périodes, auxquelles peut s'ajouter une troisième qui n'est pas constante.

Dans une *première période* que l'on pourrait appeler indifférente — que l'on retrouve, du reste, pour la plupart des tumeurs du testicule — tout se borne à une augmentation de volume de la glande, survenue spontanément ou attribuée par le malade à un coup ou à un froissement antérieurement subi. Parfois, surtout dans ce dernier cas, à cette tuméfaction se joignent quelques douleurs soit continues, soit, plus habituellement, intermittentes et revenant par poussées. L'ensemble cependant est toujours très atténué; tout au plus a-t-on pu songer parfois à une sorte d'orchite subaiguë.

L'augmentation de volume du testicule se poursuit parfois lentement, si lentement dans certains cas que le mal semble rester stationnaire. Cette période peut donc durer longtemps; deux ans et demi (Paget), cinq ans (Verneuil); plus longtemps par conséquent que dans le cancer du testicule. Par contre elle ne fut que de quinze à dix-huit mois chez les malades de Demarquay et de Dauvé. Elle peut être plus courte encore : six mois (Lhonneur), quatre mois (Poinsot), l'enchondrome prenant alors toutes les allures d'une tumeur maligne.

La *seconde période* correspond à un accroissement rapide et considérable de la tumeur; elle peut avoir, en quelques semaines, doublé de volume. Bien souvent le malade ne s'est pas jusque-là préoccupé de son état, et songe, alors seulement, à demander conseil.

A ce degré l'affection se présente habituellement avec les caractères suivants :

Le scrotum est distendu par une tumeur ovoïde, dont la petite extrémité tournée en haut confine à l'orifice externe du canal inguinal, sans y pénétrer. Sa consistance est remarquablement dure. Ce caractère, qui a été noté par tous les observateurs, peut ne pas se retrouver dans tous les points de la tumeur ; il peut même arriver que l'on constate par places une mollesse allant jusqu'à la fluctuation. L'anatomie pathologique donne la raison de ces différences. Toujours est-il que l'extrême fermeté des parties restées dures est un des meilleurs signes de l'enchondrome.

La surface de la tumeur est particulièrement lisse et régulière. On a, dans certains cas, signalé l'existence de petites saillies abruptes, de consistance très ferme, qui ne se voient guère que dans l'enchondrome; signe précieux par conséquent, mais qui ne paraît pas ordinaire.

A la main qui la soulève la tumeur paraît pesante, mais il n'y a rien à tirer de ce caractère qui est commun à toutes les productions solides du testicule et dont nous avons montré ailleurs le peu d'importance.

Les dimensions du testicule malade ne sont pas habituellement énormes; l'enchondrome de la glande séminale ne compte pas parmi les tumeurs les plus volumineuses de cet organe. Dans la plupart des observations où ce point a été relevé, le diamètre vertical mesurait 10 à 12 centimètres, le transversal 7 à 8. Le poids varie de 4 à 500 grammes. Dans le fait de Demarquay la tumeur pesait près d'un kilogramme; mais ses dimensions étaient aussi plus considérables; sa circonférence verticale était de 40, la transversale de 29 centimètres. Ce cas est exceptionnel.

La plupart des sujets porteurs d'un enchondrome du testicule ne souffrent pas. Nous avons vu cependant que chez quelques-uns on constate de véritables poussées douloureuses à la première période; il peut se faire aussi que la dernière étape franchie par le mal soit accompagnée de vives souffrances. Il n'en est pas habituellement ainsi. Le plus souvent les malades ne se plaignent que du poids de la tumeur et de la gêne qui en résulte.

Au toucher l'indolence est aussi la règle. La douleur réveillée à la pression dans quelques cas correspondait, comme on put s'en assurer par l'examen de la pièce, à des parties glandulaires demeurées intactes, parfois à une portion du testicule lui-même, plus souvent à l'épididyme.

C'est même de cette façon, par la recherche de la sensibilité à la pression, que l'on peut avoir, avant l'intervention, quelques notions sur l'état de l'épididyme. Il est bien rare que le mal soit observé assez près de son début pour qu'il soit possible de reconnaitre cette portion de la glande à sa forme et d'en constater, par conséquent, l'intégrité relative; l'existence d'un point sensible dans la région postérieure des bourses permet seulement de la soupçonner.

L'état du cordon est plus aisément appréciable. Il est ordinairement sain. Alors même qu'il est occupé par quelque prolongement de la tumeur principale, on peut encore constater que le canal déférent a conservé sa consistance et son calibre normaux.

La *troisième période* est celle de la généralisation du mal, aboutissant à la mort du malade. Nous avons dit qu'elle n'était pas constante.

Lorsque la généralisation de l'enchondrome se produit, ce peut être ou bien avant toute intervention, ou bien, et c'est le cas ordinaire, à la suite de l'ablation de la tumeur.

L'intervalle de temps qui sépare l'opération de l'apparition des premiers signes de généralisation varie nécessairement avec l'époque tardive ou précoce, où la castration a été pratiquée.

L'opéré paraît se rétablir complètement, mais bientôt il maigrit, pâlit, prend un teint et un aspect cachectiques. Le ventre devient gros, on peut y distinguer, par la palpation, la présence de tumeurs ganglionnaires plus ou moins volumineuses. L'examen de la poitrine, si l'attention est attirée de ce côté, permet quelquefois de reconnaître quelques signes de généralisation pulmonaire.

Parfois, comme dans les cas de Paget et de Dauvé, il se fait une repullulation locale du mal. Chez le malade de Dauvé, elle fut extraordinairement rapide; sept jours déjà après l'opération, bien que la section eût porté sur une partie du cordon, saine en apparence, se montrait à l'aine un bourgeon, dont la nature cartilagineuse fut établi par l'examen anatomique. On trouva de plus à l'autopsie, chez le même malade, un foyer de généralisation dans la colonne vertébrale.

La mort ne tarde pas à survenir dans l'épuisement et le marasme. Dans les observations que nous avons sous les yeux, dans celles du moins où les malades ont succombé, la survie ne dépasse guère cinq mois (cas de Paget, Verneuil, Dauvé).

Il importe d'ajouter immédiatement que nous avons eu surtout en vue, ici, la forme grave de l'enchondrome du testicule. Nous aurons, à propos du pronostic, à nous demander si, à côté de cette variété, il n'en existe pas une autre, à marche moins rapide et moins nécessairement fatale.

Diagnostic. — Il résulte de tout ce qui précède que le diagnostic de l'enchondrome n'est pas impossible. Lorsque chez un homme jeune encore ou dans la force de l'âge, on trouve dans le scrotum une tumeur relativement volumineuse, plus volumineuse du moins que ne peut l'être un simple engorgement de testicule; tumeur survenue lentement ou ayant subi, depuis peu, une poussée qui a notablement augmenté son volume; à surface régulière; de consistance, au moins par places, remarquablement dure; indolente à la pression; ne donnant lieu qu'exceptionnellement à des douleurs spontanées; respectant parfois l'épididyme et presque toujours le cordon; ne paraissant d'ailleurs n'avoir aucun retentissement sur l'état général — il sera permis de songer à un enchondrome.

Une *hématocèle vaginale* à parois indurées pourrait donner le change, surtout lorsque la tumeur paraît avoir succédé à un coup. La ponction exploratrice, qui doit toujours précéder une opération plus radicale, suffira, dans les cas douteux, à fixer le diagnostic.

Nous renvoyons à ce que nous avons dit de la *tumeur kystique* du testicule pour les signes qui permettent de distinguer cette affection de l'enchondrome. Nous rappellerons seulement que la constatation de cavités fluctuantes multiples et prédominantes empêchera de songer à l'enchondrome pur, le seul dont il soit question ici. Pour nous, la tumeur qui a été décrite sous le nom d'enchondrome kystique n'est autre qu'un kystome du testicule avec mélange de tissu cartilagineux et non un enchondrome.

Pronostic. Traitement. — Il semble ressortir de l'analyse de la plupart des observations connues que l'enchondrome du testicule est une affection toujours maligne, se terminant nécessairement par la généralisation et la mort. On peut remarquer, en effet, que dans les cas où cette terminaison fatale n'a pas été constatée (Demarquay, Lhonneur, etc.), ou bien les malades n'ont pas été revus, ou bien ils n'ont pas été suivis assez longtemps pour que l'on puisse affirmer que la guérison ait été définitive.

Un fait de M. Th. Anger, communiqué à la Société de chirurgie, en 1878, fait seul exception : un homme de quarante-trois ans porteur d'un volumineux « fibro-enchondrome du testicule » opéré en 1875, ne présentait, deux ans et demi plus tard, aucune trace de récidive ni de généralisation.

Cette observation isolée suffit-elle pour établir qu'il existe une forme d'enchondrome du testicule méritant le nom d'enchondrome bénin? Nous saurions d'autant moins l'affirmer que le fait a été rapporté d'une façon trop sommaire, surtout en ce qui concerne la structure de la tumeur, pour qu'il soit possible d'admettre sans conteste le diagnostic anatomique porté. On peut ajouter qu'une survie même de deux ans et demi ne suffit pour éloigner absolument toute crainte de retour du mal.

L'enchondrome du testicule demeure donc pour nous une tumeur maligne, susceptible de récidive et surtout de généralisation. Pour lui, comme pour celui des parties molles en général, « le beau rêve de la bénignité absolue de l'enchondrome est bien évanoui » (Virchow).

On ne saurait trop tôt délivrer les malades qui en sont porteurs. L'observation ultérieure montrera si une castration hâtive est en état de donner de meilleurs résultats que ceux jusqu'ici constatés.

ARTICLE IV

LYMPHADÉNOME.

Historique. — L'étude du lymphadénome testiculaire est de date récente.

C'est en 1874, que Malassez (1) établissait le premier que certaines tumeurs du testicule étaient essentiellement constituées par un tissu tout à fait analogue à celui des ganglions lymphatiques. Cinq ans plus tard (1879), Talavera, son élève, dans une thèse que nous avons déjà eu occasion de citer, complétait, à l'aide de deux observations nouvelles, la démonstration faite par Malassez.

La même année, à propos d'une observation recueillie dans le service du Professeur Guyon, nous essayions nous-mêmes de tracer l'histoire anatomique et clinique du lymphadénome du testicule, qui n'avait pas encore trouvé place dans aucun de nos traités classiques.

Nous rappellions, dans ce travail, qu'en Allemagne la tumeur qui faisait l'objet de notre étude avait, sans doute, été confondue avec le sarcome, et particulièrement avec le sarcome à petites cellules. En effet, Birch-Hirschfeld, dans son récent Traité d'*Anatomie pathologique*, tout en tenant compte des recherches faites en France, se refuse

(1) Presque en même temps Gallasch, en Allemagne, et Fr. Taylor, en Angleterre, découvraient, à l'autopsie d'enfants succombant à une leucocythémie généralisée, des néoformations lymphatiques dans les deux épididymes (Taylor), dans le testicule lui-même (Gallasch), mais se contentaient de signaler le fait sans s'y arrêter davantage. (V. Brousses et Gérardin, *Du Lymphadénome*, Paris, 1886. Broch. in-4°.) (G. Masson).

à considérer le lymphadénome du testicule comme une variété propre de néoplasme, et le range encore parmi les sarcomes à cellules rondes. Kocher fait de même dans la seconde édition de son Traité.

Nous persistons à croire que la distinction établie par M. Malassez, qui repose à la fois sur des données anatomiques précises et sur certains caractères cliniques particuliers, mérite d'être conservée.

Nous avons, depuis 1879, relevé trois observations nouvelles de lymphadénome du testicule publiées dans les *Bulletins de la Société anatomique* (1). Ces faits nouveaux, ainsi que quelques autres plus anciens, qui nous avaient échappé lors de notre premier travail, n'ont pas sensiblement modifié les conclusions auxquelles nous avaient conduits nos études antérieures (2).

Étiologie. Fréquence. — Comme pour la plupart des tumeurs de la glande séminale, on ne sait rien de précis sur les causes qui pourraient provoquer l'apparition du lymphadénome.

Les coups et les froissements, auxquels les malades rapportent si souvent l'origine de la tuméfaction, ne se trouvent notés dans aucune des observations que nous avons recueillies.

Si l'on met à part les deux cas de Taylor et de Gallasch, qui se rapportent à des lymphadénomes généralisés, développés chez des enfants, on constate que, dans les autres, l'âge des sujets atteints a varié de trente-quatre à cinquante ans; il n'y a là rien de spécial au lymphadénome du testicule.

Le lymphadénome du testicule est une affection rare. Nous n'en possédons que douze observations, dont trois seulement publiées depuis 1879. Il est à croire cependant qu'en raison même de l'intérêt qui s'attache à un sujet nouveau, et du soin qui aujourd'hui est, en général, apporté à l'examen des pièces recueillies dans les hôpitaux, aucun fait n'a été laissé intentionnellement dans l'oubli. Encore peut-on mettre à part, dans ce nombre, quatre cas où la tumeur était secondaire, ou un simple épiphénomène au cours d'une lymphadénie généralisée; ces faits n'ont guère d'intérêt qu'au point de vue anatomo-pathologique. Il n'en reste donc que huit où l'affection se

(1) Observations de Maunoury, *Bulletins de la Soc. anatomique*, 1881, p. 434; de Doyen (Schwartz), *Ibid.*, 1882, p. 312; de Ricard (Berger), *Ibid.*, 1883, p. 274.

(2) Les faits de lymphadénome du testicule venus à notre connaissance sont, par ordre de date, ceux de : Gallasch (déc. 1873); Taylor (1874); Péan (Malassez), 1874; Després (Renaut), 1875; Duplay (Talavera), 1876; Trélat (Letulle), 1876; Thomas (Ledouble), 1877; Nicaise (Talavera), 1877; Guyon (Segond et Bazy), 1879; Maunoury (1881); Schwartz (Doyen), 1882; Berger (Ricard), 1883 (V. *Index bibliographique*).

On pourrait peut-être joindre aux précédentes une observation de Volkmann, publiée par P. Kraske (V. *Index bibl.*) sous le nom de *Sarcome bilatéral du testicule*.

présentait à l'état de tumeur du testicule isolée, justiciable de la castration, et pouvant être confondue avec d'autres néoplasmes testiculaires. C'est particulièrement ces derniers faits que nous aurons en vue dans la description qui va suivre.

Il importait cependant de signaler l'existence du lymphadénome secondaire; on ne peut, en pareil cas, contester que dans le testicule, aussi bien que dans d'autres régions de l'économie, puisse se développer un tissu lymphatique de formation nouvelle; c'est établir du même coup la réalité d'un lymphadénome de la glande séminale, distinct du sarcome à petites cellules.

Anatomie pathologique. — a. *Caractères macroscopiques.* — Le volume de la tumeur varie avec la période où elle est examinée. Rarement et seulement lorsqu'elle date de loin, elle atteint des dimensions relativement considérables. Le plus souvent le volume ne dépasse pas des limites moyennes; et il est vrai de dire que le lymphadénome ne compte pas parmi les tumeurs volumineuses du testicule.

La forme est plus caractéristique. Exceptionnellement, elle est irrégulière; dans la plupart des cas, la tuméfaction forme une masse ovoïde qui donne, au premier aspect, l'impression d'une simple augmentation de volume de la glande d'origine inflammatoire ou diathésique.

La consistance est uniforme. Résistante au doigt, élastique, la tumeur, abstraction faite des sensations qui peuvent résulter de la présence d'un épanchement liquide dans la vaginale, n'offre, en général, aucune partie fluctuante, correspondant à des points ramollis ou kystiques.

Sur une coupe, le tissu présente un aspect très particulier, qui diffère, du moins, de ce que l'on observe dans la plupart des tumeurs du testicule.

La surface, ordinairement égale et sans saillies, parait souvent assez nettement lobulée; de plus, les lobules, au lieu d'être, comme dans le carcinome et le sarcome, irrégulièrement disséminés, rappellent, par leur disposition, la structure normale de l'organe. Ils rayonnent à partir du corps d'Highmore, comme si l'envahissement se faisait en même temps, quoique par degrés divers, dans les différents départements tubulaires, respectant un certain temps les travées conjonctives qui du corps d'Highmore vont à l'albuginée. Malassez a le premier signalé cette apparence qui est assez caractéristique. M. Maunoury, dans une des observations nouvelles dont nous avons parlé plus haut, la signale également, sans connaître l'importance que peut avoir cette disposition pour le diagnostic de la lésion.

La coloration est d'un gris rosé, sensiblement la même sur toute la surface. Dans l'observation de M. Maunoury, des îlots de substance d'un gris franc semblaient correspondre à des parties de substance séminale non encore envahie; l'examen microscopique montra qu'en effet, dans ces points, le tissu testiculaire était conservé.

Les hémorrhagies sont rares; on en a vu sous forme de piqueté rougeâtre, ou même en foyer. Parfois quelques points sont en dégénérescence caséeuse; cette altération est bien moins fréquente que dans le sarcome ou dans le carcinome.

On comprend, d'après ce qui précède, que l'aspect de la coupe puisse être tel, qu'il rappelle à s'y méprendre celui d'une simple hypertrophie du testicule.

Dans l'observation qui nous est propre, l'apparence était, à ce point de vue, tout particulièrement remarquable. La teinte était absolument celle d'un testicule normal coupé en deux; à tel point que notre premier mouvement, malgré le diagnostic porté avant l'opération, fut de voir s'il n'était pas possible, à l'aide d'une pince, d'étirer les tubes testiculaires comme dans une glande saine. L'expérience échoua; nous parvinmes, il est vrai, à saisir quelques filaments qui étaient bien, comme le microscope le montra, des tubes testiculaires, mais ils se brisaient aussitôt. L'altération était donc très réelle et profonde. L'examen histologique établit plus tard que celle-ci portait surtout sur le tissu intertubulaire, les tubes eux-mêmes étant relativement sains. Ce fait expliquait et l'aspect que nous venons de décrire, et la possibilité de saisir les tubes entre les mors d'une pince, comme aussi leur fragilité; on ne réussit, en effet, à les extraire par traction que si le tissu cellulaire lâche qui les entoure est intact.

Sur plusieurs pièces l'*épididyme* a été retrouvé intact. Nous verrons que, d'après ce que l'on sait du développement du lymphadénome, il doit en être habituellement ainsi, au moins pour les tumeurs encore jeunes. La recherche de l'épididyme doit être faite avec soin; il peut échapper à un examen rapide. Dans notre cas, ce ne fut qu'après une dissection attentive que l'on découvrit, caché dans les débris de la vaginale, le corps épididymaire, atrophié et comme effacé derrière la tumeur principale, tout entière développée aux dépens de la glande testiculaire.

La *tunique vaginale* contient souvent un peu de liquide, jamais elle n'a été trouvée adhérente au tissu pathologique, qui ne dépasse pas les limites que lui forme la tunique albuginée.

b. *Caractères microscopiques.* — Le fait capital, celui qui forme comme la caractéristique du lymphadénome, est l'existence d'un *réticulum*, semblable à celui des ganglions lympathiques. On le met facilement en évidence, en chassant au pinceau les cellules nombreuses qui encombrent la préparation.

Nous n'avons pas à insister sur la disposition de ce réticulum qui, dans cette forme de lymphadénome, n'offre ordinairement rien de particulier. Les travées qui le constituent, cylindriques et légèrement aplaties, plus ou moins fines, réfringentes, circonscrivent des mailles renfermant encore, après le lavage, les éléments cellulaires qui les remplissaient avant cette opération. Ces cellules, toutes semblables entre elles, de même forme et de même volume, sont arrondies, mesurent 8 à 12 μ, présentent un noyau volumineux pourvu de plusieurs nucléoles, et un protoplasma peu abondant. A la surface des travées on peut distinguer des cellules plates à noyaux allongés. Des vaisseaux traversent ce tissu et donnent insertion par leur surface externe aux travées du réticulum.

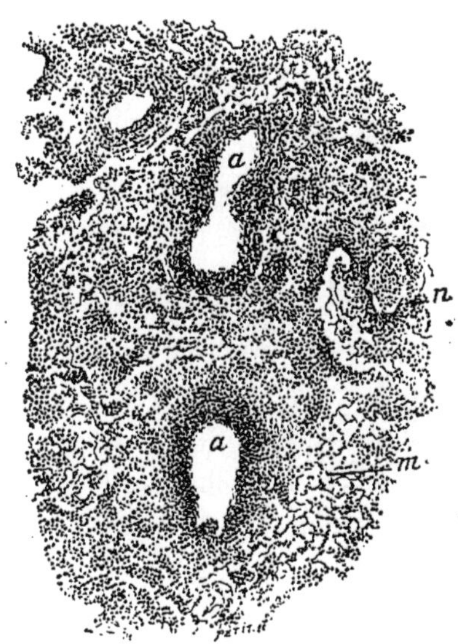

Fig. 82. — Coupe d'un lymphadénome du testicule, gross. de 40 diamètres (d'après Cornil et Ranvier).

aa, lumières des tubes séminifères: — *n*, paroi propre des tubes transformée en tissu réticulé : — *m*, tissu conjonctif propre du tissu transformé en tissu réticulé. — Ces détails se voient bien sur la figure 83 dessinée à un plus fort grossissement.

Il était intéressant de rechercher où ce tissu réticulé se développe et ce que deviennent les tubes testiculaires, en présence de cette dégénérescence de la glande.

On sait que, sur une coupe de testicule normal, les *canalicules spermatiques* apparaissent comme des tubes, coupés en travers ou en long, à parois minces limitant une cavité remplie par des cellules épithéliales, presque immédiatement serrés les uns contre les autres, au point que le tissu conjonctif intertubulaire semble presque faire défaut.

Tout autre est l'aspect de la préparation, dans le lymphadénome; étant supposé, d'ailleurs, que la section a porté sur un point où les tubes testiculaires sont conservés.

On est frappé tout d'abord par ce fait que ceux-ci sont séparés les uns des autres par des espaces considérables occupés par le tissu réticulé que nous venons de décrire. C'est dans leur intervalle que le tissu pathologique s'est développé, et, il le semble du moins, aux dépens du tissu conjonctif rare que l'on trouve à l'état normal en ce point (fig. 82).

Les tubes eux-mêmes ont subi une altération manifeste; ce n'est que de loin en loin qu'on en retrouve quelques-uns conservant encore des cellules épithéliales. Mais surtout la constitution de leur paroi a complètement changé de caractère (fig. 83).

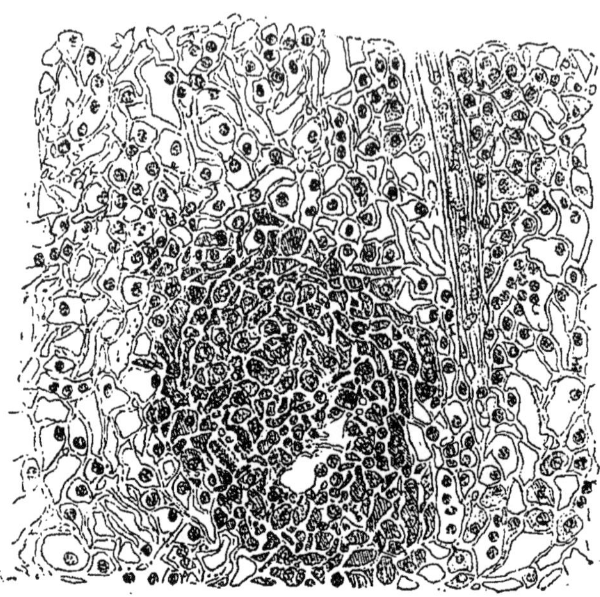

Fig. 83. — Coupe d'un lymphadénome du testicule, passant à travers un tube séminifère (gross. de 300 diamètres).

La figure montre la coupe d'un tube séminifère, dont la paroi très épaissie est transformée en tissu adénoïde et dont la lumière très étroite présente quelques cellules libres. Tout autour, tissu réticulé, contenant des cellules lymphatiques.

La membrane interne, peu visible, à l'état normal, au point qu'on en a parfois contesté l'existence, a acquis une épaisseur qui la rend méconnaissable.

On reconnait de plus que la paroi du tube, subissant une modification analogue à celle du tissu intertubulaire, est elle-même occupée par un véritable réticulum. La lésion se présente ici, cependant, avec quelques caractères particuliers. Au lieu de former une trame lâche à travées entre-croisées en divers sens, le réticulum, dans l'épaisseur de la paroi du tube séminifère, offre une texture plus serrée, et comme engainante, qui respecte la forme cylindrique de l'organe envahi. La lumière du tube paraît, en effet, limitée par de fines lamelles concentriques unies entre elles par de petites travées ; le tout constituant un système régulier, dans les mailles duquel sont contenues les cellules lymphatiques.

Il est facile, du reste, de reconnaître que les tubes finissent par disparaître devant les progrès de la néoplasie. En examinant d'autres points de la tumeur, on ne retrouve plus trace de la texture normale de la glande, ou bien on n'aperçoit que quelques rares cordons de tissu réticulé plus serré, derniers vestiges des tubes qui ne sont plus.

La *tunique albuginée* prend elle-même part à l'altération de l'organe, mais continue pendant longtemps à former une barrière qui empêche la propagation du mal au dehors. Sur les coupes faites aux limites de la tumeur, elle apparaît, bien distincte de la glande, épaissie, et comme infiltrée d'éléments cellulaires abondants. Par le procédé du pinceau, on y découvre aisément un réticulum à travées plus serrées, plus épaisses, formant des lames parallèles à la surface de la membrane.

Le réticulum peut être moins net que nous ne l'avons supposé dans la description qui précède. Il semble, parfois que l'on n'ait sous les yeux rien autre que le tissu réticulaire intertubulaire du testicule normal, devenu il est vrai plus abondant et richement infiltré de cellules lymphoïdes. Les tubes testiculaires sont eux-mêmes relativement intacts ; leur paroi n'a pas subi la transformation adénoïde ; ils sont simplement plus écartés les uns des autres qu'à l'état normal. La lésion paraît alors se réduire à une agglomération considérable de cellules, semblables à celles des ganglions lymphatiques, dans le parenchyme de la glande, sans que la texture de celle-ci soit notablement altérée.

Cette remarque est intéressante, parce qu'elle permet de se rendre compte du *mode de développement* du lymphadénome. Il semble que pour le testicule, comme pour le foie (Ranvier), la lésion débute par une infiltration de cellules lymphoïdes dans le parenchyme glandulaire, sans qu'il y ait tout d'abord trace de réticulum ; l'apparition de ce dernier serait consécutive et correspondrait à une phase ultérieure de la dégénérescence. On a remarqué, en effet, que, dans deux cas de lymphadénome testiculaire où le réticulum ne se montrait pas avec la netteté habituelle, les tumeurs étaient de date relativement récente.

Nous avons, dans notre premier travail sur le lymphadénome du testicule, soutenu que la glande elle-même était plus souvent atteinte que l'épididyme, qu'elle était, du moins, probablement toujours malade la première, l'organe excréteur n'étant envahi que plus tard et par suite des progrès de la lésion. Les observations publiées depuis lors viennent à l'appui de cette opinion. Deux fois, en effet (obs. de Maunoury et de Schwartz), l'épididyme a été trouvé intact; une fois il était pris au même degré que le testicule (obs. de Berger). La marche de la lésion, dans ce dernier cas, avait été remarquablement rapide.

Signes. Marche. Diagnostic. — Le lymphadénome du testicule se présente habituellement sous l'aspect d'une tumeur de consistance ferme et élastique, égale dans toutes ses parties, dont aucune n'est molle et fluctuante, la petite quantité de liquide que peut contenir la vaginale échappant ordinairement à l'exploration. Son volume est modéré; sa forme est ovalaire et rappelle assez bien celle du testicule.

La gêne qu'elle occasionne, proportionnée à son volume, est ordinairement peu considérable. Encore moins donne-t-elle lieu à de vives douleurs. Dans un cas cependant, celui de Schwartz, les souffrances étaient telles, que la castration qui, pour d'autres considérations, était plutôt contre-indiquée, fut cependant pratiquée, sur les vives instances du malade.

L'ensemble de ces *signes* physiques et fonctionnels n'a, on le voit, rien de caractéristique. Il n'en est aucun qui ne puisse se rencontrer dans le sarcocèle vulgaire, au moins dans les premières phases de son développement.

On tiendra compte cependant de trois d'entre eux, qui, dans le lymphadénome, se montrent peut-être plus souvent, ou persistent au moins, pendant une plus longue période que dans le carcinome et le sarcome du testicule; nous voulons parler de la consistance ferme et uniforme de la tumeur, de son volume et enfin de sa forme, qui peut en imposer pour une simple augmentation de volume inflammatoire ou diathésique de la glande.

On a voulu attacher une certaine importance diagnostique à l'intégrité de l'épididyme. Il est clair que ce caractère, bien qu'il ne soit pas absolument propre au lymphadénome, constituerait, s'il était constant, au moins une présomption en sa faveur. Mais si l'on s'en rapporte aux observations publiées, on voit que le bon état de cet organe, alors même qu'il a été plus tard anatomiquement démontré, a été bien rarement constaté au lit du malade. L'attention devra cependant toujours se porter sur ce point, surtout dans les cas ou l'on peut assister à la première période d'évolution de la tumeur.

Les renseignements fournis par l'étude de la *marche* du mal seront, dans certains cas, plus satisfaisants. Non que l'on puisse cependant attribuer grande valeur à la notion du temps que la tumeur a mis à se développer. La période qui s'écoule entre le début de l'affection et l'opération pratiquée varie, dans les observations, de deux mois à huit ans. Il est clair qu'un pareil écart doit tenir en partie à ce que les malades se sont plus ou moins vite préoccupés de leur état, ou que le chirurgien s'est plus ou moins rapidement décidé à intervenir.

On notera cependant que dans l'observation de Trélat et Malassez, qui peut être considérée comme un type de l'affection, la tumeur, qui datait de sept à huit ans, avait progressé d'abord lentement, atteignant en deux ans la moitié de son volume final, restant ensuite à peu près stationnaire, pour ne prendre un accroissement rapide que dans les six mois qui précédèrent la castration.

Il suffit de ce fait pour établir que le lymphadénome du testicule peut, dans certains cas, avoir une marche relativement lente, qui n'est pas ordinaire dans les tumeurs malignes des bourses. Mais à cette observation nous devons opposer celle de Berger, où la tuméfaction paraît avoir acquis, en six mois, un volume tout aussi considérable que chez le malade de M. Trélat.

Ce dernier cas nous semble exceptionnel. On voit, du moins, que des observations nouvelles et plus nombreuses sont nécessaires pour établir quelle est la marche habituelle du lymphadénome du testicule.

L'étude de l'évolution clinique de l'affection pourrait, à un autre point de vue, servir au *diagnostic*, s'il est vrai, comme nous avons essayé de le montrer ailleurs, que, contrairement à ce qui se voit pour les autres tumeurs du testicule, le lymphadénome atteint souvent les deux testicules.

Quatre fois, sur six observations, cette circonstance avait été notée lors de la publication de notre premier travail sur la matière. Dans les trois observations nouvelles parues depuis lors, deux fois encore la lésion était bilatérale. On voit que, si le fait n'est pas constant, il est, du moins, assez fréquent pour frapper l'attention. Tantôt, les deux glandes sont atteintes en même temps et à peu près au même degré; tantôt, et le plus souvent, elles le sont successivement, à un intervalle plus ou moins rapproché, en sorte que la lésion est d'un côté beaucoup plus avancée que de l'autre.

Il nous avait paru aussi que l'on pourrait tirer, du mode suivant lequel le néoplasme se généralise, de précieuses indications pour le diagnostic.

L'observation de M. Trélat et la nôtre sont bien instructives à cet égard. On a vu que, dans le premier de ces deux cas, le malade portait déjà en un ou deux points du corps, et particulièrement au front, des tumeurs sous-cutanées, molles, encore petites, sans adhérence à la peau, absolument indolentes, n'offrant aucun caractère qui pût révéler leur malignité, et qui pourtant, ainsi que l'avenir le démontra, n'étaient autres que des productions de même nature que la tumeur testiculaire. Lorsque le malade revint, peu de temps après, à l'hôpital, ces tumeurs secondaires avaient pris un grand développement, ainsi que celle du testicule opposé. La mort, qui survint à bref délai, permit de reconnaître dans les tumeurs sous-cutanées, comme dans le testicule, comme aussi dans le foie et dans les os, une seule et même lésion.

Dans notre fait, il ne fut possible de constater, au moment de l'opération, l'existence d'aucune manifestation pathologique autre que la tumeur testiculaire, et pourtant lorsque, quelques semaines plus tard, le malade se présentait à nous de nouveau, avec une récidive dans le testicule opposé, il présentait déjà, sur la tête et au front, des tumeurs sous-cutanées tout à fait analogues à celles observées dans le cas précédent.

M. Trélat a bien montré comment une généralisation se faisant de la sorte, par tumeurs isolées, éloignées du foyer primitif du mal, à une époque où rien encore dans l'état du malade n'indique une cachexie avancée, pouvait singulièrement éclairer le diagnostic.

Nous devons ajouter cependant que les deux observations que nous venons de citer sont jusqu'ici les seules où cet envahissement à distance ait été noté. Il n'a été retrouvé, bien que l'attention ait été attirée sur ce point, dans aucun des trois nouveaux faits que nous avons réunis, non plus que dans le cas plus ancien de Thomas.

Ce caractère n'a donc pas, en raison même de son peu de fréquence, toute la valeur que l'on pourrait croire.

Il devra cependant être toujours recherché, particulièrement chez les malades qui se présentent de nouveau à l'examen, quelque temps après une première opération subie. On remarquera, en effet, que, dans le cas qui nous est personnel, ce ne fut qu'à cette période tardive que les petites tumeurs de généralisation furent découvertes. Toute l'enveloppe cutanée devra donc être minutieusement explorée, avant de consentir à une intervention nouvelle.

Pronostic. Traitement. — Nous avons peu de chose à ajouter aux remarques qui précèdent pour formuler le *pronostic* et le *traitement* du lymphadénome.

La gravité du pronostic ne saurait être exagérée. De tous les néoplasmes du testicule le lymphadénome est peut-être celui qui offre le plus de tendance à une rapide généralisation. Celle-ci est d'autant plus redoutable qu'elle peut se faire presque silencieusement, frappant profondément les viscères, et ne se révélant que tardivement par des signes appréciables. Relativement heureux sont les cas où l'envahissement des tissus cutanés vient avertir le chirurgien et mettre à temps obstacle à une opération inutile.

L'intervention serait au contraire justifiée, alors même que le diagnostic de lymphadénome aurait été posé, si l'on ne peut découvrir aucun indice d'infection générale de l'économie. Il est, en effet, permis d'espérer qu'en opérant en temps opportun, on mettra le patient à l'abri du mal et de ses suites.

ARTICLE V

TUMEURS DIVERSES.

1. Fibrome.

Cruveilhier (1) a donné, dans son Traité d'Anatomie pathologique, la description d'un cas de fibrome du testicule, recueilli dans le service de Marjolin, à Beaujon. La tumeur avait deux fois le volume d'une glande normale ; elle était très lourde, dure à la coupe et criait sous le bistouri ; elle avait l'aspect d'un fibrome utérin, et était entièrement composée de faisceaux de tissu fibreux entre-croisés et disposés en lobules.

Curling qui rappelle ce fait en rapproche celui de Paget (2); la tumeur dans ce cas mesurait près de 6 pouces sur 4 ; elle s'était développée, en sept ans, chez un homme de trente-sept ans, bien portant d'ailleurs, et était contenue dans l'albuginée, qui l'enveloppait de toutes parts.

L'état de la substance glandulaire n'est pas explicitement indiqué dans ces deux observations. Dans celle de Warrington Haward, citée

(1) Cruveilhier (J.), *Traité d'Anat. pathol. générale*. Paris, 1856, in-8, t. III, p. 751 et *Atlas d'Anat. pathologique*. Paris, 1830-1842, in-fol., 5e liv. Pl. I, fig. 3.
(2) Curling, *Traité*, etc., 4e édit. angl. Londres, 1878, p. 391.

également par Curling, il est expressément dit que le fibrome, né de l'albuginée, avait laissé complètement intact le parenchyme glandulaire.

Sur une pièce conservée au musée de Zurich (Kocher), la tumeur avait évidemment pris naissance dans le *rete testis;* de là elle avait pénétré dans la tête et le corps de l'épididyme, respectant la queue de cet organe et les parties restantes du testicule.

La disposition était analogue sur un testicule enlevé par Fergusson (1) à un jeune homme de 21 ans. La tumeur, du volume d'une noisette, occupait la partie supérieure et antérieure de la glande; elle adhérait par sa face externe à l'albuginée, et pénétrait dans l'épaisseur du parenchyme testiculaire, dont elle était séparée par une limite très nette.

Péan (2) représente dans son *Traité des tumeurs de l'abdomen*, et

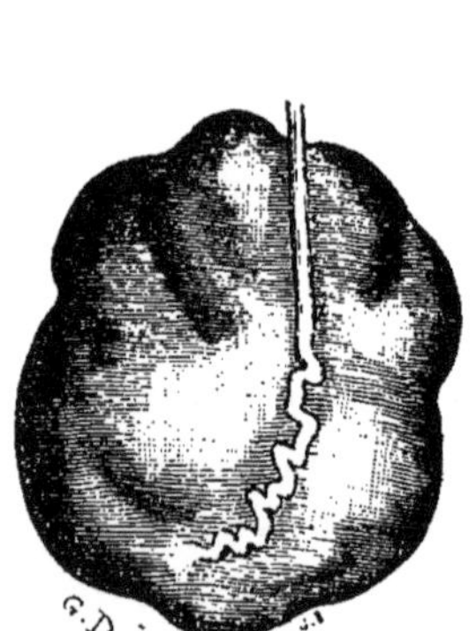

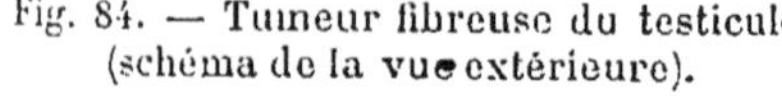

Fig. 84. — Tumeur fibreuse du testicule (schéma de la vue extérieure).

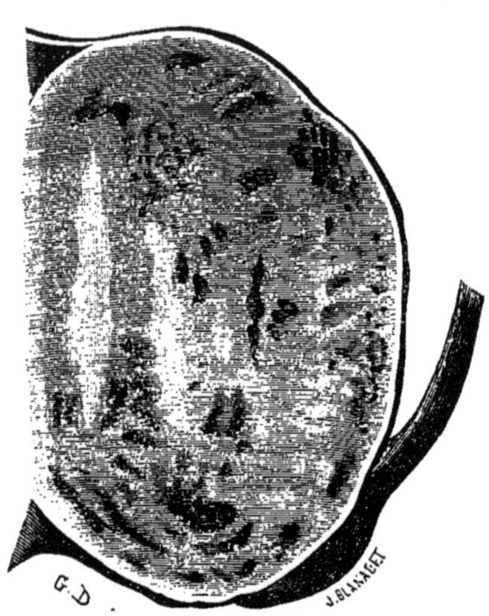

Fig. 85. — Coupe de la tumeur précédente (2/3 grandeur).

nous reproduisons ci-contre, d'après lui, un fibrome du testicule, développé chez un homme de trente-huit ans; la tumeur avait tous les caractères du fibrome pur.

A cette énumération pourrait se borner l'histoire du fibrome du testicule. Nous laissons évidemment de côté les cas de sclérose du testicule dans lesquels l'accumulation du tissu fibreux est d'origine inflammatoire (v. *Orchite chronique*, *Atrophie du testicule*). Nous consi-

(1) Spencer Watson (Fergusson), *Disease of the testicle* (*Transact. of the patholog. Soc. of London*. Londres, 1869, t. XX, p. 248).

(2) Péan (J.), *loc. cit.*, p. 449.

dérerons aussi à part (v. *Tumeurs de la vaginale*) les tumeurs, de même structure, développées à la face interne, ou dans l'épaisseur de la vaginale.

On voit, en somme, que les fibromes du testicule, observés le plus souvent chez des sujets relativement jeunes, prennent naissance, soit dans l'albuginée, soit dans le *rete testis*. Le testicule est ordinairement respecté en tout ou au moins en partie; dans le cas de Péan le tissu fibreux paraissait cependant avoir envahi la glande entière. Ces tumeurs peuvent devenir gênantes par leur volume et par leur poids; elles ne causent pas d'autres troubles.

Le diagnostic que l'on en peut faire n'est jamais assez précis pour qu'il ne soit pas prudent de procéder à une intervention chirurgicale, dès que l'insuffisance du traitement interne aura été reconnue. Celui-ci sera, en effet, toujours au préalable mis en œuvre. Il sera dirigé dans le sens d'une tuméfaction de nature syphilitique; le testicule syphilitique étant de toutes les affections de la glande séminale celle qui a avec le fibrome le plus de rapports extérieurs.

Si le traitement spécifique échoue, c'est à la castration que l'on aura recours. Il sera, en effet, le plus souvent impossible de se borner à enlever la tumeur, en respectant la glande.

2. Myxome.

Le myxome pur du testicule est très rare. C'est habituellement sous forme de sarco- et d'enchondro-myxome (tumeurs mixtes) que le tissu myxomateux se rencontre dans les tumeurs du testicule.

Le fait suivant de M. Trélat, bien observé par M. Brun, alors son interne, et présenté par lui à la Société anatomique, n'en offre que plus d'intérêt (1).

Un jeune homme de 17 ans, bien constitué, d'une santé parfaite, portait depuis deux mois, dans le côté gauche du scrotum, une tuméfaction qui, après s'être développée lentement pendant six semaines, avait subitement, en vingt-quatre heures, notablement augmenté de volume. La tumeur était grosse comme les deux poings; la fluctuation était des plus nettes; la transparence absolument absente. Tout se réunissait pour faire porter le diagnostic auquel on s'arrêta, celui d'hématocèle, développée dans le cours d'une vaginalite chronique.

(1) Brun (F.), *Myxome du testicule diagnostiqué hématocèle vaginale* (*Bullet. de la Soc. anat.*, 1878, 4e s., t. III, p. 523). — *Rapport par* Quénu (*ibid.*, 1879, 4e s., t. IV, p. 435).

Un drain passé dans la tumeur ne donna cependant pas issue à une goutte de liquide. Quatre jours plus tard, la castration fut nécessitée par la réaction très vive qui suivit cette première intervention. On put ainsi reconnaître qu'on avait affaire à une tumeur solide régulièrement ovoïde, contenue dans l'albuginée et développée en pleine glande. A la coupe, cette masse parut tout entière composée par un tissu blanchâtre, tremblotant, rappelant par son aspect le tissu du cordon ombilical.

L'examen histologique, fait avec soin par M. Rémy, démontra la nature myxomateuse de cette production. Elle était exclusivement constituée par une substance amorphe, transparente, au milieu de laquelle étaient semés sans ordre des éléments figurés, cellules rondes et cellules fusiformes, de tissu conjonctif. Des vaisseaux nombreux parcourent la tumeur; ils n'ont d'autre paroi que l'épithélium plat supporté par la substance amorphe; aussi sont-ils rompus en beaucoup d'endroits, d'où des hémorrhagies disséminées. Il n'est pas question des tubes séminifères. La transformation du parenchyme paraît avoir été complète.

Le malade de M. Brun guérit facilement; deux mois plus tard, il se portait encore bien, sans trace de récidive.

Dans un second cas rapporté par Breus (de Vienne) (1), qui a été aussi considéré comme un exemple de myxome vrai du testicule, la marche fut toute différente. La tumeur, développée chez un homme de 40 ans, n'avait été reconnue que dix semaines avant la mort. Celle-ci survint avec tous les signes d'une généralisation viscérale. A l'autopsie, on constata que le tissu néoplasique avait pénétré dans les veines du cordon, et s'était étendu, par la veine spermatique droite et la veine cave, jusque dans les cavités du cœur. Des noyaux, d'origine évidemment embolique, furent découverts dans les poumons (2).

Nous n'avons pu nous procurer qu'une courte analyse d'un fait signalé par C. Romano (3), dans son mémoire sur le fongus testiculaire. Une de ses observations a trait à un cas de « myxome ulcéré et végétant du testicule ». Nous n'avons aucune raison de douter de l'exacti-

(1) Breus (K.), *Ueber einen innerhalb des Venensystems bis in das Herz gewucherten Hodentumor* (*Wien. med. Wochensch.*, 1878, n° 28, p. 767).

(2) On peut se demander si, dans ce cas, comme dans celui de Waldeyer rappelé par Kocher, dans lequel il y avait aussi pénétration du tissu muqueux dans les veines, il ne s'agissait pas plutôt d'une tumeur mixte du testicule; il résulte en effet de l'examen fait par Waldeyer que la tumeur était une combinaison de myxome, de sarcome, d'enchondrome et de kystome.

(3) Romano (Cl.), *Del fungo benigno e degli altri neoplasmi del testicolo che assumono la forma di excrescenza fungoïde* (*Morgagni Disp.*, 1873, p. 297 et 403).

tude du diagnostic porté. Ce mode de terminaison du myxome a été indiqué, pour le myxome du sein, par Virchow (1); ce dernier fait remarquer que le véritable fongus qui se forme en pareil cas a souvent fait prendre ces productions pour des sarcomes et des cancers.

Mention doit encore être faite ici d'une intéressante observation de M. Richon (2), communiquée à la Société de chirurgie sous le titre de *Myxome kystique du testicule* (3). Il serait peut-être même permis d'y joindre quelques-uns des cas qui ont été rangés, à tort, dans le groupe des tumeurs kystiques (maladie kystique) du testicule (4); mais l'examen histologique des pièces n'est pas ordinairement rapporté avec assez de détails pour qu'il soit possible d'en établir à distance le diagnostic anatomique exact.

Cette remarque n'est pas applicable à l'observation de M. Richon. Il ressort en effet d'une note étendue rédigée par le Dr Kiener, auquel fut confié l'analyse histologique de la tumeur, que celle-ci était presque exclusivement constituée par un tissu myxomateux, développé entre les tubes séminifères, qui sont à la fois refoulés et dissociés: en certains points, le tissu néoplasique pénètre en bourgeonnant dans les cavités résultant de la dilatation de quelques-uns de ces tubes. Par places, le tissu muqueux est condensé, devient plus fibreux et plus riche en cellules, et donne naissance à quelques îlots rares et circonscrits de cartilage. Les tubes séminifères sont, les uns, simplement atrophiés, d'autres sont dilatés et forment les kystes très nombreux épars dans la tumeur.

Il s'agissait donc bien, dans ce cas, d'un myxome du testicule. Les kystes et les quelques noyaux cartilagineux disséminés dans la masse néoplasique pouvaient n'être considérés, pour la détermination de sa nature, que comme des éléments secondaires.

Il est facile de déduire de ce qui précède une courte histoire *anatomique et clinique* du myxome du testicule. Au point de vue *anatomique*, le fait de M. Richon établit que dans la glande séminale, comme au sein (Virchow), le tissu myxomateux prend naissance dans le tissu

(1) Virchow (R.), *Traité des tumeurs*, trad. franç. Paris, 1867, t. I, p. 428.

(2) Richon, *Myxome kystique du testicule consécutif à une violente contusion. Castration, aucun indice de récidive ni de généralisation, deux ans et quatre mois plus tard*, in *Bull. et Mém. de la Soc. de chir.*, Paris, 1883, n. s., t. IX, p. 130.

(3) Voy. aussi Poland (A.), *Cystic myxoma of testis*, in *Guy's Hosp. Reports*, Londres, 1871, t. XXI, p. 498. — Un fait de Lebert : *Tumeur fibro-colloïde du testicule et de l'épididyme* (*Traité d'anatomie pathol. génér. et spéc.*, Paris, 1861, t. II, p. 471. — *Atlas*, pl. CXLIX, fig. 3 à 8) appartient peut-être à la même catégorie.

(4) Conche (E.), *Mém. cité*, v. en particulier sa première et sa seconde catégorie de tumeurs kystiques.

interstitiel du parenchyme entre les tubes glandulaires. De ceux-ci les uns s'atrophient et disparaissent, les autres se ditatent et donnent naissance à des kystes. Si la première de ces deux altérations l'emporte sur la seconde, on aura sous les yeux la forme observée par M. Brun, dans laquelle on ne trouvait pas trace de tissu testiculaire (*myxome en masse*). Si, au contraire, les dilatations des tubes sont plus nombreuses, le tissu aura une apparence kystique (*myxome kystique*) (1). Mais dans l'un et l'autre cas la tumeur sera caractérisée par la présence du tissu muqueux, tissu du cordon ombilical, dont elle parait essentiellement constituée.

Cliniquement, le myxome du testicule peut ne se révéler par aucun signe particulier. Dans le cas de M. Richon, la tumeur avait tous les caractères d'un sarcome vulgaire. Il en était tout autrement, on l'a vu, dans celui de M. Brun. Ce dernier fait montre qu'à la rigueur il serait possible, au moins après une ponction exploratrice, de porter un diagnostic exact. Lorsqu'en effet on trouvera réunis ces trois caractères : absence de transparence, fluctuation évidente et, cependant, résultat négatif de la ponction, on aura le droit de songer à un myxome du testicule.

Le *pronostic* du myxome du testicule serait relativement favorable, si l'on s'en rapportait exclusivement au fait de M. Richon ; deux ans et quatre mois après la castration il n'y avait pas apparence de récidive. Ce cas est malheureusement isolé. Dans celui de M. Brun, le temps écoulé depuis l'opération au moment où l'observation était publiée, n'était pas suffisant pour que l'on pût encore augurer de l'avenir. On a vu, d'autre part, la marche rapidement mortelle survenue chez le malade de Breus.

Le pronostic doit donc être au moins très réservé. Il est probable, en effet, que, comme les myxomes hétéroplasiques en général (Virchow), le myxome du testicule, s'il demeure parfois une affection purement locale, peut aussi avoir toute l'allure des tumeurs les plus malignes.

L'intervention chirurgicale sera donc aussi prompte et aussi radicale que possible. A ce prix, pour le myxome du testicule, plus souvent peut-être que pour le cancer, elle pourra avoir un résultat permanent.

(1) Nous reproduisons ici, sur le mode de production de ces kystes, l'interprétation adoptée par le docteur Kiener dans le cas de M. Richon, réservant la question de savoir, si les cavités, qui caractérisent la forme kystique du myxome, ne pourraient pas se former en dehors de toute participation des tubes et suivant le processus dont il a été question plus haut (V. Carcinome, Maladie kystique).

3. Myome.

Sous le nom de *myome du testicule* on trouve décrites dans les auteurs deux variétés de tumeurs : des myomes à fibres lisses (liomyomes), des myomes à fibres striées (rhabdo-myomes).

Les premiers ont toujours été rencontrés au niveau de l'épididyme ou du cordon, et ont été considérés comme se développant aux dépens des fibres musculaires du canal de l'épididyme, de celles du canal déférent, ou peut-être aux dépens du crémaster interne. Ces tumeurs seront étudiées plus tard au Chapitre des Tumeurs du cordon.

Nous ne nous occuperons ici que des myomes à fibres musculaires striées dont les connexions avec la glande testiculaire sont, au moins en apparence, infiniment plus étroites.

Si l'on s'en rapporte à ce qui a été écrit sur ce sujet, les observations de myomes à fibres musculaires striées seraient relativement fréquentes.

D'après Nepveu et Kocher, par exemple, il faudrait ranger dans cette catégorie les faits de Schuh (1), de Billroth (2), de Senftleben (Langenbeck) (3), de Nepveu (4) aussi bien que ceux de Rokitansky (5), et de Neumann (6).

Mais il est facile de s'assurer, en remontant aux sources, que, dans la plupart de ces cas, il s'agit non de myomes, mais de tumeurs diverses du testicule, dans lesquelles on a découvert des fibres musculaires striées, circonstance qui a frappé les observateurs et les a portés à faire connaitre ces cas rares (7). Ces faits rentrent, dans la catégorie de ces tumeurs mixtes du testicule dont nous avons fait mention

(1) Schuh, *Pathologie u. Therapie der Pseudoplasmen*. Vienne, 1854, p. 182 et suiv. (Schuh rapporte lui-même le fait dont il parle, sous le nom de *sarcome*).

(2) Billroth (R.), *Zur Entwickelungsgeschichte und chirurgischen Bedeutung des Hodencystoids*, 2e article : *Ein Hodencystoid mit quergestreiften Muskelfasern* (*Virchow's Arch.*, Berlin, 1855, t. VIII, p. 433).

(3) Senftleben (H.), *Zur Casuistik seltener Geschwülste*. [1 obs. de Langenbeck rapportée sous ce titre : *Cancroides Hodencystoid mit verschiedenartigen Gewebstypen* (*Virchow's Arch.*, Berlin, 1858, t. XV, p. 336 (344).]

(4) Nepveu (G.), art. Myome testiculaire, in *Mémoires de chirurgie*. Paris, 1880, in-8, p. 505.

(5) Rokitansky (C.), *Ein aus quergestreiften Muskelfasern constituirtes Aftergebilde* [*Schmidt's Jahrb.*, 1849, t. LXIV, p. 209 (210)].

(6) Neumann (E.), *Ein Fall von Myoma striocellulare am Hoden* (*Virchow's Archiv*, Berlin, 1886, t. CIII, p. 497).

(7) Nous en dirons autant de deux tumeurs décrites par Talavera (Thèse citée, p. 9 et suiv.), qui ne sont autres, comme le reconnaît l'auteur lui-même, l'une qu'un *épithéliome kystique*, l'autre qu'un *sarcome*, dans lesquelles les fibres musculaires striées, bien que nombreuses, jouaient le rôle d'éléments accessoires.

plus haut, et qui peuvent renfermer les éléments et les tissus les plus divers (1).

Nous ne retenons, en somme, que les deux observations de Rokitansky et de Neumann, qui paraissent bien se rapporter à des myomes vrais du testicule. Le fait de Nepveu est trop brièvement mentionné par son auteur pour qu'il puisse servir à la discussion. Il se borne, en effet, après de courtes considérations sur les myomes testiculaires, à dire « que, dans un cas examiné par lui, la tumeur était composée de faisceaux de fibres striées, gros comme une plume d'oie, et paraissait dériver du crémaster interne. »

Dans l'observation de Rokitansky, il s'agit d'une tumeur du testicule, qui paraissait s'être développée, dans l'espace de quatre mois, chez un jeune homme de dix-huit ans. L'opération pratiquée, on trouva comme encastrée dans l'albuginée, en rapport étroit par conséquent avec le testicule, sain d'ailleurs, et paraissant former comme une couche superposée à la glande, une tumeur, blanche à la coupe, d'aspect fasciculé, de consistance ferme et élastique. Au microscope, quel que fût le point où l'on prît une parcelle de tissu, on y découvrait des fibres musculaires striées évidentes, semblables aux fibres musculaires du cœur, et, en outre, quelques fibres conjonctives et élastiques, mais en proportion beaucoup moindre.

Le fait de Neumann est très analogue. Chez un enfant de trois ans et demi, se développe en quelques mois une tumeur du testicule qui atteint le volume d'une noix. Cette production était fermement unie à l'albuginée et à la vaginale au niveau du pôle inférieur du testicule. L'épididyme n'avait avec elle que des rapports assez lâches, et elle était séparée de la glande séminale par toute l'épaisseur de l'albuginée. A la coupe, le tissu néoplasique se montre blanc pâle, fasciculé, de consistance élastique. Au microscope, on y découvre des fibres musculaires striées, les unes normales, les autres variqueuses, et entre elles des faisceaux de cellules, irrégulièrement disposés et de formes diverses.

Nous avons tenu à rapporter ces deux faits avec quelques détails; car là se borne l'histoire des myomes dits du testicule.

Pour ce qui est de l'origine de ces tumeurs, Neumann croit, en raison du siège de celle qu'il a observée à l'extrémité inférieure du testicule, c'est-à-dire au niveau du point d'attache du *gubernaculum testis*,

(1) V. sur le même sujet le mémoire de Virchow : *Ueber Makroglossie und pathologische Neubildung quergestreifter Muskelfasern* (*Virchow's Arch.*, Berlin, 1854, t. VII, p. 126).

que c'est dans les débris de ce *gubernaculum* qu'elle a dû prendre naissance. Il estime aussi, après nouvel examen du fait de Rokitansky, que la tumeur a dû, dans ce cas encore, avoir le même point de départ.

Pour nous il nous semble que des faits de ce genre viennent singulièrement à l'appui de la théorie, exposée plus haut, de Cohnheim sur l'origine des tumeurs. Il nous paraît bien plus rationnel d'admettre, en pareil cas, l'inclusion, à la période embryonnaire, d'éléments musculaires distraits du feuillet moyen du blastoderme, qui ont plus tard poursuivi leur évolution. Le jeune âge des sujets, trouvés porteurs de ces tumeurs, vient à l'appui de cette hypothèse.

4. Ostéome.

Nous ne connaissons que les deux faits suivants qui aient été décrits sous le nom d'*ostéome du testicule.*

Le premier appartient au professeur Schœnborn (de Königsberg). Il a été étudié et décrit par Neumann (1). La tumeur s'était développée dans la moitié gauche du scrotum chez un homme de quarante-sept ans, bien portant d'ailleurs ; elle occupait le scrotum du côté gauche ; elle avait crû lentement et sans douleur, et avait fini par atteindre le volume d'un œuf d'oie. Elle était lisse, de consistance osseuse, crépitant faiblement sous une forte pression.

A l'examen de la pièce, on vit que le tissu morbide se laissait facilement séparer de l'épididyme et de la tunique vaginale ; mais l'on ne trouva plus trace du parenchyme testiculaire. La tumeur elle-même était constituée par une masse osseuse, finement spongieuse, qui à la périphérie se transformait en une coque plus compacte ; par places, des noyaux de tissu fibreux disséminés. Il y avait un peu de liquide dans la vaginale.

Au microscope on reconnut que les parties ossifiées étaient formées de tissu osseux vrai, avec système de lamelles et canaux de Havers. Dans les noyaux fibreux on découvrit de petits amas de cartilage hyalin, mais qui n'avaient aucune connexion directe avec les parties osseuses.

L'auteur se demande si cette production s'est effectivement développée dans le parenchyme testiculaire, si elle n'a pas pris naissance en dehors de la glande, sous la séreuse, refoulant le testicule et le faisant peu à peu disparaître par compression.

(1) Neumann (E.), *Ein Fall von Osteom des Hodens* (*Arch. der Heilkunde.* Leipzig, 1875, t. XVI, p. 92).

Un second cas a été présenté par Price (1) à la Société pathologique de Londres. La pièce avait été trouvée, par hasard, sur le cadavre d'un homme de soixante-quatre ans. Le tissu osseux occupait les deux testicules et les deux épididymes. Il n'y avait d'altération semblable en aucun autre point du corps.

Au microscope, on reconnut ici encore qu'il s'agissait de tissu osseux vrai; pas de points cartilagineux. La glande testiculaire n'existait plus; c'est à peine si on reconnaissait par places quelques débris de tubes séminifères.

Bien que le tissu osseux parût, dans ce cas, s'être formé dans la glande elle-même, l'auteur se demande, comme Neumann (dont il ne paraît pas connaître l'observation), si le dépôt de substance osseuse n'avait pu prendre naissance en dehors de la glande, qui aurait peu à peu disparu par voie d'atrophie. Il était bien évident, cependant, pour l'épididyme du moins, où la lésion était moins avancée, que la substance osseuse s'était déposée dans le tissu même de l'organe.

Nous nous bornons à signaler, sans autres commentaires, ces faits extraordinaires à l'attention des observateurs. Nous ne croyons pas qu'ils doivent être confondus avec les cas de vaginalite ossifiante dont nous avons fait mention au chapitre de l'Hydrocèle.

I. Cancer (Carcinome — Sarcome).

A. Généralités.

Baring, *Ueber den Markschwamm des Hodens*. Göttingen, 1833.

Bérard (A.), *Des divers engorgements du testicule*. Paris, 1834, in-4° (*Thèse de concours*).

Notta, *Remarques cliniques sur quelques sortes de tumeurs du testicule*, in *Union méd.*, Paris, 1851, nos 107, 108 et 110.

Schuh, *Markschwamm des Hodens* (*Leçon clinique*), in *Wiener med. Wochenschr.*, Vienne, 1851, n° 22, p. 341.

Billroth (R.), *Zur Entwickelung u. chirurgisch. Bedeutung des Hodencystoids*, in *Virchow's Archiv*, Berlin, 1855, t. VIII, p. 433.

Virchow (R.), *Ueber Perlgeschwülste*, Ibid., p. 371.

Robin (Ch.), *Mémoire sur l'origine épididymaire des tumeurs dites sarcocèles encéphaloïde et cystique du testicule*, in *Arch. gén. de méd.*, Paris, 1856, 5e s., t. VII, p. 526.

Robin (Ch.) et Ordonez, *Note sur le siège et la structure des tumeurs mixtes, fibro-plastiques et cartilagineuses de l'épididyme*, in *Arch. gén. de méd.*, Paris, 1856, 5e s., t. VIII, p. 173.

(1) Price [(J.-A.-P.), *Deposit o bfone in testis and epididymis on both sides* (*Transact. of the patholog. Society of London*. Londres, 1885, t. XXXVI, p. 296).

Desprès (A.), *Diagnostic des tumeurs du testicule*. Thèse de Paris, 1861, n° 233.

Bonnet (Ed.), *Considérations sur le sarcocèle cancéreux et son diagnostic*. Thèse de Montpellier, 1867.

Birch-Hirschfeld (F.-V.), *Zur Entwickelung des Hodenkrebses*, in *Arch. der Heilkunde*. Leipzig, 1868, t. IX, p. 537.

Desgranges (A.), *Leçons de clinique chirurgicale professées à l'Hôtel-Dieu de Lyon*. Paris, 1868, in-8° (*Leçon sur les tumeurs du testicule*).

Péborde (R.), *Du sarcocèle*. Thèse de Strasbourg, 1869, n° 161.

Nepveu (G.), *Contribution à l'étude des tumeurs du testicule*. 1re édit. Paris, 1872, Broch. in-8°; 2e édit., 1875 (A. Delahaye).

Viardot (P.-E.), *Essai sur les tumeurs perlées du testicule*. Thèse de Paris, 1872.

Waldeyer (de Breslau), *Zur Entwickelung der Carcinome*, in *Virchow's Archiv*. Berlin, 1872, t. LV, p. 67 (131).

Steiner (F.), *Untersuchungen über die feineren anatomischen Vorgänge bei einigen Formen von Geschwulstbildung im menschlichen Hoden*, in *Arch. f. klin. Chir.*, Berlin, 1874, t. XVI, p. 187.

Picard (G.-M.), *Sarcocèle et phthisie cancéreuse*. Thèse de Paris, 1875, n° 263.

Tizzoni (G.), *Contribuzione allo studio dei tumori del testiculo. Sarcoma midollare del testiculo con alcune osservazioni sulla castrazione in generale*, in *Rivista clin. di Bologna*, Bologne, 1876, p. 145.

Duplay (S.), *Diagnostic d'une tumeur du testicule. Hématocèle. Sarcome*, in *Progr. méd.*, Paris, 1877, n° 6, p. 103.

Rivington (W.), *Remarks on some cases of disease of the testicle for which castration was performed*, in *The Lancet*. Londres, 1877, 7 et 14 avril, t. I, p. 489 et 526.

Trélat (U.), *Diagnostic des tumeurs du testicule*, in *Progr. méd.*, Paris, 1877, nos 3 et 4, p. 41 et 64, et *Leçons de clinique chirurgicale*. Paris, 1877, p. 107.

Poinsot (G.), *Contribution à l'histoire clinique des tumeurs du testicule*, in *Bull. et mém. de la Soc. de chir.*, Paris, 1878, n. s., t. IV, p. 196, 213, et *Progrès médical*, Paris, 1878, p. 533 et suiv.

Verneuil (A.), *Cancer du testicule. Observ. et remarques*, in *Bull. et Mém. de Soc. de chir.*, Paris, 1878, n. s., t. IV, p. 213.

Péan (J.), *Du traitement chirurgical de quelques tumeurs..... 3° du testicule*, in *Paris médic.*, 1879, 2e s., t. V, p. 11.

Talavera (J.), *Recherches histologiques sur quelques tumeurs du testicule*, etc. Thèse de Paris, 1879, n° 43.

Verneuil (A), *Du cancer du testicule* (*Leçon clinique*), in *Journ. d. conn. méd. prat. et de pharmacol.*, Paris, 1879, 15 mai, n° 20, p. 159.

Nepveu (G.), *Mémoires de chirurgie*. Paris, 1880, in-8°, p. 361 et suiv. (A. Delahaye).

Trélat (U.), *Cancer du testicule* (*Leçon clinique*), in *Gaz. des hôpitaux*. Paris, 1880, n° 83, p. 657.

Gross (S.-W.), *Two cases of round-celled sarcoma of the testicle with local recurrence and secondary deposits after castration* (avec remarques sur le sarcome du testicule en général; comparaison avec le carcinome), in *Philad. med. Times*, Philadelphie, 1881, 20 février.

Ehrendörfer (E.), *Beiträge zur Kenntniss der Hodengeschwülste*, in *Arch. f. klin. Chir.*, Berlin, 1882, t. XXVII, p. 336 (4 pl.).

Trélat (U.), *Sur quelques tumeurs du scrotum*, in *Tribune méd.*, Paris, 1882, t. XIV, p. 617.

Butlin (H.), *On the diagnosis between malignant tumours and certain tuberculous affections of the testis*, in *Med. Times and Gaz.*, Londres, 1883, 2 juin, t. I, p. 608.

M' Connell (W.-G), *Remarks on a case of carcinomatous sarcoma of the testicle, and on malignant tumours of the testis*, in *Philad. med. Times*, Philadelphie, 15 déc. 1883, p. 206.

Schuckmann (F.), *Sarcoma des Hodens*. Inaug. Diss. Wurzbourg, 1885, in-8°.

Tillaux (P.), *Carcinome du testicule gauche; diagnostic différentiel des tumeurs du testicule*, in *Gaz. des hôpit.*, Paris, 1885, n° 93, p. 737.

Tizzoni (G.), *Sulla istogenesi del cancro del testicolo*, in *Riv. clin. di Bologna*, 1886, 3e s., t. VI, p. 488.

Vvedenski (A.), *Diagnostic et traitement opératoire des tumeurs des organes génito-urinaires, chez le mâle*, in *Chir. Vestnik.* Saint-Pétersbourg, 1886, t. II, p. 289.

Seyler (E.), *Zur Casuistik der Hodensarcome*. Inaug. Diss. Greifswald, 1887.

Société de chirurgie, *Tumeurs du testicule et castration.* Discussion à la Société de chirurgie, in *Bullet. de la Soc. de chir.*, 1866, 2e série, t. VII, p. 352, 355, 371 (Cf. *Ibid.*, 1868, t. IX, p. 115).

B. Observations.

Reinbold (de Hanovre), *Eigenthümlicher Verlauf u. spontane Heilung einer chronischen Hodengeschwulst*, in *Wochenschr. f. ges. Heilk.*, Berlin, 1842, n° 2, p. 24.

Birckmeyer, *Spontane Heilung einer allen angewandten Mitteln trotzenden Hodengeschwulst*, in *Schmidt's Jahrb.*, 1843, t. XXXIX, p. 185.

Serre, *Sarcocèle. Gangrène du scrotum. Castration. Guérison rapide*, in *Gaz. méd. de Montpellier*. Montpellier, 1843, 11 février, n° 31.

Jobert (de Lamballe), *Cancer encéphaloïde du testicule simulant une hydrocèle avec épaississement des parois de la tunique vaginale*, in *Gaz. des hôpit.*, Paris, 1850, n° 30, p. 117.

Dolbeau (F.), *Cancer du testicule gauche de forme squirrheuse*, in *Bull. Soc. anat.*, Paris, 1853, t. XXVIII, p. 172.

Rocques, *Tumeur du testicule* (*Cancer*, ex. hist. par Verneuil et discussion), in *Bull. Soc. anat.*, Paris, 1856, p. 98.

Laborie, *Tumeur du testicule droit présumée de nature cancéreuse; castration* (Examen microscopique), in *Bullet. de la Soc. de chir.*, Paris, 1866, 2e série, t. VII, p. 344 et *Ibid.*, 1868, t. IX, p. 115 (*suite de l'observation*).

Sibley (S.) et Hulke (J.), *Large double sarcocele quasi malignant*, in *Trans. of the path. Soc. of London*. Londres, 1866, t. XVII, p. 180. Ex. hist. et discuss.

Thaon (Tillaux), *Cancer encéphaloïde du testicule*, avec remarques sur le diagnostic, in *Bull. Soc. anat.*, Paris, 1868, 3e s., t. III, p. 150.

Maunoury (G.) (Verneuil), *Squirrhe du testicule. Castration; mort* (Examen hist. par Nepveu), in *Gaz. hebdom.*, Paris, 1871, n° 40, p. 640.

Tirifahy, *Cancer encéphaloïde du testicule droit; diagnostic difficile; opération*, in *Presse méd. belge*. Bruxelles, 1872, n° 2, p. 12.

SANTESSON (C.) et BLIX (C.) (Stockholm), *Cystoma carcinomatosum testiculi dextri* (Ex. hist. par Blix). Hygiea, 1873, p. 146.

TYRRELL (H.-J.), *Sarcoma of testis. Castration* (volume d'un melon) (ex. hist. *sarcome fusiforme*), in *Med. Press and Circ.*, Londres, 1874, 4 févr.

GIACCHI (O.), *Storia di un cancro ad ambo i testiculi con estesa gangrena dello scroto e relativo atto operatorio* (très probablement *syphilis*, examen microscopique incomplet), in *Il Raccoglitore med.*, Forli, 20 mai 1875.

PRESTAT (de Pontoise), *Tumeur du testicule (sarcome)*, in *Bull. et Mém. de Soc. de chir.*, Paris, 1875, n. s., t. I, p. 64 et 426.

HERPIN, *Carcinome du testicule, chez un syphilitique* (ex. hist. par Malassez), in *Bull. Soc. anat.*, Paris, 1876, 4e s., t. I, p. 130.

LETULLE (M.), *Tumeur du testicule. Sarcome alvéolaire* (ex. hist. par Malassez), in *Bull. Soc. anat.*, Paris, 1876, 4e s., t. I, p. 93.

WEBER (A.), *Ueber einen Fall von secundären Sarcomen nach Chondrosarcoma Testis.* Inaug. Dissert. Göttingen, 1878.

CHENANTAIS, *Tumeur du testicule (fibro-sarcome)*, in *Bull. Soc. anat. de Nantes*, 1880, p. 53.

DESMAROUX, *Enchondro-sarcome du testicule; castration, guérison*, in *Gaz. des hôpit.*, Paris, 1880, t. LIII, n° 113, p. 900.

MARLIER, *Migration tardive* (à 16 ans) *du testicule. Carcinome* 22 *ans plus tard* (à 38 ans), *castration* (ex. hist.), in *Bullet. de la Soc. anat.*, Paris, 1880, 4e sér., t. V, p. 460.

CAUCHOIS (Ch.), *Sarcome fasciculé (épithélioïde) du testicule chez un jeune homme de* 18 *ans; castration, guérison*, in *Union méd. de la Seine-Inférieure*. Rouen, 1881, t. XX, p. 38.

LAGRANGE (F.), *Chondro-sarcome du testicule; tumeur très volumineuse dans les ganglions mésentériques; mort* (ex. hist.), in *Bull. de la Soc. anat.*, Paris, 1881, 4e sér., t. VI, p. 102.

MEUNIER, *Sarcome mou du testicule droit; castration* (ex. hist.), in *Bull. Soc. anat.*, Paris, 1881, t. LVI, p. 479.

PAQUET (A.), *Tumeur du testicule; fistule prostato-rectale*, in *Bull. méd. du Nord.* Lille, 1881, t. XX, p. 285.

BELLAMY, *Tumor of testis, extirpation; recovery; remarks* (ex. hist. *sarcome*), in *The Lancet*. Londres, 1882, 11 mars, t. I, p. 392.

THIRY (J.-H.), *Sarcome du testicule droit; opération; guérison* (ex. hist.), in *Presse méd. belge*. Bruxelles, 1883, n° 26, p. 201.

DU MÊME, *Sarcome fibreux du testicule gauche; semi-castration; guérison*. Ibid., 1885, n° 25, p. 193.

EDWARDS (J.-S.), *Cases of small round-celled sarcoma of testicle and spermatic cord*, in *Transact. of the path. Soc. of London*. Londres, 1887, t. XXXVIII, p. 221.

LAGRANGE (F.), *Un carcinome kystique du testicule d'origine épithéliale*, in *Journ. de méd. de Bordeaux*. Bordeaux, 1887, t. XVI, p. 328.

C. CANCER DU TESTICULE CHEZ LES ENFANTS.

a. GÉNÉRALITÉS.

GIRALDÈS (M.-J.), *Des tumeurs du testicule et en particulier du cancer*) 48° leçon), in *Leçons clin. sur les maladies chir. des enfants*. Paris, 1869, p. 524.

Duzan (J.), *Du cancer chez les enfants.* Thèse de Paris, 1876, n° 215

Le Vaillant (C.-B.), *Étude sur les tumeurs malignes de l'enfance.* Thèse de Paris, 1881, n° 16.

Chauveau (E.-L.), *Contribution à l'étude des tumeurs malignes de l'enfance.* Thèse de Paris, 1883, n° 159.

De Saint-Germain (L.), *Tumeurs malignes de l'enfance*, in *Revue mens. des maladies de l'enfance.* Paris, 1883, p. 26.

Picot (C.) (de Genève), *Des tumeurs malignes chez les enfants*, in *Rev. méd. de la Suisse romande.* Genève, 1883, p. 660.

Monod (Ch.), *Le cancer du testicule chez les enfants*, in *Progr. méd.*, Paris, 1884, t. XII, pp. 427, 447, 471 et *Leç. de Clin. chirurgic.*, Paris, 1884, in-8°, p. 77.

b. observations.

Earle (H.), *A case of diseased testicle accompanied with disease of the lungs and brain, and terminating fatally*, in *Med.-chir. Transact.*, 2e éd. Londres, 1816, t. III, p. 56 (enfant de 21 mois).

Dupuytren (G.), *Journ. de méd. et chir. prat.*, 2e éd. Paris, 1833, t. IV, p. 212, et *Bull. Soc. anat.*, août 1833, 2e éd. Paris, 1846, t. VIII, p. 210 (enfant de 4 ans).

Cabaret, *Sarcocèle chez un enfant de 4 ans*, in *Journ. de la Soc. de méd. prat.* Montpellier, août 1844.

Hutchinson, *Transact. of the path. Soc. of London.* Londres, 1857, t. VIII, p. 280 (enfant de 2 ans).

Spence, *Edinb. med. Journ.*, 1859, t. V, p. 424 (enfant de 6 ans).

Adelmann, *Mittheilungen aus der chir. Klinik der Universität zu Dorpat*, in *Schmidt's Jahrb.*, 1860, t. CV, p. 206 (enfant de 2 ans).

Athol (Johnson), *Tumour of the testicle from a young child*, in *Transact. of the path. Soc. of London.* Londres, 1860, t. XI, p. 161 (enfant de 5 ans).

Faithorn (de Chatham), *Fibro-nucleated tumour from a very young child*, in *Trans. of the path. Soc. of London.* Londres, 1860, t. XI, p. 165 (enfant de 3 ans). — Suite de l'observation (*Généralisation, mort, autopsie*), *note lue* par Holmes, *Ibid.*, 1861, t. XII, p. 146.

Louvet (Giraldès), *Tumeur encéphaloïde des bourses*, in *Bull. Soc anat.*, Paris, 1865, 2e s., t. X, p. 515 (enfant de 16 mois).

Prestat (de Pontoise), *Observation de tumeur du testicule chez un enfant de neuf mois. Ablation du testicule*, in *Bull. Soc. chir.*, Paris, 1867, 2e s., t. VIII, p. 462 (cas douteux. Voir Monod, *l. c.*, p. 93).

Blum (Verneuil), *Sarcome du testicule chez un enfant de un an*, in *Bull. Soc. anat.*, Paris, 1868, 3e s., t. III, p. 233.

Santesson et Wettergren (Stockholm), *Zusammengesetzte Testisgeschwulst bei einem einjährigen Kinde*, in *Hygiea*, 1869, octobre, p. 441.

Hill (B.), *Encephaloid cancer of the testicle; castration, unobliterated processus vaginalis testis, peritonitis, death*, in *The Lancet.* Londres, 13 janv. 1872 (enfant de 2 ans).

Farrington (W.), *Philad. med. Times*, 1874, p. 104, anal. in *Jahrb. f. Kinderheilk.*, Berlin, 1875, n. s., t. VIII, p. 231 (Enfant de 17 mois).

Marsh (How.), *Carcinoma of the testis in a boy aged two years and one month*, in *Transact. of the path. Soc. of London.* Londres, 1875, t. XXVI, p. 138.

BABLON (E.-P), *Contribution à l'étude chirurgicale et histologique des sarcomes du testicule*, in *Rec. de mém. de méd. milit.* Paris, 1876, 3e s., t. XXXII, p. 448 (sarcome chez un enfant de 17 mois).

DEPAUL (J.), *Cancer du testicule chez un enfant de 10 mois*, in *Bull. et mém. de la Soc. de chir.* Paris, 1876, t. II, p. 383.

POINSOT (G.), *Contribution à l'histoire clinique des tumeurs du testicule*, in *Bull. et mém. de la Soc. de chir.*, Paris, 1878, t. IV, p. 197 (enfant de 4 ans).

FRUSCI (F.), *Mixo-condro-sarcoma del testicolo in un bambino di 20 mesi*, in *Giorn. internaz. delle scienz. med.*, Naples, 1879. n° 2.

CHAFFEY (W.-C.), *Early sarcoma of testis*, in *Trans. of the path. Soc. of London.* Londres, 1885, t. XXXVI, p. 302 (enfant de 11 mois).

SCHLEGTENDHAL (B.), *Fall von Carcinoma testis bei einem 1 1/2 j. Kinde*, in *Centralbl. f. Chir.*, Leipzig, 1885, n° 34, p. 597.

SCHUBERT (J.), *Ein Fall von Hodensarcom bei einem fünfjährigen Knaben.* Diss. inaug. Greifswald, 1885, in-8°.

PARKER (R.-W.), *Congenital adeno-sarcoma of testis*, in *Trans. of the path. Soc. of London.* Londres, 1885, t. XXXVI, p. 299 (enfant de 3 mois).

SILCOCK (A.), *Congenital sarcoma of testis.* Ibid., p. 301 (enfant de 8 mois).

BLIZARD (W.), in Curling, *Traité*, etc., *trad. franç.*, p. 388 (enfant de 2 ans et demi).

LANGSTAFF, in Curling, *Ibid.* (enfant de 10 mois).

D. CANCER DU TESTICULE ECTOPIQUE (1).

HODGSON (G.-F.), *Encephaloid disease of retained testicle*, in *St-Georgès Hospital Reports*, Londres, 1867, t. II, p. 67 (Obs. Remarq. Statist. 12 *cas*).

GALLIARD (L.) (Hayem), *Carcinome du testicule ectopié dans la fosse iliaque gauche. Propagation aux ganglions lombaires, au muscle psoas, à l'uretère gauche (rein kystique) et au périoste vertébral. Propagation par les trous de conjugaison, sans lésion du squelette à la dure-mère rachidienne. Compression de la queue de cheval (paralysie douloureuse), sclérose ascendante des faisceaux postérieurs. Examen histologique*, in *Bullet. de la Soc. anat.*, Paris, 1880, 4e sér., t. V, p. 403.

BŒCKEL (Eug.), *Sarcocèle intra- et rétro-péritonéal, du poids de 1 kilog., extirpé par la laparotomie*, etc., in *Gaz. hebdomad.*, Paris, 1881, 19 août, p. 521.

II. **Tumeurs diverses**.

A. MALADIE KYSTIQUE, KYSTOME.

a. GÉNÉRALITÉS.

COOPER (Ast.), *Hydatides ou maladie enkystée du testicule*, in *Œuvres chirurgicales* (trad. Chassaignac et Richelot). Paris, 1837, p. 449.

(1) Pour les faits antérieurs à 1880, voir le travail de Hodgson et notre mémoire sur la *Castration dans l'ectopie inguinale* (*Arch. gén. de méd.*, 1880, 7e sér., t. V, pp. 129, 197), où nous avons réuni, en un tableau, quarante cas de castrations inguinales, presque toutes pratiquées pour cancer.

BÉRARD (A.), *Des divers engorgements du testicule*. Thèse de concours. Paris, 1834.

BLONDET (L.), *Maladies différentes du sarcocèle*. Thèse de Paris, 1838, n° 61.

CURLING (T.-B.) et (Queckett) (J.), *Observations on cystic disease of the testicle*, in *Med.-chirurg. Transact.*, Londres, 1853, t. XXXVI, p. 451.

TRÉLAT (U.), *Sur un cas de kystes du testicule de l'espèce décrite par A. Cooper sous le nom d'hydatide ou de maladie enkystée du testicule*, in *Arch. gén. de méd.*, Paris, 1854, 5e s., t. III, p. 18.

CONCHE (E.), *De la maladie kystique du testicule*. Lyon, 1865, n° 55.

BOUCHARD (Ch.), *De la maladie kystique du testicule* (*Rapport sur le travail de Conche*), in *Bullet. de la Soc. anat.*, Paris, 1865, 2e s., t. X, p. 604.

MALASSEZ (L.), *Note sur un cas de maladie kystique du testicule*, in *Arch. de phys. norm. et path.*, Paris, 1875, 2e s., t. II, p. 122.

PERRIQUET (A.), *Contribution à l'étude de la maladie kystique bénigne du testicule*. Thèse de Paris, 1875, n° 55.

TÉDENAT, *Des tumeurs kystiques du testicule*, in *Montpellier méd.*, Montpellier, 1883, t. L, p. 404 et 498.

b. OBSERVATIONS.

KÜTTLINGER, *Uber eine cystenförmige Entartung des Hodens*, in *Allg. Zeitg. für Chir.*, Erlangen, 1841, nos 1, 10 et 11.

ATHOL (Johnson), *Cystic disease of the testis occuring in an infant, and probably congenital*, in *Transact. of the path. Soc. of London*. Londres, 1856, t. VII, p. 241.

PANAS (Ph.), *Tumeur kystique du testicule*, in *Bull. Soc. anat.*, Paris, 1857, 2e s., t. II, p. 387.

JOUON, *Kystes avec enchondrome du testicule*, in *Bull. Soc. anat.*, Paris, 1859, 2e s., t. IV, p. 161.

CADE (A.), *Kyste multiloculaire du testicule opéré par la castration*, in *Montpellier médical*. Montpellier, 1861, t. VI, n° 3, p. 239 (Exam. histologique).

DE MORGAN (C.), *Cystic disease of the testicle*, in *Transact. of the patholog. Soc. of London*. Londres, 1868, t. XVIII, p. 182. — Suite de l'observation (*Métastase pulmonaire, noyaux d'enchondrome*). *Ibidem*, 1870, t. XX p. 331.

WETTERGREN (Ch.) (de Stockholm), *Contribution à l'étude de la maladie kystique du testicule* (3 cas), in *Nord. med. Arch.*, Stockholm, 1872, t. IV, n° 20, p. 24.

ROBIN (L.) (Terrier), *Sarcome kystique du testicule ayant nécessité la castration. Présence de fibres musculaires lisses et de cellules vibratiles dans la tumeur*, in *Bullet. de la Soc. anat.*, Paris, 1874, 3e s., t. IX, p. 610 (ex. hist. par Malassez, *tum. bénigne*).

TACHARD (E.), *Un cas de maladie kystique du testicule*, in *Rec. de mém. de méd. milit.* Paris, 1876, 3e s., t. XXXII, p. 554 et in *Gaz. des hôpitaux*, 1877, n° 65, p. 517.

HAWARD (W.), *The left testicle affected with cystic disease*, in *Trans. of the path. Soc. of London*. Londres, 1877, t. XXVIII, p. 177.

OSBORN (S.), *Fibro-cystic disease of the testis*, in *The Lancet*. Londres, 30 juin 1877.

DORAN (Abl.), *Large single cyst of the testicle*, in *Transact. of the path. Soc. of London*. Londres, 1879, t. XXIX, p. 163.

GIROU (J.), *Sarcome kystique du testicule et de l'épididyme*, in *Bullet. de la Soc. anat.*, Paris, 1879, 4e s., t. IV, p. 540 (ex. hist. *mal. kystique*).

PAUL (Comegys), *Cystic sarcocele of testis*, in *Trans. of the path. Soc. of Philad.*, Philadelphie, 1879, t. VIII, p. 120.

LIÉGEARD, *Sarcome cystique du testicule gauche, datant de six mois; castration; guérison*, in *Gaz. des hôpit.*, Paris, 1880, t. LIII, p. 117.

HERTZBERG (E.-I.), *Ueber das Kystoma Testis in Anschluss an einen Fall von Kystoma Testis congenitum* (enf. 2 ans). Inaug. Dissert., Bonn, 1885.

EVE (F.-S.), *Cystic tumours of the testicle*, in *Trans. of the path. Soc. of London*. Londres, 1887, t. XXXVIII, p. 201.

B. ENCHONDROME (1).

DAUVÉ (P.), *Enchondrome du testicule*, pièce présentée à la Société de chirurgie, in *Bullet. de la Soc. de chir.* Paris, 1861, 2e s., t. II, p. 160.

DU MÊME, *De l'enchondrome du testicule*, in *Mémoires de la Soc. de chir.*, Paris, 1861, t. II, p. 290.

BÉRAUD (B.-J.), *Rapport sur le mémoire précédent*, in *Bullet. de la Soc. de chir.*, Paris, 1861, 2e s., t. II, p. 728.

GYOUX (P.), *De l'enchondrome du testicule*. Thèse de Paris, 1861, n° 73.

VIRCHOW (R.), *Traité des tumeurs* (trad. franç.), Paris, 1867, in-8, t. I, p. 520.

ADAM (J.), *Essai sur l'enchondrome du testicule*. Thèse de Paris, 1874, n° 322.

BERNARD (E.), *Sur l'enchondrome du testicule*. Thèse de Nancy, 1878, n° 63.

MARION (J.), *Historique, généralisation, pronostic de l'enchondrome du testicule*. Thèse de Paris, 1881, n° 120.

C. LYMPHADÉNOME.

GALLASCH, *Ein seltener Befund bei Leucœmie im Kindesalter*, in *Jahrb. für Kinderheilk.*, 1873, 15 déc. et *Rev. des Sc. méd.*, Paris, 1874, t. IV, p. 564.

TAYLOR (Fr.), *Leucocythaemia with hypertrophy of the spleen and lymphatic glands, and lymphadenoma of the pleura, mediastinum, liver, kidneys and epididymis*, in *Transac. of the path. Soc. of London*. Londres, 1874, t. XXV, p. 246.

RENAUT (J.) (Després), *Lymphadénome du testicule*, in *Bull. Soc. anat.*, Paris, 1875, 3e s., t. X, p. 122.

LETULLE (M.) (Trélat), *Lymphadénome du testicule*, in *Bull. Soc. anat.*, Paris, 1876, 4e s., t. I, p. 149. *Examen microscopique*, par Malassez, *Ibid.*, p. 153.

MALASSEZ (L.), *Lymphadénome du testicule. Rapport sur l'observation de M. Letulle*, in *Bull. Soc. anat.*, Paris, 1877, 4e s., t. II, p. 176.

TRÉLAT (U.). *Communication et discussion*, in *Bullet. et Mém. de Soc. de chir.*, Paris, 1877, n. s., t. III, p. 149.

THOMAS (L.), *Lymphadénome du testicule*, in *Tribune méd.*, Paris, 1877, n° 446, p. 105.

GUYON (F.) (Segond et Bazy). *Observation inédite*. Voir Monod et Terrillon.

MONOD (Ch.) et TERRILLON (O.), *Essai sur le lymphadénome du testicule*, in *Arch. gén. de méd.*, Paris, 1879, 7e sér., t. IV, p. 34 et 325.

(1) Pour les indicat. bibliog. antérieures à 1861, v. le Mémoire de Dauvé. — Voir aussi la Bibl. de la maladie kystique (pour le cysto-enchondrome).

KRASKE (P.), *Ein Fall von doppelseitigen Hodensarcom*, in *Centralbl. f. chirurg.*, Leipzig, 1880, t. VII, p. 33.

MAUNOURY (G.), *Lymphadénome du testicule*, in *Bull. Soc. anat.*, Paris, 1881, 4e s., t. VI, p. 434.

DOYEN (E.), *Lymphadénome du testicule; castration; examen histologique*, in *Bull. Soc. Anat.*, Paris, 1882, 4e s., t. VII, p. 312.

RICARD (A.), *Lymphadénome du testicule droit; castration; récidive à l'extrémité du cordon*, in *Bull. Soc. Anat.*, Paris, 1883, 4e s., t. VIII, p. 274.

N. B. Les indications bibliographiques relatives aux *Tumeurs diverses* du testicule ont été données, en notes, au bas des pages, ce qui nous dispense de les reproduire ici.

CHAPITRE XI

TÉRATOMES

(INCLUSIONS FŒTALES, KYSTES DERMOIDES)

Définition. — On trouve dans le testicule, ou dans son voisinage, des tumeurs complexes constituées par les tissus les plus variés, ou même, bien qu'assez rarement, par des parties qui ont l'aspect de débris de fœtus. En France, les auteurs classiques, à l'exemple de Verneuil, donnent à ces tumeurs le nom d'*inclusions fœtales*.

Tout en reconnaissant les avantages de cette dénomination qui rappelle l'origine communément admise pour ces néoplasmes, nous lui préférons celle plus compréhensive et, comme on le verra, plus exacte de *tératomes*, qui s'applique non seulement aux inclusions dites fœtales des bourses, mais aussi aux kystes dermoïdes de la même région.

Ces deux variétés de tumeurs doivent, en effet, être rapprochées l'une de l'autre. Elles forment un groupe naturel, dans lequel se range toute une série de productions, confinant, par leurs types les plus complexes, aux monstruosités parasitaires; arrivant, d'autre part, à se confondre, par certaines formes plus simples, avec des tumeurs dites mixtes à deux types de tissus, tels que les enchondromes, les sarcomes et les épithéliomes mixtes. Le nombre des cas de ce genre est aujourd'hui assez grand et leur étude histologique assez complète pour qu'on puisse en tracer un tableau d'ensemble.

Ces tumeurs offrent quelques caractères communs qui justifient la place à part qu'elles occupent dans notre classification des tumeurs du testicule :

Nous avons déjà eu occasion de dire que l'on pouvait y retrouver, par l'analyse anatomique, la plupart des tissus qui dérivent des trois feuillets blastodermiques.

Presque toujours, elles sont nettement limitées et séparées des tissus voisins par une coque plus ou moins adhérente aux tissus voisins limitant le plus souvent une cavité kystique, dans laquelle est contenue la masse morbide.

Enfin, comme nous l'établirons plus loin, elles sont toujours congénitales.

Nous définirons donc les tératomes : *des tumeurs kystiques congénitales, à structure complexe dans lesquelles figurent la plupart des tissus dérivés des trois feuillets blastodermiques* (1).

Anatomie pathologique. — La variabilité presque infinie des caractères anatomiques des tératomes se prête mal à une description générale.

En dehors de leur origine franchement congénitale, de la complexité de leurs éléments constitutifs et de leur nature kystique, caractères sur lesquels nous avons basé notre définition, ces tumeurs ont chacune leur physionomie particulière.

Néanmoins, pour la facilité de l'étude et en laissant de côté les termes de transition, qui les rattachent les uns aux autres, nous décrirons, suivant leur degré de complexité, deux variétés principales de tératomes : les *inclusions fœtales* et les *kystes dermoïdes* (2).

Les *inclusions fœtales* ou *tumeurs organoïdes*, bien étudiées par Verneuil dans son importante monographie, la première en date, renferment dans leur masse des parties d'organes, facilement reconnaissables, tels que des os, des fragments d'intestin, de méninges, de substance cérébrale, des dents, etc., le tout inclus dans une cavité kystique.

Les *kystes dermoïdes*, en tous points semblables aux kystes dermoïdes des autres régions de l'organisme, sont essentiellement constitués par une paroi kystique, à structure endodermique ou ectodermique. Tantôt ils ne contiennent qu'un peu de liquide, des masses épidermiques ou de la graisse; tantôt ils sont pourvus de bourgeons saillants formés de poils, de glandes, de dents.

Les termes extrêmes sont donc bien distincts; mais il n'en est pas de même des types intermédiaires. Presque toujours, en effet, un examen approfondi permet de reconnaître, ainsi que l'ont fait Cornil et Berger, qu'un kyste dermoïde d'apparence fort simple peut avoir une structure intime très complexe.

(1) Ces tumeurs sont relativement rares. Il en existe, en tout, dans la science une trentaine de cas dont on trouvera l'énumération dans notre *Index bibliographique*.

(2) Kocher adopte une division analogue en *tératome complexe* et *tératome simple* qui répond à la même idée.

La présence de cellules nerveuses, par exemple, constatée par ces auteurs dans le cas qu'ils ont étudié, justifie bien les réserves que l'on peut faire sur la valeur de la division que nous adoptons ici.

a. **Inclusions fœtales (Tumeurs organoïdes).** — Les inclusions fœtales de Verneuil ou le tératome complexe de Kocher se présentent sous forme d'une tumeur essentiellement constituée par une poche kystique adhérente aux enveloppes du testicule. Cette poche tantôt fait corps avec la vaginale, tantôt est en rapport avec la poche abdominale postérieure à l'entrée du canal (Nélaton). Elle a été enfin trouvée intimement unie au testicule, particulièrement au voisinage du sillon qui sépare l'épididyme du testicule proprement dit.

Presque toujours, ainsi qu'on peut le noter dans les cas récents (Kocher), on voit que, même isolé en apparence, le kyste se relie par un tissu particulier à la glande génitale.

La paroi kystique est toujours tapissée à sa surface d'un épithélium, tantôt pavimenteux simple ou stratifié, tantôt cylindrique. Au dessous de cet épithélium on trouve des glandes, des racines de poils, des dents, du tissu musculaire ; enfin, du tissu conjonctif embryonnaire ou fibreux se confondant par les points d'adhérence avec les tissus voisins.

Dans l'intérieur de la cavité kystique existe une masse composée par les débris les plus bizarres. Verneuil y a signalé l'existence de substance cérébrale enveloppée dans une membrane analogue à la pie-mère ; Velpeau la présence de fragments d'anse intestinale. Dans d'autres observations, il est question de débris osseux à forme caractérisée, simulant un tibia, un fémur, des vertèbres, un crâne incomplet, avec un œil rudimentaire.

Tous ces débris agglomérés ne forment cependant aucun organe bien défini. Ils constituent, par leur réunion, une même masse morbide où entrent pêle-mêle les tissus les plus divers.

Le liquide qui sépare les parois des parties contenues est tantôt fluide, et simplement albumineux, tantôt graisseux ; sa couleur est verdâtre ou jaunâtre.

Les cavités kystiques secondaires renfermées dans la masse centrale sont tapissées par les revêtements épithéliaux les plus disparates et renferment un contenu aussi variable que la grande cavité kystique elle-même.

b. **Kystes dermoïdes.** — Les kystes dermoïdes offrent avec les tumeurs précédentes la plus grande analogie et n'en diffèrent que par leur moindre complexité apparente.

On retrouve dans ces tumeurs une poche kystique adhérente aux enveloppes du testicule. Elles présentent les mêmes rapports avec la glande, rapports qui mettent bien en évidence, dans la plupart des cas leur origine testiculaire. Cette parenté est même si étroite que Prochaska a vu ces tumeurs siégeant d'abord dans l'aine descendre plus tard dans le scrotum, effectuant ainsi une migration bien curieuse et semblable à celle de la glande séminale.

Cette paroi kystique limite une cavité dans laquelle on ne trouve plus en général une masse morbide complexe, comme dans les tumeurs

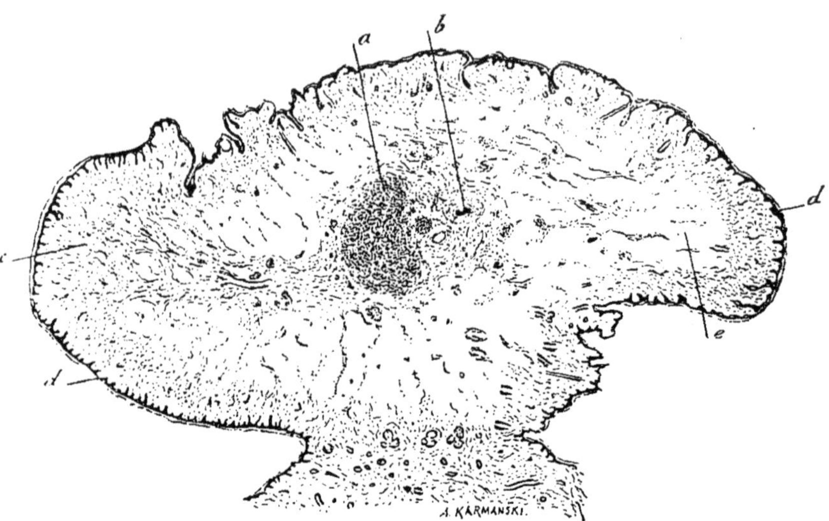

Fig. 86. — Coupe du bourgeon saillant dans le kyste (Obs. de Cornil et Berger) (Gross. : 8 diam.). — *a*, ganglions nerveux ; *b*, section d'une cavité muqueuse ; *c*, tissu conjonctif ; *d*, derme avec son épiderme, ses papilles et ses follicules pileux.

précédentes, mais où l'on voit seulement proéminer, de place en place des saillies de la paroi sessiles ou pédiculisée (fig. 86).

C'est surtout dans ces portions saillantes que l'on trouve les divers types de tissus dont la tumeur est formée.

Toute la cavité est recouverte d'un épithélium dont la nature permet de créer deux variétés de kystes dermoïdes ou de tératomes simples (Kocher). Dans l'une, la paroi interne du kyste, parfois tapissée par un épithélium pavimenteux stratifié, offre l'aspect pilo-sébacé si commun dans toutes les variétés de ces kystes, avec dents incluses, follicules pileux, poils adhérents, couchés, dressés, ou bien libres dans le liquide intérieur. Dans l'autre, le revêtement épithélial est cylindrique ; la paroi a l'aspect muqueux. Ce dernier type ne se rencontre guère que dans les petites cavités des tumeurs kystiques à plusieurs loges; dans les plus grandes l'aspect pilo-sébacé ne manque pour ainsi dire jamais.

Le liquide contenu présente des caractères en rapport avec les différences de structure du revêtement épithélial. Au type pavimenteux simple correspond un liquide séreux, clair, parfois coloré en rouge ou en vert; au type cylindrique, les exsudats muqueux filants et opalins; enfin au type pilo-sébacé l'aspect de bouillie poisseuse et plus ou moins épaisse.

En dehors de cette première lame interne de la paroi, où sont incluses les glandes muqueuses ou sébacées, les dents, les poils ou

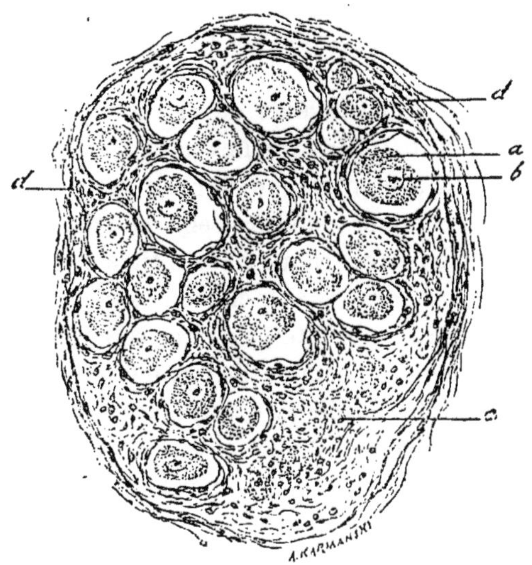

Fig. 87. — Coupe des ganglions nerveux situés au centre du bourgeon (Gross.: 150 diam.). — *a*, cellule contenant un noyau *b*; *c*, tissu composé par des fibres de Remak; *d*, tissu conjonctif.

autres productions épithéliales, on trouve dans la couche fibreuse fondamentale, qui limite extérieurement la tumeur, des tissus multiples. Ce sont des fibres musculaires, lisses ou striées, des boyaux de tissu conjonctif embryonnaire, à cellules fusiformes ou arrondies, des vaisseaux embryonnaires ou adultes et même parfois, ainsi qu'en témoigne le cas de Cornil et Berger, des éléments nerveux absolument typiques (fig. 87).

Il existe donc, au point de vue anatomique, entre les kystes dits dermoïdes et les productions kystiques organoïdes de la glande séminale, de grandes analogies.

L'histologie nous montre, en effet, que leur structure est essentiellement la même et que ces tumeurs ne diffèrent entre elles que par la disposition plus ou moins compliquée des parties constituantes.

Nous avons vu, de plus, que leur point de départ est identique, qu'elles se développent toujours dans le voisinage du testicule et qu'elles sont presque toujours aussi en relation médiate ou immédiate avec lui.

Les cas de Lang, Geinitz, Cornil et Berger nous montrent, enfin, que, dans les tumeurs multiloculaires, le revêtement épithélial est tantôt myxoïde, tantôt dermoïde, ce qui prouve qu'il est impossible de trouver dans la nature du revêtement épithélial un caractère différentiel de valeur.

Pathogénie. — La pathogénie de ces tumeurs a soulevé bien des discussions dans le détail desquelles nous n'entrerons pas. Nous chercherons seulement à montrer en peu de mots comment la question doit être posée et comment, à notre sens, elle doit être résolue.

Geoffroy Saint-Hilaire, frappé à juste titre des relations étroites qui assimilent les tumeurs par inclusion aux cas tératologiques de monstres parasitaires, n'hésite pas, dans son admirable *Traité de tératologie*, à les considérer comme des monstres doubles par inclusion ou endocymiens (ἔνδον, en dedans, et χύμα, fœtus). « Chez les monstres « doubles par inclusion, dit-il, aussi bien que chez les monstres « doubles par greffe, l'un des individus composés est très imparfait, « accessoire et parasite de l'autre, qui seul jouit d'une vie propre et « active. Le parasite peut non seulement être très incomplet, mais « même atteindre un dernier degré d'imperfection et devenir comparable à ces êtres amorphes qui terminent la série des monstres « unitaires, comme les endocymiens terminent la série des monstres « doubles (1). »

Geoffroy Saint-Hilaire faisait ainsi rentrer dans le même cadre les tératomes qui renferment des débris évidents de fœtus inclus et ceux où l'on ne découvre que des parties informes, ne présentant qu'une ébauche d'organisation fœtale.

Devait-on aller plus loin et pouvait-on rattacher aussi aux monstruosités doubles les kystes dermoïdes réduits à une cavité à simple revêtement pilo-sébacé? Beaucoup ne le pensèrent pas. En effet, si l'anatomie pathologique et la clinique montrent bien entre ces produc-

(1) Geoffroy-Saint-Hilaire (J.), *Histoire générale et particulière des anomalies*, etc. Paris, 1836, in-8, t. III, p. 291 et suiv.

tions et les anomalies plus complexes une parenté évidente, elles ne permettent évidemment pas une assimilation complète.

Lebert fut celui qui s'éleva avec le plus de force contre l'hypothèse de Geoffroy Saint-Hilaire en montrant où elle se trouvait en défaut. Mais la théorie fameuse, celle de l'*hétérotopie plastique*, par laquelle il s'efforça d'interpréter les faits qui ne peuvent s'expliquer par l'inclusion, ne peut, comme l'a très bien montré M. Verneuil, résister à un examen sérieux.

Qu'exprime en effet cette doctrine sinon le fait lui-même qu'il s'agit d'expliquer? Dire que les tissus élémentaires des organes rudimentaires peuvent évoluer au début de la vie dans des points où normalement ils n'existent pas, et qualifier ce phénomène d'hétérotopie, c'est se payer de mots et envelopper d'une paraphrase un fait qui en lui-même n'est pas contestable.

Il faut donc en revenir à l'opinion de Geoffroy Saint-Hilaire, en montrant néanmoins comment il convient de la compléter pour la mettre en harmonie avec les études tératologiques modernes.

L'assimilation établie par Geoffroy Saint-Hilaire entre les monstruosités doubles et les tératomes complexes reste vraie. On comprend seulement d'une façon différente le mécanisme suivant lequel se produisent ces anomalies.

Sur ce point les travaux de Geoffroy Saint-Hilaire ont été complétés par les remarquables recherches de Davaine et de Dareste (1).

Le premier de ces deux auteurs, en particulier, a bien montré que les monstruosités doubles dont il est ici question ne pouvaient plus être considérées comme résultant de la pénétration d'un germe dans un germe voisin, « le premier étant enfermé et comme emboîté dans le second », mais que leur origine doit être rattachée à une anomalie primitive de l'ovule.

Cette anomalie plusieurs fois constatée consiste dans la présence de deux vésicules germinatives sur un même vitellus. Des œufs ainsi constitués donnent naissance, ainsi que l'expérience le montre, à deux aires germinatives, à deux lignes primitives, et par conséquent à deux embryons pour un seul ovule.

Ce premier point établi, il est facile de comprendre le mécanisme de production des monstruosités doubles et de leurs principales variétés.

(1) Davaine (C.), *Mémoire sur les anomalies de l'œuf* (*Mém. de la Soc. de biologie*. Paris, 1860, 3e sér., t. II, p. 183 et *Broch.* in-8. Paris, 1861).

Dareste (C.), *Note sur quelques faits relatifs au développement du poulet* (*Compte-rend. de la Soc. de biologie*. Paris, 1860, 3e sér., t. II, p. 31) et *Recherches sur la production artificielle des monstruosités ou Essai de tératologie expérimentale*. Paris, 1876.

Si, en effet, les deux lignes primitives avec leurs deux aires blastodermiques se développent simultanément, elles pourront, lorsque leur accroissement sera parallèle, fournir deux individus distincts, accolés par un point quelconque et plus ou moins fusionnés suivant le rapprochement plus ou moins grand des deux lignes primitives. Ce sont les monstres doubles proprement dits.

Mais si au contraire le développement des deux aires blastodermiques n'est point parallèle, l'une des lignes primitives englobera l'autre restée rudimentaire et la coalescence des deux produira une monstruosité dans laquelle l'un des embryons sera bien développé, tandis que l'autre, à développement incomplet, deviendra soit un monstre parasitaire, soit simplement une tumeur tératoïde.

Cette théorie explique bien, d'autre part pourquoi le testicule ou l'ovaire sont les sièges les plus fréquents de telles tumeurs, mais non les seuls. La réunion de l'embryon imparfait doit tendre, en effet, à se produire de préférence au niveau de l'organe le plus important des premiers âges de la vie fœtale, c'est-à-dire au niveau du rein primitif.

Telle est à notre avis l'interprétation qu'il convient d'adopter pour rendre compte de la pathogénie des tumeurs *organoïdes* qui ne méritent pas, on le voit, à proprement parler, le nom d'inclusions fœtales.

Cette interprétation ne peut s'appliquer à tous les cas. Il faut, en effet, de toute nécessité, assigner une origine différente aux tératomes plus simples de la région, aux tumeurs qui, comme les kystes dermoïdes les plus compliqués en apparence, ne contiennent cependant que des tissus et non des organes à structure morphologique même imparfaite (1). *A fortiori* n'est-il pas possible d'assimiler à une monstruosité double un kyste à simple revêtement pilo-sébacé.

Nous avons déjà eu occasion de dire que les productions de ce genre devaient bien plutôt être rattachées à quelque trouble survenu dans l'évolution des feuillets blastodermiques.

Que trouve-t-on en effet dans ces tumeurs? rien autre que des éléments confusément mélangés provenant des trois feuillets blastodermiques; c'est-à-dire des épithéliums cylindriques, pavimenteux simples ou stratifiés, ou leurs dérivés; du tissu musculaire lisse ou strié; du cartilage; du tissu conjonctif cellulaire ou fibreux. Pour

(1) On peut soutenir en effet que les dents et les poils, souvent contenus dans ces tumeurs, ne sont pas à vrai dire des organes, mais bien des tissus différenciés dont les rapports avec les tissus voisins font seuls des organes.

expliquer la présence autour du testicule de telles masses hétérogènes, il suffit évidemment de concevoir que, dans les premiers âges de la vie embryonnaire, dans cette région caudale de l'embryon où la limite exacte des feuillets est à peu près indécise, quelques cellules arrêtées dans leur développement soient englobées, incluses par les éléments voisins qui eux continuent leur évolution normale. Ce germe, ainsi distrait et isolé, accompagne le testicule, le suit dans sa migration; longtemps silencieux, ce n'est que plus tard, sous l'influence d'un traumatisme ou de la puberté, qu'il s'accroît à son tour.

Ce serait donc bien ici la théorie de l'inclusion fœtale qui rendrait compte de l'apparition de cette variété de tératomes, mais une inclusion portant, non plus sur un embryon entier et imparfait, mais seulement sur quelques parties détachées de la portion caudale d'un embryon unique à développement plus ou moins avancé.

Ainsi compris le tératome simple pourrait être rapproché des monstruosités *simples*, c'est-à-dire de celles qui sont caractérisées par la présence d'un seul embryon, mais à organisation anormale.

La fusion physiologique des trois feuillets blastodermiques, au niveau de la portion caudale de l'embryon, et l'importance relative du corps de Wolff expliquent que la glande génitale soit un siège de prédilection pour ces tumeurs.

La théorie pathogénique des tératomes du testicule nous semble donc fort simple. Tous se rattachent à un vice de développement embryonnaire portant tantôt sur l'œuf, tantôt sur l'embryon; si le tératome résulte de la fusion de deux blastodermes, la tumeur sera organoïde; si le néoplasme représente une inclusion partielle de feuillets, elle se réduira presque toujours à des tissus plus ou moins systématiquement groupés.

On comprend, dès lors, qu'il importe peu de savoir si la tumeur est testiculaire ou scrotale, ces deux cas pouvant se réaliser; il n'y a là, en effet, qu'une question de rapports plus ou moins immédiats qui s'expliquent par la précocité et la grande importance des éléments primitifs de la glande génitale et de ses conduits d'excrétion, aux premières périodes du développement de l'embryon.

Début. Marche. — L'origine congénitale des tératomes du testicule est indiquée dans la plupart des observations publiées. Le plus souvent, on apprend que, dès la naissance, l'un des côtés du scrotum était plus volumineux que l'autre, que l'on y avait découvert une tuméfaction, soit plus ou moins confondue avec le testicule, soit située à quelque distance de lui.

Parfois, la tumeur n'a été reconnue que plus tard, cinq mois, un an et même davantage, 25 ans (Saint-Donat), 27 ans (Velpeau). Il est probable qu'alors le petit volume de la production, à son début, et l'état stationnaire dans lequel elle est longtemps demeurée ont mis obstacle à une constatation qui, tôt ou tard, n'est plus douteuse.

Il est remarquable, en effet, que les tératomes du testicule passent habituellement par deux phases bien distinctes (Verneuil).

Pendant une première période, période d'*indolence* ou de *stagnation*, la tumeur demeure, pour ainsi dire, latente. Son accroissement se fait lentement; elle peut même rester stationnaire pendant de longues années. Elle ne se révèle, du moins, par aucun signe fonctionnel; elle ne produit ni douleur, ni gêne; aucun trouble n'attire sur elle l'attention de l'individu qui en est porteur.

La seconde période est la période d'*accroissement* et d'*inflammation*. Son début coïncide souvent avec l'apparition de la puberté, ou succède à l'action d'une des causes occasionnelles dont il sera fait mention plus loin. Elle est marquée par le développement rapide et évident de la tuméfaction, souvent aussi par l'apparition de phénomènes inflammatoires, qui modifient considérablement la physionomie du mal. La tumeur non seulement augmente de volume, mais donne lieu à des douleurs spontanées ou réveillées par la pression; elle est manifestement le siège d'une phlegmasie locale, s'étendant parfois aux parois du scrotum, qui devient rouge, chaud et douloureux.

Lorsque cette inflammation phlegmoneuse est intense, un ou plusieurs abcès se forment; ils s'ouvrent au dehors, et donnent issue soit à du pus franc, soit à une matière purulente, mélangée à de la matière grasse, à des poils, voire même à des fragments osseux.

Des causes très diverses paraissent provoquer l'apparition de ces phénomènes inflammatoires. Ils suivent parfois le passage subit dans le scrotum d'une tumeur jusque-là retenue dans l'abdomen; ailleurs on a invoqué l'action d'un coup, d'un refroidissement local, d'excitations génésiques. Le seul fait de l'accroissement rapide de la tuméfaction semble prédisposer à la réaction inflammatoire.

Il convient d'ajouter que cette complication peut faire absolument défaut; le tératome, pendant toute l'existence de l'individu, poursuit sa marche lente et sans secousses, ne se révélant, à la longue, que par l'augmentation de son volume et la gêne mécanique qui en peut résulter.

Signes. Diagnostic. — Nous avons tenu à donner tout d'abord cette vue générale de l'évolution clinique du tératome testiculaire. Elle est d'une importance capitale pour le diagnostic. C'est seulement par l'étude attentive de la marche de l'affection que l'on pourra parfois parvenir à le poser.

Les *signes* propres du tératome n'ont, en effet, rien de caractéristique.

Sa forme est celle de toute tumeur du testicule; elle figure un ovoïde plus ou moins régulier.

Son volume, très variable, depuis celui d'un œuf de poule jusqu'à celui d'une tête d'adulte, ne fournit également aucune indication précise. Parfois contenue tout entière dans le scrotum, où elle se dissimule, la tumeur a pu, dans d'autres cas, même chez l'enfant, descendre jusqu'au genou.

L'analyse des sensations fournies par la palpation peut être d'un plus grand secours.

Il faudra tenir grand compte, par exemple, lorsque ce signe existe, de l'extrême inégalité de consistance que la tuméfaction peut présenter : fluctuation des plus nettes par places; ailleurs parties simplement dures et comme fibreuses; plus loin dureté véritablement osseuse. Il est bien rare au reste que les sensations perçues aient cette netteté.

L'indolence presque absolue de la tumeur, même à une forte pression, est, par contre, un signe presque constant et de grande valeur. M. Verneuil insiste sur l'importance de ce caractère qui peut, dans certains cas, venir singulièrement en aide au diagnostic.

Enfin, on essayera aussi, par une exploration attentive, de déterminer la situation du testicule. Lorsqu'il paraîtra manifestement indépendant de la tumeur, il est clair que toute la grande catégorie des tumeurs testiculaires proprement dites pourra être mise hors de cause; ce qui restreindra singulièrement le champ des hypothèses. Il est bien rare malheureusement que les choses se présentent ainsi.

Une hydrocèle concomitante, circonstance qui est loin d'être rare, complique plutôt le problème. Il est facile du reste, par une ponction, d'en débarrasser le malade, si elle semble de nature à gêner l'exploration.

On voit, en somme, qu'aucun de ces caractères n'est pathognomonique.

Le *diagnostic* est cependant possible, mais il ne l'est que si l'on tient compte de la marche de l'affection.

Et tout d'abord on ne saurait trop mettre en lumière le fait de la congénitalité de la tumeur. Lorsqu'il aura été bien établi qu'elle date de la naissance; lorsque, par surcroît, on aura remarqué qu'à une longue période de silence et de calme, a succédé un accroissement évident et plus ou moins rapide, on sera en droit de songer à un tératome.

Les néoplasmes du testicule, qui sont loin d'être absolument rares chez l'enfant, marchent toujours plus vite; et lorsqu'ils apparaissent chez l'adulte, ils ne sont pas précédés par cette phase indifférente, se prolongeant parfois pendant des années, qui paraît propre au tératome.

La présomption ne pourra cependant être changée en certitude, que si la tumeur enflammée et partiellement ouverte laisse échapper, spontanément ou par pression, quelques parties de son contenu, matière grasse, poils, os, etc.

Dans certains cas, à défaut de cette ouverture naturelle, une ponction exploratrice amenant au dehors des poils ou, du moins, des débris épidermiques, achèvera de fixer un diagnostic jusque-là douteux.

En fait, le diagnostic n'a été que bien rarement posé. Dans son second mémoire, M. Verneuil rappelle qu'il ne l'a été, à sa connaissance, que dans les deux observations déjà anciennes de André (de Péronne) et de Velpeau; et, dans l'un et l'autre cas, grâce à la sortie spontanée des parties contenues. Dans le cas plus récent de M. Berger, la nature de la tumeur fut aussi reconnue avant l'opération, mais elle ne le fut définitivement que « lors de l'examen direct de la matière sébacée mêlée de poils fins qui fut retirée de la canule de l'aspirateur ». Il est vrai que « l'origine congénitale, le développement très lent pendant la première enfance, l'indolence absolue, l'opacité de la tumeur avaient permis de présumer ce que la ponction aspiratrice ne fit que confirmer ».

On ne saurait mieux résumer qu'en ces quelques lignes les principaux éléments de diagnostic du tératome testiculaire.

Resterait un dernier point à examiner : à savoir, la possibilité de reconnaître les rapports exacts que la tumeur affecte avec le testicule. La question est d'importance, au point de vue de l'intervention chirurgicale; l'indication étant, toutes les fois que cela sera possible, de n'enlever que la tumeur, en respectant la glande. Il est malheureusement très difficile d'arriver, à cet égard, à une conclusion précise. Bien rares seront les cas où, comme dans celui de Velpeau, la tumeur, exclusivement scrotale, sera manifestement indépendante du testicule. Le plus souvent, les rapports réciproques de ces deux parties sont tels que l'on croit à une union plus intime que celle qui existe en réalité. Ce n'est que pièces en main, ou parfois au cours de l'opération, que l'on peut se rendre bien compte de l'état des choses.

Pronostic. — Il est habituellement admis, et non sans raison, que le tératome testiculaire peut être considéré comme une affection n'influant nullement sur la santé générale et sans gravité réelle. Elle peut n'être, pendant longtemps, qu'une cause de gêne plus ou moins prononcée ; et lorsque survient une réaction inflammatoire avec abcès et fistules, ceux-ci ne constituent que des accidents locaux sans grand intérêt.

Telle est, en effet, la situation dans la grande majorité des cas. On ne saurait oublier cependant que dans une observation du professeur Richet, le malade, un jeune homme de vingt-quatre ans, porteur d'une inclusion scrotale, opéré avec succès et rapidement guéri en apparence, succomba, six semaines plus tard, avec tous les signes d'une infection générale, constatée d'ailleurs à l'autopsie.

M. Verneuil en citant ce fait rappelle que Heschl a de son côté observé un exemple de dermoïde ovarique, également compliqué de cancer. Poupinel (1) a récemment réuni dans sa thèse plusieurs cas de ce genre. Ces faits viennent à l'appui de ce que nous avons dit ailleurs des points de contact qui existent entre les tératomes et les tumeurs proprement dites du testicule (2).

Ces faits, tout exceptionnels qu'ils soient, obligent à une certaine réserve dans le pronostic du tératome testiculaire. Ils doivent du moins encourager à une intervention qu'il n'y a aucun avantage à différer.

Traitement. — Il ressort de ce qui vient d'être dit que l'action chirurgicale s'impose, dès que le diagnostic de tératome testiculaire aura été posé, ou lorsqu'on aura quelque raison d'en soupçonner l'existence. Le plus souvent, il est vrai, on ne s'est décidé à intervenir que par suite d'une erreur de diagnostic et alors que l'on croyait avoir affaire à quelque néoplasme du testicule. La confusion est sans importance, on pourrait même dire qu'elle est heureuse.

Nous croyons en effet, avec M. Berger, que l'opération doit être précoce et pratiquée, si possible, avant la puberté, à une époque où

(1) Poupinel (G.), *De la généralisation des kystes et tumeurs épithéliales de l'ovaire*, Thèse de Paris, 1886.

(2) V. aussi Biermann, *Secundäre Geschwulstentwickelung in Teratomen des Ovariums* (*Prag. med. Wochenschr.*, 1885, nº 21).

l'on a quelque droit d'espérer que la tumeur n'a pas encore entravé le développement du testicule.

On peut ajouter que plus le sujet sera jeune, moins sérieuse sera l'intervention.

Jamais, au reste, elle ne présentera un danger réel. Les cas malheureux de Velpeau et de Geinitz ne s'expliquent que par la non application des précautions antiseptiques, qui étaient alors inconnues. Il ne peut plus en être de même aujourd'hui.

La simple incision de la tumeur et l'évacuation de son contenu ne peuvent convenir que si l'on reconnaît au cours de l'opération que l'on n'a affaire qu'à un simple kyste dermoïde à parois peu épaisses. Mais dans ce cas même, il importera d'enlever, du moins partiellement, la paroi kystique et de modifier énergiquement, par cautérisation actuelle ou potentielle, les parties que l'on sera obligé d'abandonner dans la plaie. L'intérêt capital que présente la conservation du testicule autoriserait, dans certains cas, cette intervention restreinte.

On a aussi conseillé, lorsque la période de réaction et d'abcès ouverts à l'extérieur est survenue, de se contenter d'ouvrir largement les trajets fistuleux et d'attendre la guérison spontanée, par élimination des parties incluses. Cette conduite nous paraît peu sage et de nature à ne donner un bon résultat que dans des circonstances tout à fait exceptionnelles.

C'est donc à l'ablation complète qu'il faudra savoir se résoudre. La seule question qui ait préoccupé les chirurgiens, décidés à l'intervention radicale, est de savoir comment il convient, en pareil cas, de se conduire vis-à-vis du testicule. Ce point a été discuté avec soin par M. Verneuil et plus récemment par M. Berger.

La réponse est théoriquement facile. Il est certain, en effet, que, toutes les fois que cela est possible, le testicule devra être respecté. Mais, en pratique, ce précepte est presque toujours d'une application délicate. Le point intéressant qui ressort de l'observation de Geinitz et de celle de M. Berger est que l'on peut attendre jusqu'au jour de l'intervention pour prendre parti. Geinitz s'aperçut seulement, au cours d'une opération entreprise pour un sarcome présumé du testicule qu'il avait affaire à un kyste indépendant de la glande; il se décida alors à isoler par dissection le tératome du testicule adjacent.

Dans le cas de M. Berger, la distinction entre le testicule et la tumeur ne devint possible qu'après que l'albuginée eut été intéressée dans une certaine étendue et que l'on eût constaté, au fond de l'incision, l'existence du tissu testiculaire facilement reconnaissable; alors seulement put être déterminée la situation exacte de la glande séminale.

M. Berger pense que ce petit incident pourrait et devrait être dorénavant évité. Il suffirait pour cela, dit-il, d'ouvrir la cavité kystique en un point où la fluctuation nette et superficielle permettrait d'affirmer que la paroi n'est doublée d'aucun autre tissu, d'évacuer son contenu, puis de décortiquer et de disséquer cette paroi sans s'inquiéter autrement des rapports qu'elle affecte avec la tunique albuginée. Le plus souvent la séparation des deux membranes ne présentera que peu de difficultés, et l'ablation s'achèvera par la section du pédicule qui rattachait la tumeur aux parties avoisinantes, et par lequel elle recevait ses vaisseaux.

Nous croyons avec notre excellent collègue que toutes les fois que le tératome du testicule se présentera, comme chez son malade, sous forme d'une poche kystique principale, avec addition, en proportion peu considérable, de parties solides, la conduite qu'il conseille de tenir devra être suivie et pourra donner les meilleurs résultats. Ces cas sont malheureusement loin d'être les plus fréquents. Il est facile de se convaincre, en parcourant les observations publiées, que le plus souvent l'adhérence des parties est telle que l'on ne peut songer à les séparer, et que le sacrifice de la glande devient inévitable.

A. — Généralités.

Ollivier (d'Angers), *Mémoire sur la monstruosité par inclusion*, in *Arch. gén. de méd.* Paris, 1827, 1re s., t. XV, p. 355, 539.

Lebert (H.), *Des kystes dermoïdes et de l'hétérotopie plastique en général*, in *Mémoires de la Soc. biologie.* Paris, 1852, p. 203.

Verneuil (A.), *Mémoire sur l'inclusion scrotale et testiculaire*, in *Arch. gén. de méd.* Paris, 1855, 5e s., t. V, p. 641 et t. VI, p. 24, 191 et 299.

Cruveilhier (E.), *Rapport sur une observation d'inclusion scrotale* (Obs. de Spiess [Richet] citée plus loin), in *Bull. de la Soc. anat.* Paris, 1864, 2e s., t. IX, p. 282.

Kalning, *Zur Casuistik und Kenntniss der Dermoidcysten des Hodens.* Inaug. Dissert. Dorpat, 1876.

Verneuil (A.), *Inclusion péritesticulaire. — Rapport sur une observation de M. Bœckel*, in *Bull. et Mém. de la Soc. de chir.*, Paris, 1878, n. s., t. IV, p. 302.

Nepveu, *Note sur une inclusion testiculaire* (Rapport sur l'observation du Dr Pilate), in *Bull. et Mém. de la Soc. de chir.*, Paris, 1880, t. VI, p. 685.

Cornil et Berger, *Note sur un cas d'inclusion scrotale*, in *Arch. de physiol.*, Paris, 1885, 3e s., t. III, p. 399.

B. — Observations.

Saint-Donat, *Tumeur des bourses; inflammation, abcès, élimination de plusieurs portions de squelette*, in Verneuil, 1er *mém.* (*Arch.*, etc..., t. V, p. 647, obs. I).

PROCHASKA, *Tumeur inguinale, puis scrotale, renfermant des débris de fœtus*, in Verneuil, 1er *mém.* (*Arch.*, etc..., t. V, p. 649, obs. II).

DU MÊME (d'après Capadose), 2e *cas*, in Verneuil, 1er *mém.* (*Arch.*, etc..., t. V, p. 650, obs. III).

DIETRICH (de Glogau), *Rudiments osseux d'un fœtus renfermés dans le testicule d'un jeune enfant*, in Verneuil, 1er *mém.* (*Arch.*, etc..., t. V, p. 650, obs. IV).

FATTI, *Débris de fœtus extraits du scrotum d'un jeune enfant*, in Verneuil, 1er *mém.* (*Arch.*, etc., t. V, p. 652, obs. V).

ANDRÉ (de Péronne), in Verneuil, 1er *mém.* (*Arch.*, etc..., t. V, p. 652, obs. VI).

VELPEAU, *Tumeur scrotale contenant un fœtus*, in Verneuil, 1er *mém.* (*Arch.*, etc..., t. V, p. 654, obs. VII).

CORVISART (L.), *Tumeur des bourses contenant de la graisse, des poils et des pièces osseuses*, in Verneuil, 1er *mém.* (*Arch.*, etc..., t. VI, p. 24, obs. VIII).

DUNCAN et GOODSIR (J.), *Description of a congenital tumour of the testis, containing an osseous mass and covered by integumentary membrane and hairs*, in *The Monthly Journ. of med. scienc.* Londres et Edimbourg, 1845, p. 533, in Verneuil, 1er *mém.* (*Arch.*, etc..., t. VI, p. 25, obs. IX).

ERICHSEN (Marschall), *Kyste dermoïde*, in Nepveu, *Mém. cité*, p. 687.

GUERSANT (P.) et VERNEUIL, *Tumeur congénitale du scrotum renfermant des kystes, des poils, des fragments de cartilage et plusieurs tissus et éléments anatomiques étrangers à cette région*, in Verneuil, 1er *mém.* (*Arch.*, etc..., t. VI, p. 27, obs. X).

LABBÉ (L.) et VERNEUIL, *Inclusion post-testiculaire chez un jeune garçon; castration, guérison*, in Verneuil, 2e *mém.* (*Bull. et Mém de la Soc. de chir.*, etc..., p. 306).

TILANUS, *Cysto-fibroïde congénital du testicule gauche*, in Verneuil, 2e *mém.*, p. 308.

HESCHL (de Cracovie), *Observation de dermoïde testiculaire*, in Verneuil, 2e *mém.*, p. 309.

GEINITZ (J.), d'Altenburg, *Extirpation d'un kyste dermoïde avec os et cheveux, siégeant dans le scrotum*, in Verneuil, 2e *mém.*, p. 310.

SPIESS (Richet), *Inclusion scrotale viscérale. — Tumeur encéphaloïde de l'épididyme. — Infection générale. — Mort 6 semaines après la castration*, in Verneuil. 2e *mém.*, p. 313.

LANG (E.), d'Inspruck, *Ein Beitrag zur Kenntniss sogenannter Dermoidcysten*, in *Virchow's Arch.* Berlin, 1871, t. LIII, p. 128, et Verneuil, 2e *mém.*, p. 315.

SANTESSON, *Fallaf dermoidcysta i testis; retroperitoneal cancer. Hygiea*, Stockholm, 1875, p. 254.

KALNING, *Kyste dermoïde*, in *Mém. cité.*

BŒCKEL (J.), *Observ. d'inclusion péritesticulaire*, in *Bullet. et Mém. de la Soc. de chirurgie.* Paris, 1878, n. s., t. IV, p. 302.

MACEWEN (W.), *Case of scrotal inclusion (dermoid cyst of the testicle) with summary of instances formerly met with* in *Glasgow med. Journ.*, 1878, vol. X, n. s., p. 433.

LANNELONGUE (O.), *Tumeur congénitale du scrotum sur laquelle on peut faire plusieurs hypothèses, parmi lesquelles les plus probables sont celle d'une tumeur formée par les vestiges du corps de Wolff ou celle d'une inclusion scrotale*, in *Bull. et Mém. de la Soc. de chir.*, Paris, 1880, n. s., t. VI, p. 431.

PILATE (E.), d'Orléans, *Kyste dermoïde pileux et ossifère du testicule*, in *Bull. et Mém. de la Soc. de chir.*, Paris, 1880, n. s., t. VI, p. 689.

BERGER (P.), *Obs. d'inclusion scrotale*, in *Mém. cité*.

POLLARD (Bilton), *Dermoid cyst of testicle*, in *Transact. of the path. Soc. of London*. Londres, 1886, t. XXXVII, p. 342.

POWER (D'A.), *A dermoid cyst of the right testis*, in *Transact. of the path. Soc. of London*. Londres, 1887, t. XXXVIII, p. 224.

KOCHER (A.), *Pièce de la collection de Gies sen* (provenant d'un chevreuil), in *Traité*, etc..., 1re édit., p. 391 et 2e éd., p. 533. (Cette observation a été comptée à tort parmi les faits recueillis chez l'homme.)

DU MÊME, *Pièce de la collection de Göttingen*. Ibid.

CHAPITRE XII

TUMEURS DE LA VAGINALE

Nous ne décrirons, sous ce nom, que les productions contenues dans la cavité vaginale, ou en connexion étroite avec ses parois. Nous laisserons de côté, pour les étudier plus loin (v. *Tumeurs du cordon*), les cas, relativement plus nombreux, de tumeurs ayant pu s'étendre jusqu'à la surface externe de la séreuse, ou pénétrant secondairement dans son épaisseur, mais dont le point de départ est manifestement dans les éléments du cordon.

Les tumeurs que nous aurons à passer en revue sont : les *lipomes*, les *fibromes*, les *sarcomes* et *myxo-sarcomes* (cancer) de la tunique vaginale.

§ 1. — **Lipome.**

La plupart des cas, fort rares d'ailleurs, décrits sous le nom de *lipomes de la vaginale*, ne sont autres que des lipomes du cordon s'étendant jusqu'au testicule, ou bien encore des lipomes du scrotum assez volumineux pour englober la glande et ses enveloppes immédiates.

Le seul cas où le lipome paraît bien s'être développé dans la cavité vaginale appartient au Dr Park (de Buffalo) (1).

Il a été observé chez un homme, de bonne santé apparente, âgé de quarante ans, qui, depuis dix-huit mois, remarquait que le testicule droit augmentait peu à peu de volume. La tumeur avait les dimensions d'une noix de coco; elle ne causait aucune douleur, mais seulement un peu de gêne par son poids.

Au palper, la masse qui remplissait le scrotum était molle, elle ne

(1) Park (R.), *Lipoma testis, or a large accumulation of fat in the tunica vaginalis.* Comm. à l'*Americ. surg. Association* (*Annals of Surgery*. Saint-Louis, 1886, t. III, p. 365).

paraissait ni absolument solide ni franchement liquide. Une ponction exploratrice donna un résultat négatif. Le testicule fut reconnu à la partie supérieure de la tuméfaction par la sensation spéciale perçue à ce niveau.

L'opération décidée, une incision faite jusqu'à la tunique vaginale mit à découvert une masse graisseuse, dense, lâchement adhérente à la séreuse; elle fut facilement amenée au dehors. Le testicule n'était pas simplement perdu dans la graisse, mais assez intimement uni à elle par de fines trabécules et des vaisseaux. L'anneau inguinal externe fut exploré avec soin, il n'y avait pas apparence de hernie passée ou présente. L'anneau et le canal inguinal étaient de dimensions normales.

En raison des connexions que la tumeur paraissait avoir avec le testicule, Park se décida à pratiquer la castration. La masse entière pesait 3 livres. L'examen minutieux qu'on en put faire ne permit pas de reconnaître plus exactement son point de départ, et l'on dut se contenter du diagnostic de « lipome du testicule », ou, si l'on préfère cette expression, « de lipome intra-vaginal ».

En raison de la rareté d'une pareille lésion, Park fit et fit faire de nombreuses recherches pour découvrir, dans la littérature médicale, des cas semblables. De ceux qui lui furent signalés il n'en retient que trois, qu'il considère, à tort selon nous, comme des exemples de lipome de la vaginale.

Le premier est celui de Deguise (1). Or il s'agit évidemment, dans ce fait, d'un lipome du scrotum ou du cordon et non de la vaginale.

Dans le cas de Jobert (de Lamballe) (2), il résulte de la description donnée que la tumeur était ici encore extra-vaginale; de plus sa nature demeure incertaine, puisque, à côté d'une partie lipomateuse, s'en trouvait une seconde plus dure, fibreuse, que Jobert « présume être du tissu fibro-plastique ».

Il est probable que Park n'a entendu parler de ces observations que par ouï-dire, sans en avoir le texte sous les yeux.

Son troisième fait vaut moins encore. Il aurait été observé par le Dr Kimball. Park avoue qu'il n'a pu retrouver trace écrite de ce cas, qui doit, par conséquent, jusqu'à plus ample informé, être considéré comme non avenu.

L'histoire des lipomes de la vaginale se réduit donc, comme nous

(1) Deguise, *Enorme lipome développé dans le scrotum* (*Bullet. de la Soc. de chirurgie*. Paris, 1858-59, 1re série, t. IX, p. 529).

(2) Jobert (de Lamballe), *Sur une tumeur du scrotum* (*Comptes rendus et Mém. de la Soc. de biologie*. Paris, 1850, 1re série, t. II, p. 78).

l'avons dit, à l'observation sus-mentionnée de Park. Il nous paraît inutile d'y insister davantage.

§ 2. — Fibrome.

Division. Anatomie pathologique. — L'observation bien connue de Baizeau (1) a été considérée comme un bon exemple de cette affection, d'ailleurs bien rare.

Un homme de vingt-six ans voit, à la suite d'un coup, survenir dans la bourse droite un gonflement qui, dix ans plus tard, avait acquis le volume d'un œuf d'oie. La tumeur était dure, insensible à la pression ; elle embrassait d'avant en arrière le testicule, ne laissant libre qu'une faible partie de ses faces latérales. Elle fut enlevée avec la glande, à laquelle elle était trop intimement unie pour que la séparation fût possible. Pièce en main, on reconnut que la tumeur, ovoïde, aplatie latéralement, du volume d'un œuf de poule, était enveloppée de toutes parts par la tunique vaginale. L'épididyme et le cordon sont sains. Le testicule l'est également, mais entouré d'avant en arrière par la tumeur qui forme une masse dure, de forme annulaire, du volume d'un pouce d'adulte, évidemment développée dans l'épaisseur de la vaginale entre le feuillet fibreux de celle-ci et son feuillet séreux. Cette masse se moule sur la glande, ses bords s'avancent en s'amincissant sur les faces latérales de celle-ci et les recouvrent en grande partie. Au microscope, la tumeur parut exclusivement formée de tissu fibreux.

On s'est demandé, non sans quelque raison, s'il ne s'agissait pas, dans ce cas, d'une vaginalite chronique proliférante, plutôt que d'une tumeur fibreuse propre (Schwartz).

La même réserve ne parait pas devoir être faite pour l'observation de Ricord rapportée par Poisson (2). Le testicule put être respecté, la tumeur fut seule enlevée, mais avec elle une grande partie de la vaginale pariétale dans l'épaisseur de laquelle elle était contenue.

Il semble aussi que l'on puisse retenir un fait de Holmes (3) : tumeur datant de trente-trois ans, chez un homme de 51 ans ; elle s'était, depuis peu, rapidement accrue, et avait atteint le volume d'une noix de coco. Elle fut enlevée avec la glande adjacente. Sa structure

(1) Baizeau, *Fibrome de la tunique vaginale* (*Union médicale*, 1861, II, p. 451).
(2) Poisson (V.), *Des tumeurs fibreuses péridîdymaires*. Thèse de Paris, 1858, nº 290.
(3) Holmes, *Fibrous tumour of the scrotum* (*Transact. of the patholog. Soc. of London*. Londres, 1869, t. XX, p. 246).

était nettement fibreuse. Elle était absolument indépendante du testicule, et parut tout entière *contenue dans la tunique vaginale*.

La tumeur, dans d'autres cas, parut tellement extérieure à la vaginale, qu'elle a été considérée comme étant d'origine scrotale ; elle aurait secondairement contracté des adhérences avec la séreuse. Telle serait, d'après Curling (1), l'interprétation à donner au cas de Hilton : fibrome du volume de deux poings, chez un homme de trente ans, adhérent à la vaginale ; il fallut enlever une portion de celle-ci avec la tumeur. Le sacrifice dut être plus considérable encore dans l'observation de Heath (2) ; les connexions du fibrome avec la partie postérieure de l'épididyme et la tunique était à ce point intimes, que l'on dut faire l'ablation du testicule tout entier. Il en fut exactement de même chez un second malade opéré par Ricord, dont l'histoire nous est également rapportée par Poisson.

Nous croyons que le cas intéressant, récemment observé par Poncet (de Lyon) (3), et décrit sous le nom de *fibrome de la queue de l'épididyme*, appartient à la même catégorie que les deux faits précédents. Il ressort de l'examen de la pièce que, pour l'auteur lui-même, la tumeur s'est développée non dans l'épididyme, mais « aux dépens du « tissu cellulaire périépididymaire, qui se sclérose et s'indure si facilement chez les porteurs de vieilles hydrocèles et chez les convalescents d'une épididymite ordinaire ».

Dans une troisième série de faits, enfin, il n'est pas douteux que la tumeur ait pris naissance dans les enveloppes scrotales. Ou bien le fibrome est absolument indépendant de la vaginale, et facilement énucléable ; Curling rapporte plusieurs exemples de cette disposition. Ou bien, il faut, il est vrai, comme dans le cas de Fergusson, prendre au cours de l'opération des précautions pour ne pas ouvrir la vaginale ; on y parvient cependant, la tumeur étant en effet développée en dehors de la séreuse.

Il résulte, en somme, de ce qui précède que l'on peut rencontrer, en dehors du testicule, soit franchement dans le scrotum sans connexion avec la vaginale, soit à la face externe de la vaginale, union primitive, originelle ou adhérence secondaire, soit encore manifestement et dès le début dans l'épaisseur de la séreuse, des tumeurs ayant les caractères classiques du fibrome pur.

(1) Curling, *Traité*, etc., trad. franç., p. 604.
(2) Heath (Chr.), *Fibrous tumour of the scrotum involving the left testicle* (*Transact. of the patholog. Soc. of London*. Londres, 1865, t. XVI, p. 183).
(3) Poncet (A.), *Fibrome énorme de la queue de l'épididyme droit* (*Gaz. des hôpitaux*. Paris, 1887, n° 60, p. 479).

Ces faits ont été décrits, par les uns, sous le nom de fibromes du scrotum (Curling, Poisson); par les autres, sous celui de fibromes de la vaginale (Baizeau, Kocher). L'important est de rappeler que, tant au point de vue de la structure qu'à celui du diagnostic et du traitement, il y a tout intérêt à les confondre dans une description commune. Le point de départ anatomique seul diffère, et encore avons-nous vu que bien souvent il ne peut être déterminé avec précision.

On ne peut se défendre d'établir un rapprochement entre cette variété de tumeurs et les fibromes de la paroi abdominale, dont les connexions avec le péritoine, si elles ne sont pas constantes, sont assez fréquentes et assez étroites, pour qu'il y ait toujours lieu de se préoccuper, en les opérant, de l'ouverture possible, et presque toujours inévitable, de la séreuse.

Signes. Diagnostic. Traitement. — Il est facile de constater, en parcourant les observations que nous venons de mentionner, que l'on peut, en se plaçant exclusivement au point de vue clinique, se trouver en présence de trois cas différents.

Ou bien la tumeur est franchement scrotale, évidemment indépendante du testicule et de ses enveloppes immédiates, relativement mobile sous la peau, dure, indolente, datant souvent de loin; le diagnostic est alors relativement facile. Le chirurgien ayant connaissance des faits qui précèdent pourra porter le diagnostic de fibrome du scrotum. Tout au plus devra-t-il se préoccuper d'une connexion plus ou moins étroite de la tumeur avec la vaginale, fait, d'ailleurs, sans importance réelle, l'ouverture ou le sacrifice d'une portion de la séreuse ne pouvant entraîner aucune conséquence sérieuse.

Dans une seconde série de cas, le fibrome siège ou paraît siéger dans le feuillet pariétal antérieur de la vaginale; il se rapproche plus ou moins du testicule, et pourrait être confondu avec une tumeur de cet organe. Mais nous avons vu que, même dans les cas où, comme dans celui de Baizeau, la glande est comme enveloppée par la masse fibreuse qui paraît se mouler sur elle, certaines parties de ses faces latérales demeurent libres. En ces points le testicule pourrait être reconnu à sa consistance et à sa sensibilité spéciales; la tuméfaction formait comme un anneau épais, enveloppant la glande d'avant en arrière à la façon d'un bourrelet. Nous ne connaissons pas de tumeur du testicule proprement dit qui se présente jamais avec de tels caractères.

Troisièmement, enfin (obs. de Heath, de Ricord, de Poncet), le fibrome est situé en arrière du testicule, et se confond avec l'épididyme, dans l'épaisseur duquel on croirait qu'il a pris naissance. On pourrait plus facilement, en pareil cas, songer à une tumeur de la glande, si l'on ne se souvenait que les néoplasies, développées dans l'épaisseur de l'épididyme et respectant le testicule lui-même, sont très rares. D'autre part, la marche lente du mal, son développement incessant, le volume considérable que la tuméfaction peut atteindre, l'intégrité du côté opposé sont autant de circonstances qui éloigneront l'idée d'une épididymite tuberculeuse ou syphilitique.

Le malade de M. Baizeau n'avait que seize ans, lors de l'apparition des premiers accidents. Dans plusieurs autres observations, les sujets atteints sont d'âge avancé, soixante-dix ans et plus. Mais toujours, dans ces cas, le mal date de loin, il débute en général à l'âge adulte, de trente à quarante ans.

Abandonné à lui-même le fibrome ne cesse de s'accroître et peut atteindre des proportions extrêmes. Curling rapporte que l'on en conserve, au Musée du Collège des chirurgiens de Londres, un spécimen pesant 11 kilogrammes. Dans une observation de Mott, il est dit que le scrotum était de douze à quinze fois plus volumineux qu'à l'état normal. Dans le fait de Poncet, le fibrome, démontré tel par l'examen microscopique, avait atteint en trois mois, le volume d'une tête d'enfant : il pesait 1125 grammes (1).

Paget raconte que l'un de ses malades succomba aux suites du sphacèle et des hémorrhagies dont la tumeur était devenue le siège; et Mott que, chez le sien, il s'était formé une ulcération qui fournissait une sanie fétide. Il est permis de se demander si dans ces deux cas il s'agissait bien de fibrome, la terminaison par sphacèle et ulcération étant au moins très rare dans les tumeurs fibreuses vraies.

Nous venons de voir que le diagnostic des fibromes de la vaginale est à la rigueur possible. En réalité, si nous mettons à part les tumeurs purement scrotales, il ne paraît jamais avoir été fait; la nature et le siège de la tuméfaction n'ont été, dans les observations que nous avons parcourues, reconnus qu'au moment de l'intervention chirurgicale.

(1) Nous ne mentionnons que pour mémoire une observation de Lesauvage (de Caen) (*) qui raconte avoir enlevé, chez un homme de soixante-dix ans, une tumeur « dite fibreuse des auteurs », qualifiée par lui d'*albumino-gélatineuse*, dont le volume était tel, que portée sur les cuisses, lorsque le malade était assis, elle dépassait les genoux et s'élevait jusqu'à la hauteur du sternum; son poids devait être d'au moins 20 kilogrammes; elle n'avait pendant longtemps pas dépassé le volume d'un œuf; ce développement colossal ne datait que de trois ans. Il est probable que les tumeurs albumino-gélatineuses de Lesauvage ne sont autres que des myxomes.

(*) Lesauvage, *Mémoire sur les tumeurs albumino-gélatineuses* (*fibreuse* des auteurs) (*Arch. gén. de médecine*. Paris, 1845, 4e série, t. IX, p. 208 (212).

C'est seulement aussi, au cours de l'opération, que les rapports de la tumeur avec la vaginale et avec la glande pourront être exactement appréciés. Ils seront souvent tels que la résection partielle de la vaginale ne saurait être évitée. Le testicule lui-même devra, nous l'avons vu, être sacrifié, lorsque les connexions de la tumeur avec la glande seront assez intimes pour que leur séparation soit impossible ou ne puisse être tentée qu'au prix de désordres risquant de compromettre la vitalité de l'organe.

Pour ce qui est de l'opportunité et des indications de l'opération, nous comprenons mal qu'on hésite à la pratiquer, dès que le diagnostic de tumeur des bourses aura été porté. D'abord, parce qu'en laissant la lésion évoluer, on finira par se trouver en présence de tumeurs énormes, dont l'ablation peut, à juste titre, préoccuper le chirurgien; ensuite, parce que la nature de la lésion demeurant toujours plus ou moins incertaine, on risque, en s'abstenant, de passer à côté d'un sarcome ou d'un fibro-sarcome, dont l'extirpation ne peut être utile que si elle est faite de bonne heure.

§ 3. — Sarcome. — Myxo-sarcome (cancer de la tunique vaginale).

Description générale. — Les exemples de tumeurs malignes de la vaginale, exclusivement limitées à la séreuse, sans participation ni du testicule ni du cordon (*cancer de la tunique vaginale* des auteurs), sont très rares.

Le fait suivant, bien observé par Aug. Reverdin (de Genève) (1), peut servir de type à notre description.

C'était chez un enfant de sept ans, qui présentait, dans le scrotum, du côté gauche, une tumeur ayant acquis, en deux mois, le volume d'un citron. La tuméfaction avait tout l'aspect d'une hydrocèle volumineuse. La palpation donnait une sensation vague de fluctuation, ou plutôt d'une élasticité dure, qu'on pouvait attribuer à la distension de la vaginale. En un point cependant, en arrière et en haut, la présence d'un liquide paraissait évidente. En ce point aussi la transparence était nette; partout ailleurs elle était douteuse; nulle part absolue, nulle part ne faisant défaut. Le testicule était impos-

(1) Aug. Reverdin, *Sarcome de la tunique vaginale chez un enfant* (*Revue médicale de la Suisse romande*. Genève, 1886, t. VI, p. 205).

sible à sentir. Une ponction exploratrice, faite antérieurement, avait donné issue à un liquide jaunâtre, épais comme du blanc d'œuf, un peu teinté de sang. Le diagnostic était incertain. On penchait cependant vers l'idée d'un cancer du testicule, avec léger épanchement symptomatique.

L'ablation de la tumeur fut décidée, mais à peine les enveloppes scrotales furent-elles incisées, que l'on tomba sur une masse gélatiniforme grisâtre, qui plus profondément devenait d'un superbe jaune ambré. Cette masse se laissa facilement énucléer de la cavité vaginale avec le seul secours des doigts. La séreuse était congestionnée, violacée, et saignait facilement. Le testicule, absolument indépendant de la tumeur, avait son volume et sa consistance normaux.

La plaie ne se cicatrisa pas complètement, et, au bout d'un mois déjà, le gonflement reparaissait. M. Reverdin revit l'enfant au cours du second mois après l'opération; il n'y avait plus de doute à avoir sur la malignité de l'affection et sur sa fin certaine. Le scrotum, plus gros que jamais, était transformé en une tumeur se prolongeant du côté du ventre et présentant tous les caractères cliniques du cancer; la plaie bourgeonnait fortement; état général mauvais, appétit nul, fièvre hectique, etc.

L'examen de la pièce fait par le Dr Mayor montra qu'il s'agissait d'un sarcome fasciculé, dans la plus grande masse duquel les cellules étaient dissociées par suite du passage de la substance intercellulaire à l'état muqueux (sarco-myxome).

Dans une seconde observation due au professeur Oré (de Bordeaux) succinctement rapportée dans une Revue clinique par le Dr Dudon (1), il s'agit d'un homme de quarante et un ans, qui portait depuis trois mois, dans le scrotum gauche, une tumeur se présentant, lors de l'examen, avec les caractères suivants : volume d'un œuf de dinde; peau intacte; forme d'une hydrocèle commune; pas de transparence; résistance élastique; surface lisse. Le testicule est situé en arrière et sensible. Les ganglions abdominaux ne sont pas augmentés de volume. Le diagnostic porté fut : hématocèle. On procéda à l'opération par incision. A peine la peau fut-elle fendue qu'une tumeur solide vint se présenter dans les lèvres de la plaie; elle s'énucléa facilement, en laissant le testicule et l'épididyme sains. Cette tumeur, qui ne tenait pour ainsi dire à rien, était ovoïde; elle était composée d'un tissu grisâtre qui, à l'œil nu et au microscope,

(1) Dudon (E.), *Bordeaux médical*. Bordeaux, 1873, p. 259.

« avait les caractères du tissu cancéreux ». Un mois après, le malade sortait de l'hôpital, guéri.

Deux faits rapportés par Curling méritent encore d'être mentionnés ici.

Dans l'un, emprunté à Everard Home (1), la tumeur, développée chez un homme dont on ne dit pas l'âge, avait toute l'apparence d'une hydrocèle et fut traitée comme telle par la ponction. Hunter, appelé en consultation, reconnut qu'il ne s'agissait pas d'un cas simple : il fut résolu qu'on s'assurerait de la nature du mal par une incision et que l'on agirait en conséquence. On reconnut, de la sorte, que la tumeur était constituée par la tunique vaginale épaissie contenant une substance grumeleuse et gélatineuse. L'ablation immédiate de toute la partie malade fut décidée ; il sembla qu'elle ne fut formée que par la tunique vaginale remplie par un caillot sanguin résistant. Le testicule, qui se trouvait à la partie postérieure, était intact. La plaie se cicatrisa rapidement ; mais, quelques mois après, le malade mourait avec tous les signes d'une généralisation abdominale. A l'autopsie, on trouva des masses volumineuses remontant jusqu'au diaphragme ; le foie était farci de tumeurs de même nature ; le cordon était également envahi.

Le second appartient à Craven (2) qui, chez un homme de quarante-cinq ans, trouva une tumeur volumineuse du scrotum, datant de deux mois et croissant rapidement. La tumeur est enlevée, y compris les deux testicules. A l'examen on reconnut qu'elle consistait en un vaste cancer médullaire entourant les deux testicules, ceux-ci étant d'ailleurs sains. Le malade mourut quelques mois plus tard, probablement de généralisation. Curling suppose avec Klebs (3) qu'il s'agissait, dans ce cas, d'un double sarcome diffus de la tunique vaginale.

Nous avons rapporté plus haut (p. 599) une observation de *sarcome névroglique de la vaginale et du testicule*, recueillie dans le service du professeur Verneuil qui, au point de vue clinique, du moins, peut être rapprochée de celle de E. Home. On crut ici encore à une affection inflammatoire de la vaginale (hydrocèle ou hématocèle). Ce ne fut qu'après incision de la tumeur et après examen histologique d'un fragment de la séreuse, que l'on reconnut la nature maligne de l'affec-

(1) Curling, *Traité*, etc., trad. franç., p. 406.
(2) Craven, *Medical Times and Gazette*. Londres, 1859, 17 sept., p. 207 et Curling, *Traité*, etc., 4e édit. angl., p. 376.
(3) Klebs (E.), *Handb. der path. Anatomie*. Berlin, 1876, in-8o, t. II, p. 107.

tion. M. Verneuil se décida aussitôt à pratiquer la castration. Le testicule, qui avait paru sain, lors de la première opération, fut trouvé être le siège d'une lésion semblable à celle de la vaginale.

Ces quelques faits suffisent à établir que l'on a vu se développer dans la vaginale des productions qui ont les caractères anatomiques et la marche clinique des tumeurs dites malignes. Tantôt le tissu nouveau n'affecte avec la tunique vaginale que des rapports lâches, permettant une énucléation facile, la séreuse elle-même ne paraît que peu ou point altérée (Reverdin, Oré) ; tantôt la vaginale est, au contraire, manifestement épaissie, l'aspect est celui d'une hématocèle ancienne; mais la marche ultérieure du mal, à défaut de l'examen microscopique, montre que cet épaississement est d'ordre néoplasique et non simplement inflammatoire (Ev. Home, Craven, Verneuil).

C'est à propos des faits de cette dernière catégorie que l'on s'est demandé, à tort selon nous, si parfois il n'y aurait pas transformation *in situ* des fausses membranes de l'hématocèle en tissu de formation nouvelle, sarcome ou carcinome (Kocher) (1).

Il paraît, du moins, bien établi que le plus souvent ces tumeurs offrent la structure du sarcome avec ou sans tendance à la transformation en myxome. Il est intéressant de rappeler à ce sujet ce que nous avons dit plus haut de l'origine endothéliale du sarcome. La nature sarcomateuse des néoplasies intravaginales vient évidemment à l'appui de l'hypothèse que nous avons défendue.

Diagnostic. Traitement. — Le diagnostic des sarcomes de la vaginale nous paraît bien difficile; nous doutons qu'il puisse jamais être posé avec quelque certitude. Nous avons vu que, dans les divers cas rapportés plus haut, on avait songé soit à une tumeur maligne du testicule, soit à une hydrocèle ou plutôt à une hématocèle de la vaginale.

La confusion est d'ailleurs sans importance. Alors même que le diagnostic d'hématocèle ou d'hydrocèle aurait été porté, toujours l'affection présentera quelques caractères particuliers qui éveilleront l'attention et mettront le chirurgien en défiance. Il sera, le plus souvent, par là conduit à pratiquer une incision exploratrice et à se comporter suivant la nature de la lésion ainsi mise à découvert.

(1) V. à ce sujet une observation du Dr Ceci (*), que nous n'avons pu lire dans le texte original. Elle est rapportée sous ce titre : *Fibro-sarcome de la vaginale du testicule gauche, à la suite d'une ancienne hématocèle; opération, extirpation de la tumeur; guérison.*

(*) Ceci (A.), *Giorn. di clin. e terap.* Messine, 1883, t. II, p. 441.

L'erreur sera moindre encore si l'on s'est arrêté à l'idée d'une tumeur du testicule, et si l'on s'est d'emblée décidé à pratiquer la castration. L'énucléation simple de la tumeur intravaginale ne suffit pas, en effet, pour mettre à l'abri du retour du mal. L'expérience a montré que l'ablation de l'organe sous-jacent, alors même qu'il paraît sain, devient, lorsque le diagnostic de sarcome de la vaginale est établi, un sacrifice absolument nécessaire.

Tout au plus serait-il permis de surseoir à l'opération, jusqu'à ce que le microscope ait établi la véritable nature de la tumeur primitivement enlevée.

CHAPITRE XIII

MALADIES DU CORDON SPERMATIQUE

§ 1. — Inflammations du cordon spermatique.

Les inflammations limitées au cordon spermatique sont relativement rares, surtout si on élimine celles qui sont le résultat d'une propagation venant des parties voisines.

Cependant on a établi des variétés qui sont : l'*inflammation aiguë séreuse*, et l'*inflammation phlegmoneuse*.

1. Inflammation aiguë séreuse. — L'inflammation aiguë séreuse décrite en Allemagne sous le nom de *périspermatite aiguë séreuse*, est très peu connue et on discute encore sur son origine probable.

Sous l'influence d'un effort, d'un refroidissement, etc., on verrait survenir chez les jeunes gens une induration allongée, partant de de l'orifice inguinal et venant se terminer au-dessus du testicule.

Douloureuse et chaude, cette tuméfaction donnerait une sensation de fluctuation et présenterait même de la transparence (Curling, Bryant).

Une ponction pratiquée à ce niveau fournirait un peu de liquide limpide, citrin, coagulable. Dans quelques cas on en aurait extrait une assez grande quantité.

Socin a vu un fait de ce genre survenir brusquement. Mollière (1) assure en avoir vu plusieurs exemples chez des rhumatisants et accompagnés ou suivis de manifestations semblables du côté des articulations.

Le siège occupé par ce liquide est encore discutable; cependant il est probable qu'il s'épanche dans le conduit vagino-péritonéal non

(1) Art. TESTICULE du *Dict. encycloped. des sc. méd.*

oblitéré, qui est tout disposé à s'enflammer. La présence d'une paroi fibreuse, mince, mais organisée, qu'on a rencontrée dans ces cas, indique bien la présence antérieure d'un canal virtuel qui se remplit brusquement.

C'est avec la hernie étranglée ou enflammée que cette affection aiguë a été le plus souvent confondue; mais il est difficile d'en indiquer les caractères différentiels.

2. Inflammation phlegmoneuse. — Il est très rare que l'inflammation phlegmoneuse ne succède pas à une plaie accidentelle ou chirurgicale.

A la suite de la castration, le fait peut se produire, et nous en trouvons plusieurs exemples dans la thèse récente de M. le Dr Cousin (1). Il était même fréquent alors qu'on ne prenait pas les précautions antiseptiques qui sont aujourd'hui de rigueur. Ce phlegmon se termine souvent par résolution, mais il donne quelquefois naissance à de petits abcès disséminés dans le tissu cellulaire et enkystés par ce tissu devenu rouge, violacé, épais et induré.

Nous avons recueilli un exemple de cette inflammation, à l'hôpital de la Pitié, chez un chiffonnier qui avait reçu quelques jours auparavant un coup de couteau dans la région du cordon. La plaie avait été abandonnée à elle-même ou pansée avec une pommade quelconque. Une inflammation subaiguë se déclara et le malade mourut d'infection purulente. Il était antérieurement très cachectique.

En étudiant l'épididymite blennorrhagique, nous avons fait remarquer que souvent le cordon était envahi par la même affection qui s'étend le long du canal déférent. Cette inflammation qui se propage des parois du canal déférent au tissu cellulaire environnant et constitue la *funiculite* concomitante, est un épiphénomène; comme elle se confond avec l'épididymite, nous ne la décrirons pas ici.

Mais il existe des cas assez rares, dans lesquels cette inflammation se trouve isolée au niveau du cordon lui-même, sans atteindre l'épididyme; cette localisation peut faire errer sur le diagnostic de la cause.

Gosselin (2) rapporte un exemple de cette variété. Il s'agissait d'une inflammation du canal déférent limitée à cet organe, avec induration inflammatoire du tissu cellulaire qui l'entourait, sans atteindre l'épididyme. La maladie eut la même terminaison et la même marche qu'une épididymite.

(1) *Des inflammations en masse du cordon spermatique.* Th. Paris, 1887.
(2) *Clinique chir. de la Charité*, t. II, p. 369.

Une autre observation du même auteur (1) est aussi intéressante, car elle nous montre une inflammation du canal déférent à son origine, se propageant au péritoine avant d'atteindre la partie extérieure du cordon. Les phénomènes de péritonite qui se montrèrent au début étaient restés inexpliqués avant l'apparition de l'épididymite. Un fait analogue est signalé par Bergh (2).

Ces péritonites par propagation avaient été déjà décrites par Peter (3) et par Godard (4); ordinairement elles sont assez graves.

Un chirurgien allemand, Nedmnan, a publié dernièrement un travail sur ce sujet. Il rapporte quelques exemples d'inflammation du canal déférent localisée à ses portions pelvienne et inguinale.

Ce même auteur prétend avoir noté 16 fois, sur 100 cas d'épididymite, une inflammation très nette de la portion pelvienne. Ordinairement celle-ci complique l'affection de la partie inguinale et funiculaire. Mais dans trois cas la portion pelvienne était seule atteinte. Par le toucher rectal, il est facile de constater l'induration du canal vers sa portion terminale, qui a alors le volume d'une grosse plume de corbeau ; il devient dur et douloureux à la pression.

Enfin une autre localisation bizarre de l'inflammation a été signalée par Gosselin (5).

Il s'agit d'un homme de dix-neuf ans, qui trois semaines après le début d'une blennorrhagie, présenta au côté externe de l'épididyme, une petite tumeur inflammatoire, ayant la forme d'un cordon dur, de 15 millimètres de hauteur et se terminant par un renflement. Cette partie indurée était très douloureuse. Le testicule et l'épididyme étaient intacts. Gosselin, qui avait observé quelques années auparavant un fait semblable, n'hésita pas à localiser cette inflammation dans le *vas aberrans* de Haller.

Quand ce petit corps existe, il est formé de canaux tortueux communiquant avec le canal déférent, ainsi que le démontrent les injections de mercure. Il n'est donc pas étonnant que l'inflammation de la muqueuse déférentielle se propage à ces canaux et s'y localise. Cette lésion se comporte comme une épididymite ordinaire et se termine rapidement par la résolution.

On peut encore signaler parmi les inflammations du cordon, le *varicocèle enflammé*, que nous étudierons plus loin.

(1) Gosselin, *loc. cit.*, p. 364.
(2) *Cas d'inflammation blen. du cordon sans tumeur du testicule* (*Hosp. Tid.*, 1868), p. 193.
(3) *Union médic.*, 1856.
(4) *Gaz. méd.*, 1856.
(5) *Loc cit.*, p. 379.

Dans un travail de Bouisson (1), nous trouvons indiquée et étudiée avec soin l'inflammation traumatique et spontanée des veines du plexus pampiniforme. M. Verneuil propose de donner à cette maladie le nom de *phlébite funiculaire*, qui indique bien son siège et son origine. Ce genre d'accident semble être assez rare.

Enfin nous terminerons, en rappelant que la funiculite simple d'origine blennorrhagique se termine quelquefois par suppuration. Le professeur Verneuil (2) en rapporte deux exemples. Dans l'un, le malade, malgré le développement d'une orchite accompagnée d'un gonflement considérable de la région inguinale, continua à marcher; après quelque temps, la tumeur inguinale grossit et finit par suppurer, environ quatre mois après le début. Sur le second malade, la marche fut la même, mais la suppuration qui menaçait ne semble pas avoir abouti. Enfin Turner (3) signale un abcès du cordon de même origine et simulant une hernie.

§ 2. — Œdème ou hydrocèle diffuse du cordon.

Pott, qui le premier signala cette maladie, la désigne sous le nom de : *hydrocèle des cellules de la tunique commune*.

Scarpa en donna aussi une description d'après un certain nombre de cas qu'il avait vus; il en est de même de Bertrandi, qui lut sur ce sujet un mémoire devant l'Académie de chirurgie en 1778.

Plus tard, nous trouvons un chapitre de Curling, qui ne fait que reproduire les descriptions et les opinions de ses prédécesseurs.

Pour ces auteurs, il s'agit d'une accumulation de sérosité dans le tissu cellulaire du cordon, laquelle est limitée par la tunique fibreuse commune et forme ainsi une tumeur distincte.

Kocher signale des expériences qu'il a pratiquées dans le but de voir quels sont la marche et le mode de formation de cet œdème.

Ces expériences que nous avons répétées sur des cadavres, nous ont montré qu'on peut reproduire très exactement cette affection. Après avoir mis à nu la tunique fibreuse commune qui enveloppe les éléments du cordon, nous pratiquions un petit orifice qui servait à introduire une canule, sur laquelle il suffisait de lier les bords de l'ouverture. La canule étant ainsi fixée, une injection d'un liquide

(1) *Tribut à la ch.*, t. II, p. 453, 1861.
(2) Art. AINE. *Dict. encycl. des sc. méd.*, p. 325.
(3) Turner, *Abcès sur le trajet du cordon spermatique simulant une hernie* (*The Lancet*, Lond., 1886, p. 443).

coloré, ou mieux encore d'une solution faible de gélatine, était poussée lentement dans le tissu cellulaire du cordon. On voyait alors se former une tumeur allongée, de la grosseur d'un œuf de pigeon, dont l'extrémité supérieure pénétrait dans le canal inguinal, alors que l'extrémité inférieure descendant en suivant la direction du cordon restait distincte du testicule. En maintenant la pression pendant quelques minutes, l'extrémité inférieure s'étalait sur la tunique vaginale, qu'elle débordait un peu au niveau de sa moitié supérieure. Ce dernier phénomène s'explique par une disposition anatomique spéciale, la tunique fibreuse venant se confondre avec la surface vaginale à quelques centimètres de la partie supérieure de cette dernière.

Il suffit de lire la description donnée par les auteurs que nous avons cités plus haut, pour voir l'identité des signes qu'ils indiquent avec ceux qu'on constate sur le cadavre, après les désordres produits par cette injection forcée.

Lorsque l'on dissèque la tumeur formée par l'hydrocèle diffuse, on la trouve lisse, sans bosselure et entourant complètement les éléments du cordon. Elle est absolument distincte du testicule qui est situé au-dessous de son extrémité inférieure. Dans son intérieur les mailles du tissu cellulaire sont très distendues et communiquent entre elles. Souvent les fibres de ce tissu ont été tellement tiraillées, qu'elles ont disparu; il n'existe qu'une poche unique et irrégulière.

Dans les observations signalées jusqu'ici, on constate que le liquide est de la sérosité pure, limpide et albumineuse, avec une légère teinte jaunâtre. Ordinairement le volume de cette tuméfaction est petit, ne dépasse guère celui d'un œuf de pigeon ou d'un petit œuf de poule; mais on a cité quelques cas où il était plus considérable. Bertrandi aurait disséqué sur le cadavre une hydrocèle diffuse qui contenait 600 grammes de liquide.

Les symptômes de la maladie sont assez faciles à exposer et on pourrait se contenter de reproduire, comme le fait Curling, le passage du livre de Pott qui en donne la description :

« Quand la tumeur est médiocrement volumineuse, elle présente l'aspect suivant : le scrotum a un aspect normal, si ce n'est que, dans les moments où la peau n'est pas ridée, il semble plus plein, descend un peu plus bas que celui du côté sain, et quand on le soulève avec la main il paraît plus pesant. On peut sentir distinctement au-dessous de cette tumeur le testicule et l'épididyme qui ne sont aucunement modifiés; le cordon spermatique est beaucoup plus volumineux qu'il ne devrait l'être et ressemble à une varice ou à une hernie épiploïque, suivant que la tumeur est plus ou moins grosse. Sa forme est pyramidale, elle est plus large en bas qu'en haut et semble disparaître peu à peu, ou remonter sous l'influence d'une pression douce et continue ; mais elle redescend immédiatement quand on cesse la pression, et cela aussi facilement dans la position horizontale que dans la position verticale. Elle s'accompagne de très peu de douleur ou de malaise ; ce malaise est ressenti non plus dans les bourses où se trouve la tumeur, mais dans les reins. Si l'infiltration est limitée à la région intra-abdominale du cordon spermatique, l'anneau inguinal externe n'est nullement dilaté, et l'on peut sentir distinctement le cordon qui le traverse ; mais si la couche celluleuse qui enveloppe les vaisseaux spermatiques dans la paroi abdominale est affectée, l'anneau est élargi, la membrane qui la traverse est distendue, volumineuse et donne au toucher une sensation assez analogue à celle d'une hernie épiploïque. »

Diagnostic. — Le diagnostic doit être établi surtout avec le kyste du cordon et l'épiplocèle, qui sont les deux maladies avec lesquelles on confond le plus souvent l'hydrocèle diffuse.

Le kyste du cordon diffère surtout par sa forme qui est plus arrondie, plus ovoïde, que celle de la tumeur due à l'œdème, car celle-ci a une forme pyramidale à sommet dirigé en haut. La consistance du kyste est plus dure, plus égale, tandis que l'œdème pur est facilement déprimé par l'extrémité du doigt, dont l'empreinte persiste quelque temps.

L'épiplocèle réductible diffère par le fait même de la réductibilité, par l'impulsion produite sous l'influence de la toux lorsque le malade est debout, enfin par son retour plus difficile et plus long dans le scrotum, lorsque la réduction a eu lieu.

Mais ces caractères sont, dans quelques cas, assez peu tranchés pour que Curling regarde le diagnostic comme très difficile.

Cette difficulté est encore augmentée dans le cas d'épiplocèle irréductible se prolongeant dans le canal inguinal, quand celle-ci est molle, demi-fluctuante. Cependant, dans la plupart des cas, l'épiplocèle a subi quelque réaction inflammatoire et présente une dureté spéciale, avec bosselures à sa surface, qui permet de la différencier des œdèmes du cordon.

Il faut souvent, pour assurer le diagnostic, ne pas hésiter à faire une ponction exploratrice qui aura pour résultat de faire reconnaître exactement la nature de la tumeur. Cette ponction pourra servir à vider le liquide contenu et aura l'avantage d'être aussi un moyen de traitement.

Traitement. — Le traitement de cette affection est assez simple. Il suffit de faire par la méthode sous-cutanée une petite ouverture à l'enveloppe fibreuse, pour laisser le liquide s'échapper dans le scrotum où il se résorbe, ou bien encore on peut pratiquer une ou plusieurs ponctions avec une aiguille munie d'un appareil aspirateur qui videra le liquide. Le plus souvent il ne se reproduit pas.

L'incision large et la dissection pratiquées autrefois sont inutiles et peuvent être dangereuses, comme dans un cas de Pott qui perdit son malade.

§ 3. — Hématocèle diffuse du cordon spermatique.

De même que nous avons vu la sérosité épanchée dans les mailles du tissu cellulaire et emprisonnée dans la tunique fibreuse commune, former une tumeur séreuse, de même une certaine quantité de sang accumulé dans cette même membrane peut constituer une tumeur sanguine.

Les causes de cet épanchement sanguin peuvent être multiples, cependant d'après les faits connus, elles correspondent à deux classes distinctes.

Un choc, un coup violent, directement appliqués sur la région du cordon, compriment brusquement les vaisseaux spermatiques contre le pubis et provoquent leur rupture. Ordinairement ce sont les veines volumineuses qui se rompent et le sang s'épanche dans le tissu cellulaire. Il se passe alors quelque chose d'absolument semblable à ce que nous trouvons à la suite des expériences que nous avons indiquées plus haut à propos de l'œdème ducordon. Le résultat de ces expériences faites par Kocher et que nous avons répétées plusieurs fois, ainsi que nous l'avons indiqué dans le paragraphe précédent, rend compte facilement des variétés qui peuvent se produire dans ces épanchements sanguins. Le sang épanché distend la tunique fibreuse commune et forme ainsi une tumeur allongée distincte du testicule et se prolongeant dans le canal inguinal.

Il est rare, qu'il n'y ait pas en même temps rupture de quelques vaisseaux sous-cutanés, d'où formation d'une ecchymose plus ou moins étendue, qui accompagne presque toujours la tumeur sanguine du cordon.

Lorsque le traumatisme a été très violent et très étendu, l'épan chement sanguin sous-cutané envahit tout le scrotum qui est infiltré de sang. Cette lésion plus superficielle masque alors complètement l'hématocèle funiculaire, celle-ci ne devient distincte et reconnaissable que lorsque les parties superficielles ont diminué d'épaisseur, par le fait de la résorption du sang épanché.

Dans une seconde variété, ce n'est plus un choc sur la région qui est la cause de l'épanchement sanguin, mais un effort violent. Celui-ci provoque la rupture des veines du cordon et l'issue du sang dans le tissu cellulaire. Cet accident arrive plus fréquemment chez les individus atteints de varicocèle.

Les expériences dont nous avons parlé plus haut montrent encore les détails suivants :

Si on injecte un liquide coloré et peu fluide, tel que la gélatine en solution daus l'eau, au moyen d'une canule fixée sur un point de la tunique fibreuse commune, et si la pression employée est faible, il se produira une tumeur allongée, descendant jusqu'au niveau du testicule et s'arrêtant au voisinage de l'anneau inguinal. C'est ce qui correspond au fait clinique le plus fréquent.

Si au contraire, la pression étant plus forte, la quantité de liquide injecté est plus considérable, celui-ci remontera dans le canal inguinal à une certaine distance et pourra s'infiltrer à travers les parois de l'abdomen jusqu'au voisinage de l'anneau abdominal.

En même temps la tumeur ainsi formée descend sur la tunique vaginale et le testicule, recouvre une partie de ce dernier en haut et latéralement et lui fait prendre une direction horizontale. On voit alors se former à ce niveau un anneau circulaire assez saillant autour du testicule. La tuméfaction produite par l'injection a ainsi la forme d'un cylindre, commençant au niveau de l'orifice extérieur du canal inguinal et se terminant en s'évasant au-dessus du testicule.

Enfin si la pression est encore augmentée et soutenue d'une façon continue, le liquide pénètre dans le tissu cellulaire sous-péritonéal. Il est alors facile de sentir la tumeur, qui se prolonge du côté de la fosse iliaque.

Kocher fait remarquer à ce propos la différence qui semble exister entre les résultats de ces expériences et ce qui se passe dans l'hématocèle profonde, produite par une hémorrhagie artérielle qui succède à la rétraction de l'artère spermatique à la suite d'une castration. Dans ce dernier cas le sang s'épanche en suivant les vaisseaux spermatiques et remonte jusqu'au voisinage de la colonne vertébrale. Au contraire, dans les expériences que nous venons de rapporter, le sang s'infiltre aussitôt après sa sortie du canal inguinal, dans le tissu cellulaire sous-péritonéal.

Si le sang est simplement infiltré dans les mailles du tissu cellulaire sans le dilacérer, il se produira une *hématocèle par infiltration;* dans le cas où le sang, faisant irruption brusquement, se sera creusé une seule ou plusieurs loges, on aura affaire à l'*hématocèle par épanchement;* ces deux états peuvent coïncider.

Telles sont les variétés qu'on peut créer par l'expérimentation sur le cadavre; elles répondent jusqu'à un certain point aux deux variétés cliniques généralement admises.

Jamain (1), dans sa thèse, a analysé la plupart des cas publiés par les auteurs, mais ces faits sont peu nombreux et ne peuvent servir qu'à indiquer les différentes variétés; aussi l'expérimentation a permis de compléter ce cadre en lui donnant plus de valeur et plus de netteté.

Un exemple rapporté dans cette thèse rend bien compte de la façon dont la tumeur sanguine qui occupe rapidement la partie supérieure du cordon, en même temps qu'elle se prolonge dans le canal inguinal, va constituer une tumeur abdominale. Bowman, cité par Curling, a signalé un fait exceptionnel dans lequel le sang accumulé avait tellement dilaté l'enveloppe du cordon, qu'il avait formé une tumeur volumineuse, pendant sur la partie antérieure de la cuisse jusqu'aux genoux; elle était presque pédiculée.

Il ne faut pas confondre cette variété d'hématocèle, succédant à un traumatisme ou à un effort violent, avec l'affection très rare décrite sous le nom de ***hématocèle enkystée du cordon*** et qui n'est autre chose, ainsi que nous l'indiquerons à l'article *kystes du cordon*, que la transformation d'un de ces kystes séreux en kyste hématique. Cette transformation est exceptionnelle et il en existe quelques cas seulement dans la science.

Symptômes et diagnostic. — Les signes que fournit la présence d'un épanchement sanguin dans les mailles du tissu cellulaire du cordon sont assez simples et conduisent facilement au diagnostic.

L'ecchymose de la région, les commémoratifs, l'apparition rapide d'une tuméfaction allongée dans le sens du cordon, constituent les signes ordinaires de l'affection. Si on explore avec soin la région, il est facile de percevoir une sensation de fluctuation vague, ou de crépitation spéciale due au sang épanché.

Ces phénomènes locaux peuvent s'accompagner de symptômes géné-

(1) *De l'Hématocèle du scrotum.* Th. agr., Paris, 1853.

raux assez sérieux : petitesse du pouls, refroidissement des extrémités, pâleur de la face, qu'on retrouve dans tout traumatisme violent.

Lorsque la cause est due à une rupture des veines, sous l'influence d'un effort, l'ecchymose n'apparaîtra que plus tard, mais n'en constituera pas moins un signe excellent.

Malheureusement, il arrive souvent que cette affection est dénaturée par des phénomènes de voisinage qui la font méconnaître. Nous avons déjà parlé de l'épanchement sanguin occupant les plans superficiels de la région et masquant le gonflement du cordon, lequel ne devient sensible que plus tard.

La présence d'une hernie peut augmenter beaucoup les difficultés. Une épiplocèle enflammée à la suite d'un choc violent occasionne les erreurs les plus fréquentes. Ici cependant les commémoratifs permettent de rectifier le jugement, car on peut connaître par les antécédents l'existence d'une tumeur formée par l'épiploon.

L'épanchement d'une certaine quantité de sang dans le cordon ne constitue pas une affection sérieuse ; le plus souvent la résorption du sang épanché amène la guérison progressive et sans accident.

On a bien parlé d'enkystement possible du liquide épanché, de la formation d'une tumeur pouvant remonter dans l'abdomen et s'enflammer de façon à produire des troubles graves, mais ces faits sont très rares et ont été pour la plupart incomplètement observés.

Traitement. — Le moyen le plus sûr d'arriver à obtenir la résolution de cette tuméfaction, consiste à immobiliser la région et à faire une légère compression.

Une réfrigération locale constitue également un adjuvant utile.

Mais on doit s'abstenir, en présence de cet épanchement de sang, de toute intervention chirurgicale qui pourrait être nuisible, sinon dangereuse. Telle est, du reste, la loi générale pour le traitement des épanchements sanguins peu abondants. La ponction aspiratrice et souscutanée pourrait seule être utile, dans le cas d'épanchement assez abondant.

§ 4. — Tuberculose du cordon.

La *tuberculose* du cordon ne devrait pas trouver place ici, car on peut dire qu'elle n'est qu'une affection secondaire à la localisation de la tuberculose dans l'épididyme et le testicule. L'histoire de la tuberculisation de ces organes a été étudiée à propos du testicule tuberculeux. Cependant les cas de tuberculose isolée du cordon ou du canal déférent existent, quoiqu'ils soient très rares.

Aussi il nous a semblé utile d'y revenir en quelques mots, afin de mieux faire saisir ce que la maladie localisée au cordon présente de spécial.

La tuberculose envahit le canal déférent le plus souvent par places isolées, en formant des nodosités arrondies qui entourent plus ou moins complètement le canal. Ces nodosités donnent au cordon l'aspect d'un *chapelet* (1), lorsqu'elles sont disposées régulièrement.

Cette disposition était très manifeste sur une pièce que l'un de nous a trouvée sur un cadavre à l'amphithéâtre des hôpitaux. Depuis la terminaison du cordon au niveau de l'épididyme, jusqu'aux vésicules séminales, on pouvait compter onze nodosités jaunâtres, disséminées sur le canal déférent à intervalles presque réguliers et ayant toutes à peu près la même grosseur (V. fig. 26, p. 385). L'épididyme et les vésicules étaient aussi remplis de tubercules.

Il est rare que ces nodosités soient aussi régulières et aussi limitées que dans ce cas. En général le canal est épaissi, induré dans une partie de son étendue, principalement vers sa partie funiculaire, et les tubercules jaunes apparaissent à sa surface en faisant une légère saillie. Chacun de ces nodules peut se ramollir et suppurer au même titre que les lésions semblables accumulées dans l'épididyme.

Il n'est pas très rare de trouver dans la région du cordon des foyers de suppuration ou des fistules cutanées (2), à bords décollés et violacés, qui conduisent dans un foyer de ramollissement.

En même temps que se produit ce travail du côté du canal déférent, le tissu cellulaire ambiant s'indure en totalité ou par places, il forme une masse plus ou moins dure et bosselée, qui se continue avec le testicule et l'épididyme également malades. La peau du scrotum, envahie elle-même, adhère quelquefois au cordon induré. Ces désordres peuvent se prolonger jusque dans le canal inguinal.

Il est assez rare de les rencontrer très prononcés et très étendus au delà de cette limite.

Une localisation rare de la tuberculose a été signalée par Gosselin (3). Chez deux malades il a pu diagnostiquer une tuberculisation probable dans le *vas aberrans*. Il est possible que ces localisations aient eu leur siège dans ce petit corps, qui reste en continuité avec le canal déférent et peut, par conséquent, participer à ses maladies.

Le même auteur (4) avait décrit auparavant, des cas de tuberculisa-

(1) Dufour, thèse, 1854.
(2) Civiale, *Mal. des org. g. ur.*, t. II, p. 146, 2e édit.
(3) *Cliniques de la Charité*, t. II, p. 381.
(4) Curling, trad. fr., p. 432.

tions isolées dans le tissu cellulaire qui entoure l'épididyme, sous le nom de *tuberculisations excentriques* à cet organe. La localisation dans le *vas aberrans* peut rentrer dans cette classe.

Le développement de la tuberculose dans le canal déférent aurait un caractère spécial. D'après M. Reclus, les lésions de la tuberculose marchent du centre du canal vers la périphérie. La muqueuse est la première altérée et donne naissance à des produits caséeux, tandis qu'à la périphérie, les couches extérieures du conduit spermatique sont simplement hypertrophiées et indurées. Quand ces produits caséeux se ramollissent, ils se vident dans la lumière du canal et laissent à leur place des anfractuosités qui se rencontrent assez souvent, quand on coupe en long ou en travers le canal ainsi altéré.

L'aspect moniliforme, le gonflement local ou la présence de nodosités sur le trajet du canal déférent, constituent les signes les meilleurs pour établir le diagnostic de la tuberculose. Nous rappelons qu'on trouve très rarement cette affection isolée; elle se rencontre presque toujours associée à une lésion semblable de l'épididyme, de la prostate et des vésicules séminales.

Cette extension de la tuberculisation au cordon est surtout intéressante à constater, parce qu'elle constitue une contre-indication à l'ablation du testicule, surtout quand l'envahissement a gagné la région inguinale.

§ 5. — Syphilis du cordon.

Quand la syphilis tertiaire envahit le testicule, il est assez rare que le canal déférent soit pris en même temps, cet envahissement ne survient que secondairement. Le cordon est donc presque toujours indemne, ou n'est atteint que par propagation directe. Cependant, à côté de ces altérations secondaires, on a signalé un certain nombre de faits dans lesquels la syphilis a envahi d'emblée les éléments du cordon, s'y est localisée et a donné lieu à des phénomènes plus ou moins caractéristiques.

La syphilis peut se manifester sur le cordon par ses deux processus habituels : la sclérose avec induration du tissu cellulaire : la production gommeuse.

Ces deux formes sont souvent confondues ensemble; aussi il est difficile de les séparer nettement. Comme cette localisation de la syphilis ne présente pas un grand intérêt, nous ne ferons que signaler les observations les plus récentes.

M. Lancereaux (1) a cité un cas dans lequel le cordon présentait des altérations syphilitiques isolées, qui ne semblaient laisser aucun doute sur leur nature ; il les considère comme très rares.

Un autre exemple est dû à Broca (2). Le testicule droit avait été envahi par la syphilis d'une façon aiguë ; l'inflammation s'était calmée pour laisser place à une maladie chronique qui avait duré sept ans. L'autre testicule se prit ensuite. Au-dessus de ce dernier se trouvait une tumeur allant du bord supérieur de l'organe, dont elle est séparée par un sillon très net, jusqu'au niveau du canal inguinal. Le canal déférent était certainement englobé dans cette tuméfaction, dure, résistante et présentait une altération qui ressemblait à celle de la gomme calcaire du testicule ; il semblait être le point de départ de cette production.

Enfin nous rappellerons que Lhomme (3) avait présenté à la Société anatomique en 1866 une tumeur gommeuse du cordon spermatique qui coïncidait avec une autre gomme développée dans la paroi antérieure de l'oreillette droite. M. Verneuil a pu démontrer par l'examen histologique, qu'il s'agissait bien d'une gomme du cordon.

Il est difficile, en présence de ces faits, sur lesquels nous n'insistons pas, de ne pas admettre, dans certaines circonstances, l'envahissement spécial du cordon par la syphilis ; mais cette localisation primitive doit être très rare. On trouve ordinairement une altération continue venant de l'épididyme et envahissant le canal déférent.

§ 6. — **Tumeurs du cordon spermatique.**

1. — Kystes du cordon.

On désigne dans les traités classiques sous le nom de : *hydrocèle enkystée du cordon*, une variété de tumeurs liquides qui siègent sur le trajet du cordon spermatique, mais qui sont indépendantes de l'épididyme et du testicule. Ce sont les *kystes du cordon*.

Anatomiquement, ils se présentent sous la forme d'une cavité, ordinairement allongée, de volume peu considérable. Leur contenu est tantôt séreux et citrin, analogue à celui de l'hydrocèle commune de la tunique vaginale ; tantôt un peu coloré.

(1) *Traité de la syphilis*. Paris, 1866, p. 279.
(2) *Syphilis testiculaire bilatérale avec gomme épididymaire ou funiculaire* (*Gazette hebdomadaire*, 1883, p. 181).
(3) *Bull. soc. anatomique*, janv. 1856 et Verneuil, art. Aine, in *Dict. encyc.*, t. II, p. 236.

La membrane fibreuse qui constitue la paroi du kyste est le plus souvent mince, transparente, tapissée d'épithélium pavimenteux. Elle ne présente avec les parties voisines que des connexions peu prononcées et rarement des adhérences.

Symptômes. Diagnostic. — Le kyste du cordon est situé tantôt en dehors du canal inguinal, tantôt dans le trajet lui-même. Il arrive souvent que grâce à sa mobilité il peut être repoussé dans le canal, après avoir occupé la partie supérieure du cordon près de l'anneau et réciproquement.

Ces kystes se présentent sous la forme d'une tumeur arrondie, lisse, sans bosselures, indolente, d'une grosseur qui varie depuis le volume d'une noisette jusqu'à celui d'une grosse noix. Ceux qui sont situés dans la partie ascendante du cordon sont souvent plus volumineux et peuvent acquérir le volume du poing. Jamais il n'existe de connexion entre eux et le testicule ou l'épididyme.

La transparence est parfaite et facile à vérifier, toutes les fois que le liquide est limpide et aussitôt que le kyste a acquis un certain volume, au moyen d'un éclairage intense et avec l'aide d'un stéthoscope.

Comme la poche est ordinairement très tendue, elle donne par la palpation une sensation de résistance ; aussi la fluctuation est rarement bien nette.

Il est utile de rappeler que le kyste qui occupe la partie ascendante du cordon a presque toujours été pris pour un testicule surnuméraire, à cause de sa forme. Mais nous avons déjà indiqué que l'existence d'un testicule surnuméraire ne paraissait pas suffisamment prouvée.

Nous avons vu des kystes qui occupaient en même temps le trajet inguinal et la partie ascendante du cordon. Dans ce cas, la partie extérieure au canal avait un volume plus considérable que l'autre, ce qui donnait à la tumeur l'apparence d'une gourde munie d'un étranglement qui correspondait à l'anneau inguinal.

Quand le kyste occupe le trajet inguinal, il est mobile, se déplace assez facilement et maintient élargi l'anneau externe. Aussi peut-on le repousser vers le ventre, au point de ne le sentir qu'à travers les aponévroses abdominales.

Il est quelquefois facile de le faire sortir au moins en partie à l'extérieur ; mais abandonné à lui-même, il reprend rapidement sa place.

Cette position du kyste, sa mobilité, sa réduction apparente, le font confondre très souvent avec une pointe de hernie et principalement avec une épiplocèle au début. Il n'est pas rare de voir les malades atteints de cette variété de kyste porter un bandage inguinal, celui-ci est appliqué sur le kyste qui a été pris pour une hernie.

Le seul moyen d'éviter l'erreur est de repousser le kyste au dehors et de le faire saillir autant que possible par l'anneau externe. On a alors la sensation très nette que le trajet inguinal devient libre, et n'est pas occupé, comme cela se présente dans la hernie, par un cordon de volume variable qui se prolonge jusque dans l'abdomen.

Une ponction exploratrice, au moyen de la seringue de Pravaz, permettrait du reste de lever les doutes, sans exposer le malade à aucun danger.

L'un de nous a traité un kyste de ce genre existant chez un jeune enfant de sept ans. Le kyste, gros comme une olive, se déplaçait facilement dans le canal. L'enfant portait un bandage inguinal depuis deux ans. Avec une seringue de Pravaz, le kyste fut vidé ; il contenait du liquide jaune citrin. Quelques gouttes d'alcool furent ensuite introduites dans la poche. La réaction qui suivit cette petite intervention fut assez vive, mais calmée par des émollients, elle ne dura que cinq à six jours. La guérison fut complète.

Nous pouvons ajouter enfin, que le kyste situé dans le canal inguinal peut être accompagné d'une hernie, congénitale ou accidentelle ; le diagnostic dans ces cas doit être très difficile. On n'a, pour se convaincre de cette difficulté, qu'à se reporter à la classification des hernies congénitales avec ectopie testiculaire proposée par Rizzoli. Nous parlerons de ces faits à propos des complications.

Complications. Variétés. — Les kystes du cordon peuvent subir quelques transformations dont la principale est l'épanchement de sang dans leur intérieur (*hématocèle enkystée du cordon*).

Cet accident succède ordinairement à un choc violent porté sur la région et s'accompagne des signes de la contusion du scrotum. Cependant quelquefois il survient sans cause appréciable, par la rupture spontanée des fausses membranes développées à la surface interne de la poche, à la suite d'un travail inflammatoire chronique. Il se passe ici un phénomène analogue à celui que Gosselin a si bien étudié à propos de l'hématocèle vaginale. L'un de nous a observé un exemple d'hématocèle enkystée du cordon, tapissée de fausses membranes anciennes et envoyant un prolongement dans l'abdomen. Ce fait a été publié par M. le Dr Routier (1).

Enfin on a vu, à la suite d'une simple ponction, le liquide transparent devenir sanguinolent et sanglant (hydro-hématocèle).

(1) *Hématocèle dans un kyste du cordon, avec prolongement abdominal, incision, grattage, décortication, guérison* (*Progrès méd.*, Paris, 1884, t. XII, p. 533).

Ces complications sont importantes à connaître, car elles aggravent le pronostic du kyste. Le traitement dans ce cas doit être différent de celui du kyste séreux et semblable au traitement de l'hématocèle vaginale.

Les kystes sont quelquefois accompagnés par une hernie inguinale qui vient se mettre en contact avec eux et prendre les dispositions les plus bizarres. Tantôt le kyste correspond seulement à la partie inférieure de la hernie (fig. 88), pendant que celle-ci s'insinue dans la tunique commune du cordon. Tantôt la hernie passe en avant, contourne le kyste et le

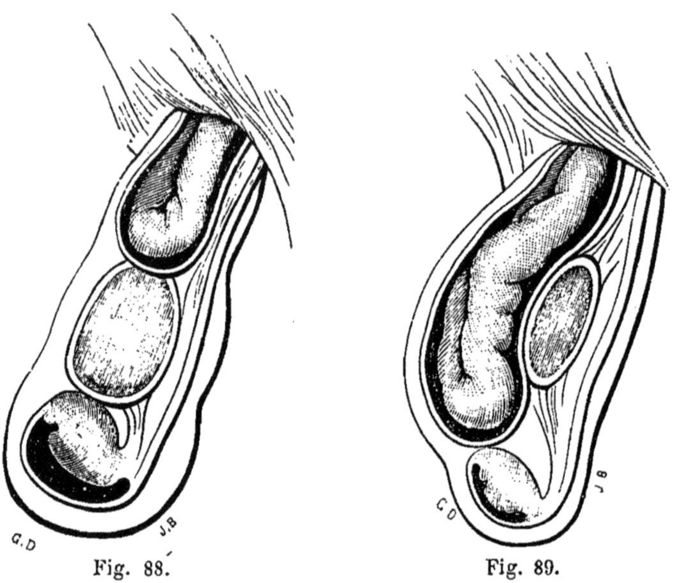

Fig. 88. Fig. 89.

laisse en arrière d'elle en masquant sa partie antérieure (fig. 89). Enfin on a vu des kystes tellement entourés par le sac herniaire et tellement englobés par une grosse hernie, qu'il était impossible de diagnostiquer leur présence. L'opération ou l'autopsie permettait seule de les reconnaître.

La coexistence d'un kyste du cordon et d'une hydrocèle vaginale n'est pas rare ; elle peut exister aussi avec un kyste de l'épididyme. Mais généralement ces tumeurs sont distinctes et séparées par des sillons plus ou moins profonds qui les délimitent.

Les kystes du cordon peuvent-ils contenir un liquide opalescent, rempli de spermatozoïdes, comme cela se rencontre souvent dans les kystes de l'épididyme ? La question a été souvent discutée sans être absolument résolue.

Le fait doit être fort rare; cependant nous en avons observé un exemple très net et ne laissant aucun doute, chez un homme de trente-deux ans. Il portait depuis deux ans environ un kyste arrondi, de la grosseur d'une noix, occupant manifestement la partie supérieure du cordon et laissant entre l'épididyme et le testicule un espace aussi large que le doigt. Une ponction fut pratiquée; à notre grand étonnement nous recueillîmes du liquide opalescent rempli de spermatozoïdes bien conformés. Une injection de teinture d'iode donna une guérison complète au bout de trois semaines.

Ce cas nous a beaucoup étonné, car il est exceptionnel et s'explique difficilement par les théories habituelles du développement de ces kystes à spermatozoïdes.

M. Liégeard (1) a publié une observation semblable. Le diagnostic avait été hydrocèle enkystée du cordon, à cause de l'éloignement du testicule et de l'épididyme, mais le liquide, examiné par Broca et par Robin, contenait des spermatozoïdes en grand nombre.

D'autres cas analogues ont été publiés et viennent montrer nettement la possibilité de ce siège pour les kystes spermatiques.

A moins d'admettre qu'il s'agissait là d'un kyste déplacé par tiraillement et éloigné de sa position première qui devait être la queue de l'épididyme, on est obligé de chercher son origine dans le *vas aberrans* de Haller; ce corps étant placé le long du cordon, sa structure permettrait d'expliquer le développement d'un semblable kyste.

Il peut arriver, dans cette région, que le liquide, au lieu d'être enkysté, reste en communication facile avec le péritoine. Cela tient à l'absence d'oblitération du conduit vagino-péritonéal vers sa partie supérieure. Le trajet ainsi constitué peut se prolonger jusque dans la partie scrotale; alors la poche kystique descend dans le voisinage du testicule, mais en reste toujours distincte.

M. Duplay donne à cette variété le nom de : *Hydrocèle peritonéo-funiculaire*, pour la distinguer de l'*Hydrocèle vagino-péritonéale*, dans laquelle la communication se prolonge jusqu'à la vaginale.

Malgré la rareté de cette variété, puisque M. Duplay n'a pu en trouver que deux exemples signalés par Nanoni et Chassaignac, nous avons pu en observer un cas très net chez un enfant de trois ans.

La poche remplie de liquide formait une petite tumeur arrondie piriforme, qui descendait jusqu'au milieu de la portion scrotale du cordon. Elle se réduisait en partie par le décubitus dorsal; en pres-

(1) *Gazette des hôpitaux*, 1854.

sant sur elle et sur la région inguinale on la faisait disparaître complètement. Lorsque l'enfant était debout et faisait quelques efforts elle se reproduisait aussitôt. L'absence de gargouillement, la transparence évidente ne laissaient aucun doute sur le diagnostic. Une pelote compressive spéciale fut appliquée sur la région pour empêcher le développement de cette poche; grâce à cet appareil, les parois purent s'agglutiner, car après quinze mois, il ne restait aucune trace de cette affection.

Enfin on peut encore trouver dans cette règion des kystes multiples disposés, les uns par rapport aux autres, comme des grains de chapelets de différent volume, ces kystes ont la même structure, et contiennent le même liquide que les précédents. Ils sont le résultat d'oblitérations partielles du conduit vagino-péritonéal avec persistance, dans plusieurs points de son trajet, de petites cavités qui peuvent devenir le point de départ d'autant de kystes.

Pathogénie. — La formation des kystes du cordon a été l'objet d'un grand nombre de travaux et de discussions non moins nombreuses. Actuellement nous pensons qu'il faut se contenter d'une seule explication qui est certainement la plus rationnelle, quoiqu'on ne puisse l'affirmer dans tous les cas.

Celle-ci repose sur une notion d'anatomie très exacte et qui permet d'expliquer le mode de formation de ces poches kystiques. Elle a été proposée par J. Cloquet et admise par Curling et A. Cooper.

Nous savons que le testicule en descendant dans le scrotum entraîne avec lui un prolongement de la séreuse péritonéale. Ce prolongement présente une extrémité inférieure renflée qui est en connexion intime avec le testicule et la tunique vaginale. Mais sa partie rétrécie, celle qui s'étend depuis l'orifice interne du canal inguinal jusqu'au voisinage de l'épididyme, a une tendance à s'oblitérer rapidement et à se transformer en un cordon fibreux qui disparaît bientôt.

L'oblitération de ce conduit peut être imparfaite ou même ne pas se produire; elle devient alors la cause de deux maladies, connues sous le nom de : *Hernie inguinale congénitale* et de *Hydrocèle ou Vaginalite hydropique congénitale*, que nous avons déjà étudiées. L'intégrité du trajet est indispensable pour donner naissance à ces deux affections.

Mais si nous supposons que le trajet entier puisse rester perméable, nous pouvons supposer également que l'oblitération ne se produise que partiellement et que les surfaces séreuses restent indépendantes dans certains points. Ainsi se trouveront créés des espaces virtuels, garnis de parois séreuses ; ceux-ci pourront se remplir de liquide et former des cavités kystiques.

Cruveilhier (1), par ses dissections, a démontré la réalité et la persistance de ces cavités. Il figure dans son atlas ces cavités soit uniques, soit au nombre de trois ou quatre et séparées par des étranglements fibreux.

Ledran décrit une pièce dans laquelle il a trouvé une disposition semblable : « J'ai conservé, dit-il, une pièce anatomique, dans laquelle on voit quatre petites tumeurs aqueuses, rondes et grosses comme des grains de raisins, lesquelles formées entre les feuillets du péritoine, se montraient au dehors, par-dessous le ligament de Fallope ; le sujet avait en même temps une hydrocèle de la tunique vaginale. »

Meckel cite des faits analogues étudiés par Brugnone et Scarpa, dans lesquels les vestiges du conduit vagino-péritonéal constituaient de petites poches séreuses isolées. Il en est de même de Curling, de Gosselin et Richet, qui ont constaté de petites cavités analogues.

Pour que ces vestiges du conduit péritonéal deviennent kystiques, il suffit que sous l'influence d'un froissement, d'une irritation quelconque, la surface fournisse du liquide, celui-ci distendra bientôt la poche pour constituer un kyste. Il se passe là quelque chose d'absolument semblable à la formation de la *vaginalite chronique hydropique* ou *hydrocèle de la vaginale.*

Nous avons vu plus haut que l'analogie avec l'hydrocèle simple est encore plus frappante, quand on voit ces kystes subir les mêmes transformations et devenir des *hématocèles*, ou en employant un langage plus rationnel, des : *vaginalites hémorrhagiques localisées.*

Nous devons donc abandonner complètement la vieille théorie admise par Velpeau, qui veut que ces kystes se développent spontanément dans le tissu cellulaire, par un mécanisme qu'il est inutile de discuter et même de rappeler.

Devons-nous admettre l'opinion de ceux qui veulent assimiler ces kystes à ceux qui se développent dans le voisinage de l'épididyme aux dépens des débris du corps de Wolff, et en particulier *de l'organe de Giraldès ?*

Sauf de rares exceptions déjà signalées, ces kystes ont un siège spécial bien défini et prennent des connexions avec l'épididyme et le testicule, aussi rien ne nous autorise à les décrire avec les kystes du cordon dont la symptomatologie est absolument distincte.

(1) Cruveilhier, *Anat. path.*, 1856, t. III, p. 448.

Il est vrai que, dans quelques cas, on peut voir se produire un empiétement de ces deux variétés de kystes, en dehors de leur région respective. Dans ces conditions on rencontrera un kyste à spermatozoïdes sur le trajet du cordon, au-dessous de l'anneau et loin de l'épididyme. Mais ces faits sont exceptionnels, et correspondent aux anomalies de position indiquées dans l'histoire des vestiges du corps de Wolff. Nous en avons rapporté un exemple.

Pellacani (1), dans son étude sur les débris du corps de Wolff, a démontré que ceux-ci pouvaient occuper des positions variables le long du canal déférent. Ce serait donc une preuve qu'ils peuvent devenir le point de départ des kystes du cordon.

Malheureusement nous ne pouvons savoir si ces faits sont les plus fréquents, et si cette théorie est toujours aussi vraie qu'on a voulu l'admettre.

Kystes sacculaires. — A côté des kystes développés dans la région du cordon et aux dépens de ses éléments, tels que nous venons de les étudier, se placent d'autres tumeurs kystiques simulant les premières, mais ayant une toute autre origine.

Les plus fréquentes sont les tumeurs liquides développées dans un sac herniaire déshabité ou contenant encore de l'intestin et surtout de l'épiploon.

M. Duplay (2) a étudié avec soin ces variétés de tumeurs liquides du cordon, nous en trouvons des exemples et une description complète dans les travaux de Cloquet, Demeaux, Gosselin (3) et Debrade (4).

Curling insiste beaucoup sur cette variété de kystes de la région inguinale et sur leur confusion avec les kystes vrais.

Sans vouloir entrer dans tous les détails de leurs variétés, nous dirons seulement qu'ils peuvent se présenter sous deux aspects différents. Tantôt, le collet du sac herniaire déshabité étant oblitéré, le liquide s'accumule dans le fond du sac et constitue un kyste. Dans ce cas on peut croire à un vrai kyste, mais il sera facile d'éviter l'erreur en percevant par la palpation, entre cette petite tumeur et l'abdomen, un cordon fibreux, vestige du collet du sac.

Tantôt, au contraire, le collet très rétréci est resté perméable et le liquide contenu dans le sac communique encore avec le péritoine. Cette communication peut être large et facile, au point que le liquide

(1) *Loc. cit.*
(2) *Des collections séreuses et hydatiques de l'aine.* Th., Paris, 1865.
(3) *Leçons sur les hernies abdominales.* Paris, 1865, p. 324.
(4) *Étude sur l'hydrocèle des sacs herniaires anciens.* Th., 1878.

reflue facilement dans la cavité péritonéale quand on presse sur la poche ou lorsque le malade est placé dans la position horizontale. Dans ce cas, on peut confondre cette affection avec l'hydrocèle congénitale non enkystée. Mais alors ces deux affections sont semblables et ne diffèrent que par leur origine.

Lorsque la communication est petite, étroite et laisse difficilement passer le liquide, on peut croire à un kyste vrai. Cependant la position horizontale, la pression exercée d'une façon lente et continue sur le pseudo-kyste, permettent de constater une réduction plus ou moins complète du liquide, ce qui met ainsi à l'abri de l'erreur. Celle-ci pourrait avoir pour résultat la pénétration dans le péritoine d'un liquide irritant, si on injectait celui-ci dans le pseudo-kyste, dans un but curatif.

Traitement. — La plupart des kystes du cordon, qui se rapprochent beaucoup de l'hydrocèle par leur structure et leur contenu, demandent les mêmes méthodes de traitement.

Ordinairement l'évacuation du liquide suivie d'une injection d'un liquide irritant, constitue le meilleur moyen curatif. Les choses se passant ici comme dans l'hydrocèle, il est inutile de revenir sur ces détails.

Deux points cependant méritent de nous arrêter.

Certains kystes congénitaux ou développés au début de la vie, au niveau du cordon, disparaissent souvent sans traitement et spontanément, quelques jours après leur apparition. Il est donc utile de ne pas se presser dans cette circonstance, car une opération est inutile. Il sera toujours sage d'attendre que la persistance du kyste démontre que sa guérison spontanée ne peut être espérée.

Enfin, il est nécessaire, avant de pratiquer une injection irritante, de vérifier s'il n'existe pas une communication avec le péritoine, celle-ci est fréquente surtout dans les kystes sacculaires. L'injection pénétrant dans la grande séreuse pourrait donner lieu à des accidents sérieux.

On conseille, dans ce cas, de comprimer avec soin le trajet de communication, non seulement au moment de l'injection, mais aussi pendant la période d'inflammation consécutive ; celle-ci pouvant se propager au péritoine et donner lieu à une inflammation plus ou moins étendue de cette membrane.

Le kyste du cordon peut être enlevé en totalité ; s'il communique avec le péritoine on aura soin de disséquer avec soin le prolongement inguinal et de le lier le plus haut possible du côté de l'abdomen. Enfin le traitement chirurgical de l'hydrocèle peut lui être appliqué d'après les principes que nous avons établis à propos du traitement radical de l'hydrocèle de la tunique vaginale.

L'hématocèle qui complique quelquefois ces kystes devra être traitée comme l'hématocèle vaginale. Si elle est récente, on pourra vider la poche de son contenu, la laver avec soin et faire une injection de teinture d'iode. Souvent la guérison sera ainsi obtenue.

Dans les cas anciens, à parois épaisses et tomenteuses, l'ouverture large, l'ablation d'une portion de la poche, et au besoin l'ablation unie à la castration, comme l'un de nous en a signalé un exemple, constitueront le meilleur moyen de traitement. Il est peu probable que la décortication totale puisse ici trouver son emploi ; nous n'en connaissons pas d'exemple.

2. — Tumeurs solides du cordon.

Les éléments du cordon peuvent être envahis partiellement ou en totalité par les tumeurs voisines qui prennent de l'extension, surtout quand elles sont nées dans le testicule. Ce sont là des tumeurs secondaires, presque accessoires et qui ont été étudiées à propos des maladies du testicule.

Il peut arriver aussi que les mêmes affections débutent par les éléments du cordon, s'y localisent, y évoluent comme dans d'autres régions et finissent même par envahir à leur tour les parties voisines. Dans ce cas elles méritent une description et une histoire spéciales, car elles constituent des maladies distinctes.

Le *lipome*, le *fibrome*, le *sarcome*, le *myxome*, le *carcinome* ont quelquefois cette origine ainsi que certains *myomes*.

Variétés. — 1° Lipomes du cordon. — Curling a rapporté quelques exemples de cette variété de tumeurs du cordon ; depuis cette époque d'autres cas ont été publiés. Plusieurs sont figurés dans le *Traité des tumeurs abdominales de* Péan.

Cette variété de tumeurs est assez importante à étudier, car elle donne presque toujours lieu à des erreurs de diagnostic ou à des difficultés opératoires.

Développée aux dépens des quelques éléments graisseux disséminés dans le cordon, cette graisse pathologique peut former un amas unique, ou au contraire plusieurs amas disséminés (fig. 90, 91). Presque toujours mamelonnés et constitués par des lobules unis les uns aux autres par des tractus ou des cloisons fibreuses, ces paquets graisseux englobent en partie les éléments du cordon dont ils sont difficilement séparés pendant la dissection.

Leur volume est variable ; mais quand ils augmentent ils forment une masse arrondie ou allongée, placée sous la peau, en avant du cordon. Cette masse mobile, molle, presque fluctuante et légèrement mamelonnée, simule souvent les hernies épiploïques.

Curling insiste principalement sur cette apparence trompeuse qui les fait confondre avec les hernies épiploïques. Cependant le cordon

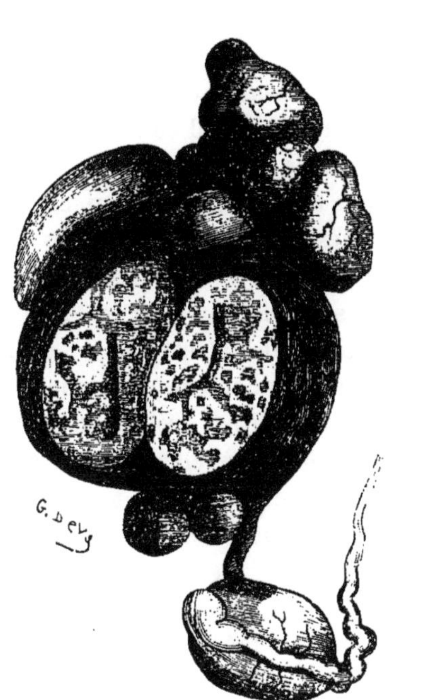

Fig. 90. — Lipome du cordon.

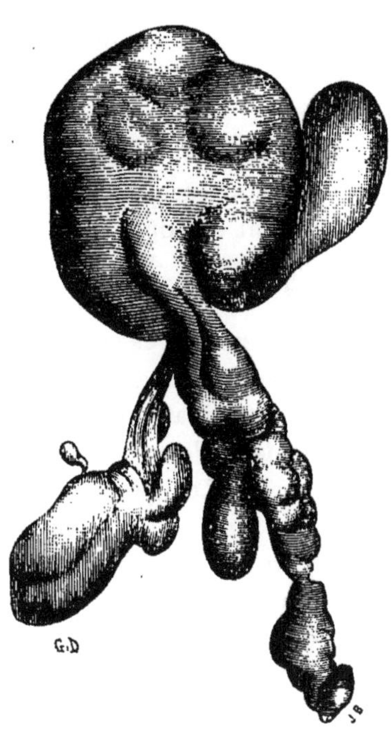

Fig. 91. — Lipome du cordon (Péan).

intra-abdominal, plongeant derrière la paroi de l'abdomen, qui caractérise les épiplocèles, manque toujours dans le lipome. Chez les sujets gras il peut être difficile de vérifier cette absence de cordon épiploïque.

Le testicule est toujours reconnaissable situé en bas et en arrière, quand la tumeur descend à son niveau. Souvent il est masqué par la tumeur qui le déborde de tous côtés ou seulement en arrière. Si celle-ci ne remonte pas dans le canal inguinal, il est facile de trouver sa limite supérieure, sous forme d'une masse arrondie, qui ne se prolonge nullement dans l'abdomen. La constatation de cette limite permet de faire le diagnostic avec l'épiplocèle surtout quand elle est irréductible.

Quand ces lipomes envoient des prolongements dans le canal inguinal, on ne peut souvent sentir leur limite supérieure du côté de l'abdomen. Dans un cas de Brossard, la tumeur avait grossi surtout dans la cavité abdominale.

Il peut arriver que le volume du lipome varie avec la position du malade. Curling cite un fait dans lequel la position debout et surtout la constipation étaient la cause d'une augmentation de volume, celle-ci cessait dans la situation couchée.

Mais ce qui trompe le plus souvent c'est l'apparition de phénomènes intestinaux, simulant ceux de l'étranglement. Quand ces phénomènes coïncident avec la tumeur et surtout quand celle-ci est légèrement douloureuse, la méprise est difficile à éviter. Aussi plusieurs lipomes ont été opérés ou enlevés par des chirurgiens qui croyaient être en présence de hernies épiploïques ou entéro-épiploïques étranglées.

Heureusement ces erreurs sont rares, car le plus souvent la tumeur est limitée à la région du cordon, distincte du testicule et éloignée du canal inguinal dans lequel elle n'envoie aucun prolongement.

Une pièce de ce genre se trouve au musée des chirurgiens de Londres (1). Le lipome est situé au milieu des éléments du cordon auxquels il adhérait faiblement; sa forme est ovoïde, il a 12 centimètres de longueur. Il consiste dans un certain nombre de lobes de graisse molle, intimement unis entre eux par des cloisons minces de tissu cellulo-adipeux.

Un autre cas signalé par Cloquet (2) et trouvé sur le cadavre, est de même nature.

Quelquefois le lipome n'est pas pur, mais se trouve mélangé avec d'autres éléments, notamment du myxome. Ce mélange donne à la tumeur un aspect spécial qui rappelle celui de la gélatine. Cette composition variée peut expliquer la récidive de tumeurs qualifiées lipomes purs; on a signalé quelques exemples de cette variété.

Il en fut ainsi dans une observation publiée par Curling, qui vit survenir deux récidives dans la même région, après l'ablation d'une grosse tumeur graisseuse du cordon. Il s'agissait probablement d'un myxolipome.

(1) Curling, Trad. fr., p. 562.
(2) Cloquet, *Recherches sur les causes et l'anatomie des hernies abdominales*, p. 26. Thèse Paris, 1817.

Le diagnostic du lipome du cordon est très difficile, il est presque toujours confondu avec une épiplocèle irréductible, mais nous avons vu plus haut la façon d'éviter l'erreur.

Il simule aussi souvent le varicocèle, surtout quand son volume augmente par la station debout. Cependant la réductibilité du varicocèle, et la sensation spéciale qu'il donne à la palpation empêchent, le plus souvent, la confusion. On ne doit pas oublier que la compression pratiquée au niveau de l'anneau inguinal fait gonfler les veines du cordon.

Plusieurs fois une fausse fluctuation due à la mollesse du lipome l'a fait prendre pour une hydrocèle. La ponction peut lever les doutes. Curling conseille, dans les cas douteux, de faire une incision, d'ouvrir la coque fibreuse de la tumeur, et ensuite de continuer l'opération en la décortiquant.

L'*ablation* de ces tumeurs doit toujours être entreprise de bonne heure, à cause du volume souvent considérable qu'elles peuvent atteindre. Wilms (1) cite un lipome du cordon du poids de 20 livres. Gascoyen (2) en a vu un de 15 livres; celui de Brossard pesait 9 livres.

Il est quelquefois possible de décortiquer la tumeur et de l'enlever sans endommager les éléments du cordon; mais quand le lipome est volumineux la séparation est impossible. Souvent aussi le testicule et la vaginale sont tellement englobés dans la partie inférieure de la production graisseuse, que la castration devient indispensable. Le pédicule de la tumeur correspond alors à la partie supérieure du cordon et est constitué presque exclusivement par cet organe. On doit le traiter comme dans la castration simple.

Curling enleva un lipome énorme du volume d'un melon qui envoyait un prolongement dans le canal inguinal; il adhérait tellement aux éléments du cordon que celui-ci dut être enlevé avec lui.

Deguise (3) a présenté à la Société de chirurgie un gros lipome qui avait nécessité une incision de plus de 30 centimètres, pour qu'on pût pratiquer la décortication et l'ablation.

2° **Tumeurs diverses du cordon. — Myxomes, sarcomes, carcinomes**, etc. — A part le lipome, il est difficile de faire une histoire complète et appuyée sur des preuves suffisantes, des autres tumeurs primitivement développées dans le cordon.

La plupart des tumeurs décrites avant la période actuelle, alors

(1) Cité par Mollière, art. TESTICULE, *Dict. encyclopédique des sc. méd.*
(2) *Id.*
(3) *Bulletin et mém. de la société de ch.*, t. IX.

que les examens microscopiques étaient encore rudimentaires, ne peuvent être facilement comparées à celles qu'on a admises depuis quelques années. Souvent elles ont été désignées d'après leur seul aspect clinique et macroscopique ; c'est sur ce simple caractère qu'on a émis une opinion sur leur nature. Pour d'autres, l'examen a été insuffisant.

Il est donc impossible de les classer d'une façon rigoureuse, ce travail ne pourra être fait d'une façon utile que plus tard, lorsque des matériaux mieux recueillis auront permis d'arriver à un résultat plus certain.

Nous nous efforcerons cependant d'indiquer la plupart des faits les mieux étudiés.

Sous la dénomination de *tumeurs albumino-graisseuses*, Lesauvage (1) a décrit quelques tumeurs qui par leur aspect paraissent se rapporter à la variété connue actuellement sous le nom de *myxome*. Leur tissu homogène, gélatineux, donnant une sensation de fluctuation, sans envahissement des ganglions, indique assez les caractères du myxome. Chez un de ses malades la tumeur pesait 20 kilogrammes. L'autre tumeur, dont il ne donne pas le volume, était située en avant du canal déférent qui s'était creusé un sillon sur une de ses faces, mais il n'était pas adhérent ; le poids n'est pas indiqué.

Ces deux tumeurs ont la plus grande analogie avec celle observée par Pepper (2). Il s'agissait d'un myxome pesant une livre. Son début remontait à dix mois avant l'ablation, chez un homme de vingt-cinq ans; elle était encapsulée, assez facile à isoler et contenait une quantité de petits kystes.

Il en est de même d'une observation de Fergusson (3) dans laquelle la tumeur, enlevée une première fois, récidiva sur place. Elle donnait la sensation d'un kyste et fut décrite sous le nom de fibrome.

Quelques *tumeurs sarcomateuses* ayant débuté dans le cordon ont été signalées par différents auteurs. Quelques-unes, n'ont pas été vérifiées par l'examen histologique, telle est celle de Dubois (4) (d'Abbeville) ; développée aux dépens de la partie initiale du canal déférent, elle avait englobé entièrement ce canal.

Certaines observations sont accompagnées par des examens histo-

(1) *Arch. gén. de méd.*, 1845.
(2) *Med. Tim.*, 14 janv. 1885, p. 128.
(3) *The Lancet*, 1856, t. II, p. 11.
(4) *Gaz. des hôpitaux*, 1864, p. 47.

logiques détaillés. Parmi celles-ci nous signalerons principalement les cas indiqués par Albrecht (1) (de Berlin) et Majunski (2) (de Valna).

Une observation de Bryant est aussi plus explicite ; elle montre non-seulement la nature, mais la malignité de la tumeur. Développé dans le cordon, le sarcome semble avoir gagné le bassin, l'abdomen, et donné des tumeurs secondaires dans le foie et d'autres organes.

Enfin quelques autres faits signalés par Walsham (3), l'un chez un enfant de quatre ans, l'autre chez un enfant de treize mois, paraissent aussi de même nature.

Nous pourrions ajouter un cas présenté par Louvet (4) et qui nous semble devoir être aussi rangé parmi les sarcomes.

Dans quelques cas le *carcinome* et l'*épithéliome* paraissent avoir débuté dans le cordon; Lesauvage, Bryant et Walsham en ont cité des observations; mais elles sont peu probantes et nous semblent plutôt être des propagations secondaires. Dans un cas, celui de Bayle cité par Lesauvage, on fit l'ablation, mais la tumeur reparut dans la région de l'abdomen et entraîna la mort.

Quant à certaines tumeurs décrites sous le nom de *tumeurs fibreuses périddidymaires* par Poisson, il est impossible de se faire une opinion complète à leur égard. Dans une observation il s'agit d'une affection développée aux dépens du canal déférent, mais l'examen pratiqué par Robin n'indique rien de précis. Peut-être s'agit-il là de tumeurs constituées par des fibres musculaires lisses, semblables à celles que nous étudions plus loin, sous le nom de : *Myômes de l'épididyme.*

Nous signalerons également un fait curieux rapporté par Dubreuil (5). Il trouva une tumeur de forme allongée, qui était formée par une agglomération de cordons noueux et durs, du volume d'une plume d'oie. L'auteur admet qu'il s'agissait là de phébolithes développées dans des veines variqueuses. Ce fait est unique.

Enfin, Englisch (6) a décrit dans le cordon spermatique, près de l'épididyme, de petites tumeurs ayant le volume d'une grosse tête d'épingle et même d'un pois, qu'on rencontre chez l'enfant nouveau-né. Ces petites tumeurs sont unilatérales ou bilatérales (3 fois sur 10). L'auteur en admet deux espèces.

(1) Canstat's Jahresb., 1867, t. II, p. 317.
(2) *Soc. méd. de Valna*, 1873 et *Revue des sciences méd.*, 1875, p. 690.
(3) *The Lancet*, 1880, t. I, p. 333 et 647.
(4) *Bull. soc. anat.*, Paris, 1865.
(5) *Gaz. hebd. des sc. méd. de Montpellier*, 1884.
(6) *Oest. med. Jahrbüch.*, 1875, heft 3.

Les unes siègent sur la tête de l'épididyme, dont elles sont peu distinctes, car elles se confondent avec lui par une large base. Elles paraissent venir du plexus pampiniforme ou des vaisseaux qui sont à la surface de l'épididyme.

Les autres se trouvent sur le trajet du cordon, mais situées en dehors du conduit vagino-péritonéal non encore oblitéré. Dans ce dernier cas, elles sont plus facilement et plus distinctement appréciables en les saisissant entre les doigts. Ordinairement pédiculisées, ces tumeurs peuvent remonter jusqu'au niveau de l'orifice interne du canal inguinal. Quand elles sont voisines du canal vagino-péritonéal, elles se coiffent de la séreuse qui leur forme un revêtement; dans le cas contraire, on les trouve libres dans le tissu cellulaire.

Souvent une hémorrhagie qui se produit dans leur centre les dénature et les rend méconnaissables.

Comme elles sont adhérentes aux veines, mais sans communiquer avec elles, leur point de départ semble être dans la paroi veineuse; on pourrait les considérer comme un paquet veineux oblitéré. Ceci serait d'autant plus vraisemblable, que les veines voisines sont variqueuses, dilatées, noueuses et contiennent souvent de petits caillots. Presque toujours elles se développent dans la vie intra-utérine et tendent à disparaître par régression quelques semaines après la naissance.

Malgré leur rareté ces petites productions méritaient d'être signalées, car elles peuvent conduire à une erreur d'interprétation, lorsqu'on les trouve chez les enfants nouveau-nés.

3° **Myômes de l'épididyme et du canal déférent.** — Comme tous les organes composés d'une couche épaisse de fibres musculaires lisses, l'épididyme et le canal déférent peuvent donner naissance à des tumeurs presque uniquement constituées par ces éléments. Ce sont alors des *myômes* ou des *fibro-myômes*, suivant la quantité relative de ces deux tissus réunis.

L'utérus, la prostate, le voisinage de l'utricule prostatique, sont souvent le siège de ces tumeurs; aussi n'est-il pas étonnant de trouver, dans le canal déférent qui a une structure analogue, des productions de même nature.

Ces tumeurs rares et probablement confondues jusqu'à ce jour avec d'autres, principalement avec les tumeurs fibreuses, n'ont été décrites que très récemment.

Kocher, dans son article du Compendium de Pitha et Billroth, ne cite que l'observation de M. Trélat (1) et une semblable de Rindfleisch. Goodhard et J. Gay (2) ont présenté devant la Société pathologique de Londres un fibro-myôme qui semble voisin de ces tumeurs. Les deux travaux les plus importants sur ce sujet sont, d'une part, un mémoire de Héricourt (3), relatant deux observations de lio-myôme de l'épididyme et d'autre part, un court travail présenté par l'un de nous devant le Congrès de chirurgie en 1885, avec une observation (4).

Dans le fait qui nous est personnel, il s'agissait d'un homme de trente et un ans, qui portait depuis cinq ans une petite tumeur arrondie au-dessus du testicule droit. Elle avait augmenté progressivement jusqu'à atteindre le volume d'une noix et était devenue douloureuse et gênante. Cette petite grosseur dure et arrondie était pédiculée du côté de l'épididyme. Des douleurs névralgiques très vives irradiées du côté de l'aine et des reins engagèrent le malade à se faire opérer. Par une dissection minutieuse, la tumeur fut enlevée en épargnant le testicule, mais en enlevant un ou deux tubes de l'épididyme formant un pédicule. Le malade guérit rapidement.

En examinant la tumeur au microscope, on la trouva composée de faisceaux nombreux de fibres musculaires lisses, séparés par des tractus de tissu fibreux. La masse était sillonnée par de gros troncs lymphatiques dilatés. Les éléments fibreux et musculaires se confondaient avec les parois du canal épididymaire, aux dépens duquel elles avaient pris naissance.

Dans les deux observations de Héricourt, on avait trouvé la même structure, mais au milieu de la tumeur existaient un ou plusieurs petits kystes. L'envahissement de la tunique albuginée n'avait pas permis dans ces deux cas la conservation du testicule; la castration totale avait été nécessaire. Le canal de l'épididyme altéré, mais reconnaissable, était englobé dans la tumeur et ses parois étaient confondues avec elle. Pour Héricourt, le point de départ du néoplasme était dans les fibres musculaires du canal épididymaire.

L'examen de la tumeur enlevée par M. Trélat fut pratiqué par Brossard. L'origine semblait être aussi la partie moyenne de l'épididyme. Le myome avait refoulé l'albuginée. Le testicule, quoique sain, fut enlevé avec la tumeur.

D'autres fois la tumeur siège sur la partie du canal déférent qui

(1) *Journ. de méd. et de chir. pratique*, 1880, p. 259.
(2) *Trans. of the pathol. Soc.*, t. XXXI, p. 310.
(3) *Revue de médecine*, janv. 1885.
(4) Congrès français de chir., 1885, p. 582. Alcan, 1886.

émerge de l'épididyme. Celle qui est conservée dans la collection de Würzbourg (Kocher) naissait de la queue de l'épididyme.

La vaginale irritée par voisinage est quelquefois remplie d'une certaine quantité de liquide (Héricourt).

Ces tumeurs à cause de leur rareté ne présentent pas un intérêt considérable. Cependant on peut les confondre avec la tuberculose au début et surtout avec les nodosités syphilitiques secondaires de l'épididyme.

Le caractère névralgique qu'elles présentent souvent, la gêne que le malade éprouve à cause de la douleur dont elles sont la cause, exigent, quelque temps après leur apparition, une intervention chirurgicale.

Nous avons vu que le plus souvent il s'agit de castration, à cause de l'impossibilité de séparer la tumeur de l'épididyme et même du testicule, malgré l'intégrité de ces organes. Cependant, dans notre observation, la pédiculisation de la tumeur qui était née aux dépens de la queue de l'épididyme, a permis de l'enlever en n'endommageant que légèrement l'organe qui lui adhérait. Cette lésion légère de l'épididyme ne semble pas avoir eu d'influence fâcheuse.

En présence de ce résultat nous conseillons pour les cas analogues, de tenter la séparation méthodique de la tumeur; en se réservant de pratiquer la castration, si la dissection semblait impossible.

Étiologie. — Malgré l'obscurité qui règne encore sur la nature des tumeurs du cordon, il est cependant un certain nombre de particularités qui méritent d'être signalées et qui permettront de préparer leur histoire ultérieure.

Les unes se développent aux dépens du tissu cellulaire du cordon et paraissent indépendantes du canal déférent qui se creuse seulement un sillon à leur surface; ce dernier peut être isolé par la dissection.

D'autres naissent du canal déférent ou l'englobent ensuite avec une telle intimité, qu'il est impossible de le séparer de la tumeur. Dans ces cas, la castration est indiquée.

Ajoutons que quelques auteurs ont discuté, mais sans donner de preuve suffisante, leur origine aux dépens du *vas aberrans* de Haller ou des débris du corps de Wolff (Walsham) (1).

Toutes les parties du cordon, peuvent être le point de départ de ces productions solides. Elles naissent quelquefois par noyaux séparés qui s'unissent ensuite pour former une tumeur plus volumineuse.

Anatomie pathologique. — Ces tumeurs sont faciles à reconnaître

(1) *The Lancet*, 1880, t. I, p. 647.

au milieu des tissus voisins, à cause du relief qu'elles forment dans la région.

Le cordon est tantôt indépendant et placé à la surface de la tumeur, et la contourne sans pénétrer dans la nouvelle formation ; tantôt au contraire il est englobé par elle et devient méconnaissable.

Presque toujours le néoplasme remplit la tunique fibreuse commune, la distend et l'épaissit par irritation de voisinage ; ainsi se trouve constituée une véritable enveloppe fibreuse qu'on trouve facilement par la dissection et qu'il est nécessaire d'ouvrir largement pour enlever la tumeur. Cette enveloppe est rarement détruite, envahie ou perforée par le néoplasme.

Le testicule ordinairement distinct, est situé au-dessous ou sur les côtés ; mais il peut aussi être complètement entouré par la production nouvelle, au point d'être difficile à trouver et surtout à reconnaître par la simple palpation.

Il devient souvent impossible dans ce cas d'assigner une origine certaine au néoplasme, qui peut prendre avec l'épididyme ou le testicule des connexions assez intimes.

Ces tumeurs présentent quelquefois dans leur intérieur des kystes de différentes grosseurs. Cette tendance qu'ont les néoformations développées dans cette région à former des kystes, est particulièrement remarquable et nous avons déjà appelé l'attention sur cette particularité.

On a constaté dans quelques cas une véritable atrophie du testicule, due soit à la compression, soit à la difficulté de sa nutrition. Mais l'examen histologique n'ayant été pratiqué dans aucun cas, on ne peut savoir quelle est la lésion intime qui correspond à cette diminution du volume de la glande.

Les altérations des ganglions de l'aine ou des régions iliaque et prévertébrale n'ont pas été signalées, sauf dans le cas de carcinome.

Symptômes. — Les symptômes sont simples et ne présentent aucune particularité digne d'être notée ; souvent le scrotum est distendu, œdématié, il est surtout modifié par le fait de la dilatation variqueuse des veines dont la circulation est gênée.

Souvent fluctuantes ces tumeurs sont prises pour des kystes, pour des hernies ou pour des sacs herniaires avec hydropisies.

Quand la tumeur est voisine de la vaginale, celle-ci est souvent remplie de liquide. Cette hydrocèle symptomatique peut être assez abondante pour former une grosseur supplémentaire facile à reconnaître. Les parois de la séreuse sont épaissies.

Traitement. — L'ablation de la tumeur solide du cordon est formellement indiquée ; les nombreux succès obtenus après l'extirpation, montrent qu'il faut intervenir par l'opération radicale. Souvent la dissection est difficile et pénible à cause du voisinage du cordon et de ses vaisseaux, cependant, malgré une hémorrhagie quelquefois abondante, on a pu ordinairement enlever toute la tumeur.

Le lipome, en particulier, est facile à énucléer, car il est enfermé dans une enveloppe fibreuse, irrégulière, à laquelle il adhère fort peu.

Toujours il faut s'efforcer de conserver complètement le cordon et le testicule malgré la difficulté de l'opération et on ne doit rien négliger pour arriver à ce résultat.

La tumeur qui tient à l'épididyme par une base plus ou moins large, peut être enlevée sans accident ultérieur; ainsi que nous l'avons vu à propos du malade auquel nous avons enlevé un myome de l'épididyme.

Malheureusement le chirurgien a souvent été obligé de pratiquer la castration, soit à cause de l'union intime des éléments du cordon avec la tumeur, soit à cause des connexions de celle-ci avec le testicule, la vaginale ou l'épididyme.

Les tumeurs malignes, myxomes, sarcomes et carcinomes, ne peuvent le plus souvent être enlevées sans intéresser le testicule, et souvent le cordon; aussi, dans ces cas, il ne faudra pas hésiter à faire un sacrifice complet. On mettra ainsi le malade plus sûrement à l'abri de la récidive, qui doit toujours être redoutée.

Quant à l'opportunité de l'opération, elle se prête à des considérations diverses suivant la nature et le volume de la tumeur.

Dans le cas d'un lipome petit, gros à peine comme une olive ou une noisette et, non douloureux, on pourrait croire qu'il est préférable de le laisser en place sans crainte de le voir augmenter. Ce serait là une erreur, car il peut-être confondu avec des sarcomes ou des lipomes malins, aussi faut-il l'enlever rapidement. Quand, au contraire, le lipome augmente notablement, l'opération devient encore plus urgente, car nous savons combien ces tumeurs bénignes peuvent prendre un développement exagéré et devenir gênantes; plus tard elles deviennent difficiles à enlever.

§ 7. — Varicocèle.

D'après la signification exacte des mots, on devrait désigner sous le nom de *varicocèle* la dilatation variqueuse des veines du scrotum, et sous le nom de *cirsocèle*, celle qui a pour siège les veines du cordon.

Mais pour nous conformer à l'usage, nous donnerons au varicocèle l'acception généralement adoptée.

Anatomie pathologique. — Le varicocèle a pour caractéristique anatomique la dilatation des veines qui accompagnent le cordon spermatique. Ellesdeviennent flexueuses, leur diamètre augmente d'une façon notable, et elles forment de place en place des varicosités, véritables lacs sanguins plus ou moins étendus, qui restent en communication avec la veine.

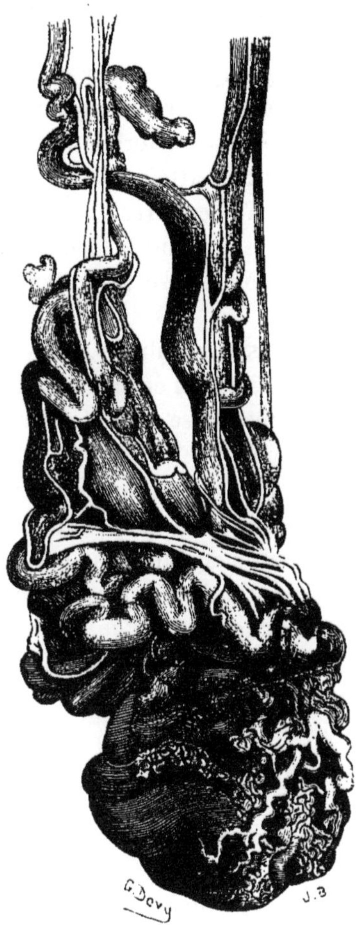

Fig. 92. — Varicocèle (d'après Osborn).

Commençant au niveau du testicule dont elles masquent plus ou moins le bord supérieur, ces veines tortueuses remontent le long du cordon, et vont s'engager dans le canal inguinal, où elles se continuent avec le même caractère pour atteindre leur embouchure dans la veine rénale gauche ou dans la veine cave inférieure droite.

Souvent les veines qui accompagnent le canal déférent, s'allongent, descendent plus bas que le bord inférieur du testicule, et constituent ainsi une masse qui repousse cet organe en avant.

Lorsqu'on dissèque avec soin ces veines dilatées, il semble que leur nombre a considérablement augmenté, cela tient à la dilatation énorme des plus petites veinules et même des vaisseaux qui sont propres à la paroi des veines (Cornil).

Souvent il est facile de constater que ces veines forment trois groupes assez distincts : l'un venant du bord supérieur du testicule vers sa partie moyenne : l'autre de son extrémité antérieure : enfin un troisième entourant le canal déférent et paraissant venir surtout du voisinage de la queue de l'épididyme. Ces groupes correspondent aux trois variétés décrites par les anatomistes.

Dans la plupart des cas, les veines constituent un paquet inextricable ; elles communiquent les unes avec les autres par des anastomoses nombreuses et le canal déférent est perdu au milieu du réseau, surtout au niveau de sa partie inférieure, au point d'être difficilement distingué.

Le varicocèle peut être partiel ; souvent le groupe antérieur est seul pris. Cependant, dans quelques cas exceptionnels, le groupe postérieur semble seul variqueux, ou forme la masse principale (Horteloup).

D'après la remarque de M. Perier la dilatation atteint surtout les veines spermatiques mais rarement les veines funiculaires.

La tumeur formée par les varicosités veineuses prend la forme d'un cône dont la base répond au testicule et le sommet se perd dans le canal inguinal.

Les veines dilatées ont des parois épaisses, irrégulières, souvent incrustées de sels calcaires ; aussi quand on les coupe en travers, elles restent béantes; leur surface interne est tomenteuse et parsemée de géodes, de dépressions plus ou moins marquées.

Quelquefois on trouve dans leur cavité des concrétions calcaires, *phlébolithes*, qui obturent le calibre de la veine et lui donnent la consistance d'un cordon dur. Ce fait est important à signaler, car on peut prendre une veine ainsi altérée pour le canal déférent, à cause de la sensation de résistance qu'elle donne au toucher.

L'examen histologique de ces parois veineuses, donne absolument les mêmes caractères que ceux qu'on trouve dans les varices du membre inférieur.

La lésion principale consiste dans une augmentation considérable dans l'épaisseur de la tunique moyenne. L'hypertrophie est due à une formation nouvelle et exagérée de tissu fibreux au niveau de la partie interne de cette couche; elle s'accompagne d'une hypertrophie des faisceaux musculaires longitudinaux ou transversaux. C'est dans cette couche que se déposent les produits calcaires qui donnent souvent à la veine une rigidité spéciale.

La tunique interne est ordinairement peu altérée.

En dehors de la tunique moyenne hypertrophiée, on constate que les veines qui rampent dans la paroi de ces vaisssaux sont dilatées, flexueuses et forment des bosselures considérables, malgré leur petit volume primitif.

Le tissu cellulaire qui entoure ses parties est aussi augmenté de volume et moins souple qu'à l'état normal.

En résumé, la lésion consiste dans une inflammation chronique des parois veineuses, assez semblable à l'artérite chronique qui conduit à l'athérome artériel. Cette notion, qui a été bien établie par M. Cornil, a une grande importance au point de vue de la nature de cette affection que nous aurons à discuter à propos de l'étiologie.

Nous avons dit que le varicocèle peut être partiel et limité à un seul groupe de veines. D'après le travail de M. Doumenge (1), travail inspiré par les recherches de M. Lannelongue, alors chirurgien à Bicêtre, il pourrait se localiser au niveau de la queue de l'épididyme et présenterait à ce niveau des caractères spéciaux qui méritent une description rapide.

L'examen anatomique permet de reconnaître au niveau de la queue de l'épididyme une tumeur assez limitée, de la grosseur d'une noisette ou d'une noix. Cette petite masse est isolée ou accompagnée du varicocèle du cordon spermatique. Elle englobe la queue de l'épididyme. Sa couleur est variable : tantôt elle a une teinte gris terne, tantôt elle est violacée et bleuâtre. Sur une coupe on distingue une multitude d'orifices formés par des veines dilatées, tortueuses, coupées en travers. Ces vaisseaux dilatés sont séparés les uns des autres par une quantité variable de tissu cellulaire, plus ou moins dense, qui est le résultat de l'irritation chronique entretenue par ces veines variqueuses. Le canal déférent et la partie tortueuse de la queue de l'épididyme restent intacts au milieu de cette masse qui les entoure complètement.

Cette dilatation des veines localisée en un point assez limité, a un retentissement spécial sur les veinules situées plus bas dans le testicule et l'albuginée. Ces veines dilatées rampent à la surface interne de l'albuginée qu'elles amincissent, en se creusant des sillons.

Enfin la tunique vaginale contient souvent une quantité variable de liquide.

D'après les connaissances que nous possédons sur le rapport qui existe entre les affections de l'épididyme et l'hydrocèle aiguë, nous pouvons admettre que cet état de souffrance de la queue de l'épididyme et surtout de la circulation veineuse, a une influence marquée sur le développement de l'hydrocèle.

Le fait le plus curieux dans le développement de cette variété de tumeur variqueuse est, qu'elle constitue une affection de la vieillesse, ce qui est le contraire du varicocèle ordinaire, et qu'elle peut exister seule, indépendamment de la dilatation des veines du cordon. Nous ne

(1) *Varicocèle de la queue de l'épididyme*, Th. de Paris, 1875.

connaissons donc aucune condition capable d'expliquer le développement de cette maladie locale. Dans les faits qui ont été cités, on ne trouve aucune lésion antérieure ni du côté du testicule, ni du côté de l'épididyme.

Le testicule a semblé atrophié chez quelques malades, surtout quand on le compare avec celui du côté opposé, ce qui est facile à comprendre, car l'affection est ordinairement unilatérale; et alors la tumeur existe du côté gauche. Cependant on l'a trouvée des deux côtés.

On peut se demander, si la présence de cette tuméfaction des veines qui entourent le canal déférent ne doit pas avoir une influence sur la marche du sperme, par la compression exercée sur le canal.

Le point le plus saillant dans l'histoire de cette maladie locale et bénigne, est l'utilité du diagnostic précis qui s'impose au chirurgien. Il est en effet possible de croire à une affection d'une autre nature et surtout à une affection maligne au début. Nous devons donc prévenir qu'il faut songer à la possibilité d'une semblable altération.

Symptômes. — Au début, c'est-à-dire pendant la première période des varices du cordon, les symptômes sont presque nuls. Aussi le malade ne s'en aperçoit que lorsqu'elles sont suffisamment développées.

Une sensation de pesanteur, de tiraillement le long du cordon, s'étendant jusque dans la région des lombes, tel est le symptôme principal. Il augmente ordinairement par la marche, un exercice violent, un effort prolongé et surtout par l'équitation.

Les testicules sont comprimés, gênés par le vêtement, qui souvent devient insupportable à la fin de la journée.

Ce n'est que dans quelques cas spéciaux, que ces phénomènes prennent véritablement le caractère de la douleur; celle-ci peut acquérir une intensité telle qu'elle constitue une réelle complication, sur laquelle nous aurons à revenir plus tard.

Le malade se plaint souvent de démangeaisons très vives de la peau du scrotum. L'eczéma accompagne d'ailleurs souvent le varicocèle, il semble être le résultat d'une sécrétion sudorale plus abondante.

On remarque aussi une pigmentation plus énergique de la peau, qui devient brune, noirâtre et offre ainsi un aspect spécial chez les hommes blancs.

Lorsqu'on examine un malade atteint de varicocèle, le manque de symétrie dans les deux portions du scrotum se remarque aussitôt, le côté atteint descend plus bas que l'autre. La peau est plus mince, elle a une teinte violacée; déjà on remarque qu'elle est soulevée par des saillies mamelonnées.

En même temps le volume du scrotum est augmenté d'une façon notable, cette augmentation est souvent assez prononcée pour donner l'apparence d'une tumeur volumineuse.

La palpation fait immédiatement reconnaître la nature de la maladie, car il est rare que les sensations ne soient pas nettes et bien définies. On trouve en effet une tuméfaction irrégulière, mal limitée, irrégulièrement bosselée, qui se prolonge en haut vers le canal inguinal. En la pressant, sans trop de violence, elle donne la sensation d'un paquet de *ficelle*, d'un amas de *vers de terre* qu'on déplacerait entre les doigts. La palpation permet encore de constater une certaine élasticité, une réduction incomplète de la masse ainsi comprimée; ce n'est que dans les cas anciens qu'on trouve des cordons durs, dus à la présence de phlébolithes.

Le testicule est ordinairement en bas et en avant de la masse des veines; il est facile à reconnaître. Son bord supérieur est souvent masqué par le paquet veineux hypertrophié; cependant en comprimant ces veines et en chassant le sang qui les remplit, on peut ordinairement délimiter nettement la glande.

Le canal déférent est quelquefois difficile à distinguer, car il est entouré par les veines dilatées, dont quelques-unes ont pris une consistance assez ferme. Il faut toujours le chercher vers la partie postérieure du varicocèle. On le reconnaîtra à son trajet rectiligne sans bosselures, à sa consistance ferme et à son volume toujours égal et bien nettement limité.

Dans la plupart des cas il est possible de réduire la tuméfaction en la malaxant entre les doigts; mais elle reparaît aussitôt.

L'impulsion produite par la toux est perçue manifestement quand on tient le varicocèle entre les doigts. Souvent, même lorsque le sang a été chassé en grande partie, la toux provoque la sensation d'un courant qui se ferait de haut en bas. Il semble que le liquide passe dans un tube rétréci en produisant une vibration spéciale qui est perceptible avec les doigts.

Le volume du varicocèle éprouve des variations souvent considérables, sous l'influence de causes multiples. Ainsi le froid extérieur et surtout l'application de liquides réfrigérants sur le scrotum, le font diminuer considérablement. Cet effet est dû à la contraction du dartos qui en se rétractant exprime le sang des veines sous-jacentes.

La chaleur, la station debout, la toux, augmentent au contraire notablement la tuméfaction. D'après Curling, certains malades ne se seraient aperçus de la présence de leur varicocèle, latent jusqu'à une certaine époque, qu'à la suite d'une bronchite plus ou moins violente.

Le coït semble avoir aussi une influence marquée, non seulement sur le volume de la tumeur, mais aussi sur les symptômes douloureux qui disparaissent. Mais si le soulagement éprouvé par les malades est réel après le coït, il dure peu de temps et laisse après lui une exacerbation des douleurs.

Fréquence. — Depuis longtemps on a noté la plus grande fréquence du varicocèle à gauche ; de nombreuses explications ont été proposées pour rendre compte de cette différence entre le côté gauche et le côté droit.

Landouzy, dans son travail sur le varicocèle, a insisté sur cette fréquence comparative. Breschet opéra cent vingt cas de varicocèle, dont un seul du côté droit.

Curling (1) signale ce fait intéressant que sur 166 317 jeunes gens examinés en Angleterre et en Irlande, dans un espace de dix ans, on en a refusé 3911 pour varicocèle, soit 70 pour 1000 ; et on l'a trouvé 282 fois à droite, 3360 à gauche et 269 des deux côtés à la fois.

Cependant il faut noter que celui du côté droit donne rarement lieu à une gêne aussi marquée que celui de gauche, ce qui fait que le malade ne s'en aperçoit pas. Il arrive souvent que le varicocèle bilatéral n'est pas soupçonné à cause de ce fait et à cause de son développement qui est beaucoup moins prononcé à droite.

Le varicocèle est une affection fréquente, aussi plusieurs auteurs ont cherché à connaître la proportion des individus atteints de cette affection. La plupart ont recherché ce rapport dans les statistiques qui indiquent les causes de réforme pour les recrues militaires. En effet l'âge des individus examinés est bien celui dans lequel le varicocèle se présente le plus souvent.

Rennes a trouvé que le cinquième ou le sixième des individus réformés dans une circonscription donnée, l'étaient pour cause de varicocèle. Ce chiffre suppose un grand nombre d'individus atteints, car la réforme n'est prononcée que pour les cas graves et accentués.

Lacheze (d'Angers), de 1817 à 1860, a constaté que dans une circonscription militaire, il y eut 1364 réformés pour varicocèle sur 77 348 réformés en général, ce qui donne une proportion de 17,50 p. 1000.

Nous avons déjà vu que Curling signale une proportion de 70 pour 1000 recrues militaires refusées pour varicocèle.

(1) *Loc. cit.*, trad. fr., p. 523-528.

Le Dr Henry (de New-York), n'a trouvé sur 1978 postulants pour des places de policiers, que 41 hommes atteints de varicocèle, proportion plus faible que celle indiquée plus haut, mais qui tient probablement à la forte constitution de ces postulants. Le varicocèle se montrerait le plus souvent chez les individus débiles.

Cependant les statistiques relevées en France donnent une moyenne encore plus faible. Gaujot n'a pu en constater que 1,6 sur 1000 hommes soumis à la revision en 1876. Horteloup, dans les statistiques de la ville de Paris, a constaté 3 exemples sur 1000.

Ces variations tiennent à plusieurs causes et probablement à la différence d'appréciation des médecins militaires au point de vue de l'exemption du servic .

L'époque d'apparition du varicocèle a été aussi recherchée, mais elle n'est qu'approximative. Cependant Landouzy a noté les chiffres suivants sur quarante-cinq cas qu'il a pu observer lui-même ou dont l'histoire lui a été fournie par d'autres auteurs.

De 9 à 15 ans	13 cas.
15 à 25 ans	20 —
25 à 35 ans	3 —
	36 cas.

Curling a également fait un travail semblable et il a trouvé sur cinquante hommes atteints de varicocèle les résultats suivants :

De 10 à 15 ans	2 cas.
15 à 25 ans	26 —
25 à 35 ans	14 —
35 à 45 ans	5 —
45 à 65 ans	3 —
	50 cas.

Ce qui donne une moyenne analogue à celle de Landouzy.

Du reste, Nélaton dit que l'époque d'apparition la plus fréquente est de 15 à 25 ans, et Hélot affirme qu'elle est de 10 à 35 ans.

La varicocèle semblerait diminuer avec l'âge, puisque la même proportion ne se retrouve plus dans la vieillesse. Horteloup a montré qu'à Bicêtre, sur 1600 vieillards, il n'y avait que 42 sujets atteints de varicocèle; chez 16 d'entre eux la maladie avait débuté avant 25 ans. Sur ces 42 varicocèles, 14 avaient augmenté avec les années, 19 étaient restés stationnaires, 8 avaient diminué, 1 seul avait disparu vers 45 ans.

On a recherché aussi quelle était la proportion des individus atteints de varicocèle et présentant en même temps des varices des veines du membre inférieur. Ce fait était intéressant à rechercher pour savoir s'il existait une véritable diathèse ou prédisposition du côté des veines de l'économie.

Landouzy le premier a recherché ce rapport. Il a trouvé que, sur quinze individus atteints de varicocèle, un seul avait en même temps des varices des membres inférieurs. Sur vingt autres dont les jambes étaient variqueuses, il n'a constaté aucune trace de varicocèle; aussi n'admet-il aucune relation entre le varicocèle et les varices.

Curling affirme cependant qu'il a vu souvent les veines superficielles de la cuisse et de la jambe volumineuses et dilatées chez les sujets atteints de varices du cordon; mais il ne donne pas la proportion relative.

Juliot et Sistach, qui ont également étudié le même point, ont trouvé en moyenne 29,27 sur 1,000, ce qui serait une proportion bien faible et se rapprocherait de ce qu'avait constaté Landouzy.

On peut se demander également si la maladie des veines qui existe au niveau du cordon ne peut pas se rencontrer chez le même individu, dans d'autres régions, par exemple au niveau de l'anus, pour constituer des hémorrhoïdes, ou dans quelques autres organes.

La contradiction qui existe entre les auteurs à ce point de vue peut s'expliquer par ce fait, que les varices du rectum, du cordon et des membres inférieurs n'apparaissent pas en même temps, mais successivement. Nous pourrions citer un malade qui eut d'abord un varicocèle à gauche, trois ans après il se plaignait d'hémorrhoïdes, et deux ans plus tard apparurent les varices du membre inférieur gauche. Donc, suivant l'époque à laquelle on examine les malades, on peut dire qu'ils ont seulement un varicocèle, ou un varicocèle et des hémorrhoïdes, ou un varicocèle, des hémorrhoïdes et des varices des membres inférieurs.

Marche. Pronostic. — Le varicocèle débute ordinairement lentement, sans que le malade se doute de sa présence. Pendant longtemps il reste à peine sensible et devient apparent seulement à la fin de la journée ou après une marche prolongée.

Puis il augmente progressivement de façon à acquérir un volume souvent énorme, de la grosseur d'un œuf de poule, d'une orange ou même davantage.

On a cité des cas dans lesquels la maladie paraît avoir débuté brusquement, à la suite d'un effort violent et prolongé, d'un exercice violent, d'une bronchite rebelle, etc. Mais il faut se demander si on n'a pas eu affaire dans ce cas à une augmentation notable d'un varicocèle antécédent, qui avait jusqu'à cette époque passé inaperçu. Cependant ce fait prouve que l'augmentation de la tuméfaction peut être assez rapide, au moins dans quelques cas.

Abandonné à lui-même, le varicocèle a une tendance à augmenter, et la dilatation peut même envahir les veines du scrotum. Cependant cette augmentation progressive n'est pas ordinaire, car la plupart des varicocèles ne dépassent pas un volume moyen. Rappelons aussi que l'emploi régulier et constant d'un suspensoir empêche souvent l'aggravation de la maladie, et atténue les ennuis qu'elle peut occasionner.

M. Le Fort enseigne que cette maladie disparaît souvent vers l'âge de 30 ans et qu'alors les malades quittent leur suspensoir. Kocher affirme aussi cette disparition, que nous avons pu constater plusieurs fois.

Nous avons déjà indiqué que le varicocèle est rare chez les hommes de 40 ans.

Tels sont les signes et la marche ordinaires du varicocèle; mais comme cette maladie est surtout importante à cause de ses complications, c'est sur l'étude de celles-ci que nous insisterons spécialement.

Complications. — a. *Névralgie.* — On peut admettre que la douleur intolérable, la *névralgie* qui accompagne quelquefois le varicocèle, constitue une véritable complication. En effet, cette affection du cordon ne peut pas être considérée par elle-même comme une maladie réelle, puisqu'elle ne gêne que modérément le patient; souvent même, quand le varicocèle est léger, le malade n'y apporte aucune attention. L'état d'infirmité ne commence que lorsque la douleur devient vive ou permanente.

Cette douleur occasionnée par un varicocèle est très variable, ainsi que le volume de la tumeur qui lui donne naissance. Il n'est pas rare de voir un varicocèle volumineux occasionner une gêne presque nulle et un varicocèle très peu marqué être la cause de douleurs très vives.

Celles-ci peuvent survenir sous l'influence de la marche, du moindre froissement, d'un exercice même modéré, et surtout du travail debout. Aussi certains malades deviennent-ils incapables de gagner leur vie.

La chaleur atmosphérique paraît jouer un rôle assez manifeste dans l'apparition de cette gêne douloureuse; on explique ainsi la plus grande fréquence de cette complication dans les pays chauds. Nous pensons qu'une telle explication est peu acceptable.

Mais il est un fait curieux dans l'histoire de cette névralgie accompagnant les varicocèles, c'est sa fréquence beaucoup plus grande chez les jeunes gens que chez les hommes âgés. Curling et Gosselin ont insisté sur cette remarque importante, qu'on voit rarement des vieillards se plaindre de leur varicocèle, celui-ci cependant peut être énorme. Quand la douleur existe elle remonte à la première période de la maladie.

Cette névralgie a malheureusement des conséquences lointaines qui retentissent d'une façon notable sur l'état général du sujet qui en est affecté. L'hypochondrie peut devenir, à la suite de l'affection première, la maladie prédominante qui aggrave considérablement l'état des malades.

Aussi n'est-il pas étonnant que plusieurs chirurgiens, en présence de la sollicitation du patient et du caractère absolument rebelle de la maladie, n'aient pas craint d'avoir recours à une opération radicale et même à la castration. Curling cite plusieurs opérations pratiquées dans ces conditions par Gooch, Brodde, Key, et d'autres chirurgiens anglais.

b. *Phlébite.* — Une complication d'un autre ordre, mais beaucoup plus rare, est la phlébite des veines variqueuses. Escalier (1) a signalé deux cas de phlébite spontanée et suppurée développée dans un gros varicocèle. Ces faits ont été observés chez des malades venant des pays chauds : l'un était un nègre de la Guadeloupe, l'autre un marchand du Brésil. La mort fut la conséquence de cet accident, et elle survint avec des symptômes d'étranglement interne. Curling qui insiste sur ces faits, ne semble pas en avoir observé. Nous avons trouvé aussi une observation de Vallin (2), dans laquelle un varicocèle double fut le siège d'une phlébite aiguë, la mort survint le quatrième jour. Mais nous verrons à propos des opérations conseillées pour la cure radicale du varicocèle, que cette complication est à craindre à la suite de ces tentatives de guérison ; elle constitue le danger principal de l'opération.

c. *Atrophie du testicule.* — La présence du varicocèle a-t-elle une influence sur la nutrition du testicule ?

La plupart des auteurs qui se sont occupés de cette question ont émis à ce sujet les opinions les plus différentes ; les uns admettent que le testicule reste indemne, et que le varicocèle n'est qu'une affection plus ou moins gênante et douloureuse, mais sans danger pour l'organe de la génération ; d'autres, au contraire, citent un certain nombre de cas dans lesquels le varicocèle est accompagné d'une

(1) Deux cas de varicocèle suivis de phlébite et de suppuration. Mort. *Mém. Soc. de chir.*, 1849-50, t. II, p. 66.

(2) *Gaz. hebdom.*, 1877, n° 52 et *France méd.*, 15 déc. 1877.

atrophie réelle du testicule correspondant. Il est vrai que ces derniers regardent de tels faits comme exceptionnels. Cependant en recherchant cette complication chez un grand nombre de malades on trouve facilement quelques exemples d'atrophie.

James Paget peut être considéré comme un des partisans les plus énergiques de la première opinion, il ne croit pas à l'atrophie consécutive. Curling partage la seconde et cite des faits d'atrophie dans son Traité.

L'autorité de ces deux auteurs est assez grande pour qu'il soit intéressant de rechercher de quel côté est la vérité et de discuter l'importance de leurs assertions.

Paget (1) s'exprime ainsi à propos de cette question :

« Il est assez commun de rencontrer un varicocèle chez des hommes tout à fait sains qui, étant suffisamment indifférents ou sensés pour s'en faire une idée juste, n'en souffrent ni moralement, ni physiquement..... En un mot, les cas dans lesquels le varicocèle est plus qu'une chose insignifiante sont très rares. »

Curling (2) tient, au contraire, un langage presque complètement opposé :

« Quand la dilatation des veines est considérable et qu'elle s'est opérée rapidement, le varicocèle tend à altérer la nutrition du testicule au point d'en déterminer l'atrophie, d'où l'importance de ne pas négliger cette affection, quoiqu'elle puisse n'occasionner aucun symptôme douloureux. Un ramollissement et une atrophie partielle de la glande coexistant avec un varicocèle, voilà ce que j'ai observé dans bien des cas. Et même, dans presque tous les cas où il y avait une dilatation très prononcée des veines spermatiques sur un côté seulement, le testicule de ce côté-là était le plus petit des deux. »

On voit qu'il est difficile d'émettre deux opinions plus absolument distinctes, et cependant elles viennent de deux hommes, excellents observateurs et chirurgiens distingués.

Du reste, Astley Cooper avait écrit également : « que le varicocèle pouvait à peine recevoir le nom de maladie, car dans le plus grand nombre des cas, il ne produit aucune douleur, aucun inconvénient, aucune diminution du pouvoir viril. »

Nous pourrions citer l'opinion de plusieurs autres auteurs qui ne paraissent pas être d'un accord plus parfait sur cette question.

De fait, si nous recherchons parmi les rares observations pu-

(1) *Leçons de clinique chirurgicale*, trad. franç. par H. Petit. Paris, 1877, p. 341.
(2) *Loc. cit.*, trad. franç., p. 554.

bliées, nous en trouvons un certain nombre qui ne laissent aucun doute sur la réalité de l'atrophie du testicule.

Les auteurs anglais se sont spécialement occupés de cette question. Le Dr Will (d'Aberdeen) (1) en a réuni quelques observations probantes : l'une de Henry Lee, dans laquelle le testicule était presque détruit. Il cite aussi trois cas de Pervical-Pott dans lesquels le testicule avait diminué au point d'être à peine perceptible, et quelques exemples qui lui sont personnels.

Dans un autre travail publié par Pearce Gould (2), nous voyons l'histoire de deux hommes qu'il a présentés à la Société clinique de Londres, et chez lesquels, en même temps qu'un varicocèle du côté gauche, existait un testicule beaucoup plus petit que celui du côté droit, mais conservant sa fermeté habituelle, son contour et sa sensation ordinaires. L'un des malades avait 18 ans et s'était aperçu de sa tumeur 5 ou 6 mois auparavant; l'autre, âgé de 17 ans, portait son varicocèle depuis 7 à 8 ans.

Enfin, M. Barwell, dans son mémoire (3) sur le traitement radical du varicocèle, dit que, dans chacun des 32 cas qu'il a opérés, le testicule du côté affecté était flasque et atrophié.

Gosselin parle de la réalité de cette atrophie et cite même un cas dans lequel le testicule était réduit à un petit volume.

Enfin Kocher (4) signale des exemples non douteux d'atrophie.

Tous ces faits que nous pourrions multiplier et qui concordent, du reste, avec quelques autres que nous avons observés, prouvent donc, d'une façon indéniable, que le testicule peut souffrir par le fait de la dilatation des veines du cordon.

Il est difficile de savoir comment cette atrophie survient, quelle est sa cause réelle, et quelles en sont les conséquences.

Quand on analyse les faits, il devient évident que presque toujours l'atrophie a été signalée chez des jeunes gens; le varicocèle avait débuté à un âge peu avancé.

Cette coïncidence a fait émettre l'opinion que le varicocèle, survenant avant le développement complet du testicule, avait pour effet de gêner l'évolution complète de cet organe. Il y aurait donc là un arrêt de développement, au lieu d'une atrophie réelle.

Cette opinion est d'autant plus rationnelle que plusieurs chirur-

(1) *Leçon clinique sur l'influence du varicocèle sur la nutrition du testicule.* In *the Lancet*, 1880, p. 754.
(2) *British med. journ.*, 4 déc. 1880.
(3) *Varicocèle : cure radicale.* In *the Lancet.* Mai 1860, p. 711.
(4) Kocher, article TESTICULE, in Pitha et Billroth, p. 206-207.

giens ayant traité des varicocèles par la cure radicale, chez des enfants, ont vu, à la suite de l'opération, le testicule revenir au même volume que celui du côté opposé. Barwell, dans son mémoire, affirme ce résultat en parlant des 32 cas qu'il a opérés :

« Dans chaque cas le testicule avait commencé à reprendre son volume et sa fermeté aussitôt après l'opération. On trouve que tous ceux qu'on peut observer de nouveau après une année ou plus avaient recouvré les conditions normales, à part une exception. Je vis deux malades après cinq et après sept années : le premier avait eu, par suite de mauvaises habitudes, un double varicocèle, les testicules avant l'opération étaient mous et petits; l'homme était presque émasculé. Maintenant les organes sont fermes, sains et de volume normal. L'autre après sept années était devenu le père de deux enfants forts et bien portants. »

Will (1) a vu également des malades chez lesquels, après l'opération, le testicule devint plus ferme, plus volumineux et reprit son volume normal.

Le même auteur cite l'opinion de H. Lee, lequel a rencontré deux cas analogues et très concluants : dans l'un, la glande du côté affecté était presque entièrement détruite, onze mois après l'opération elle était presque de volume normal : dans l'autre, le testicule était si mobile et si dégagé qu'il flottait sur le bord externe de la cuisse gauche quand le malade était couché sur le dos; quelque temps après l'opération, les parties avaient recouvré leur apparence ordinaire.

Enfin, Richard-Barwell a cité cent cas de cure radicale du varicocèle, dans lesquels les résultats furent excellents, au point de vue des douleurs; celles-ci disparurent; l'atrophie et la mollesse de l'organe s'améliorèrent aussi. Ce résultat est d'autant moins étonnant que la circulation incomplète et difficile de ce côté explique suffisamment cette nutrition imparfaite.

La disparition de l'atrophie du testicule varierait suivant les sujets et aussi suivant l'intensité de l'affection; elle peut se faire attendre près de deux ans, mais on la constate le plus souvent déjà après quelques mois.

Toutes ces citations sont assez intéressantes et assez nettes pour permettre de considérer l'arrêt du développement comme une conséquence réelle et possible du varicocèle.

(1) *Loc. cit.*

Si on a admis généralement que l'atrophie du testicule était surtout le résultat d'un arrêt de développement, cette opinion a trouvé des contradicteurs; ainsi Will cite une série de cas dans lesquels l'atrophie est survenue manifestement à la suite d'un traumatisme. Il se demande si ce n'est pas là la cause la plus fréquente de l'atrophie du testicule accompagnant le varicocèle, cause méconnue le plus souvent, mais qu'un interrogatoire très complet des malades peut faire aisément retrouver.

Il nous est difficile de discuter longuement l'opinion de cet auteur; car dans un grand nombre d'observations précises, cette cause ne semble pas avoir existé, même quand elle a été recherchée avec soin. Cependant la facilité avec laquelle le traumatisme produit l'atrophie chez les adolescents après une inflammation même légère, permet de croire que l'opinion de Will peut être vraie pour un certain nombre de faits.

Kocher admet que la gène de la circulation veineuse suffit pour amener une altération des éléments intra-testiculaires par un processus spécial de dégénérescence graisseuse.

Ajoutons que quelques malades se plaignent de désordres dans les fonctions génitales, telle que l'impuissance, sans atrophie apparente.

A part l'atrophie testiculaire ou coïncidant avec elle, il est certain que le varicocèle a une influence très marquée sur le moral des malades. Une préoccupation constante, une tristesse souvent difficile à vaincre, et enfin des signes d'hypochondrie manifeste ne tardent pas à se développer. Il nous a semblé que ces malades ainsi tourmentés de leur état étaient spécialement nerveux et impressionnables ou prédisposés, car d'autres plus vigoureux ne se préoccupaient pas de cette affection.

On a noté aussi la faiblesse corporelle et la dépression des forces qui accompagnent quelquefois le varicocèle (Vidal de Cassis).

Étiologie. Pathogénie. — Comme dans toutes les affections dont les causes sont obscures et difficiles à reconnaître d'une façon précise, l'étiologie du varicocèle a inspiré un nombre considérable d'hypothèses. Celles-ci sont la plupart anciennes et n'ont qu'une valeur relative, quoique elles aient joui d'une certaine vogue; aussi elles ne méritent pas une discussion très longue. Nous nous contenterons de les énumérer sommairement, pour insister sur celle qui nous semble la plus probable, d'après les travaux modernes, car la science n'est pas encore fixée sur ce point.

Une des principales préoccupations de ceux qui ont cherché à découvrir la cause du varicocèle a été de savoir quelle pouvait être la raison de la fréquence plus grande de l'affection du côté gauche.

La pression produite par les matières fécales accumulées dans l'S iliaque, sur les veines spermatiques gauches qui passent au-dessous de l'intestin, a semblé à J.-L. Petit être une cause suffisante. Cette idée a été défendue depuis par plusieurs auteurs et Osborn s'en montre assez partisan. Il fait même remarquer à ce propos que la constipation augmente souvent le volume du varicocèle, et que l'usage des purgatifs le fait diminuer d'une façon notable.

Morgagni et A. Cooper, ont montré que la veine spermatique gauche, se jetant à angle droit dans la veine rénale, devait éprouver plus de difficulté à se vider que celle du côté droit, celle-ci s'abouchant dans la veine cave inférieure à angle aigu, dans le sens du courant sanguin. Mais cette cause mécanique assez obscure semble bien insuffisante pour expliquer cette différence.

Enfin on a accusé la plus grande longueur des veines du côté gauche, déterminant par conséquent une plus grande difficulté pour le retour du sang dans la grande circulation.

A toutes ces causes mécaniques il est bon d'ajouter celle qui est mise en avant par Osborn. Pour lui, le relâchement du crémaster dû à une moindre excitation des nerfs qui se rendent à ce muscle, serait une cause importante du varicocèle, en effet les veines n'étant pas soutenues se dilateraient facilement. La position du testicule qui souvent pend assez bas entre les cuisses, serait donc une des causes principales de la dilatation des veines. Ainsi s'expliquerait la plus grande fréquence de cette affection dans les pays chauds, elle serait due à la position pendante du testicule sous l'influence de la chaleur.

Les efforts, la station debout prolongée paraissent aussi jouer un certain rôle, non seulement pour produire les premiers stades de la maladie, mais surtout pour accélérer sa marche et la faire augmenter rapidement. M. Gaujot a montré que chez les jeunes soldats, sous l'influence de la marche et des efforts de l'exercice, le varicocèle se développait souvent rapidement et devenait facilement douloureux.

Toutes ces causes peuvent certainement jouer un rôle dans la production du varicocèle, mais nous pensons que l'étiologie de cette maladie et des varices en général ne doit pas être recherchée exclusivement dans les causes mécaniques, ainsi qu'on l'a fait pendant longtemps.

Nous savons en effet que l'altération des veines consiste dans une méso-phlébite chronique, à marche lente, qui permet aux parois de se dilater et de se boursoufler en s'épaississant. Cette cause organique est donc primitive, car les causes mécaniques sont incapables par elles-mêmes de provoquer une maladie des veines, surtout chez les jeunes gens où elle est si fréquente.

Lorsque la paroi veineuse est déjà malade, il est probable que les causes mécaniques, la position déclive des veines, leur longueur, les obstacles que le cours du sang peut rencontrer sur leur trajet, doivent avoir une action. Mais cette action est secondaire, adjuvante et ne fait qu'augmenter la maladie primitive.

Ainsi s'expliquerait le soulagement qui survient lorsqu'on fait disparaître ces causes adjuvantes mais secondaires.

Il est vrai que cette explication, tirée de la nature des altérations de la veine malade, ne fait que reculer la difficulté sans la résoudre. Nous ne savons en effet à quoi attribuer cette maladie souvent précoce des parois veineuses.

Certains auteurs ont fait intervenir l'hérédité, car ils ont remarqué souvent la coïncidence de cette affection chez le père ou les ascendants du malade ; mais ceci ne prouve encore rien pour la démonstration de la nature de la maladie.

Il est aussi très difficile d'invoquer avec certitude, une maladie du système veineux en général, puisque le varicocèle ne coïncide que rarement avec les varices et les hémorrhoïdes; il semble au contrair être une maladie purement locale.

Nous préférons donc avouer notre ignorance sur la cause vraie de cette affection et nous en tenir aux connaissances pathologiques que nous possédons. Cependant nous signalerons encore l'opinion originale de Jonathan Hutchinson (1). Elle est complètement différente de celles émises jusqu'à ce jour. Pour lui la maladie est souvent le résultat d'une affection de la moelle. L'atrophie du testicule serait le résultat d'un trouble de l'innervation ; les veines se dilateraient ensuite. Mais cette conclusion est en contradiction avec celle de Olgivie Will qui prétend avoir constaté que les varicocèles volumineux avec atrophie du testicule sont souvent d'origine traumatique. L'opinion d'Hutchinson nous semble au moins aventurée pour la généralité des cas.

La théorie de Spencer (2), qui cherche à démontrer que le varicocèle est le résultat de la persistance des veines fœtales, n'est pas appuyée sur des preuves plus positives.

(1) Cité par Olgivie Will. *Loc. cit.*
(2) Spencer, *Saint-Barth. Hosp. Rep.* London, 1887, p. 137-139.

Diagnostic. — Le varicocèle est une affection dont le diagnostic est ordinairement très simple. Cependant elle peut être quelquefois une cause d'erreur; celle-ci est due ordinairement à un examen insuffisant.

Sans revenir sur l'énumération des symptômes, nous rappellerons que la présence dans le scrotum d'une tuméfaction vague, bosselée, molle, dépressible, donnant la sensation de cordons mous se déplaçant les uns sur les autres, se prolongeant du côté du canal inguinal, et enfin coiffant le bord supérieur du testicule, indique un varicocèle. Tous ces signes réunis ne laissent aucun doute sur la nature de la maladie, surtout si on les constate du côté gauche du scrotum, chez un jeune homme.

L'affection qui donne le plus souvent le change, est la hernie inguinale quand elle descend assez bas dans le scrotum. Ceci est fréquent pour les hernies inguinales congénitales, surtout pour l'épiplocèle. L'épiploon au moment de sa réduction dans l'abdomen ne donne pas la sensation de gargouillement, il en est de même du varicocèle.

Aussi lorsqu'on a le moindre doute sur la nature exacte de la tumeur, il est nécessaire de pratiquer l'examen local de la façon suivante: Le malade étant couché dans le décubitus dorsal, on réduit la tumeur, ce qui se fait avec facilité dans les deux cas. Puis lorsque la réduction est complète, le doigt indicateur est placé dans l'anneau inguinal, et un instant après on fait lever le malade. Sous l'influence de cette position, dans le cas de varicocèle, la tuméfaction se reforme lentement en commençant par la partie inférieure. Il faut cependant avoir soin de ne pas trop obturer avec le doigt l'anneau inguinal, sans cela les veines ne se rempliraient pas. Au contraire, par le fait de cette manœuvre et dans cette situation, une hernie ne peut se reproduire sans que le doigt placé dans l'anneau perçoive le passage de l'épiploon, ou le gargouillement intestinal.

Quand la hernie et surtout l'épiplocèle sont irréductibles, il n'y a aucune chance d'erreur, après un examen attentif, même quand il s'agit d'une hernie congénitale dont la partie inférieure est en contact avec le testicule; en effet le varicocèle est toujours réductible dans la position horizontale.

On peut confondre aussi le varicocèle avec une hydrocèle congénitale, communiquant avec le péritoine. Mais celle-ci est transparente et uniforme, sans bosselures; de plus, quand elle a été réduite dans le décubitus dorsal, elle se reproduit difficilement, lorsqu'on a soin d'obturer le canal inguinal avec le doigt.

Pour compléter le diagnostic, il faut se demander aussi, si le varicocèle n'est pas le résultat d'une tumeur intra-abdominale qui, en comprimant les veines et gênant la circulation en retour, serait la cause de la dilatation des veines du cordon.

M. Guyon (1) a signalé des cas assez curieux de *varicocèle symptomatique* résultant de la présence d'une tumeur du rein. Il a rencontré cette lésion trois fois à droite et trois fois à gauche. Ce varicocèle peut s'accompagner de douleur par compression.

Nous avons vu également deux cas de varicocèle, produits d'une façon évidente par la présence d'une tumeur du bassin.

Traitement. — Le traitement du varicocèle comprend deux chapitres distincts, qui ont chacun leur importance : *le traitement palliatif; le traitement curatif.*

L'un a pour but d'empêcher la maladie de faire des progrès ou simplement de soulager le malade, qui est souvent incommodé par son varicocèle. L'autre est destiné à procurer la guérison radicale et définitive.

Nous verrons combien il est délicat de choisir entre ces deux méthodes, dans quelques cas spéciaux ; mais nous traiterons ce point particulier à propos des méthodes radicales.

A. Traitement palliatif. — Il consiste dans l'emploi d'un grand nombre de moyens propres à soutenir le scrotum et à empêcher le testicule de descendre à une distance plus ou moins grande du pubis.

Un suspensoir souple et bien appliqué est donc l'appareil le plus souvent usité. Très efficace dès le début de l'affection, il suffit souvent à amoindrir le varicocèle, à l'empêcher d'augmenter et à soulager les douleurs qui existaient déjà.

Souvent nous avons employé dans les cas très accentués un suspensoir spécial, construit d'après nos indications, avec un tissu analogue à celui qui sert à fabriquer les bas élastiques. La compression douce mais continue produite par ce suspensoir, nous a toujours donné d'excellents résultats. Mais il faut que la compression exercée par cet appareil ne soit que faible et à peine sensible, sans cela elle devient douloureuse et ne peut être supportée.

Plusieurs procédés en apparence plus efficaces que le précédent, ont été employés.

Hervez de Chégoin conseillait de repousser le testicule près de l'anneau et de maintenir la partie du scrotum qui est en excès au

(1) *Leç. clin. sur lesmal.des voies urin.* Paris, 1881, p. 317.

moyen d'un lien circulaire ; ce lien devait être un simple ruban ou un anneau de caoutchouc peu serré (Nélaton).

Osborn parle d'un moyen analogue employé en Angleterre et qui consiste à passer le scrotum à travers un anneau rigide en métal protégé par une enveloppe de cuir ou de caoutchouc, et de lier au-dessous de lui la partie qui dépasse.

Ces moyens soulagent beaucoup les malades qui éprouvent de la gêne ou des douleurs assez vives. Cependant dans certains cas ils ne peuvent être supportés, car le testicule trop sensible ou trop irritable, est froissé entre l'anneau inguinal et le support plus ou moins rigide du scrotum. Or, comme cet organe ne peut fuir et se déplacer comme à l'état normal, on voit survenir une augmentation de la douleur, au lieu du soulagement désiré.

Cependant il nous semble utile de toujours essayer ces moyens palliatifs, qui donnent assez souvent d'excellents résultats.

A. Cooper, cherchant à produire le même effet, a proposé non seulement de lier le scrotum, mais de pratiquer une résection partielle. Cette opération qui a un but déjà plus radical sera décrite plus loin.

Curling se loue beaucoup de l'emploi d'un procédé spécial qui aurait été employé surtout par Key. Celui-ci l'aurait mis en usage, à la suite d'un essai fait par un chirurgien de ses amis sur les varices des jambes.

Ayant remarqué que la pression modérée sur l'anneau inguinal, suffisante pour diminuer la tension du sang dans les veines, mais insuffisante pour empêcher la circulation, faisait diminuer rapidement le volume du varicocèle, il eut la pensée d'employer le moyen suivant. Avec une pelote, petite, peu serrée, disposée comme celle d'un bandage approprié à la hernie inguinale, il exerce une pression sur l'anneau. Bientôt on voit les veines du cordon diminuer et le soulagement survenir assez rapidement, même dans le cas où le malade éprouvait de la gêne ou des douleurs assez vives.

D'après son auteur, ce procédé aurait donné non seulement un soulagement permanent, mais aurait procuré des guérisons durables dans un espace de temps qui aurait varié de sept mois à dix-huit mois ou même deux ans. En tout cas il y aurait eu toujours un bénéfice sérieux à la suite de cette application.

Curling fait remarquer avec raison, que la compression est surtout utile chez les jeunes gens, quand le varicocèle s'est développé rapidement et occasionne de la douleur ; en effet, chez eux le simple suspensoir ne suffit pas pour produire un soulagement complet. Quand l'individu est plus âgé et que le varicocèle est survenu lentement, généralement il y a peu de douleur, le malade se plaint seulement d'une gêne produite par le volume exagéré des veines ; dans ce cas le suspensoir suffit pour procurer le soulagement désiré, et comme on ne peut espérer une guérison radicale à cause de l'état des parois veineuses, on se contentera de ce procédé purement palliatif.

Comme moyen adjuvant du traitement palliatif, ajoutons qu'il sera nécessaire de tenir libre le cours des matières intestinales, afin d'éviter la compression des veines intra-abdominales par l'accumulation des matières fécales dans l'S iliaque.

B. Traitement curatif. — Dans quelques circonstances le chirurgien est autorisé à proposer une opération radicale. Nous avons vu en effet que l'avenir du testicule peut être en jeu, si on laisse le varicocèle s'accroître, et que, d'autre part, cet organe déjà en partie atrophié peut reprendre son volume et ses fonctions, si le varicocèle est amélioré ou guéri.

Avant de décrire les différentes méthodes de cure radicale, nous devons préciser les indications principales de cette intervention.

Nous croyons pouvoir les formuler dans les termes suivants :

Le volume considérable du varicocèle, surtout s'il tend à augmenter ; l'atrophie commençante ou déjà avancée du testicule ; un degré accentué ou permanent de névralgie testiculaire, paraissent être les causes ordinaires qui nécessitent l'intervention du chirurgien.

L'opération pourra être aussi pratiquée quand le patient est inapte à un service public, ou quand les facultés mentales sont déjà altérées et commencent à donner quelque inquiétude.

Les procédés de cure radicale du varicocèle ont presque tous pour but d'oblitérer les veines du cordon, sur un point de leur trajet. On espère ainsi, après avoir aboli le cours du sang dans leur calibre, provoquer le retrait des parois veineuses et obtenir la guérison définitive.

Pour atteindre ce but, on a proposé des moyens nombreux, qui peuvent se diviser en deux groupes. Dans les uns, on agit sur les veines au moyen d'une plaie plus ou moins grande faite à la paroi du scrotum ; dans les autres, on évite au contraire, autant que possible, toute plaie de la la paroi scrotale.

Mais avant d'entrer dans le détail des procédés employés dans ce but, il est utile de discuter rapidement une question très controversée. Il s'agit de savoir si, dans ces différentes opérations, il est indispensable de tout faire pour empêcher la lésion ou la destruction de l'artère spermatique, dans la crainte de voir survenir une atrophie testiculaire, ou, au contraire, si l'on peut négliger cette éventualité, la perte de cette artère étant largement compensée par les anastomoses des autres vaisseaux suffisants pour nourrir le testicule.

Les opinions sont à ce sujet très variables, et malheureusement les faits ne sont pas susceptibles de trancher complètement cette question. En effet on a vu, non seulement la ligature ou la section de l'artère spermatique ne provoquer aucun désordre, mais être suivie de l'augmentation de volume du testicule déjà atrophié avant l'opération.

D'autre part, à la suite d'une ligature portant sur les veines et sur l'artère, le testicule a semblé s'atrophier très rapidement. Delpech fut, dit-on, assassiné par un homme chez lequel l'atrophie du testicule avait succédé à une ligature des deux paquets veineux antérieurs, y compris l'artère spermatique; l'hypochondrie qui succéda à cette lésion aurait poussé ce malade au crime.

Quoi qu'il en soit de ce fait plus ou moins authentique, on se souviendra des conséquences possibles de la ligature de l'artère spermatique et l'on s'efforcera de la respecter.

1° *Excision.* — Ce procédé, mis en usage par J.-L. Petit, consiste à dénuder le paquet veineux et à enlever toutes les veines qui le constituent, dans l'étendue de 5 à 8 centimètres, en ayant soin de les sectionner entre deux ligatures. Il faut aussi avoir soin de bien isoler le canal déférent, qui sera maintenu éloigné par les doigts d'un aide. Depuis l'emploi des méthodes antiseptiques, ce procédé a été souvent employé avec succès.

2° *La ligature.* — Cette méthode déjà ancienne, puisqu'elle fut employée par Celse, a été modifiée considérablement depuis ses premières applications.

Elle comprend deux variétés : *la ligature après ouverture de la peau* et *la ligature sous-cutanée.*

La *ligature après ouverture de la peau* a été décrite par Celse. La dénudation des veines est suivie de l'application d'un lien qui oblitère les vaisseaux et tombe de lui-même, entraîné par la suppuration. Mais ce moyen expose à des accidents, tels la phlébite (Brodie) et le phlegmon des bourses, aussi a-t-il été abandonné pendant longtemps.

Cependant il fut remis en honneur depuis que l'on pratique l'opération avec les précautions antiseptiques et avec des ligatures résorbables au catgut. On élimine ainsi les accidents redoutables qui étaient à craindre auparavant.

M. Nicaise (1), à l'exemple de beaucoup d'autres chirurgiens,

(1) Traitement du varicocèle par la ligature et la suture antiseptiques des veines (*Revue de chir.*, Paris, mai 1884, p. 364-370).

recommande cette opération. Elle a pour but principal d'épargner l'artère spermatique, qu'on ne peut isoler que par la dissection et dont la ligature pourrait avoir pour conséquence l'atrophie testiculaire.

La plupart des chirurgiens la modifièrent en s'efforçant de pratiquer une plaie plus restreinte et même de ne faire dans la paroi du scrotum qu'une ouverture insignifiante.

La ligature sous-cutanée fut d'abord pratiquée d'après la méthode suivante :

Une épingle était passée entre le paquet variqueux et le canal déférent, qui restait en arrière, alors on comprimait les veines et les téguments placés en avant de l'épingle au moyen d'un fil enroulé en huit de chiffre et suffisamment serré.

L'épingle devait rester en place de trois à quatre jours, puis elle était retirée ; la cicatrisation des deux trous se faisait rapidement.

Souvent on plaçait plusieurs épingles en laissant un intervalle variable entre elles, surtout quand les veines étaient volumineuses et le paquet variqueux très allongé.

Le perfectionnement apporté à cette méthode par Ricord eut une assez grande importance, il consistait à isoler le canal déférent des veines; celles-ci étant ensuite attirées dans un pli du scrotum, il passait en arrière d'elles une aiguille à manche munie d'un chas et portant un fil double. Lorsque l'aiguille avait traversé de part en part la base du pli cutané, elle était retirée en laissant en place les deux fils. Tel était le premier temps de l'opération.

Le second temps consistait à abandonner les veines et à passer en avant d'elles une autre aiguille, munie d'un fil semblable, qu'on faisait sortir par les deux orifices primitifs. L'aiguille étant retirée, les fils restaient en place.

Le paquet veineux était ainsi compris entre deux fils doubles, qu'il suffisait de serrer d'une façon convenable, en faisant un nœud solide, pour lier les veines sous la peau. Les ligatures tombaient, en général, vers le vingtième jour.

M. Ricord a publié un grand nombre de cas traités par cette méthode et qui n'avaient donné lieu à aucun accident. Plusieurs chirurgiens ont également employé ce moyen et n'ont eu qu'à s'en louer.

Cependant on a apporté quelques changements au principe primitif de ce procédé. Ainsi Vidal (de Cassis) (1) emploie une seule épingle qui sépare les veines du canal déférent. Puis il fait passer autour

(1) *Traité de path. ext.*, t. V, p. 223.

des veines un fil d'argent qui tourne autour de l'épingle. Il suffit alors de serrer le fil d'argent tous les jours, pour produire, en même temps que la ligature qui oblitère les veines, un enroulement de ces vaisseaux, ce qui augmente les chances d'oblitération.

Depuis quelques années cette méthode de la ligature a subi, par l'invention du catgut ou ligature résorbable, une modification telle, que dans les cas encore peu accentués, elle nous semble devoir être employée exclusivement. Voici comment nous la pratiquons :

Un fil de catgut assez fin est monté sur une aiguille longue et très courbe fixée sur une pince. Le paquet veineux qu'on veut lier est préalablement isolé avec soin du canal déférent et maintenu entre le pouce et l'index de la main gauche. De la main droite, on introduit l'aiguille à travers le scrotum, de façon à passer bien exactement derrière les veines, sans les perforer. L'aiguille, après avoir cheminé autour des veines, ressort du scrotum au niveau du point primitivement perforé; il est facile d'arriver à ce résultat en lui faisant contourner le paquet veineux, grâce à sa forte courbure.

Comme le catgut a suivi exactement le trajet de l'aiguille, les deux chefs sortent en même temps par le premier orifice du scrotum, et forment une anse entourant exactement les veines qui doivent être liées.

Cette anse est serrée avec force, et un nœud arrête la constriction. Les deux chefs sont coupés au ras du nœud.

Un pansement compressif et immobilisant est appliqué et laissé en place pendant cinq à six jours.

Peu après l'opération, le malade éprouve une vive douleur qui irradie dans la région lombaire correspondante, elle persiste rarement plus de six à huit heures; une sensation de tension légère la remplace pendant les premiers jours.

Après avoir enlevé le premier pansement, on constate que les veines oblitérées, sont devenues dures comme des cordons noueux au-dessous de la ligature.

La guérison a lieu après deux semaines environ.

Six cas que nous avons traités de cette manière ont parfaitement guéri et sans récidive.

On a reproché à ce procédé l'impossibilité de resserrer le fil une fois que le nœud est fait; les veines s'affaissant sous l'influence de la constriction, le lien n'exercerait plus la striction nécessaire. Cet inconvénient peut être réel dans le cas de varicocèles volumineux; mais quand il s'agit d'un paquet veineux peu épais, il nous semble nul et les réussites sont là pour le prouver.

Quelques auteurs préfèrent, au lieu du catgut, le fil d'argent, qui donnerait aussi de bons résultats, car il est bien toléré par les tissus.

Richard-Barwell (1) a employé ce mode de ligature chez cent individus atteints de varicocèle et avec succès, il fixe les deux chefs du fil au niveau de la peau, avec une petite plaque de métal.

3° *Ablation d'une partie du scrotum.* — Nous avons déjà vu que dans les cas où le varicocèle est très volumineux et lorsque le côté malade descend très bas (jusqu'à 20 centimètres, d'après Horteloup), A. Cooper avait conseillé la résection du scrotum, dans le but de remonter, de soutenir le testicule et de comprimer les veines.

Cette méthode comprend trois procédés distincts : A. Cooper se contente d'enlever une portion du scrotum sans toucher aux veines. Comme lui, le Dr Henry (de New-York) (2) enlève une partie de la portion médiane du scrotum, avec un clamp spécial de son invention.

Pour arriver plus facilement à oblitérer les veines, d'autres opérateurs ne se contentent pas d'enlever une portion du scrotum, qui ordinairement est peu étendue, mais ils agissent sur les veines dilatées. Henry Lee résèque le scrotum et profite de cette plaie pour saisir les veines, les couper ensuite au thermo-cautère et cautériser leurs extrémités ; puis il referme la plaie.

Benning (3) (de Philadelphie) enlève le paquet des veines antérieures après les avoir liées avec du catgut, en deux points espacés de 3 à 4 centimètres.

M. Guyon (4) résèque transversalement le scrotum, sur une petite étendue ; puis après avoir lié en deux points éloignés les veines variqueuses antérieures, il suture la perte de substance.

Enfin par un troisième procédé, M. Horteloup (5) résèque verticalement un large morceau du scrotum, de façon à avoir sur la ligne médiane une cicatrice qui remplace le raphé. Il se sert pour cela d'un clamp spécial ayant une courbe semblable à celle du scrotum. Saisissant avec cet instrument toute la partie qui doit être excisée, il sectionne les tissus en suivant la courbure extérieure du clamp. Des sutures ont été préalablement passées dans les tissus avant la section, elles sont serrées aussitôt après et servent à affronter la peau. Ce qui constitue l'originalité de son procédé, c'est qu'il enlève, en même

(1) *The Lancet*, t. I, 1869, p. 711, et 1875, p. 820, et aussi, 1885, p. 978.
(2) *Trait. du varicocèle par la résection du scrotum* (*Ann. journ. of syph. und derm.*, t. II, p. 226. New-York, 1882. — *Med. Record.* New-York, 1882).
(3) *Lancet*, 1881.
(4) *Phil. med. Times*, 1882-1883.
(5) *Ann. des mal. des org. gén.-ur.*, mai 1884.

temps que la paroi scrotale, le paquet veineux postérieur; celui-ci, d'après son opinion, serait la cause principale du varicocèle. M. Horteloup quand il publia son travail avait pratiqué dix-huit fois cette opération avec succès et sans récidive. Dans huit cas, l'intervention fut résolue à cause de la présence de douleurs vives accompagnant le varicocèle; elles disparurent après l'opération (1).

M. Le Dentu (2) a simplifié ce procédé. Il coupe le scrotum, pincé au préalable avec des clamps courbes, semblables à ceux qui servent pour l'ovariotomie. Trois clamps ainsi disposés l'un à côté de l'autre, permettent d'enlever la partie exubérante du scrotum. Les ligatures sont placées avant la section et serrées ensuite successivement. M. Le Dentu recommande de faire des sutures complémentaires superficielles ou profondes, soit pour affronter la peau, soit pour arrêter les hémorrhagies qui se produisent par retrait des artères.

Ces diverses opérations donnent de bons résultats et assurent contre la récidive. Le seul inconvénient de ces procédés, nous parlons surtout de ceux dans lesquels on se sert d'un clamp, est la fréquence des hémorrhagies dans l'épaisseur du scrotum, causées par la rétraction profonde des artères coupées. Cependant cet accident, d'après ceux qui en ont été témoins, ne semble pas avoir eu des conséquences sérieuses.

4° *Dénudation des veines.* — On a fait quelque bruit à propos d'un moyen qui a été proposé par le professeur Rigaud (de Nancy). Ce procédé se rapproche de celui qui consiste à faire une ligature des veines après dénudation, mais il en diffère par ce fait qu'on ne passe pas de fil autour du paquet veineux; après la dénudation, on se contente de placer au-dessous des veines une lamelle de caoutchouc vulcanisé qui doit rester en place.

Les veines ainsi disposées en avant de la lamelle de caoutchouc, restent exposées à l'air et recouvertes seulement d'un pansement humide. Sous l'influence de cette dénudation et du contact de l'air, elles deviennent noirâtres, se flétrissent, un coagulum se fait dans leur intérieur et après quelques jours toutes ces parties se détachent sous forme d'une eschare. Les veines sont ainsi définitivement oblitérées.

Lorsque ces phénomènes se passent sans accident et que la cicatrisation du scrotum se fait normalement, la guérison se produit dans les conditions habituelles des ligatures des veines, avec oblitération sur

(1) Wickham, *De la cure radicale du varicocèle par la résection du scrotum.* Th. Paris, 1885.

(2) Le Dentu, *De la cure radicale du varicocèle*, d'après onze observations personnelles, exposé d'un procédé d'incision du scrotum (*Ann. des mal. des org. gén. ur.* Paris, 1887, p. 99, 100 et note add., *ibid.*, p. 691).

une partie de leur trajet. Nous aurons plus tard à nous expliquer sur les résultats de cette opération ; nous rappellerons seulement que ce procédé présente les nombreux inconvénients des plaies ouvertes et mal protégées. Aussi nous trouvons dans une thèse de M. Genin (1), inspirée par M. Rigaud, que sur onze observations, on a constaté seulement sept cas qui se passèrent sans accidents. Dans les autres il y eut phlegmon des bourses et gangrène de voisinage. Ce procédé doit être abandonné, car il ne donne aucun avantage sur ceux qui sont ordinairement employés.

5° *Cautérisation.* — Bonnet, Nélaton et d'autres chirurgiens ont cautérisé avec des caustiques la peau des bourses et le paquet veineux sous-cutané, de façon à détruire ces vaisseaux et à les oblitérer. L'eschare tombait après quelques jours, et laissait une plaie étendue qui se cicatrisait et assurait la guérison. M. le professeur Richet (2) a remis en honneur ce procédé, mais en employant un appareil spécial. Saisissant un pli du scrotum comprenant les veines malades entre les mors d'une pince chauffée au rouge, il détruit par cautérisation toutes les parties intermédiaires, mais en recommandant spécialement d'isoler avec soin le canal déférent. Pour cela il saisit le canal dans une anse de fil passé à travers l'épaisseur du scrotum et qu'un aide tire en arrière pour éloigner le canal de l'action des pinces rougies.

6° *Coagulation directe.* — Depuis que nous possédons des moyens sûrs et peu dangereux pour provoquer la coagulation du sang dans les veines, on a fait des essais nombreux pour obtenir ainsi la cure du varicocèle.

Deux procédés principaux ont été employés, l'un consiste à injecter dans les veines un liquide coagulant, avec une seringue de Pravaz ; l'autre a pour but de coaguler le sang, grâce aux réactions spéciales produites par une aiguille dans laquelle passe un courant électrique. Cette dernière méthode est connue sous le nom d'*électrolyse*.

Les liquides injectés dans les veines scrotales diffèrent dans leur composition, mais se rapportent toujours au groupe des substances coagulantes : le perchlorure de fer, la teinture d'iode, le chloral (3).

Les principaux essais d'électrolyse ont été faits par Gould (4) qui usa de la galvanocaustique chimique pour détruire et oblitérer les veines.

(1) Cure radicale du varicocèle par l'isolement simple. Thèse de Paris, 1876.

(2) Picqué, *Revue de chir.*, 1886.

(3) Negretto, Deux cas de varicocèle guérison au moyen d'injection intra-veineuse de chloral (*Gaz. med. ital.* Padoue, 1882, XXV, p. 14, 16).

(4) De la cure radicale du varicocèle par l'anse galvanique (*Leçons clin.*, in *the Lancet*, 1880, I, p. 49).

Nous trouvons dans la thèse du Dr Bernard (1) des détails importants sur ce traitement par l'électrolyse. Enfin, Osborn (2) employa l'acupuncture des veines spermatiques pour arriver au même résultat.

Ces procédés de cure du varicocèle ne se sont pas vulgarisés, car ils ne présentent aucun avantage sur la ligature sous-cutanée antiseptique, si communément employée actuellement pour les varicocèles peu volumineux, les seuls auxquels s'adresse ordinairement la coagulation intra-veineuse.

Conclusions. — Il est difficile de porter un jugement définitif sur les différentes méthodes qui ont pour but la guérison radicale du varicocèle. Nous avons vu, en effet, que la plupart des méthodes sanglantes avec ou sans résection du scrotum, après avoir été en partie abandonnées pendant longtemps, sont adoptées de nouveau actuellement. L'innocuité ordinaire des opérations pratiquées avec les précautions de l'antisepsie explique cette nouvelle faveur.

Il faut donc compter avec ces différents procédés et chercher à choisir entre eux, puisque chacun paraît répondre à des indications différentes. Ajoutons que ce choix est d'autant plus difficile que la plupart de ces procédés modernes n'ont encore été employés que rarement et n'ont pas toujours donné des résultats positifs.

Ce qui ressort cependant de l'étude des travaux récents sur cette question peut se résumer de la façon suivante :

Les méthodes sanglantes paraissent jouir de la faveur des chirurgiens actuels, elles sont peu dangereuses, et arrivent plus nettement que les précédentes au résultat désiré, c'est-à-dire à la guérison. Mais il est bon de les employer suivant leurs indications spéciales.

La ligature simple sous-cutanée ou même à ciel ouvert, quand on a pris la précaution de préserver l'artère spermatique, sera suffisante dans les cas peu avancés et quand le varicocèle est peu volumineux.

Lorsque la masse des veines dilatées est plus importante, on peut craindre de voir échouer la ligature simple. Nous croyons utile de faire alors la double ligature, après avoir incisé les parois scrotales, en ayant soin d'espacer les deux fils. La résection de la portion veineuse comprise entre les deux ligature sera souvent utile et devra porter sur 4 à 5 centimètres.

Dans le cas où le scrotum est fortement allongé et descend assez

(1) Bernard, Contribution à l'étude du traitement du varicocèle par l'électrolyse. Thèse Paris, 1880.

(2) Traitement du varicocèle par l'acupuncture des veines spermatiques (*British med. Journ.*, 1880, p. 52).

bas le long de la cuisse, il est indiqué de le raccourcir en le réséquant. Mais on ajoutera à cette opération un complément souvent nécessaire, qui consiste à agir en même temps sur les veines, en les liant ou en les supprimant.

Nous donnerons volontiers la préférence aux opérations qui se font sans instrument spécial.

Quant au choix à faire entre les paquets veineux qui doivent être détruits, nous penchons plutôt pour le paquet antérieur, de préférence au postérieur, en admettant que ce dernier soit détruit également s'il est prédominant.

Kystes du cordon.

SYME, *Communication d'une hydrocèle abdominale, avec une hydrocèle du cordon chez un enfant*, in *Brit. med. Journal*, 1861, p. 139.

PAYNE (R.-E.), *Cas de hernie inguinale étranglée, compliquée d'hydrocèle enkystée du cordon spermatique; opération; guérison*, in *New-York med. Record*, 1866, n° 15.

BARBE, *De l'hématocèle funiculaire*. Thèse, Paris, 1866.

DUCOURNAU (J.-G.), *De l'hydrocèle enkystée du cordon spermatique*. Thèse, Strasbourg, 1866.

DE LUCÉ, *Hydrocèle enkystée du cordon. Injection alcoolique; guérison*, in *Gaz. des hôp.*, 1867, t. XLI.

GOSSELIN, *Hématocèle enkystée du cordon spermatique ou funiculaire. Traitement par l'incision et la décortication. Guérison*, in *Gaz. des hôp.*, 1867, n° 17.

BRESGEN, *Hydrocèle kystique du cordon spermatique et sa guérison au moyen de la seringue de Pravaz*, in *Berliner Klin. Wochenschr.*, 1868, n° 47.

MOXON (W.), *Hydrocèle enkystée du testicule*, in *Transact. of the pathol. Soc.*, 1873, t. XXIV, p. 151.

LEUC (Ad.), *Essai sur l'hydrocèle enkystée du cordon. Thèse inaug.* Paris, 1874, n° 215.

BORLÉE, *Note sur un cas d'hématocèle enkystée et ancienne du cordon spermatique*, in *Bull. de l'acad. de méd. de Belgique*, 1874, n° 13, p. 1168-1178.

JORDAN (F.), *Note sur une variété particulière d'hydrocèle du cordon spermatique*, in *Brit. med. Journ.*, 1875, 28 août (*Ann. meeting of the Brit. med. assoc.*).

JORDAN (F.) (Birmingham), *Deux variétés particulières d'hydrocèle du cordon*, in *Brit med. Journ.*, 1877, oct. 13th, et in *Lancet*, 1877, oct. 13th.

RAGOT (C.), *Contribution à l'étude de la pathogénie des tumeurs liquides du cordon spermatique. Thèse inaug.* Paris, 1877.

BRUN (F.), *Kystes du cordon spermatique; pathologie; diagnostic*, in *Courrier méd.* Paris, 1879, XXIX, p. 10.

CLEMENTS, *Hydrocèle enkystée du cordon spermatique*, in *Dublin J. m. sc.*, 1880, 3 s., LXIX, 252.

SCHERER, *Sur l'hydrocèle du cordon spermatique, accompagnée d'accidents de hernie étranglée*, in *Deutsch. mil.-ärtzl. Ztschr. Berl.*, 1881, X, p. 327-341.

MAITLAND (J.), *Notes sur un cas d'hydrocèle du cordon spermatique, compliquée de symptômes d'étranglement herniaire*, in *Indian m. Gaz.*, Calcutta, 1882, XVII, p. 210.

Pasini (D.), *Hématocèle traumatique extravaginale du cordon spermatique gauche*, in *Raccoglitore med.*, Forli, 1883, 4 s., XIX, p. 118-128.

Carron-Massidon (Ph.), *Contribution à l'étude de l'hydrocèle enkystée du cordon spermatique*. Paris, 1884, in-4°, n° 192.

Poland (J.), *Specimen d'hydrocèle du cordon spermatique*, in *Lancet*, Lond., 1884, II, p. 1001 et in *Brit. m. J.*, Lond., 1884, II, p. 1140.

— *Hydrocèle congénitale du cordon spermatique gauche*, in *Tr. path. Soc.*, Lond., 1884-5, XXXVI, p. 294-296.

Wethmar (E.), *Sur l'hydrocèle funiculaire*. Würzb., 1885, in-8°.

Cénas, *Deux kystes rhumatismaux du cordon spermatique*, in *Loire méd.*, Saint-Étienne, 1885, IV, p. 233.

Tumeurs solides du cordon.

Regnoli, *Sur un cas de sarcome du cordon spermatique et de l'épididyme, sans lésion testiculaire*. Pise, 1836.

Malgaigne, *Tumeurs du cordon spermatique*. Th. de conc. p. le pr. Paris, 1848.

Poisson, *Tumeurs fibreuses périididymaires*. Thèse, Paris, 1858.

Dubois (Jules), *Fibrome du cordon spermatique. Pièce présentée par M. Verneuil à la Société de chirurgie*, in *Gaz. des hôp.*, 1864.

Curling (T.-B.), *Récidive de tumeurs lipomateuses du cordon spermatique et du scrotum*, in *Transact. of the pathol. Soc.*, London, XVIII, 1868.

Waldeyer, *Myxome intravasculaire arborescent du cordon spermatique*, suivi d'une *Contribution à l'étude du cylindrome*, in *Arch. f. path. Anat.*, 1868, Bd. XLIV, Heft 1.

Bottini (E.), *Cancer primitif du cordon spermatique droit, compliqué d'une volumineuse oschéocèle et d'une hydrocèle de la vaginale*, in *Annal. univ. di medic.*, avril 1869.

Englisch (J.), *Sur les tumeurs du cordon spermatique, chez les nouveau-nés*, in *Œst. med. Jahrbücher*, 1875, Heft 3.

Bryant, *Une obs. de tumeur du cordon. The Lancet*, 1875, t. II, p. 128.

Walsham (W.-J.), *Tumeur du cordon spermatique, chez un enfant de quatre ans*, in *Tr. path. Soc.*, Lond., 1879-80, XXXI, p. 303-306.

— *Myxo-sarcome du cordon spermatique, enlevé chez un enfant de treize mois*, in *Tr. path. Soc. Lond.*, 1879-80, XXXI, p. 299-302.

Trélat, *Myome du cordon*, in *J. de méd. et chir. prat.* Paris, 1880, 3 s., LI, 259-261.

Parker (W.), *Tumeurs du cordon*, in *Med. Gaz.*, New-York, 1882, IX, p. 373.

Brossard, *Lipome du cordon*, in *Bull. Soc. anat. de Par.*, 1882, LVII, p. 432-434.

Mason (G-W.), *Sarcome du cordon spermatique; hernie de l'appendice vermiforme*, in *Med. News*. Phila., 1883. XLIII, p. 554-556.

Poisson, *Tumeur du cordon spermatique récidivée* (carcinome), in *J. de méd. de l'Ouest*. Nantes, 1883, XVII, p. 310.

Brossard, *Des tumeurs solides du cordon spermatique*, in *Arch. gén. de méd.* Par., 1884, II, p. 267-308.

DUBRUEIL (A.), *Deux cas de tumeur du cordon spermatique*, in *Gaz. hebd. d. sc. méd. de Montpell.*, 1884, VI, p. 410.

PÉAN, *Diagnostic et traitement des tumeurs de l'abdomen et du bassin*. T. II, 1885, pages 350 et suiv. Lond., 1885, I, p. 494.

PEPPER (A.-J.), *Un cas de myxochondro-sarcome du cordon spermatique*, in *Tr. path. Soc.* Lond., 1884-5, XXXVI, p. 297-299.

— *Tumeurs du cordon spermatique*, in *Brit. m. J.*, Lond., 1885, I, 100 et in *Med. Times et Gaz.*, Lond., 1885, I, p. 128.

WATSON (E.), *Sur les tumeurs non malignes du cordon spermatique et leur diagnostic d'avec les hernies*, in *Lancet*, Lond., 1885, I, pp. 792, 837.

TERRILLON, *Des fibro-myomes de l'épididyme*, in *Congr. franç. de chir.*, 1885. Par., 1886, I, p. 582-588.

ALOMBERT-GOGET, *Des tumeurs solides du cordon spermatique*. Thèse Lyon, 1887.

LAMARQUE, *Sarcome du cordon spermatique. Extirpation* in *Journ. de méd. de Bordeaux*, 1887, p. 280.

AUBRY, *Observation de tumeur du cordon* in *Gaz. des hôp.*, 14 mai 1887.

Varicocèle.

GÉNÉRALITÉS.

LANDOUZY, *Du varicocèle*. Paris, thèse, 1838.

SISTACH, *Étude sur les varicocèles et les varices*, in *Gaz. méd. de Paris*, 1863.

CARRÉ (Ans.), *Essai critique sur l'étiologie du varicocèle*. Thèse, Paris, 1866.

RIVINGTON, *Cas de varicocèle dépendant d'abus vénériens*, in *Med. Press and Circul.*, 1868, nov.

GASCOYEN (George), *Varicocèle* (*Harveyian Soc. of London*) in *British med. Journ.*, 1869, nov. 20th, p. 571.

PATRUBAN, *Sur le varicocèle et son traitement chirurgical*, in *Allg. Wien. med. Ztg.*, 1870, nos 9, 10, 11, 15, 51 et *Wien. med. Presse*, n° 12, 1870.

WOOD (John), *Sur le varicocèle et son traitement* (leçon clinique), in *Brit. med. Journ.*, 1871, sept. 16th.

JONES (Sydney), *Trois cas de varicocèle*, in *Brit. med. Journ.*, 1876, march 18th.

RAVOTH, *Sur le varicocèle*, in *Deutsche Zeitschr. für pract. Med.*, 1877, n° 1.

HOWE (A.-J.), *Varicocèle*, in *Eclect. M. J.*, Cincin., 1879, XXXIX, 544.

GOULD (A.-P.), *Deux cas de varicocèle avec arrêt de développement testiculaire; remarques sur la nature du varicocèle*, in *Tr. clin. Soc.* Lond., 1881, XIV, p. 75-83.

HENRY (M.-H.), *Remarques sur la nature et le traitement du varicocèle*, in *Proc. Connect. m. Soc.*, Hartford, 1883, n. s., II, n° 4, p. 155-163.

THOMPSON (J.-F.), *Rapport d'un cas de varicocèle*, in *Maryland m. J.*, Balt., 1884-5, XII, p. 416-419.

HENRY (M.-H.), *Un cas de varicocèle avec légère dilatation des veines spermatiques, avec varices scrotales et surabondance de tissu scrotal; ablation de ce tissu avec veines dilatées, suivie d'entière guérison*, in *N.-York m. J.*, 1885, XLI, p. 12.

SEGOND (P.), Art. *Varicocèle*, in *N. dict. de méd. et chir. prat.* Par., 1885, XXXVIII, p. 234-306.

RECLUS et FORGUE, Art. VARICOCÈLE, in *Dict. encyc. des sc. méd.*, Paris, 1888, 5e série, t. II.

TRAITEMENT.

HÉLOT, *Du varicocèle et de sa cure radicale*, in *Arch. gén. de méd.*, 1844, 4e série, t. VI, p. 1; et t. VIII, p. 287.

COULSON, *Varicocèle: sa cure radicale*. London, 1865.

AMUSSAT (Alf.), *Varicocèle du côté gauche opéré par la galvano-caustique*, in *Gaz. des hôp.*, 1866.

MAISONNEUVE, *Mémoire sur l'application des injections coagulantes à la cure du varicocèle*, in *Union méd.*, 1866.

WIART (Alex.), *Du traitement du varicocèle et spécialement du procédé par les injections de perchlorure de fer*. Thèse. Paris, 1866.

MONTANÉ (L.-J.-M.), *Du traitement curatif du varicocèle et en particulier de son traitement par l'isolement des veines*. Thèse. Strasbourg, 1868.

TRANDAFIRESCO (Th.), *Le varicocèle et son traitement*. Thèse. Paris, 1867.

WOOD (John), *Opération pour le simple varicocèle du cordon spermatique*, in *Lancet*, 1868, 4 juillet.

DELAGENESTE (Cl.), *Du varicocèle et de son traitement*. Thèse. Paris, 1869.

MORGAN, *Sur le traitement et la cure du varicocèle, par la suspension du testicule*, in *Dublin quart. Journ.*, 1869, nov. p. 490.

DUBREUIL, *Sur une modification de l'opération du varicocèle*, in *Gaz. des hôp.*, 1870, n° 97.

TYNDALE (J.-H.), *Les opérations pour le varicocèle*, in *New-York med. Rec.*, 1871, 15 juillet.

RAVOTH, *Sur le traitement du varicocèle, au moyen d'un bandage herniaire*, in *Berlin. klin. Wochenschr.*, 1872, n° 41 et 1874, n° 19.

WEST (Birmingham), *Varicocèle traité par la ligature élastique*, in *Lancet*, 1874, 4 juillet.

BARWELL (Rich.), *Varicocèle et sa guérison par la ligature sous-cutanée*, in *Lancet*, june 12th, 1875.

ROSE (Wm.), *Le traitement sous-cutané du varicocèle*, in *Lancet*, 1875, 19 juin.

GENIN (Camille), *Cure radicale du varicocèle, par la méthode de l'isolement simple*. Thèse Paris, n° 177, 1876.

COPELAND (G.-W.) (Boston), *Varicocèle et sa cure radicale*, in *Boston med. and surg. Journ.*, 1877, 29 mars.

REICHERT (Max), *L'opération radicale du varicocèle*, in *Arch. fur klin. Chir.* 1877, XXI, p. 372-390.

PERCEPIED (R.), *Application de l'électricité au traitement du varicocèle*. Thèse, Paris, 1877.

ONIMUS, *Traitement du varicocèle par l'électricité*, in *Gaz. des hôpit.*, 1877, n° 127, p. 1014.

MACLEOD (G.-H.-B.), *Traitement du varicocèle*, in *Lancet*, 1877, 3 mars.

WILLIAMS (W.-R.), *Traitement du varicocèle par l'élévation; nouveau suspensoir*, in *Med. Times and Gaz.*, 1877, 15 décembre.

WILL (J.-C.), *Sur un cas de varicocèle traité selon la méthode de Ricord, avec description d'un nouveau manuel opératoire pour la ligature sous-cutanée*, in *Lancet*, 1877, 24 février.

ROCHELT (E.), *Varicocèle; découverte du plexus veineux, ligature*, in *Wien. med. Presse*, 1879, XX, 809.

LEVIS (R.-J.), *Varicocèle et son traitement par ligature sous-cutanée. Opération du Dr Levis* (rapp. par N.-H. Chapman), in *Med. et surg. Report.* Philad., 1879, XL, 382.

WHITE (I.-H.), *Une nouvelle méthode pour opérer le varicocèle*, in *South. Clinic.*, Richmond, 1878-1879, I, 466; *Idem*, in *Virginia M. mouth.*, Richmond, 1879-80, VI, 706.

VAUTIER (Paul), *Traitement hygiénique du varicocèle au début.* Thèse de d. Paris, 1879, in-4°, n° 432.

WILLIAMS (T.-W.), *Amélioration des varices des veines spermatiques, pour la guérison radicale du varicocèle*, in *Chicago M. J. et Exam.*, 1879, XXXVIII, 469-474.

BERNARD (Léon), *Contribution à l'étude du traitement du varicocèle par l'électrolyse.* Thèse de d. Paris, 1880, in-4°, n° 333.

HENRY (M.-H.), *Remarques sur l'amputation des parties exubérantes du scrotum pour remédier au varicocèle; nouveaux instruments pour faciliter l'opération*, in *Med. Rec.*, New-York, 1881, XIX, p. 589-593.

DU MÊME, *Remarques additionnelles sur l'amputation du surplus scrotal, dans le traitement du varicocèle, ibid.*, New-York, 1882, XXII, p. 509.

BARKER (A.-E.), *Une opération simple contre le varicocèle*, in *Lancet*, Lond., 1882, II, p. 521.

CAPORALI (V.), *Deux cas de varicocèle; cure radicale selon la méthode de Vidal de Cassis; guérison*, in *Gazz. med. ital. lomb.* Milano, 1882, 8 s., IV, p. 213-215.

COFFMAN (T.-R.), *Varicocèle; la castration est le meilleur remède*, in *Cincin. Lancet* et *Clinic*, 1882, n. s., IX, p. 389.

HARRISON (R.), *Sur la cure radicale du varicocèle*, in *The Lancet*, Lond., 1882, I, p. 477.

WHITMAN (R.), *Un bandage pour le traitement du varicocèle*, in *Am. J. m. sc.*, Philad., 1882, n. s., LXXXIII, p. 437-439.

BOENNING (H.-C.), *Cure radicale du varicocèle par l'excision du plexus veineux. Trois cas* in *Philad. M. Times*, 1882-83, XIII, p. 720.

BOGUE (R.-G.), *Une opération sûre, sinon nouvelle, pour le varicocèle*, in *Chicago M. J. et Exam.*, 1883, XLVI, p. 383-387.

LYDSTON (G.-J), *Le traitement du varicocèle; avec rapport clinique de plusieurs cas, traités par l'amputation du scrotum*, in *Chicago M. J. et Exam.* 1883, XLVII, p. 351-362.

GOELET (A.-H), *Amputation du surplus du scrotum, dans le varicocèle*, in *North Car. M. J.*, Wilmington, 1883, XII, p. 185-187.

JENKES (H.-L.), *Cure radicale du varicocèle*, in *Am. J. m. sc.*, Philad., 1883, n. s., LXXXVI, p. 153.

RODDICK (T.-G.), *Remarques sur le varicocèle et son traitement*, in *Canada M. et S. J.*, Montreal, 1883-84, XII, p. 648-653.

CLARK (C.-C.-P.), *Traitement du varicocèle*, in *N.-York M. J.*, 1884, XXXIX, p. 631.

HACHE, *Note sur un nouveau procédé de traitement du varicocèle*, in *Ann. des mal. des org. génito-urin.* Paris, 1884, II, p. 298-304.

MACLEAN (D.), *Cinq cas de varicocèle, guéris par l'amputation des parties sura-*

bondantes du scrotum, in *Physician et surg. ann. Arbor*. Mich., 1884, VI, p. 354-356.

WILLIAMS (T.-W.), *Traitement du varicocèle, pour remplacer l'occlusion et l'excision*, in *Med. Age*. Detroit. 1884, II, p. 252-254.

VINCENT (A.), *Traitement du varicocèle; application de la méthode antiseptique*. Th. Paris, 1884, in-8°.

ZESAS (D.-G.), *L'opération du varicocèle*, in *Wien. med. Wochnschr.*, 1884, XXXIV, p. 404.

BLANC (E.), *De la cure radicale du varicocèle par la résection du scrotum*, in *Thérap. contemp*. Paris. 1885, VII, p. 577-583.

BARWELL (R.), *Cent cas de varicocèle, traités par la ligature sous-cutanée*, in *Lancet*, Lond., 1885, I, p. 978.

FERRON, *Cinq observations de varicocèles traités par la ligature*, in *Arch. de méd. et pharm. mil.* Paris, 1885, VI, p. 147-156.

HORTELOUP, *Du traitement du varicocèle par la résection du scrotum et des veines funiculaires*. Ac. de méd., 1885.

LEE (H.), *Cure radicale du varicocèle*, in *The Lancet*, Lond., 1885, I, p. 695.

RICHELOT (L.-G.), *Traitement chirurgical du varicocèle*, in *Union méd.* Paris, 1885, 3 s., XXXIX, p. 529-533 et *Bull. Soc. méd.-prat. de Paris*, (1884-5), 1886, n. s., I, p. 92-99.

FREIXAS (J.), *Traitement du varicocèle; histoire; comparaison; cas pratiques; considérations*, in *Independ. med.* Barcelone, 1885-86, XVII, pp. 349, 352 et 365.

ERNOUL, *Nouveau suspensoir pour le varicocèle*, in *Bull. gén. de thérap*. Paris, 1886, CX, p. 554.

KEYES (E.-L.), *Le traitement radical du varicocèle et de l'hydrocèle, réduit à sa plus simple expression*, in *Med. Rec.* N.-Y., 1886, XXIX, p. 202-204.

OGSTON (A.), *L'opération du varicocèle*, in *Ann. surg.* Saint-Louis, 1886, IV, p. 120-123.

PICQUÉ (L.), *Considérations sur le traitement du varicocèle par la cautérisation*, in *Rev. de chir.* Paris, 1886, VI, p. 289-296.

ROBSON (A.-W.-M.), *Traitement du varicocèle par excision*, in *Brit. M. J.*, Lond., 1886, I, p. 389.

TURNER, *Deux cas de varicocèle dans lesquels les veines ont été liées avec des tendons de queue de kangouroo; remarques*, in *Lancet*. Lond., 1886, I, p. 249.

WEIR (R.-J.), *Le traitement du varicocèle*, in *Med. Rec.* N.-Y., 1886, XXIX, p. 321-323. Aix, 341.

CHAPITRE XIV

CASTRATION

Définition. Description générale. — Grammaticalement, le mot de *castration* devrait être réservé à l'opération à l'aide de laquelle on *châtre* (*castrare*) un individu (homme, femme ou animal) par suppression des glandes sexuelles (testicules ou ovaires). Mais, dans le langage chirurgical courant, ce terme ne s'applique guère qu'à l'ablation de l'un ou des deux testicules chez l'homme, faite dans un but thérapeutique. C'est, du moins, la castration ainsi entendue que nous aurons seule en vue dans ce chapitre.

Nous éliminons ainsi, par définition, les castrations faites chez certains peuples de l'Orient, pour enlever à l'homme ses facultés sexuelles, ainsi que les mutilations accidentelles ou volontaires dont il n'y a pas lieu de s'occuper ici (1).

La castration ainsi comprise est une opération méthodique qui se divise en trois temps distincts, méritant chacun une discussion spéciale.

Le premier temps comprend l'incision de la peau et la dissection de l'organe malade; le deuxième temps la section et la ligature du cordon et de ses vaisseaux; le troisième temps les dispositions spéciales qu'on doit donner à la plaie, et le pansement.

1er temps : Incision et dissection des enveloppes. — L'incision du scrotum peut être simple ou double. Lorsque le testicule qui doit être enlevé est peu volumineux, on se contente de faire, suivant le grand diamètre de la tumeur, une seule incision verticale qui permet de séparer facilement les enveloppes scrotales de la partie sous-jacente. Si la tumeur est considérable, il est nécessaire de sacrifier en même temps une partie de la peau. Pour cela, le scrotum étant main-

(1) Voy. à ce sujet Félix (C.), *Recherches sur l'excision des organes génitaux externes chez l'homme*. Thèse de Lyon, 1883, n° 158.

tenu de la main gauche, le chirurgien pratique deux incisions concaves dans le sens vertical, venant se rejoindre par leurs extrémités, et circonscrivant ainsi un segment de peau dont l'étendue a été calculée.

Pour faciliter l'écoulement des liquides et le drainage parfait de la profondeur de la plaie, il est nécessaire de conduire la partie inférieure de l'incision jusqu'au point le plus déclive des bourses.

Avant de procéder à l'incision, il est bon de débarrasser la peau de ses poils, ceux-ci pouvant gêner l'opérateur et surtout retarder la guérison en empêchant l'accolement exact de la plaie cutanée. Laver la peau et la raser constituent, au reste, ici comme ailleurs, le premier acte nécessaire de toute opération antiseptique. Ce nettoyage sera fait, de préférence, à l'eau chaude, pour éviter la rétraction du scrotum.

La dissection des parties molles se fait lentement, en ayant soin de lier les vaisseaux superficiels à mesure qu'on les coupe, ou mieux de les saisir avec des pinces à forcipressure.

On aura soin de conserver aux téguments une épaisseur telle, que leur vitalité ne soit point compromise; ordinairement, la tunique vaginale sert de limite naturelle. Il faut se garder cependant de laisser dans les enveloppes des points suspects ou déjà envahis par le tissu néoplasique.

Une pratique assez utile consiste à attirer la peau du scrotum en arrière, à couper les adhérences à mesure qu'elles se présentent, et à extraire les parties malades par une sorte d'énucléation (Dupuytren). Lorsque la tumeur est très volumineuse, qu'elle déborde la ligne médiane, et attire à elle la peau du pénis, une dissection trop rapide et menée sans précaution pourrait, il est vrai, intéresser l'urèthre et les corps caverneux, ou même le testicule du côté opposé. Il suffit de signaler cet écueil pour qu'il soit sûrement et facilement évité.

Nous ne rappelons que pour mémoire d'autres variétés d'incision de la peau, telles que l'*incision rétro-scrotale* prônée par Aumont et par Roux, et ayant pour but de cacher la cicatrice. Ce procédé a l'inconvénient de donner un lambeau très long qui masque les éléments du cordon et en rend la ligature difficile. Il en est de même de l'*incision latéro-scrotale* de Jobert (de Lamballe) ou *incision en coquille*.

Tous ces procédés sont abandonnés, car aucun ne procure, comme le procédé classique, les deux avantages suivants : bon écoulement des liquides à la partie déclive de la plaie, et ligature facile des éléments du cordon.

Certains chirurgiens ont proposé de faire ce premier temps de l'opération au moyen du thermo-cautère, afin d'éviter la perte de sang chez les individus affaiblis. Cette pratique ne saurait être recommandée qu'à titre tout à fait exceptionnel, surtout depuis que nous possédons des moyens d'hémostase rapide et sûre, et que nous n'avons plus les craintes de septicémie qui, autrefois, avaient fait adopter le fer rouge.

2° temps : Section et ligature du cordon et de ses vaisseaux. — Lorsque la tumeur a été disséquée et pédiculisée, il ne reste plus qu'à sectionner les éléments du cordon qui forment une masse relativement peu volumineuse.

Pour ce faire, deux procédés différents ont été tour à tour vantés et condamnés par les meilleurs chirurgiens : l'un consiste dans la ligature en masse de tous les éléments du cordon, après ablation de la plus grande partie du tissu cellulaire qui les masque ; l'autre, au contraire, a pour but d'isoler complètement chacun des vaisseaux et de les lier séparément.

a. LIGATURE EN MASSE. — La *ligature en masse* a pour avantage la simplicité du procédé. La totalité du cordon est étreinte dans une anse de fil solide très fortement serrée, qui doit produire comme un écrasement des parties saisies. Quelques chirurgiens ont conseillé, pour permettre de donner à la traction toute l'énergie voulue, d'entourer les deux extrémités du fil sur un bout de bois ou sur les branches de pinces ou de ciseaux.

Quel que soit le soin apporté à la striction, il arrive parfois que le fil glisse ou se relâche au bout de quelques heures. Cet accident sera sûrement évité si l'on se conforme aux règles suivantes, qui ne sont autres que celles suivies, depuis longtemps, pour la ligature du pédicule des kystes dans l'ovariotomie. A l'aide d'une aiguille mousse emmanchée, munie d'un chas à son extrémité, ou, plus simplement encore, d'une pince à forcipressure, on passe, à travers le cordon, un long fil double, disposé de telle sorte que l'on obtienne deux anses, chacune en embrassant une moitié. Si le cordon est très gros, il pourra être nécessaire de le diviser en trois parties, étreintes chacune dans une anse de fil. Avant de serrer, on aura soin, pour être certain qu'aucune partie n'échappe à la striction, d'unir chacun des fils à son voisin, en entrecroisant les anses à la façon de deux anneaux d'une chaîne. Il est bon de faire le premier nœud double ; on est plus sûr, de la sorte, que le fil ne se relâche pas pendant qu'on fait le second.

Lorsque le testicule malade est très volumineux, il peut être commode de placer au-dessus de lui, sur le cordon, un clamp, qui permette de se débarrasser immédiatement de la tumeur. Les ligatures seront placées à l'aise au-dessus de la pince.

La soie aseptique nous paraît, pour cette ligature, préférable au catgut; elle s'enkyste très bien dans les tissus; et il est certain que l'on peut avec elle exercer une constriction plus énergique qu'avec le catgut, même de bonne qualité.

Le nœud serré, la section de tout le cordon est faite à un demi-centimètre environ au-dessous de la ligature. Le fil est lui-même tranché d'une façon différente, suivant qu'il est constitué par une matière résorbable ou pouvant séjourner sans dommage dans les tissus, telle que le catgut ou la soie phéniquée, ou par un fil de lin ou de soie ordinaire. Dans le premier cas, les deux chefs sont coupés au ras du nœud; dans le second, un seul chef sera enlevé, l'autre restant dans la plaie. On n'hésitera pas, toutes les fois que cela sera possible, à préférer le premier procédé au second.

Immédiatement après la section, on voit tout le moignon remonter dans le trajet inguinal, quelquefois assez profondément.

Cette méthode si simple, pratiquée très anciennement, et encore adoptée par beaucoup de chirurgiens modernes, donnerait lieu, suivant quelques-uns, à des accidents divers : *tétanos, hémorrhagie secondaire, inflammation du cordon*. Nous allons examiner ce qu'il y a de vrai dans ces imputations.

La crainte du *tétanos* ou d'autres accidents nerveux de même ordre a été telle, que certains auteurs anciens, Siebold, Théden et autres, avaient fini par rejeter complètement la ligature en masse, considérée comme unique cause de ces complications. Par contre, Velpeau, examinant, à ce point de vue, cent cas de castration dans lesquels le cordon avait été lié en masse, a constaté que, pas une seule fois, il n'est question de tétanos. Bouisson, de son côté, déclare que cet accident n'a jamais été observé par lui dans sa pratique, pas plus que par Delpech, Lallemand et de Serres.

M. Bouilly, enfin, a montré que des accidents nerveux, et surtout le tétanos, pouvaient se produire, même avec la ligature isolée.

Aussi bien les opinions qui avaient cours autrefois sur l'origine du tétanos se sont-elles modifiées. Les travaux modernes ont établi sa nature infectieuse, et il semble bien démontré que les lésions nerveuses ne sont pas seules en état de lui donner naissance. Le tétanos peut donc survenir à la suite de la castration, comme à la suite de toute autre plaie opératoire ou accidentelle, sans qu'il soit nécessaire, pour expliquer sa production, de mettre en cause tel ou tel procédé de ligature du cordon.

Il est non moins certain que l'on a beaucoup exagéré la fréquence de l'*hémorrhagie*, plus fréquente, suivant quelques chirurgiens, à la suite de ligature en masse. Nous croyons, pour notre part, que, celle-ci étant bien appliquée, avec les précautions que nous avons dites, l'accident ne sera pas à craindre; il ne peut survenir que si la constriction est incomplète ou insuffisante. On sait, d'ailleurs, que la ligature isolée ne met pas elle-même sûrement à l'abri de l'hémorrhagie secondaire.

Pour ce qui est de l'*inflammation du cordon*, on nous permettra de n'y pas insister. Cette complication ne se produira pas ou, du moins, ne présentera aucun caractère de gravité, si l'on s'astreint à la stricte application des soins antiseptiques qui sont aujourd'hui de rigueur. Elle ne peut, du moins, être imputée qu'à telle ou telle négligence de l'opérateur, et non à la nature du fil employé, ou au procédé de ligature mis en usage.

b. LIGATURE ISOLÉE. — La *ligature isolée* consiste, ainsi que son nom l'indique, dans la découverte successive de chacun des vaisseaux du cordon, saisis et liés l'un après l'autre.

L'opération peut être conduite de diverses façons. Les uns conseillent de dénuder isolément chacun des vaisseaux et de les lier avec beaucoup de soin, avant d'en pratiquer la section. D'autres commencent par faire étreindre le cordon par un aide, entre le pouce et l'index, ou au moyen d'une pince solide, coupent ensuite entre le point saisi et la tumeur, et placent des ligatures sur les vaisseaux qui saignent.

Le premier de ces procédés est lent et minutieux; le second expose à quelque oubli et peut laisser place à un écoulement sanguin gênant, sinon dangereux, au moment où la pression est supprimée.

Une bonne manière de faire, qui est, à peu de chose près, celle déjà recommandée par Boyer, est la suivante. Le chirurgien, saisissant le cordon de la main gauche et le soulevant, se met en devoir de le sectionner à petits coups de bistouri transversalement portés. Chaque fois qu'un vaisseau est ouvert, il se hâte de le prendre dans les mors d'une pince, et poursuit son opération. En procédant ainsi lentement et avec soin, tous les vaisseaux sont sûrement et rapidement saisis. Il ne reste plus, la section complètement achevée, qu'à remplacer les pinces hémostatiques par autant de ligatures.

Si par suite de la brièveté du cordon, ou de son infiltration, ou pour une raison quelconque, le fil ne pouvait être appliqué facilement et en bonne situation; ou si les tissus paraissaient céder sous la pression du lien, les pinces pourront être laissées à demeure pendant quarante-huit heures.

Lorsque l'on a cru devoir, avant de rechercher les artères, se débarrasser de la tumeur par section préalable du cordon, il est bon, en même temps qu'on serre ce dernier entre les doigts pour arrêter l'hémorrhagie, de le traverser avec un ténaculum pour s'opposer à sa rétraction. B. Bell cite deux cas où la mort survint par hémorrhagie à la suite de cette réascension du cordon, se produisant avant que les artères ne fussent toutes complètement traitées. Curling qui rappelle ces faits ajoute que pareille complication ne devrait jamais se produire; car il sera toujours facile de fendre le canal inguinal pour aller chercher les vaisseaux qui saignent.

Il sera parfois nécessaire de lier le canal déférent, car la petite artère qui l'accompagne lui est tellement unie qu'on ne peut l'isoler facilement.

La ligature des veines a été également recommandée non qu'elles soient privées de valvules, comme l'ont affirmé certains auteurs, mais parce que ces valvules opposent rarement, surtout dans les cas pathologiques, un obstacle suffisant au retour du sang. Cette ligature est plus nécessaire encore lorsque les veines sont variqueuses (varicocèle).

Ces distinctions ont moins d'importance si l'on se conforme à la pratique que nous conseillons, et qui peut se résumer en un mot : couper lentement et lier tout ce qui saigne.

On n'en est plus aujourd'hui à reprocher à la ligature isolée le nombre plus ou moins considérable de fils que l'on est obligé de laisser dans la plaie. Le fait, depuis l'emploi des ligatures aseptiques, est sans importance.

La *ligature isolée* des vaisseaux du cordon est donc de bonne pratique. On ne peut nier cependant qu'elle ne constitue une opération plus délicate que la *ligature en masse* et qu'elle ne réclame un peu plus d'habileté, ou, si l'on veut, d'habitude chirurgicale.

Elle pourra être préférée dans les cas où le cordon sera volumineux ; et encore avons-nous vu que, même alors, on peut avoir recours à la ligature dite en masse, à condition de diviser la partie en plusieurs tronçons.

En somme, nous ne voyons aucune raison majeure qui permette de considérer l'un des procédés comme décidément supérieur à l'autre. C'est affaire, dirions-nous volontiers, de goût et de tempérament chirurgical.

c. PROCÉDÉS SPÉCIAUX OU EXCEPTIONNELS. — Divers procédés, tous abandonnés aujourd'hui, ont été proposés pour obvier aux prétendus inconvénients ou dangers de la ligature.

Tel est, par exemple, l'*écrasement linéaire* du cordon, exclusivement employé par Chassaignac. L'opération est lente; la section exige une demi-heure, parfois trois quarts d'heure (Gaujot). Même à ce prix, l'hémostase n'est pas pleinement assurée. Il suffit des deux observations de Verneuil et de Broca rapportées par Bouilly, de deux autres de Oré (de Bordeaux) (1), dans lesquelles, malgré toutes les précautions prises, une hémorrhagie rapide se produisit, pour comprendre que l'on ait définitivement renoncé à l'emploi de l'écraseur dans la castration.

La section au moyen du *fer rouge*, et en particulier du *thermo-cautère*, n'a pas donné, non plus, les résultats qu'on en pouvait espérer. Malgré la lenteur de la section, les vaisseaux saignent et l'on est obligé de les lier. Le procédé, comme l'écrasement linéaire, a, en outre, l'inconvénient de donner une plaie impropre à la réunion primitive, et cela sans aucun avantage.

Nous en dirons presque autant de l'anse galvano-caustique. E. Bœckel (2) rapporte bien avoir pu, dans cinq cas, par ce moyen, sectionner rapidement le cordon, sans hémorrhagie aucune. Mais nous avons eu, d'autre part, connaissance d'un fait où l'anse, maniée cependant par un chirurgien expert, donna un résultat tout autre; la plaie saignait, et l'on dut appliquer des ligatures comme si la section avait été faite au bistouri. C'est assez pour montrer que l'instrument est difficile à régler et peut donner des mécomptes.

Il peut encore arriver, avec ces procédés, que le moignon ou les artères contenues se rétractent profondément dans le ventre, ce qui rend fort difficile l'arrêt de l'hémorrhagie, quand elle se produit. Dans le cas de Broca cité plus haut, il fallut établir une compression sur la paroi abdominale à l'aide d'un bandage herniaire; et, ce moyen ne suffisant pas, pratiquer un tamponnement avec des bourdonnets de charpie imbibés de perchlorure de fer. Pour parer à cet accident, on a conseillé de laisser en place pendant vingt-quatre à quarante-huit heures le tenaculum, dont Dupuytren se servait, comme nous le rappellions plus haut, pour maintenir le cordon au dehors pendant

(1) *In* Mervy, thèse citée a l'*Index bibl.* (1876), p. 28.
(2) Bœckel (E.), *De la galvanocaustie thermique.* Paris, 1873, broch. in-8, pp. 53, 100 et suiv. (J.-B. Baillière et fils).

l'opération. Cette pratique a l'inconvénient de maintenir un corps étranger dans la plaie.

Valette (de Lyon), fidèle aux traditions de Bonnet, sectionnait le cordon après l'avoir saisi dans une pince spéciale muni de pâte de Canquoin; il produisait ainsi à la surface du moignon, une eschare déterminant l'hémostase dans les vaisseaux sectionnés. Ce procédé est long, douloureux, et nécessite un pansement ouvert. Aussi a-t-il actuellement peu de partisans, même parmi les élèves du professeur de Lyon.

Le moyen récemment proposé par Barone peut être rapproché du précédent; il ne vaut pas davantage. Il consiste à couper le cordon par voie de mortification lente en le prenant entre les branches d'un entérotome.

La *ligature élastique* appliquée à la castration relève de la même idée que les procédés dont il vient d'être fait mention : obtenir la section du cordon sans écoulement sanguin. Dittel (1) (de Vienne) a plusieurs fois employé avec succès ce moyen dont nous ne voyons pas bien les avantages. S'il met efficacement à l'abri de l'hémorrhagie, il est lent dans son action, s'oppose à la réunion immédiate, et doit donner lieu, au moins dans les premiers jours, à de vives douleurs.

Nous avons vu, dans un cas, Terrier saisir le cordon dans un fil de fer, tordu à l'aide d'un *serre-nœud*. La section est faite en dessous, et le fil laissé en place jusqu'à sa chute spontanée. Ce procédé, autrefois très employé pour la section du pédicule dans les ovariotomies, ne l'est plus guère aujourd'hui que dans des cas exceptionnels. La ligature simple, isolée ou en masse, lui est, pour le cordon du moins, et sans que nous y insistions, évidemment préférable.

La *compression* simple appliquée à la façon de J. L. Petit, ou de Pouteau n'est plus jamais employée ; elle est infidèle et, par conséquent, dangereuse.

Pour la rendre plus efficace, Palleta eut l'idée de l'exercer à l'aide d'une *lame de plomb* serrée autour du cordon.

M. Verneuil (2), dans un cas personnel, a modifié ce procédé. Il saisit chacun des vaisseaux ouverts dans autant de petites pinces en plomb dont les deux mors, taillés en plaques arrondies de 1 centimètre de

(1) Hofmokl, (Dittel), *Ueber vier Castrationen des Hodens mit Zuhilfsnahme der elastischen Ligatur bei der Unterbindung des Saamenstranges* (*Wien. med. Presse*. Vienne, 1882, n° 1) et Hayek (Dittel), *Zur Casuistik der Hodengeschwülste* (*Wien. med. Wochenschr.*, 1873, n° 52). (Quatre nouveaux cas.)

(2) Verneuil (A.), *In* Mervy, *thèse citée*, p. 32.

diamètre, étaient serrés l'un contre l'autre à l'aide d'un davier; ces pinces tombèrent d'elles-mêmes le cinquième jour. Il est évident que les pinces à forcipressure ordinaires remplaceraient avantageusement ces plaquettes, s'il était nécessaire d'y avoir recours.

Tous ces procédés, et d'autres encore que nous passons sous silence, n'offrent en somme, sur la ligature, aucune réelle supériorité; du moins doivent-ils être réservés pour les cas exceptionnels, auxquels nous faisions allusion plus haut, dans lesquels la ligature est jugée impossible.

3° temps : Pansement. — Lorsque l'hémostase est parfaite, non seulement au niveau du cordon, mais sur toute la surface de la plaie, on procède à la réunion. Celle-ci ne doit être entreprise que lorsque aucun point ne donne plus lieu au moindre écoulement sanguinolent.

La meilleure suture sera certainement la suture entrecoupée, au catgut ou au crin de Florence, en ayant soin de placer les points assez près les uns des autres et surtout de bien affronter les bords de la peau. Cet affrontement est souvent très difficile à obtenir, à cause de la tendance qu'ont les lèvres de la plaie à se recroqueviller, grâce à l'élasticité et à la contraction du scrotum.

L'un de nous a essayé, dans deux cas, un mode de suture qui a donné des résultats parfaits. Il consiste à faire un plan de sutures espacées avec un fil double dont l'anse embrasse la peau d'un côté, tandis que le nœud est fixé du côté opposé. Dans ces conditions les parties saignantes sont rapprochées en surface et la plaie forme une ligne saillante en avant. Quelques points de suture superficiels achèvent de mettre en contact les bords de la peau, là où il y a entrebâillement.

Lorsque la plaie est étendue, on place un tube à drainage court à l'angle supérieur, et un plus large occupant les deux tiers de la plaie profonde à l'angle inférieur. Ils doivent être assez gros, car le suintement séro-sanguin est souvent abondant, au début, et obstrue facilement les petits tubes.

Un pansement occlusif, absorbant et antiseptique, est placé sur tout le scrotum, le périnée, le pénis et la racine des cuisses; il est maintenu au moyen d'un double spica de l'aine. Une certaine constriction est utile pour bien immobiliser les parties.

La nature du pansement variera suivant les habitudes et le goût de l'opérateur. On aura seulement soin, à cause de la grande sensibilité de la peau du scrotum, d'éviter l'emploi de toute substance irritante.

Il nous a semblé, par exemple, que la gaze phéniquée dite de Lister, que le pansement au sublimé ou à l'acide phénique, même en solution au 1/40, doivent être, pour cette raison, rejetés. Nous nous sommes toujours bien trouvés de l'application de quelques doubles de gaze à l'iodoforme, recouverts d'ouate antiseptique en couche épaisse. Certains auteurs recommandent de toujours recouvrir la peau d'un large morceau de *silk protective*. D'autres préfèrent, pour assurer la protection de la peau, couvrir la surface du scrotum d'une légère couche de vaseline aseptique.

Ce pansement doit ordinairement être renouvelé au bout de quarante-huit heures; les tubes sont raccourcis et la réunion est parfaite au bout de huit à dix jours.

De la castration dans certains cas spéciaux ou compliqués (ectopie, hernie concomitante). — L'ablation du testicule ne s'effectue pas toujours dans les conditions favorables que nous avons supposées jusqu'ici.

Certaines particularités, accidentelles ou pathologiques, propres à la région, peuvent rendre l'opération plus difficile ou plus périlleuse. Nous ne les passerons pas toutes en revue.

Nous avons déjà vu dans un chapitre spécial quelles sont les indications qui peuvent résulter de l'existence d'une *ectopie* inguinale. Nous ajouterons seulement qu'en pareil cas, en raison de l'état des parties, la ligature en masse du cordon doit être évidemment le procédé de choix.

Nous insisterons surtout sur la gêne qui peut résulter de la présence d'une *hernie inguinale*.

Nous trouvons un exemple intéressant de cette difficulté dans la thèse de notre excellent confrère le Dr Freulet. Le fait est emprunté à la pratique de Dolbeau. Il s'agissait d'un jeune homme atteint d'une tumeur du testicule, au-dessus de laquelle sortait un morceau d'épiploon avec une anse intestinale. Avant de lier le cordon on s'appliqua à refouler l'intestin en haut; le cordon fut coupé avec une portion de l'épiploon, dont l'extrémité fut laissée dans la plaie. La guérison se fit sans encombre (1).

On trouverait facilement dans les auteurs des cas analogues. Boyer (2) fait mention de ce danger de la castration; il conseille de réduire autant que possible la hernie avant d'opérer.

(1) Freulet (A.-S.), *Quelques réflexions à propos d'un cas de castration compliquée de hernie inguinale*. Thèse de Paris, 1874, n° 333.

(2) Boyer (J.-B.), *Traité des mal. chirurg.*, Paris 1825, in-8°, t. X, p. 272.

E. Home raconte, en ces termes, un incident dont il a été témoin : « L'opération étant terminée (ablation d'un testicule cancéreux) le malade fut pris d'une quinte de toux, et, au grand effroi du chirurgien, l'appareil fut chassé par plusieurs anses d'intestin grêle qui s'échappaient au dehors. On reconnut ainsi que le malade avait une hernie dont l'issue avait été empêchée par le testicule tuméfié qui agissait à la façon d'un brayer. »

Curling, en rapportant ce fait, ajoute qu'il lui est arrivé, à lui-même, en enlevant un testicule cancéreux très gros, d'ouvrir, au moment où il coupait le cordon, un sac herniaire qui contenait une portion d'épiploon et dont il ignorait l'existence (1).

Ces deux malades guérirent heureusement.

Malheureusement, à côté de ces faits heureux, il en est un grand nombre d'autres dans lesquels survinrent des accidents graves de péritonite, résultant de l'ouverture du sac.

Quand il s'agit de hernie *inguinale vaginale* ou *congénitale*, le danger est encore plus grand, puisque la vaginale testiculaire sert d'enveloppe à la hernie. Il sera donc impossible, en pareil cas, d'enlever le testicule sans ouvrir le péritoine.

Quelle que soit, du reste, la variété de hernie à laquelle on ait affaire, deux cas peuvent se présenter : ou bien la hernie (intestin ou épiploon) est réductible ; ou bien elle est irréductible et plus ou moins adhérente aux parties contenues dans le scrotum.

Le premier cas est évidemment le plus favorable. Les organes sortis, reconnus à temps, sont réduits primitivement, ou seulement au cours de l'opération, et ne risquent pas, par conséquent, d'être blessés. On n'aura plus à se préoccuper, dans le cas de hernie non congénitale, que de l'ouverture possible du péritoine. Si cet accident survient, il faudra redoubler de précaution dans les soins antiseptiques d'usage ; le plus souvent, la péritonite pourra être ainsi, presque à coup sûr, évitée.

Il sera de bonne pratique, lorsque le sac herniaire aura été ouvert, de chercher à fermer la séreuse au niveau du collet. Cette oblitération s'obtient, soit au moyen de sutures en capitonnage, adossant les surfaces séreuses, soit par la ligature du collet, préalablement disséqué par sa face externe. Nous donnons la préférence à ce dernier procédé toutes les fois qu'il sera praticable ; non seulement on met ainsi le péritoine à l'abri de toute infection, mais on donne du même coup au malade le bénéfice de la cure radicale de sa hernie.

(1) Curling, *Traité*, etc., trad. franç., p. 516.

Si la hernie est irréductible, le cas est plus embarrassant. On pourra tout d'abord essayer de poursuivre et d'achever l'opération sans intéresser le sac, et, par conséquent, sans autrement s'occuper de la hernie. Le plus souvent pareille ligne de conduite sera impossible à suivre; on risque de toucher involontairement au sac et de blesser les parties contenues. Mieux vaut assurément l'ouvrir de propos délibéré, examiner les causes d'irréductibilité et se comporter suivant les circonstances.

Nous nous contenterons de ces brèves indications. Traiter ce point avec détail serait aborder l'histoire de la cure radicale des hernies.

Indications de la castration. — Il nous semble bien inutile d'énumérer ici à nouveau les divers cas dans lesquels la castration peut ou doit être appliquée. Nous avons eu soin, au cours des chapitres précédents, de montrer dans quelles circonstances, pour des affections très diverses du testicule (ectopie, traumatisme, hématocèle, tuberculose, névralgie, tumeurs du testicule, de la vaginale et du cordon, etc...), l'ablation de l'organe peut devenir nécessaire. Reprendre cette étude, même sous une forme résumée, serait s'exposer fatalement à des redites.

Nous nous contenterons de mentionner ici certaines indications de la castration dont nous n'avons pas eu précédemment occasion de parler.

Il peut arriver, par exemple, que le canal déférent, perdu dans les enveloppes d'une hernie, ayant été, au cours d'une opération de cure radicale, sérieusement blessé ou complètement coupé, la question se pose de savoir ce qu'il convient de faire du testicule correspondant. Certains chirurgiens n'ont pas hésité à pratiquer, séance tenante, l'ablation de l'organe ainsi mutilé.

Nous nous demandons si ce sacrifice est vraiment nécessaire. Nous avons montré plus haut (voy. *Spermatocèle*) comment des recherches expérimentales multiples ont établi que le testicule dont le canal déférent a été lié ou sectionné ne subit, chez les animaux du moins, que peu ou point d'altération. S'inspirant de ces faits, l'un de nous s'est, dans un cas récent, contenté de jeter sur le canal déférent, coupé dans une opération de cure radicale de hernie, une ligature fortement serrée. Le malade, revu trois mois plus tard, ne présentait du côté de la glande aucun trouble appréciable à l'œil ou au doigt. Nous devons ajouter que cet homme avait dépassé la cinquantaine; peut-être que, chez un sujet plus jeune, les choses ne se fussent pas passées avec autant de calme. Nous avons vu, d'autre part, que si même il se produisait, pendant les premiers jours qui suivent l'opération, une tuméfaction douloureuse de l'épididyme, celle-ci ne serait que passagère et sans conséquence fâcheuse.

Nous sommes donc portés à penser qu'il n'y a pas, en pareil cas, indication à castration immédiate. Que si, contrairement à ce que l'on est en droit d'attendre, des accidents de rétention se montrent et persistent, il serait toujours temps d'intervenir ultérieurement.

On a également discuté la conduite à tenir vis-à-vis du testicule, pendant l'opération d'une hernie vagino-péritonéale. Ici la glande est nécessairement mise à découvert, et les éléments du cordon sont à tel point unis au sac que leur blessure a paru impossible à éviter. Aussi quelques auteurs ont-ils donné le conseil de faire la castration d'emblée.

Nous ne pouvons souscrire à cette manière de voir ; ou mieux, il nous paraît qu'il convient ici de considérer deux cas différents.

Si le testicule est en ectopie, il ne faudra pas hésiter à le sacrifier. L'organe est inutile ; il est souvent sensible spontanément ou à la moindre pression ; plus que le testicule dans les bourses, il est exposé à devenir le siège de dégénérescences diverses ; enfin et surtout, il s'oppose par sa présence au traitement rationnel et complet du sac vaginal. Pour toutes ces raisons il est bien préférable de le supprimer (voy. *Ectopie*). C'est le parti auquel l'un de nous s'est arrêté, dans un cas de ce genre. L'examen microscopique de la glande enlevée a montré qu'elle n'était plus en état de fonctionner (1).

La question est tout autre si le testicule a franchi l'anneau inguinal, s'il est à la racine des bourses ; à plus forte raison s'il est descendu au fond du scrotum. En ce cas il faudra s'efforcer de le conserver, en lui taillant dans le sac vagino-péritonéal une enveloppe indépendante. Cette pratique est celle que l'un de nous a défendue récemment devant la Société de chirurgie, à propos de quatre cas personnels (2).

On pourrait enfin se demander si, dans certaines circonstances, la castration ne pourrait être pratiquée pour délivrer un malade d'un tourment moral considérable, capable, comme on a pu le voir, de le pousser au suicide.

M. Jules Bœckel (3) posait la question en ces termes devant la Société médicale de Strasbourg, à propos d'un cas d'amputation totale du pénis pour épithélioma. L'ablation des testicules aurait eu pour

(1) Monod et Arthaud, *Contribut. à l'étude des altérations du testicule ectopique*, etc. (*Arch. gén. de médec.*, Paris, 1887, 7e série, t. XX, p. 641).

(2) Terrillon (O.), *Bullet. et Mém. de la Société de chirurgie*. Paris, 1887, n. s., t. XIII, p. 653.

(3) Bœckel (J.), *Soc. méd. de Strasbourg*, 5 mai 1882.

seul objet de supprimer des besoins sexuels impossibles à satisfaire. M. Bœckel citait à l'appui de son opinion l'histoire d'un militaire qui, après la perte du pénis en totalité, tourmenté par des désirs vénériens, se suicida après une courte période de folie.

Curling de son côté rapporte que certains individus atteints de pertes séminales qu'aucun traitement n'avait pu supprimer réclament parfois la castration; que quelques-uns même se sont, en pareil cas, châtrés eux-mêmes. Il raconte avoir été poursuivi par les sollicitations d'un homme qui voulait absolument subir cette opération, et s'être, d'ailleurs, absolument refusé à le satisfaire. Il dit, avec raison, que cette mutilation pourrait être plus tard vivement regrettée par le patient, revenu à d'autres sentiments, et amèrement reprochée à celui qui l'aurait pratiquée. Dans un cas à lui connu, le malade, qui l'avait subie, finit par se suicider, et l'opérateur fut cité en justice pour avoir cédé au désir de ce malheureux.

Nous croyons que la manière de voir de Curling, que nous partageons absolument, peut s'appliquer au cas supposé par J. Bœckel.

En d'autres termes, la castration ne saurait, selon nous, être indiquée que si la glande est le siège de lésions matérielles, ou peut-être encore de troubles fonctionnels (névralgie), compromettant gravement la vie ou la santé. La pratiquer dans le seul but de supprimer les facultés viriles d'un individu, quels que soient les tourments réels ou imaginaires de celui qui la sollicite, ne nous paraît devoir jamais, à moins de circonstances tout à fait exceptionnelles, être une opération qui s'impose.

Marschall, *Von der Castration*. Salzbourg, 1791.

Daun (D.), *De exstirpatione testiculi*. Königsberg, 1800.

V. Siebold (C.), *Praktische Beobachtungen über die Castration*. Francfort, 1802.

Bouchacourt (A.), *Du sarcocèle et de la castration à propos de l'extirpation d'une tumeur cancéreuse développée dans les enveloppes des vaisseaux spermatiques*, in *Rev. méd. franç. et étrang.*, Paris, 1844, t. II, p. 178.

Nélaton (A.), *Effets de la castration*, in *Journ. des conn. méd. chir.*, Paris, 1845, août.

Lisfranc (J.), *Amputation du testicule*, in *Gaz. des hôpit.*, Paris, 1848, n° 126, p. 501.

Hagny (K.), *Einiges über Castration*, in *Œsterr. med. Jahrb.*, Vienne, juin 1848.

Jobert (de Lamballe), *Cancer du testicule; nouvelle méthode de castration*, in *Gaz. des hôpit.*, Paris, 1848, p. 17 et 1849, p. 147.

Michon (L.-M.), *Sarcocèle; amputation du testicule; nouveau mode de réunion*, in *Gaz. des hôpit.*, Paris, 1850, n° 89, p. 354.

Bouisson (F.), *Sarcocèle, traitement*, in *Gaz. méd. de Paris*, 1863, 3° s., t. XVIII, p. 145.

THIRY (J.-H.), *Tumeur testiculaire. Castration au moyen de l'écraseur, après ligature préalable du cordon spermatique*, in *Presse méd. belge*. Bruxelles, 1866, p. 148.

PIROTAIS (de Fougères), *Considérations sur la castration*, in *Gaz. des hôpit.*, Paris, 1873, n° 104, p. 826.

BOUISSON (F.), article CASTRATION, in *Dict. encycl. des sc. médic.*, Paris, 1873, 4e s., t. XIII, p. 33.

STOKES (W.), *Acupressure in the operation of castration and amputation of the penis*, in *Dublin Journ. of med. sc.*, Dublin, 1873, oct., p. 282.

MERVY (C.), *Des hémorrhagies dans la castration; causes et traitement*. Thèse de Paris, 1876, n° 39.

TILLAUX (P.), *Ligatures multiples du cordon, dans la castration*, in *Gaz. des hôpit.*, Paris, 1877, n° 93, p. 738.

BERNAY (M.), *Essai sur les affections qui réclament la castration, avec l'examen des procédés opératoires*. Thèse de Lyon, 1880, n° 40.

MC LEOD, *Antiseptic extirpation of scrotal tumours*, in *Indian med Gaz.*, Calcutta, 1880, t. XV, p. 280.

MONOD (Ch.) et TERRILLON (O.), *De la castration dans l'ectopie inguinale*, in *Arch. gén. de méd.*, Paris, 1880, 7e sér., t. V, p. 129 et 297.

DE ROBERT (L.), *Cancer encéphaloïde du testicule gauche; amputation par la ligature caustique; guérison*, in *Gaz. méd. d'Orient*. Constantinople, 1880, t. XXIII, p. 52.

BOUILLY (G.), *De l'hémostase dans la castration*, in *Rev. de chir*. Paris, 1881, t. I, p. 659.

WITKOWSKI, *Testicules, castration et eunuques*, in *Le Praticien*, Paris, 1881, t. IV, p. 133.

GOFF (E.), *Castration for loss of scrotum*, etc... ; *recovery* in *Columbus medic. Journ.*, 1883-84, t. II, p. 409.

KRASKE (P.), *Zur Frage von der Nothwendigkeit der Ablatio Testis in einzelnen Fällen von Radicaloperation von Scrotalhernien*, in *Centralbl. f. Chirurg.*, Leipzig, 1883, n° 1.

ALBERT (E.), *Gegen die Castration bei Hernien*, in *Wien. med. Blätt.*, Vienne, 1883, n° 3. (Réponse au travail précédent.) — Cf. DU MÊME, *Eine neue Anzeige zur Castration* (*ibid.*, 1882, n° 27), même sujet.

KEIL (H.), *Casuistische Beiträge zur Ablatio Testis; 80 Fälle von Castration aus der chir. Klinik in Halle* (Volkmann). Inaug. Diss., Halle, 1886.

AXFORD (W.-L.), *The treatment of the wound after castration*, in *Ann. of surgery*, Saint-Louis, 1887, t. V, p. 8.

MONOD (Ch.), *Observ. de castration inguinale avec remarques sur le procédé employé et l'état anatomique du testicule ectopique*, in *Bull. et Mém. de la Soc. de chir.*, Paris, 1887, n. s., t. XIII, p. 510.

THIRIAR (J.-H.), *De l'ectopie testiculaire et de la castration préventive chez l'adulte*, in *Journ. de méd. et de pharm.*, Bruxelles, 1887, p. 577 et *Comptes rend. de la 16e session de l'Associat. franç. pour l'avancem. des sc.* (1887, Toulouse). Paris, 1888, t. II, p. 761.

SOCIÉTÉ DE CHIRURGIE, *Tumeurs du testicule et castration*. V. Bibliog., *Tumeurs*, p. 673.

TABLE ALPHABÉTIQUE

FIN DE LA TABLE ALPHABÉTIQUE.

TABLE DES MATIÈRES

7985-86. — Corbeil. Imprimerie Crété.

www.ingramcontent.com/pod-product-compliance
Ingram Content Group UK Ltd.
Pitfield, Milton Keynes, MK11 3LW, UK
UKHW020146250726
13967UKWH00002B/901

9 782011 759